编著 ◎ 邱德文　林余霖　胡炳义

中国药物食物养生大全

ZHONGGUO YAOWU SHIWU YANGSHENG DAQUAN

（第一卷）

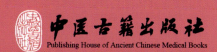

中医古籍出版社
Publishing House of Ancient Chinese Medical Books

图书在版编目（CIP）数据

中国药物食物养生大全/邱德文，林余霖，胡炳义编著.—北京：中医古籍出版社，2014.8

ISBN 978-7-5152-0676-9

Ⅰ.中… Ⅱ.①邱…②林…③胡… Ⅲ.中草药-养生（中医）②食物养生 Ⅳ.①R212②R243③R247.1

中国版本图书馆CIP数据核字（2014）第198791号

中国药物食物养生大全

编　　著：邱德文　林余霖　胡炳义

责任编辑：于　峥

出版发行：中医古籍出版社

社　　址：北京市东直门内南小街16号（100700）

印　　刷：北京通州皇家印刷厂

发　　行：全国新华书店发行

开　　本：889mm×1194mm　1/16

印　　张：34

字　　数：600千字

版　　次：2014年10月第1版　2014年10月第1次印刷

书　　号：ISBN 978-7-5152-0676-9

定　　价：320.00元（全四册　）

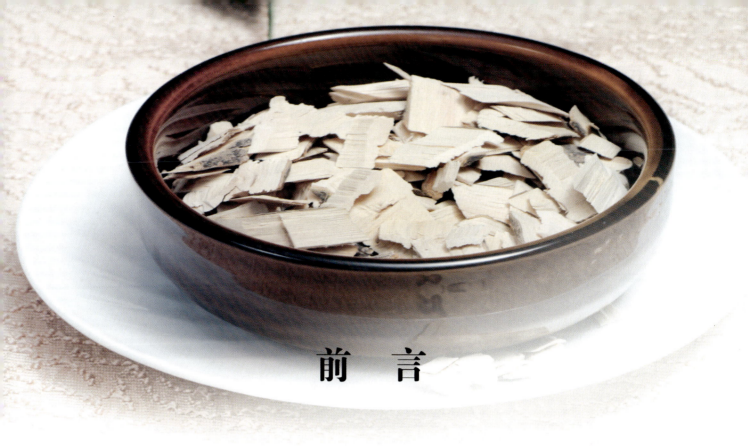

前　言

中国人独具饮食智慧，讲究"药食同源"的养生之道。所谓"药食同源"指的是药物和食物的完美搭配，起到事半功倍的疗效。

药物、食物都是来自自然界的植物、动物和部分矿物，其中人们习惯用来治病的，称作药物类；当作食物来引用的，称作食物类；其中大部分既能治病又能当作食物饮用的，称作药食两用类。总之，药物和食物的共同特点都是防止疾病。

怎样才能更科学、更合理、更全面的了解药物食物养生的相关知识，做好生活中药食补益的每一个细节，以便于我们生活中健康饮食，我们得到了业内专业人士的支持帮助，吸取了中国传统医学及饮食文化的精髓，结合现代人生活习惯和特性，精心策划编辑了《中国药物食物养生大全》一书。全书将药物与食物根据各自的特性与功效进行了一定的分类，以方便读者学习和选择。每种食物、药物名为纲，以其来源、产地、性味、功效主治、主要成分、用法用量为目，作深入浅出的介绍，每种药物、食物都有数幅图片。具有较强的实用性和可读性。

希望广大读者朋友在阅读和使用本书时，根据自身实际情况正确运用，遇到疑难问题参考专业医生的建议。另外，由于编写时间和编者知识水平的原因，书中的错误之处，希望广大读者批评指正。

作者

2014 年 8 月

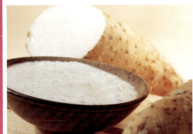
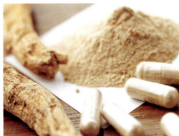
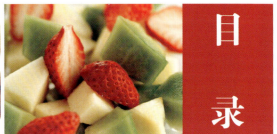

目录

（第一卷）

How to use 导 读

- 一、何谓药食同源 ······ **001**
  1. 药食同源，古已有之 ······ 001
  2. 从两方面理解"药食同源" ······ 001
  3. 中医药食学概述 ······ 001
- 二、何谓"四气五味" ······ **002**
  1. 四气 ······ 002
  2. 五味 ······ 003
- 三、如何根据自己的体质用药 ······ **004**
  1. 体质类型：寒 ······ 004
  2. 体质类型：热 ······ 004
  3. 体质类型：实 ······ 004
  4. 体质类型：虚 ······ 005
- 四、中医词汇百宝箱 ······ **005**

Part 1 解表篇

辛温解表类 ······ **010**
- 白芷 ······ 010
- 生姜 ······ 011
- 葱白 ······ 012
- 荆芥 ······ 013
- 桂枝 ······ 015
- 细辛 ······ 016
- 防风 ······ 017
- 紫苏叶 ······ 018
- 辛夷 ······ 019
- 麻黄 ······ 020
- 羌活 ······ 021

辛凉解表类 ······ **022**
- 薄荷 ······ 022
- 蝉蜕 ······ 023
- 桑叶 ······ 024
- 菊花 ······ 025
- 牛蒡子 ······ 027
- 葛根 ······ 028
- 升麻 ······ 029
- 苦丁茶 ······ 030
- 蔓荆子 ······ 031
- 柴胡 ······ 032
- 淡豆豉 ······ 033

Part 2 清热篇

清热泻火类 ······ **036**
- 芦根 ······ 036
- 栀子 ······ 037
- 熊胆 ······ 038
- 水芹 ······ 039
- 茭白 ······ 040
- 李子 ······ 041
- 柿子 ······ 042
- 皮蛋 ······ 043

清热明目类 ······ **045**
- 夏枯草 ······ 045
- 决明子 ······ 046
- 木贼草 ······ 047

清热凉血类 ······ **049**
- 生地黄 ······ 049
- 水牛角 ······ 050
- 玄参 ······ 051
- 牡丹皮 ······ 052

清热燥湿类 ······ **0540**
- 黄芩 ······ 054

黄连	056
黄柏	058
秦皮	061
垂盆草	062
苦参	063

清热解毒类 ········ **065**

金银花	065
鱼腥草	066
板蓝根	067
大青叶	068
射干	069
蒲公英	070
紫花地丁	071
白花蛇舌草	072
绞股蓝	073
鸡骨草	074
白鲜皮	075
圣女果	076
杨桃	077
无花果	078
橄榄	079
小白菜	080
竹笋	081
苋菜	083
雪里蕻	084
香椿	085
茶叶	086
河蚌	087

清退虚热类 ········ **088**

地骨皮	088
青蒿	089
银柴胡	090
白薇	091

Part 3 泻下篇

泻下类 ········ **094**

芦荟	094
火麻仁	096
番泻叶	097
郁李仁	098
香蕉	099

Part 4 祛风湿篇

祛风湿类 ········ 102

独活	102
威灵仙	103
桑枝	104
虎杖	105
海桐皮	106
蚕沙	107
秦艽	108
苍耳	109
南五加皮	110
木瓜	111

Part 5 芳香化湿篇

芳香化湿类 ········ 114

草果	114
砂仁	115
佩兰	116
藿香	117
厚朴	118
苍术	119
白豆蔻	120
草豆蔻	121

（第二卷）

Part 6 利水渗湿篇

利水消肿类 ········ 124

泽泻	124
猪苓	125
半边莲	126
土茯苓	127
茯苓	128
玉米须	129
薏苡仁	130
赤小豆	131
冬瓜	132
芦笋	133

黄花菜 …… 135	鸡内金 …… 174
黄瓜 …… 137	麦芽 …… 175
大白菜 …… 138	谷芽 …… 176
鲤鱼 …… 140	荞麦 …… 177
鲫鱼 …… 141	大麦 …… 178
鳢鱼 …… 142	胡萝卜 …… 179
鲮鱼 …… 143	洋葱 …… 180
鹌鹑 …… 144	

利尿通淋类 …… 146

滑石 …… 146
海金沙 …… 147
车前子 …… 148
瞿麦 …… 149
萹蓄 …… 150
冬瓜皮 …… 151
通草 …… 152
灯心草 …… 153

利湿退黄类 …… 155

茵陈蒿 …… 155
金钱草 …… 156

Part 9 驱虫篇

驱虫类 …… 184

大蒜 …… 184
槟榔 …… 185
使君子 …… 186
南瓜子 …… 187

Part 7 温里祛寒篇

温里祛寒类 …… 158

肉桂 …… 158
花椒 …… 159
胡椒 …… 160
丁香 …… 161
干姜 …… 162
吴茱萸 …… 163
附子 …… 164
高良姜 …… 165
小茴香 …… 166
八角茴香 …… 167
草鱼 …… 168
鳙鱼 …… 169

Part 10 理血篇

止血类 …… 190

白茅根 …… 190
艾叶 …… 191
三七 …… 192
小蓟 …… 194
大蓟 …… 195
蒲黄 …… 196
地榆 …… 197
侧柏叶 …… 198
鸡冠花 …… 199
白及 …… 200
血余炭 …… 201
藕节 …… 202
仙鹤草 …… 203
黑木耳 …… 204
荠菜 …… 206
空心菜 …… 208

活血类 …… 209

丹参 …… 209
丝瓜络 …… 210
益母草 …… 211
鸡血藤 …… 212
红花 …… 213
桃仁 …… 214

Part 8 消导篇

消导类 …… 172

山楂 …… 172
神曲 …… 173

川芎	215	山药	258
赤芍	216	大枣	259
穿山甲	219	甘草	260
毛冬青	220	黄精	262
延胡索	221	白扁豆	263
郁金	222	卷心菜	264
姜黄	223	花椰菜	265
泽兰	224	南瓜	266
月季花	225	粳米	267
腊梅花	226	糯米	268
莪术	227	小米	269
乳香	228	燕麦	270
没药	229	马铃薯	271
川牛膝	231	玉米	272
王不留行	232	芋头	273
路路通	233	番薯	274
刘寄奴	234	花生	275
五灵脂	235	栗子	276
三棱	236	蜂蜜	278
苏木	237	牛奶	280
蟹	238	豆浆	281
茄子	239	豆腐	282
		豇豆	283

part 11 平肝熄风篇

平肝熄风类 242

天麻	242	樱桃	284
地龙	243	香菇	285
钩藤	244	猴头菇	286
全蝎	245	平菇	287
羚羊角	247	竹荪	288
		金针菇	289

（第三卷）

part 12 补益篇

补气类 250

人参	250	鳝鱼	291
党参	252	泥鳅	292
太子参	254	鳗鱼	293
黄芪	255	桂鱼	294
白术	257	带鱼	295
		银鱼	296
		鲈鱼	297
		黄鱼	298
		鲢鱼	299
		青鱼	300
		猪肉	301
		猪蹄	302
		猪肚	303
		牛肉	304
		牛蹄筋	306

羊肉	307	荔枝	354
鸡肉	308	鹿肉	355
鹅肉	310	驴肉	356
兔肉	311	猪肝	357
狗肉	312	猪血	358
蛇肉	313	鹌鹑蛋	359

助阳类 314

鹿茸	314	海参	360
蛤蚧	315	菠菜	362
紫河车	317	茼蒿菜	363

滋阴类 364

冬虫夏草	319	北沙参	364
肉苁蓉	321	西洋参	365
锁阳	322	百合	367
续断	323	桑寄生	368
巴戟天	324	旱莲草	369
淫羊藿	325	女贞子	370
骨碎补	326	麦冬	372
牛大力	327	天冬	373
补骨脂	328	石斛	374
核桃仁	329	玉竹	375
松子仁	330	乌龟	376
益智仁	331	龟板	377
仙茅	332	甲鱼	378
杜仲	333	鳖甲	379
菟丝子	334	鲍鱼	380
沙苑子	335	淡菜	381
韭菜籽	336	雪蛤膏	382
狗脊	337	鸽子	383
海马	338	乌骨鸡	384
海狗肾	339	鸡蛋	386
虾	340	鸭肉	386
蚕蛹	341	鸭蛋	387
韭菜	342	银耳	388

养血类 343

何首乌	344	黑米	389
熟地黄	345	黑豆	390
白芍	346	苹果	391
当归	347	菠萝	392
阿胶	348	葡萄	393
枸杞子	350	甜石榴	394
桑葚	351	桃子	395
葵花子	352	番茄	397
龙眼肉	353	山竹	398

(第四卷)

Part 13 化痰止咳篇

清化热痰类 ... 400
- 浙贝母 ... 400
- 前胡 ... 401
- 竹茹 ... 402
- 川贝母 ... 403
- 胖大海 ... 404
- 罗汉果 ... 406
- 天花粉 ... 407
- 昆布 ... 408
- 海蜇 ... 410
- 海带 ... 411
- 紫菜 ... 412
- 荸荠 ... 414
- 丝瓜 ... 415
- 蕨菜 ... 416
- 梨 ... 418

温化寒痰类 ... 419
- 桔梗 ... 419
- 半夏 ... 420
- 白前 ... 421
- 白芥子 ... 422

止咳平喘类 ... 422
- 百部 ... 424
- 紫菀 ... 425
- 桑白皮 ... 426
- 款冬花 ... 427
- 海底椰 ... 428
- 枇杷叶 ... 429
- 瓜蒌 ... 430
- 杏 ... 431
- 杏仁 ... 432
- 腐竹 ... 433

Part 14 安神篇

重镇安神类 ... 435
- 牡蛎 ... 435
- 珍珠 ... 436
- 龙骨 ... 437

养心安神类 ... 439
- 灵芝 ... 439
- 酸枣仁 ... 441
- 柏子仁 ... 442
- 远志 ... 443
- 合欢皮 ... 444
- 夜交藤 ... 444
- 小麦 ... 445

Part 15 收涩篇

收涩类 ... 447
- 山茱萸 ... 447
- 白果 ... 448
- 浮小麦 ... 449
- 五味子 ... 450
- 乌梅 ... 452
- 肉豆蔻 ... 453
- 覆盆子 ... 454
- 金樱子 ... 455
- 芡实 ... 456
- 莲子 ... 457
- 桑螵蛸 ... 458
- 赤石脂 ... 459
- 诃子 ... 460
- 五倍子 ... 461
- 番石榴 ... 462

Part 16 祛暑篇

祛暑类 ... 465
- 绿豆 ... 465
- 荷叶 ... 467
- 芒果 ... 468
- 柠檬 ... 469
- 猕猴桃 ... 470
- 西瓜 ... 471
- 甜瓜 ... 473
- 哈密瓜 ... 474

杨梅	475
甘蔗	476
沙葛	477
苦瓜	478
菱角	479
田螺	480

Part 17 理气篇

理气类 483

木香	483
青皮	484
大腹皮	485
枳实	486
香附	487
檀香	488
乌药	489
薤白	490
玫瑰花	491
川楝子	492
陈皮	493
佛手	496
莴笋	497
橙子	498
柚子	499
枇杷	500
黄大豆	501
四季豆	503
榛子	504

Appendix 附录

经典对症保健方 507

慢性腹泻	507
便秘	507
腹胀	508
感冒	508
气喘	509
心脏病	509
高血压病	509
低血压病	510
阳痿	510
遗精	511
糖尿病	511
痛风	512
高血脂症	512
抑郁症	513
痛经	513
月经不调	514
失眠	514
贫血	515
眼疲劳	515
头痛	516
咳嗽	516
咽喉肿痛	517
冠心病	517
中风	518
尿路感染	518
乙肝	519
肝硬化	519
压力	520
不孕	520
白带多	521
关节炎	521
湿疹	522
青春痘	522
抗衰老	522
痔疮	523
尿失禁	523
慢性支气管炎	524
消化性溃疡	524
失智	525
精神不振	525
小儿腹泻	526
呕吐	526
消化不良	527
男性更年期综合征	527
高温性中暑	528
慢性结肠炎	528

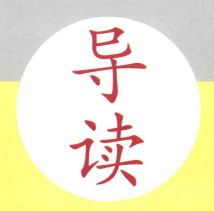

导读

一、何谓药食同源

保健药食是指具有养生保健作用的药物、食物，在实际应用中，很多药物和食物是密不可分的，这就是中国传统医学中讲述的"药食同源"。

1. 药食同源，古已有之

据资料记载，"药食同源"这一概念，已有三千年以上的历史。在漫长的原始社会中，我们的祖先逐渐把一些天然物产区分为食物、药物和毒物。到了奴隶社会，随着生产力的发展，烹饪技术逐渐形成，出现了羹和汤液，发明了汤药和酒，并进而制造了药用酒。在制酒技术基础上产生的醋、酱、豆豉、饴等，丰富了医药内容。周代已经有了世界最早的专职营养师—食医，《周礼》有"以五味、五谷、五药养其病"的记载，《山海经》载有食鱼、鸟治病的内容。春秋战国时期出现了我国第一部医学理论专著《黄帝内经》，它不仅奠定了食疗的理论基础，而且收有食疗方剂。汉代的《神农本草经》是我国第一部药物专著，收有许多药用食物；张仲景的《伤寒论》、《金匮要略》载有"猪肤汤"、"当归生姜羊肉汤"等食疗方剂。唐代是我国食疗学发展的重要阶段。孙思邈的《备急千金要方》中专解"食治"篇，是现存最早的中医食疗专论，第一次全面而系统地阐述了食疗、药疗结合的理论。他在《千金翼方》中强调："若能用食平疴，释情遣疾者，可谓良工，长年饵老之奇法，积养生之术也。夫为医者，当需先洞晓病源，知其所犯，以食治之，食乃不愈，然后命药。"宋、金、元时期，食疗理论与应用有较大发展。宋代《太平圣惠方》的"食治论"记载了28种疾病的食疗方；《养老奉亲书》记述了老人饮食保健与疾病治疗方法。元代饮膳大臣忽思慧的《饮膳正要》，是一部完整的营养学专著。明清时期，有关饮食保健的著作大量涌现，还出现了一些野菜类著作，扩大了食物来源。李时珍的《本草纲目》也收有200余种药物与食物。

2. 从两方面理解"药食同源"

对"药食同源"的理解，应从两个方面来看。一是中药与食物的产生方法相同，二是它们的来源相同。所谓中药与食物的产生方法相同，是指中药的产生与食物一样，来源于我们祖先万千年的生活实践，是与大自然、与疾病长期斗争的经验结晶。在远古时代，原始社会的生产力水平低下，人们往往在饥不择食的情况下，误食一些有毒或有剧烈生理效应的动植物，以致产生明显的药理反应，甚至死亡。经过无数次的尝试与试验，祖先们对动植物产生了第二认识，即产生了原始的中药概念，因而"试吃"是积累中药知识和经验的重要途径。

3. 中医药食学概述

在中医学中，药食同源，药食互补、互用，药与食之间本来并没有什么严格的界限，将二者配合起来，用以养生疗疾，是中医治疗的一个显著特色。"食养"在我国古代医书《黄帝内经》中早有论述，《素问·阴阳应象大论》中阐明了药食气味厚薄对人体阴阳盛衰的影响。医圣张仲景在行医中，首例"食治"专篇。

由此可见，中医对食物的认识和药物一样，讲究的是"寒、热、温、凉"四性和"酸、苦、甘、辛、咸"五味。古人云："气血得理，百病不生；若气血失调，百病竟起。"万物均为食，食用的方法得当，方能把万物变为食、药统一体，因时、因地、因体、因病，经过万物的取己之长，配制得当，食用或冲服，能迅速加强人体的正常需求与代谢。众多事实证明了"万物均为药，万物均为食"的说法。药食同源即药与食物的功效相同。

说起食疗，起源甚早。传说先民尝百草，开拓食物来源并发明医药，故有"药食同源"之说。昔人谓"安身之本必资于食，救疾之速必凭于药"，将饮食与药物并论，认为可供饮食的动植物及加工制品，虽种类繁多，但其五色、五味以及寒热、补泻之性，亦皆禀于阴阳五行，从这个意义上讲，食物与药物的应用道理并无二致。所以医家对于饮食的宜忌、调制方法颇为用心，用饮食治病积累了许多宝贵的知识，在古医籍中亦多有评论且有专门著述。

在中医药传统学中，药与食的关系是既有同处，亦有异处。《淮南子·修务训》称："神农尝百草之滋味，水泉之甘苦，令民知所辟就。当此之时，一日而遇七十毒。"可见神农时代药与食不分，无毒者可就，有毒者当避。随着经验的积累，药食才开始分化。在使用火后，人们开始食熟食，烹调加工技术才逐渐发展起来。《素问·汤液醪醴论》中有问曰："为五谷汤液及醪醴，奈何？"帝曰："上古圣人作汤液醪醴，为而不用，何也？"岐伯曰："自古圣人之作汤液醪醴者，以为备耳！"五谷汤液是食物，醪醴是药酒，属药物。

可见，此时食与药开始分化了，食疗与药疗也初见区分。《内经》对食疗有非常卓越的理论贡献，如"大毒治病，十去其六；常毒治病，十去其七；小毒治病，十去其八；无毒治病，十去其九；谷肉果菜，食养尽之，无使过之，伤其正也"，这是称为最早的食疗原则。由此，从发展过程来看，远古时代药食是同源的，后经几千年的发展，药食分化，若再从今后的前景看，也可返璞归真，以食为药，以食代药。

"药食同源"根据古代中国阴阳五行学说之饮食基准分类为：五味"酸、苦、甘、辛、咸"各司其职供养五脏六腑；五性"热、寒、平、温、凉"各司其职，以其特有性能对人体产生各种各样的作用。例如食物进入人体之后，"酸入肝胆，甘入脾胃，苦入心和小肠，辛入肺和大肠，咸入肾和膀胱"。又如生吃的食物属五性中的寒性，然而依照食物调理法的不同，其性质也会起变化，白萝卜生食性寒，煮过性平，加入辣椒性热等，依此类推，食物依烹饪法之烫、煮、烤、烧、熏、炒、蒸等所发生的变化，又称之为"自然化学变化"。传统中医学中，食与药并没有明确界限，因此药疗中有食，食疗中有药。了解到以上这些，会对中医的药食概念有初步的认识。下文将具体介绍一些传统医学药食的相关知识。

二、何谓"四气五味"

您知道中药材的"四气"、"五味"吗？中药里出现的一些医学名称是否弄得您晕头转向呢？那么，在您使用这些中药材前有必要去了解一些中药小常识。从现在起，就跟着我们一起走进这些中药材的的世界吧！

中药材有其独特的性味特点，我们可以通过了解它们，针对自己的体质来选用养生药材，以发挥药材的最大功效。

1. 四气

又称为四性，即寒、热、温、凉。寒凉性药材多具有清热、泻火、解毒的作用，适用于热性病症；温热性药材一般都具有温里散寒的特性，适用于寒性病症。除"四性"外，尚有性质平和的"平性"。

①寒

属性：阴。

作用：清热解暑、泻火通便、消除热证。

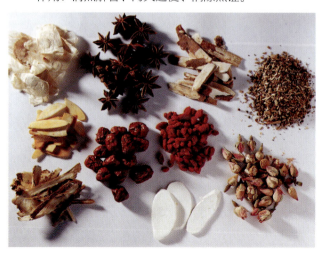

典型药材：生石膏、黄连、大黄、知母等。

②热

属性：阳。

作用：能祛寒、消除寒证等。

典型药材：肉桂等。

③温

属性：阳。

作用：能祛寒补虚。

典型药材：红枣、当归、川芎、龙眼等。

④凉

属性：阴。

作用：能降火气、清热除烦、减轻热证。

典型药材：菊花、西洋参、罗汉果、石斛、天门冬等。

2. 五味

即酸、苦、甘、辛、咸五种药材滋味。

酸味：可收敛固涩、增进食欲、健脾开胃。

苦味：燥湿、清热、泻实。

甘味：能补养身体、缓和痉挛、调和性味。

辛味：能祛风散寒、舒筋活血、行气止痛。

咸味：软坚散结、滋润潜降。

通过以下的介绍，可以让您对四性五味的功能有一个更全面的了解。

①酸

作用：能收敛固涩、生津开胃、止汗，治疗久咳不愈、遗精滑精。

对应的部位：肝。

典型中药材：乌梅、五倍子、五味子、山楂等。

温馨提示：多食容易损伤筋骨；感冒发热患者慎用或配伍解表药同用。

②苦

作用：具清热泻火、解毒、除烦、通泄大便等作用，治疗咳喘、呕恶等。

对应的部位：心。

典型药材：黄连、大黄、黄芩、杏仁、白果、栀子、青果等。

温馨提示：多服用容易导致消化不良，虚寒者慎用。

③甘

作用：补虚止痛、缓和药性、调和脾胃、理顺正气。

对应的部位：脾。

典型药材：人参、甘草、红枣、淮山、熟地等。

温馨提示：多服用容易发胖、伤及牙齿；上腹胀闷、体胖肥盛者慎用。

④辛

作用：发散风寒、行气行血，治疗风寒表证，感冒发烧、头痛身重。

对应的部位：肺。

典型中药材：薄荷、木香、川芎、茴香、紫苏、白芷、花椒、肉桂等。

温馨提示：辛散燥热，食用过多容易耗费体力，损伤津液，从而会导致便秘、火气过大、痔疮等。阴虚火旺者忌用。

⑤咸

作用：泻下通便、软坚散结、消肿，用于大便干结、肿瘤、结核等。

对应的部位：肾。

典型药材：芒硝、鳖甲、牡蛎、龙骨、草决明等。

温馨提示：脾肾阳虚，腹泻便溏者慎用。

详见下表 1：

四 气			
名称	属性	作用	代表中药材
寒	阴	清热解暑，消除热症。	黄连、大黄、生地黄、生石膏。
热	阳	祛寒，消除寒证。	肉桂。
温	阳	祛寒补虚。	红枣、黄芪、当归、川芎、龙眼肉。
凉	阴	降火气，减轻热证。	菊花、西洋参、罗汉果、麦门冬。

表2：

五味				
名称	作用	对应器官	代表中药材	注意事项
酸	能生津开胃、收敛止汗、帮助消化、改善腹泻症状。	肝	乌梅、五倍子、五味子、山楂、山茱萸。	多食容易损伤筋骨，感冒发热者慎用。
苦	具有清热泻火、降火气、解毒、除烦燥等作用。	心	黄连、白果、杏仁、大黄、枇杷叶、黄芩、栀子。	吃多容易导致消化不良、脾胃虚寒患胃病者慎用。
甘	补虚止痛、缓和药性、调和脾胃系统。	脾	人参、甘草、红枣、黄芪、淮山药、薏仁、熟地黄。	食用过多容易发胖、伤齿，上腹胀闷、糖尿病患者少食用。
辛	能活血行气，发散风寒。	肺	薄荷、木香、川芎、大小茴香、紫苏、白芷、花椒、肉桂。	多辛散燥烈，食用过多容易耗气伤津液，导致便秘、火气大、痔疮。
咸	泻下通便、软坚散结、消肿，多用于大便干结、肿瘤、结核。	肾	芒硝、牡蛎、草决明。	脾肾阳虚者慎用。

三、如何根据自己的体质用药

所谓"体质"，是指每个人受到先天遗传，以及后天环境的相互影响，而产生的不同阶段的如寒、热、虚、实等特性的身体特质。中医用药与养生特别重视个体的差异，包括个人体质或所患疾病的属性，在临床用药上各有不同。

中医所称的"辨证论治"，简单的解释就是依据个体或疾病在不同阶段的症状表现。通过"望、闻、问、切"四诊，对搜集到的各项诊察结果予以归纳、分类成各种"证型"。再按照证型属性，选择适合的中药治疗，对症下药，获得疗效。当您不了解自己是属于哪一种体质时，除了寻求医师为您诊断之外，也可以根据下列方式来分析和判别自己的体质。

基本体质判别情况：

1. 体质类型：寒

体征表现：容易怕冷畏风，有疲倦感，脸色白或苍白，手足易冷，容易腹泻或软便，喜欢热饮。

适宜性味及治则：温热性药物。

可用药材：当归、肉桂、桂枝。

2. 体质类型：热

体征表现：怕热，易口干舌燥、烦躁易怒，易便秘，面色红赤，舌质红。

适宜性味及治则：寒凉性药物。

可用药材：栀子、玄参、决明子、金银花、绿豆、薄荷、菊花、桑叶、绿茶、白茅根。

3. 体质类型：实

体征表现：常觉燥热，便秘，口干口苦，甚至容易口臭，呼吸音粗，讲话声音宏亮，舌苔偏厚。

适宜性味及治则：寒凉性药物。

可用药材：山楂、决明子、金银花、绿豆、薄荷、菊花、桑叶、绿茶、白茅根。

以上仅指实热证，此外尚有实寒、血瘀、痰浊等。分别选用通腑泄实、行血化瘀、软坚散结、豁痰开窍等方药。因实证多病情急重，故宜在医生的指导下用药。

4.体质类型：虚

①气虚体征表现：少气懒言、面色白、精神萎靡、倦怠、便软、自汗畏风、抵抗力差、容易感冒。

适宜性味及治则：升阳益气。

可用药材：党参、人参、甘草、红枣、西洋参。

②血虚体征表现：体力差，容易头晕目眩，唇、甲、眼睑色淡，面白无华，皮肤干燥。

适宜性味及治则：养血益气。

可用药材：当归、川芎、丹参、红枣、甘草、黄精、熟地黄、枸杞、阿胶。

③阴虚体征表现：口燥咽干、手足心热、烦热盗汗。

适宜性味及治则：滋阴清热，凉润药物，虽有热象但不能单用寒性药物。

可用药材：麦冬、玉竹、百合、阿胶、西洋参。

④阳虚体征表现：畏寒肢冷、腹泻便溏、小便清长、腹痛绵绵、喜暖喜按。

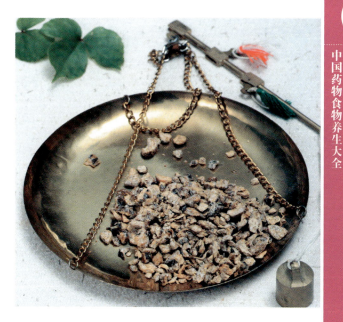

适宜性味及治则：温阳热性药物。

可用药材：当归、肉桂、桂枝、人参、姜、桂圆。

四、中医词汇百宝箱

一些晦涩难懂的中医词汇是不是经常让你头昏脑涨，以下为你挑选一些较为常见的中医词语予以解释，帮助读者加深理解。

五心烦热：指两手、两足心发热，并自觉心胸烦热。

流注：是毒邪流走不定，注无定处而发生于较深部组织的一类化脓性病症。多发于肌肉深处，结块或漫肿，单发或多发，日久成脓。多患于气血虚弱者。如结核病患者。

中风：指脑血管意外栓塞等疾患。病可因阴精亏损，或暴怒伤肝，使肝阳偏亢，肝风内动；"类中风"是指类似于中风的症状。

痰火：指无形之火与有形之痰煎熬胶结，贮积于肺或其他脏器的病症。

厥：即厥证。泛指突然晕倒。

气逆：指气上逆而不顺。

三焦：分上焦、中焦和下焦。上焦一般指胸膈以上部位，包括心、肺在内，中焦指膈下、脐部的上部位，包括脾、胃等脏腑；下焦指脐以下的部位，包括肾、膀胱、小肠、大肠，中医经络理论把肝肾归为下焦。

肾气：肾精化生之气，指肾脏的功能活动，如生长、发育及性功能的活动。

肾水：指肾脏的阴液，也称肾阴。

骨蒸："骨"表示深层的意思，"蒸"是熏蒸的意思，形容阴虚潮热的热气自里透发而出，故称为骨蒸。

心肾不交：心在上焦，属火；肾在下焦，属水。心中之阳下降至肾，能温养肾阳；肾中之阴上升至心，则能涵养心阴。在正常情况下，心火和肾水就是互相升降、协调，彼此交通，保持动态平衡。心肾不交是指心阳与肾阴的生理关系失常的病态。主要症状有心烦、失眠、多梦、怔忡、心悸、遗精等。多见于神经官能症及慢性虚弱病人。

往来寒热：恶寒和发热交替出现，定时或不定时发作。

恶血：即败血。

败血：瘀血的一种，指溢于经脉外，积存于组织间隙的坏死血液。

命门：有生命之门的含义，它是人体生命的根本和维持生命的要素。有指两肾为命门，又有左肾右命门之说。

潮热：发热如潮水一样有定时，每天到一定时候体温就升高（一般多在下午出现）。

痈：病名，凡肿疡表现为红肿高起，发热疼痛，

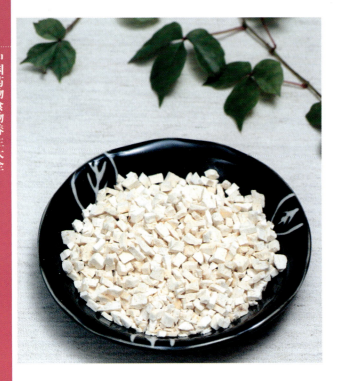

周围界限清楚；在未成脓之前无疮头，而易消散，已成脓则易溃破，溃后脓液黏稠疮口易敛的，称为"痈"。

死血：指瘀血。

湿痰：痰证的一种。湿邪侵入人体（如居潮湿环境），使肺、脾功能失调或饮食不节而运化失调引起。痰为白色稀水样，病人有身重、倦乏或便溏等症，舌苔薄白或白腻。

心惊：指心中恐惧。

肝气燥：指肝阴不足，肝阳上亢的证候。主要症状有头晕目眩、耳鸣、眼干、面红、烦躁、失眠等，多见于高血压。肝为内脏，喜柔润，忌刚烈。肝阴不足，以致肝燥而阳亢。

热厥：厥证之一。指因邪热过盛、津液受伤，影响阳气的正常流通，不能透达四肢而见四肢厥冷的病症。多伴有口渴、烦燥、胸腹灼热、便秘等症状。

气化：气的运行变化。膀胱气化，即膀胱的排泄功能。

气逆：脏腑之气上逆。指气上逆而不顺的病证。

中满：指腹脘胀满。

羸：瘦弱。

枯槁：消瘦比较严重，并且头发、皮肤干枯且无光泽。

阴虚阳亢：阴虚指精血或津液的亏虚。一般在正常状态下，阴和阳是相对平衡的，相互制约而协调。阴气亏损，阳气失去制约，就会产生亢盛的病理变化，病理性功能亢进，称为"阳亢"。因此，阴虚会引起阳气亢盛，阳亢则能使阴液耗损，两者互为因果。

临床表现：潮热、颧红、盗汗、五心烦热、咯血、消瘦或失眠、烦躁易思，或遗精、性欲亢进、舌红而干等。

开郁：是治疗因情志抑郁而引起气滞的方法。

厥逆：四肢厥冷。

伤寒：病名或证候名。广义的伤寒是外感发热病的总称；狭义的伤寒是属于太阳表证的一个证型，主要症状有发热、恶寒、无汗、头项强痛等。与现代医学所称的"伤寒"不同。病因指伤于寒邪。

四气：指风、寒、暑、湿四种邪气。

痰嗽：又称痰饮咳嗽。指因痰饮而致咳嗽，并以咳嗽为主证者。本证一般指寒痰饮邪，停于肺胃，证见咳嗽多痰，色白，或如泡沫。

寒泻：由于内脏虚寒所致，临床表现有大便清冷而稀，犹如鸭粪，腹中隐隐作痛，小便清白，或表现为肠鸣腹痛，缠绵难愈。

阴证：对疾病的临床辨证，指阴阳属性归类，分"阴证"与"阳证"。凡属于慢性的、虚弱的、静的、抑制的、功能低下的、代谢减退的、退行性的及向内的证候，都属于阴证，如面色苍白或暗淡、身重倦卧、肢冷倦怠、语声低微、呼吸微弱、气短、饮食减少、口淡无味、不烦不渴等。

内热生风：指阴虚热炽、煎熬营阴、经脉失濡而动风的证候。可出现动摇、眩晕、抽搐等症。

先天：人在胚胎时期，即生命生殖发育的初期，与后天相对而言。先天之本在肾，故有肾主先天之说。

后天：指脾胃。人体出生后的生长、发育，生命

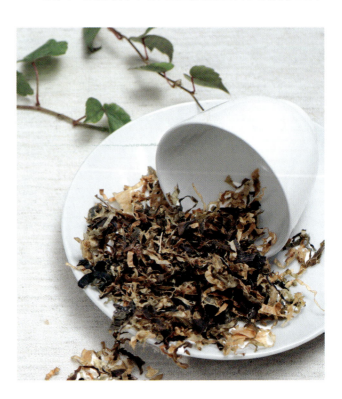

活动所需的物质和能量，要靠脾胃之后天吸收以供给滋养。

脱精：精关不固，精液渗入小便而下。

理中：调理中焦脾胃的方法。多指脾胃虚寒证用温中祛寒法治疗。

理气：是运用有行气解郁、降气调中、补中益气作用的药物，治疗气滞、气逆、气虚的方法。气虚用补益中气药，气滞宜疏，气逆宜降，故又分舒郁理气、和胃理气、降逆下气等。

理血：治理血分病的方法，包括补血、凉血、温血、祛瘀活血、止血等。

营卫：营气和卫气的合称。两气同出一源，皆水谷精气之所化。营行脉中，具有营养周全的作用；卫行脉外，具有捍卫躯体的功能。

营气：营运于脉中的精气。生于水谷，源于脾胃，出于中焦，有化生血液和营养周身的功用。

营卫气血：营、卫、气、血本属人体生命的四种精微物质和动力基础，后世温病学说借卫与营、气与血的阴阳表里相对关系，将温病转变由外而内，由气及血的过程分为卫、气、营、血四个阶段，作为临床辨证论治的纲领。

营气不从：指血脉中营气运行障碍，出现痈肿等病理现象。

营气同病：温病辨证。邪热已传入营分，仍有气分证，称"营气同病"。

阴虚：指阴液不足。临床表现有"五心烦热"，或午后潮热、唇红口干、舌质嫩红或绛干无苔、大便燥结、小便短黄、脉细数等。

阳虚：阳气不足或功能衰退的证候。阳虚则生寒，证见疲乏无力、少气懒言、畏寒肢冷、自汗、面色淡白、小便清长、大便稀溏、舌质淡嫩、脉虚大或微细等。

虚火：真阴亏损引起的发热。如两颧潮红、低热、五心烦热或骨蒸劳热、心烦失眠、盗汗、尿短赤、口燥咽干、舌红苔少或光红无苔、脉细数无力，多见于热病伤阴的后期，或阴虚劳损等。

虚邪：致病邪气的通称。因邪气乘虚而侵入，故名。

虚劳：病名。虚劳包括因气血、脏腑虚损所致的多种病症，以及相互传染的骨蒸、传尸。后世文献多将前者称为虚损，后者称为"劳瘵"。

虚胀：病名。脾肾阳虚者，腹部胀满、神疲纳呆、畏寒肢冷、面色苍白或萎黄、舌淡脉细。治宜健脾温肾、化气行水。用附子理中汤合五苓散或金匮肾气丸。肝肾阴虚者，腹部胀满、形体消瘦、面色黧黑、心烦

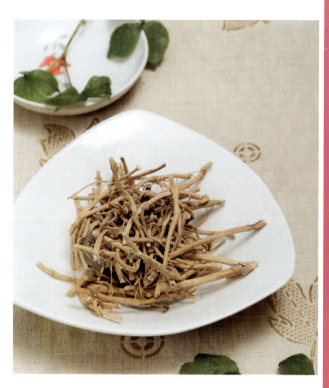

口燥、齿鼻衄血、小便短赤、舌质红绛、脉细数。治宜滋养肝肾、凉血化瘀。

虚热：阴、阳、气、血不足引起的发热。

虚损：因七情、劳倦、饮食、酒色所伤，或病后失于调理，以致阴阳、气血、脏腑虚损而成。虚损病情复杂，主要可概括为气虚、血虚、阳虚、阴虚。气虚多见肺脾虚损。证见四肢无力、懒于言语、动辄气短、自汗心烦；血虚多见心肝虚损。证见吐血便血，或妇女崩漏、头晕眼花、成干血痨。虚在心者，并用归脾汤；阳虚多见脾肾虚损，证见饮食减少、大便溏薄、完谷不化，腰膝酸软、神疲无力、畏寒肢冷、阳痿滑精、小便频数而清长、面色苍白、舌淡苔白、脉沉细或沉迟，治宜温补；阴虚多见肺肾虚损。肺阴虚者，证见干咳、咯血、口干咽燥、潮热、盗汗、两颧潮红、舌红少津、脉细数、治宜养阴清肺，可用沙参麦冬汤加减。肾阴虚者，证见腰膝酸软、头晕耳鸣、遗精早泄、咽痛、颧红、舌红少津、脉沉细数。治宜滋补真阴，兼予降火。本证可见于结核病、贫血、白血病、神经官能症以及多种慢性消耗性病症。

虚烦：指阴虚内热、虚火内扰而见心中烦乱、精神不能自持、悒悒不乐、饮食不甘美、睡眠不安宁的证候。多见于热性病后期，或外感病经汗、呕吐、下后余热不清者；亦见于劳心思虑过度者状如伤寒，但不恶寒，身不疼痛，头不痛，脉不紧数，独热者。

虚喘：指气喘由于正气虚者。多因禀赋素弱、久喘或大病后真元耗损，致脏气虚衰，肺气失主，肾不纳气而致。一般起病较缓，病程较长，呼吸气短难续，

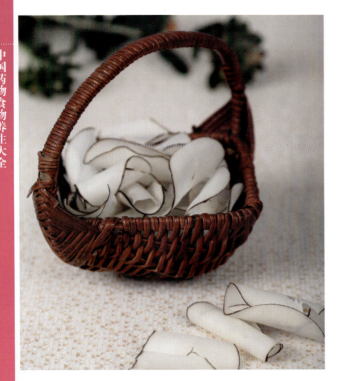

声音低微，以深吸气为快或动则气喘。根据病因和见症的不同，分为气虚喘、阴虚喘、真元耗损喘等。

清阳不升：指水谷化生的轻清阳气不能正常濡养头部、肌表、四肢。清阳不升多因脾胃阳气不足，升清降浊的功能障碍所致。症见头晕、眼花、视蒙、耳鸣、耳聋、畏寒肢冷、困倦乏力、食不知味、便溏、舌淡嫩、苔白、脉弱或虚等。

清热解毒：适用于瘟疫、温毒及多种热毒病证的治法。使用能清热邪、解热毒的方药，治疗热性病的里热盛及痈疮、疔肿疔毒、斑疹等病症。常用药有黄连、黄芩、黄柏、石膏、连翘、板兰根、蒲公英等，代表方有普济消毒饮、黄连解毒汤等。

清热解暑：用清热药结合解暑药治疗外感暑热的方法。临床表现为头痛、身热、有汗、烦渴、小便黄赤、苔薄而黄、脉浮数等。

惊风：儿科常见疾病。临床以四肢抽搐或意识不清为主要特征。引起惊风的原因较多，一般分为急惊风和慢惊风两大类。以热性、急性病引起的急惊风尤为多见，如小儿肺炎、中毒性痢疾、流行性乙型脑炎等病，如持续高烧不退，均可出现惊风。这与有些慢性病在后期因虚损而出现的慢惊风，有虚实之分。

盗汗：证名。又称寝汗。指入睡后出汗，醒后即止。多属虚劳之症，尤以阴虚者多见。

恶露不绝：多因产后气虚失摄，冲任不固；或余血未尽，或感寒凉，败血瘀阻冲任；或营阴耗损、虚热内生、热扰冲任、迫血下行所致。气虚者，恶露色淡、质清稀、量多，兼见面色苍白、懒言、小腹空坠，宜补气摄血，用举元煎加减。余血未尽者，恶露量少、淋漓涩滞不爽、色紫暗有块、伴有小腹疼痛，宜化瘀止血。血热者，症见量多、色红、粘臭、面色潮红、脉细数，宜养阴清热止血，保阴煎加减。

健脾疏肝：治疗肝气郁结引起脾不健运的方法。临床用于两胁胀痛、不思饮食、腹胀肠鸣、大便稀溏、舌苔白腻、脉弦等肝盛脾虚证候。常用白术、茯苓、薏苡仁、山药等健脾药；柴胡、青皮、木香、佛手等疏肝药。方用逍遥散之类。

消渴：泛指以多饮、多食、多尿症状为特点的病证。多因过食肥甘、饮食失宜，或情志失调、劳逸失度，导致脏腑燥热、阴虚火旺所致。治疗一般以滋阴、润燥、降火为主。根据病机、症状和病情发展阶段不同，有上消、中消、下消之别。

润肺化痰：化痰法之一，与润燥化痰同义。由于外感温燥，或肺阴不足、虚火灼金、炼液为痰。症见咽喉干燥疼痛、呛咳、痰稠难咯、舌红苔黄而干。可用贝母、瓜蒌、沙参、麦冬、梨皮之类予以治疗。

燥痰：痰证的一种，又名气痰。多由肺燥所致。症见痰少色白，或咳出如米粒状痰，涩而难出，或兼见面色苍白、皮毛干焦、口干咽燥、咳嗽喘促等。治以清肺、润肺为主。

肺劳：虚劳的一种，由肺脏虚损所致。症见咽喉干痛、声音嘶哑、鼻不闻香臭、面肿、胸闷气短、咳嗽吐血、饮食减少、消瘦乏力、发热等。治宜益气补肺。

疳：又称疳证或疳疾，泛指小儿因多种慢性疾患而致形体干瘦、津液干枯之证。临床上以面黄肌瘦、毛发焦枯、肚大青筋、精神萎靡为特征。疳证多为脾胃虚弱的疾病，如营养不良、慢性消化不良等。同时，还包括其他疾病，如无辜疳（颈淋巴腺炎或淋巴结核）、疳痨（婴幼儿结核病），以及多种寄生虫病、五官疾患等。

衄血：即指鼻出血、牙龈出血、皮下出血等。或泛指外伤所致的某些外部出血病症。

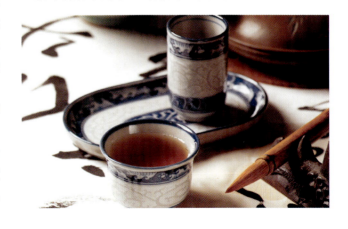

Part 1

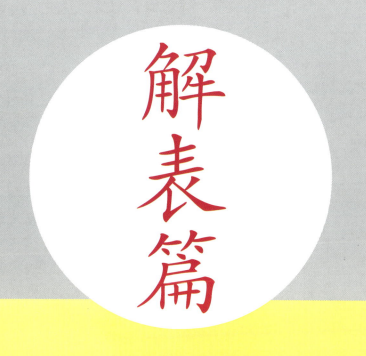

解表篇

　　什么叫解表？解表就是解散表邪或解除表征。当有风寒、风热、风湿、暑气等外邪（即外界致病因素）侵犯人体，因而出现表征（如恶寒、发热、头痛、项强、身痛、四肢酸软，有汗或无汗）时，用来解除表征的药物就叫做解表药。解表药一般都具有发汗、解肌的作用。

　　所谓发汗，就是使病人出汗或微似出汗而达到解除表征（退热，自觉身体轻快）的目的。常用于治疗侵犯肌表的外感疾病，也就是中医学所说的"其在皮者汗而发之"。

　　所谓解肌，从广义来说，和发汗解表的意思是相同的。但从严格的意义来说，解肌适用于病邪已向深入一层发展的表征，所谓"邪入肌肉"临床表现为发热、身痛、多汗。身热不因汗出而有所减退，同时伴有恶寒、恶风、脉浮等症状，也就是说，汗虽出而表证仍未解。从现代医学的观点看，仍属于发汗解热的范畴。

　　某些解表药，除了有发汗解热作用外，还具有促使斑疹透发、止咳平喘、缓和疼痛的作用。

　　解表药按其药物功能和临床功效，又可分为辛温解表药和辛凉解表药两类。辛温解表药能发散风寒，适用于外感发热轻、恶寒重，头痛、身痛和口不渴等风寒表证；辛凉解表药则能发散风热，适用于外感发热重、严寒轻、头痛和口渴等风热表证。

白芷

【别名】 川白芷、香白芷。

芳香怡人的止痛良药

来　　源　为伞形科植物兴安白芷、川白芷、杭白芷的干燥根。

主要产地　主要产于四川、浙江、山西、江苏、河南、河北等地。

性　　味　味辛，性温。

功效主治　祛风、燥湿、消肿、止痛。对头痛、眉棱骨痛、齿痛、鼻渊、寒湿腹痛、肠风痔漏、赤白带下、痈疽疮疡、皮肤燥痒、疥癣有显著疗效。

主要成分　含异欧前胡素、欧前胡素、佛手柑内酯、珊瑚菜素、氧化前胡素等。

性状特征　药材呈圆锥形，根头略显方形，体顺长，有支根痕，长10～25厘米，直径1.5～2.5厘米，茎痕略下凹。外皮灰褐色或棕褐色，有纵向的细皱纹，有多数横长皮孔。质坚实，断面白色或微黄色，粉性。皮部有棕色油点，形成层棕色环。气芳香，味辛、微苦。

选购秘诀　以独枝、根条粗壮、质硬、体重、色白、粉性强、气香味浓者为佳。

药用价值　**解表、祛风、镇痛**　常用于治疗感冒头痛。前额痛用之效果更好，配用羌活、防风，能加强效果。妇女胎前产后的感冒头痛用之亦佳，可配川芎。用于治疗由风热引起的眉棱骨痛和压痛，可配黄芩。用于治疗由鼻渊（鼻窦炎）引起的头涨痛，作为辅助药，配辛夷、苍耳子等同用。头部挫伤或脑震荡后的跌打肿痛，用白芷缓解症状也有一定效果。

兴奋中枢　少量白芷毒素可兴奋延脑的呼吸中枢、血管舒缩中枢，故可见呼吸增强，血压上升。可作为延脑兴奋药，对毒蛇咬伤后由于蛇毒引起的中枢神经系统抑制有治疗作用，因此可用于治疗蛇毒。此外还可用于治疗牙痛、疖痈的肿痛，取其有镇痛作用。

抑菌　对于痢疾杆菌、伤寒杆菌等有抑制作用，又能抑制革兰氏阳性菌，且对人型结核杆菌有显著的抑制作用。

贮存要点　置于通风干燥处。

用法用量　煎服3～9克，或入丸、散。

使用禁忌　阴虚血热者忌服。

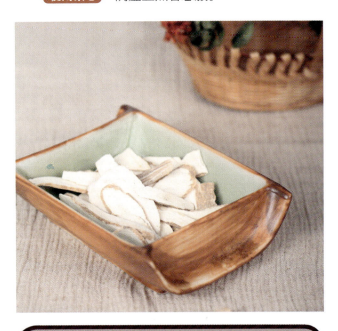

特别提示

白芷依产地不同而有不同的分类，其中以杭白芷的品质较好，但产量较少。目前多以川白芷为主，差别在于杭白芷顶端凹洼的茎痕明显，表皮色泽偏灰，而川白芷顶端的凹洼稍平，表皮色泽偏黄白。

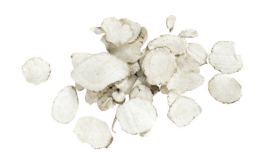

保健应用

川芎白芷鱼头汤

功　　效　中医认为肾精充足的人，精力旺盛、思维敏捷、记忆力好、头发乌黑、牙齿坚固。这道川芎白芷鱼头汤就是通过健脾益气方法来增加人体的肾精，达到健脑作用，而且还有养血、滋润、调经的作用。

原材料 鳙鱼头1个，川芎6克，白芷10克，生姜3片。

做法 将鱼头去鳃，洗净沥水，川芎、白芷、生姜分别用清水洗净。起油锅，下鱼头煎至微黄，铲起。将全部用料一起放入炖盅内，加开水适量，炖盅加盖，用文火隔水炖2～3小时，调味食用。

用法 佐餐食用。

生姜

【别名】姜根、因地辛、炎凉小子。

发汗解表的常用药

来源 姜科植物姜的鲜或干燥根茎。

主要产地 主产于四川、广东、山东、陕西等地。

性味 性温，味辛。

功效主治 发表、散寒、止呕、化痰。治感冒风寒、呕吐、痰饮、喘咳、胀满、泄泻，可解半夏、天南星及鱼蟹、鸟兽肉毒。

主要成分 含挥发油、姜辣素、谷氨酸、天冬氨酸、丝氨酸、甘氨酸等。

性状特征 药材呈扁平不规则的块状，并有枝状分枝，各枝顶端有茎痕或芽，表面黄白色或灰白色，有光泽，具浅棕色环节。质脆，折断后有汁液渗出。断面浅黄色，有明显环纹，中间稍现筋脉。气味芳香且特殊，味辛辣。

选购秘诀 以个体大、丰满、质嫩者为佳。

药用价值 发汗作用 主要由于其挥发油能促进外周血液循环，服后自觉全身温暖，并能发汗。多用于治疗外感风寒。生姜与桂枝、苏叶、防风等解表药同用，能增强这些药物的发汗作用。若用于预防受寒、受湿后的感冒，用红糖水煮生姜，热服即可。

健胃作用 其挥发油能够反射性地促进胃液分泌，增强胃肠蠕动，驱除秽气，并能通过调理胃肠功能而止呕吐。用于治疗胃寒呕吐(即由感冒或某些消化不良等引起的呕吐)。还可用于增进食欲，加强消化功能。每于补剂中加入生姜，并配以大枣，可以健胃和中。

其他作用 有镇吐、镇痛、抗炎消肿的作用。其醇提物能兴奋血管运动中枢、呼吸中枢、心脏。正常人嚼生姜，可升高血压。

对伤寒杆菌、霍乱弧菌、堇色毛癣菌、阴道滴虫均有不同程度的抑杀病菌的作用。

贮存要点 置于通风干燥处。

用法用量 内服煎汤，3～9克，或捣汁服用。

使用禁忌 阴虚内热者忌服。

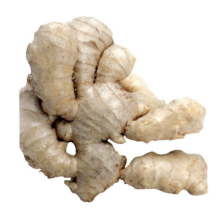

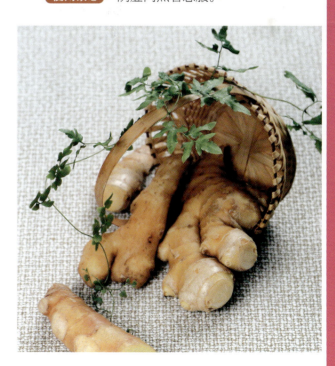

特别提示

前人称生姜为治呕要药，取一些生姜汁冲服可起到很好的止呕作用。

保健应用

紫苏生姜红枣汤

功效 具有暖胃散寒、助消化、行气的作用，是较好的暖胃药膳。

原材料 鲜紫苏叶10克，生姜3块，红枣15克。

做法 先将红枣放在清水里洗净，然后去掉枣核，再把姜切成片，将鲜紫苏叶切成丝。将紫苏叶、姜片、红枣一起放入盛有温水的砂锅里用大火煮，锅烧开后改用文火炖30分钟。30分钟后，将紫苏叶、红枣和姜片都捞出来，然后再把红枣挑出来放回锅里，继续用文火煮15分钟即成。

用法 晚饭后服用。

▶ 葱白

【别名】葱茎白、葱白头。

○ 最常见的家庭药食

来源 为百合科植物青葱近根部的白茎。

主要产地 全国各地均有种植，随时可以采收。也适合家中种植。

性味 性温，味辛。

功效主治 发汗解表、通阳解毒。治伤寒、寒热头痛、阴寒腹痛、虫积内阻、二便不通、痢疾、痈肿。本品性温、不燥热，发汗不峻猛，药力较弱，适用于风寒感冒、恶寒发热之轻证。本品还可使阳气上下顺接、内外通畅。单用捣烂，外敷脐部，再施温熨，可治阴寒腹痛及寒凝气阻，膀胱气化不行的小便不通，亦取其通阳散寒之功。此外，葱白还可以治疗乳汁郁滞不下、乳房胀痛、疮痈肿毒。

主要成分 鳞茎含挥发油，油中主要成分为蒜素；又含二烯丙基硫醚。叶鞘和鳞片细胞中有草酸钙结晶体。又含维生素C-97毫克%(湿重计)，维生素B_1，维生素B_2，烟酸，适量的维生素A，脂肪油和黏液质。脂肪油中含棕榈酸、硬脂酸、花生酸、油酸和亚油酸。黏液汁中主要成分为多糖类，其中有20%纤维素，3%半纤维素，41%原果胶及24%水溶性果胶。

性状特征 鳞茎圆柱形，先端肥大，下有须根，鳞叶成层，白色，上具白色纵纹。

选购秘诀 选购新鲜的为佳。

药用价值 主要为发汗解热，另有利尿、健胃、祛痰作用。通常作为发汗的药剂，与淡豆豉或其他解表药合用，治疗感冒初起，发热、头痛、鼻塞且无汗的病例。此外，葱白的主要成分挥发油含有大蒜素，还有维生素C，维生素B_1，维生素B_2等，能促进消化、增进食欲、止呕吐，以及治疗胃部胀满和胸膈不适。同时，也可振奋神经，有助促进汗腺排汗的功能。

贮存要点 本品鲜用，可栽埋在泥土中，随用随取。

用法用量 煎服，2～8枚。

使用禁忌 表虚多汗者忌服、风热感冒者勿服。

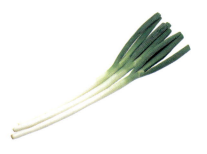

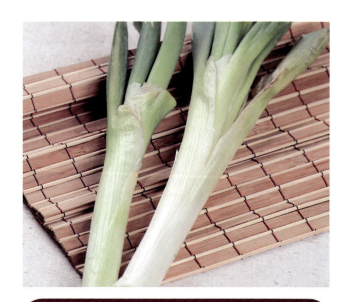

特别提示
每天做菜时放入适量的葱白，可以有效地对抗感冒。

保健应用

葱白香菜粥

功效 解表散寒、疏风宣肺。适用于风寒犯肺，肺中阳气不足而致畏寒咳嗽、鼻流清涕、头痛项强、咳痰稀薄等。

原材料 香菜15克，葱白15克，萝卜100克，生姜9克，大米50克，白糖适量。

做法 将所有的原材料入水清洗，备用。将萝卜切成片、香菜切段、葱白切段、生姜切块。然后将萝卜、香菜、葱白、大米、生姜一同放入锅中，加适量清水，用文火煮成稀粥，熟时调入白糖即可。

用法 温服，每日1~2次。

荆芥

【别名】假苏、姜苏、稳齿菜、四棱杆蒿。

发汗祛风常用药材

来源 为唇形科植物荆芥的地上干燥部分。

主要产地 主产于甘肃、浙江、江西、湖北、河北等地。

性味 性温，味辛。

功效主治 发表、祛风、理血。治感冒发热、头痛、咽喉肿痛、中风口噤、吐血、衄血、便血、崩漏、产后血晕、痈肿、疮疥、瘰疬。荆芥穗效用相同，惟发散之力较强。

主要成分 含有挥发油，其中主成分为右旋薄荷酮、消旋薄荷酮、少量右旋柠檬烯、荆芥苷等。

性状特征 干燥的全草，茎方形，四面有纵沟，上部多分枝，长45~90厘米，直径3~5毫米；表面淡紫红色，被有短柔毛。质轻脆，易折断，断面纤维状，黄白色，中心有白色疏松的髓。叶对生，叶片分裂，裂片细长，呈黄色，皱缩卷曲；质脆易脱落。枝顶着生穗状轮伞花序，呈绿色圆柱形，长7~10厘米；花冠多已脱落，只留绿色的萼筒，内有4个棕黑色的小坚果。气芳香，味微涩而辛凉。

选购秘诀 以浅紫色、茎细、穗多而密者为佳。

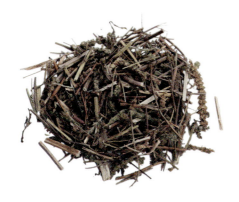

药用价值 **解热镇痛抗炎作用** 荆芥挥发油0.5毫升/千克灌胃给药，对大鼠有降温作用；25毫克/千克，50毫克/千克灌胃给药，对醋酸致小鼠扭体反应有明显抑制作用。0.2毫克/千克，0.5毫升/千克灌胃给药，对大鼠角叉菜胶和蛋清所致足肿胀有抑制作用，煎剂4.4克/千克腹腔注射，对伤寒副伤寒杆菌菌苗精制破伤风类毒素混合剂引起的体温升高的家兔有解热作用。荆芥镇痛的主要成分为d-薄荷酮，荆芥中分离出的挥发性成分3-甲基环己酮也有镇痛作用。

发汗作用 组织形态学观察发现：荆芥内脂类提取物给大鼠腹腔注射给药，可以明显提高汗腺腺泡上皮细胞的空泡发生率、数密度和面密度。

止血作用 经过比较，生品荆芥与荆芥炭（经文火炒成炭药）的止血作用。结果表明，生品荆芥不能明显缩短出血时间，但可使凝血时间缩短30%，而荆芥炭则使出血时间和凝血时间分别缩短72.6%和77.7%。说明荆芥经炒炭后有止血作用。荆芥炭的脂溶性提取物StE有明显的止血作用。对荆芥及其提取物的止血作用量效关系进行研究发现，一定剂量范围内，对数剂量与小鼠的凝血、出血时间均呈显著线性相关。

抗病原微生物作用 研究发现，荆芥醇提物对甲型流感病毒感染小鼠死亡率具有显著的保护作用，死亡抑制率达40%和50%，实验证实荆芥醇提物具有较好的抗H1N1病毒作用。

在1立方米试验柜内，按240毫克/小时速度加热蒸发中草药苍术、荆芥复方消毒剂90分钟，可将空气中的金黄色葡萄球菌杀灭100%。在70立方米室内有人情况下，按上述速度蒸发药液60分钟，可杀灭空气中自然菌69.73%。

对平滑肌的兴奋作用 小剂量StE对家兔离体肠管平滑肌呈兴奋作用，该作用可被阿托品拮抗。大剂量 StE 则呈抑制作用，且可拮抗由 BaCl2 所致肠痉挛性收缩。

StE 在一定浓度时，可对大鼠离体子宫产生一定的兴奋作用，且该作用随着剂量的加大而有所增强，但至一定浓度时作用强度不再增加。荆芥挥发油能直接松弛豚鼠气管平滑肌，并能对抗组胺、乙酰胆碱所引起的气管平滑肌有收缩作用。StE 乳剂（0.7%，1.4%）对大鼠给药连续 5 天，能明显增加大鼠的全血比粘度（高切、低切）和 RBC 压积，而血浆比黏度和 RBC 电泳时间无明显改变，StE 组动物 RBC 数有上升趋势，但对血小板数影响不明显。荆芥内脂类提取物 2.0 毫克/千克，4.0 毫克/千克，8.0 毫克/千克体重腹腔注射都能显著降低全血比黏度，大剂量组尚能降低红细胞的聚集性。

贮存要点 放入干燥容器内，密闭，置于通风干燥处。

用法用量 鹅肉煨汤、红烧或凉拌均可。每餐 30～50 克。煎服，4.5～9 克。不宜久煎。

使用禁忌 表虚自汗、阴虚头痛忌服。

● 保健应用

红枣地葵荆芥汤

功效 具有抗过敏、止血的作用，对于预防输血反应有很好的效果。红枣味甘、性温，有补中益气、调补脾胃、养血安神之功；地葵子又名地葵，性味甘、苦、寒，入肾、膀胱经，利小便清湿热，炒荆芥有入血分而止血的作用。

原材料 红枣 20 枚，地葵子 10 克，炒荆芥 10 克。

做法 将上述 3 味药洗净，然后放入锅中，倒入适量清水，至没过所有材料。开大火煮沸，然后转文火煎煮 30 分钟即可。取汤服用。

用法 输血前 15～30 分钟服用。

荆芥豆豉酒

功效 主治外感风寒、头痛、发热恶寒、无汗等症。方中荆芥有祛风解表的功效，淡豆豉有解表除烦的功效，可用于外感风寒或风热的发热、恶风寒、头痛等症。

原材料 淡豆豉 250 克，荆芥 10 克，白酒 0.75 升。

做法 把淡豆豉、荆芥与白酒放入锅中，煎七成沸，候温，过滤去渣，即可饮用。

用法 随量，稍热饮之。

荆芥粥

功效 清咽利喉、发汗解表，适于在冬季服用，可以提高免疫力，减少患病几率。

原材料 荆芥、淡豆豉各 5 克，薄荷 3～5 克，大米 100 克。

做法 先将荆芥、淡豆豉、薄荷共煎 5 分钟后取汁去渣，备用。然后，将大米洗净煮粥，待粥熟时加入药汁，再略煮一两分钟即可食用。

用法 早、晚佐餐食用。

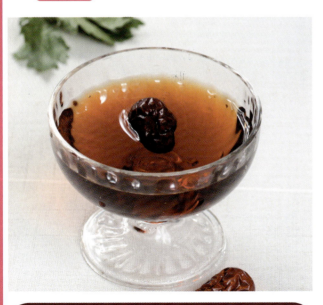

特别提示

荆芥的烹调方法很简单，只需将荆芥洗净，用清油爆炒即可。若用麻油效果更佳，尤其是刚从菜园采摘回来的荆芥，即刻下锅，口感极佳。

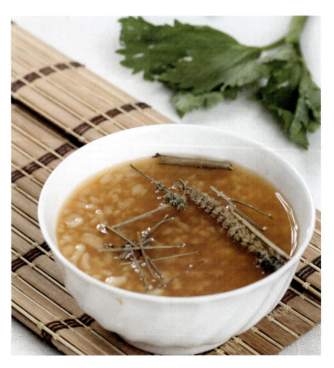

桂枝

【别名】柳枝、玉树。

○ 温经止痛的发汗良药

来　源　樟科植物肉桂及其同属类缘植物的干燥嫩枝。

主要产地　主要分布于广东、广西等地。

性　味　性温，味辛、甘。

功效主治　发汗解肌、温经通脉。治风寒表证、肩背肢节酸疼、胸痹痰饮、闭经癥瘕。

主要成分　桂皮油，其中主要含有桂皮醛、桂皮乙酸酯等。

性状特征　干燥的嫩枝，呈圆柱形，长15～100厘米，直径0.8～1厘米，外表棕红色或紫褐色。表面有枝痕、叶痕、芽痕，并有纵棱线、纵纹及横纹。质硬而脆，易折断，断面不平坦。外有棕红色边，中心色较深。粗枝断面呈黄白色。气清香，味甜、微辛。

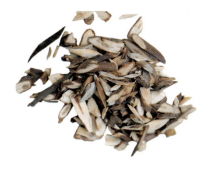

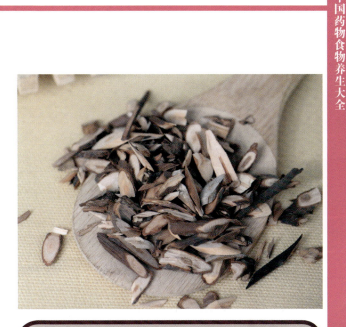

选购秘诀　以幼嫩、棕红色、气香者为佳。

药用价值　**抗菌作用**　桂枝醇提物在体外能抑制大肠杆菌、枯草杆菌及金黄色葡萄球菌。对白色葡萄球菌、志贺氏痢疾杆菌、伤寒和副伤寒甲杆菌、肺炎球菌、产气杆菌、变形杆菌、炭疽杆菌、肠炎沙门氏菌、霍乱弧菌等亦有抑制作用。

抗病毒作用　体外试验桂枝煎剂对流感病毒有强力的抑制作用。

利尿作用　试验证明用含桂枝的五苓散给麻醉犬静脉注射，可使犬尿量明显增加，其利尿作用比其他四药单用显著。

解热作用　桂皮醛可使皮肤血管扩张，调整血液循环，有利于散热和发汗。

镇痛作用　在治疗因头部血管痉挛引起的头痛时，可以使血管舒张，还可解除内脏平滑肌痉挛，缓解腹痛。

特别提示
由于桂枝含有挥发油成分，故煎煮时间不宜过长。

健胃作用　能促进唾液和胃液分泌，帮助消化。

抗真菌　体外试验对许兰氏黄色癣菌等致病性真菌有抑制作用。

贮存要点　置于阴凉干燥处。

用法用量　内服煎汤，3～10克。或入丸、散。

使用禁忌　有口渴、唇燥、咽喉肿痛等热证，血证不宜服用。孕妇忌服，月经过多时也不宜服用。

● 保健应用

桂枝羊肉汤

功　效　具有温补气血的功效，能润肤、抗衰老，还可改善虚冷腰痛的症状。

原材料　桂枝10克，当归10克，黄芪10克，枸杞10克，羊肉200克，生姜10克，盐适量。

做　法　将药材洗净，当归、桂枝装入纱布袋中，生姜切片，羊肉洗净、切块，余烫备用。然后将羊肉放入锅中，加入姜片、适量水，以大火煮沸后，转小火煮1小时。接着再加入黄芪煮20分钟，加入纱布袋、枸杞，再煮10分钟，加盐调味即可。

用　法　佐餐食用。

细辛

【别名】 北细辛、独叶草、金盆草。

○ 适用于治疗风寒感冒等症状

来　　源　马兜铃科植物北细辛的干燥全草。

主要产地　主产于东北地区。

性　　味　性温，味辛。

功效主治　祛风散寒、通窍止痛、温肺化饮。用于风寒感冒、头痛牙痛、鼻塞鼻渊、风湿痹痛、痰饮喘咳等。

主要成分　含有挥发油，其主要成分为甲基丁香酚、黄樟醚、优香芹酮、榄香素、细辛醚等。

性状特征　药材根茎呈不规则的圆柱形，长1～10厘米，直径0.2～0.4厘米，表面灰棕色，具环形节。根细长，密生节上，长10～20厘米，直径1毫米，表面灰黄色，质脆易折断，断面黄白色，基生叶1～3片，具长柄，表面光滑，叶片多破碎，长4～10厘米，宽6～12厘米，全缘，叶端短、尖或钝，基部心形。有的可见花果，花多皱缩钟形，暗紫色，花被裂反卷与花被筒几乎全部相贴。果实半球形。气辛香，味辛辣、麻舌。

选购秘诀　以色黄、叶绿、干燥、味辛辣且麻舌者为佳。

药用价值　**局部麻醉作用**　局部麻醉作用与其所含的挥发油有关，但有较强的刺激性，尚不适作表面麻醉剂。细辛与其他中药合用，作为涂抹麻醉剂以拔牙，能取得较好效果。

解热、镇痛作用　对正常的体温升高有降低作用，镇痛作用也较为显著。

抑菌作用　初步体外试验，细辛对溶血性链球菌、痢疾杆菌、伤寒杆菌，乃至结核杆菌有某些抑制作用，有待进一步研究。

调节血压作用　对血压的作用，华细辛醇浸出液

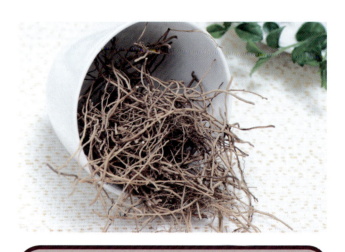

特别提示

细辛也可作为脐敷外用药，用于缓解炎症疼痛。

（0.125～0.25克／千克）静脉注射，可降低麻醉犬的血压。进一步分析指出，盆草细辛挥发油能使麻醉动物血压下降，而煎剂能使血压上升，同时华细辛对瞬膜及血压皆有肾上腺素样作用。

贮存要点　置于阴凉干燥处保存。

用法用量　煎服1～3克，外用适量。

使用禁忌　不宜与藜芦同用。

● 保健应用

细辛附子狗肉汤

功　　效　补肾助阳、化浊开窍，适用于老年耳聋，症见听力减退、语言的理解力下降、神情呆滞、腰酸膝冷、夜尿清长、形体虚胖、舌胖淡、苔白浊、脉迟弱。

原材料　狗肉150克，细辛3克，熟附子9克，熟地18克，八角、茴香各6克。

做　　法　狗肉洗净、切块。细辛、熟附子、熟地、八角、茴香分别用清水洗净。起油锅，下狗肉爆香，与其他用料一起放入砂煲内，加清水适量，武火煮沸后，改用文火煲2～3小时，调味食用。

用　　法　佐餐食用。

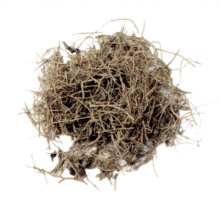

防风

【别名】关防风、川防风、防丰、茴草、屏风。

○ 解表、止头痛常用药材

| 来　　源 | 伞形科植物防风的干燥根。
| 主要产地 | 主产于黑龙江、吉林、辽宁等地。
| 性　　味 | 性温，味辛。
| 功效主治 | 发表、祛风、胜湿、止痛。主治外感风寒、头痛、目眩、项强、风寒湿痹、骨节酸痛、四肢挛急、破伤风。
| 主要成分 | 含挥发油、甘露醇、苦味苷等。
| 性状特征 | 干燥根，呈圆锥形或纺锤形，稍弯曲，长20～30厘米，根头部直径约1厘米，中部直径1～1.5厘米。表面灰黄色或灰棕色。根头部有密集的细环节，节上有棕色粗毛，顶端有茎的残痕；根部外皮皱缩而粗糙，有不整齐的纵皱及细横纹，除长有黄色的横长皮孔外，点状突起的须根痕也随处可见。质松而软，易折断，断且不平坦，木部淡黄色，皮部黄棕色有裂隙，射线呈放射状，气微香，味微甘。

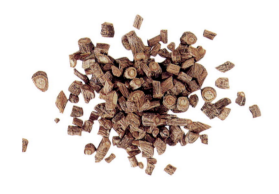

| 选购秘诀 | 以条粗壮、皮细而紧、无毛头、断面有棕色环、中心色淡黄者为佳。
| 药用价值 | **镇痛、镇静作用** 用于治疗偏头痛。配白芷、川芎，尤其是体质虚弱而又有头痛、头晕者，或头痛与风湿有关者更为适用。防风祛风镇痛效力强而不过燥，是风药中的润药，常与紫苏、荆芥等药材搭配。此外，防风对风痰壅滞经络形成的头颈酸痛、风寒湿痹、四肢痉挛也有疗效。

抗炎作用 可用于治疗痛泻，实验结果证明防风对金黄色葡萄球菌、乙型溶血性链球菌、肺炎双球菌及二种霉菌（产黄青霉、杂色曲霉）等有抑菌作用，而对流感杆菌、伤寒杆菌、福氏及志贺氏痢疾杆菌无抑菌作用。中医认为这种痛泻是由于肠内有风邪又有

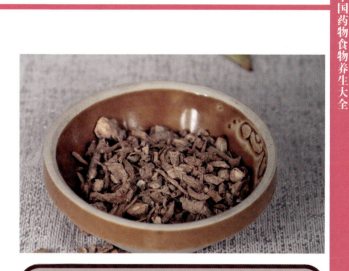

特别提示

防风炮制后效力略有不同，经小火炒至焦黄色的炒防风能止泻，而炒至黑色的炒炭防风能发挥止血的功效。但由于有效成分的破坏，在临床上很少使用。

湿滞，故治疗上用防风配白术，达到祛风去湿的目的。

抗过敏作用 可用于止痒。常与荆芥、薄荷配用，其作用仍属祛风范畴。

抗病毒 动物实验对流感病毒有抑制作用。

解热作用 用于治疗外感风寒、风热、关节和肌肉风湿。

| 贮存要点 | 置于阴凉干燥处保存，防潮。
| 用法用量 | 煎服，4.5～9克。
| 使用禁忌 | 血虚挛急或头痛不因风邪者忌服。

● **保健应用**

防风水果茶

| 功　　效 | 具有增强免疫力、预防感冒、滋补气血的作用。
| 原材料 | 防风1.5克，黄芪4.5克，玉竹7.5克，枸杞7.5克，苹果1/4颗，猕猴桃1/4颗，果糖适量。
| 做　　法 | 将水果洗净后，苹果、猕猴桃切成小块，备用。把药材、水果一起放入杯中加入600毫升的沸水冲泡，焖约10分钟。将药材及水果过滤后，根据个人口味调入适量的果糖，即可饮用。
| 用　　法 | 温服，每日1～2次。

紫苏叶

【别名】苏叶、苏子叶、赤苏、香苏、皱紫苏。

○ 适用于治疗胃肠性感冒

来　　源　为唇形科植物皱紫苏、尖紫苏等的叶。

主要产地　主产于江苏、湖北、广东、广西、河南、河北、山东、山西、浙江、四川等地。

性　　味　性温、味辛。

功效主治　发表、散寒、理气、和营。治感冒风寒、恶寒发热、咳嗽、气喘、胸腹胀满、胎动不安，并能解鱼蟹毒。可与生姜同用。

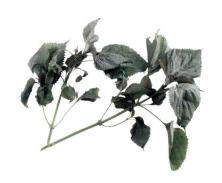

主要成分　皱紫苏全草含挥发油约0.5%，内含紫苏醛约55%，左旋柠檬烯20%～30%及α-蒎烯少量。还含精氨酸、枯酸、矢车菊素3-(6-对香豆酰-β-D-葡萄糖苷)5-β-D-葡萄糖苷。

性状特征　干燥完整的叶呈卵形或圆卵形，多数皱缩卷曲，或已破碎，两面均棕紫色，或上面灰绿色，下面是棕紫色，两面均有稀毛；先端尖，边缘有锯齿，基部近圆形，有柄，质薄而脆。切碎品多混有细小茎枝。茎为四方形，有槽，外皮黄紫色，有时剥落，木质部黄白色，中央有白色疏松的髓。气芳香，味微辛。

选购秘诀　以叶大、色紫、不碎、香气浓、无枝梗者为佳。

药用价值　**解热作用**　用紫苏叶煎剂及浸剂2克/千克，经口喂给伤寒混合菌苗发热的家兔，有微弱的解热作用；用朝鲜紫苏的浸出液，给予因温刺而发热的家兔，亦有较弱的解热作用。

抗菌作用　紫苏叶在试管内能抑制葡萄球菌的生长。

可使血糖升高　紫苏油给予家兔口服，可使血糖上升；紫苏油中的主要成分紫苏醛做成制剂，口服后血糖上升效果比紫苏油更强。

利尿作用　实验证明，紫苏叶有一定的利尿作用。

健胃作用　内服能促进胃液分泌，增强胃肠蠕动。

祛痰作用　试验证明，可以减少支气管的分泌物。

贮存要点　置于干燥容器内。

用法用量　煎服，5～9克，不宜久煎。

使用禁忌　风热感冒、高热及气弱者忌服。

● 保健应用

生姜紫苏茶

功　　效　疏散风寒、理气和胃。适用于风寒感冒，伴头痛发热、恶心、呕吐、胃脘不适、腹胀的肠胃型感冒。方中生姜能发汗解表、和胃止呕，紫苏解表、和中，二药和用，味少而精，简便实用。适用于轻型的风寒感冒，也可用于胃脘受寒凉的脾胃虚寒证。

原材料　生姜3克，红茶3克，紫苏叶3克。

做　　法　将上述所有药材用清水冲洗干净，然后放入保温杯中，倒入适量沸水浸泡，焖约10分钟即可。

用　　法　频频饮用。

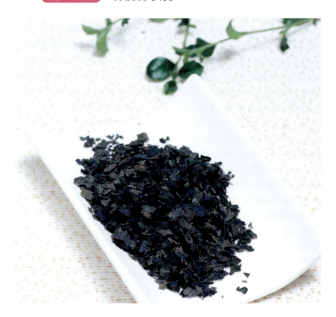

> **特别提示**
> 紫苏叶可以用粗盐来腌制成咸菜，日常食用，风味独特，还可起到预防感冒的作用。

辛夷

【别名】 迎春、木笔花、毛辛夷、辛夷桃、姜朴花。

祛风通窍的解表药

来　源 为木兰科植物辛夷或玉兰的花蕾。

主要产地 全国大部分地区均产,主产于河南、四川、安徽、浙江、陕西、湖北等地。

性　味 性温,味辛。

功效主治 祛风通窍。治头痛、鼻渊、鼻塞不通、齿痛。

主要成分 玉兰花蕾含挥发油,柠檬醛、丁香油酚。根含木兰花碱。叶和果实都含芍药素的苷。

性状特征 干燥的花蕾,呈倒圆锥状,形如毛笔头,基部带有木质短枝。花蕾长1～4厘米,中部直径0.7～2厘米。外裹苞片2枚成两层,两层之间尚可见小芽鳞。苞片表面密被黄绿色柔软长毛,毛茸长约5毫米,内表面平滑,棕紫色。除去苞片后可见3片花萼与6～12片紧密相包的棕紫色花瓣,其内有多数棕黄色雄蕊与1枚褐色雌蕊。质脆、易破碎。有特殊香气,味辛凉而稍苦。

选购秘诀 以花蕾未开、身干、色绿、无枝梗者为佳。

药用价值 **降压作用** 以辛夷花苞干燥粉末的水醇提取物对麻醉动物(狗、猫、兔、大鼠等)静脉、腹腔、肌肉注射均有降压作用。肌肉注射对未麻醉狗也出现降压作用,1克/千克(按生药计算)时降低血压40%以上,对实验性肾性高血压大鼠亦出现降压

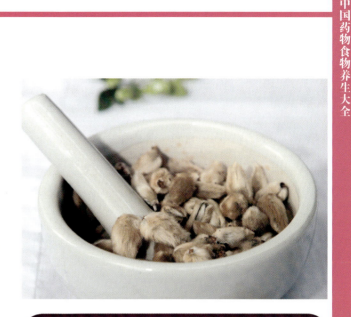

特别提示

本品为治鼻窦炎的常用药。对急性鼻炎也有一定的疗效。常配白芷、防风、细辛等同用,也可配苍耳子、荆芥、黄芩等。

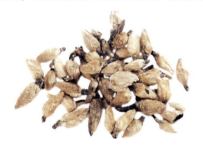

作用,对肾性高血压的狗则效果不明显,但对老年性原发性高血压狗则有明显的降压效果。根含木兰花碱,故有降压作用。

对横纹肌的作用 望春花花蕾中的生物碱结晶在蛙腹直肌标本上,有箭毒样作用。而水煎剂则相反,有乙酰胆碱样作用。

对子宫的作用 在辛夷煎剂、流浸膏对子宫有兴奋作用,且在未明显影响血压、呼吸之剂量,即能呈现此种作用。

其他作用 15%～30%辛夷煎剂对多种致病性真菌有抑制作用。

贮存要点 置于阴凉通风处保存。

用法用量 内服:煎汤,3～9克;或入丸、散。外用:研末塞鼻或水浸蒸馏滴鼻。

使用禁忌 阴虚火旺者忌服。

保健应用

辛夷酒

功　效 宣肺通窍。主治肺热、鼻塞、多涕(鼻炎)。

原材料 辛夷9克,白芷9克,藁本18克,甘草18克,当归18克,羊脊髓250克,黄酒3升。

做　法 先取前5味,捣碎,以黄酒浸泡。另取羊脊髓于砂锅内,加少许水以微火煎煮至沸。二者同倾于净器中,密封。3～5日后开取,过滤去渣,装瓶备用。

用　法 每日2次,每次10～20毫升,食后温饮。

麻黄

【别名】 龙沙、卑相、卑盐、狗骨。

○ 治疗风寒感冒的常用药

来　　源　为麻黄科植物草麻黄的干燥草质茎。

主要产地　主产于山西、河北、甘肃、辽宁、内蒙古、新疆、陕西、青海、吉林等地。

性　　味　味辛、苦，性温。

功效主治　发汗、平喘、利水。治伤寒表实、发热恶寒无汗、头痛鼻塞、骨节疼痛、咳嗽气喘、风水浮肿、小便不利、风邪顽痹、皮肤不仁、风疹瘙痒。

主要成分　含有麻黄碱、伪麻黄碱、挥发油（油中含有 1 - a - 松油醇）等。

性状特征　茎呈细长圆柱形而微扁，少分枝，表面淡绿色至黄绿色，节明显，节间长 2.5～6 厘米。茎质脆，易折断，外圈为黄绿色，中央髓部呈红棕色。气微香，味微苦涩。

选购秘诀　以干燥、茎粗、淡绿色、内心充实、味苦涩者为佳。

药用价值　**对心血管系统的影响**　麻黄碱的血管收缩作用比较温和且持久，血管舒张作用很微弱。

对中枢的作用　麻黄碱如用较大治疗量即能兴奋大脑皮质和皮质下中枢，引起精神兴奋、失眠、不安、震颤等症状，亦能兴奋呼吸中枢及血管运动中枢。

解除支气管痉挛　麻黄碱对支气管平滑肌的解痉作用较持久，支气管处于痉挛状态时作用更显著。

利尿作用　伪麻黄碱较麻黄碱有显著利尿作用，用水、盐水及尿素后，更进一步增加尿量排出，但对麻醉狗尿量反而减少。

升压作用　麻黄碱能收缩血管而升高血压，其作用缓进而持久，可达数小时。

抗病毒作用　草麻黄中提得的麻黄挥发油，在体外试验对流感病毒有抑制作用。

贮存要点　置通风干燥处，防潮、防晒、防变色，不宜久储。

用法用量　内服：煎汤（宜先煎，去水面浮沫），1.5～6 克；或入丸、散。

使用禁忌　凡素体虚弱而自汗、盗汗、气喘者，均忌服。

● 保健应用

麻黄蒸梨

功　　效　止咳。适用于小儿百日咳的初期和痉咳期，也可用于小儿支气管炎咳嗽。

原材料　麻黄 3～5 克，大梨 1 只。

做　　法　先把麻黄捣为粗末。将生梨洗净后，剖开，挖去梨核。把麻黄放入梨心内，再将梨子合严，插上小竹签，然后放入碗内，隔水蒸熟后即可。

用　　法　每日 2 次，每次 1 只，去麻黄吃梨服汁，连用 3～5 天。

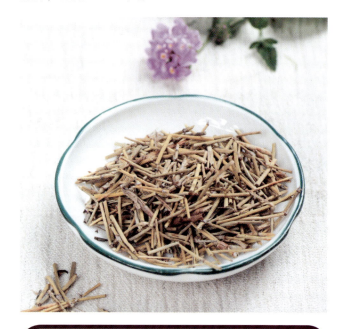

> **特别提示**
>
> 　　有高血压病患者慎用麻黄，用于解表时可紫苏叶代替，用于风湿性关节痛时可用鹿衔草代替。

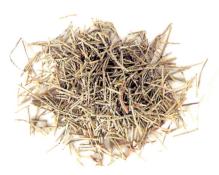

羌活

【别名】羌青、护羌使者、胡王使者、羌滑、退风使者、黑药。

辛温解表的止痛药

来　　源　为伞形科植物羌活、宽叶羌活或川羌活的根及根茎。

主要产地　主产于四川(称川羌活)、甘肃、青海(称西羌活)。此外，陕西、云南、新疆、西藏等地亦产。

性　　味　性温，味辛、苦。

功效主治　散表寒、利关节、祛风胜湿、止痛。治感冒风寒、头痛无汗、风寒湿痹、项强筋急、骨节酸疼、风水浮肿、痈疽疮毒。用于阳痿遗精、遗尿尿频、腰膝冷痛、肾虚作喘、五更泄泻。外用治白癜风、斑秃。

主要成分　宽叶羌活含挥发油等。

性状特征　羌活药材因药用部分和形态不同而有蚕羌、竹节羌、大头羌、条羌等数种。

①蚕羌：又名螺丝羌。为干燥的根茎部，形态似蚕。

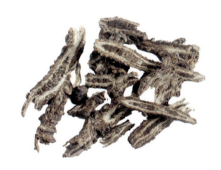

顶端有多数紧密而隆起的环节。节上密生疣状突起的须根痕。质轻松易折断，断面不齐，有明显的菊花纹和多数裂隙，皮部棕红色；木质部淡黄色，中央有黄白色髓，均有朱砂点(油管)。具特殊香气，味微苦而麻。

②竹节羌：根茎的环节较稀，如竹节状，似蚕羌而略大。

③大头羌：根茎的环节特别膨大，呈不规则团块状，大小不等，顶端具多数残留茎基，余皆与蚕羌相同。

④条羌：为干燥的根及支根。呈圆柱形或分枝，顶端偶可见有根茎，表面棕褐色，有纵纹及疣状突起的须根痕，上端较粗大，有稀疏隆起的环节，质疏松而脆、易折断，断面不平坦，皮部浅棕色，木部黄白色，有菊花纹，朱砂点不明显，中央无髓。气味较淡薄。

选购秘诀　以条粗壮、有隆起曲折环纹、断面质紧密、朱砂点多、香气浓郁者为佳。一般认为蚕羌

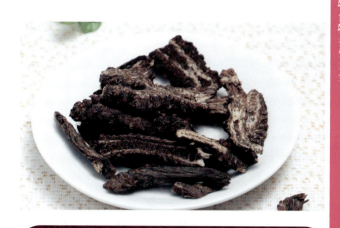

特别提示

羌活与独活各有所长，羌活性味雄烈，发汗解热的作用较强，擅长解表，独活性味较淡且和缓，除湿的作用较强。两者配伍使用，各发挥所长，对治疗风湿痹痛效果更佳。

的品质最优，竹节羌次之，大头羌最次。

药用价值　羌活挥发油有解热、镇痛、抗炎作用，可显著增加心肌营养性血流量，从而改善心肌缺血，还能对抗脑垂体后叶素引起的急性心肌缺血。另外，羌活挥发油还有一定的抗休克作用。用于治疗外感风寒。对有寒热、骨痛、头痛等表证者，尤为适宜。用于治疗风湿。凡有关节肌肉风湿，都可应用。

贮存要点　置干燥处，防蛀。

用法用量　内服：煎汤，3～9克；或入丸、散。

使用禁忌　血虚痹痛者忌服。

保健应用

除感冒茶饮

功　　效　这道养生茶饮可帮助治疗感冒的不适，适宜风寒感冒，风热感冒不宜。

原材料　羌活9克，防风9克，紫苏9克，红茶6克。

做　　法　将所有药材去除杂质后研末备用，把药末、红茶放入杯中，冲入沸水后，加盖略焖一会即成一道养生茶饮。

用　　法　有风寒感冒现象时可以随时饮用。

薄荷

【别名】人丹草、龙脑薄荷、蕃荷菜、南薄荷。

○ 治疗风热感冒的清凉药

来　源　为唇形科植物薄荷或家薄荷的全草或叶。

主要产地　全国大部分地区均产，主产江苏、浙江、江西。

性　味　性凉，味辛。

功效主治　疏风散热、辟秽解毒。治外感风热头痛、目赤、咽喉肿痛、食滞气胀、口疮、牙痛、疮疥红疹。

主要成分　新鲜叶含挥发油0.8%～1%，干茎叶含1.3%～2%。油中主成分为薄荷醇，含量为77%～78%，其次为薄荷酮，含量为8%～12%，还含乙酸薄荷酯、莰烯、柠檬烯、异薄荷酮、蒎烯、薄荷烯酮、树脂及少量鞣质、迷迭香酸。

性状特征　干燥全草，茎方柱形，长15～35厘米，直径2～4毫米，黄褐色带紫，或绿色，有节，节间长3～7厘米，上部有对生分枝，表面被白色绒毛，棱角处较密，质脆，易折断，断面类白色，中空。

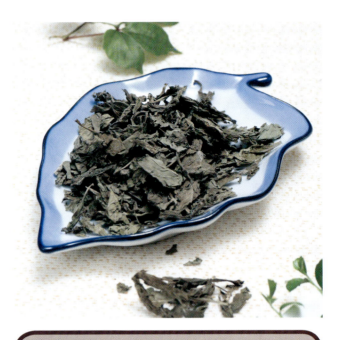

特别提示

薄荷在西方国家被广泛应用于精油制作中，是常用的提神醒脑香草，很适合普通家庭种植、食用。新鲜薄荷可用于料理中，增加料理的风味。

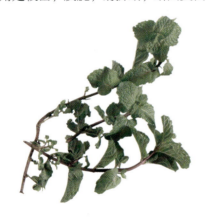

叶对生，叶片卷曲而皱缩，多破碎。上面深绿色，下面浅绿色。具有白色绒毛，质脆。枝顶常有伞状花序，黄棕色，花冠多数存在。气香，味辛、凉。

选购秘诀　以身干、无根、叶多、色绿、气味浓者为佳。

药用价值　**疏散风热、止痒作用**　薄荷醇局部应用可治头痛、神经痛、瘙痒等。应用于皮肤，首先有凉感，以后有轻微刺灼感。多作为发汗解表的辅助药，适用于头痛、眼红、咽喉肿痛，以及中暑所致的头昏、发热、口渴、小便短赤等。

健胃祛风作用　薄荷醇、薄荷酮对离体兔肠有抑制作用，后者的作用较强。用小鼠做试验，对离体小肠、薄荷精油有解痉（抗乙酰胆碱）作用。

消炎作用　它对呼吸道炎症有某些治疗作用，薄荷酮之刺激性强于薄荷醇。同属植物欧薄荷中的总黄酮类具有利胆作用。

贮存要点　置于阴凉干燥处，密闭保存。温度28℃以下。

用法用量　煎服3～6克，在煎药时宜后下。

使用禁忌　肺虚咳嗽、阴虚发热不宜用，哺乳期妇女一般不宜多用，因本品具有退乳的副作用。

● 保健应用

薄荷甘草茶

功　效　清肺止咳、解毒利咽，方中薄荷是清利头目、清热利咽的常用药，药性辛凉而有香气，配合生甘草，有清热解毒的功效。适用于咳嗽、咽喉痒痛、声音嘶哑等。

原材料 薄荷5克，生甘草10克，白糖5克。

做　法 将甘草洗净，放入砂锅中，加水500毫升，煎沸10分钟；再将洗净的薄荷放入，煮沸即可。去渣取汁，调入白糖。

用　法 凉凉后频频饮用。

蝉蜕

【别名】蜩甲、蝉壳、枯蝉、蝉衣、知了皮。

○ 散风热、退目翳

来　源 为蝉科昆虫黑蚱羽化后的蜕壳。

主要产地 主产于山东、河南、河北、湖北、江苏、四川等地。以山东产量较大。

性　味 性寒，味甘、咸。

功效主治 散风热、宣肺、定痉。治外感风热、咳嗽音哑、麻疹透发不畅、风疹瘙痒、小儿惊痫、目赤、翳障、疔疮肿毒、破伤风。

主要成分 含有甲壳质及各种氨基酸。

性状特征 全形似蝉而中空，稍弯曲。长3～4厘米，宽1.5～2厘米。表面呈茶棕色，半透明，有光泽，被黑棕色或黄棕色细毛。头部触角1对，呈丝状，多已断落。复眼突出、透明，额部突出，上唇宽短，下唇延长成管状。胸的背面纵裂或呈十字形纵横裂开。左右小翅两对，前对较长，后对较短。腹面足3对，前足腿节及胫节先端具锯齿，肘节先端有2个小刺，齿刺皆呈黑棕色。中足及后足均细长。腹部扁圆，共

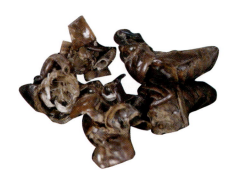

分9节，尾端呈三角状钝尖。体轻、膜质、中空、易碎。气微弱，味淡。

选购秘诀 以色黄、体轻、完整、无泥沙者为佳。

药用价值 临床应用于小儿科较多，治疗肺热咳嗽、感冒发热、烦躁、夜睡不安、小儿夜啼。

抗惊厥作用 蝉蜕散、五虎追风散（蝉蜕、明天麻、南星、朱砂、僵蚕、全蝎）对由破伤风毒素有很好的抑制作用，可治疗破伤风。蝉蜕及五虎追风散煎剂能对抗小白鼠因士的宁、可卡因及烟碱引起的惊厥死亡，部分消除烟碱引起的肌肉震颤，五虎追风散尚能对抗卡地阿佐引起的惊厥死亡。

镇静作用 蝉蜕和五虎追风散能抑制小白鼠的自由活动，与环己巴比妥钠有协同作用；同时能引起家兔活动减少、安静、横纹肌紧张度降低、翻正反射迟钝等全身反应。

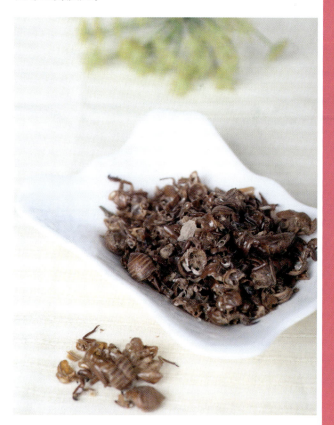

特别提示

蝉蜕可以直接泡茶饮用，但要注意使用剂量，特别是小儿服用时，使用量要适当减少，以免引起一些不良的反应。

镇痉作用 蝉蜕煎剂能阻断猫颈上交感神经节的传导作用，对肾上腺素能受体和乙酰胆碱降压反应则无影响。

此外，本品可常用于眼科，主要用于退翳，包括炎症性或外伤性角膜损害遗留的云翳、斑翳、白斑等。

贮存要点 置于干燥处保存。

用法用量 内服煎汤3～6克，或入丸、散；外用可煎洗或研末调敷。

使用禁忌 孕妇慎服。

● 保健应用

蝉衣牛蒡桔梗茶

功 效 疏散风热、止咳润肺。用于风热感冒、咳嗽失音、咽喉疼痛。

原材料 蝉蜕3克，生甘草3克，牛蒡子9克，桔梗5克。

做 法 将以上4味药剂一起研磨为粗末，置于瓶中，以沸水冲泡，加盖焖15分钟左右即可。

用 法 代茶频饮，每日1剂。

▶ 桑叶

【别名】铁扇子。

○ 清热明目、美肤消肿

来 源 为桑科植物桑的叶。

主要产地 全国大部分地区均产，以南部育蚕区产量较大。

性 味 性寒，味甘、苦。

功效主治 祛风清热、凉血明目。治风温发热、头痛、目赤、口渴、肺热咳嗽、风痹、瘾疹、下肢皮肿。

主要成分 叶含芸香苷、槲皮素、异槲皮苷、槲皮素-3-三葡糖苷、微量的β-谷甾醇和菜油甾醇、β-谷甾醇、β-D-葡糖苷等。桑叶的挥发油成分中有乙酸、丙酸、丁酸、异丁酸、戊酸、异戊酸、己酸、异己酸、水杨酸甲酯、蔗糖、果糖、葡萄糖、天门冬氨基酸和谷氨酸等氨基酸等。

性状特征 干燥叶片多卷缩破碎，完整者呈卵形或宽卵形，长8～13厘米，宽7～11厘米。先端尖，边缘有锯齿，有时作不规则分裂，基部截形、圆形或心脏形。上面黄绿色，略有光泽，沿叶脉处有细小毛茸；下面色稍浅，叶脉突起，小脉交织成网状，密生细毛。质脆易碎，气微、味淡、微苦涩。

选购秘诀 以叶片完整、大而厚、色黄绿、质脆、无杂质者为佳。习惯应用桑叶以经霜者为好，称霜桑叶或冬桑叶。

药用价值 解热、祛痰、镇咳 多用于治疗外感风热引起的较轻的发热、咳嗽、眼赤（如感冒），常与菊花、连翘等配伍。用于治疗肺热和风热咳嗽，尤其适用于燥咳、干咳。配黑芝麻用于治疗肝肾阴虚的头眩、眼花、头痛，可明目醒脑。

贮存要点 置于干燥处，防霉、防尘。

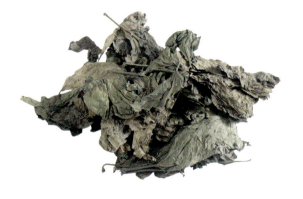

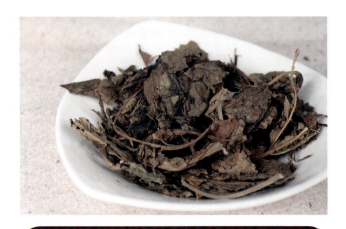

特别提示
近年来的研究证明，桑叶还有良好的美容作用，特别是对脸部的痤疮、褐色斑有比较好的疗效。

用法用量 内服煎汤，5～10克，或入丸、散。外用可煎水洗眼。蜜炙可增强润肺止咳的作用。

使用禁忌 无。

● 保健应用

桑叶荷叶粥

功　效 降血压、降血脂、散瘀血、解暑热。适用于高血压病、高血脂，肥胖症所导致的头痛眩晕、耳鸣眼花、失眠等。

原材料 桑叶10克，鲜荷叶1张，大米50克，白糖适量。

做　法 将桑叶、荷叶洗净，先煎，再去渣，取上清汁，加入大米，用文火煮成稀粥，熟时调入白糖即可。

用　法 温服，每日1～2次。

▶ 菊花

【别名】金精、甘菊、真菊、金蕊、簪头菊、甜菊花。

○ 甘甜的明目解热佳品

来　源 为菊科植物菊的头状花序。

主要产地 我国东部、中部、西南部广泛栽培。

性　味 性微寒，味甘、苦。

功效主治 疏风、清热、明目、解毒。治头痛、眩晕、目赤、心胸烦热、疔疮、肿毒。

主要成分 含有挥发油，包括菊酮、龙脑、龙脑乙酸酯；并含有腺嘌呤、胆碱、水苏碱、刺瑰苷、木犀草苷、林波斯菊苷、香叶木-7-葡萄糖苷、菊苷、菊花萜二醇。

性状特征 干燥头状花序，外层为数层舌状花，呈扁平花瓣状，中心由多数管状花聚合而成，基部有

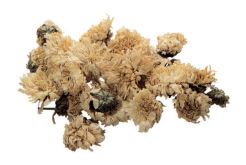

总苞，系由3～4层苞片组成。气清香，味淡微苦。以花朵完整、颜色鲜艳、气清香、无杂质者为佳。

各种菊花商品，其性状互有差异：

①白菊：呈不规则的球状或压扁状，直径约2厘米，瓣多紧密。花序的绝大部分为白色舌状花，长约18毫米，宽约3毫米，中央为极少数短小的淡黄色管状花。主产安徽亳县，又称亳菊，品质最佳。

②滁菊：呈球状，形较小，瓣紧密。舌状花白色，长约15毫米，宽约3毫米，中央管状花黄色。主产安徽滁县，品质亦佳。

③贡菊：形似滁菊，瓣细而厚。舌状花白色，长10～12毫米，宽约2毫米，中央有少数黄色管状花。

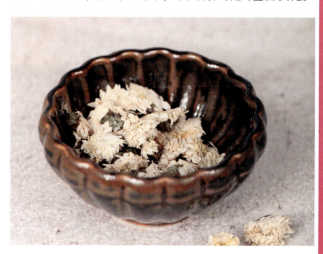

主产于安徽歙县，亦称徽菊。过去浙江德清亦产，称德菊。

④杭白菊：又名白茶菊（《纲目拾遗》）。呈不规则压扁状，朵大，瓣宽而疏。舌状花较少，类白色，长约22毫米，宽约6毫米，中央有少数深黄色管状花。

⑤杭黄菊：又名黄甘菊（《圣惠方》）。形与杭白菊相似，但舌状花黄色至淡棕色。均产浙江。

选购秘诀 以滁菊和贡菊为药菊中佳品，杭白菊最适于泡茶用。各种菊花均以身干、色白（黄）、花朵完整而不散瓣、香气浓郁、无杂质者为佳。

药用价值 **强化心脏功能作用** 菊花对实验性心肌梗死、实验性冠脉粥样硬化或供血不足的实验动

物，能增加血流量和营养性血流量，还有加强心肌收缩和增加耗氧量的作用。

提高胆固醇代谢，预防高血脂疾病 菊花水煎剂能抑制大鼠肝微粒体中的羟甲基戊二酰辅酶 A 还原酶 (HMGR) 的活力，激活胆固醇 7-2- 羟化酶，从而起到加速胆固醇代谢的作用。菊花提取物能保持血清总胆固醇基本不变，而提高有保护作用的高密度脂蛋白浓度，降低有危害作用的低密度脂蛋白浓度，在高脂膳食情况下具有抑制血胆固醇和甘油三酯升高的作用。这对预防和治疗高血脂疾病无疑是有益的。

广谱抗菌作用 杭菊在体外对大肠杆菌、宋内氏痢疾杆菌、变形菌、伤寒杆菌、副伤寒杆菌、绿脓杆菌及霍乱弧菌等 7 种革兰氏阴性肠内致病菌完全有抑制作用，并对 β- 溶血性链球菌有抗菌作用。对人型结核杆菌呈若干抑制作用。菊花水浸剂 (1∶4) 在试管内对堇色毛癣菌、同心性毛癣菌、许兰氏黄癣菌、奥杜盎小芽肥癣菌、铁锈色小芽胞癣菌、羊毛状小芽胞癣菌、腹股沟表皮癣菌、红色表皮癣菌、星形好卡氏菌等皮肤真菌均有不同程度的抑制作用。

抗病毒作用 各种菊花均有一定抗病毒作用，以亳菊、怀菊作用最好。国外研究发现菊花对单纯疱疹病毒 (HSV-1)、脊髓灰质炎病毒和麻疹病毒具有不同程度的抑制作用。另外，菊花还具有抗艾滋病作用。

消炎、利尿作用 菊花用于清热、消炎、利尿的效果良好。实验发现济菊、滁菊、杭菊、贡菊、川菊具有明显抗炎作用，而怀菊、亳菊、祁菊、黄菊有弱的抗炎作用或不明显。菊花提取物能影响小鼠毛细血管的通透性，增加毛细血管抵抗力，从而具有抗炎作用。

解热作用 菊花浸膏灌胃，对人工发热家兔有解热作用。

抗诱变作用 菊花对环磷酰胺诱发的小鼠骨髓 PCE 微核率有明显的抑制作用。

抗衰老作用 菊花能明显延长家蚕的寿命。菊花提取物可以提高小鼠心脑耐缺氧能力，延长生存时间。杭白菊还有清除自由基的能力。菊花有希望发展成为新兴的功能性食品，特别是在抗衰老食品中发挥作用。

抗肿瘤作用 从菊花中分离出来的蒲公英赛炮型 3- 羟基三萜类对由 12-0- 十四酰大戟二萜醇 -13- 酯 (TPA) 引起的小鼠皮肤肿瘤有较显著的抑制作用。

贮存要点 储于干燥的容器中。

用法用量 内服煎水，5～9 克。

使用禁忌 气虚胃寒，食少泄泻患者，宜少用之。

● 保健应用

枸杞菊花茶

功效 益肝滋肾、熄火明目。用于肝肾不足，风阳上扰的下虚上实证，症见头晕、目眩、干涩、视物模糊、口干不欲饮、白内障等患者。

原材料 白菊花 10 克，枸杞子 15 克。

做法 将上述 2 味放入保温杯中，用沸水冲泡，加盖焖 10～15 分钟即可。

用法 代茶频饮。

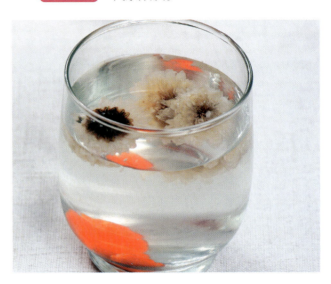

特别提示
野菊花性状与菊花相似，但功能、主治有所差别，不可等同入药。另外，疏散风热宜于黄菊花，平肝、清肝、明目宜用白菊花。

菊花粥

功效 菊花提取物能抑制毛细血管的通透

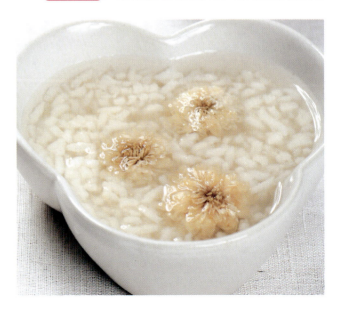

性而有抗炎的作用。

原材料　菊花10克，大米100克，白糖适量。

做　法　将菊花先煎、去渣，取上清液，加入大米，用文火煮成稀粥，待熟时，调入白糖即可。

用　法　温服，每日1～2次，脾虚便溏者忌服。

调元杞菊酒

功　效　方剂中的巴戟天味辛、甘，微温，归肾、肝经。能补肾阳、强筋骨、祛风湿。该药酒可补元气、温肝阳、益精血。适用于肝阳不足、元气亏虚所致的形寒怕冷、四肢不温等。

原材料　菊花50克，枸杞子50克，巴戟天30克，肉苁蓉30克，白酒1000毫升。

做　法　将上药捣为粗末，置于干净瓶中，注入白酒，加盖密封，放置阴凉干燥处。经10日后即可饮用。

用　法　每日早、晚各温饮10～15毫升。

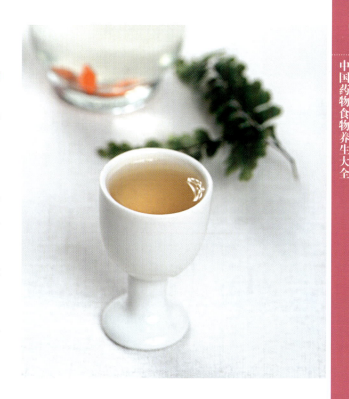

牛蒡子

【别名】鼠粘子、大力子、黑风子、毛锥子。

疏风透疹、利咽的常用药

来　源　为菊科植物牛蒡的干燥果实。

主要产地　主产于河北，吉林、辽宁、浙江、黑龙江等地。此外，四川、河南、湖北、陕西等地亦产。以东北产量较大，浙江所产品质较优。

性　味　性平，味辛。

功效主治　疏散风热、宣肺透疹、消肿解毒。治风热咳嗽、咽喉肿痛、斑疹不透、风疹作痒、痈肿疮毒。

主要成分　含牛蒡苷，牛蒡酚A，牛蒡酚B，脂肪油等。

性状特征　瘦果呈长扁卵形，长约6毫米，中部直径约3毫米。外皮灰褐色，有数条微突起的纵纹，中间一条较明显，全体有稀疏的斑点，又似致密的网纹，一端略窄，微弯曲，顶上有一浅色小点；另一端钝圆、稍宽，有一小凹窝。纵面稍隆起，边缘光圆而厚。外皮较坚硬，破开后种仁两瓣，灰白色，富有油性。无臭，味微苦。

选购秘诀　以粒大、饱满、外皮灰褐色者为佳。

药用价值　抗菌作用　试验表明本品对金黄色

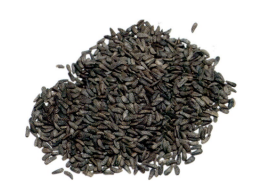

葡萄球菌、共心性毛菌、奥杜盎小孢子菌、腹股沟表皮癣菌、星形奴卡氏菌等有抑制作用。对治疗和预防咽喉肿痛（如咽炎、上呼吸道炎症），有较好的治疗作用。

抗癌作用　牛蒡子中含有的牛蒡苷元有抗癌活性。

降血糖作用　本品的提取物能显著而持久地降低大鼠血糖，对碳水化合物耐量增高，毒性较小。

有轻度的麻痹及利尿、泻下作用　牛蒡苷对运动神经及骨骼肌亦呈麻痹作用。有很轻度的利尿及泻下作用。

预防猩红热作用　取牛蒡子炒研成粉可以预防猩红热。

贮存要点　置于通风干燥处，防蛀。

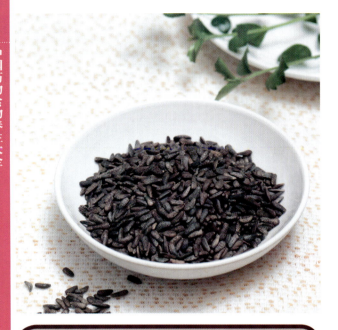

用法用量 内服煎汤，4.5～9克，或入散剂。外用可煎水含漱。

使用禁忌 大便溏泻者不宜使用，另外痘症、虚寒、气血虚弱者也要忌服。即使在风温表证需要辛凉疏散，但如表现有大便溏泄者（大便不成形，水分多，排便次数多），也不要用。应改用薄荷、蝉蜕较适合。

● 保健应用

牛蒡子粥

功 效 治疗热性感冒，其症状表现为痰咳不出来、咽痛、爱喝水、有黏稠的鼻涕、舌头红色、舌苔变黄、脉搏也比平常快。

原材料 薄荷6克，牛蒡子10克，粳米适量。

做 法 先将牛蒡子煮15分钟，取出后留下汁水备用。将粳米煮成粥，10分钟后放入薄荷，在粥快好时，放入牛蒡子药汁水，煮5分钟即可。

用 法 早、晚温服。

特别提示 由于牛蒡子的种皮细密，使用前最好将其捣碎，更能发挥完整功效。

葛根

【别名】干葛、甘葛、粉葛、黄葛根。

○ 治疗颈项强痛的良药

来 源 为豆科植物葛的块根。

主要产地 主产于河南、湖南、浙江、四川等地。

性 味 性凉，味甘、辛。

功效主治 升阳解肌、透疹止泻、除烦止渴。主治伤寒、发热头痛、项强、烦热消渴、泄泻、痢疾、麻疹不透、高血压、心绞痛、耳聋。

主要成分 葛根含异黄酮成分葛根素、葛根素木糖苷、大豆黄酮、大豆黄酮苷及β-谷甾醇、花生酸、多量淀粉。

性状特征 干燥块根呈长圆柱形，药材多纵切或斜切成板状厚片，长短不等，长约20厘米，直径5～10厘米，厚0.7～1.3厘米。白色或淡棕色，表面有时可见残存的棕色外皮，切面粗糙，纤维性强。质硬而重，富粉性，并含大量纤维，无臭，味甘。

选购秘诀 以块肥大、质坚实、色白、粉性足、纤维性少者为佳；质松、色黄、无粉性、纤维性多者次之。

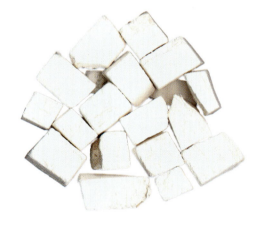

药用价值 **调节冠状动脉** 葛根中的黄酮能增加脑及冠状血管血流量。对高血压动脉硬化病人能改善脑循环，其作用温和。葛根黄酮及葛根酒浸膏均能使冠状血管血流量增加，血管阻力降低，用于治疗冠心病。

解痉作用 葛根中含有天豆黄酮，具有罂粟碱样解痉作用。用于治疗早期突发性耳聋。由内耳血管痉挛所引起的神经感觉性聋，有一定的疗效。

调节血糖作用 葛根能促进血糖提早恢复正常。

用于治疗高血压症 对于改善头痛、头晕、项强、

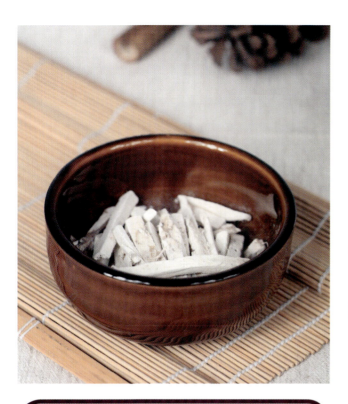

耳鸣、肢体麻木等症状效果良好，但降压作用不明显，需与降压药配合使用。

解热、生津作用 可用于治疗流行性感冒，通过解热作用，使体内水分消耗减少，从而达到生津止渴的目的。风热温病而引起的无汗口渴用之最适宜。

| 贮存要点 | 储存于干燥容器内，置于通风干燥处。

| 用法用量 | 内服，煎汤 4.5～9 克；或捣汁。外用可捣散。

| 使用禁忌 | 其性凉，易于动呕，胃寒者应当慎用。夏日表虚汗者尤忌。

● 保健应用

白糖煮葛粉

| 功　　效 | 主治伤寒、发热头痛，还可以用于美白丰胸，是爱美女性的上好滋补品。

| 原材料 | 葛根粉 30～50 克，白糖适量。

| 做　　法 | 将葛根粉加水适量，调成糊状，放入锅中，用小火煮成稠糊状，趁热调入白糖，搅拌均匀，待糖溶化即食。

| 用　　法 | 佐餐食用，随意服用。

特别提示

葛根粉是富含天然雌性激素的圣品，具有使乳腺丰满坚挺、乳房组织重构、刺激乳腺细胞生长的作用，是女性食疗圣品，还能嫩化皮肤。

升麻

【别名】周升麻、周麻、鸡骨升麻、绿升麻。

○ 治感冒，疗疮疹

| 来　　源 | 为毛茛科植物升麻、兴安升麻和大三叶升麻的根状茎。

| 主要产地 | 主产于四川、陕西、青海等地。

| 性　　味 | 性凉，味甘、辛、微苦。

| 功效主治 | 升阳、发表、透疹、解毒。治时气疫疠、头痛寒热、喉痛、口疮、斑疹不透；中气下陷、久泻久痢、脱肛、妇女崩漏、带下、子宫下坠；痈肿疮毒、胃火牙痛等。

| 主要成分 | 含有升麻碱、水杨酸、鞣质、树脂、咖啡酸、阿魏酸等。

| 性状特征 | ①西升麻：又名川升麻。呈分支极多的不规则块状，大小相差甚悬殊，长 3.5～13 厘米，直径 0.7～6 厘米。表面灰棕色至暗棕色，茎基痕圆形空洞甚密，成分歧状的突起，洞壁断面有放射状沟纹，外皮脱落处可见网状维管束。周围细根残基极多。断面带灰绿色。无臭，味微苦。主产于陕西、四川、青海、云南。

②北升麻：呈不规则的块状物，多分歧成结节状，长 9～18 厘米，直径 1～1.5 厘米。表面黑褐色，粗糙不平，上面有较密的圆形空洞的茎基痕，洞内壁显网状花纹，周围残留细根，下侧凹凸不平。断面不平，纤维性，微带绿色。臭微，味微苦而涩。主产于辽宁、黑龙江、河北、山西。

③关升麻：稍大，分支较少，直径 1.5～2 厘米，上面具数个深的圆形空洞。质硬而轻，断面黄白色呈片状，中有大空洞，洞壁的断面有放射状沟纹。味微苦。主产于辽宁、吉林、黑龙江等地。

④广东升麻：为菊科植物麻花头的根，在广东、

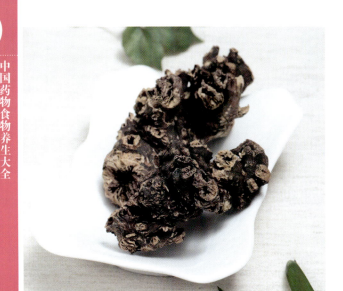

药用价值 解热、解毒、镇痛作用 用于解表透疹,配葛根、牛蒡子等。用于升阳,可与益气药同用。用于治疗脱肛、子宫脱垂、中气不足、脾虚泄泻等。用于止痛,尤其适用于头面疼痛而偏于风热者。

贮存要点 置于干燥容器内,或置于通风干燥处。

用法用量 内服煎汤,1.5～9克,或入丸、散。外用研末调敷,煎水含漱或淋洗。

使用禁忌 上盛下虚,阴虚火旺及麻疹已透者忌服。

● 保健应用

提气小米粥

功　效 这道药膳可以益气升提,适合子宫下垂,气短乏力的人食用。

原材料 升麻10克,党参30克,小米50克。

做　法 将药材包入纱布袋中,放入锅中加适量水煎煮。30分钟后捞起纱布袋,放入小米,煮成小米粥即可。

用　法 早、晚温服。

特别提示
升麻有生用、蜜炙两种方式,生用疏风解热的效果较好,蜜炙在升举阳气方面的效果较好。

福建亦习惯作升麻使用。

选购秘诀 以个大、外皮黑色、无细根、断面白色、灰白色或淡绿色为佳。

▶ 苦丁茶

【别名】角刺茶、苦灯茶。

○ 被誉为减肥茶、益寿茶、美容茶等

来　源 主要为冬青科植物枸骨和大叶冬青的叶。

主要产地 主产于江浙、福建、广西等地。

性　味 性大寒,味甘、苦。

功效主治 散风热、清头目、除烦渴。治头痛、齿痛、目赤、热病烦渴、痢疾。

主要成分 枸骨叶中含咖啡碱、皂苷、鞣质、苦味质。大叶冬青叶中含熊果酸、β-香树脂醇、蛇麻脂醇、蒲公英赛醇、熊果醇和β-谷甾醇;树皮中含α-和β-香树脂醇等;果实中含熊果酸和蹄纹天竺素-3-木糖葡萄糖苷。

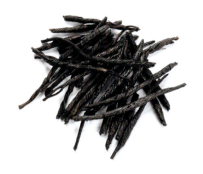

性状特征 ①枸骨叶又名:角刺茶。也有用枸骨老树的叶,叶片呈卵圆形,先端短尖,基部圆形,上面光滑,革质而厚。主产江于苏、浙江等地。

②大叶冬青叶又名:苦灯茶。呈卵状长椭圆形、革质、不皱缩,有的纵向微卷曲,上面黄绿色或灰绿色,有光泽,下面黄绿色,味微苦。产于浙江、福建、广西等地。苦丁茶的品种较为复杂,除上述主要品种外,在江苏、安徽地区有用茶叶加枸骨叶煎汁焙制而成者,外表绿褐色或黄绿色,与一般粗茶相似,用沸水泡开后,伸展的叶片为阔披针形及卵状披针形,边缘有锯齿,浸液味苦,浓者不堪入口。

选购秘诀 以叶面光滑、有光泽、质厚、味苦为佳。

药用价值 **提高机体免疫力** 现代药理研究证明，苦丁茶中不仅含有人体必需的多种氨基酸、维生素及锌、锰、铷等微量元素，而且这些成分可促进人体对抗外界环境的改变，提高机体免疫力。

降低血脂作用 具有降血脂、增加冠状动脉血流量、改善心肌供血、抗动脉粥样硬化等作用，对心脑血管疾病患者的头晕、头痛、胸闷、乏力、失眠等症状均有较好的防治作用。

苦丁茶汤色清绿明亮，口感微苦滑爽，回甘长久，饮后神清气爽，消乏解渴。因此备受人们，特别是中老年人的青睐。

贮存要点 置于干燥的容器内。

用法用量 内服：煎汤，1.5～9克，或入丸剂。外用：煎水熏洗。

使用禁忌 由于其性大寒，故风寒感冒、虚寒体质、慢性胃肠炎患者，以及经期女性和新产妇，不适宜饮用。

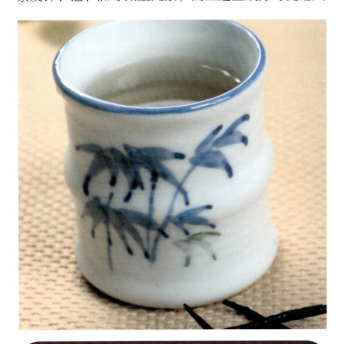

特别提示
苦丁茶由枸骨、大叶冬青这些植物制成。动物实验证实，枸骨具有抗生育的作用，因此，孕妇及近期准备要小孩的人最好不要喝苦丁茶。

● **保健应用**

苦丁茶
功效 可清热、明目，缓解头痛症状，还能起到降血脂、减肥的功效。
原材料 苦丁茶8克，清水适量。
做法 将苦丁茶清洗干净，放入容器内，再倒入适量沸水，加盖焖10分钟左右即可。
用法 代茶频频饮用。

蔓荆子

【别名】蔓荆实、荆子、万荆子、蔓青子。

○ 祛头风、止头痛的常用药

来源 为马鞭草科植物单叶蔓荆或蔓荆的果实。

主要产地 主产于山东、浙江、江西、福建。此外，河南、江苏、安徽、湖南、湖北、广东、广西、云南等地亦产。

性味 性凉，味苦、辛。

功效主治 疏散风热、清利头目。治风热感冒、偏（正）头痛、齿痛、赤眼、目睛内痛、昏暗多泪、湿痹拘挛。

主要成分 单叶蔓荆果实和叶含挥发油，主要

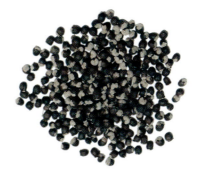

成分为莰烯和蒎烯，并含有微量生物碱和维生素A；果实中尚含牡荆子黄酮，即紫花牡荆素。蔓荆果实含少量(0.01%)蔓荆子碱。

性状特征 干燥果实为圆球形，直径4～6毫米。

表面灰黑色或黑褐色，被灰白色粉霜，有4条纵沟；用放大镜观察，密布淡黄色小点。底部有薄膜状宿萼及小果柄，宿萼包被果实的1/3～2/3，边缘5齿裂，常深裂成两瓣，灰白色，密生细柔毛。体轻，质坚韧，不易破碎，横断面果皮灰黄色，有棕褐色油点，内分四室，每室有种子1枚，种仁白色，有油性。气特异而芳香，味淡、微辛。

【选购秘诀】 以粒大、饱满、气芳香、无杂质者为佳。

【药用价值】 疏散风热、有镇静止痛的作用。主要用于治疗头痛，尤其适用于因外感风热（感冒）而引的头痛、眼痛。对高血压病引起的头痛也有疗效。还可用于治疗湿痹拘挛（由于感受风湿引起的肢体酸麻，活动不便），尤其适用于老年体虚引起的手脚抽搐。

【贮存要点】 置于通风干燥处保存。

【用法用量】 内服：煎汤，6～9克；浸酒或入丸、散。外用：捣敷。

【使用禁忌】 血虚有火之头痛目眩及胃虚者慎服。

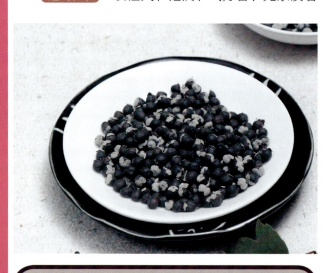

特别提示
用蔓荆子9克，菊花9克，薄荷6克，白芷6克，钩藤12克水煎服，可治疗偏热型的高血压头痛。

● 保健应用

复方蔓荆子酒

【功　　效】 疏风、清热、止痛。主治风热性头痛、头昏、偏头痛。

【原材料】 蔓荆子120克，菊花60克，川芎40克，防风60克，薄荷60克，黄酒1升。

【做　　法】 以上5味，共捣为粗末，用白纱布袋盛之，置入净器中，入黄酒浸泡，封口。7日后开封，去掉药袋，过滤备用。

【用　　法】 每日3次，每次15～20毫升，空腹温饮。

▶ 柴胡

【别名】地熏、山菜、茹草、柴草。

○ 疏肝、解郁、去火之良药

【来　　源】 为伞形科植物北柴胡、狭叶柴胡等的根。

【主要产地】 北柴胡主产于辽宁、甘肃、河北、河南。此外，陕西、内蒙古、山东等地亦产。南柴胡主产于湖北、江苏、四川。此外，安徽、黑龙江、吉林等地亦产。

【性　　味】 性微寒、味苦。

【功效主治】 和解表里、疏肝、升阳。治寒热往来、胸满胁痛、口苦耳聋、头痛目眩、疟疾、下利脱肛、月经不调、子宫下垂。

【主要成分】 含有柴胡酮、植物甾醇，另含有脂肪酸，茎叶含有芦丁。

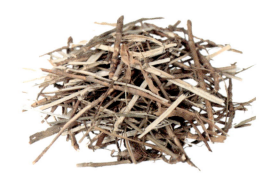

【性状特征】 ①北柴胡，为植物北柴胡的根，并带有少许茎的基部。根呈圆锥形，主根顺直或稍弯曲，下部有分歧，根头膨大，呈疙瘩状，不易折断，断面

木质纤维性，黄白色。气微香，味微苦、辛。

②南柴胡又名软柴胡、香柴胡。为植物狭叶柴胡的根。外形与北柴胡相似，惟根较细，分歧少，多弯曲不直，质脆，易折断，断面平坦，呈淡棕色。气味同北柴胡。

选购秘诀 以根条粗长、皮细、支根少者为佳。

药用价值 **解热作用** 动物实验证明有解热作用，临床观察其退热作用平稳可靠，但效力仍不及黄芩。

镇静、镇痛作用 有解除胸闷胁痛、开郁调经的作用。

抗病毒作用 对流感病毒有强烈的抑制作用，此外，又有抑制脊髓灰白质炎病毒引起细胞病变的作用。

贮存要点 置于通风干燥处保存。

用法用量 内服：煎汤，2.4 ~ 4.5克；或入丸、散。

使用禁忌 凡阴虚所致的咳嗽、潮热不宜用柴胡，由于肝火上逆(如高血压病)所致的头胀、耳鸣、眩晕、胁痛，柴胡用量不宜过大，否则会引症状加剧，甚至出血。肺结核病一般慎用柴胡，但当兼有外感表证，需和解表里时，则可用。兼有肝郁，需要解郁时也可用，此时的用量一般是3 ~ 4.5克。

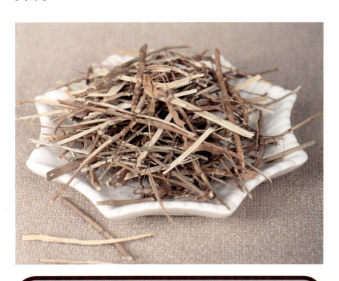

特别提示
柴胡和白芍常配伍同用，一方面能加强疏肝镇痛的效果，另一方面白芍可缓和柴胡对身体的刺激作用。

● 保健应用

柴胡疏肝粥

功效 疏肝解郁、理气宽中。适用于慢性肝炎、肝郁气滞之胁痛低热者。

原材料 柴胡、白芍、香附子、枳壳、川芎、甘草、麦芽各10克，粳米100克，白糖适量。

做法 将以上7味药煎取浓汁、去渣，粳米淘净与药汁同煮成粥，加入白糖稍煮即可。

用法 每日2次，温热服。

▶ 淡豆豉

【别名】香豉、淡豉。

○ 有药用价值的大豆加工品

来源 为豆科植物大豆的种子经发酵加工而成。

主要产地 全国大部分地区均产。

性味 性寒、味苦。

功效主治 解表除烦、宣郁解毒。主治伤寒热病、寒热、头痛、烦躁、胸闷。

主要成分 含有酶。

性状特征 干燥豆豉呈椭圆形，略扁，长0.5 ~ 1厘米，宽3 ~ 6毫米。外皮黑色，微有纵横不均的皱折，

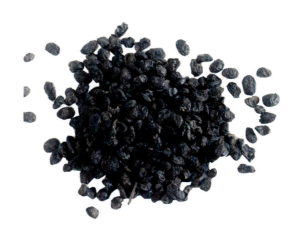

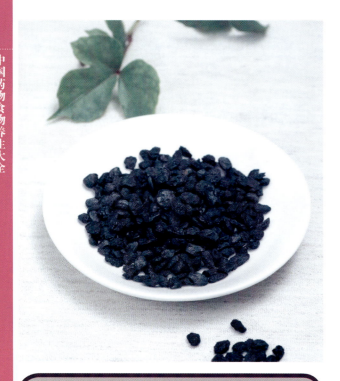

特别提示　淡豆豉不能与抗生素合用。因为本品中含有丰富的消化酶，而抗生素可使酶活性下降，从而严重影响疗效。

上有黄灰色膜状物。外皮多松泡，有的已脱落，露出棕色种仁。质脆、易破碎、断面色较浅、有霉臭、味甘。

选购秘诀　以色黑、附有膜状物者为佳。

药用价值　**发汗作用**　试验证明淡豆豉具有发汗的效果，但力量很弱，通常需加入其他辛凉解表药。用于治疗轻型感冒、发热无汗、胃脘饱满，可配葱白。治疗阴虚感冒也十分合适，取其有轻度发汗作用且不伤阴，可配生地、玉竹等。

健胃除烦，助消化　用于治疗热病后虚烦不眠，即因发热和病后新陈代谢变化等因素刺激神经系统，致心情烦乱，不能入睡。配栀子，方如栀子豆豉汤，此方既用淡豆豉解表，又用栀子清里热，都有解烦作用。

治疗血尿　在相应的方剂中加入淡豆豉，有助于止血尿。以本品5～10克配地骨皮，水煎服，效果更好。

贮存要点　置于通风干燥处。

用法用量　内服：煎汤，6～12克，或入丸剂。外用：捣敷或炒焦研末调敷。

使用禁忌　淡豆豉有退乳作用，哺乳期妇女不宜用。

● 保健应用

豉香豆腐鱼汤

功　效　发汗解表、开胃消食。用于夏、秋季节感冒风寒，症见微恶风寒、周身不适、头痛无力、鼻塞流涕、喉痒咳嗽、纳呆、舌苔薄白、脉浮，也可用于流行性感冒发热头痛、支气管炎、小儿麻疹透发不畅等。

原材料　淡豆豉30克，鲩鱼头2个，豆腐500克，鲜香菜15克，葱白30克，食盐少许，食用油适量。

做　法　先将香菜和葱白洗净、切碎。淡豆豉、鲩鱼头洗净。炒锅上火，加油烧热，将鱼头和豆腐一起煎香，与淡豆豉一同放入锅中，加清水适量，文火炖汤30分钟。再放入香菜、葱白，煮沸片刻后加入少许食盐即可。

用　法　不拘时饮服。

Part 2

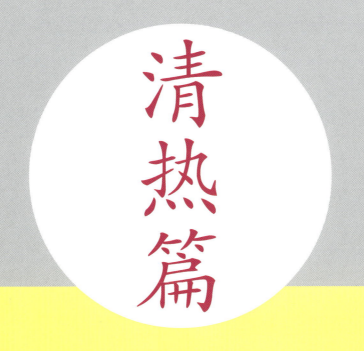

清热篇

第一，中医学所讲的"热"，不但指发热（体温升高），而且也指没有发热（体温不升高）的一些"热象"，凡有口干咽燥、面红、眼赤、大便干结、小便黄赤、舌红苔黄、脉数、五心烦热（包括两手心、两足心和心前区），都算是热证。

第二，中医所讲的"热"，从发病的部位、性质和病情轻重来说，分表热和里热。表热的特点是发热、恶风、头痛、口渴、汗出不多、脉浮数，治疗宜用解表祛热法（在解表篇中有介绍）。至于里热，它的特点是发热、口干渴、烦躁、小便黄短、苔黄、大便干结或兼有便秘、腹胀。本章节介绍的清热药，主要是用来清里热的。由于清热药性属寒凉，具有解热、消炎、抗菌等作用，故能治疗温热病、热痢、痈肿、疮毒等所表现的里热。

由于发病因素不同，以及病情所处的阶段不同，里热有各种类型的临床表现。

因此，治疗时要根据病因和病情，有针对性地使用不同类型的清热药。

清热泻火类：主要清气分实热。实热通常表现为：体热烦躁，面红目赤，渴喜冷饮，胸痛痰黄、腹痛拒按，大便秘结，小便短赤，舌红苔黄，脉洪数、滑实等。主要治疗温热病引起的高热、烦渴、神昏谵语；由肝热、肺热、胃热引的各种症状；由风热、风火等引起的眼病。

清热明目类：主要用于治疗由肝热等热证引起的各种眼病。

清热凉血类：主要清血分实热。其中一部分药与滋阴类配伍，可治疗阴虚发热。主要治疗温热病引起的皮肤斑疹、吐血、衄血、便血等并发症，以及由"血热妄行"而引起的其他急性出血。

清热燥湿类：主要用于治疗湿热病。湿热一般表现为：肢体沉重，发热多在午后明显，并不因出汗而减轻；舌苔黄腻、脉数。如下痢泄泻、尿涩、尿痛、黄疸、疮疖痈肿等。

清热解毒类：主要治疗热毒发斑、热痢、痈肿、疮毒。

清退虚热类：主要治疗阴阳气血虚亏引起的发热，骨蒸劳热等。

芦根

【别名】苇根、芦菇根、芦柴根、苇子根、芦芽根、甜梗。

清热利尿、止咳祛痰

来源 为禾本科植物芦苇的根茎。

主要产地 全国各地均有生长。

性味 性寒，味甘。

功效主治 清热生津、除烦、止呕。治热病烦渴、胃热呕吐、噎膈、反胃、肺痿、肺痈，并解河豚鱼毒。

主要成分 芦根含薏苡素，以及蛋白质、脂肪、碳水化合物、天门冬酰胺。芦苇含纤维素、木质素约、木聚糖约、灰分。其所含多糖水解产生D-木糖、L-阿拉伯糖、D-葡萄糖、D-半乳糖和两种糖醛酸。另含维生素B_1、维生素B_2和维生素C、茴蓿素。

性状特征 ①鲜芦根。呈长圆柱形或扁圆柱形，长短不一，直径约1.5厘米。表面黄白色，有光泽，先端尖，形似竹笋，绿色或黄绿色。全体有节，节间长10~17厘米，节上有残留的须根及芽痕。质轻而韧，不易折断。横切面黄白色，中空，周壁厚约1.5毫米，可见排列成环的细孔，外皮疏松，可以剥离。气无，味甘。

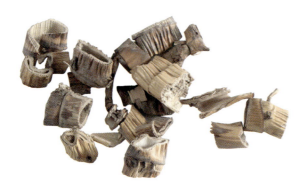

②干芦根呈压扁的长圆柱形。表面有光泽，黄白色，节部较硬，呈红黄色，节间有纵皱纹。质轻而柔韧，不易折断，味微甘。

选购秘诀 以条粗壮、黄白色、有光泽、无须根、质嫩者为佳。

药用价值 解热、生津、镇痛作用 芦根所含薏苡素有解热、镇痛的作用，还可使血糖略有下降，抑制心脏收缩。其清热作用主要为清肺热、胃热。在治疗上呼吸道炎、急性支气管炎、肺炎、肺脓疡的方剂中，本品很常用。在热病中期或后期，只要身热烦渴、

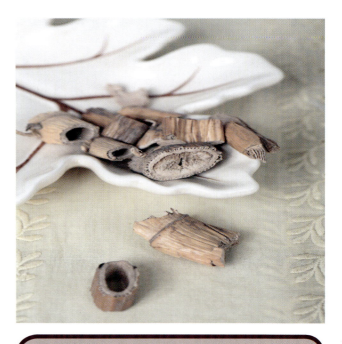

特别提示
用于治疗由胃热引起的呕吐、反胃、呃逆、口臭口渴、舌红而干等症候，可用芦根配竹茹、生姜等，方如芦根清胃饮。

舌燥少津、心烦、大便干结等，就可在清热方剂中加入本品。

抗菌作用 芦根对β-溶血性链球菌有抗菌性。

解毒作用 用于解河豚毒。另外，所含的茴蓿素可使肠肌松弛，蠕动减慢。芦根还有抗菌、溶解胆结石的作用。

贮存要点 干芦根放于蒲包、竹篓中，置通风干燥处，防霉。鲜芦根置阴凉潮湿处。

用法用量 内服：煎汤，15~30克（鲜者60~120克）；或捣汁。

使用禁忌 脾胃虚寒者忌服。

● 保健应用

加味芦根粥

功效 清热化湿，主治湿温证。症见发热口渴、脘痞腹胀、肢酸倦怠、咽肿溺赤、苔黄腻等。

原材料 鲜芦根100～150克，薏苡仁30克，竹茹15～20克，生姜2片，粳米100克。

做　法 取鲜芦根洗净后，切成小段，与竹茹同煎取汁、去渣，入粳米、薏苡仁一并煮粥，粥将熟时加生姜2片，稍煮即成。

用　法 每日2次，温热服。

栀子

【别名】木丹、鲜支、黄鸡子、黄荑子。

清热、泻火、镇痛良药

来　源 为茜草科植物山栀的果实。

主要产地 主产于浙江、江西、湖南、福建。

性　味 性寒，味苦。

功效主治 清热、泻火、凉血。治热病虚烦不眠、黄疸、淋病、消渴、目赤、咽痛、吐血、衄血、血痢、尿血、热毒疮疡、扭伤肿痛。

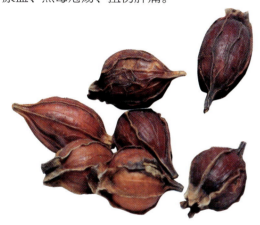

主要成分 含黄酮类栀子素、果胶、鞣质、藏红花素、藏红花酸、D-甘露醇、廿九烷、β-谷甾醇。另含多种具环臭蚁醛结构的苷：栀子苷、去羟栀子苷泊素-1-葡萄糖苷，格尼泊素-1-β-D-龙胆二糖苷及小量的山栀苷。

性状特征 干燥果实长椭圆形或椭圆形，长1～4.5厘米，粗0.6～2厘米。表面深红色或红黄色，具有5～8条纵棱。顶端残存萼片，另一端稍尖，有果柄痕。果皮薄而脆，内表面红黄色，有光泽，具2～3条隆起的假隔膜，内有多数种子，粘结成团。种子扁圆形，深红色或红黄色，疣状突起。浸入水中，可使水染成鲜黄色。气微，味淡微酸。

选购秘诀 以体小、完整、仁饱满、内外色红者为佳。

药用价值 利胆、去黄疸作用 栀子水煎剂或冲服剂可对胆囊有明显的收缩作用。栀子水提取液可

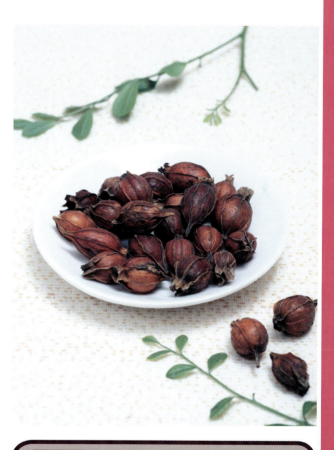

特别提示

栀子还可外用治疗跌打扭伤、挫伤。以生栀子研末，用面粉、蛋清调匀，湿敷肿处，还可治疗痔疮热痛；用黑山栀研末，以凡士林调匀后，局部涂抹，可以止痛。

使血中胆红素减少，用药愈多，减少愈显著。因此，栀子可用于胆道炎症引起的黄疸。

镇静、降压作用 栀子能对抗戊四氮的惊厥，减少士的宁惊厥死亡率，也有用以消除失眠及过度疲劳者。此外，栀子煎剂和醇提取液对动物均有持久性降压作用。

抗微生物作用 本品对多种真菌有抑制作用，水煎剂能杀死钩端螺旋体，在体外，栀子煎剂能使血吸虫停止活动。

其他作用 本品对离体肠管平滑肌，有着低浓度兴奋、高浓度抑制的作用。对小鼠有泻下作用，还可加速软组织的愈合。

贮存要点 置干燥容器内，密闭保存。

用法用量 内服：煎汤，15～30克，鲜品用量加倍；或捣汁使用，或入丸、散。外用：研末调敷。

使用禁忌 脾虚便溏者忌服。

保健应用

栀子粥

功　　效 清热泻火。适用于黄疸性肝炎、胆囊炎以及目赤肿痛、急性结膜炎等。

原材料 栀子仁3～5克，粳米50～100克。

做　　法 将栀子仁碾成细末，用粳米煮稀粥，待粥将成时，调入栀子末稍煮即成。

用　　法 每日服食2次，2～3天为一疗程。

熊胆

【别名】狗熊胆。

治疗肝胆病的昂贵药材

来　　源 为熊科动物黑熊或棕熊的胆囊。

主要产地 主产于云南、黑龙江、吉林。此外，贵州、四川、青海、西藏、新疆、甘肃、湖北、湖南、陕西、福建等地亦产。以云南所产的云胆品质最优；黑龙江、吉林所产的东胆产量最大。

性　　味 性寒，味苦。

功效主治 清热、镇痉、明目、杀虫。可治黄疸、暑泻、小儿惊痫、疳疾、蛔虫痛、目翳、喉痹、疔痔恶疮。

主要成分 主含胆汁酸类的碱金属盐，又含胆甾醇及胆色素。

从黑熊胆中可获得约20%的牛磺熊脱氧胆酸，其是熊胆主要成分，被水解则生中磺酸与熊脱氧胆酸。

熊胆含少量鹅脱氧胆酸及胆酸，熊脱氧胆酸为鹤脱氧胆酸的立体异构物，乃熊胆的特殊成分。

性状特征 干燥胆囊呈长扁卵形，上部狭细，下部膨大，表面灰黑色或棕黑色，显光泽，有皱褶，囊皮薄。有光泽，颜色不一，金黄色、透明光亮如琥珀。质松脆，味苦、回甜者习称金胆或铜胆；黑色、质坚而脆或呈稠膏状者，习称墨胆或铁胆；黄绿色、光亮较差、质亦较脆者，习称菜花胆。气微清香或微腥，入口溶化，味极苦，清凉而不粘牙。

选购秘诀 以个大、胆仁金黄色、明亮、味苦回甜者为佳。

药用价值 治疗肝胆病 不仅具有利胆退黄作用，还具有护肝降酶、解痉止痛、溶石作用。

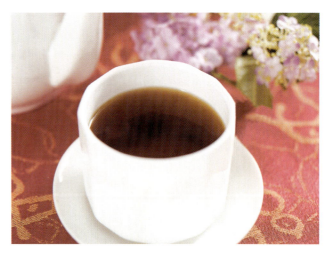

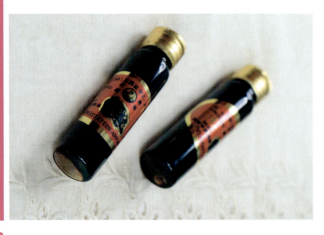

> **特别提示**
> 熊胆具有清热、镇痉、明目、杀虫。可治黄疸、暑泻、小儿惊痫、疳疾、蛔虫痛、目翳、喉痹、鼻蚀、疔痔恶疮。虽有上述作用，但价值昂贵，不要轻易使用，只有在必要时才用。治痈肿和眼病，一般不必用熊胆。

治疗高脂血症 用熊胆粉配烟酸肌醇酯片合用在降低LC,TG,AL和升高HDC-L方面均有明显作用。

治疗胃病 熊胆可用于治疗胃热所致消化不良、胃炎、胃十二指肠溃疡。

抗癌作用 体外实验证明，熊胆对人体白血病细胞具有分化诱导作用，临床上用于白血病的控制和膀胱癌的治疗等。

| 贮存要点 | 干燥处密闭保存。

| 用法用量 | 内服：入丸、散，0.25~0.5克。外用：研末调敷或点眼。

| 使用禁忌 | 凡实热之证，用之咸宜，如有虚象，则不适用。

● 保健应用

熊胆酒

| 功　　效 | 清肝明目、凉血解毒，对中风、偏瘫、失语、心脑血管疾病有极好的保健作用。熊胆属于治疗此方面疾病的动物药源。

| 原材料 | 熊胆粉5克（市售1支），上好白酒500毫升。

| 做　　法 | 将熊胆粉浸入白酒中，适当摇匀，密封保存，放置于阴凉干燥处，静置2周左右即可。

| 用　　法 | 口服，每日1~2次，每次3~5毫升。

▶ 水芹 ◀

【别名】楚葵、芹菜、水芹菜、野芹菜。

○ "厨房里的药物"

| 来　　源 | 为伞形科植物水芹的全草。

| 主要产地 | 河南、江苏、浙江、安徽、江西、湖北、湖南、四川、广东、广西、台湾等地。

| 性　　味 | 性凉，味甘、辛。

| 功效主治 | 清热利水。治暴热烦渴、黄疸、水肿、淋病、带下、瘰疬、痄腮。

| 主要成分 | 芹菜含有蛋白质，脂肪，碳水化合物，维生素A，维生素B_1，维生素B_2，烟酸，维生素C，钙，磷，铁及粗纤维等营养成分。其中蛋白质含量比一般瓜果蔬菜高1倍，铁含量为番茄的20倍左右，芹菜中还含丰富的胡萝卜素和多种维生素。

| 性状特征 | 少花水芹多年生草本，高20~40厘米，全体无毛，茎直立有分枝，具棱。叶为1~2回羽状复叶，小叶长6~25毫米，生于下部的常卵形，生于上部的披针形，先端渐尖，基部楔形，侧生小叶，基部偏斜，边缘有钝齿；叶柄长2~7厘米。

| 选购秘诀 | 挑选叶色鲜绿、茎干脆嫩的，叶子发黄的都是老芹菜。

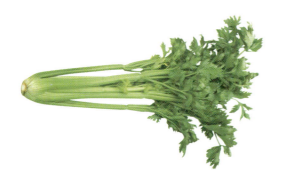

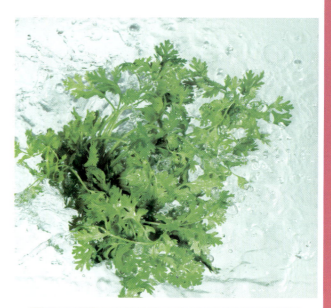

特别提示

在寒冷的、干燥的天气，人们往往感到口干舌燥、气喘心烦、身体不适，经常吃些芹菜有助于清热解毒、祛病强身。

药用价值 芹菜含铁量较高，对缺铁性贫血患者来说是一种极佳的菜品。

作为食疗品，芹菜对治疗高血压病及其并发症有辅助治疗作用。是血管硬化、神经衰弱患者日常饮食的首选菜品。

芹菜叶及茎均含有一种挥发性物质，能提高人的食欲。

芹菜叶还有降血糖的作用，是中老年人的保健食品。经常吃芹菜，可以中和尿酸及体内的酸性物质，对防治痛风有较好效果。

芹菜中含有粗纤维，不仅可以刺激胃肠蠕动，促进排便，还是一种减肥食品。

芹菜还是一种促进性功能食品，但常吃芹菜的男子，精子的数量减少，因此，不孕症患者要慎食。

贮存要点 冰箱冷藏。

用法用量 芹菜可炒、可拌、可熬、可煲。还可做成饮品。

使用禁忌 脾胃虚弱、血压偏低者慎用。不宜与醋同食。

保健应用

芹菜炒干丝

功　效 降压、平肝、通便。

原材料 芹菜250克，豆干300克，葱白、生姜各适量。

做　法 芹菜洗净，切去根头，切段。豆干切细丝，葱切段，生姜拍松。炒锅置旺火上，倒入花生油，烧至七成热，下姜葱，煸过加精盐，倒入豆干丝再炒5分钟，加入芹菜一起翻炒，起锅即成。

用　法 佐餐食用。

茭白

【别名】水笋、茭白笋、脚白笋、菰、菰菜。

○ 可改善肥胖症、高脂血症的水生蔬菜

来　源 为禾本科植物菰的花茎经茭白黑粉的刺激而形成的纺锤形肥大的菌瘿。

主要产地 全国各地均产。

性　味 性寒，味甘。

功效主治 清热除烦、止咳、通乳、利大小便、解酒毒、疗丹毒。主治热病烦渴、酒精中毒、二便不利、乳汁不通等。现代还用于治疗高血压病。

主要成分 茭白含有丰富的蛋白质、脂肪、糖类、矿物质等，其中以磷的含量较多，也含有少量的钙和铁。

性状特征 多年生草本。具根茎，须根粗壮；基部节上具不定根。叶鞘肥厚，基部者常具横脉纹；叶舌膜质，略呈三角形，叶片扁平，线状披针形，下面光滑，上面粗糙。圆锥花序长30～60厘米，分枝多数簇生，上升或基部者开展；雄性小穗通常生于花序下部，具短柄，常呈紫色，外稃具5脉，顶端渐尖或具短芒，内稃具3脉，雄蕊6，花药长6～9毫米；雌性小穗多位于花序上部，外稃具5条粗糙的脉，芒长15～30毫米，内稃具3脉。颖果圆柱形，长约10毫米。

选购秘诀 选购茭白时，以根部以上部分显著膨大，掀开叶鞘一侧即略露茭肉的为佳。皮上如露出红色，则质地较老。茭白过嫩或发青变成灰色的，不能食用。

药用价值 茭白中含有的豆甾醇能清除体内活性氧，抑制络氨酸活性，从而可以阻止黑色素生成，它还能软化皮肤表面的角质层，使皮肤润滑细腻。

茭白具有利尿、除烦渴、解热毒之功效。还可退黄疸，对黄疸型肝炎有一定的辅助疗效。

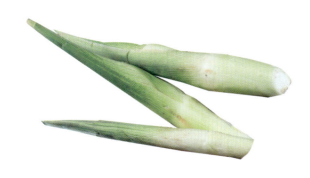

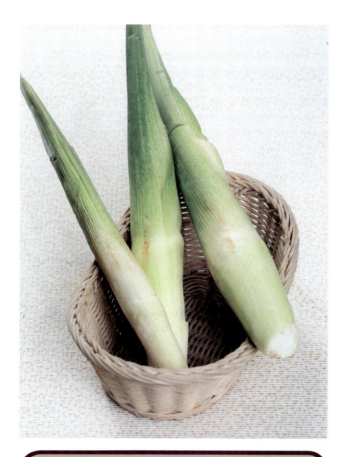

茭白有解酒、醒酒的功效，与泥鳅、豆腐或猪蹄同烧制，可有催乳作用。

贮存要点 冰箱冷藏。

用法用量 茭白的吃法很多，可凉拌，与肉类、蛋类同炒，还可做成水饺、包子、馄饨的馅料，或做成腌制品食用。

使用禁忌 茭白忌与蜂蜜一起食用。由于茭白中含有较多的草酸，其钙质不容易被人体吸收，故肾脏疾病、尿路结石或尿中草酸盐类结晶较多者，不宜多食，脾胃虚寒、滑精腹泻者忌食。

● 保健应用

开洋茭白

功　　效 清热除烦、利尿解毒。

原材料 茭白1根，干虾米100克，姜末、葱花、酱油、白糖、香油、米醋、料酒、鸡精、盐、水淀粉各适量。

做　　法 将茭白洗净、切块，干虾米水发、沥干。油烧5～6成热时放入茭白，炸至金黄色捞出。锅内留底油，煸炒泡好的虾米，加料酒、酱油、高汤、盐、鸡精、白糖、调味，大火烧开后放入茭白，勾芡，加入适量米醋、香油，撒上葱花出锅。

用　　法 佐餐食用。

特别提示
嫩茭白的有机氮素以氨基酸状态存在，容易为人体所吸收，其味道鲜美，营养价值较高，尤其适合在夏季食用。市售的剥壳茭白，宜现买现食。

▶ 李子

【别名】李实、嘉庆子。

○ 肝病患者宜食的水果佳品

来　　源 为蔷薇科植物李的果实。

主要产地 全国大部分地区都有分布。

性　　味 性平，味甘、酸。

功效主治 清肝涤热、活血生津、利水。治虚劳骨蒸、消渴、腹水。

主要成分 蛋白质，脂肪，维生素A，维生素B_1，维生素B_2，维生素C，钙，磷，铁，碳水化合物等。果肉中可得天门冬素0.1%，还有谷酰胺、丝氨酸、甘氨酸、脯氨酸、苏氨酸、丙氨酸、γ-氨基丁酸等。

性状特征 落叶乔木，高达10米。叶通常椭圆

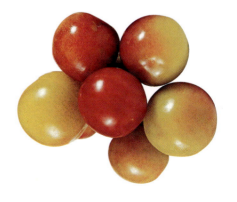

状披针形，或椭圆状倒卵形，长6～10厘米，宽3～4厘米，先端急尖，基部渐狭至柄，边缘具密钝细复齿，上面中脉疏生长毛，下面脉腋间有束毛，余无毛；叶

柄长1～2厘米，有数腺点。花常3朵簇生，白色，核果球状卵形，径5～7厘米，先端稍尖，基部深陷，缝痕明显，被蜡粉，通常黄色、淡黄绿色或微红。

选购秘诀 以果大饱满、果皮被覆蜡粉、甜酸适口、汁多爽口者为佳。

药用价值 李子性平、味甘酸，有生津止渴、平肝去热、活血利尿等功效。

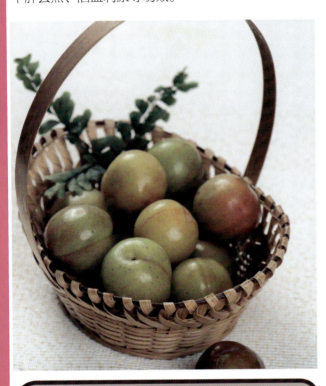

特别提示

李子的外皮表面有一层白色的粉，是水果自然产生的保护膜，可保护果皮、防止水分散失并延长水果保存的时间。一般来说，果粉含量愈厚，水果的风味及品质愈佳。

李子对肝病有很好的保养作用。唐代名医孙思邈评价李子时曾说"肝病宜食之"。

李子中的维生素B_{12}有促进血红蛋白再生的作用，贫血者适合食用。

李子的悦面美容之功十分奇特，能使颜面光洁如玉，可增加皮肤光泽、有助于减退雀斑、黑褐斑及美白等作用。

医学临床表明，李子含有抗癌物质，具有防癌作用。并能降低血脂和胆固醇。

贮存要点 置冰箱冷藏。

用法用量 李子可鲜食，又可做成罐头、果脯食用，是夏季的主要水果之一。每次4～8个（60克左右）为宜。

使用禁忌 多吃易生痰、发虚热，脾胃虚弱者不宜多吃。未熟透的李子不要吃，也不宜多食。食之味苦和漂浮于水面的李子不宜吃。

● 保健应用

李子酱

功　　效 生津止渴、开胃健脾，并有明显的美容养颜的功效。适合女性食用。

原材料 李子、柠檬、橙子、糖、蜂蜜适量。

做　　法 将李子洗净，切开去核，柠檬、橙子洗净榨成汁。将李子、柠檬汁、橙汁一起倒入微波炉专用器皿中加热10分钟取出，加糖、蜂蜜搅拌均匀，入炉20分钟收干。取出后用筷子略加搅拌，待果酱色泽成均匀的深红色即可。

用　　法 随意食用。

▶ 柿子　　【别名】米果。

○ 有益心脏健康的水果王

来　　源 为柿科植物柿的果实。

主要产地 主产于河北、山东一带。

性　　味 性寒，味甘、涩。

功效主治 清热润肺、止渴生津、解酒降压。治热渴、咳嗽、吐血、口疮。

主要成分 柿子含有丰富的蔗糖、果糖、纤维素等碳水化合物，还含有蛋白质、钙、磷等营养成分。柿子营养价值较高，含有蔗糖、葡萄糖、果糖、蛋白质、脂肪、淀粉、瓜氨酸、果胶、单宁酸、钙、磷、铁、钾、钠、胡萝卜素、碘及维生素等诸多成分，柿子所含的糖和维生素比一般水果高1～2倍。

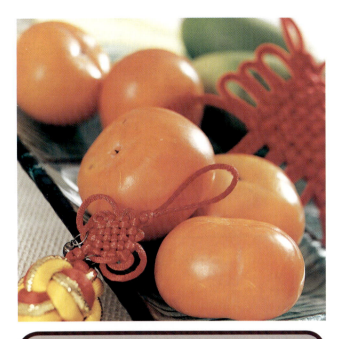

特别提示 不要空腹吃柿子，柿子宜在饭后吃，食柿子应尽量少食柿皮，柿饼表面的柿霜是柿子的精华，不要丢弃。

性状特征 柿子扁圆，不同品种的颜色从浅桔黄色到深橘红色不等，大小2～10厘米，重量100～350克。

选购秘诀 选购时以体大、味甜不涩、核少者为佳。

药用价值 口服柿子可促进血中乙醇氧化。新鲜柿子含碘量高，故可制成某种制剂（去除蛋白质及胶性物质），用于甲状腺疾患。

柿子有预防心脏血管硬化的功效，青柿汁可治高血压病。

柿子中含碘丰富，对预防缺碘引起的地方性甲状腺肿大有帮助。

柿子铺在石板房上，日晒夜露，久而久之，柿子上长出一层白霜，叫柿霜。柿霜可治疗痢疾、喉疾。

另外，柿饼也是医治小儿痢疾的良药。此外，柿饼还有涩肠、润肺、止血和胃的功效，是有益心脏健康的水果王。

柿蒂煎服可治呃逆，与冰糖煎服可治妊娠呕吐。

贮存要点 成熟的应及时食用，或放入冰箱中冷冻保存，取出后食用也别有一番风味。加工后保存时间会长一些。

用法用量 除鲜食外，柿子整个晒干之后可以制成柿饼。

柿子还可以酿成柿酒、柿醋，加工成柿脯、柿粉、柿霜、柿茶、冻柿子等等。

每天中等大小1个（约100克）。

使用禁忌 凡脾胃虚寒、痰湿内盛、外感咳嗽、脾虚泄泻、疟疾等症者均不宜食。

保健应用

柿饼粥

功 效 健脾止泻，对久泻虚痢、胃弱食少、小儿脾虚、泄泻、慢性肠炎有疗效。

原材料 干柿饼5个，粳米150克，清水适量。

做 法 取上好的柿饼，切成细条状，粳米淘洗干净，用水浸泡30分钟，将水滗掉，将两者一同放入煮锅中，加入适量清水，先以大火煮沸，再转为小火慢熬，煮成粥后，也可根据个人口味加入适量白糖或蜂蜜。

用 法 随意佐餐食用。

皮蛋

【别名】彩蛋、松花蛋、变蛋。

清热泻火的风味食品

来 源 为鸭蛋用石灰、草灰、盐等腌制而成。

主要产地 全国各地均产。

性 味 性寒，味辛、涩、甘咸。

功效主治 滋阴清热。泻肺热、醒酒、去大肠火、治泻痢。能散、能敛，用于治疗牙周病、口疮、咽干

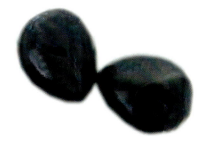

口渴等。

主要成分 皮蛋的营养成分与一般的鸭蛋相近，并且腌制的过程经过了强碱的作用，所以使蛋白质及脂质分解，变得较容易消化吸收，胆固醇也变得较少。并且使用了铁剂来腌制，所以铁质的含量也变高。不过维生素B群及必需氨基酸易被破坏。

性状特征 成品松花蛋，蛋壳易剥、不粘连，蛋白呈半透明的褐色凝固体，蛋白表面有松枝状花纹，蛋黄呈深绿色凝固状，有的具有糖心。切开后蛋块色彩斑斓。食之清凉爽口，香而不腻，味道鲜美。

选购秘诀 观看包料有无发霉，蛋壳是否完整，壳色是否正常（以青缸色为佳）。将蛋放在手中，向上轻轻抛起，连抛几次，若感觉有弹性颤动感，并且较沉重者为好。用拇指和中指捏住蛋的两头，在耳边上下左右摇动，听其有无水响声或撞击声，若听不出声音则为好蛋。用灯光透视，若蛋内大部分呈黑色或深褐色，小部分呈黄色或浅红色者为优质蛋。

药用价值 皮蛋中的氨基酸含量比新鲜的鸭蛋高11倍，而且氨基酸的种类也更多，但劣质皮蛋中的这些营养成分就会被破坏。

皮蛋中的矿物质含量较鸭蛋明显增加，脂肪含量有所降低，总热量也有所下降。皮蛋能刺激消化器官，增进食欲，使营养易于消化吸收，有中和胃酸、清凉、降压的功效。皮蛋性凉，还可治眼痛、牙痛、高血压病、耳鸣、眩晕等症。

贮存要点 不宜放在冰箱中保存，最好放在塑料袋中密封保存。保存期可达3个月。

用法用量 可生或做成各种料理，每次半个。

使用禁忌 皮蛋含铅勿多食，如果经常食用，有可能会引起铅中毒。这会导致失眠、不能集中注意力、贫血、关节痛、思维缓慢、脑功能受影响等症状。此外，铅更会取代钙质，影响钙的摄取，可能造成缺钙

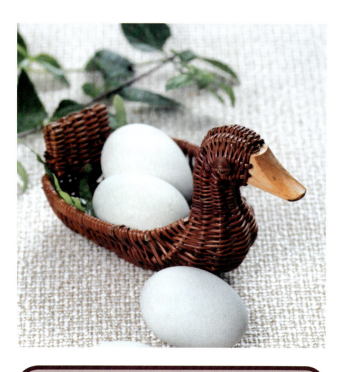

特别提示

在食用松花蛋时，加点陈醋，醋能杀菌，又能中和松花蛋的一部分碱性，吃起来也别有一番风味。

● 保健应用

皮蛋瘦肉粥

功 效 清热下火、通便润肠。目赤、眼疾、头涨眩晕，天气转热尤甚时，食此粥很好。

原材料 皮蛋1个，大米300克，瘦肉100克，盐、料酒、香油各适量。

做 法 皮蛋去外壳、切细块，瘦肉切块放入碗中，加入少量盐、料酒腌制一晚，大米淘洗干净，放入锅中，加入适量清水，水开时加入腌制好的瘦肉一起煲煮，快熟时，下入皮蛋，起锅前下少许香油调味。

用 法 可作为早餐食用。有胃溃疡及消化不良者忌食或少食。

夏枯草

【别名】胀饱草、棒槌草、干叶、锣锤草、东风、牛枯草。

可以泡茶的消炎药草

来　　源　为唇形科植物夏枯草的果穗。

主要产地　主产于江苏、安徽、浙江、河南等地，其他各省亦产。

性　　味　性寒，味苦、辛。

功效主治　清肝散结。治瘰疬、瘿瘤、乳痈、乳癌、目赤痒痛、羞明流泪、头目眩晕、口眼歪斜、筋骨疼痛、肺结核、急性黄疸型传染性肝炎、血崩、带下。

主要成分　全草含三萜皂苷，游离的齐墩果酸、熊果酸，芸香苷，金丝桃苷，顺-咖啡酸，反-咖啡酸，维生素B_1，维生素C，维生素K，胡萝卜素，树脂，鞣质，挥发油，生物碱，水溶性盐类等。

性状特征　干燥果穗呈长圆柱形或宝塔形，长2.5～6.5厘米，直径1～1.5厘米，棕色或淡紫褐色，宿萼数轮至十数轮，作覆瓦状排列，每轮有5～6个带短柄的宿萼，下方对生苞片2枚。苞片肾形，淡黄褐色，纵脉明显，基部楔形，背面生白色粗毛，宿萼唇形，上唇宽广，先端微3裂，下唇2裂，裂片尖三角形，外面有粗毛。花冠及雄蕊都已脱落。宿萼内有小坚果4枚，棕色，有光泽。轻脆、清香、味淡。

选购秘诀　以色紫褐、穗大者为佳。

药用价值　**降压作用**　夏枯草的水浸出液、乙醇-水浸出液和30%乙醇浸出液，煎剂有降低血压作用。夏枯草茎、叶、穗及全草均有降压作用，穗之作用较弱。

抗菌作用　据体外初步试验，夏枯草煎剂对痢疾杆菌、伤寒杆菌、霍乱弧菌、大肠杆菌、变形杆菌、绿脓杆菌和葡萄球菌、链球菌有抑制作用。其水浸剂对某些常见的致病性皮肤真菌也有抑制作用。对小鼠的实验性结核病，夏枯草可使肺部病变有所减轻。

其他作用　夏枯草煎剂(1∶50～1∶200)可使家兔离体子宫出现强直收缩。对离体兔肠能增强蠕动。

贮存要点　置通风干燥处。

用法用量　内服：煎汤，6～15克；熬膏或入丸、散。外用：煎水洗或捣敷。

使用禁忌　脾胃虚弱者慎服。

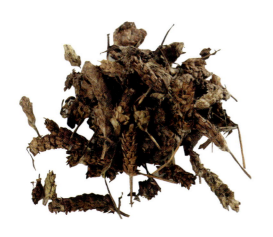

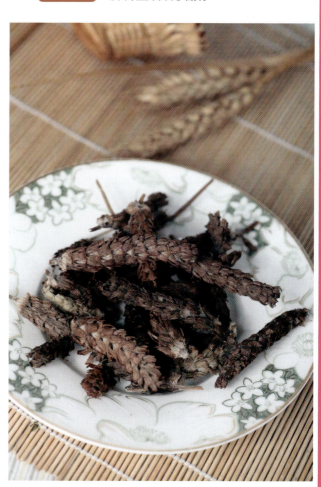

特别提示

平时人们可以选择适量的夏枯草泡茶饮用，可以起到清热、除烦、明目的作用。方法是选用夏枯草10克，冲入沸水，加盖焖10分钟左右即可。

保健应用

夏枯草玫瑰茶

功效 清肝泻火、舒肝解郁，可调节月经不调、消斑美肌，是爱美女性不可或缺的伴侣。上班族也可通过它改善头痛晕眩等症状。

原材料 夏枯草8克，玫瑰花8克，冰糖10克。

做法 将夏枯草和玫瑰花放入杯子中，冲入沸水，再根据个人口味放入适量的冰糖，加盖焖10分钟左右即可。

用法 代茶饮用，如将两药用水煮一会则药性会渗透得更为彻底。

决明子

【别名】狗屎豆、假绿豆、芹决、羊角豆、羊尾豆。

清肝明目好帮手

来源 为豆科植物决明的成熟种子。

主要产地 主产于安徽、广西、四川、浙江、广东等地。

性味 性凉，味甘、苦。

功效主治 清肝明目、利水通便。治风热赤眼、青盲、雀目、高血压、肝炎、肝硬化、腹水、习惯性便秘。

主要成分 新鲜种子含大黄酚、大黄素、芦荟大黄素、大黄酸、大黄素葡萄糖苷、大黄素蒽酮、大黄素甲醚、决明素、橙黄决明素，以及新月孢子菌玫瑰色素、决明松、决明内酯、维生素A。

性状特征 干燥种子呈菱形，状如马蹄，一端稍尖，一端截状，长5~8毫米，宽2.5~3毫米。表面黄褐色或绿褐色，平滑光泽，两面各有一凸起的棕色棱线，棱线两侧各有一条浅色而稍凹陷的线纹，水浸时由此处胀裂。质硬不易破碎，横切面皮薄，可见灰白色至淡黄色的胚乳，子叶黄色或暗棕色，强烈折叠而皱缩。味微苦，略带黏液性。

选购秘诀 以颗粒均匀、饱满、黄褐色者为佳。

药用价值 **降血压作用** 决明子的水浸液、醇－水浸液，醇浸液对麻醉犬、猫、兔等皆有降压作用。但浸剂对麻醉兔降压作用不明显，而用决明子酊5毫升，降压较明显，且持续时间较长，用同量稀醇静注，

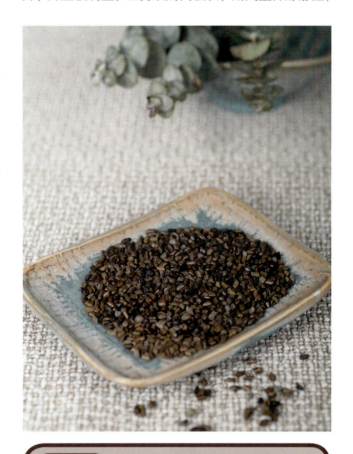

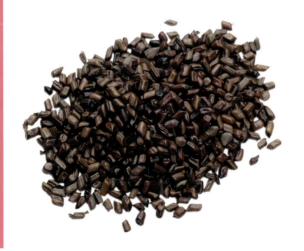

特别提示

炒决明子是将净决明子用小火炒至微有香气，取出放凉而成，炒过后可以减低其苦凉之性，较不伤脾胃。需要注意市面上有用"望江南子"混用决明子的情况，它与决明子类似，但有损肝肾。

亦可降压（可立即恢复）。对离体蟾蜍心脏有抑制作用；对血管有收缩作用（下肢灌注法）。在慢性实验中，煎剂每日2克（生药）/千克，无降压作用。

抗菌作用　种子的醇提取物对葡萄球菌、白喉杆菌及伤寒、副伤寒、大肠杆菌等均有抑制作用，而水提取物则无效，水浸剂（1∶4）在试管中对某些皮肤真菌有不同程度的抑制作用。含大黄酚，但量不多，可能与其轻度的抗菌、泻下作用有关。

贮存要点　置通风干燥处。

用法用量　内服：煎汤，4.5～9克；或研末，外用研末调敷。

使用禁忌　脾虚、泄泻及低血压的患者都不宜服用。

● 保健应用

杞菊决明子茶

功　效　清肝泻火、养阴明目、降压降脂。主治肝火阳亢型脑卒中后遗症，症见肢体麻木、瘫痪、头晕目眩、头重脚轻、面部烘热、烦躁易怒、血压增高、舌质偏红、苔黄脉弦。

原材料　枸杞子10克，菊花3克，决明子20克。

做　法　将枸杞子、菊花、决明子同时放入较大的有盖杯中，用沸水冲泡，加盖焖15分钟后可开始饮用。

用　法　当茶频频饮用，一般可冲泡3～5次。

▶ 木贼草

【别名】木贼、节节草、节骨草、擦草、无心草。

○ 疏风解热的眼病良药

来　源　为木贼科植物木贼的全草。

主要产地　主产于东北及陕西、湖北等地。

性　味　性平，味苦。

功效主治　疏风散热、解肌退翳。治目生云翳、迎风流泪、肠风下血、血痢、疟疾、喉痛、痈肿。

主要成分　含有挥发油，如甲氧基3，吡嗪，十五烷，尚含酚酸类成分，如咖啡酸、阿魏酸、延胡索酸、对羟基苯甲酸、香草酸等，还有黄酮类成分、酯类成分、生物碱成分，及较大量的葡萄糖、果糖、氨基酸及锰、硫、钙、锌等无机元素。

性状特征　干燥全草，呈长管状，中空有节，不分枝。长30～60厘米，直径约5毫米，每节长3～6厘米。表面灰绿色或黄绿色，有多数纵棱，触之有粗糙感。节处有筒状深棕色的鳞叶。质脆，易折断，断面中空，内有薄瓤。气无、味甘、微苦涩。云南、广东、广西等地尚以同属植物纤细木贼（笔管草）的全草作木贼使用。

选购秘诀　茎粗长、色绿、质厚、不脱节者为佳。

药用价值　降压、镇痛、镇静作用　本品对小鼠有明显持久的降压作用。实验表明木贼有镇痛、镇静作用。

对心血管系统的作用　对家兔离体血管有扩张作用，还可预防实验性家兔动脉粥样硬化斑块形成。

抗血小板聚集和抗血栓　能抑制血小板聚集并减轻血栓重量。

利尿作用　木贼的氯仿提取物有利尿作用。

降血脂作用　木贼煎剂能明显降低血清胆固醇和低密度脂蛋白，明显升高高密度脂蛋白，并能延缓动脉粥样硬化。

抗衰老、抗凝、收敛作用　木贼水醇提取物具有一定的抗衰老作用、抗凝作用。所含硅酸盐和鞣质有收敛作用。

抗菌、抗病毒　咖啡酸在体外有广泛的抑菌作用，但在体内能被蛋白质灭活。

止血作用　能缩短血凝及出血时间。

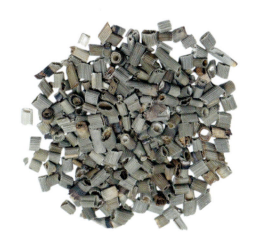

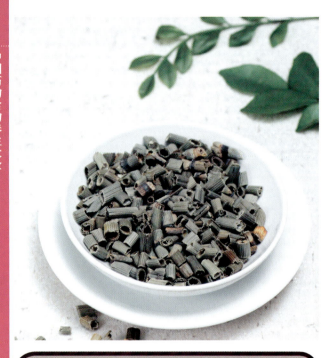

贮存要点 置于通风干燥处保存。

用法用量 内服：煎汤，3～10克；或入丸、散。外用：研末撒。

使用禁忌 气血虚弱者慎服。

● 保健应用

赤目头痛饮

功　　效 凡身热赤目、目涩羞明、头晕胀痛、大便不畅、胸闷烦热，服用此汤皆有效。

原 材 料 苦瓜1个，苋菜2株，木贼草25克，盐少许。

做　　法 苦瓜洗净、切块，苋菜去根整株，加木贼草和水3碗，煲煮至1碗。

用　　法 饮汤食瓜，佐餐食用。

特别提示

饮片呈横切段，长管状，直径0.2～0.7厘米，长约1厘米，有节，外表面有细纵棱。节部有叶鞘筒包裹，每节均可拔脱，切面空心，周边有多数圆心的小空腔。内壁有灰白色或浅绿色薄膜，嚼之有沙粒感，用手摸表面有"锉手"感。

生地黄

【别名】地髓、原生地、山烟、山白菜。

○ 滋阴保健之上品

来源 为双子叶植物药玄参科植物地黄或怀庆地黄的根。

主要产地 主产于河南、浙江、河北、陕西、甘肃、湖南、湖北、四川、山西等地亦产,以河南所产者最为著名。

性味 性微寒,味甘、苦。

功效主治 滋阴清凉、凉血补血。治阴虚发热、消渴、吐血、衄血、血崩、月经不调、胎动不安、阴伤便秘。

主要成分 地黄根茎主要含 β - 谷甾醇与甘露醇,及少量豆甾醇、微量的菜油甾醇,还含地黄素、生物碱、脂肪酸、梓醇、葡萄糖与 0.0053% 的维生素 A 类物质;根又含水苏糖、精氨酸与 γ - 丁氨酸。怀庆地黄的根茎也含甘露醇、水苏糖、梓醇、蔗糖、精氨酸、γ - 丁氨酸。干地黄中的列脂肪酸、β - 谷甾醇、棕榈酸、丁二酸、胡萝卜苷及 S8 环状化合物。

性状特征 呈不规则的圆形或长圆形块状,长 6~12 厘米,直径 3~6 厘米;表面灰棕色或灰黑色,全体皱缩不平,具不规则的横曲纹;细小的多为长条状,稍扁而扭曲;质柔软,干后则坚实,体重,不易折断,断面平坦,紫黑色或乌黑色而光亮,显油润,具黏性;气微香、味微甜。

选购秘诀 以加工精细、体大、体重、质柔软油润、断面乌黑、味甜者为佳。

药用价值 **止血作用** 其提取物有促进血液凝固的作用。

强心、利尿作用 对衰弱的心脏,其强心作用较显著,主要作用于心肌。由于有强心、利尿的作用,故有助于解热。

降血糖作用 作用显著,能抵制实验性高血糖,也能使正常家兔的血糖量下降。

贮存要点 置通风干燥处。

用法用量 煎服,10~15 克。鲜品用量加倍,或以鲜品捣汁入药。

使用禁忌 脾虚湿滞、便溏者不宜使用。

生地过多服用会影响消化功能,为防其腻滞,可酌加枳壳或砂仁。

对少数有胃肠道反应(如腹痛、腹泻、恶心)的患者,要用间歇用药法,以减少副反应。

气血虚弱的孕妇,或胃肠虚弱、大便稀溏者,不要用生地。

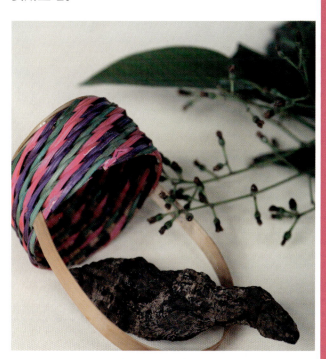

特别提示

生地黄性凉,多用于清热凉血;熟地黄性温,用于补血滋阴;当清热而又要照顾体虚时,可生地、熟地黄并用。

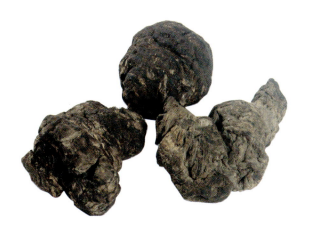

清热篇 — 清热凉血类

● 保健应用

生地黄粥

功　效	清热生津、凉血、止血。
原材料	生地黄汁约 50 毫升（或干地黄 60 克），粳米 100 克。
做　法	取新鲜生地黄适量，洗净后切段，每次榨取生地黄汁约 50 毫升。或用干地黄 60 克煎取药汁，粳米加水煮沸后加入地黄汁，一起煮成稀粥。
用　法	每日早、晚服，空腹食之。

▶ 水牛角

【别名】水牛尖。

○ 效果显著的凉血圣药

来　源	牛科动物水牛的角。
主要产地	我国华南、华东地区。
性　味	性寒，味苦。
功效主治	清热解毒、善清血热，常用于温热病的热入营血、热盛火炽的高热、神昏，可代替犀角使用。其凉血止血的功效能凉血以清血热，用于血热妄行的发斑、衄血等症。

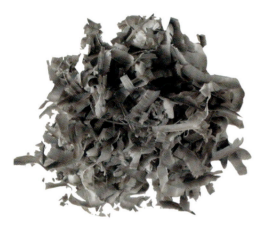
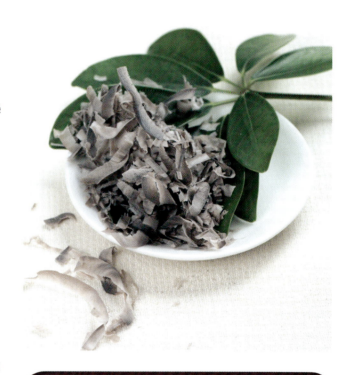

主要成分	含胆甾醇、丙氨酸、精氨酸、天冬氨酸、胱氨酸、亮氨酸、脯氨酸、酪氨酸、组氨酸、缬氨酸。
性状特征	形状弯曲呈弧形，根部方形或略呈三角形，中空，一侧表面有多数平行的凹纹，角端尖锐，色黑褐，质坚硬，剖面纹细而不显，气腥。一般多用其角尖部。
选购秘诀	以表面棕黑色、角质坚硬、气微腥、味淡的为佳。
药用价值	水牛角含有胆甾醇、多种氨基酸，具有明显的镇静作用，还有镇惊、抗炎、抗病毒、缩短出血、降低毛细血管通透性等作用，还可兴奋垂体肾上腺皮质系统。近年用于治疗热病昏迷、乙型脑膜炎等病，收到显著疗效。

特别提示

水牛角性寒，非实热之证者不宜服用。例如治疗出血，水牛角适用于热盛而迫血妄行的皮下血斑等多种出血。因脾气虚弱、脾不统血的皮下血斑、牙龈出血者，则不能用水牛角止血。

贮存要点	置干燥处、防霉。
用法用量	内服：煎汤，4.5～9 克；或入散剂。
使用禁忌	脾胃虚寒者不宜用。本品无毒性，仅有少数病人服用后出现消化道疾病，症见胃部不适、腹胀、腹泻、恶心等。亦有少数病人出现失眠。

保健应用

水牛角汤

功效 清热解毒、凉血止血，对小儿高热有显著的治疗效果。

原材料 上好的水牛角。

做法 将水牛角磨成粉末状，然后放入碗中，冲入已经烧好的开水，加盖焖3分钟左右即可服用。现在药店中出售的多为水牛角丝，做此汤时，可以将水牛角丝直接放入碗中，加入适量清水，用文火煲煮25～30分钟，然后滤去药渣，待稍凉后即可服用。

用法 水牛角粉每次1.5克，水牛角丝每次10～30克，每天3次。

玄参

【别名】正马、鹿肠、黑参、野脂麻、元参。

滋阴降火常用药

来源 为玄参科植物玄参的根。

主要产地 主产于浙江、四川、湖北。此外，贵州、湖南、江西等地亦产。以浙江产量大，质量好。

性味 性微寒，味甜、微苦。

功效主治 滋阴降火、除烦解毒。治热病伤阴、舌绛烦渴、发斑、骨蒸劳热、夜寐不宁、自汗盗汗、津伤便秘、吐血衄血、咽喉肿痛、痈肿、瘰疬、温毒发斑、目赤、白喉、疮毒。

主要成分 含生物碱、糖类、甾醇、氨基酸、脂肪酸、微量挥发油、胡萝卜素等。

性状特征 干燥根圆柱形，有的弯曲似羊角。中部肥满，两头略细。长10～20厘米，中部直径1.5～3厘米。表面灰黄色或棕褐色，有顺纹及抽沟，间有横向裂隙(皮孔)及须根痕。顶端有芦头均已修齐，下部钝尖。质坚实，不易折断。断面乌黑色，微有光泽，无裂隙。无臭或微有焦糊气，味甘、微苦咸，嚼之柔润。

选购秘诀 以支条肥大、皮细、质坚、芦头修净、肉色乌黑者为佳；支条小、皮粗糙、带芦头者次之。

药用价值 **降压作用** 流浸膏对麻醉兔静脉注射，小量能使血压先略有上升，继则下降。水浸剂、乙醇水浸液及煎剂，对麻醉的犬、猫、兔有显著的降压作用。

强心、扩张血管作用 玄参有轻度的强心作用。对促进局部灌注循环从而消除炎症，有一定的作用。

其他作用 本品可使血糖略有降低。从其根中提取的物质对伤寒疫苗发热的家兔，有解热作用。浸剂在体外，有抗真菌作用。因含皂苷，故有显著的溶血作用，并能引起局部刺激。此外，同属植物中所含的总黄酮苷元有降低动物血压、减少毛细血管通透性、利胆等作用。

贮存要点 置干燥处，防霉、防蛀。

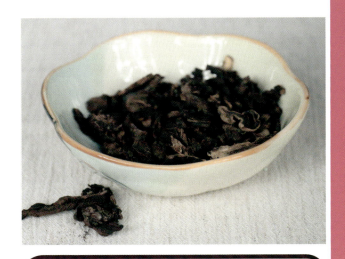

特别提示

在我国北方地区尚有北玄参的根，也常作玄参应用。其区别特征在于花序紧缩成穗状，花冠黄绿色，叶较窄。喜生于湿润土壤中。分布于东北、华北、西北等地。

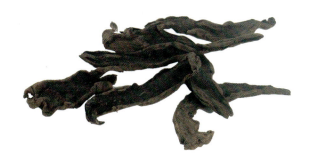

用法用量 内服：煎汤，9～15克；或入丸、散。外用：捣敷或研末调敷。

使用禁忌 脾胃有湿及脾虚便溏者忌服。产后如需用凉药时，如嫌知母太寒，可用玄参代替。

● **保健应用**

玄参炖猪肝

功　效 养肝明目。适用于肝阴不足之目干涩、昏花、夜盲、慢性肝病等症。

原材料 玄参15克，猪肝500克，葱末、生姜、酱油、白糖、黄酒、水淀粉各适量。

做　法 将猪肝洗净，与玄参同放入铝锅内，加水适量，煮1小时，捞出猪肝，切成小片备用。锅内加菜油，放入葱、生姜，稍炒一下，再放入猪肝片；将酱油、白糖、料酒少许，兑加原汤少许，勾芡收汁。将透明汤汁倒入猪肝片中，拌匀即成。

用　法 佐餐食用。

▶ 牡丹皮

【别名】牡丹根皮、丹皮、丹根。

○ 治肝凉血的常用药

来　源 为毛茛科植物牡丹的根皮。

主要产地 主产于安徽、四川、甘肃、陕西、湖北、湖南、山东、贵州等地。此外，云南、浙江亦产。以四川、安徽产量最大。

性　味 性凉，味辛、苦。

功效主治 清热凉血、活血消瘀。主治热入血分、发斑、惊痫、吐衄、便血、骨蒸劳热、闭经、癥瘕、痈疡、跌打损伤。

主要成分 根含牡丹酚、牡丹酚苷、牡丹酚原苷、芍药苷。另外尚含挥发油0.15%～0.4%及植物甾醇等。

性状特征 ①原丹皮根皮呈圆筒状、半筒状，有纵剖开的裂缝，两边向内卷曲，外表灰褐色或紫棕色，木栓有的已脱落，呈棕红色，可见须根痕及突起的皮孔；内表面淡棕色或灰黄色，有纵细纹理及发亮的结晶状物。质硬而脆，断面不平坦，或显粉状，淡黄色而微红。有特殊香气，味微苦而涩，稍有麻舌感。

②刮丹皮又名粉丹皮，表面稍粗糙，粉红色。其他均与原丹皮同。

选购秘诀 上述两种药材，以条粗长、皮厚、粉性足、香气浓、结晶状物多者为佳。

药用价值 **抗菌作用** 体外试验丹皮对伤寒杆菌、大肠杆菌、金黄色葡萄球菌、溶血性链球、肺炎球菌等有较强的抗菌作用。对白喉杆菌也有抑制作用。

降压作用 丹皮水煎剂有降血压的作用，此外，还观察到本品有活血通经的作用。

泻热消瘀作用 临床主要用于治疗肝郁火旺而致的发热、盗汗或自汗、头痛目涩、颊赤口干、月经不调。用于治疗肠痈（急性阑尾炎），取其有泻热消瘀（消炎）的作用。

其他作用 用于治疗高血压病和动脉硬化而有肝郁积热症状者，包括眼底动脉硬化、血管痉挛、眼底出血等。用于治疗阴虚发热和热证出血。

贮存要点 置于干燥处保存。

用法用量 内服：煎汤，4.5～9克；或入丸、散。

使用禁忌 血虚有寒、孕妇及月经过多者慎服。

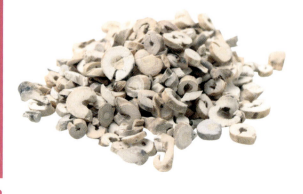

● **保健应用**

牡丹皮京酱豆腐

功　效 清热凉血，泻火排毒。

原材料 猪绞肉100克，黑木耳60克，荸荠60克，豆腐100克，赤芍10克，牡丹皮10克，栀子5克，米适量。

做　　法　全部药材与清水置入锅中，以小火加热至沸，约1分钟后关火，滤取药汁与调味料拌匀即成药膳调味料。猪绞肉、甜面酱、米酒拌匀，腌渍10分钟。黑木耳、荸荠和豆腐全部洗净，切小丁。炒锅倒入色拉油烧热，放入腌过的绞肉翻炒约2分钟，放入黑木耳、荸荠和豆腐，再倒入药膳调味料炒匀即可。

用　　法　佐餐食用。

> **特别提示**
> 杜丹皮与桂枝都有通血脉中之壅滞，即改善局部血液循环作用，但丹皮性寒，适于热证，桂枝性温，适于寒证。在妇科杂病中，两者有时也配合应用，可加强活血去瘀的功效。

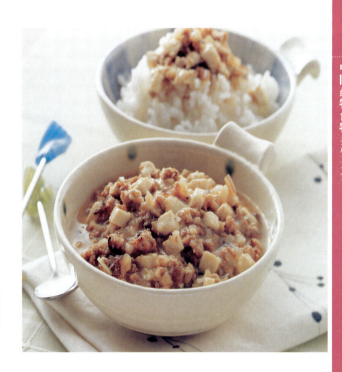

黄芩

【别名】 腐肠、黄文、虹胜、经芩、印头、内虚、空肠、元芩、土金茶根。

○ 祛湿清热常用药

来　　源　为唇形科植物黄芩的根。

主要产地　主产于河北、内蒙古、山西、山东、陕西等地。此外，辽宁、黑龙江亦产。

性　　味　性寒，味苦。

功效主治　泻实火、除湿热、止血、安胎。治燥热烦渴、肺热咳嗽、湿热泻痢、黄疸、热淋、吐衄、崩漏、目赤肿痛、胎动不安、痈肿疔疮。

主要成分　黄芩根含有黄芩苷元、黄芩苷、汉黄芩素、汉黄芩苷和黄芩新素，还含苯甲酸、β-谷甾醇等。茎叶中含黄芩素苷。

性状特征　干燥根呈倒圆锥形，扭曲不直，长7～27厘米，直径1～2厘米。表面深黄色或黄棕色。上部皮较粗糙，有扭曲的纵皱纹或不规则的网纹，下部皮细，有顺纹或细皱纹，上下均有稀疏的疣状支根痕。质硬而脆，易折断，断面深黄色，中间有棕红色圆心。

老根断面中央呈暗棕色或棕黑色朽片状，习称枯黄芩或枯芩；或因中空而不坚硬，呈劈破状者，习称黄芩瓣。根遇潮湿或冷水则变为黄绿色。无臭、味苦。

四川、云南所产的黄芩，为植物滇黄芩的根。药材外形相似，但较细，直径一般0.5～1厘米，常有分枝，断面为极明显的黄绿色，质量较差。

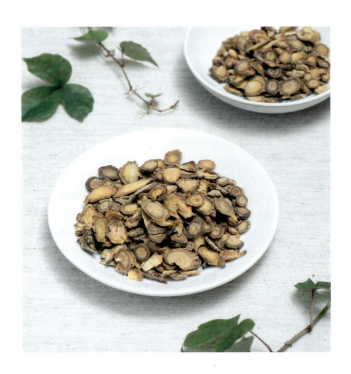

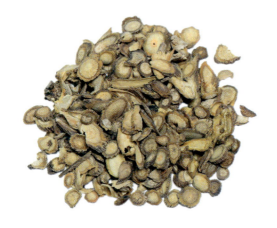

选购秘诀　以条粗长、质坚实、色黄、除净外皮者为佳。

药用价值　**抗炎抗变态反应**　黄芩苷、黄芩苷元对豚鼠气管过敏性收缩及整体动物过敏性气喘，均有缓解作用，并与麻黄碱表现协同性。苷元的磷酸钠盐较硫酸钠盐作用强，黄芩苷元能抑制离体气管及回肠之反应，对豚鼠被动性皮肤变态反应、组织胺皮肤反应亦表现抑制，在抗变态反应方面，黄芩苷元较黄芩苷作用强。黄芩苷元及黄芩苷均能抑制过敏性之水肿及炎症，二者并用能降低小鼠耳毛细血管的通透性，后者能防止低气压引起的小白鼠肺出血。

抗微生物作用　黄芩有较广的抗菌谱，在试管内对痢疾杆菌、白喉杆菌、绿脓杆菌、葡萄球菌、链球菌、肺炎双球菌以及脑膜炎球菌等均有抑制作用，煎剂作喉头喷雾，对脑膜炎带菌者亦有效，即使对青霉素等抗菌素已产生抗药性的金黄色葡萄球菌，对黄芩仍属敏感。对多种皮肤致病性真菌，体外亦有抑制效力，并能杀死钩端螺旋体。

解热作用　对于本品的解热作用，其研究结果不一致，黄芩提取物对正常家兔无降温作用。

降压、利尿作用　黄芩酊剂、浸剂、煎剂、醇或水提取物、黄芩苷动物实验均可引起降压作用。浸剂口服的降压作用，以云南产者为最佳，河北次之，西北的较差。在急性利尿实验中，黄芩苷元作用最强，汉黄芩素次之，黄芩苷更差。黄芩醇提取物及煎剂（对正常人及家兔）亦有利尿作用。

对血脂及血糖的作用　黄芩及三黄制剂（黄连：

黄芩：大黄为1∶1∶1)对正常家兔血清中总胆甾醇、总磷脂之比值无影响，但能降低饲养胆甾醇7周后家兔的此种比值，对切除甲状腺家兔的此种比值，三黄制剂亦能降低之。黄芩能使血糖轻度上升。

和胆，解痉作用 黄芩煎剂和乙醇提取液可增加犬、兔胆汁排泄量，黄芩苷元较黄芩苷作用明显，汉黄芩素无影响；黄芩酊剂、煎剂对在位肠管有明显的抑制作用，酊剂可拮抗毛果芸香碱引起的肠管运动增强现象，切断迷走神经后并不影响其作用，用小白鼠小肠段进行解痉的效价测定，汉黄芩素只有弱的解痉作用，黄芩苷元则无解痉效力。

镇静作用 黄芩苷能抑制小白鼠的自发活动，作用强度与剂量有关，黄芩煎剂可抑制小鼠阳性条件反射，可用于神经兴奋性增高及失眠的高血压症患者。

其他作用 黄芩根茎的酊剂静脉注射，对的士宁中毒的蛙、猫、狗，可消除强直性痉挛的症状，并使动物免于死亡。黄芩苷、葡萄糖醛酸可降低小鼠的士宁中毒死亡率。

贮存要点 置通风干燥处，防潮。

用法用量 内服：煎汤，3～9克；或入丸、散。外用：煎水洗或研末敷。

使用禁忌 凡中寒泄泻、中寒腹痛、肝肾虚而少腹痛、血虚腹痛、脾虚泄泻、肾虚溏泻、脾虚水肿、血枯经闭、气虚、肺受寒邪喘咳、血虚胎不安、阴虚淋漓等患者慎用。

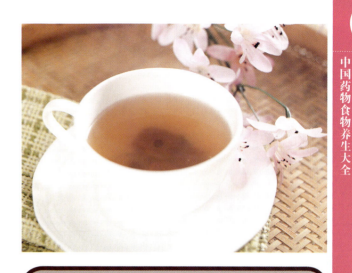

特别提示

把黄芩6克，黄连6克，黄柏6克，白鲜皮6克，一起研磨成粉状，用清水调成糊状。均匀地涂抹在痘痘上，30分钟后洗掉即可。连续用1周，可治疗经期痘症和久去不掉的痘印。

● 保健应用

薏仁黄芩酒

功 效 清热解毒、祛风除湿。主治脚气、四肢拘急、风毒疼痛、项背强直、言语蹇涩。

原材料 薏苡仁50克，羚羊角屑10克，防风30克，升麻20克，秦艽20克，黄芩20克，地骨皮15克，枳壳15克，羌活20克，牛膝50克，五加皮30克，独活20克，牛蒡子20克，肉桂20克，生地50克，白酒2.5升。

做 法 以上15味药均冲洗干净，共捣粗末，用白纱布袋包裹住，将袋口扎紧，置于净器中，入白酒浸泡，封口，置阴凉干燥处，7日后开取，过滤去渣备用。

用 法 每于食前，随量温饮。

黄芩猪肺汤

功 效 清热宣肺、化痰止咳、平喘。

原材料 酒黄芩15克，苏子6克，生姜10克，猪肺500克，食盐、大蒜、葱段、酱油、味精各适量。

做 法 将猪肺洗净，放入沸水中氽去血水，切成块备用。酒黄芩、苏子、生姜用布包好，一同放入砂锅中炖煮，至熟烂后，加入调味料即成。

用 法 佐餐食用。

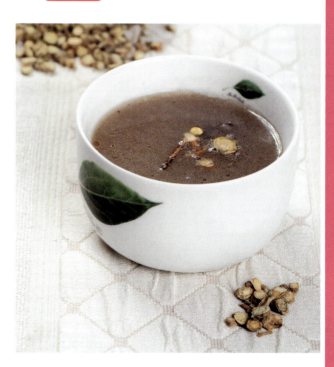

黄芩清肺饮

- 功　　效　清肺热、行郁滞。可治疗由内热引起的痤疮。
- 原 材 料　黄芩9克，当归6克，红花6克，川芎9克，赤芍9克，生地9克，葛根9克，花粉9克，薄荷1克。
- 做　　法　将所有药材放入煮锅中，加入适量清水，至没过所有药材，开大火煮沸，然后转小火续煮30分钟左右即可。
- 用　　法　每次1小碗，分早、晚2次服用，连服1个星期。

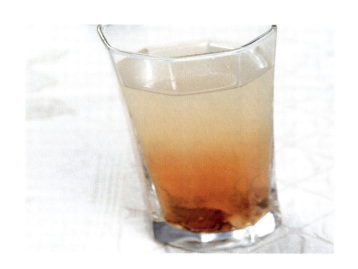

黄连

【别名】王连、元连、鸡爪连、川连、雅连。

○ 常用的清热苦口良药

- 来　　源　为毛茛科植物黄连、三角叶黄连、峨嵋野连或云南黄连的根茎。
- 主要产地　主产于四川、云南、湖北。
- 性　　味　性寒，味苦。
- 功效主治　泻火燥湿、解毒杀虫。治时行热毒、伤寒、热盛心烦、痞满呕逆、菌痢、热泻腹痛、肺结核、吐衄、消渴、疳积、蛔虫病、百日咳、咽喉肿痛、火眼口疮、痈疽疮毒。
- 主要成分　黄连含小檗碱7%～9%、黄连碱、甲基黄连碱、掌叶防己碱、非洲防己碱等生物碱，尚含黄柏酮、黄柏内酯。峨嵋野黄连中分离出小檗碱、甲基黄连碱、药根碱、掌叶防己碱，以及两种非酚性生物碱、两种酚性生物碱。
- 性状特征　黄连多分枝，常3～6枝成束，稍弯曲，形如鸡爪，长3～7厘米，单枝直径3～8毫米。外表黄褐色，栓皮剥落处呈红棕色。分枝上有间断横纹，结节膨大，形如连珠，着生多数坚硬的细须根及须根痕，有的表面无横纹而平滑如茎杆，习称过江枝或过桥杆。上部多有褐色鳞片残留，顶端有未去净的残茎或叶柄。质坚实而硬，断面不整齐，皮部暗棕色，木部金黄色，射线有裂隙，中央髓部红黄色，偶有空心。嚼之唾液可染成红黄色。

润透切片为黄连片，厚约3毫米，边缘暗黄色，附细小须根，片面金黄，有菊花纹，味苦，黄连片加酒炒为酒连，颜色略深，微具酒气，以吴茱萸煎液拌炒为吴萸连，暗黄色，有吴茱萸气味。以姜汁拌炒为姜黄连，色泽较暗，略有生姜气味。

- 选购秘诀　以条肥壮、连珠形、质坚实、断面红黄色、无残茎及须根者、味极苦的为佳。
- 药用价值　**抗微生物及抗原虫作用**　体外试验证明，黄连或小檗碱对溶血性链球菌、脑膜炎球菌、肺炎双球菌、霍乱弧菌、炭疽杆菌以及金黄色葡萄球菌皆有较强的抑菌作用；对痢疾杆菌、白喉杆菌、枯草杆菌、绿色链球菌均有抑制作用；对肺炎杆菌、百日咳杆菌、鼠疫杆菌、布氏杆菌、破伤风杆菌、产气荚膜杆菌、结核杆菌等亦有效。在鸡胚试验中，黄连对各型流感病毒、新型病毒均有一定的抑制作用。在试管中对十余种常见致病性真菌有广泛而显著的抑制作用。黄连生药炒焦后，抗菌力会减弱。

对循环系统的作用　静脉注射或口服小檗碱对麻醉（犬、猫、兔）或不麻醉（大鼠）动物，均可引起血

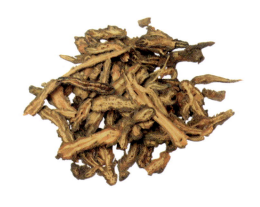

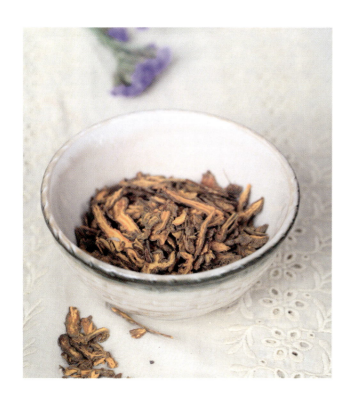

部麻醉、镇静、镇痛、延长戊巴比妥睡眠时间以及降低家兔眼内压等作用，无雌性激素样作用。黄连与萱草根同时或在较短时间内先后服，可降低后者对小鼠的毒性。

贮存要点 置通风干燥处。

用法用量 内服：煎汤，1.5～3克；或入丸、散。外用：研末调敷、煎水洗或浸汁点眼。黄连的临床用名有：黄连、炙黄连、姜制黄连、制黄连、黄连炭、胆汁黄连，每一种名称都代表着黄连的不同制法。

使用禁忌 凡阴虚烦热、胃虚呕恶、脾虚泄泻、五更泄泻者慎服。

● 保健应用

黄连白头翁粥

功　效 清热解毒、凉血。专治中毒性痢疾等症。

原材料 川黄连10克，白头翁50克，粳米30克。

做　法 将黄连、白头翁洗净，入砂锅，水煎，去渣取汁。另起锅，加清水400毫升，煮至米开花，加入药汁，煮成粥，待食。

用　法 每日3次，温热服食。

压下降。

对乙酰胆碱等的作用 小檗碱在哺乳类动物心脏标本上，小剂量能增强乙酰胆碱的作用，大剂量则对抗之，在整体动物上也是这样，小剂量增强乙酰胆碱或电刺激迷走神经外周端引起的血压下降，大剂量则削弱此种反应。小檗碱能拮抗肾上腺素及其同类物，如去甲肾上腺素、异丙肾上腺素、甲氧胺等在麻醉兔身上引起的心律不整、心率变慢以及心电图的改变。

对平滑肌的作用 小檗碱除对血管平滑肌起松弛作用外，对其他平滑肌如子宫、膀胱、支气管、肠胃道等都具有兴奋作用。对离体豚鼠及猫的子宫有显著的兴奋作用，此点在妇产科应用上有意义。

对胆汁分泌及血液的影响 小檗碱有利胆作用，增加胆汁形成，使胆汁变稀，对慢性胆囊炎患者，口服有良好效果。在慢性试验中，小檗碱对大鼠口服、肌肉注射可降低血清胆甾醇。

抗癌、抗放射及对细胞代谢的作用 有学者认为小檗碱系原浆毒或细胞分裂毒，并与秋水仙有协同作用。还有报告说它能抑制癌细胞的核酸合成，抑制嘌呤核苷酸合成。尽管在试管中有制癌作用，但对小鼠艾氏腹水癌的治疗作用效果不佳。小檗碱对小鼠遭受$Co-\gamma$射线照射而致死有某些保护作用。

其他作用 小檗碱小剂量能加强小鼠大脑皮质的兴奋过程，大剂量可削弱之；它也能加强抑制过程。小檗碱对颈动脉体、骨髓及肠管的化学感受器有兴奋作用。黄连的甲醇提取液有抗炎作用，局部给药也能使肉芽肿重量减轻。据称小檗碱有解热、抗利尿、局

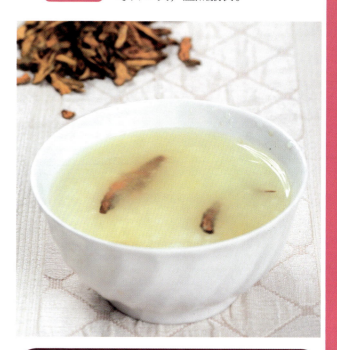

特别提示

如无黄连，可用穿心莲或胡黄连代替，黄连苦寒较甚，不宜久服，易伤脾胃。

黄连阿胶鸡子黄汤

功效 清热育阴。适用于热邪入营、伤耗营阴心液、发热不已、心烦不得卧、舌红绛而干、脉细数。

原材料 鸡子黄2枚，黄连12克，黄芩3克，阿胶9克，白芍3克。

做法 将黄连、黄芩、阿胶、白芍分别洗净，除阿胶外，其余药材先放入煮锅内、先煮黄连、黄芩、白芍，加水8杯、浓煎至3杯，去渣后，加阿胶烊化，再加入鸡子黄，搅拌均匀，煮熟即食。

用法 每日分3次服。

黄连甘草汁

功效 清热燥湿、解毒杀虫。治疗百日咳、火眼口疮、热泻腹痛、肺结核、咽喉肿痛、咳嗽等症。

原材料 黄连5克，甘草5克，白糖适量。

做法 将黄连、甘草洗净，将洗净的黄连、甘草放入炖盅内然后加入适量的清水，用小火蒸煮大约5分钟。取汁倒入杯中加入适量糖水，搅拌均匀等稍凉后即可饮用。

用法 每日3次，温热服食。

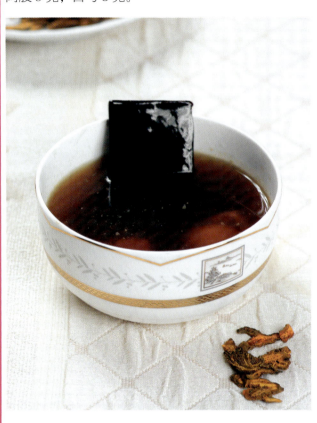

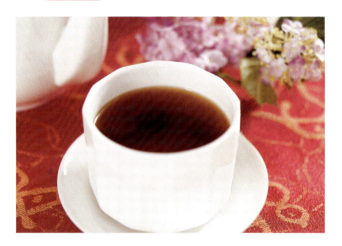

黄柏

【别名】檗木、檗皮、黄檗。

○ 治下焦湿热的良药

来源 为芸香科植物黄柏或黄皮树的树皮。

主要产地 主产于四川、贵州、湖北、云南。此外湖南、甘肃、广西亦产。

性味 性寒，味苦。

功效主治 清热燥湿、泻火解毒。治热痢、泄泻、消渴、黄疸、痿躄、梦遗、淋浊、痔疮、便血、赤白带下、骨蒸劳热、目赤肿痛、口舌生疮、疮疡肿毒。

主要成分 黄柏树皮含小檗碱、药根碱、木兰花碱、黄柏碱、N-甲基大麦芽碱、掌叶防己碱、蝙蝠葛碱等生物碱，另含黄柏酮、黄柏内酯、白鲜交酯、黄柏酮酸、青萤光酸、7-脱氢豆甾醇、β-谷甾醇、

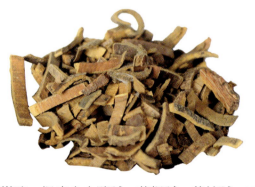

菜油甾醇；根皮含小檗碱、药根碱、黄柏碱、N-甲基大麦芽碱；新鲜叶含黄柏苷、脱氢黄柏苷、脱氢异黄柏苷、异黄柏苷；干燥叶含金丝桃苷，不含黄柏苷。

性状特征 ①东黄柏又名关柏、关黄柏。为植

物黄柏的干燥树皮。呈稍弯曲的板片状，边缘不整齐，长宽不一，厚2～4毫米。栓皮留存或已剥离，栓皮较厚，表面灰白色；栓皮剥离者，表面棕黄色，平坦或有抽皱及皮孔，内表面灰黄色。质较松，易折断，断面纤维性，淡黄色稍带绿。气微，味苦。粉末遇水即带黏性，并使水染成黄色。主产于辽宁、吉林、河北。以辽宁产量最大。

②川黄柏为植物黄皮树及其变型变种的干燥树皮。呈稍弯曲的板片状，边缘不整齐，长宽不一，厚3～5毫米，栓皮多已剥离。外表面深黄色，较平坦，有纵棱线及棕色皮孔；内表面灰黄色或黄色。质坚硬而轻，易折断，折断面纤维性，呈片状分裂，鲜黄色。气微、味苦，嚼之有粘滑性，能把水染成黄色。

选购秘诀 以色鲜黄、粗皮去净、皮厚、皮块均匀、纹细、断面色黄者为佳。

药用价值 **抗菌作用** 黄柏抗菌的有效成分为小檗碱。体外试验对金黄色葡萄球菌、肺炎球菌、白喉杆菌、草绿色链球菌、痢疾杆菌（宋内氏除外）等均有效。在试管中，黄柏煎剂或浸剂对若干常见的致病性真菌有不同程度的抑菌作用。其水煎剂还能杀死钩端螺旋体。在体外对阴道滴虫，也有较弱的作用。

降压作用 黄柏对麻醉动物静脉或腹腔注射，可产生显著而持久的降压作用，颈动脉注射较静脉注射的更强，因此降压可能是中枢性的。苯苄胺、妥拉苏林、利血平等皆可减弱其降压反应。

其他作用 黄柏碱或昔罗匹林对中枢神经系统有抑制作用；黄柏还有收敛消炎的作用，动物实验证实黄柏可减轻局部充血。此外，还有利尿、健胃，外用促进皮下溢血吸收等作用。

黄柏清热燥湿之力，与黄芩、黄连相似，但以除下焦之湿热为佳。治泻痢合黄芩、黄连；疗黄疸合栀子、茵陈；如配苍术、牛膝，可用于足膝肿痛、下肢萎软无力；配合知母、生地、竹叶，可用于小便淋涩热痛；配合白芷、龙胆草，可用于带下阴肿。用治湿热疮疡、湿疹之症，既可内服，又可外用；内服配黄芩、栀子等药同用，外用可配大黄、滑石等，研末撒敷。清虚热以疗潮热骨蒸，泻肾火以疗梦遗滑精，常和知母、地黄等同用。

用于湿热泻痢，湿热黄疸，以及小便淋沥涩痛，赤白带下，阴部肿痛，足膝肿痛、痿软无力等症。黄柏清热燥湿之力，与黄芩、黄连相似，但以除下焦之湿热为佳。治泻痢合黄芩、黄连；疗黄疸合栀子、茵陈；如配合苍术、牛膝，可用于足膝肿痛，下肢痿软无力；配合知母、生地、竹叶，可用于小便淋涩热痛；配合白芷、龙胆草，可用于带下阴肿。

用于热毒疮疡，湿疹等症。黄柏燥湿泻火解毒的功效颇好，用治热毒疮疡、湿疹等症，即可内服，又可外用。内服配黄芩、栀子等药同用，外用可配大黄、滑石等研末撒敷。

贮存要点 置通风干燥处，盐黄柏、酒黄柏应置于容器内密闭。

用法用量 内服：煎汤，4.5～15克；或入丸、散。外用：研末调敷或煎水浸渍。

处方中写黄柏、柏皮、川柏指生黄柏。为原药材刮去粗皮，晒干、压平、切丝，生用入药者。

盐黄柏为黄柏丝用盐水喷洒拌匀，待吸干，文火微炒入药者。

酒黄柏为黄柏丝用黄酒喷洒拌匀、稍闷，文火微炒入药者。

黄柏炭为黄柏丝用武火炒至外面呈黑色，里面呈黄褐色，存性，取出喷洒清水，灭尽火星，晾干入药者。

使用禁忌 脾虚泄泻、胃弱食少者忌服。

● 保健应用

赤豆牛膝黄柏茶

功效 清热利湿、解毒消肿。主治湿热下注而致的下肢丹毒、红肿疼痛。

原材料 赤小豆15克，牛膝、川柏各10克。

做法 将赤小豆、牛膝、川柏，捣成粗末，置保暖瓶中，冲入沸水适量，加盖焖20分钟后热服。

用法 频频代茶饮用，每日1剂。

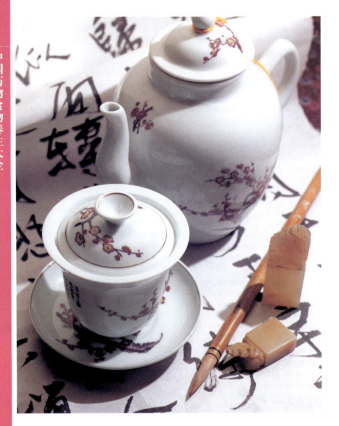

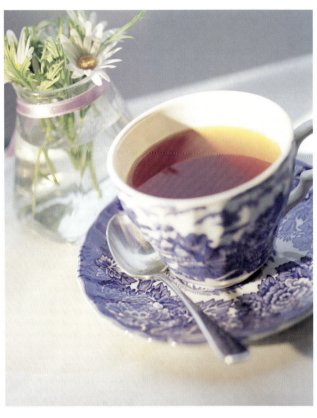

> **特别提示**　黄柏、黄芩、黄连三者的功用大同小异，且常互相配伍同用。其区别是黄芩善于泻肺火（治肺热咳嗽），黄连善泻胃火（消痞止呕），黄柏善治下部湿热（治脚气足痿）。

鼻渊黄柏茶

功　效　清热燥湿、解毒通窍。主治"鼻室"、"鼻渊"而引起的鼻塞日久、脓涕不断、鼻黏膜红肿，或伴寒热头痛、眉额胀痛。相当于现代医学之慢性鼻炎、副鼻窦炎。亦可用于化脓性中耳炎。

原材料　龙井茶15克，川黄柏9克。

做　法　上药研为细末，置热水瓶中，用适量沸水冲泡，加盖焖15分钟。

用　法　代茶饮用。每日1剂；或将细末直接吹入两侧鼻腔内，每日2～3次。

黄柏知母酒

功　效　滋阴降火。主治阴虚火旺、骨蒸劳热、年老之人足膝疼痛、软弱无力。

原材料　黄柏40克，知母40克，龟板40克，黄酒1升。

做　法　黄柏炒成褐色，知母炒约10分钟，龟板炙酥。以上三味，共研粗末，入纱布袋中，扎口，浸入酒中，封口。浸泡15日后，过滤，去渣留液，备用。

用　法　每日1次，每次10毫升，午饭后饮用。

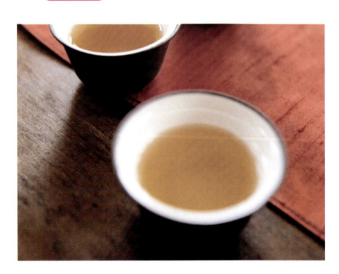

秦皮

【别名】岑皮、秦白皮、蜡树皮、苦榴皮。

清热燥湿、平喘止咳

来　源　为木犀科植物苦枥白蜡树、小叶白蜡树或秦岭白蜡树的树皮。

主要产地　东北、河北、四川、河南、内蒙古、陕西、山西等地。

性　味　性寒，微苦。

功效主治　清热燥湿、平喘止咳、明目。治细菌性痢疾、肠炎、白带、慢性气管炎、目赤肿痛、迎风流泪、牛皮癣等症。

主要成分　苦枥白蜡树树皮含马栗树皮苷、马栗树皮素等香豆精类及鞣质；小叶白蜡树树皮含秦皮素、秦皮苷、马栗树皮素、马栗树皮苷等多种香豆精类、鞣质、皂苷；种子含油15.8%。

性状特征　①干燥的枝皮呈卷筒状或槽状长条形，长30～70厘米，径1.5～3厘米，厚约3毫米。表面灰褐色或灰黑色，往往相杂不匀。外皮不平滑，

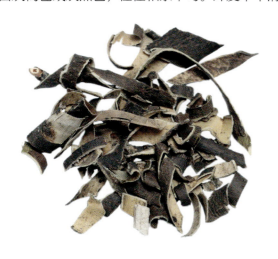

有浅色斑点，内面黄白色或棕色，有光泽。质硬，易折断，断面黄白色，纤维性。无臭、味苦。水浸液黄碧色，并有蓝色萤光。

②干燥的干皮为长条状块片，不成卷，厚6～10毫米。外皮灰棕色，有红棕色斑点，成不规则的斑纹，外皮剥离后，可见红棕色的内皮。内面浅棕红色、平滑。余与枝皮同。

选购秘诀　以条长、外皮薄而光滑、顺直、身干者为佳。

药用价值　**消炎、镇痛作用**　动物实验证明，秦皮所含成分对角义菜胶性、右旋糖酐性、5-羟色胺性及组织胺性关节炎有抑制作用。马栗树皮苷还有微弱的镇痛作用。

对尿量及尿酸排泄的影响　早年报告秦皮苷有利尿作用，能促进家兔及风湿病患者尿酸的排泄。

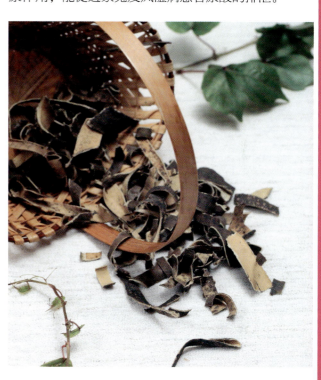

特别提示

在治疗菌痢时如无秦皮，可用土银花、鸡蛋花或木棉花代替。

其他作用　马栗树皮素对兔有轻度升压作用，还能抑制离体蟾蜍心脏及离体兔肠，轻度收缩蟾蜍下肢血管，使离体蟾蜍腓肠肌之兴奋性亦略有降低。秦皮煎剂还有某些抗菌、治疗慢性气管炎的作用。马栗树皮苷的化学结构与双香豆素相似，故有某些抗血凝作用，其4%溶液能吸收紫外线，故能保护皮肤免受日光照射之损伤。

贮存要点　置于阴凉、干燥通风处。

用法用量　内服：煎汤，6～12克；或入丸剂。外用：煎水洗。

使用禁忌　脾胃虚寒者忌服。

● 保健应用

秦皮乌梅汤

| 功　效 | 清热利湿、杀虫,主治滴虫性阴道炎,症见带下黄臭、阴痒。 |

原材料	秦皮12克,乌梅30克。
做　法	将上述2味药材加适量水煎煮,去渣取汁,临服用时加白糖适量调味即可。
用　法	每日2次,早、晚空腹服。

▶ 垂盆草

【别名】狗牙齿。

○ 有效治疗肝炎的良药

来　源	本品为景天科植物垂盆草的新鲜或干燥全草。
主要产地	生于山坡岩石上或栽培。分布于我国南北方。
性　味	性凉,味甘。
功效主治	清利湿热,有降低谷丙转氨酶作用。

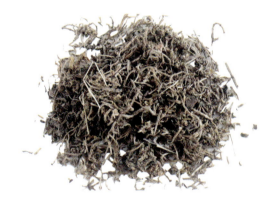

用于急性肝炎、迁延性肝炎、慢性肝炎的活动性。

主要成分	含N-甲基异石榴皮碱、二氢-N-甲基异石榴皮碱、景天庚酮糖、葡萄糖、果糖、蔗糖。
性状特征	本品茎纤细,长可达20厘米以上,部分节上可见纤细的不定根。3叶轮生,叶片倒披针形至矩圆形,绿色、肉质,长1.5～2.8厘米,宽0.3～0.7厘米,先端近急尖,基部急狭、有距。气微,味微苦。
选购秘诀	本品茎的横切面表皮细胞为长方形,外壁增厚,内层约为10列薄壁细胞。中柱小,维管束外韧型,导管类圆形。髓部呈三角状,细胞多角形,壁甚厚,非木化。紧靠韧皮部细胞及髓部细胞中含红棕色分泌物。
药用价值	全草入药,有清热解毒、消肿利尿、排脓生肌的功效。

临床上治疗的疾病有烫火伤、痈肿恶疮、乳腺炎、腮腺炎、丹毒、疤疖等,一般采集鲜草,洗干净,捣烂外敷,日换2次,数日即愈。

毒蛇咬伤。一般被毒蛇咬伤后,先进行伤口消毒,用三棱针或粗针,在肿胀明显的手指或脚趾间针刺"八风穴"或"八邪穴",通过针刺排毒,内服解毒药,然后用预先捣烂的鲜垂盆草,外敷伤口4周,每日换药2次,连敷数日即愈。

急、慢性肝炎,可使转氨酶下降,(必须在医师指导下使用),另据科研报告,全草一定浓度对卡他球菌有抑制作用,对小鼠肿瘤S37有抑制作用。

贮存要点	鲜品随用随采,干品置干燥处。
用法用量	鲜品250克,干品15～30克。
使用禁忌	无。

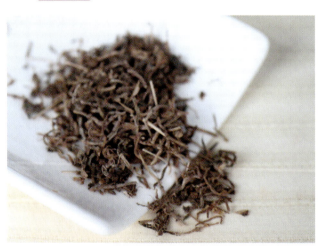

特别提示

垂盆草原为民间治疗疮痈及毒蛇咬伤的常用草药,但因一般中药店不备,故过去在临床上很少应用。近年来发现本品可治传染性肝炎,对降低转氨酶有良好的近期疗效。

● 保健应用

垂盆草茶

功效　清利湿热，可治疗急、慢性肝炎，有降低转氨酶的近期功效。

原材料　垂盆草30～60克，红糖30克，清水适量。

做法　将垂盆草清洗干净，放入锅中，加入适量的清水，以大火煮沸，再放入红糖，转小火续煮约30分钟。

用法　每日1剂，连服用4～5周。

苦参

【别名】苦骨、川参、凤凰爪、牛参。

○ 治疗皮肤病的外用良药

来源　为豆种植物苦参的根。

主要产地　全国各地均产，以山西、湖北、河南、河北产量较大。

性味　性寒，味苦。

功效主治　清热、燥湿、杀虫。治热毒血痢、肠风下血、黄疸、赤白带下、小儿肺炎、疳积、急性扁桃体炎、痔漏、脱肛、皮肤瘙痒、疥癞恶疮、阴疮湿痒、瘰疬、烫伤。外治滴虫性阴道炎。

主要成分　根含多种生物碱：α-苦参碱、α-氧化苦参碱、羟基苦参碱，N-甲基金雀花碱、脱氢苦参碱、α-异苦参碱，还含黄酮类：黄腐醇、异黄腐醇、3,4',5-三羟-7-甲氧-8-异戊烯基黄酮、8-异戊烯基山柰酚等；茎、叶含木犀草素-7-葡萄糖苷。

性状特征　干燥根呈圆柱形，长10～30厘米，直径1～2.4厘米。表面有明显纵皱，皮孔明显突出而稍反卷，横向延长。栓皮很薄，棕黄色或灰棕色，多数破裂向外卷曲，易剥落而显现黄色的光滑皮部。质坚硬，不易折断，折断面粗纤维状。横断面黄白色，形成层明显。气刺鼻，味极苦。苦参片为斜切的薄片，形状大小不一，斜圆形或长椭圆形，长2～5厘米，宽1～1.5厘米，厚2～5毫米。质坚硬，切面淡黄白色，有环状年轮，木质部呈放射纹。

选购秘诀　以整齐、色黄白、味苦者为佳。

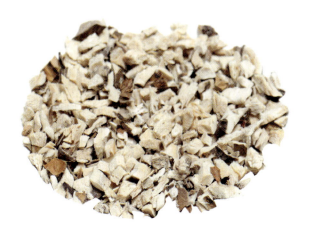

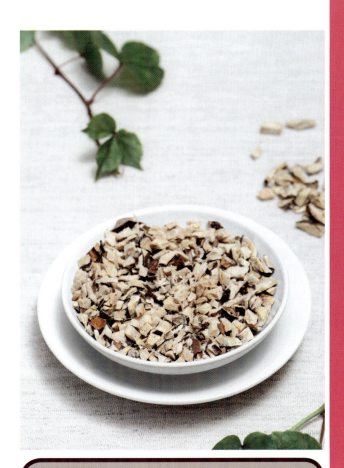

特别提示

苦参通常外用，治疗湿疹、疮疖、外阴瘙痒等皮肤病，可单用苦参30克煎汤外洗，或配合其他药，用于止痒。

药用价值 **利尿作用** 苦参煎剂及其中所含之苦参碱,给家兔口服或注射,皆可产生利尿作用。

抗病原体作用 煎剂在试管中,高浓度(1∶100)对结核杆菌有抑制作用。煎剂(8%)、水浸剂(1∶3)在体外对某些常见的皮肤真菌有不同程度的抑制作用。醇浸膏在体外尚有抗滴虫作用,强度弱于黄连,而与蛇床子相近。

其他作用 苦参碱注射于家兔,发现中枢神经麻痹现象,同时发生痉挛,终则呼吸停止而死。注射于青蛙,初呈兴奋,继则麻痹,呼吸变为缓慢而不规则,最后发生痉挛,以致呼吸停止而死。其痉挛的发作,系于脊髓反射的亢进。对家兔的最小致死量为0.4克/千克。

贮存要点 置通风干燥处。

用法用量 内服:煎汤,5~10克;或入丸、散。外用:煎水洗。

使用禁忌 脾胃虚寒者忌服。

● 保健应用

苦参鸡蛋

功 效 清热解毒、燥湿止痒。

原材料 苦参6克,鸡蛋2只,红糖60克。

做 法 先将苦参加水400毫升,煎煮约30分钟,去渣取汁。再将鸡蛋、红糖入汤内同煮,至蛋熟。

用 法 鸡蛋趁热去壳,连蛋带汤一次性服食。每日1次,4日为1个疗程。

金银花

【别名】 忍冬花、银花、鹭鸶花、苏花、金花、金藤花、双花、双苞花。

清热解毒佳品

来　　源　为忍冬科植物忍冬的花蕾。

主要产地　我国大部地区均产，以山东产量最大，河南产的质量较佳。

性　　味　性寒，味甘。

功效主治　清热解毒。治温病发热、热毒血痢、痈疡、肿毒、瘰疬、痔漏。

主要成分　花含木犀草素、肌醇及皂苷、鞣质等。

性状特征　干燥花蕾呈长棒状，略弯曲，长2～3厘米，上部较粗，直径1.5～3毫米。外表黄色或黄褐色，被有短柔毛及腺毛。基部有绿色细小的花萼，5裂，裂片三角形，无毛。剖开花蕾，则见5枚雄蕊及1枚雌蕊。花冠唇形，雌雄蕊呈须状伸出。气芳香、味微苦。

选购秘诀　以花未开放、色黄白、肥大者为佳。

药用价值　**抗菌作用**　在体外对多种细菌（伤寒杆菌、副伤寒杆菌、大肠杆菌、变形杆菌、绿脓杆菌、百日咳杆菌、霍乱弧菌以及葡萄球菌、链球菌、肺炎双球菌、脑膜炎球菌等）均有抑制作用。一般而言，对沙门氏菌属作用较强，尤其对伤寒及副伤寒杆菌在体外有较强的抑制作用。

对慢性气管炎中某些常见细菌（肺炎球菌、甲型链球菌、卡他球菌）也有抑菌作用（平板法）。另在体外能使敏感细菌发生菌体膨大的形态变化，而革兰氏染色的性质不受影响。高压消毒，可明显影响其抗菌效力。煎煮后作用亦减弱。

金银花在体外对人型结核杆菌有某些抑制作用。水煎剂在体外对钩端螺旋体的抑菌作用强于醇提取物，弱于黄连或荔枝草。它还能延缓呼吸道病毒对细

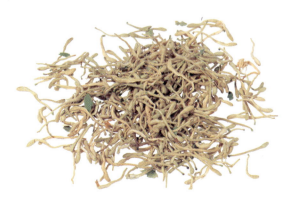

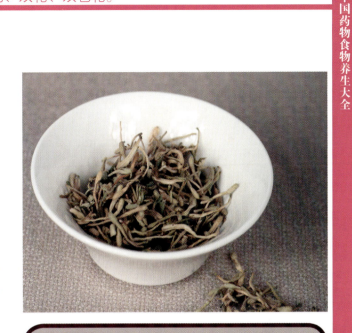

特别提示

银花藤的清热解毒效力不及银花，但祛风活络的作用较强，除用于清热解表、治疗感冒外，更常用于治疗风湿痹痛，常用量为12～30克。

胞的病变作用。

其他作用　金银花能减少肠道对胆甾醇的吸收。金银花热水浸剂对大鼠幽门结扎性胃溃疡有轻度预防作用，如与猪肾、茯苓、人参、芡实及珍珠等组成合剂，则作用更强。上述合剂的提取物，对癌细胞无直接作用，但能减轻患癌动物肝脏中过氧化氢酶及胆碱酯酶活性的降低。

贮存要点　置阴凉干燥处，防潮、防蛀。

用法用量　内服：煎汤，6～16克；或入丸、散。外用：研末调敷。

使用禁忌　脾胃虚寒及气虚、疮疡、脓清者忌服。

● 保健应用

金银花酒

功　　效　清热解毒。主治疮肿、肺痈、肠痈。

原材料　金银花50克，甘草10克，白酒0.15升。

做　　法　以上2味药剂用水1升，煎取250毫升，再入白酒150毫升，上火略煎后，分为3份。

用　　法　早、午、晚各服1份。

鱼腥草

【别名】 岑草、紫背鱼腥草、肺形草、猪姆耳、秋打尾、狗子耳。

○ 利尿解毒之品

来　　源　为三白草科植物蕺菜的带根全草。

主要产地　主产于浙江、江苏、湖北。此外，安徽、福建、四川、广东、广西、湖南、贵州、陕西等地亦产。

性　　味　性寒，味辛。

功效主治　清热解毒、利尿消肿。治肺炎、肺脓疡、热痢、疟疾、水肿、淋病、白带、痈肿、痔疮、脱肛、湿疹、秃疮、疥癣。

主要成分　全草含挥发油，油中含抗菌成分鱼腥草素、甲基正壬基酮、月桂烯、月桂醛、癸醛、癸酸。尚含氯化钾、硫酸钾、蕺菜碱。花穗、果穗含异槲皮苷，叶含槲皮苷。根茎挥发油亦含鱼腥草素。

性状特征　干燥的全草极皱缩。茎扁圆柱形或类圆柱形，扭曲且细长，长10～30厘米，粗2～4毫米。表面淡红褐色至黄棕色，具纵皱纹或细沟纹，节明显可见，近下部的节上有须根痕迹残存。叶片极皱缩而卷折，上表面暗黄绿色至暗棕色，下表面青灰色或灰棕黄色。花穗少见。质稍脆，易碎，茎折断面不平坦而显粗纤维状。微具鱼腥气，新鲜者更为强烈，味微涩。

选购秘诀　以叶多、色绿、有花穗、鱼腥气浓的为佳。

药用价值　**抗菌作用**　鱼腥草素在体外试验对卡他球菌、流感杆菌、肺炎球菌、金黄色葡萄球菌

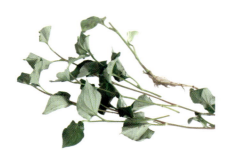

有明显抑制作用。鱼腥草能延缓小鼠实验性结核病变的发展，延长小鼠寿命。从鱼腥草中提出一种油状物，对许多微生物生长都有抑制作用，特别对酵母和霉菌。

抗病毒作用　鱼腥草对流感亚洲甲型京科68-1株有抑制作用，也能延缓孤儿病毒的生长。

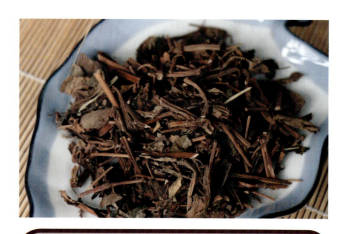

> **特别提示**
> 以前人们采用鱼腥草注射剂来清热解毒，但现在临床上发现鱼腥草注射剂容易产生过敏性毒副反应，因此，这种鱼腥草注射剂已停止使用。

利尿作用　用鱼腥草灌流蟾蜍肾或蛙蹼，能使毛细血管扩张，增加血流量及尿液分泌，从而具有利尿作用。

其他作用　鱼腥草还有镇痛、止血、抑制浆液分泌、促进组织再生等作用。煎剂对小鼠腹腔注射有止咳作用（氨水法），但无祛痰、平喘作用。

贮存要点　置干燥处。

用法用量　内服：煎汤，9～15克（鲜者30～60克）；或捣汁。外用：煎水熏洗或捣敷。

使用禁忌　虚寒证及阴性外疡忌服。

● 保健应用

鱼腥草拌莴笋

功　　效　清热解毒、利湿排脓。适宜于尿路感染、肺脓疡患者。

原材料　鲜鱼腥草100克，莴笋500克，葱、姜、蒜、酱油、醋、味精等适量。

做　　法　将鱼腥草拆去杂质老根，淘洗干净，用沸水略焯后捞出，加1克食盐拌匀、腌渍待用。鲜莴笋去皮切成3～4厘米的节，再切成细丝，用盐少许腌渍、沥水待用。莴笋丝放入盘内，加入鱼腥草、酱油、味精、麻油、醋、姜末、葱花、蒜末和匀入味即成。

用　　法　佐餐食用。

板蓝根

【别名】靛青根、蓝靛根、靛根。

○ 治疗感冒的常用药品

来　源　为十字花科植物菘蓝和草大青的根；或爵床科植物马蓝的根茎及根。

主要产地　主产于湖南、江西、广西、广东等地。

性　味　性寒，味苦。

功效主治　清热解毒、凉血。治流感、流脑、乙脑、肺炎、丹毒、热毒发斑、神昏吐衄、咽肿、痄腮、火眼、疮疹、舌绛紫暗、喉痹、烂喉丹痧、大头瘟疫、痈肿；可防治流行性乙型脑炎、急慢性肝炎、流行性腮腺炎、骨髓炎。

主要成分　菘蓝的根部含靛苷、β-谷甾醇、靛红、板蓝根结晶乙、板蓝根结晶丙、板蓝根结晶丁。又含植物性蛋白、树脂状物、糖类等。根中氨基酸有精氨酸、脯氨酸、谷氨酸、酪氨酸、γ-氨基丁酸、

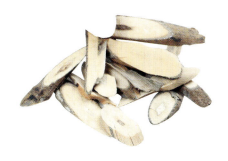

缬氨酸和亮氨酸。又含芥子苷。还含有抗革兰氏阳性和阴性细菌的抑菌物质及动力精。马蓝根含蒽醌类、β-谷甾醇。

性状特征　呈细长圆柱形，长10～30厘米，直径3～8毫米。表面浅灰黄色，粗糙，有纵皱纹及横斑痕，并有支根痕，根头部略膨大，顶端有一凹窝，周边有暗绿色的叶柄残基，较粗的根并现密集的疣状突起及轮状排列的灰棕色的叶柄痕。质坚实而脆，断面皮部黄白色至浅棕色，木质部黄色。气微弱，味微甘。

选购秘诀　以条长、粗细均匀者为佳。

药用价值　抗菌、抗病毒作用　水浸液对枯草杆菌、金黄色葡萄球菌、八联球菌、大肠杆菌、伤寒杆菌、副伤寒甲杆菌、痢疾（志贺氏、弗氏）杆菌、肠炎杆菌等都有抑制作用。

抗钩端螺旋体作用　1：100以上的板蓝根或大青叶，在试管内均有灭火钩端螺旋体的作用。

贮存要点　置于通风干燥处保存。

用法用量　内服：煎汤，15～30克。

使用禁忌　体虚而无实火热毒者忌服。板蓝根对防治风热性感冒等确有一定作用，但对风寒等其他类型感冒则不一定适合。

● **保健应用**

板蓝根银花糖浆

功　效　清热、凉血、解毒。适用于水痘及一切病毒感染所引起的发热。

原材料　板蓝根100克，银花50克，甘草15克，冰糖适量。

做　法　将以上3味加水600克，煎取500克，去渣加冰糖适量。

用　法　每服10～20克，每日数次。

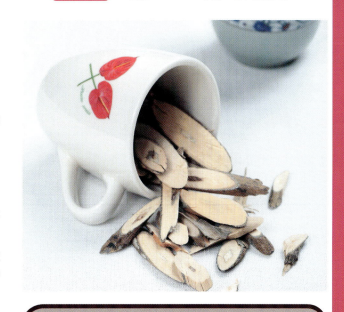

特别提示

虽然板蓝根冲剂是"良性药"，但是，因滥用板蓝根冲剂和针剂，发生过敏反应和其他不良反应的也不少。过敏反应主要表现为头昏眼花、面唇青紫、四肢麻木、全身皮肤潮红、皮疹等，有时表现为全身出现红斑型药疹，严重时可引起过敏性休克。

大青叶

【别名】大青。

治疗感冒退热有奇效

来　源　十字花科植物菘蓝或爵床科植物马蓝等的干燥叶。

主要产地　菘蓝叶干燥叶主产江苏、安徽、河北、河南、浙江等地。马蓝叶干燥叶主产于福建、广西、广东、江西、浙江等地。此外，四川、云南、贵州、湖南、湖北等地亦产。

性　味　性寒、味苦。

功效主治　清热解毒、凉血止血。治温病热盛、烦渴、流行性感冒、急性传染性肝炎、细菌性痢疾、急性胃肠炎、急性肺炎、丹毒、吐血、衄血、黄疸、痢疾、喉痹、口疮、痈疽肿毒。

主要成分　含黄酮类。

性状特征　①菘蓝叶的干燥叶皱编成团块状，有时破碎，呈灰绿色或黄棕色。完整的叶呈长椭圆形至长圆状倒披针形，长4～11厘米，宽1～3厘米，全缘或微波状。先端钝尖，基部渐狭，延成翼状，上面有时可见点状突起，下面中脉明显。叶柄长5～7厘米，腹面稍凹下。质脆易碎。气微弱、味稍苦。

②马蓝叶干燥叶（有时带幼枝），多皱缩成团块状。完整者呈长圆形、倒卵状长圆形或椭圆殖针形，长8～15厘米，宽3～5厘米，先端渐尖，基部渐窄，

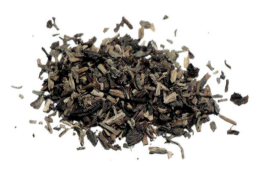

叶缘有细小钝锯齿，上面黑绿色至暗棕黑色，下面色较淡，叶脉下面较显。叶柄长1～2厘米。质脆易碎。气微弱、味涩、微苦。

选购秘诀　菘蓝叶干燥叶以叶大、无柄、色暗灰绿者为佳。马蓝叶干燥叶以叶净、无枝梗、色黑绿者为佳。

药用价值　**解热作用**　对退解感染性产品的高热效果较好。

抗菌作用　对金黄色葡萄球菌有较强的抑菌作用，对白喉杆菌有较好的抗菌作用。

贮存要点　置通风干燥处，防霉。

用法用量　内服：煎汤，9～15克，鲜者50～100克。外用：捣敷或煎水洗。

使用禁忌　脾胃虚寒者忌服。

保健应用

大青番泻叶茶

功　效　清热解毒、泻火通便。主治复发性口疮、心胃火盛、口腔糜烂、口臭口渴、心烦不寐、腹胀腹痛、大便秘结等。

原材料　大青叶10克，番泻叶3克。

做　法　将大青叶、番泻叶洗净切碎，用沸水冲泡后加糖调味。

用　法　代茶频饮。

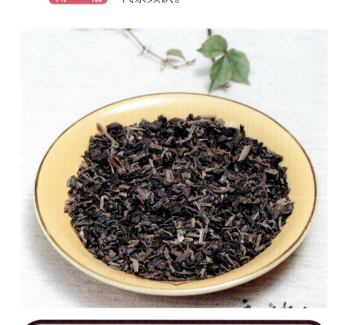

特别提示

本品之叶为大青叶，其根为板蓝根，两者功效相近，大青叶长于清热，板蓝根长于凉血，均为实热火毒之要药。

射干

【别名】乌扇、草姜、扁竹、凤凰草。

解毒利咽的良药

来　源　为鸢尾科植物射干的根茎。

主要产地　主产湖北、河南、江苏、安徽、湖南、浙江、贵州、云南等地亦产。在广东、广西少数地区所用的射干系干燥的全草。

性　味　性寒，味苦。

功效主治　降火解毒、散血消痰。治喉痹咽痛、咳逆上气、痰涎壅盛、瘰疬结核、疟母、妇女经闭、痈肿疮毒。对治疗风热咳嗽的效果显著。

主要成分　根茎含射干定、鸢尾苷、鸢尾黄酮苷、鸢尾黄酮；花、叶含芒果苷。

性状特征　干燥根茎呈不规则的结节状，长3～10厘米，直径1～1.5厘米。表面灰褐色或有黑褐色斑，有斜向或扭曲的环状皱纹，排列甚密，上面有圆盘状茎痕，下面有残留的细根及根痕。质坚硬、断面黄色、颗粒状。气微，味苦。

选购秘诀　以肥壮、肉色黄、无毛须者为佳。

药用价值　清热、泻肺、利咽，其原理与消炎、

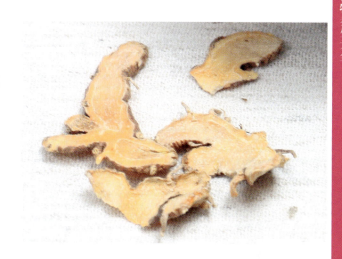

利尿、祛痰等作用有关。

抗微生物作用　1∶10的射干煎剂或浸剂，在试管中对常见的致病性皮肤癣菌有抑制作用。1∶20的射干浓度在体外对外感及咽喉疾患中的某些病毒，也有抑制或延缓（即组织培养之细胞受病毒侵害后出现病变较对照组晚）作用。

消炎作用　鸢尾黄酮苷和鸢尾黄酮，在试管中有抗透明质酸酶的作用，而且不为半胱氨酸所阻断，它还能抑制大鼠的透明质酸酶性的浮肿而不抑制角叉菜胶性浮肿。对大鼠因腹腔注射氮芥引起的腹水渗出亦有抑制作用。

其他作用　射干的醇或水提取物口服或注射，能促进家兔唾液分泌，注射较口服的作用更快而强，鸢尾黄酮苷即有此作用。此外，它还有雌激素样作用。其急性毒性很小，其醇提取物对家兔注射，可引起血压下降。

贮存要点　置于通风干燥处保存。

用法用量　内服：煎汤，2.4～4.5克；入散剂或鲜用捣汁。外用：研末吹喉或调敷。

使用禁忌　无实火及脾虚便溏者不宜。

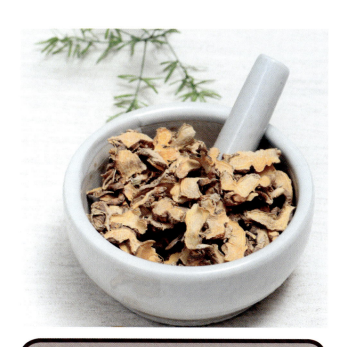

特别提示

治水田皮炎可用射干煎水（1∶20），加适量食盐，乘热温擦患部，可消炎止痒，使丘疹消退。

● 保健应用

射干麻黄汤

功　效　治疗慢性支气管炎或支气管哮喘。

原材料　射干6克，麻黄3克，生姜3克，

细辛1.5克, 五味子1.5克, 紫菀9克, 款冬花6克, 制半夏9克, 大枣4枚。

做 法 将所有材料略用水清洗一下, 然后放入煮锅中, 加入适量的清水, 大约没过所有的药材, 开大火煮至水沸, 然后再转小火续煮约30分钟。

用 法 每日1~2次。

蒲公英

【别名】兔公英、蒲公草、狗乳草、奶汁草、黄花三七。

治疗急性阑尾炎的重要药物

来 源 为菊科植物蒲公英的带根全草。

主要产地 全国大部地区有产。

性 味 性寒, 味苦、甘。

功效主治 清热解毒, 利尿散结。治急性乳腺炎, 淋巴腺炎, 瘰疬, 疔毒疮肿, 急性结膜炎, 感冒发热, 急性扁桃体炎, 急性支气管炎, 胃炎, 肝炎, 胆囊炎, 尿路感染。

主要成分 含大量蛋白质、脂肪、碳水化合物、粗纤维、钙、磷、铁、尼克酸、多种氨基酸和维生素。

性状特征 干燥的根, 略呈圆锥状, 弯曲, 表面棕褐色, 皱缩, 根头部有棕色或黄白色的毛茸, 或已脱落。叶皱缩成团, 或成卷曲的条片。外表绿褐色或暗灰绿色, 叶背主脉明显。气微, 味微苦。

选购秘诀 以叶多、色灰绿、根完整、无杂质者为佳。

药用价值 **杀菌作用** 蒲公英注射液试管内对金黄色葡萄球菌耐药菌株、溶血性链球菌有较强的杀菌作用, 对肺炎双球菌、脑膜炎球菌、白喉杆菌、绿脓杆菌、变形杆菌、痢疾杆菌、伤寒杆菌等及卡他球菌亦有一定的杀菌作用。

抑制作用 醇提取物31毫克/千克能杀死钩端螺旋体, 对某些真菌亦有抑制作用。小白鼠静脉注射蒲公英注射液的半数致死量为58.88±7.94克/千克, 小鼠、兔亚急性毒性试验对肾脏可出现少量管型, 肾小管上皮细胞浊肿。

抗菌作用 煎剂给大鼠口服, 吸收良好, 尿中能保持一定的抗菌作用。

利胆作用 国外研究, 蒲公英在动物身上有利胆作用, 临床上对慢性胆囊痉挛及结石症有效。

贮存要点 置通风干燥处, 防潮、防蛀。

用法用量 内服: 煎汤, 9~30克(大剂60克)。捣汁或入散剂。外用: 捣敷。

使用禁忌 用量过大可导致缓泻。

保健应用

蒲公英莼菜鸡丝汤

功 效 清热解毒、利水消肿、益气。

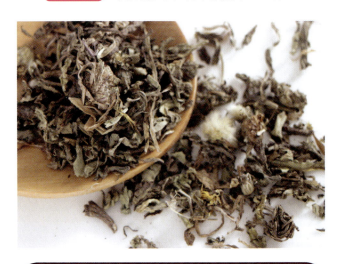

特别提示

幼嫩的蒲公英还可凉拌和生食, 是一种极好的蔬菜, 根茎去皮抽芯亦可腌食, 蒲公英还可炒食、做汤、炝拌, 风味独特。

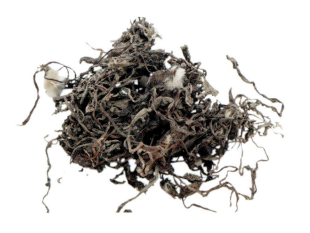

[原材料] 鲜蒲公英60克，西湖莼菜1瓶，鸡脯肉100克，清汤1500克，鸡蛋2个，精盐、味精、料酒、水淀粉各适量。

[做法] 蒲公英洗净切丝。鸡脯肉放入凉水内泡30分钟，捞出切成细丝，莼菜倒入碗内。把鸡丝加入蛋清、盐、水淀粉调匀浆好。将鸡丝放入开水锅内，视鸡肉丝变白色捞入碗内，用凉清汤泡上。把蒲公英放入烧开的清汤内烫透熟，捞入汤碗内，将原莼菜汁滗去，莼菜放入汤内烫透，捞入汤碗内，弃汤。鸡肉丝也用滚开的清汤烫透，放入汤碗内。烧开余下的清汤，用料酒、精盐、味精调好味，注入汤碗内即可。

[用法] 佐餐食用，饮汤食肉。

紫花地丁

【别名】铧头草、光瓣堇菜。

○ 治疗疮疖、痈肿的常用药

[来源] 本品为堇菜科植物紫花地丁的干燥全草。

[主要产地] 全国大部分地区均产。

[性味] 性寒，味苦、辛。

[功效主治] 清热解毒、凉血消肿。主治黄疸、痢疾、乳腺炎、目赤肿痛、咽炎。外敷治跌打损伤、痈肿、毒蛇咬伤等。

[主要成分] 含有虫蜡酸、苷类、黄酮类等。

[性状特征] 多年生草本，高7～14厘米，无地上茎，地下茎很短，主根较粗。叶基生，狭披针形或卵状披针形，边缘具圆齿，叶柄具狭翅，托叶钻状三角形，有睫毛。花有卡柄，萼片卵状披针形，花瓣紫堇色，具细管状，直或稍上弯；花期4～5月，紫色小花，秋后茎叶仍青绿如初，花旁伴有针状小果，直至冬初，地上部分才枯萎，因此是极好的地被植物，也可栽于庭园，装饰花坛或镶嵌草坪。

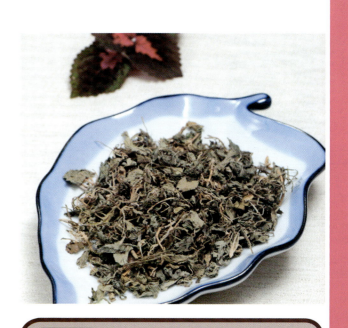

特别提示

紫花地丁多用于热毒壅盛之时，内服多配合银花、连翘、野菊花等同用；外用可取新鲜地丁草捣烂外敷疮痛局部。

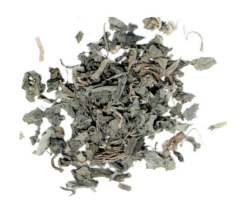

[选购秘诀] 本品叶的横切面上表皮细胞较大，切向延长，外壁较厚，内壁黏液化，常膨胀呈半圆形；下表皮细胞较小，偶有黏液细胞；上、下表皮有单细胞非腺毛，长32～240微米，直径24～32微米，具角质短线纹。栅栏细胞2～3列。海绵细胞类圆形，含草酸钙簇晶，直径11～40微米。主脉维管束外韧形，上、下表皮内方有厚角细胞1～2列。

[药用价值] 清热、消肿、消炎。对痢疾杆菌、金黄色葡萄球菌、肺炎球菌、皮肤真菌有抑制作用。临床上为治疗疮疖、痈肿常用药，尤其适用于头面部和背部的疖肿。

[贮存要点] 置于通风干燥处保存。

[用法用量] 复方中用9～15克，单味用30～60克。

[使用禁忌] 无。

保健应用

四圣消毒饮

功效 清热消肿、排出毒素，可治疗面部疮痘。

原材料 金银花、菊花、紫花地丁、青天葵（合称为四圣）、蒲公英各适量。

做法 将所有药材清洗干净，水煮滚后将所有药材加入煎煮，滚后汤汁入味即可熄火。

用法 可当一般花茶饮用。

白花蛇舌草

【别名】蛇舌草、矮脚白花、蛇利草、蛇舌癀。

清热解毒的重要药物

来源 为茜草种植物白花蛇舌草的带根全草。

主要产地 主产福建、广东、广西等地。

性味 性凉，味甘、淡。

功效主治 清热、利湿、解毒。治肺热喘咳、扁桃体炎、咽喉炎、阑尾炎、痢疾、尿路感染、黄疸、肝炎、盆腔炎、附件炎、痈肿疔疮、毒蛇咬伤、肿瘤。

主要成分 含有结晶物质，即三十一烷、豆甾醇、乌苏酸、土当归酸、β－固甾醇。

性状特征 干燥全草，扭缠成团状，灰绿色至

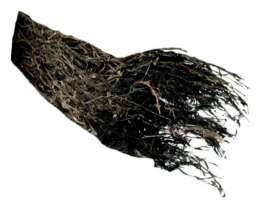

灰棕色，有主根一条，粗2～4毫米，须根纤细，淡灰棕色；茎细而卷曲，质脆易折断，中央有白色髓部。叶多破碎，极皱缩，易脱落；有托叶，长1～2毫米。花腋生。气微，味淡。

选购秘诀 选购以干净无杂质、全草使用者为佳。

药用价值 白花蛇舌草能增强机体的免疫力，抑制肿瘤细胞的生长，对绿脓杆菌、金黄色葡萄球菌、肺炎球菌、痢疾杆菌等致病菌有抑制作用，实乃"清热解毒"之良药。

治疗胃炎：白花蛇舌草50克，元胡索10克，加水250～300毫升，煮沸后煎30分钟即可，每剂煎2次，分3次饭前服，20天为一疗程。治疗浅表性胃炎效果较好。

治疗肝炎：白花蛇舌草30～60克，丹参20～30克，板蓝根10～30克，治疗急性黄疸型肝炎疗效显著。儿童用量减半。

治疗良性甲状腺结节：白花蛇舌草30克，赤芍15克，桔梗6克，红糖10克，煎服。长期服用有良好效果。

治疗痤疮：白花蛇舌草20～30克，麦冬、生地各15～20克，玄参10～15克，每日1剂，水煎2次，共500毫升，分2次服，药渣可加水1000～2000毫升煎液，待温后洗患处，每日3～4次。治疗期间忌用化妆品及其他药物。

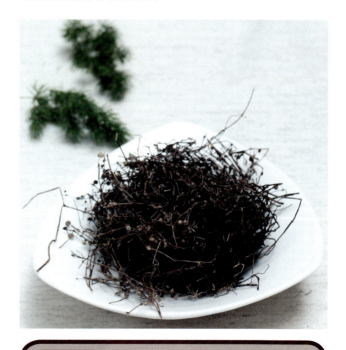

特别提示

在福建、广西地区，尚有以同属植物水线草、纤花耳草及松叶耳草等作白花蛇舌草使用者。

治疗顽固性外阴湿疹：白花蛇舌草、苍术、土茯苓各30克，艾叶20克（后下），加水1500毫升，浸泡10～15分钟，用文火煎煮20分钟，滤液待温度适宜坐浴熏洗外阴10～15分钟，每晚1次，15次为一疗程。

| 贮存要点 | 置于干燥处保存。
| 用法用量 | 内服：煎汤，30～60克；或捣汁。外用：捣敷。
| 使用禁忌 | 孕妇慎用。

保健应用

白花蛇舌草蜜露

| 功　效 | 清热解毒、利水祛湿。适用于急性肝炎、慢性肝炎、胆囊炎属湿热者。脾胃虚寒者不宜食用本品。
| 原材料 | 白花蛇舌草125克，蜜糖250克。
| 做　法 | 将白花蛇舌草洗净，水煎，去渣取汁。把药汁放瓷盆内。加蜜糖搅匀，加盖，文火隔开水炖1～2小时，冷却备用，开水送服。
| 用　法 | 每次1～2汤匙。每日2次。

绞股蓝

【别名】七叶胆。

消炎解毒的常用保健品

| 来　源 | 为葫芦科植物绞股蓝的全草。
| 主要产地 | 产于安徽、浙江、江西、福建、广东、贵州。
| 性　味 | 性寒，味苦。
| 功效主治 | 绞股蓝具有降血脂、调血压、促睡眠、消炎解毒、止咳祛痰等作用。现多用作滋补强壮药。
| 主要成分 | 含绞股蓝皂苷、黄酮、糖类。
| 性状特征 | 为多年生攀援草本。茎细长，气微，味苦。
| 选购秘诀 | 以全株完整、色绿、气微、味苦的为佳。
| 药用价值 | **降血脂** 具有升高高密度脂蛋白、保护血管内壁细胞、阻止脂质在血管壁沉积和抗动脉硬化的作用。

调节血压作用 具有明显的降低血黏稠度、调整血压的功能，同时能防止微血栓形成并增加心肌细胞

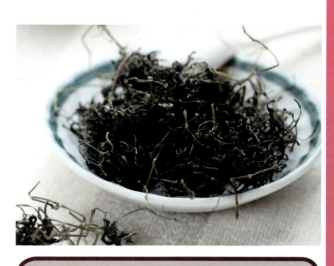

特别提示

以绞股蓝为添加剂制作的食品，是集营养滋补、保健强身、防病治病为一体的绿色新食品。

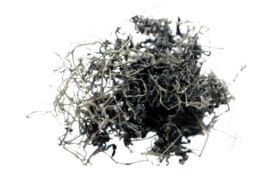

对缺氧的耐受力，起到保护心肌的作用。

促睡眠作用 能调节大脑皮质兴奋和抑制反应的平衡，对中枢神经系统有双向调节作用，具有镇静、催眠、抗紧张、解疲劳、增强记忆力等功效。

缓衰老作用 能延长细胞繁殖传代的代数、延长细胞寿命22.7%，具有增高超氧化物歧化酶(SOD)活性和耐力。并具有乌发、生发、美容皮肤的效果。

防抗癌作用 绞股蓝能防止正常细胞癌化，提高肿瘤细胞的基因突变能力。

提高免疫力作用 能够提高巨噬细胞能力，增高白细胞数量及自身的吞噬功能，促进体内白介素的分

泌，增加血清免疫球蛋白的产生，并有诱发产生干扰素的作用。

调节人体生理功能 保护肾上腺及内分泌器官，维持内分泌系统的功能，并具有降血糖和改善糖代谢作用。

- **贮存要点** 置干燥处。
- **用法用量** 煎服，3～9克。
- **使用禁忌** 无。

保健应用

绞股蓝茶

- **功　　效** 益气养血、消瘀散结、扶正抗癌。用于防治癌症、糖尿病、神衰疲劳、高血脂症等。
- **原 材 料** 绞股蓝30～50克，水1000毫升。
- **做　　法** 取绞股蓝加水1000毫升，煎15分钟，取汁即可。或取绞股蓝15克冲茶至味淡。
- **用　　法** 分多次代茶饮用。

鸡骨草

【别名】大黄草、假牛甘子、红母鸡草、猪腰草、黄食草、小叶龙鳞草。

清热解毒、疏肝散瘀

- **来　　源** 为豆科植物广东相思子的带根全草。
- **主要产地** 主产广东、广西。
- **性　　味** 性凉，味甘。
- **功效主治** 清热解毒、疏肝散瘀。治黄疸型肝炎、胃痛、乳痈、瘰疬、跌打伤、瘀血疼痛。
- **主要成分** 全草含相思子碱、胆碱、甾醇化合物、黄酮类、氨基酸、糖类。
- **性状特征** 本品粉末灰绿色，非腺毛单细胞，先端尖或长尖，长60～970微米，直径12～22微米，壁厚3～6微米，层纹明显，有疣状突起，气孔平轴式。纤维束周围细胞含草酸钙方晶，形成晶纤维，含晶细胞壁不均匀增厚。石细胞类圆形、类方形或长圆形，直径16～40微米，有的壁稍厚，木栓细胞黄棕色。草酸钙方晶直径5～11微米。

干燥的带根全草，多缠扎成束。根长短粗细不等，主根圆柱状或圆锥状，表面灰褐色，具纵横皱纹，侧根多与主根垂直横生；主根坚硬，不易折断。茎藤状，粗1.5～2.5毫米，表面灰棕色，粗糙，小枝红棕色，较平滑。质坚，断面不平。气微，味淡。

- **选购秘诀** 以干燥、洁净以及根、茎、叶全者为佳。
- **药用价值** 将鸡骨草中的相思子碱腹腔注射，能降低小鼠肩部由葡萄球菌毒所引起的炎症反应。鸡骨草还具有清热除湿、解毒止痛的功能，是治疗急、慢性肝炎的良药。
- **贮存要点** 置于通风干燥处保存。
- **用法用量** 内服：煎汤，9～15克，或入丸、散。外用：捣敷。
- **使用禁忌** 本品种子有毒，不能入药，用时必须把豆荚全部摘除。

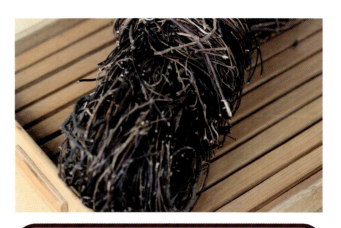

> **特别提示**
> 治疗急性传染性肝炎，可取干鸡骨草全草60～90克（儿童30～60克），瘦猪肉60克，加水1000毫升同煎。

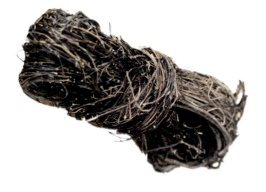

● 保健应用

鸡骨草煲红枣

功　效	清热、利湿、退黄。适用于乙型肝炎湿热较重患者。
原材料	鸡骨草60克,红枣10枚。
做　法	将鸡骨草、红枣分别洗净,放入砂锅内,加水750毫升,煎至250毫升。
用　法	每日1次,连服1~3个月。

白鲜皮

【别名】北鲜皮、山牡丹。

○ 治风湿热毒的良药

来　源	为芸香科植物白鲜的根皮。
主要产地	主产辽宁、河北、山东;江苏、山西、内蒙古、吉林、黑龙江亦产。
性　味	性寒,味苦、咸。
功效主治	祛风燥湿、清热解毒。治风热疮毒、疥癣、皮肤痒疹、风湿痹痛、黄疸。主要用于治疗由风湿热毒所致的皮肤病,如湿疹、荨麻疹等。治慢性湿疹、荨麻疹,配防风、白蒺藜、乌梢蛇等加强祛风作用,方如双白祛风汤,又可用白鲜皮配地肤子、蛇床子等煎水洗患处。治风湿痹痛、两足屈伸不利、行走不便(风湿性关节炎等),配银花藤、威灵仙等,用水煎服。
主要成分	根含白鲜碱、白鲜内酯、谷甾醇、黄柏酮酸、胡芦巴碱、胆碱。尚含菜油甾醇、茵芋碱、γ-崖椒碱、白鲜明碱。地上部分含有补骨脂素和花椒毒素。
性状特征	根皮呈卷筒状,长5~15厘米,直径1~2厘米,厚0.2~0.5厘米。外表面灰白色或灰黄色,具纵皱纹和侧根痕,常有突起的颗粒状小点。内表面淡黄色或类白色,有细纵纹,有时具小圆形侧根穿孔。质轻而脆,易折断,折断时有白粉飞扬,断面不平坦,乳白色,略呈层片状,有羊膻样气味,微苦。
选购秘诀	以卷筒状、无木心、皮厚、块大者为佳。

药用价值

解热作用 朝鲜产白鲜皮的水浸液,对于发热的家兔有解热作用。

抗菌作用 白鲜皮的水浸液对堇色毛癣菌、同心性毛癣菌、许兰氏黄癣菌、红色表皮癣菌等许多皮肤真菌有抑菌作用。

对心血管的作用 白鲜碱对离体蛙心有兴奋作用,可使心肌张力增加,分钟输出量及搏出量均增多。对离体兔耳血管有明显收缩作用。

其他作用 对家兔和豚鼠子宫平滑肌有强力收缩作用。

贮存要点	置于通风干燥处保存。
用法用量	4.5~9克,外用适量,煎汤洗或研粉敷。
使用禁忌	虚寒证忌服。

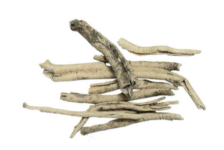

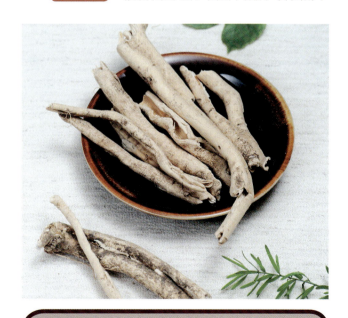

特别提示

常配合苦参、地肤子等药同用,既可内服,亦可煎汤外洗。

保健应用

双白祛风汤

【功　效】清热解毒，主治慢性湿疹、荨麻疹。

【原材料】白鲜皮9克，白蒺藜12克，乌梢蛇9克，生地12克，防风9克，当归9克，甘草6克。

【做　法】将上述所有药材放入煮锅中，加入适量清水，大约至没过所有药材为止，开大火煮沸，再转小火续煮30分钟左右即可。

【用　法】每次一小碗，分早、晚2次服用。方中白鲜皮祛风，为君药。

圣女果

【别名】葡萄番茄、樱桃番茄。

○ 营养健康的"果中蔬菜"

【来　源】西红柿的品种之一。

【主要产地】主要产于我国台湾地区，现在全国大部分地区都有种植。

【性　味】性微寒，味甘、酸。

【功效主治】清热解毒、凉血平肝、降低血压、生津止渴、健胃消食等功效。患高血压、心脏病、肝炎病、肾脏病的人，如果坚持每天食用，对身体健康大有好处。

【主要成分】圣女果又名葡萄番茄、樱桃番茄。除含有番茄的所有营养成分外，其维生素含量是普通番茄的1.7倍。

【性状特征】果实直径1～3厘米，鲜红碧透、味清甜、无核、口感好，营养价值高且风味独特，食用与观赏两全其美，深受广大消费者青睐。

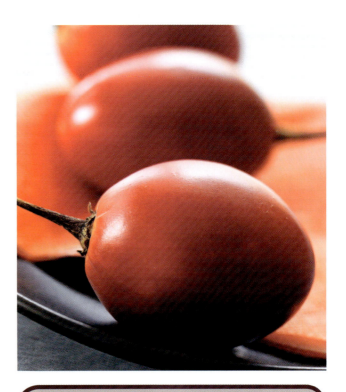

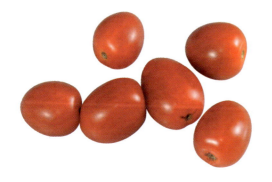

【选购秘诀】颜色自然、软硬适中的为佳。

【药用价值】据研究测定：每人每天食用20～50克圣女果，即可满足人体对几种矿物质的需要。圣女果含的"番茄素"，有抑制细菌的作用；含的苹果酸、柠檬酸和糖类，有助消化的功能，对肾炎患者有利尿作用。

特别提示

圣女果可炒、蒸、煮、炖、拌、烧均可，但一般采取鲜食。

圣女果还有美容效果，常吃具有使皮肤细滑、白皙的作用，可延缓衰老。它富含番茄红素，具有抗氧化功能，能防癌，且对动脉硬化患者有很好的食疗作用。

圣女果营养丰富且热量低，它丰富的酸性汁液可以帮你平衡皮肤的pH值。对于皮肤黑且粗糙的人，可以将圣女果粉加鸡蛋清涂于脸上，停留约15分钟后用清水洗净，对去除面部死皮大有帮助。圣女果也是富含维他命C的蔬菜，在圣女果粉内混合少许蜂蜜擦于面部，十多分钟后清洗干净，天天坚持可以祛斑美白。

圣女果的番茄红素可保护人体不受香烟和汽车废气中致癌毒素的侵害,并可提高人体的防晒功能。番茄制品中的番茄红素不但可防癌、抗癌。

| 贮存要点 | 置冰箱冷藏,一般情况可保存10天左右。

| 用法用量 | 鲜食为主,每天10个。

| 使用禁忌 | 胃酸过多者,空腹不宜吃圣女果,因为圣女果中含有大量的胺质、果质和可溶性收敛剂等,食后会引起胃胀痛。

● **保健应用**

腌肉圣女果

| 功　　效 | 对食欲不振者有好处。
| 原材料 | 腌肉50克,圣女果100克,包菜50克,牙签10根,盐3克,黑椒粉2克,沙律酱15克。
| 做　　法 | 腌肉切条,包菜洗净切丝,垫在盘底。用腌肉条将圣女果一个个包起,用牙签穿起,撒上盐、黑椒粉。将串好的圣女果放入油锅中炸熟至腌肉变褐黄,即可出锅装盘,食用时拌上沙律酱即可。
| 用　　法 | 可饭后服用,用量自定。

杨桃

【别名】五敛子、五棱子、羊桃、星梨。

○ 肥胖症、心血管疾病患者适宜食用

| 来　　源 | 为酢酱草科植物杨桃的果实。
| 主要产地 | 福建、广东、广西、云南等地。
| 性　　味 | 性平,味酸、甘、涩。
| 功效主治 | 清热解毒、生津止咳、下气和中、开胃消食。用于咽痛口干、风热咳嗽、小便不利、痔疮出血等。
| 主要成分 | 杨桃含蔗糖、果糖、葡萄糖,还含有苹果酸、柠檬酸、草酸及维生素B_1,维生素B_2,

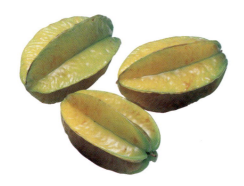

维生素C,微量脂肪、蛋白质等。所含有的各种营养成分,具有助消化、滋养和保健功能。

| 性状特征 | 杨桃外观五菱型,未熟时绿色或淡绿色,熟时黄绿色至鲜黄色,单果重80克左右。皮薄如膜、纤维少、果脆汁多、甜酸可口、芳香清甜。杨桃可食率达92%以上。

| 选购秘诀 | 选购杨桃,以果皮光亮、果肉厚、皮色黄中带绿,棱边青绿为佳。如棱边变黑,皮色接近橙黄,表示已熟透多时;反之,皮色太青,恐怕会太酸。

| 药用价值 | 杨桃味酸甘、性平,有生津止咳、下气和中等作用。

杨桃可解内脏积热、清燥润肠、通大便,是肺、胃热者最适宜的清热果品。

杨桃果汁中含有大量的草酸、柠檬酸、苹果酸等,能提高胃液的酸度,促进食物的消化。

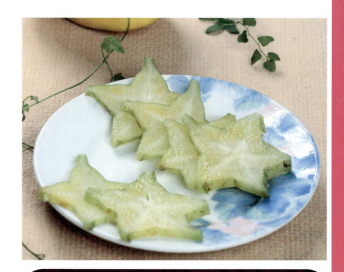

> **特别提示**
> 试一试,将杨桃捣烂敷面,每次敷用10~15分钟,有助于消除黑斑及面部黑色素,起到美白的作用。

杨桃可以保护肝脏、降低血糖、血脂、胆固醇，减少机体对脂肪的吸收，对高血压病、动脉硬化等疾病有预防作用。

杨桃中糖类、维生素C及有机酸的含量丰富，且果汁充沛，能迅速补充人体的水分，生津止渴，并使体内的热或酒毒随小便排出体外，消除疲劳感。

杨桃中含有大量的挥发性成分，胡萝卜类化合物、糖类、有机酸及维生素B和维生素C等，可消除咽喉炎症及口腔溃疡，防治风火牙痛。

食杨桃对于疟虫有杀灭作用。

杨桃的叶有利尿作用，杨桃的花可治寒热，杨桃的根可治关节痛。

贮存要点 置冰箱冷藏。

用法用量 生食、榨汁或做成蜜饯食用。每次1个。

使用禁忌 凡脾胃虚寒或有腹泻的人应少食，无论生食或饮汁，最好不要冰冻或加冰食用。

● 保健应用

杨桃美白茶

功　效 补气滋阴、润肤美白，一般人皆可饮用。

原材料 黄芪3克，果粒茶1大匙，柠檬1/4个，杨桃半个，冰糖适量。

做　法 将柠檬及杨桃切片，与其余材料加500毫升的水，浸泡20分钟后，大火煮滚转为小火，加入冰糖，煮约10分钟，过滤后即可饮用。

用　法 每日2次，早、晚各1次。

▶ 无花果

【别名】天生子、蜜果、文仙果、奶浆果、品仙果。

○ 树上结的甘甜点心

来　源 为桑科植物无花果的干燥花托。

主要产地 南方各地均产。

性　味 性平，味甘。

功效主治 健胃清肠、消肿解毒。用于食欲不振、脘腹胀痛、痔疮便秘、消化不良、痔疮、脱肛、腹泻、乳汁不足、咽喉肿痛、热痢、咳嗽多痰等症。

主要成分 无花果含有丰富的蛋白酶、淀粉酶、酵母素和多种微量元素、维生素等，尤其是维生素C的含量最高，是葡萄的20倍。另含枸橼酸、延胡索酸、琥珀酸、丙二酸、脯氨酸、草酸、苹果酸等。

性状特征 干燥的花托呈倒圆锥形或类球形，长约2厘米，直径1.5～2.5厘米；表面淡黄棕色至暗棕色、青黑色，有波状弯曲的纵棱线；顶端稍平截，中央有圆形突起，基部较狭，带有果柄及残存的苞片。质坚硬，横切面黄白色，内壁着生众多细小瘦果，有时上部尚见枯萎的雄花。瘦果卵形或三棱状卵形，长1～2毫米，淡黄色，外有宿萼包被。气微，味甜。

选购秘诀 青黑色或暗棕色，无霉、无蛀者为佳。

药用价值 无花果能帮助消化，促进食欲，对痔疮、便秘治疗效果极好，还可治疗腹泻、肠胃炎等疾病。

无花果能使肠道各种有害物质被吸附并排出体外，具有净化肠道、润肠通便的作用。

无花果中含有脂肪酶、水解酶等成分，有降低血脂和分解血脂的功能，可减少脂肪在血管内的沉积，进而起到降血压、预防冠心病的作用。

无花果有抗炎消肿之功，可利咽消肿。

从无花果中可提取出一种芳香物质，具有防癌、抗癌、增强机体免疫力的作用，可预防多种癌症的发生，延缓移植性腺癌、淋巴肉瘤的发展，促使其退化，对正常的细胞不会产生毒害。

贮存要点 置通风干燥处，防霉、防蛀。

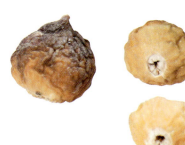

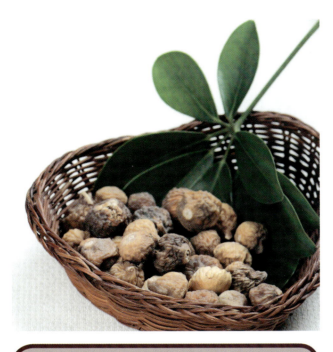

【用法用量】 无花果除鲜食外，可加工成果干、果脯、果汁和用果汁酿酒等，或用于烹饪菜肴。鲜果每次50克，干果每次30克。

【使用禁忌】 脑血管意外、脂肪肝、正常血钾性周期性麻痹等患者不宜食用，大便溏薄者不宜生食。

● 保健应用

无花果百合玉米汤

【功　效】 百合有润肺、止咳、清凉、退热的功效，无花果的维生素可加速身体的新陈代谢，这款汤最适合生活欠缺规律的年轻人饮用。

【原材料】 玉米1根，干百合10克，干无花果20克，鸡腿1只（去皮），盐5克。

【做　法】 玉米切段，干百合、干无花果、鸡腿洗净。把所有材料放入锅中，加水，大火烧开后改小火煮2～3小时。出锅前加盐即可饮用。

【用　法】 喝汤食果，佐餐食用。如弃鸡腿而改用鲜鱼，可减少汤水的油分，且具明目的功效。

【特别提示】 无花果实际是肥大的花托形成的果实，因花朵生长于花托内，误以为它是"不花而实"，因此称为"无花果"。

橄榄

【别名】橄榄子、青橄榄、白榄、黄榄、甘榄。

○ 有"天堂之果"的美誉

【来　源】 为橄榄科植物橄榄的果实。

【主要产地】 主产于广东、广西、福建、四川等地。

【性　味】 性平，味甘、涩、酸。

【功效主治】 清肺、利咽、生津、解毒。治咽喉肿痛、烦渴、咳嗽吐血、菌痢、癫痫、解河豚毒及酒毒。

【主要成分】 果实含蛋白质1.2%，脂肪1.09%，碳水化合物12%，钙0.204%，磷0.046%，铁0.0014%，抗坏血酸0.02%，种子含挥发油7%～8%，以及香树脂醇等。

【性状特征】 鲜橄榄呈梭形，两端钝圆，或渐尖，长可达3～4厘米，粗1.5～2厘米。外表碧绿或黄绿色，存放较久者呈乌黄色，平滑、微带光泽。顶端有细小黑色的突起，基部有果柄痕迹。果肉颇厚实，内面黄白而多汁液。果核呈梭形，棕褐色，具6条棱线，质坚硬不易碎。核的横切面可见3个孔洞，其中各有

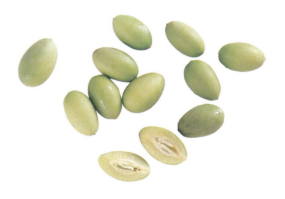

一粒细长梭形的种子；种皮红棕色、种仁白色、油润、有香气、无臭，味涩、微酸，嚼之有回甜。

【选购秘诀】 以体大、肉厚、色灰绿、无乌黑斑者为佳。

【药用价值】 橄榄果肉含有丰富的营养，鲜食有益人体健康，特别是它含钙较多，对儿童骨骼发育有帮助。

新鲜橄榄有清热解毒、化痰消积的功效，可解煤

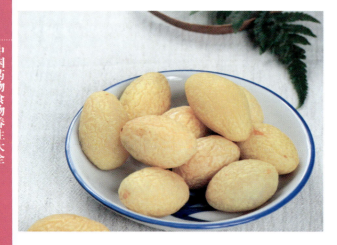

特别提示

橄榄油中含有丰富的油脂、角鲨烯和抗氧化剂，具有较强的保湿性且易于吸收，有夏防晒、冬保湿、养颜护肤之功效。长期使用能使皮肤光滑细腻而富有弹性，减少皱纹和淡化色斑。

气之毒、酒精中毒和鱼蟹之毒。

我国隆冬腊月的气候异常干燥，常吃橄榄则有润喉之功效，中医素来称橄榄为"肺胃之果"，对肺热咳嗽、咯血颇有益处。

橄榄与肉类炖汤作为保健饮料，有舒筋活络的功效。

消酒毒、解鱼毒、生津。本品有清肺、解毒、化痰之功，用于防治上呼吸道传染病，治喉痛、鱼骨鲠喉、误食鱼肉中毒等。

贮存要点 成熟后新鲜食用，或制成干品保存。注意防虫蛀。

用法用量 生食、煎汤或制成果脯食用。每次3～5枚。

使用禁忌 色泽变黄且有黑点的橄榄说明已不新鲜，食用前要用水洗净，市售色泽青绿色的橄榄果如没有一点黄色，可能是用矾水泡过，最好不宜食用，或吃时务必要漂洗干净。

● 保健应用

橄榄萝卜瘦肉汤

功　效 治疗急性咽喉炎、流行性感冒以及一般的感冒、扁桃体炎、支气管炎、肝气郁滞所致疼痛，以及饮食积滞等症。

原材料 青橄榄250克，白萝卜500～1000克，猪瘦肉150克，生姜2～3片。

做　法 青橄榄、萝卜、猪瘦肉均用清水洗净，白萝卜切成块状，与猪瘦肉、生姜一起放进瓦煲内，加清水2500毫升，先用武火煲沸后改用文火煲2小时左右，调入适量食盐便可。

用　法 佐餐食用。

▶ 小白菜

【别名】白菜、夏菘、江门白菜、油白菜。

○ 富含维生素和矿物质的保健佳蔬

来　源 为十字花科植物青菜的幼株。

主要产地 全国大部分地区均有种植。

性　味 性平，味甘。

功效主治 解热除烦、通利肠胃。治肺热咳嗽、便秘、丹毒。

主要成分 小白菜每100克可食部含蛋白质1.1克，脂肪0.1克，碳水化合物2克，粗纤维0.4克，灰分0.8克，钙86毫克，磷27毫克，铁1.2毫克，胡萝卜素1.03毫克，硫胺素0.03毫克，核黄素0.08毫克，尼克酸0.6毫克，抗坏血酸36毫克。

性状特征 一年生或二年生草本，全部秃净。

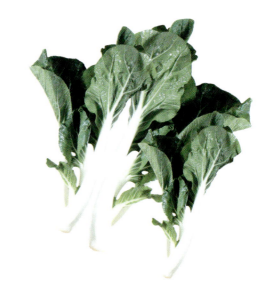

基生叶坚挺而亮，倒卵形或阔倒卵形，长30～60厘米，全缘或有不明显的钝齿，基部渐狭成宽柄。茎生叶基部垂耳形，抱茎。花淡黄色，长约9毫米，聚生于总状花序之顶端，且冠盖未开放的花芽。萼片4，分离，花瓣4，成十字形排列。雄蕊通常6枚，4强。子房上位，柱头状。角果细长，长3～7厘米，厚3～4毫米，顶端渐狭而成长8～12毫米的喙。

选购秘诀 不论何时买小白菜，都要挑小叶的，小叶的比大叶的会更嫩、更鲜美。检查一下叶子是否新鲜翠绿，蔫黄者不要买。不要挑选有小点的叶子，那是虫害的痕迹。

药用价值 小白菜性温、味甘，有清热除烦、行气去瘀、通利胃肠的功效。经常食用，有通肠利胃、促进肠道蠕动、保持大便通畅之功效。

小白菜中含有的丰富矿物质能够促进人体骨骼的发育，增强机体的造血功能和加速人体的新陈代谢，其含有的胡萝卜素、烟酸等营养成分，是维持生命活动的重要物质。

小白菜还能缓解精神紧张，多吃小白菜，有助于保持心态的平静。

它富含维生素B_1，维生素B_6，泛酸等，具有缓解精神紧张的功能。考试前多吃小白菜，有助于保持平静的心态。小白菜富含抗过敏的维生素A，B族维生素，维生素C，钾，硒等，有助于荨麻疹的消退。

贮存要点 冰箱冷藏。

用法用量 多为炒食或煮汤。每餐70克。

使用禁忌 气虚胃冷者不可多食，不可冷食。

● 保健应用

扒蟹黄小白菜

功　效 有补气运脾、消食止渴、制酸的作用，适于胃病患者食用。

原材料 毛蟹黄肉100克，小白菜300克，葱、姜末各15克，味精3克，湿淀粉24克，料酒3克，高汤180克，猪油45克，鸡油6克。

做　法 将白菜心用开水余汤，放到凉水里拨透、控干，切成长段，在盘内摆成四排，每排中间摆上一排蟹黄、蟹肉，共摆七排。猪油烧热，用葱、姜末烹锅，离火，加上料酒、精盐、高汤，将白菜轻轻推入炒勺内，在慢火上扒至汤约有100克时，加上味精，勾上稀芡，将勺轻轻转动再大翻勺，不要把白菜推散，按原样拖到盘内，淋上鸡油即成。

用　法 佐餐食用。

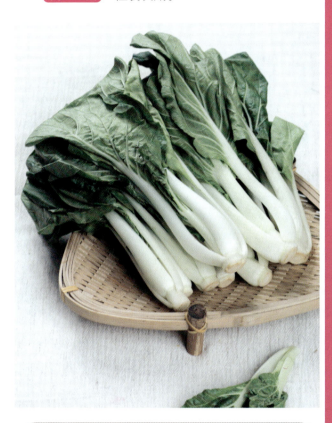

特别提示
可清炒或煮汤，香菇与小白菜相配是人们最爱吃的一道菜。小白菜的烹调时间不宜过长，以免流失营养。

竹笋

【别名】竹芽、竹萌、竹胎、菜竹、笋子、竹肉、玉兰片。

○ 甘甜美味的"素食之王"

来　源 禾本科多年生植物的幼芽。有圆笋、毛笋、冬笋、青笋、鞭笋等。

主要产地 毛笋多产于浙江、福建山区，青笋产于云贵山区。

性　味　性微苦、寒，味甘。

功效主治　清热解毒、止咳消痰、开胃健脾、利膈宽胸、透疹解酒、利尿通便、消积减肥。对食积、咳嗽、麻疹透发不畅、尿少、腹水、水肿、便秘均有良好疗效。

主要成分　竹笋含有丰富的植物蛋白、脂肪、糖类，还含有大量的胡萝卜素，维生素B_1，维生素B_2，维生素C和钙、磷、铁、镁等。在竹笋所含的蛋白质中，至少有16种氨基酸，其含量均比一般蔬菜高。

性状特征　为禾本科竹亚科植物苦竹、淡竹、毛竹等的苗。长江流域及南方各地均有分布。春、冬季采取，去壳鲜用或贮存备用。

选购秘诀　鉴别竹笋的品质，一要看根部，根部的"痣"要红，"痣"红的笋鲜嫩，"痣"色深紫的笋比较老；二要看节，节与节之间距离越近、笋越嫩，一般来说，笋体粗壮、笋节短小的是嫩笋；三要看壳，外壳色泽鲜黄或淡黄略带粉红、笋壳完整且饱满光洁者质量较好；四要手感饱满，肉色洁白如玉。

药用价值　竹笋中含有抗癌作用的多糖类，并且镁和纤维的含量较高，可防止大肠癌、乳腺癌及肥胖症。竹笋对肺热咳嗽、水肿、肾炎、动脉硬化、冠心病患者也大有益处。

竹笋是低脂肪、低糖、多纤维的菜品，本身可以吸附大量的油脂来增加味道，所以肥胖的人，如果经常吃竹笋，进食的油脂会因它的吸附而降低胃肠道对脂肪的吸收和积蓄，从而达到减肥的目的，并能减少高脂血症类疾病的发生。

贮存要点　竹笋最好的保存方式就是水煮后去皮冰在冰箱里。但是装竹笋的密封容器内必须装水，每天更换一次干净的水，大约可保存一星期。

用法用量　竹笋去壳鲜用，其素炒、荤炒均可。还可用竹笋制成笋干、熏笋干、笋脯、笋玉兰片等。每餐200～500克。

使用禁忌　上消化道出血、消化道溃疡、食道静脉曲张、尿路结石者忌食。另外，由于竹笋中含有较多的草酸、会影响人体对钙的吸收，儿童正在长身体阶段，不宜多食。

● 保健应用

清炒竹笋

功　效　有清热消痰、镇静的作用。适用于小儿痰热惊痫、发热头痛、痰多脘闷、腹脘胀气、妊娠眩晕等症。

原材料　竹笋、植物油、食盐各适量。

做　法　鲜竹笋切成薄片，放入开水中略煮片刻，捞起放入清水浸泡一段时间，沥干水分，再用植物油爆炒，加适量食盐调味食用。

用　法　佐餐食用。

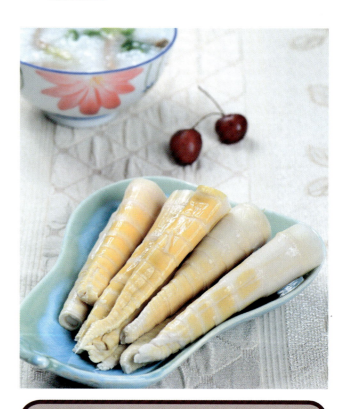

特别提示

烹制竹笋前应焯水一下，以除去笋中的草酸。切竹笋时，笋尖的部分应横丝切，这样烹制时不易熟烂，易入味。

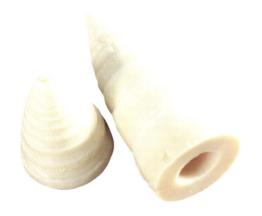

苋菜

【别名】青香苋、红苋菜、野刺苋、米苋。

营养价值极高的野生菜

来　　源　为苋科植物苋的幼苗及嫩叶茎。

主要产地　全国大部分地区均有。

性　　味　性凉，味微甘。

功效主治　清热利湿、凉血止血、止痢。主治赤白痢疾、二便不通、目赤咽痛、鼻衄等病症。

主要成分　每100克可含水分90.1克，蛋白质1.8克，脂肪0.3克，碳水化合物5.4克，粗纤维0.8克，灰分1.6克，胡萝卜素1.95毫克，尼克酸1.1毫克，维生素C 28毫克，钙180毫克，磷46毫克，铁3.4毫克，钾577毫克，钠23毫克，镁87.7毫克，氯160毫克。

性状特征　苋菜具有发达的直根系，分布很广。茎直立肥大，绿色或紫红色，成株高达1米以上，分枝少，叶互生，全缘，先端尖或钝圆。叶形有披针形、长卵圆形。叶面平滑或皱缩，叶黄绿色、绿色、紫红或绿色间紫色。

选购秘诀　以颜色鲜艳、枝叶肥嫩，无变色发黄者为宜。

药用价值　清热解毒，明目利咽　苋菜性味甘凉，长于清利湿热、清肝解毒、凉血散瘀，对于湿热

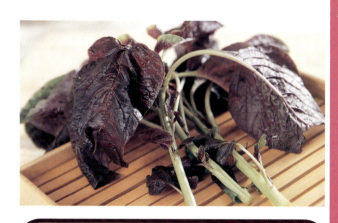

> **特别提示**
> 因其可以减肥轻身、促进排毒、防止便秘，因此特别适合老年人、女性和肥胖者食用，但一次不宜食用过多，且烹调的时间不宜过长。

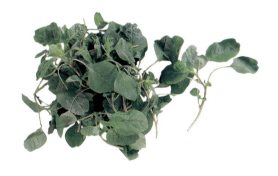

所致的赤白痢疾及肝火上炎所致的目赤目痛、咽喉红肿不利等，均有一定的辅助治疗作用。

营养丰富，增强体质　苋菜中富含蛋白质、脂肪、糖类及多种维生素和矿物质，其所含的蛋白质比牛奶更能充分被人体吸收，所含胡萝卜素比茄果类高2倍以上，可为人体提供丰富的营养物质，有利于强身健体，提高机体的免疫力，有"长寿菜"之称。

促进儿童生长发育　苋菜中铁的含量是菠菜的1倍，钙的含量则是3倍，苋菜中不含草酸，所含钙、铁进入人体后很容易被吸收利用。因此，苋菜能促进小儿的生长发育，对骨折的愈合具有一定的食疗价值。

贮存要点　新鲜食用为好。

用法用量　做汤、凉拌、炒食均可，每餐80～100克。

使用禁忌　苋菜性寒凉，阴盛阳虚体质、脾虚便溏或慢性腹泻者，不宜食用。

● 保健应用

苋菜豆腐汤

功　　效　此菜具有清热解毒、生津润燥的功效，对于肝胆火旺、目赤咽肿者有辅助治疗作用。

原 材 料　苋菜400克，水发海米20克，豆腐250克，蒜10克。

做　　法　苋菜洗净，放入沸水中焯一下，捞出沥干。水发海米、切末。豆腐切成小块，蒜捣成泥。炒锅放火上，加入食油，油热后下蒜泥，煸出香味后下海米和豆腐块，用少许盐焖1分钟，再加水和适量盐。将汤烧开，下苋菜滚几下即离火装碗，调入味精即可。

用　　法　佐餐服用。

雪里蕻

【别名】雪菜、雪里红、春不老、霜不老。

○ 特别适合劳动者、食欲不振者食用

来　源　为十字花科植物芥菜的嫩茎叶，是芥菜类蔬菜中叶用芥菜的一个变种。

主要产地　全国多数地区均有产。

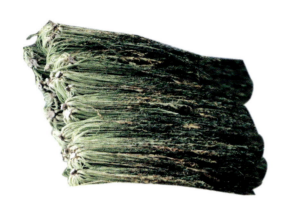

性　味　性温，味甘、辛。

功效主治　解毒消肿、开胃消食、温中利气、明目利膈。主治疮痈肿痛、胸膈满闷、咳嗽痰多、耳目失聪、牙龈肿烂、便秘等病症。

主要成分　每100克含水分91.5克，蛋白质2.8克，脂肪0.6克，维生素1.6克，碳水化合物3.6克，钙23.9毫克，磷64毫克，铁3.4毫克。

性状特征　叶片较小，叶绿，有锯齿或深缺裂，叶柄细而圆，叶色有黄绿色、绿色、紫色等，一般品种可以分生数十条侧枝，叶形变异较大，有板叶型和花叶型等品种，如黄叶种、黑叶种、九头芥是江浙等省的地方品种。

选购秘诀　以新鲜、完整、无烂叶者为佳。

药用价值　**醒脑提神**　雪里蕻含有大量的抗坏血酸，是活性很强的还原物质，能增加大脑中氧含量，激发大脑对氧的利用，有醒脑提神、解除疲劳的作用。

解毒消肿　雪里蕻有解毒之功，能抗感染和预防疾病的发生，抑制细菌毒素的毒性，促进伤口愈合，可用来辅助治疗感染性疾病。

开胃消食　雪里蕻腌制后能促进胃、肠消化功能，增进食欲，可用来开胃，帮助消化。

明目利膈，宽肠通便　雪里蕻组织较粗硬，含有胡萝卜素和大量食用纤维素，故有明目与宽肠通便作用，还可防治便秘。

贮存要点　制成咸菜后保存的时间可久一些。

用法用量　可清炖、煮食。每餐100克左右。

使用禁忌　雪里蕻含大量粗纤维，不易消化，小儿消化功能不全者不宜多食。本品易生火，阴虚内热者应当少食。患有痔疮、便血及眼疾患者应少食。

● **保健应用**

雪里蕻炒肉末

功　效　此菜具有解毒消肿、清热除烦的功效。适用于感染性患者使用大量抗生素后致胃纳呆滞、口味不佳者食用。常人亦可食之。

原材料　新鲜雪里蕻150克，猪肉100克，蒜10克，干辣椒5克，盐5克，味精3克，白糖2克。

做　法　猪肉剁成末，蒜切末，雪里蕻洗净、切细，入沸水焯熟，再用水冲凉。油下锅，炒散肉末，加蒜末，将干辣椒炒香，再加入雪里蕻略炒，调味装盘即可。

用　法　佐餐食用。

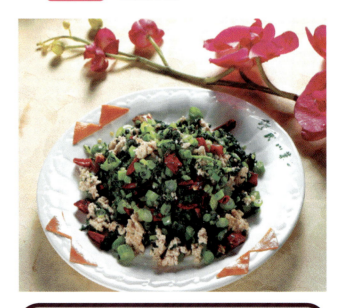

特别提示

雪里蕻具有很高的药用价值，它可以醒脑提神、开胃消食、明目利膈，宽肠通便，所以特别适合劳动者、食欲不振者食用。

香椿

【别名】山椿、虎目树、虎眼、大眼桐。

○ 健胃理气、润肤明目之良药

来　　源　为楝科植物香椿春天生长的嫩芽、叶。

主要产地　全国大部分地区有种植。

性　　味　性凉，味苦。

功效主治　清热解毒、健胃理气、润肤明目、杀虫。主治疮疡、脱发、目赤、肺热咳嗽等病症。

主要成分　每100克香椿中含蛋白质9.8克（居群蔬之冠），钙143毫克，维生素C 115毫克（仅次于辣椒），磷135毫克，胡萝卜素1.36毫克，核黄素1.50毫克，铁4.5毫克，粗纤维1.56克。

性状特征　树干高15～18米，最高30米左右，为落叶乔木。一年生枝条为暗黄灰色，有光泽，叶痕圆而大，有5个维管束痕，生长快，每年生长长度可达1.5米。冬季树叶脱落，春季由枝条上发出嫩芽，外部包以鳞片，内有很短的嫩茎及未展开的嫩叶，长度10厘米左右，即可采摘供应市场。叶互生，偶数羽状复叶，有小叶8～9对，小叶披针形，全缘（或有浅锯齿），叶面鲜绿色，叶背暗绿色，叶柄红色，有浅沟，基部肥大。花为复总状花序，长30厘米左右。花5瓣，萼较短小，花瓣椭圆形，白色，基部黄色，有香味。有退化的和正常的雄蕊各5枚，子房5室，卵形，每室有胚珠2枚。

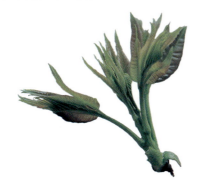

选购秘诀　以叶片完整，色正、鲜嫩、香味浓郁、无腐烂者为佳。

药用价值　**提高机体免疫、润泽肌肤**　香椿含有丰富的维生素C，胡萝卜素等物质，有助于增强机体免疫功能，并有很好的润滑肌肤的作用，是保健美容的良好食品。

涩血、止痢、止崩　香椿能燥湿清热，收敛固涩，可用于久泻久痢，肠痔便血，崩漏带下等病症。

祛虫疗癣　香椿具有抗菌消炎，杀虫的作用。

抗衰老、滋阴壮阳　香椿中还含有性激素物质，有抗衰老和滋阴壮阳的作用，对不孕不育症有一定的疗效。

贮存要点　防水、忌晒，置于阴凉通风处。

用法用量　可炒食、腌制或生拌均可。每餐30～50克。

使用禁忌　有慢性疾病的患者宜少食或不食。

● 保健应用

香椿炒鸡蛋

功　　效　此食品具有滋阴润燥、泽肤健美的功效。适用于虚劳、吐血、目赤、营养不良、斑秃等病症。常人食之可增强人体抗病、防病能力。

原材料　香椿250克，鸡蛋5枚，调味料各适量。

做　　法　将香椿洗净，下沸水稍焯，捞出切碎。鸡蛋磕入碗内搅匀。油锅烧热，倒入鸡蛋炒至成块，投入香椿炒匀，加入精盐，炒至鸡蛋熟而入味，即可出锅。

用　　法　佐餐食用。

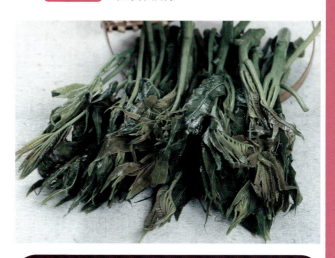

特别提示

香椿嫩芽腌的咸菜除了盐之外，最好不加其他调料，这样可以品尝到香椿特有的香味。

茶叶

【别名】苦茶、茗、腊茶、茶芽。

○ 备受推崇的普及型保健饮品

来源 山茶科植物茶的芽叶。

主要产地 现江苏、安徽、浙江、江西、湖北、四川、贵州、云南、陕西等地均有栽培。

性味 性凉，味甘、苦。

功效主治 清头目、除烦渴、化痰、消食、利尿、解毒。治头痛、目昏、多睡善寐、心烦口渴、食积痰滞、疟痢。

主要成分 茶中含有丰富的维生素、单宁酸及钾、钙、镁、磷等，还有挥发油等成分。

性状特征 常绿灌木，有时呈乔木状，高1～6米。多分枝，嫩枝有细毛，老则脱落。单叶互生，长椭圆形或椭圆状披针形，或倒卵状披针形，先端渐尖，有时稍钝，基部楔形，边缘有锯齿，质厚，老则带革质，上面深绿色，有光泽，平滑无毛，下面淡绿色，羽状网脉，幼叶下面具短柔毛；叶柄短，略扁。花腋生，1～3朵，具有花柄，微垂。总苞2，萼片5，宿存，深绿色；花瓣5，白色，稍有香气，近圆形或广倒卵形。雄蕊多数，排列成多轮。雌蕊居于中央，子房上位。蒴果、木质化、扁圆三角形、暗褐色。

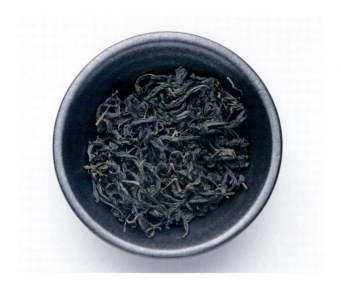

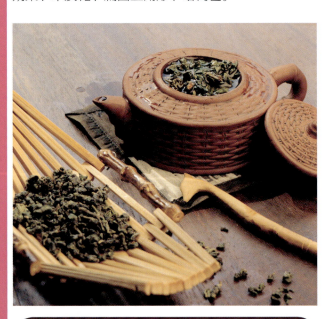

特别提示
泡茶不宜用滚开水，浸泡的时间不宜过长，不要用保温杯泡茶。

选购秘诀 应以气味清香、触之干燥、色泽鲜明为好。

药用价值 对中枢神经系统的作用 咖啡碱能兴奋高级神经中枢，使精神兴奋、思想活跃，消除疲劳。过量则引起失眠、心悸、头痛、耳鸣、眼花等不适症状。

对循环系统的作用 直接兴奋心脏，扩张冠状血管。对血管运动中枢、迷走神经中枢也有兴奋作用，因而影响比较复杂。

对平滑肌、横纹肌的作用 茶碱(通常使用氨茶碱)能松弛平滑肌，故用以治疗支气管哮喘、胆绞痛等。咖啡因还能加强横纹肌的收缩能力。

利尿及其他作用 咖啡碱，特别是茶碱能抑制肾小管的再吸收，因而有利尿作用。

贮存要点 置于密闭、阴凉、干燥处保存。

用法用量 内服：煎汤，3～9克；泡茶或入丸、散。外用：研末调敷。

使用禁忌 失眠者忌服，哺乳期、妊娠期妇女不宜喝茶。饮茶不宜过浓，饭后不宜立即饮茶，服药不宜用茶水。

● 保健应用

茶叶粥

功效 化痰消食、利尿消肿、益气提神。

适用于急、慢性痢疾和肠炎。

| 原材料 | 茶叶15克，粳米100克，白糖适量。
| 做　法 | 取茶叶先煮15分钟，取浓汁约500克。去茶叶，在茶叶浓汁中加入粳米、白糖，再加入水400克左右，同煮为粥。
| 用　法 | 分2次，温热服食。

河蚌

【别名】河歪、河蛤蜊。

清热解毒、滋阴明目

| 来　源 | 为蚌科动物背角无齿蚌或褶纹冠蚌、三角帆蚌等蚌类的肉。

| 主要产地 | 我国大部分地区均产。

| 性　味 | 性寒，味甘、咸。

| 功效主治 | 清热滋阴、明目解毒。治烦热、消渴、血崩、带下、痔瘘、目赤、湿疹。

| 主要成分 | 各部分含钙率不同，例如内鳃板含钙10.90%，外鳃板8.42%，此是含钙特多的部位；壳肌1.24%，脚1.07%，此是含钙较低的部位。因此鳃板是蚌的储钙处所。

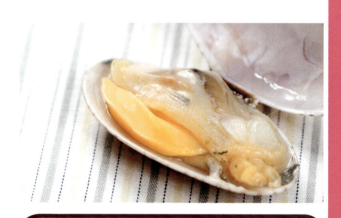

特别提示
烹制时切忌过火，否则会使肉质变老，难以消化。

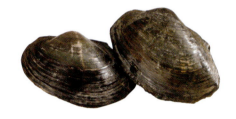

| 性状特征 | 河蚌外形呈椭圆形和卵圆形。壳质薄，易碎。两壳膨胀，后背部有时具后翼。壳顶宽大，略隆起，位于背缘中部或前端。壳面光滑，具同心圆的生长线或从壳顶到腹缘的绿色放射线。胶合部窄，无齿。斧足发达。雌雄异体。卵在春季受精，约2个月可发育成钩介幼虫排出体外。卵若在秋季受精，胚体在母体内越冬，次年春季发育成钩介幼虫排出体外，钩介幼虫排出体外后，均需寄生在鱼体上，待发育成幼蚌后脱离鱼体，沉入水底。

| 选购秘诀 | 蚌有河蚌、海蚌之分，死了的蚌不能食用。

| 药用价值 | 蚌肉滋阴明目、清热解毒。主治妇女血崩、痔漏、糖尿病、支气管炎和烫伤等症。有助于保持皮肤弹性和光泽；蚌壳粉性寒，有清热、化痰、止呕的功效；珍珠母（蚌壳内珠光层的疙瘩）有平肝、镇静、治眩晕的作用。

| 贮存要点 | 新鲜食用为好。

| 用法用量 | 蚌味鲜甜，肉质爽脆，可煮汤、煮粥、炒食等。外用时，可用蚌汁涂痔肿。

| 使用禁忌 | 蚌肉性寒，多食易伤脾胃、阳气，故外感未清、脾胃虚寒、便溏泻者应忌服。

保健应用

灵芝河蚌

| 功　效 | 治疗肝炎、冠心病、神经衰弱、失眠等病症。可提高人体抗病防病能力，实现益智健美、益寿延年的目标。

| 原材料 | 灵芝25克，河蚌肉250克，料酒、精盐、胡椒粉、酱油、葱段、姜片、生油各适量。

| 做　法 | 将河蚌肉、灵芝分别洗净，灵芝放入砂锅中加水煎煮约1小时，取煎汁备用。炒锅倒油烧热，加入蚌肉煸炒一下，加入灵芝煎汁、料酒、精盐、酱油、胡椒粉、葱、姜和适量水。烧至蚌肉熟而入味，即可出锅食用。

| 用　法 | 佐餐食用。

地骨皮

【别名】地节、枸杞根，苟起根、枸杞根皮、山杞子根。

○ 退虚热、降火的常用药

来　　源　为茄种植物枸杞等的根皮。

主要产地　全国大部分地区有生产。

性　　味　性寒，味甘。

功效主治　清热凉血，治虚劳、潮热、盗汗、肺热咳喘、吐血、衄血、血淋、消渴、高血压、痈肿、恶疮。

主要成分　根皮含桂皮酸和多量酚类物质、甜菜碱。也有报道，甜菜碱只含于地骨皮的叶和果实中，不存在于根皮。根中尚含抑制硫胺素活性的物质，这种抑制作用可被半胱氨酸及维生素C解除。地骨皮中尚分离得β−谷甾醇、亚油酸、亚麻酸、卅一酸等。

性状特征　干燥根皮为短小的筒状或槽状卷片，

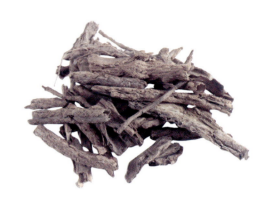

大小不一，一般长3～10厘米，宽0.6～1.5厘米，厚约3毫米。外表面灰黄色或棕黄色，粗糙，有错杂的纵裂纹，易剥落。内表面黄白色，较平坦，有细纵纹。质轻脆，易折断，断面不平坦，外层棕黄色，内层灰白色。气微臭、味微甘。

选购秘诀　以块大、肉厚、无木心与杂质者为佳。

药用价值　**对心血管系统的作用**　地骨皮的浸剂、酊剂及煎剂对麻醉犬、猫、兔静脉注射均有明显的降压作用，并伴有心率减慢和呼吸加快，浸剂的作用似优于煎剂，反复给药可产生程度不等的快速耐受现象。

降血糖作用　给家兔灌服地骨皮煎剂，先使血糖短时间升高，然后持久降低，4～8小时后尚未恢复。对于注射肾上腺素引起的高血糖并无明显对抗作用。家兔皮下注射浸膏，血糖亦降低。

解热作用　地骨皮对人工发热家兔有显著退热作用。其乙醚提取物及乙醇提取后残渣之水提取物并无作用，而乙醇提取物、水提取物或乙醚提取后残渣的水提取物皆有作用。其解热作用比氨基比林弱，约与其他解热药相等。

降压作用　通过直接扩张血管，有中等程度的降压作用。

贮存要点　置干燥容器内。

用法用量　内服：煎汤，3～10克；或入丸、散。外用：煎水含漱、淋洗，研末撒或调敷。

使用禁忌　外感风寒所引起的发热不要用本品，脾胃虚寒、便溏者忌服。

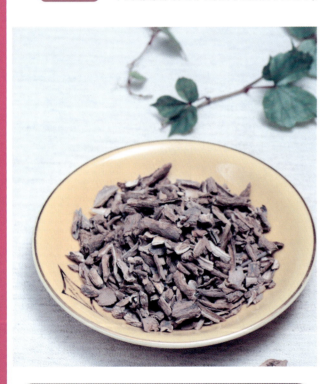

特别提示

用于治疗一般的虚热和痨热。治有汗的骨蒸，配鳖甲、知母等，方如地骨皮汤。治小儿疳积的发热可在此方基础上加减。用于肺热喘咳，间有午后发热，舌红苔黄，包括急性支气管炎、肺炎等的肺热咳嗽，取其有泻肺清热作用，配桑白皮、甘草等，方如泻白散，此方尤其适用于儿童。

保健应用

地骨皮粥

功效 清肺、生津、止渴。治糖尿病、多饮、身体消瘦等。

原材料 地骨皮30克,桑皮15克,麦冬15克,粳米100克。

做法 先煎以上前3味药,去渣取汁备用,粳米淘洗干净,放入锅中,并加入熬制好的药汁,用武火煮沸后,转文火续煮成粥即可。

用法 渴即食之。

青蒿

【别名】蒿、草蒿、野兰蒿、黑蒿、白染艮。

清退虚热之常用药

来源 为菊科植物青蒿或黄花蒿的全草。

主要产地 全国大部分地区均产。

性味 性寒,味苦、微辛。

功效主治 清热解暑、除蒸。治温病、暑热、骨蒸劳热、疟疾、痢疾、黄疸、疥疮、瘙痒。主要用于清解虚热、暑热,前人认为青蒿为清热凉血退蒸之良药,现代实践也主要是用于血虚而有热者。

主要成分 青蒿含有苦味质、挥发油、青蒿碱、维生素A。

性状特征 青蒿的干燥全草,长60～90厘米。茎圆柱形,表面黄绿色或绿褐色,有纵向的沟纹及棱线,全体无毛、质轻、易折断,断面呈纤维状,黄白色,中央有白色疏松的髓。叶片部分脱落,残存的叶皱缩卷曲,绿褐色,质脆易碎。气香、味微苦。

此外,部分地区习惯作青蒿使用的,尚有下列几种:

①茵陈蒿及滨蒿的老枝,前者使用于河北、山东、江苏、福建、广东、广西、湖南、湖北等地;后者使用于东北地区。

②牡蒿的全草,在江苏、上海、四川等地使用。

选购秘诀 以质嫩、色绿、气清香者为佳。

药用价值 抑菌作用 青蒿水浸剂(1∶3)在试管内对某些皮肤真菌有抑制作用。其乙醇提取物在试管内对钩端螺旋体的抗菌浓度为7.8毫克/毫升,效力与连翘、黄柏、蚤休相似,而弱于黄连、荔枝草、黄芩与金银花。

解热发汗作用 尤其适宜于清解暑热,以及解"弛张热"和原因不明的久热,但在高热和热病进展期,解热效果不甚显著。

止血作用 对鼻出血和紫斑,有一定治疗效果。

贮存要点 药材置于通风干燥处保存。

用法用量 内服:煎汤,5～15克。或入丸、散。外用:捣敷或研末调敷。

使用禁忌 产后血虚、内寒作泻及饮食停滞、泄泻者勿用。青蒿气味芳香,对胃肠刺激不大,与一般苦寒药有伤脾胃者不同,但有泄泻者仍不宜用。出汗多者也要慎用。

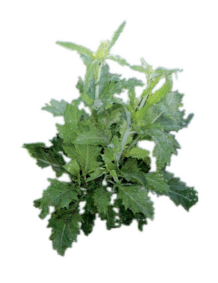

保健应用

青蒿粥

功效 清热退烧、除瘴杀疟。适用于表证、里证的外感发热,对阴虚发热、恶性疟疾的发热同样有效。

原材料 鲜青蒿100克,粳米50克,白糖适量。

做法　将青蒿洗净，与粳米一同放入煮锅内，加适量水，用大火煮沸，再转为小火慢熬，直至粘稠为止。

用法　每日1碗。

特别提示

青蒿虽可用全草，但主要靠其叶清透解肌。青蒿子无解热功能，但可治疗便秘。

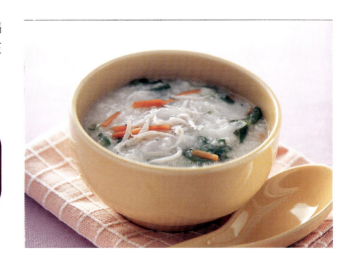

▶ 银柴胡

【别名】银胡、山菜根、山马踏菜根、牛肚根、沙参儿、白根子、土参。

○ 退虚热之良药

来源　为石竹科植物银柴胡的根。

主要产地　主产陕西、甘肃、宁夏以及内蒙古。

性味　性凉，味甘、苦。

功效主治　清热凉血。治虚劳骨蒸、阴虚久疟、小儿疳热、羸瘦。为治虚热和疳热的常用药，因能退热而不苦泄，被认为是"虚热之良药"。

主要成分　丝石竹根含三萜皂苷，苷元是棉根皂苷元。

性状特征　干燥的根呈圆柱形，长15～40厘米，直径1～2.5厘米。根头顶端有多数细小疣状突起，为地上茎痕，密集而发白，习称"珍珠盘"。下端略细，

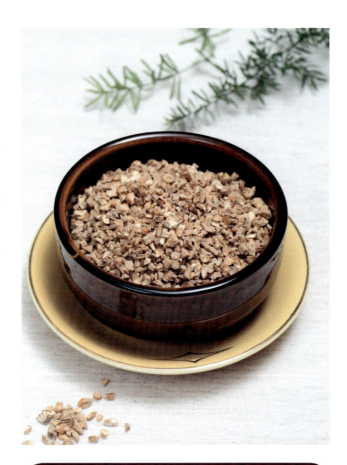

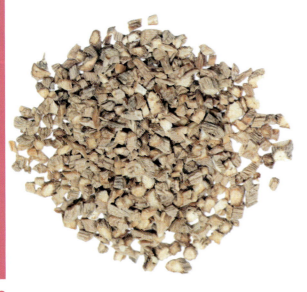

特别提示

用于治疗阴虚发热、痨热、骨蒸盗汗。可配青蒿、鳖甲、地骨皮，方如清骨散。用于治疗疳热，因肠道寄生虫病而致营养不良、低热、眼结膜炎等，可配栀子、黄芩、连翘。

少数有分歧。表面黄棕或带灰棕色，有扭曲的纵纹及支根痕，并可见多数圆形小孔，习称"沙眼"，近根头处尤多，自此处折断，断面有棕色花纹。质松脆，折断时有粉尘飞出，断面粗糙，有空隙，中有大形黄白色相间的放射状花纹。气微、味甘、微苦。

选购秘诀 以条长、外皮淡黄棕色、断面黄白色者为佳。

药用价值 同属植物太平洋丝石竹内提取的三萜皂苷，给家兔在形成动脉粥样硬化的同时或以后每天内服，可降低血清胆甾醇浓度，使胆甾醇、脑磷脂系数降低，并使主动脉类脂质含量降低。

对于动脉硬化的家兔所表现的兴奋、脱毛以及肢体皮下类脂质增厚等症状均有改善。

有人认为，皂苷可作用于血浆脂蛋白，阻止胆甾醇的酯化及其在血管壁的沉积，也有认为可以阻止胆甾醇从肠道吸收。

贮存要点 置干燥处，防蛀。

用法用量 内服：煎汤，3～9克。或入丸、散。

使用禁忌 外感风寒及血虚无热者忌服。

保健应用

银柴胡粥

功　效 清热除湿、化瘀止痛。适用于湿热下注、阻滞气血之痛经、经前小腹疼痛、血色黯红、质稠有块、带下黄稠等症。

原材料 大米60克，银柴胡10克，马齿苋25克，赤芍10克，延胡索10克，大枣10枚，山楂条10克，白砂糖10克。

做　法 银柴胡、马齿苋、赤芍、延胡索加水1000毫升，用武火烧开，文火煮30分钟，去渣留汁，以药汁煮大米、大枣至粥熟，加山楂条、白糖调匀即可。

用　法 分早、晚2次服用。

白薇

【别名】春草、芒草、白微、白幕、薇草、骨美、龙胆白薇。

清血热之常用药

来　源 为萝藦科植物直立白薇或蔓生白薇的根。在广东是用白薇草的全草，去花、晒干后入药。

主要产地 主产山东、辽宁、安徽。此外，湖北、江苏、浙江、福建、甘肃、河北、陕西等地亦产。

性　味 性寒，味苦、咸。

功效主治 解热、利尿。用于热病邪入营血、身热经久不退、肺热咳嗽，以及阴虚内热、产后虚热等症。

主要成分 直立白薇根含白薇素、挥发油、强心苷。

性状特征 干燥根茎类圆柱形，略横向弯曲，呈结节状，长1.5～6厘米，直径0.5～2厘米，表面灰棕色至棕色。质坚脆，易折断，断面略平坦，类白色。根呈细长圆柱状，有时弯曲或卷曲，丛生于根茎上，形如马尾，长10～20厘米，直径1～2.5毫米，表面黄棕色，有细纵皱。质脆，易折断，折断时有粉飞出。断面略平坦，类白色至浅黄棕色，皮部发达，木部很小，仅占直径的1/3。气微弱，味苦。

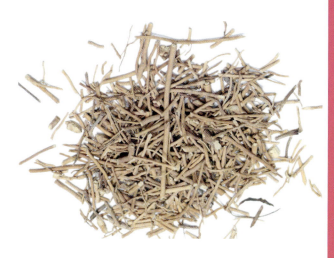

选购秘诀 以根色黄棕、粗壮、条匀、断面白色、实心者为佳。

药用价值 白薇既能清实热，又能清虚热。在临床上，一般用于清虚热者居多，常与青蒿、银柴胡等配伍同用。

治肺热咳嗽，可与前胡、枇杷叶等同用。

用于产后体虚发热，汗出过多而致头昏者，常配其他滋阴药，方如白薇汤。

用于温热病后期,有潮热、下午为甚,但热度不高,可于清热方剂内加入本品以助退热,配生地、青蒿等。

用于胎前产后小便失禁,配白芍等研为末,以酒冲服。

贮存要点 储于干燥容器内。

用法用量 内服:煎汤,8～20克;或入丸、散。

使用禁忌 凡伤寒及流行热病,或汗多亡阳过甚;或内虚不思食,食亦不消;或下后内虚,腹中觉冷;或因下过甚,泄泻不止,皆不可服。血热相宜,血虚则忌。

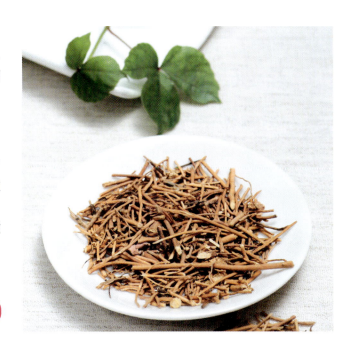

● 保健应用

白薇汤

功　　效 治产后血虚、发热、晕厥,亦治一般虚热。

原材料 白薇9克,当归15克,党参9克,甘草6克。

做　　法 将所有药材洗净,放入煮锅中,加入适量清水,大约至没过所有药材为止,先用大火煮沸,然后转小火续煮30分钟左右,即可滤渣饮用。

用　　法 每次1小碗,早、晚2次服用。

特别提示

是一味清血热的药物,与银柴胡、地骨皮、青蒿等的功效相近,都能用于清虚热,故这四味药之间,经常配合应用。但本品长于清解,能透邪外达,这一点与青蒿相似,而银柴胡、地骨皮仅能清血热于内,不能透达血热于外。本品能清泄肺热,可用于治肺热咳嗽,这一点与地骨皮相似,而银柴胡、青蒿则无此作用。又白薇尚有利尿作用,此为其特点。

Part 3 泻下篇

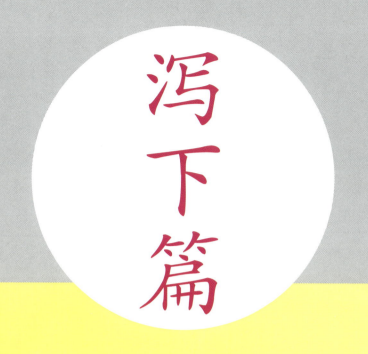

泻下药能刺激肠道引起腹泻，或润滑肠道，促进排便，有些泻下药还有利尿的作用。

泻下药主要用于里实证，所谓里实，大概可分为三类。

第一类是热积便秘。温热性疾病，病情向里发展，邪热进入肠胃，使肠胃津液耗失，热和燥邪积结在里，称为热积便秘。此时，要用泻下药通便，以清热泻火。从现代医学观点来看，这种里实，是发热性疾病过程出现的便秘及其伴随的症状。由于发热引起失水，肠道分泌减少，粪质干燥，排泄困难而致便秘，而用中药通便所以能够清热泻火，主要是由于某些泻下药兼有泻下和抗菌的作用，在清除肠内积粪和有毒物质的同时，抑制了炎症的发展。

第二类是寒积便秘。寒邪影响肠胃，使排泄不畅，粪便积结在肠腑，即所谓的阴寒结聚。从现代医学的观点看，这类便秘是由于某些致病因素使胃肠道功能低下，肠管蠕动无力，排便困难，并往往兼有全身性虚寒证候，此时需用泻下药配温里祛寒药，以解除便秘。

第三类是停饮（也称留饮），就是水液停留在胸膈或腹部，都属实邪在里，从现代医学观点看，属于胸腔积液（胸水）、腹腔积水（腹水），需要峻下逐水退肿。

此外，泻下药也治一般习惯性便秘和某些器官的炎症。泻下药按其作用不同，分为攻下药、润下药和峻下逐水药三类。

攻下药：气味多属苦寒，如大黄、芒硝。泻下清热作用较强，常用于热积便秘，配热药也可治寒积便秘。

润下药：多为植物果仁，如火麻仁、郁李仁、含有油脂，能润燥滑肠，泻下力较缓，适用于年老体虚，热病后或妇女胎前产后的便秘。

峻下逐水药：如大戟、芫花、甘遂等，作用峻猛，能引起剧烈腹泻，使大量水分从肠道排出，有些峻下逐水药兼有利尿作用，适用于消除胸水、腹水。本类药物药力既猛，又有毒性，用时须注意剂量、配伍和禁忌。

因泻下药并不普遍使用于日常保健中，本篇中只选取几种常见药物加以介绍。

芦荟

【别名】卢会、讷会、奴会、劳伟。

○ 兼有美容效果的润肠药品

来　源　为百合科植物库拉索芦荟、好望角芦荟或斑纹芦荟叶中的液汁经浓缩的干燥品。

主要产地　广东、广西、福建等地。

性　味　性寒，味苦。

功效主治　清热、通便、杀虫。治热结便秘、妇女经闭、小儿惊痫、疳热虫积、癣疮、痔瘘、萎缩性鼻炎、瘰疬。

主要成分　主要成分有芦荟大黄素苷、异芦荟大黄素苷、芦荟苷等。

性状特征　芦荟是百合科植物。叶簇生，呈座状或生于茎顶，叶常披针形或叶短宽，边缘有尖齿状刺。花序为伞形、总状、穗状、圆锥形等，色呈红、黄或具赤色斑点，花瓣6片、雌蕊6枚。花被基部多连合成筒状。

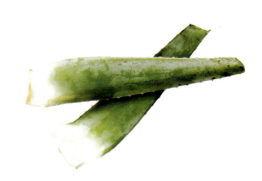

选购秘诀　以气味浓、溶于水中无杂质及泥沙者为佳。

药用价值　泻下作用　本品适用于习惯性便秘和热积便秘，因本品通便后，并不会像大黄一样引起便秘。因此可用于慢性便秘。

治疗创伤　芦荟水浸物可缩短治愈天数，对人工创伤的鼠背，也有轻度促进愈合的作用。近年来，以芦荟叶浆汁制成的药剂，多用于皮肤或其他组织创伤以及烧伤，甚至有人认为可以用于抗绿脓杆菌。

抗癌作用　芦荟提取物1∶500醇浸出物，在体内可抑制肉瘤-180和艾氏腹水癌生长；从浸出物中分离出一种几乎纯粹的物质，有更高抗癌作用。

健胃作用　治小儿疳积，可配尖槟、白芍、独脚金、甘草、厚朴、山楂、布渣叶。

泻肝作用　治肝经实火，症见右上腹疼痛、头晕、头痛、耳聋、耳鸣、神志不宁、易怒、大便秘结，甚则发热等，取其能清热凉肝，如当归龙荟丸。以本品为主药，治胆道结石合并感染，有较好的效果。此外，以本品配龙胆草，治惊悸抽搐。

其他作用　芦荟提取物1∶500对离体蟾蜍心脏有抑制作用，其白色粉末的1∶100溶液也有抑制作用。

芦荟的美容作用　芦荟汁液系天然萃取物，含有多种对人体有益的保湿剂和营养效果。科学研究认为，芦荟中含有聚糖的水合产物葡萄糖、甘糖露、少量的糖醛酸和钙等成分；还有少量水合蛋白酶、生物激素、蛋白质、氨基酸、维生素、矿物质及其他人体所需的微量元素。因此，芦荟便具备了美容效果极佳的功能。

营养保湿作用　芦荟中所含的氨基酸和复合多糖物质具有天然保湿因素（NMF）。这种天然保湿因素，能够补充皮肤中损失掉的部分水分，恢复胶原蛋白的功能，防止面部皱纹，保持皮肤光滑、柔润、富有弹性。

防晒作用　芦荟凝胶不但是阳光的屏蔽，而且它能阻止紫外线对免疫系统产生的危害，并能恢复被损伤的免疫功能，使晒伤的皮肤获得痊愈，阻止皮肤癌的形成。

对烧伤、割伤等创伤的愈合作用　芦荟凝胶涂于创伤表面，形成薄层，能阻止外界微生物的侵入。芦荟凝胶能增进创伤的拉伸强度，增进创伤治疗，促进愈合。芦荟凝胶能减轻和消除疼痛。芦荟凝胶是非常理想的载体。例如当氢化可的松用于皮肤，99%不能渗入皮肤的表皮层，故而都被浪费掉了。当药物先放入芦荟凝胶中，凝胶能很好地渗入皮肤，将药物带入皮肤，增强药物的治疗效果。因此，芦荟凝胶也是传递各种药物的最好载体。

免疫调节剂　生物体内免疫系统的正常是健康的标志。芦荟凝胶内含有的多种活性成分，它们溶解在凝胶的极性水中，相互协同，对外界形成了强大的免疫调节功能的作用。

贮存要点　置于阴凉通风处保存。

用法用量　内用法　把生的新鲜叶片制成薄片、糖醋渍品、液汁或油炒后食用；生嚼芦荟叶肉，每次生叶食量以15克为宜；服用新鲜叶汁的方法，成人每次1匙，每天2～3次；用干燥的叶片泡制茶或酒。

外用法 直接用新鲜叶片涂抹，或使用芦荟制成的外用药酒。外用方法都比较安全，应注意选择成熟度高的芦荟叶片，这样疗效会更好。

使用禁忌 月经来潮、妊娠、腹痛、痔疮、便血和脾胃虚弱者忌用。使用芦荟治病，首先鉴别是否是药用芦荟品种，切忌把龙舌兰、雷神或仅有观赏价值的芦荟品种用来防病、治病。应该选择药用芦荟品种，切忌过量服用或急于求成。

● 保健应用

芦荟炒鸡丁

功效 美容养颜、保护皮肤，并有很好的排毒功效。

原材料 鸡脯肉250克，芦荟200克，油、盐、料酒、味精、生粉各适量，鸡蛋1只。

做法 将鸡脯肉洗净，切成1厘米见方的丁，用蛋清、料酒、生粉上浆待用。芦荟去皮洗净，切成1厘米见方的丁，用沸水焯约10分钟；锅内放少许油烧热，倒入鸡丁滑散，投入芦荟丁，加入盐、味精翻炒均匀，勾芡装盘即可。

用法 佐餐食用。

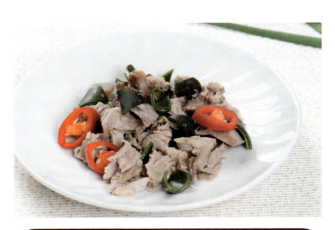

特别提示
首次食用芦荟时应当先做皮试，如果没有异常现象，方能使用。因为有些人的体质对芦荟有过敏现象，如出现红肿、刺痛、起疙瘩、腹痛等，严重的腹部还会有灼热感。

清肝芦荟汤

功效 此汤可以清热降火，去除体内油脂、调理肠胃，使肤质变好并消除皮肤的深色素堆积，让皮肤更加光滑白嫩。

原材料 芦荟3片，大头菜1/2个，绿竹笋1/2棵，红甜椒1/2个，小黄瓜1/2条，玉米笋2条，鲜香菇1朵，盐1小匙。

做法 芦荟洗净，削去边缘的细刺，将突起那一面的外皮剥除、切段。大头菜、绿竹笋均洗净、去皮、切块。红甜椒去蒂及籽、小黄瓜洗净、切块。玉米笋洗净、切段。鲜香菇洗净，切片备用。大头菜、绿竹笋、玉米笋、鲜香菇均放入锅中，加入5杯水煮开，转小火煮至熟，再加入红甜椒略煮，最后加入小黄瓜、芦荟及盐煮滚即可。

用法 佐餐食用。

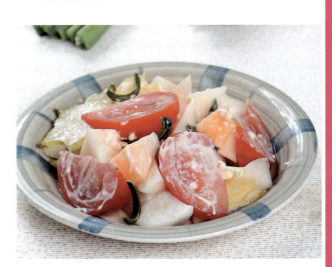

芦荟什锦沙拉

功效 排毒养颜，保持肌肤的水润光泽。

原材料 芦荟150克，菠萝、甜瓜、樱桃等水果200克，沙拉酱150克。

做法 把去刺芦荟茎片及各种水果都切成小块儿，加入沙拉酱拌匀即可。

用法 佐餐食用。

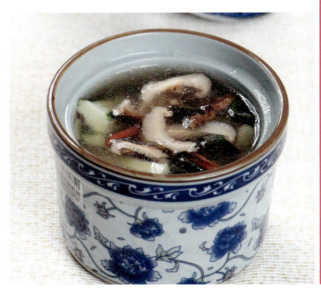

火麻仁

【别名】麻子、麻子仁、大麻子、大麻仁、白麻子、冬麻子、火麻子。

○ 老年人便秘的常用药

来　源　为桑科植物大麻的种仁。

主要产地　产自黑龙江、辽宁、吉林、四川、甘肃、云南、江苏、浙江等地。

性　味　性平，味甘。

功效主治　润燥、滑肠、通淋、活血。治肠燥便秘、消渴、热淋、风痹、痢疾。

主要成分　种子含胡芦巴碱、异亮氨酸甜菜碱、麻仁球原酶、亚麻酸、亚油酸等。

性状特征　干燥果实呈扁卵圆形，长4～5毫米，直径3～4毫米。表面光滑，灰绿色或灰黄色，有微细的白色、棕色或黑色花纹，两侧各有1条浅色棱线。一端钝尖，另端有一果柄脱落的圆形凹点。外果皮薄，内果皮坚脆。绿色种皮常黏附在内果皮上，不易分离。胚乳灰白色，子叶两片，肥厚，富油性。气微，味淡。

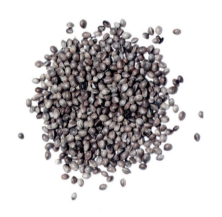

选购秘诀　以色黄、无皮壳、饱满者为佳。

药用价值　现代研究证明，火麻仁属于滑润性泻药，所含的脂肪油对肠壁和粪便起润滑作用；能软化大便，使之易于排出，作用缓和，无肠绞痛副作用，泻后也不会引起便秘。专家介绍，火麻仁是目前所有常见的食物油中不饱和脂肪酸含量最高的，也是目前世界上唯一能溶于水的植物油。经常食用这种特殊的油脂，可降低血压和胆固醇，防止血管硬化，提高心力储备，能润肠通便，防止老年人便秘，达到延缓衰老的目的。中医常用火麻仁来治疗大便燥结，尤其适用于治疗老年人血虚津枯之便秘。另外，诸如虚弱与热积病后，及产后津枯血少的肠燥便秘患者，同样很

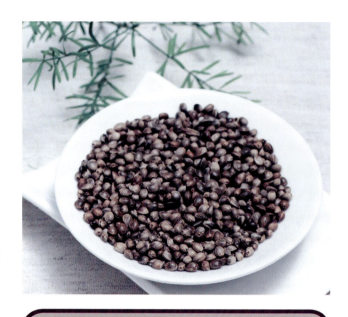

特别提示

临床报道有人在服用了大量的火麻仁后中毒，表现为恶心、呕吐、腹泻、四肢发麻、烦燥不安、精神错乱、手舞足蹈、脉搏增速、瞳孔散大、昏睡、昏迷等。因此在用药时一定要注意控制剂量。

适于服用火麻仁。

贮存要点　置于通风处保存。

用法用量　内服：煎汤，9～30克；或入丸、散。外用：捣敷或榨油涂。

使用禁忌　临床报道有人在服用了大量的火麻仁后中毒，表现为恶心、呕吐、腹泻、四肢发麻、烦燥不安、精神错乱、手舞足蹈、脉搏增速、瞳孔散大、昏睡、昏迷等。因此在用药时一定要注意控制剂量。

● 保健应用

火麻仁长寿汤

功　效　可降低血压和胆固醇、防止血管硬化、提高心力储备，还能润肠通便，达到延缓衰老的目的。

原材料 火麻仁 50 克，芥菜（其他野菜也可以）250 克，食盐、味精、花生油各适量，上汤 1500 毫升。

做　法 先将火麻仁洗净，与少量水用石磨磨成浆，再用白纱布过滤、去渣、取浆。芥菜洗净、切小段。上汤放锅内，大火煮开，放入油、盐、味精、芥菜、火麻仁浆，煮熟出锅，即可食用。

用　法 经常食用。

番泻叶

【别名】旃那叶、泻叶。

适用于治疗热积便秘及腹水等症

来　源 为豆科植物狭叶番泻或尖叶番泻的小叶。

主要产地 主要产于热带地区。

性　味 性大寒，味甘、苦。

功效主治 泻热行滞、通便、利水。用于热结积滞、便秘腹痛、水肿胀满。

主要成分 其叶含番泻苷 C，即大黄酸 – 芦荟大黄素 – 二蒽酮 –8，8′– 二葡萄糖苷。荚除含番泻苷 A、番泻苷 B 以外，还有大黄酸和大黄酚的葡萄糖苷，并有痕量芦荟大黄素或大黄素葡萄糖苷。尖叶番泻叶和豆荚分别含蒽类成分 0.85%～2.86% 和 2.34%～3.16%，从中分出大黄酸，芦荟大黄素，少量大黄酚及番泻苷 A，番泻苷 B，番泻苷 C 等番泻苷。这些蒽类成分都以糖苷存在。本植物尚含有 3.5- 二甲基 –4- 甲氧基苯甲酸。

性状特征 ①狭叶番泻：呈长卵形或卵状披针形，长 1.5～5 厘米，宽 0.4～2 厘米，全缘，叶端急尖，叶基稍不对称。上表面黄绿色，下表面浅黄绿色，无毛或近无毛，叶脉稍隆起，革质。气微弱而特异，味微苦，稍有黏性。

②尖叶番泻：呈披针形或长卵形，略卷曲，叶端短尖或微凸，叶基不对称，两面均有细短毛茸。

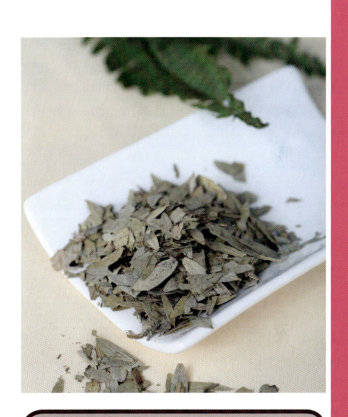

特别提示
服量不宜过大，过量则有恶心、呕吐、腹痛等副作用，一般配木香、藿香等行气。和中药品同用，可减少此弊。煎服宜后下，久煎则无力。

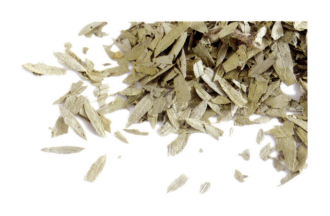

选购秘诀 以干燥、叶形狭尖、片大、完整、色绿、梗少、无泥沙者为佳；叶小、色黄、有梗、多破碎、有泥沙者为次。

药用价值 本品主要为泻下作用，有较强的刺激性，促进肠蠕动，服后 3 小时泻下数次。临床应用于热积便秘，如胃肠积热而致的便秘、食物积滞、胸腹胀满及腹水等症。本品与大黄相比较，泻下力较强，起效较速。但抗菌消炎、清热消痔的作用不及大黄。又本品副作用较明显，可有腹痛、呕吐或使原有的肠部炎症加重（尤其是在用量较大时），配驱风药或理气药，可减少或预防以上的副作用。在治腹胀和腹水方面，本品作用近于甘遂，效力和安全度较好，也用于术前清洁肠道。

贮存要点 避光，置通风干燥处。

用法用量 2～6克，入煎剂宜后下，或用开水泡服。

使用禁忌 虚弱者、孕妇、经期、产后及哺乳期均忌用。有痔疮者亦不宜用。

● 保健应用

番泻叶蜂蜜茶

功　效 泻下、抗菌、健胃、消食，治疗大便干结。适用于口干、口臭、面赤身热、小便短赤、心烦等。

原材料 番泻叶6克，蜂蜜适量。

做　法 将番泻叶与蜂蜜放入茶杯内，冲入开水，加盖焖泡10分钟，代茶饮用。

用　法 每日1剂，可频频冲泡饮服。一般连服3～6日可愈。

▶ 郁李仁

【别名】郁子、郁里仁、李仁肉。

○ 润肠通便的常用药

来　源 为蔷薇科植物郁李、欧李或长梗郁李的种子。

主要产地 主产辽宁、河北、内蒙古等地。

性　味 性平，味辛、苦、甘。

功效主治 润燥、滑肠、下气、利水。治大肠气滞、燥涩不通、小便不利、大腹水肿、四肢浮肿、脚气。

主要成分 郁李种子含苦杏仁苷、脂肪油、挥发性有机酸、粗蛋白质、纤维素、淀粉、油酸。又含皂苷0.96％及植物甾醇、维生素B1，茎皮含鞣质6.3％，纤维素24.94％，叶含维生素C7.30毫克，果实含果糖5.2％。截形榆叶梅含氢氰酸，花含维生素C125.7毫克。

性状特征 干燥的成熟种子，略呈长卵形，长5～7毫米，中部直径3～5毫米。表面黄白色、黄棕色或深棕色，由基部向上，具纵向脉纹。顶端锐尖，基部钝曲，中间有圆脐。种皮薄，易剥落，种仁两瓣，

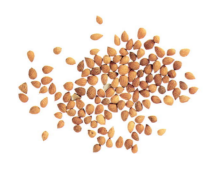

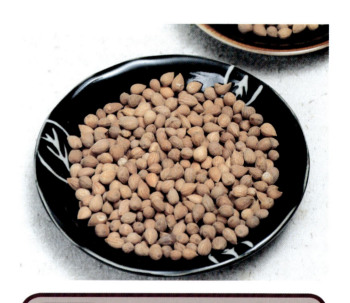

> **特别提示**
> 本品也为滑润性泻药，但其泻下作用比火麻仁略强。

白色，带油性。气微，味微苦。

选购秘诀 以颗粒饱满、淡黄白色、整齐不碎、不出油、无核壳者为佳。

药用价值 **泻下作用** 本品中所含郁李仁苷具有强烈的泻下作用，能显著促进小肠的运动，常用于治疗习惯性便秘，常配其他润肠药，如火麻仁、杏仁、柏子仁等。方如五仁汤，老人或产后的肠燥便秘，气虚便秘均可使用。

其他作用 从郁李仁中提取的 IR-A 和 IR-B 蛋白成分有抗炎和明显的镇痛作用。

郁李仁中所含皂苷有祛痰作用,有机酸有镇咳祛痰功效。郁李仁酊剂对实验动物有一定的降压作用。

郁李仁所含尼克酸(维生素 B 族的一种)能促进细胞新陈代谢,并有扩张血管作用,可用于防治糙皮病及类似的维生素缺乏症。

用于治疗脚气水肿,而大、小便不畅者,配薏苡仁、赤茯苓、滑石等。

贮存要点 置阴凉干燥处,防蛀。

用法用量 内服:煎汤,3～9克;或入丸、散。

使用禁忌 阴虚液亏及孕妇慎服。

保健应用

郁李仁粥

功　　效 健脾、利湿、润肠。
原 材 料 郁李仁30克,薏米50克,粳米50克。
做　　法 先将郁李仁捣烂,水研后绞汁,将薏米、粳米淘洗干净,加入少量清水和绞好的郁李仁汁,一起熬煮成粥。
用　　法 空腹服食。

香蕉

【别名】蕉子、蕉果。

让人快乐的智慧之果

来　　源 为芭蕉科植物甘蕉的果实。

主要产地 分布广西、广东、云南、福建、海南岛、台湾、四川等地。

性　　味 性寒、味甘。

功效主治 清热、润肠、解毒。治热病烦渴、便秘、血痔。

主要成分 果实含淀粉,蛋白质,脂肪,糖分,灰分,维生素A,维生素B,维生素C等,并含少量5-羟色胺、去甲肾上腺素、二羟基苯乙胺、叶含少量鞣质及纤维素。

性状特征 ①香蕉类:果形略小,弯曲,色泽鲜黄,果肉黄白色,味甜、无涩,香味浓郁,细致嫩滑,纤维少,果皮容易剥离。

②大蕉类:果实较大,果形较直,棱角显著,果皮厚而韧,果肉杏黄色,柔软,味甜中带微酸,香气较少。

③粉蕉类:果形较短,长椭圆形,成熟果皮黄白色,薄而微韧,似有一层薄粉,果肉乳白色,柔软甜滑,

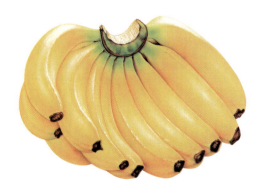

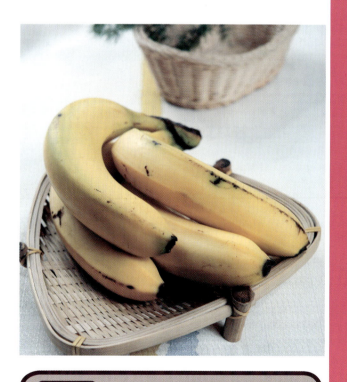

特别提示
香蕉很容易因挤压、受冻而发黑,在室温下很容易滋生细菌,最好新鲜食用,不宜久存。

果皮不易分离。

选购秘诀 以果肉黄白色、闻之清香、味甜软糯、无涩味者为佳。

药用价值 **修复、抑制作用** 香蕉含有血管紧张素转化酶抑制物质，可抑制血压升高，另对某些药物诱发的胃溃疡有胃壁修复作用。

富含快乐激素 香蕉中可以产生一种快乐激素，使大脑获得快感，更容易接受外界美好的事物。

减肥食品 几乎含所有的维生素和矿物质，是一种含食物纤维丰富的低热量水果。

防中风、降血压 香蕉可以预防中风和高血压病，起到降血压、保护血管的作用。

贮存要点 香蕉不宜放在冰箱中存放，在12～13℃即能保鲜，温度太低，反而不好。

用法用量 香蕉是我国南方的主要水果之一，除鲜食外，还可加工成罐头、蕉汁、蕉酒。每天1～2根。

使用禁忌 胃酸过多者不宜吃，胃痛、消化不良、腹泻者亦应少吃。因其含钾丰富，患有慢性肾炎、高血压、水肿者尤应慎食。肾功能不佳者也要少吃。香蕉与芋头不宜同食。

保健应用

香蕉薯泥

功　　效 香蕉和马铃薯富含叶酸。怀孕前期多摄取叶酸食物，对于胎儿血管神经的发育有帮助。

原 材 料 香蕉1根，马铃薯1个，草莓10个，蜂蜜适量。

做　　法 香蕉去皮，用汤匙捣碎。马铃薯洗净、去皮，移入电饭锅中蒸至熟软，取出压成泥状，放凉备用。将香蕉泥与马铃薯泥混合，摆上草莓，淋上蜂蜜即可。

用　　法 随意服用。

祛风湿篇

Part 4

　　祛风湿药具有祛除肌肉和筋骨的风湿、解除痹痛、舒筋活络的作用，其中部分药物并有不同程度的补肝肾、壮筋骨的作用。从现代医学观点看，它们分别具有镇痛、消肿、促进血液循环（散寒）、解热等作用。祛风湿药主要用于治疗由风、寒、湿所致的痹证（其中有些也可用于治疗外感表证）。所谓痹证，主要症状是关节肌肉疼痛或麻木，大致又可分为4类。

　　1. 行痹：风气偏胜，又称风痹。表现为痛无定处，呈游走性，多见于风湿性关节炎。

　　2. 痛痹：寒气偏胜，又称寒痹。表现为疼痛剧烈，痛有定处，遇寒则痛加剧，且有关节屈伸不利，多见于风湿性和类风湿性关节炎。

　　3. 着痹：湿气偏胜，又称湿痹，表现为疼痛固定，且肢体沉重，肌肤麻木，多见于类风湿关节炎、肌肉风湿，以及变应性关节炎。

　　以上三痹，病程以慢性经过为主。另外还有"热痹"，发病急骤，关节红肿热痛，伴有全身发热、口渴、苔黄、脉数，属急性风湿性关节炎或慢性的急性发作。在应用风湿药治疗热痹证时，应根据病症的性质、疼痛部位、患者年龄、体质和病程等选择适当的药物，并作必要的配伍。

　　从病症性质来说，偏于寒的，多选独活、威灵仙、五加皮等温性药；偏于热的，多选用络石藤、丝瓜络等凉药。

　　从疼痛部位上来说，痛在上肢的，习惯上多选用羌活、桑枝等；痛在下肢的，多选用独活、木瓜、蚕沙；至于络石藤、海风藤等药，上、下肢都可用。虽然这样区分不一定有很大的意义，因为许多病人是上、下肢都有疼痛，常用多种祛风湿药配伍。同时，凡有镇痛作用的药物，不论对上肢或下肢都可缓解疼痛，因此，似乎不必拘泥于分上、下肢用药，但前人的经验值得我们在临床上研究。

　　从患者的年龄、体质、病程来说，儿童、少年的痹证一般较短，体质尚好，发病常与咽炎、扁桃体炎、外感表征有关，故用药时多选用气味较薄的，并有一定解表、清热作用的祛风湿药，但如体质较弱和病程较长则应配补药。老人的痹征一般病程较长，体质较差，气血虚弱，要用味厚并有一定强壮作用的祛风湿药。

　　配伍方面，治疗行痹以祛风为主，应加配解表祛风药；治痛痹以散寒为主，应加配温里祛寒药，治着痹以去湿为主，应加配利水化湿药；治热痹以清热为主，应加配清热药。

独活

【别名】 独摇草、独滑、长生草。

治风湿酸痛的常用良药

来　　源　为伞形科植物重齿毛当归、毛当归、兴安白芷、紫茎独活、牛尾独活、软毛独活以及五加科植物食用木等的根及根茎。

主要产地　四川、湖北、安徽等地。

性　　味　性温，味辛、苦。

功效主治　清热活血、止痛消肿。治肠风下血、热毒疮痈、皮肤溃疡。

主要成分　祛风、胜湿、散寒、止痛。治风寒湿痹、腰膝酸痛、手脚挛痛、慢性气管炎、头痛、齿痛。

性状特征　根头及主根粗短，略呈圆柱形，下部分出数条弯曲的支根。表面灰棕色黄棕色，有纵皱纹、横长皮孔及稍突起的细根痕，主根有环纹，顶端平截，中央为凹陷的茎痕。质坚硬，断面皮部灰白色，有多数散状的棕色油室，木质部灰黄色至黄棕色。香气浓郁，味苦、辛，麻舌。

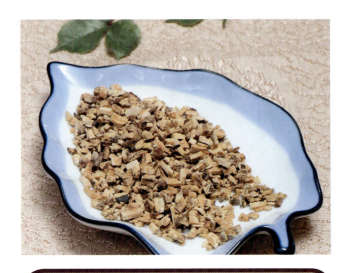

特别提示

独活有川独活（重齿毛当归）、香独活（毛当归）之分。川独活外形类似当归，有分柱形支根；香独活则多分枝，断面木为深紫色。

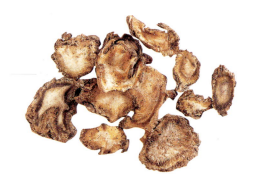

选购秘诀　以根头部膨大、表面灰褐色、质硬、断面灰白色、有特异香气及味苦、辛，微麻舌的为佳。

药用价值　镇静、催眠、镇痛、抗炎作用　独活煎剂或流浸膏给大鼠或小鼠口服或腹腔注射，均可产生镇静乃至催眠作用，甚至可防止士的宁对蛙的惊厥作用，但不能使其免于死亡。对大鼠甲醛性关节炎有抗炎作用。

对心血管系统的作用　独活粗制剂予麻醉犬或猫静脉注射，有降压作用，但不持久。酊剂作用大于煎剂。切断迷走神经不影响其降压，注射阿托品后，降压作用受到部分或全部的抑制。对离体蛙心有抑制作用。

其他作用　独活能使离体蛙腹直肌发生收缩。煎剂在试管内(1:100)对人型结核杆菌有某些抗菌作用。

贮存要点　置干燥处，防霉、防蛀。

用法用量　内服：煎汤，3～9克；浸酒或入丸、散。外用：煎水洗。

使用禁忌　独活性较温，盛夏时要慎用。此外，高热而不恶寒，阴虚血燥者慎服。

● 保健应用

两皮独活酒

功　　效　强腰壮骨。主治腰膝软弱疼痛、四肢麻木、关节不利、不得屈伸。

原材料　海桐皮30克，五加皮30克，独活30克，制附子10克，石斛30克，桂心30克，防风30克，当归30克，杜仲30克，仙灵脾30克，萆薢30克，牛膝30克，薏苡仁30克，生地黄30克，白酒1.5升。

做　　法　上述药材共捣碎，用白纱布袋盛之置于净器中，入白酒浸泡，密封。春夏7日，秋冬14日后开启，去掉药袋，过滤后装瓶备用。

用　　法　每次温饮10～20毫升，日饮1～2次。

威灵仙

【别名】葳灵仙、九草阶、风车、辣椒藤、铁灵仙、灵仙藤、黑灵仙。

○ 通络止痛之必备良药

- 来　　源　为毛茛科植物威灵仙的根。
- 主要产地　主产江苏、安徽、浙江等地。山东、四川、广东、福建等地亦产。
- 性　　味　性温，味辛、咸。
- 功效主治　祛风湿、通经络、消痰涎、散癖积。治痛风、顽痹、腰膝冷痛、脚气、疟疾、破伤风、扁桃体炎、诸骨鲠咽等症。
- 主要成分　威灵仙的根含白头翁素、白头翁内酯、甾醇、糖类、皂苷、内酯、酚类、氨基酸。叶含内酯、酚类、三萜、氨基酸、有机酸。
- 性状特征　根茎呈不规则块状，黄褐色，上端残留木质茎基，下侧丛生多数细根。根细长圆柱形，表面棕褐色或棕黑色，有细纵纹。质坚脆、易折断，皮

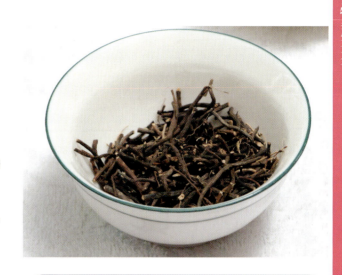

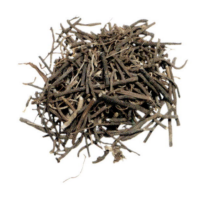

部与木部易脱离，断面平坦，类圆形，皮部灰黄色，木部黄白色。根茎质较坚韧，断面不平坦，纤维性。气微弱、味微苦。四川所用的威灵仙是地上部分，为干燥的茎叶，茎之表面黑色，有纵沟与节，中空、质脆、易断，气微、味淡。

- 选购秘诀　以条匀、皮黑、肉白、坚实者为佳。
- 药用价值　**对循环系统的作用**　可使麻醉犬的血压下降，肾容积缩小，对离体蟾蜍心脏有先抑制后兴奋的作用。

  对平滑肌的影响　对小鼠离体肠管有明显的兴奋作用，对大鼠及家兔的离体肠管亦有相似作用。对小鼠离体子宫作用不明显。

  抗利尿作用　对小鼠、大鼠、豚鼠有显著的抗利尿作用。

> **特别提示**
> 威灵仙分生威灵仙和酒威灵仙两种，威灵仙干燥后用黄酒拌匀、焖透，再以小火炒干放凉后即成酒威灵仙。生威灵仙能通络止痛，酒制威灵仙则可增强祛风通络的功效。

降血糖作用　对大鼠有显著增强葡萄糖同化的作用（即给予大鼠以大量葡萄糖后，尿糖试验仍为阴性），故可能有降血糖作用。

其他作用　威灵仙有镇痛效能。1∶3水浸剂在试管内对皮肤真菌有抑制作用。华中威灵仙（白花藤，品种未鉴定）中提取的白花素（白头翁脑）有抑菌作用。另一种威灵仙的水提取物中也有原白头翁素，可能是抗菌成分。

- 贮存要点　置于通风干燥处保存。
- 用法用量　内服：煎汤，5～12克；浸酒或入丸、散。外用：捣敷。
- 使用禁忌　气虚血弱，无风寒湿邪者忌服。

● **保健应用**

威灵仙醋蜜汤

- 功　　效　此汤有软坚破结、吐痰消积之功，适用胃癌属痰气交阻者，噎食呕逆、朝食暮吐、腹胀疼痛、胸膈痞闷、口渴咽燥、形体逐渐消瘦等，可以

用此汤作食疗。

原材料 威灵仙12克，陈醋、蜂蜜各半碗。

做法 将以上3味药洗净，放入煮锅中，加入适量清水，大约没过所有药材，然后大火煮沸，再转小火续煮30分钟左右，滤取约半碗药汁饮用。

用法 酌情服用。

桑枝

【别名】桑条、嫩桑枝。

○ 广泛用于治疗风湿、痹痛

来源 为桑科植物桑的嫩枝。

主要产地 全国大部分地区均产，主产江苏、浙江、安徽、湖南、河北、四川等地。

性味 性平，味苦。

功效主治 祛风湿、利关节、行水气。治风寒湿痹、四肢拘挛、脚气浮肿、肌体风痒。

主要成分 桑枝含鞣质和游离的蔗糖、果糖、水苏糖、葡萄糖、麦芽糖、棉子糖、阿拉伯糖、木糖。茎含黄酮成分桑素、桑色烯、环桑素、环桑色烯。木材含桑色素、柘树宁、桑酮、四羟基芪、二氢桑色素、二氢山奈酚。

性状特征 干燥的嫩枝呈长圆柱形，长短不一，直径0.5～1厘米。外表灰黄色或灰褐色，多数淡褐色小点状皮孔及细纵纹，并可见灰白色半月形的叶痕和棕黄色的叶芽。质坚韧，有弹性，较难折断，断面黄白色，纤维性。斜片呈椭圆形，长约2毫米。切面皮部较薄，木部黄白色，射纹细密，中心有细小而绵软的髓。有青草气，味淡略黏。

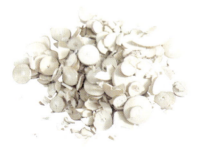

选购秘诀 以质嫩、断面黄白色者为佳。

药用价值 桑枝中含有α-糖苷酶抑制剂类活性成分。通过竞争性的抑制小肠黏膜刷状缘葡萄糖苷酶，使肠道内的葡萄糖生成，吸收延缓，从而有效降低餐后血糖和空腹血糖。另还具有降低血压、抗肿瘤的功效。

本品更广泛应用于治疗风湿痹痛，无论急、慢性风湿性关节炎，肌肉风湿，只要有关节疼痛和活动障碍，都可用桑枝，可单用，也可与其他养血通络或祛风除湿的药物配伍，代表方剂为桑尖汤。

治慢性骨髓炎，常与桃树枝、柳树枝、槐树枝、没药、乳香等药配伍。治风湿痹痛，多与防己、威灵仙、羌活、独活等药同用。治高血压，宜与桑叶、茺蔚子等药煎水洗脚。治肩臂酸痛，当与姜黄、桂枝、当归、防风、黄芪等药合用。治紫癜风，每与益母草共伍，熬膏调服。治膝关节炎，可与桑枝、桃枝、柳枝、竹枝、酸枣枝等药配伍，水煎熏蒸。治目痛，宜与翻白草、棉花杆等药同用。

贮存要点 置干燥处。

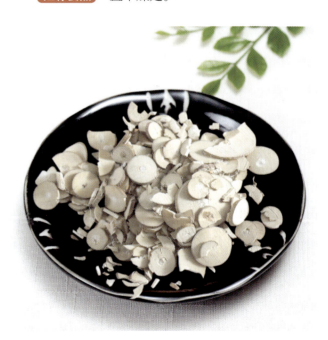

> **特别提示**
> 桑尖汤：桑枝30克,怀牛膝9克、汉防己6克,丝瓜络3克,水煎服。

| 用法用量 | 煎服，浸酒服。每餐 9~15 克。 |
| 使用禁忌 | 无。 |

● 保健应用

桑枝鸡

功　效	可清热通痹，益气补血，清利湿热，用于系统性红斑狼疮而正气已虚者。
原材料	桑枝60克，绿豆30克，鸡肉250克。
做　法	将鸡肉洗净，加入适量的水，放入绿豆及洗净、切段的桑枝，清炖至肉烂，起锅前拌上盐、姜、葱等调味即可。
用　法	饮汤食肉，量自酌。

虎杖

【别名】野黄连、活血丹、活血龙、猴竹根、金锁王、大叶蛇总管、山茄子、斑草。

○ 主治风湿、筋骨疼痛

来　源	为蓼科植物虎杖的根茎。
主要产地	产于江苏、浙江、江西、福建、山东、河南、陕西、湖北、云南、四川、贵州等地。
性　味	性平，味苦。
功效主治	祛风利湿、破瘀、通经。治风湿筋骨疼痛、湿热黄疸、淋浊带下、妇女经闭、产后恶露不下、痔漏下血、跌扑损伤、烫伤、恶疮癣疾。
主要成分	根和根茎含游离蒽醌及蒽醌苷。主要为大黄素、大黄素甲醚和大黄酚，以及蒽苷A，蒽苷B。根中还含 3,4',5- 三羟基芪 -3-β-D- 葡萄糖苷。
性状特征	本品多为圆柱形短段或不规则厚片，长 1~7 厘米，直径 0.5~2.5 厘米。外皮棕褐色，有纵皱纹及须根痕，切面皮部较薄，木部宽广，棕黄色，射线放射状，皮部与木部较易分离。根茎髓中有隔或呈空洞状。质坚硬，气微，味微苦、涩。
选购秘诀	以根条粗壮、内芯不枯朽者为佳。
药用价值	**抗菌作用**　虎杖煎液(25%)对金黄色葡萄球菌、卡他球菌、甲型或乙型链球菌、大肠杆菌、绿脓杆菌有抑制作用。

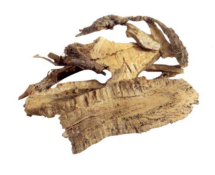

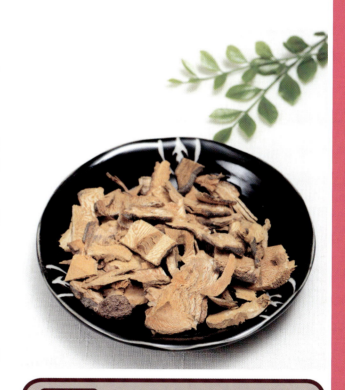

特别提示

虎杖不仅供观赏，也做食品，嫩茎做蔬菜，根做冷饮料，置凉水中镇凉（冰箱冰镇尤佳），名"冷饮子"。

抗病毒作用　虎杖水煎液(10%)对流感亚洲甲型京科68-1株病毒、孤儿病毒、单纯疱疹病毒均有抑制作用。

其他作用　兔静脉注射从虎杖中提得的草酸，可引起低血糖休克。

用于黄疸，胆结石等病症。因虎杖有利湿退黄的作用，用于治黄疸，可配伍连钱草等同用。本品配合行气、清热等药，还可治疗胆结石。

用于妇女闭经。因虎杖有活血通经的功效，适用于经闭血瘀证候。

用于风湿痛、跌打损伤等症，本品能活血通络而止痛。治风湿痛，可配合西河柳、鸡血藤等，治跌扑损伤。

此外，本品又能清热解毒。

贮存要点 置干燥处，防霉、防蛀。

用法用量 内服：煎汤，9～30克；浸酒或入丸、散。外用：研末、烧灰撒、熬膏涂或煎水浸渍。

使用禁忌 孕妇忌用。

保健应用

虎杖甘草粥

功效 虎杖活血通络、清利湿热、利胆退黄。甘草通经脉、利血气、清热解毒。大米补中益气、健脾和胃。此粥适用于急、慢性肝炎消退黄疸。黄疸消退后仍可继续服用。

原材料 虎杖18克，甘草9克，大米50克。

做法 将虎杖、甘草加水600毫升，在砂锅中煎2小时，去渣取汁，煮大米成粥，放凉后便可食用。

用法 随餐食用。

海桐皮

【别名】钉桐皮、鼓桐皮、丁皮、刺桐皮、刺通、接骨药。

治疗关节炎的常用药

来源 为豆科植物刺桐的干皮。

主要产地 产于广西、云南、福建、湖北等地。

性味 性平，味苦、辛。

功效主治 祛风湿、通经络、杀虫。治风湿痹痛、痢疾、牙痛、疥癣。

主要成分 树皮含刺桐灵碱、氨基酸和有机酸。种子含油，油中含饱和有机酸36.7%和不饱和有机酸(油酸、亚油酸)63.3%，另含下箴刺桐碱。

性状特征 海桐皮为豆科植物刺桐或乔木刺酮的干皮或根皮。

刺桐皮为圆筒状、半圆筒状或板片状，两边略内卷，长约40厘米，厚0.25~1.5厘米，外表面黄棕色至棕黑色，常有宽窄不等的纵沟纹。树干皮较枝皮厚，栓皮有时被刮去，未除去栓皮的表面粗糙，有黄色皮孔，并散布有钉刺，或除去钉刺后留有圆形疤痕。钉刺长圆锥形，高5~8毫米，顶端锐尖，基部直径0.5~1厘米。内表面黄棕色，较平坦，有细密纵网纹，根皮无刺。质坚韧，易纵裂，不易折断，断面浅棕色，裂片状。气微，味微苦。

乔木刺桐皮基本同刺桐皮，呈向内卷的横长条形或平坦的小方块，厚3~6毫米，外表面黄棕色或棕褐色至棕黑色不等，有的显暗绿色，粗糙。栓皮多脱落，钉刺基部与栓皮界限不明显。内表面浅黄棕色，平滑，有细纵纹。质坚硬，折断面黄色，纤维性。气微，味微苦。

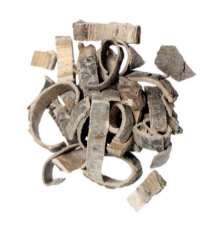

选购秘诀 以皮张大、钉刺多者为佳。

药用价值 海桐皮水浸剂(1:3)在试管内对蓝色毛癣菌、许兰氏黄癣菌、铁锈色小芽胞癣菌、腹股沟表皮癣菌等皮肤真菌均有不同程度的抑制作用。亦有谓海桐皮在体外对金黄色葡萄球菌有抑制作用。

治疗风湿性关节炎，慢性而偏于寒者较适宜，治腰腿风湿疼痛尤好。多为浸酒用，配牛膝、川芎等，也可用入煎剂。

外用宽筋藤、桂枝等，可作为关节热洗剂，治疗跌打骨折后或类风湿性关节炎所致的关节肿痛、肌肉挛缩、运动障碍，对消肿止痛和改善活动能力有一定的帮助，但需要较长的时间，宜坚持熏洗。

贮存要点 置于干燥处保存。

用法用量 内服：煎汤，6～12克；或浸酒。

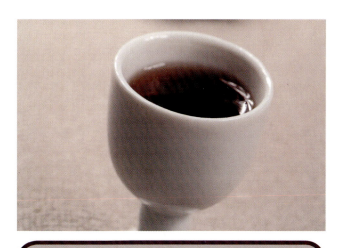

特别提示
治疗皮癣。可用海桐皮、蛇床子各等分，研末，以生油调搽患处。

外用：煎水洗或研末调敷。

使用禁忌 血虚者不宜服用。

● **保健应用**

海桐皮酒

功　效 主治足膝风冷、痹痛不利等症。
原材料 海桐皮、五加皮、独活、防风、枳壳、杜仲各30克，牛膝、薏苡仁各60克，生地黄250克。
做　法 上述诸药切碎用绵纱布包裹，以白酒2升，春夏浸7日，秋冬2～7日。
用　法 每次温服10～15毫升，日服1～2次。

蚕沙

【别名】原蚕沙、原蚕屎、晚蚕沙、马鸣肝、晚蚕矢、二蚕沙。

○ 祛风除湿、和胃化浊

来　源 为家蚕的干燥粪便。

主要产地 主产浙江、四川、河南、江苏、湖南、云南、广东、安徽、甘肃、湖北、山东、辽宁等地。

性　味 性温，味甘、辛。

功效主治 祛风燥湿、清热活血。治风湿、皮肤不仁、关节不遂、急剧吐泻转筋、筋骨不遂、腰脚痛、腹内瘀血、头风赤眼。

主要成分 粗蛋白质占16.7%，粗脂肪占3.7%，粗纤维占19%，可溶性无氮物占45%，灰分占15.6%。蚕沙富含营养成分，是上等的肥料和猪、羊、鱼的理想饲料。蚕沙还富含叶绿素和维生素E，维生素K，果胶等。

性状特征 粪便呈短圆柱形、颗粒状，长2～5毫米，直径1.5～3毫米。表面灰黑色或灰棕色。纵向有6条棱脊，棱上横向有3～4条浅沟或粗沟，粗糙显麻纹状。质坚硬，不易碎（遇潮后易散碎）。微有青草气。

选购秘诀 以干燥、色黑、坚实、均匀、无杂质者为佳。

药用价值 治腰膝痹痛、手足活动不便。如属于风湿痹痛，可配独活、牛膝等水煎服，也可炒黄后配其他的药浸酒。

治湿邪所致的腹痛、呕吐、腹泻、急性胃肠炎，配吴茱萸、木瓜等，方如蚕矢汤。

治跌打损伤，配绿豆粉等为末，醋调敷患处，如蚕沙散。

蚕沙提取物治贫血卓有功效。以蚕沙提取物研制成的铁叶绿酸钠原料药及制剂生血宁片，能明显促进小鼠骨髓红系祖细胞的增殖，对大鼠失血性贫血和小鼠的溶血性贫血也有较好的恢复作用。临床用于治疗缺铁性贫血有显著疗效。

蚕沙还被用于治疗再生障碍性贫血，用蚕沙提取物制成血绿素铜钠盐新药——血障平，动物实验表明，该药对造血干细胞、红细胞及骨髓有核细胞的恢复和增殖均有明显促进作用，可促进骨髓造血功能的恢复。经临床验证，用血障平治疗再障有效率达80%，且

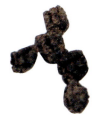

祛风湿篇 — 祛风湿类

无明显毒副作用。

贮存要点 置于干燥处保存，防潮。

用法用量 内服：煎汤，9～15克；或入丸、散。外用：炒熨、煎水洗或研末调敷。

使用禁忌 阴虚阳亢，无内外湿邪者，不宜服用。

● 保健应用

香砂酒

功　效 化湿浊、通痹。主治多囊卵巢综合征引起的闭经，证属寒湿浊痰饮结聚，阻于胞脉。症见经闭不行、带下多或形体肥胖、喉中痰阻、脘腹胀满等。

原材料 蚕沙500～600克，米酒1000毫升。

做　法 将铁锅洗净，放炉火上烘干，再把蚕沙放锅内炒至微黄。将蚕沙置于玻璃瓶内，加入米酒，加盖密封，浸泡1周后即可饮用。

用　法 每次3毫升，每日2～3次。

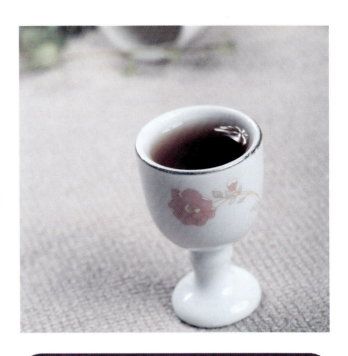

特别提示
蚕沙还用来制作蚕沙枕头，被认为具有清凉和降血压等效果。

秦艽

【别名】秦胶、秦纠、秦爪、左秦艽、大艽。

○ 广泛用于治疗风湿性和类风湿性关节炎

来　源 为龙胆科植物大叶龙胆、粗茎龙胆或西藏龙胆的根。

主要产地 鸡腿艽主产甘肃、陕西、山西、内蒙古等地。罗卜艽主产四川、云南、西藏。

性　味 性平，味苦、辛。

功效主治 祛风除湿、活血舒筋、清热利尿。治风湿痹痛、筋骨拘挛、黄疸、便血、骨蒸潮热、小儿疳热、小便不利。

主要成分 大叶龙胆的根，分离出三种生物碱：龙胆宁碱、龙胆次碱及秦艽碱丙；还含有挥发油及糖类。

性状特征 ①鸡腿艽为植物大叶龙胆的干燥根。略呈圆锥形，上粗下细，表面棕黄色或灰黄色，气特殊，味苦而涩。

②罗卜艽为植物粗茎龙胆或西藏龙胆的干燥根。形如鸡腿艽而较长，微扭曲。除上述主要品种外，尚有麻花艽和小秦艽。麻花艽较粗大，常数个交错缠绕，

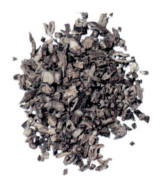

呈辫子状或扭曲呈麻花状；小秦艽形细长而小，多分歧，质稍疏松，脆而易断。

选购秘诀 以粗大、肉厚、色棕黄者为佳。

药用价值 **抗炎作用** 能抑制实验性关节炎，有效成分为秦艽甲素，抗炎作用的原理是通过神经系统间接刺激垂体，使促皮质素分泌增加，肾上腺皮质功能亢进，从而有助于消炎退肿。

解热作用 前人说秦艽能治潮热，现代实验认为，本品确有解热的作用。

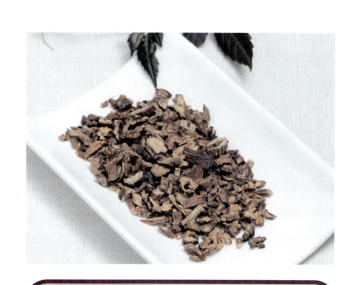

升血糖作用　有效成分为秦艽甲素,可通过释放肾上腺素而起作用。

降压作用　水浸液有降低麻醉动物血压作用。

抗菌作用　对痢疾杆菌、伤寒杆菌、金黄色葡萄球菌等有抑菌作用。

| 贮存要点 | 置于通风干燥处保存。 |

| 用法用量 | 内服:煎汤,4.5~9克;浸酒或入丸、散。外用:研末撒。 |

| 使用禁忌 | 无。 |

特别提示

用秦艽配其他滋阴药,如鳖甲、当归和清热药,如知母、柴胡等,有助于解退虚热,方如秦艽鳖甲散。

镇痛和镇静作用　本品有一定的镇痛和镇静的作用。

抗过敏作用　有一定的抗组织胺和抗过敏性休克的作用。

● 保健应用

滋阴降火茶

| 功　效 | 滋阴降火、润燥通便、清热除烦。适用于唇红口臭、口干咽燥、食欲不佳、大便干燥。 |

| 原材料 | 玉竹、秦艽、枸杞各9克,山药15克,沙参15克,冰糖适量(3天份)。 |

| 做　法 | 将以上药材分别洗净,加适量水,煮约45分钟,过滤后加入冰糖,即可代茶饮用。 |

| 用　法 | 每天2杯,代茶饮,可坚持服用。 |

苍耳

【别名】卷耳、苓耳、地葵。

○ 治鼻炎、祛痹痛

| 来　源 | 为菊科植物苍耳的果实。 |

| 主要产地 | 分布全国各地。 |

| 性　味 | 性温,味甘、苦。 |

| 功效主治 | 祛风散热、解毒杀虫。治头风、头晕、湿痹拘挛、目赤、目翳、风癞、疔肿、热毒疮疡、皮肤瘙痒。 |

| 主要成分 | 全草含苍耳苷、黄质宁、苍耳明(有中枢神经系统抑制作用)。此外,尚含苍耳酮衍生物、水溶性苷、葡萄糖、果糖、氨基酸、酒石酸、琥珀酸、延胡索酸、苹果酸、硝酸钾、硫酸钙等。 |

| 性状特征 | 苍耳一年生草本,高30~60厘米,粗糙或被毛。叶互生,有长柄,叶片宽三角形,长4~10厘米,宽3~10厘米,先端锐尖,基部心脏形,边缘有缺刻及不规则粗锯齿,上面深绿色,下面苍绿色, |

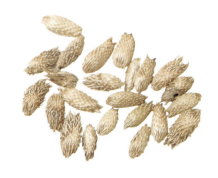

粗糙或被短白毛,基部有显著的3条脉。

头状花序近于无柄,聚生,单性同株;雄花序球形,总苞片小,1列;花托圆柱形,有鳞片;小花管状,顶端5齿裂,雄蕊5枚,花药近于分离,有内折的附片;雌花序卵形,总苞片2~3列,外列苞片小,内列苞片大,结成一个卵形、2室的硬体,外面有倒刺毛,

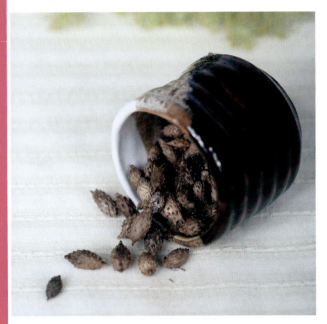

药用价值 祛风散湿，其作用为发汗、镇痛、抗菌、消炎，体外试验对金黄色葡萄球菌有抑菌作用。副作用可有口渴、便秘等。

常用于鼻窦炎、变应性鼻炎，配辛夷更能加强通窍的作用。如属急性鼻窦炎，热势较盛，发热、头痛、鼻流浊涕，需配清热药如石膏、黄芩等。如属于慢性则配辛夷、茜草等。

贮存要点 置于通风干燥处保存。

用法用量 内服：煎汤，6～12克；捣汁、熬膏或入丸、散。外用：捣敷、烧存性研末调敷或煎水洗。

使用禁忌 不可同猪肉食。不可过服，否则易致中毒，中毒症状为恶心、呕吐、低血压、腹痛。

特别提示

治风湿痹痛，关节活动不灵，痛处不定，呈游走性，可配威灵仙、肉桂、苍术、川芎；治外感风邪所致的头痛，即所谓的"头风"，头痛如劈如锥，牵及颈后，遇风更甚，可用苍耳子，取其能发汗镇痛，常与防风、白芷等解表药同用。

顶有2圆锥状的尖端，小花2朵，无花冠。子房在总苞内，每室有1个，花柱线形，突出在总苞外。瘦果倒卵形，包藏在有刺的总苞内，无冠毛。

选购秘诀 以果实饱满、完整、干燥者为佳。

● 保健应用

苍耳苡仁粥

功效 散风除湿。肝炎兼风寒湿痹、四肢挛痛患者宜食用。

原材料 苍耳子10克，苡仁20克，大米100克，白糖10克。

做法 把苍耳子、苡仁去杂质、洗净，大米淘洗干净。把大米、苍耳子用纱布包好，苡仁、白糖同放锅内，加水600毫升。把锅置武火上烧沸，再用文火炖煮45分钟，取出苍耳子即成。

用法 每日1次，每次吃粥100克。

▶ 南五加皮

【别名】五加皮。

○ 祛风湿、壮筋骨的良药

来源 为五加科植物五加或无梗五加、刺五加、糙叶五加、轮伞五加等的根皮。

主要产地 主产湖北、河南，安徽、陕西、四川、江苏、广西、浙江等地亦产。

性味 性温，味辛。

功效主治 祛风湿、壮筋骨、活血去瘀。治风寒湿痹、筋骨挛急、腰痛、阳痿、脚弱、小儿行迟、水肿、脚气、疮疽肿毒、跌打劳伤。

主要成分 南五加皮含有挥发油、维生素等；北五加皮含杠柳毒苷等，为强心苷。

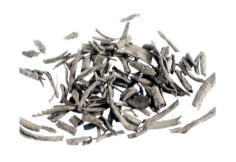

性状特征 干燥根皮呈卷筒状，单卷或双卷，长7～10厘米，筒径约6毫米，厚1～2毫米。表面

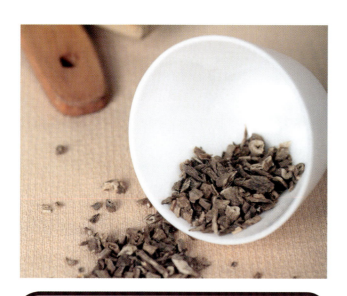

良好的保护作用。南五加皮多糖部分具有抗肝损伤作用，对核糖核酸代谢有一定的影响。

红毛五加皮具扩张血管、增加冠脉流量及降压的作用。藤五加皮具抗心律失常的作用。

细柱五加皮有降血糖的作用，南五加皮具有抗肿瘤及止血作用。

祛风湿，补肝肾而强筋骨，可视为一种兼有强壮作用的镇痛剂。南五加皮药性较温和。北五加皮作用强烈，具有一般强心苷作用的特点，可视为强心剂，应慎用。

临床上用于治疗风湿性关节炎、风湿性肌炎。功力偏于下半身，以祛湿为主。多配其他祛风湿药和补益药浸酒，不仅治风湿痛，而且对脚气病、足膝萎弱、肾虚、小便遗溺等也有一定的治疗价值。

贮存要点 置于干燥处保存。

用法用量 内服：煎汤，4.5～9克；浸酒或入丸、散。外用：捣敷。

使用禁忌 阴虚火旺者慎服。

特别提示

制五加皮最好用南五加皮，因北五加皮有毒性，过量饮用北五加皮酿制的酒，有时会引发中毒。广东酿制的五加皮酒药性较和缓，常以红毛五加皮配黄芪、当归、牛膝、续断、海桐皮、千年健等酿制。

灰褐色，有横向皮孔及纵皱，内表面淡黄色或淡黄棕色。质脆，易折断，断面不整齐。淡灰黄色。气微香，味微苦、涩。

选购秘诀 以粗长、皮厚、气香、无木心者为佳。

药用价值 南五加皮具有镇静、镇痛的作用。

南五加皮总糖苷具有抗疲劳作用，南五加皮醇浸膏可延长常压缺氧小鼠的死亡时间，细柱五加皮、南五加皮总皂苷均有抗应激作用。

南五加皮萜酸（50～100毫克/千克）对消炎痛型、幽门结扎型、无水乙醇型大鼠胃溃疡模型均有

● 保健应用

五加皮糯米酒

功效 祛风湿、强筋骨，可治风湿性关节炎。

原材料 祛风湿、强筋骨，可治风湿性关节炎。

做法 南五加皮洗净，加水适量，泡透煎煮，每30分钟取煎液1次，共取2次。再用净煎液与糯米共同烧煮，做成糯米干饭，待冷，加酒曲适量，拌匀，发酵成为酒酿。

用法 每日适量，佐餐食用。

木瓜

【别名】乳瓜、番瓜、文冠果。

○ 具有极高营养价值的万寿之果

来源 为蔷薇科木瓜属木瓜的果实

主要产地 主要产于我国南方各地。

性味 性温，味酸。

功效主治 消食健胃、疏筋通络。主治脾胃虚弱、食欲不振、乳汁缺少、关节疼痛、肢体麻木等症。

主要成分 果实含有丰富木瓜酶，维生素C，维生素B，钙，磷及矿物质，还含有丰富的胡萝卜素、蛋白质、钙盐、蛋白酶、柠檬酶等。

性状特征 落叶灌木或小乔木。高5～10米，树皮灰色，片状剥落，新皮光滑、黄褐色。小枝紫红色，有棘刺状小枝。叶长圆状卵形，稀有倒卵形，有

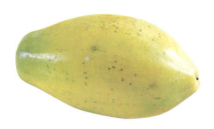

锯齿，嫩叶背面被绒毛。长5～10厘米，宽3.5～8.0厘米，先端急尖，边缘有刺芒状锐锯齿，齿尖有腺点。花单生于叶腋，红色或白色，花径2.5～3.0厘米，花与叶同时开放或稍晚，芳香。果实如瓜，长椭圆形，长10～15厘米，暗黄色，木质，芳香。

选购秘诀 青木瓜很好挑选，皮要光滑，青色要亮，不能有色斑。熟木瓜要挑手感很轻的，这样的木瓜果肉比较甘甜。

药用价值 木瓜有健脾消食的作用。木瓜中的木瓜蛋白酶，可将脂肪分解为脂肪酸。木瓜中含有一种酵素，能消化蛋白质，有利于人体对食物进行消化和吸收，因此有健脾消食之功。木瓜里的酵素，可帮助分解肉食，减低胃肠的工作量。它独有的番木瓜碱具有抗菌素肿瘤功效，并能阻止人体致癌物质亚硝胺的合成，对淋巴性白血病细胞具有强烈抗癌活性。木瓜所含的齐墩果成分是一种具有护肝降酶、抗炎抑菌、降低血脂、软化血管等功效的化合物。

木瓜酶对乳腺发育很有助益，催奶的效果显著，乳汁缺乏的妇女食用能增加乳汁。丰胸用青木瓜效果最好。

贮存要点 成熟的木瓜果肉很软，不易保存，购回后要立即食用。

用法用量 木瓜以鲜食为主，未熟的果可当成蔬菜来吃或腌食，也可制成饮料、糖浆、果胶、冰淇淋、果脯、果干等。每餐100克左右。

使用禁忌 木瓜中含有的番木瓜碱，对人体有小毒，每次食用量不宜过多。

● 保健应用

木瓜炖鱼汤

功效 这是一道适合女性食用的美味菜肴，可以收到美容丰胸的效果。

原材料 青木瓜半个（150克），鲜鱼1尾，水4碗，盐少许。

做法 先将木瓜洗净、切块，再放入水中熬汤，先以大火煮滚，再转小火炖约半小时。将鱼宰杀、切块、洗净，与木瓜一起煮至熟，起锅前，加少许盐即可。

用法 佐餐食用。

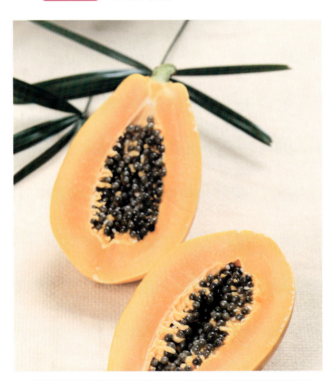

特别提示
购回的木瓜若不是马上食用，则可选购尚未熟透之果实，只要将木瓜放置通风阴凉处，待果蒂连接处渐软即可食用。若想让木瓜加速熟黄，亦可将其埋在米中。

Part 5 芳香化湿篇

　　本篇中所指的"湿"主要是指"湿邪"滞于中焦（脾、胃）而引起的消化系统和全身的症状，主要表现有脘腹胀闷、恶心呕吐，或吐酸水、不食不饥（食欲不振也不觉饿）、大便溏薄而不爽、舌苔白腻或黄腻、脉濡缓，并有头痛或身痛等。从现代医学观点看，大多见于由病原微生物或饮食不慎而引起的急性胃炎、胃肠型流行性感冒，以及消化不良。在肠胃伤寒的一定阶段，也可见于以上症状。芳香化湿药大都具有健胃功能，有的还具有抗菌和抗流感病毒的作用，故能治疗上述疾患。

　　芳香化湿药辛香、温燥，能疏畅气机、宣化湿浊、健脾醒胃，适用于脾胃湿困，运化失职而致的脘腹痞满、呕吐泛酸、大便清薄、食少体倦、口甘多涎、舌苔白腻等症。此外，湿温、暑湿等证，亦可选用。

　　湿有寒湿、湿热之分，使用化湿药时应根据湿的不同性质进行配伍：寒湿者，配温里药；湿热者，配清热燥湿药。又湿性黏滞，湿阻则气滞，行气有助于化湿，故使用化湿药时，常配伍行气药。脾弱则生湿，脾虚而生湿者，须配补脾的药物，以培其本。

　　本类药偏于温燥，易致伤阴，阴虚者应慎用。又因其芳香，含挥发油，入汤剂不宜久煎，以免降低药效。

草果

【别名】 草果仁、草果子。

止血安胎的温经药

来　　源　为姜科植物草果的果实。

主要产地　主产于云南、广西、贵州等地。

性　　味　性温，味辛。

功效主治　燥湿除寒、祛痰截疟、消食化积，治疟疾、痰饮痞满、脘腹冷痛、反胃、呕吐、泻痢、食积。

主要成分　种子含挥发油等。

性状特征　干燥果实呈椭圆形，具三钝棱，长2～4厘米，直径1～2.5厘米。顶端有一圆形突起，基部附有节果柄。表面灰棕色至红棕色，有显著纵沟及棱线。果皮有韧性，易纵向撕裂。子房3室，每室含种子8～11枚，集成长球状。种子四至多面形，长宽均为5毫米，表面红棕色，具灰白色膜质假种皮，有纵直的纹理，在较窄的一端有一凹窝状的种脐，合点在背面中央，成一小凹穴，合点与种脐间有一纵沟状的种脊。质坚硬，破开后内为灰白色。气微弱，种子破碎时发出特异的臭气，味辛、辣。

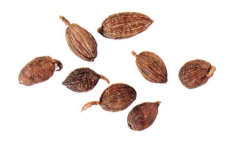

选购秘诀　以个大、饱满、表面红棕色者为佳。

药用价值　草果所含α-蒎烯和β-蒎烯油有镇咳、祛痰的作用，β-蒎烯还有抗炎、抗真菌的作用。所含的1，8-桉油素有镇痛、解热、平喘作用，香叶醇可抑制胃肠运动，并有抗细菌和真菌的作用。

用于消滞除胀，治消化不良，尤其消内积较好，平素脾胃虚寒、消化功能较差，常有胸腹痞满、反胃恶心者也可用，以煨草果配苍术、厚朴、陈皮、生姜等治之。

用于截疟，治疗寒多热少之疟疾，辅助常山、槟榔、乌梅等，方如草果七枣汤。前人的经验认为"草果为常山之良伴"。可利用其芳香健胃的功能，而制常山催吐的作用。

贮存要点　置阴凉干燥处。

用法用量　内服：煎汤，2.4~4.5克；或入丸、散。

使用禁忌　气虚或血亏，无寒湿、实邪者忌服。

保健应用

草果羊肉汤

功　　效　温中散寒、和中健脾。适用于脾胃虚寒之腹胀、腹痛等症。

原材料　草果4个，羊肉200克，薏仁200克，盐5克。

做　　法　选择质量较好的薏仁，将薏仁用开水淘净，放入锅中，加入适量清水，先用武火烧沸，再用文火煮熟。将羊肉和草果洗净，再一同放入锅内，加适量水用武火熬煮大约20分钟时间，然后将羊肉、草果捞起，将汤与薏仁合并，再用文火炖熬羊肉至熟透。将羊肉切成小块，与草果一起放入薏仁汤内，加盐少许，调匀，即可食用。

用　　法　佐餐食用。

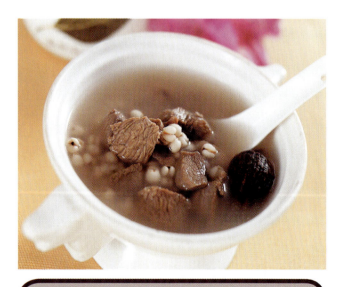

特别提示

草果与草豆蔻科属相同，在作用和功效上，两者也很接近，有人也习惯将两者混用，不加区分。实事上，两者各有所长，草豆蔻偏于健胃，而草果则兼能截疟。

砂仁

【别名】缩砂仁、缩砂蜜、缩砂。

化湿健脾的芳香药材

来　　源　为姜科植物阳春砂或缩砂的成熟果实或种子。

主要产地　阳春砂仁主产广东、广西等地。

性　　味　性温，味微辛。

功效主治　行气调中、和胃醒脾。治腹痛痞胀、胃呆食滞、噎膈呕吐、寒泻冷痢、妊娠胎动。

主要成分　种子含挥发油等。

性状特征　缩砂种子含挥发油1.7%~3%，主要成分为d-樟脑、一种萜烯（似柠檬烯，但非柠檬烯）、d-龙脑、乙酸龙脑酯、芳樟醇、橙花叔醇。阳春砂，叶的挥发油与种子的挥发油相似，含龙脑、乙酸龙脑酯、樟脑、柠檬烯等成分。又阳春砂含皂苷0.69%。同属植物草豆蔻，其种子含有砂仁香气的挥发油4%~6%。

选购秘诀　①阳春砂仁为植物阳春砂的干燥果

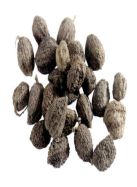

实。椭圆或卵圆球形，略呈三棱状，长1.5~2厘米，径1~1.5厘米。表面棕褐色，密生刺状突起，一端有小突起物，一端有果柄痕。果皮薄，质轻脆，内含多数种子。种子团呈球形或长圆球形，具钝三棱分成3瓣，每瓣有种子6~15粒。种子为不规则的多面体，径约2毫米，表面棕红色或暗褐色，有细皱纹。破开后，内部灰白色，油润。气芳香，味辛、微苦。

②进口砂仁为植物缩砂的干燥果实。椭圆或卵圆球形，略呈三棱状，长1.5~2厘米，径0.8~1.5厘米。表面黄棕色或灰棕色，密生刺片状突起。种子团形状较圆，表面灰棕色或棕色，去壳后的砂仁往往因特殊加工处理，其外层被有白色粉霜。气味较阳春砂稍淡。

药用价值　砂仁所含的挥发油具有促进消化液分

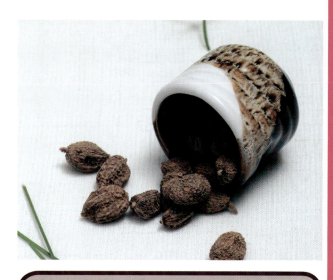

> **特别提示**
>
> 如无砂仁，可用益智仁代，益智仁性味与砂仁同，也有健胃作用。又可配木香加入陈夏益气温中，治消化功能不足。

泌、增强胃肠蠕动的作用，并可排除消化管内的积气。另外，它还有一定的抑菌作用。用于治疗消化不良、寒湿泻痢、虚寒胃痛，还可治疗妊娠呕吐、胎动不安而与脾胃虚寒有关者。

贮存要点　置阴凉干燥处。

用法用量　内服：煎汤（不宜久煎），1.5~6克；或入丸、散。

使用禁忌　阴虚有热者忌服。

● 保健应用

砂仁炖牛肉

功　　效　温中止痛、补益脾胃、强身健体。

原材料　牛肉1500克，砂仁5克，桂皮10克，陈皮5克，葱、姜、胡椒粉、盐、酱油、醋、香油、卤汁各适量。

做　　法　将陈皮、桂皮洗去浮灰，掰成小块，砂仁打破，然后一同装入纱布袋内备用。牛肉洗净，切成见方块，在开水锅中煮5分钟，焯去血沫，取出用冷水洗净。另起锅，放入牛肉块，加入卤汁，先用武火煮沸，撇去浮沫，加入葱姜、胡椒粉、盐，投入药袋，改用文火炖牛肉至熟烂，捞出，控干水，凉凉。将熟牛肉块切成3～5毫米的薄片，装盘，淋上酱油、醋、香油即可。

用　法　佐餐食用。

佩兰

【别名】兰草、燕尾香、针尾凤。

治疗暑湿的常用药

来　源　为菊科植物兰草的茎叶。

主要产地　主产江苏、浙江、河北、山东等地。西藏地区使用的佩兰，为菊科植物大麻叶泽兰的全草。

性　味　性平，味辛。

功效主治　清暑、辟秽、化湿、调经。治暑湿、寒热头痛、湿邪内蕴、脘痞不饥、口甘苔腻、月经不调。

主要成分　兰草全草含挥发油1.5%～2%，油中含：对-聚伞花素、乙酸橙花醇酯和5-甲基麝香草醚，前两者对流感病毒有直接抑制作用。叶含香豆精，邻-香豆酸及麝香草氢醌。大麻叶泽兰的叶、花中都含泽兰苦素和一倍半萜内酯，叶中又含泽兰苷。上述两种植物的根中都含有兰草素。

性状特征　干燥的全草，茎多子直，少分枝，呈圆柱形或扁压状，直径1.5～4毫米。表面黄棕色或黄绿色，有纵纹及明显的节，节不膨大。质脆，易折断，折断面类白色，可见韧皮部纤维伸出，木质部有疏松的孔，中央有髓，时有中空。叶片多皱缩、破碎，完整者多呈3裂，中央裂片较大，边缘有粗锯齿，两面均无毛，色暗绿或微带黄，质薄而脆，易破碎。气微香，味微苦。

选购秘诀　以干燥、叶多、色绿、茎少、未开花、香气浓者为佳。

药用价值　佩兰含有挥发油、香豆素等，具有健胃、利尿、解热作用，对白喉杆菌、金黄色葡萄球菌、八叠球菌、变形杆菌、伤寒杆菌等有抑制作用。

佩兰挥发油对流行性感冒病毒有直接抑制作用。可用于治疗夏季外感，有发热、头痛、全身骨痛、两目刺痛、胸闷恶心、大便不畅等症状。

用于治疗因热性病或进食肥腻过多后而致的消化不良，常配黄连、芦根等。

用于湿阻脾胃、脘腹胀满、湿温初起，以及口中

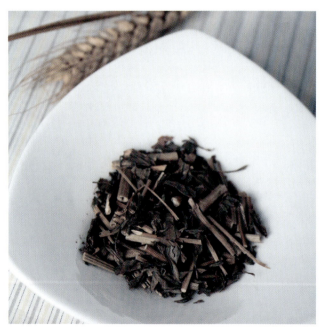

> **特别提示**
> 佩兰和藿香都能祛暑湿而治消化不良，但佩兰祛口中黏腻不爽和吐涎沫的效力较好，藿香则止呕的作用较强。

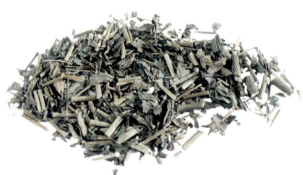

甜腻等症。佩兰气味芳香，善于化湿醒脾，功效与藿香相似，治疗湿阻脾胃症，两药往往相须为用。此外，又适用于湿热内阻、口中甜腻多涎、口气腐臭之症。

用于暑湿症。佩兰能醒暑化湿，用于畏寒、发热、头涨、胸闷、纳呆等症，常配合藿香、厚朴、荷叶同用。

| 贮存要点 | 置阴凉干燥处。
| 用法用量 | 内服：煎汤，4.5~9克（鲜者9~15克）。
| 使用禁忌 | 阴虚、气虚者忌服。

● **保健应用**

佩兰茶

| 功　　效 | 芳香化浊、预防流感。
| 原材料 | 鲜藿香、鲜佩兰各30克，鲜薄荷叶6克。
| 做　　法 | 将材料洗净，放入锅中，加水3500~4000毫升，煎沸后3~5分钟即成。（上药若用干品，用量减半）
| 用　　法 | 以此代茶，频频饮之。

藿香

【别名】排香草、合香。

○ 治疗夏令暑湿的常用药

| 来　　源 | 唇形科植物藿香的干燥全草。
| 主要产地 | 四川、江苏、浙江、湖北、云南、辽宁等地。
| 性　　味 | 性微温，味辛。
| 功效主治 | 利气、快膈、和中、辟秽、祛湿。治感冒暑湿、发寒热、头痛、胸脘痞闷、呕吐泄泻、疟疾、痢疾、口臭。
| 主要成分 | 含挥发油（甲基胡椒酚）。
| 性状特征 | ①广藿香：干燥全草长30~60厘米，分枝对生。老茎略呈四方柱形，四角钝圆，直径约4~10毫米，表面灰棕色或灰绿色，毛茸较少，质坚不易折断，断面粗糙，黄绿色，中央有白色髓。嫩茎略呈方形，密被毛茸，质脆易断，断面灰绿色。叶片呈灰绿色或黄绿色，多皱缩或破碎，两面均密生毛茸，质柔而厚。气香，浓郁，味微苦而辛。

②藿香：又名土藿香、杜藿香。干燥全草长60~90厘米。茎呈四方柱形，四角有棱脊，直径3~10毫米，表面黄绿色或灰黄色，毛茸稀少，或近于无毛；质轻脆，断面中央有白色髓。老茎坚硬，木质化，断面中空。叶多已脱落，剩余的叶灰绿色，皱缩或破碎，两面微具毛，薄而脆。有时枝端有圆柱形的花序，土棕色，小花具短柄，花冠多脱落，小坚果藏于萼内。气清香，味淡。

| 选购秘诀 | 广藿香以茎粗、结实、断面发绿、叶厚柔软、香气浓厚者为佳。藿香以茎枝青绿、叶多、香浓者为佳。
| 药用价值 | 有止呕、止泻、健胃、解热、发散风寒、

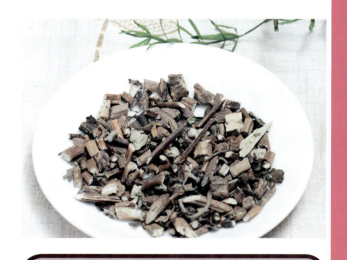

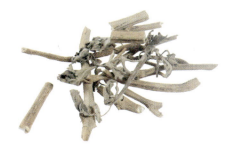

特别提示

藿香还富含营养素和微量元素。它的嫩茎、嫩叶、嫩苗含有钙、胡萝卜素、蛋白质、纤维素及各种矿物质，可作为蔬菜食用，既美味可口，又是保健佳品。夏季常吃凉拌藿香，可预防感冒暑湿，还可养颜美容。

抑菌等药理作用。

用于治疗夏季感冒而兼有胃肠症状者（有头痛、腹痛、呕吐、腹泻），常配半夏、苏叶等止呕，厚朴止泻，白芷解表，方如藿香正气丸。

用于治疗急性胃炎，适宜于因饮食生冷或不洁食物引起者，表现有上腹胀闷、发热、疲倦、呕吐、腹泻、口臭、舌苔厚腻、脉濡缓。可配陈皮、厚朴、苍术加强理气除湿作用，方如不换金正散，也可用藿香正气丸。

贮存要点 置阴凉干燥处。

用法用量 内服：煎汤，4.5~9 克；或入丸、散。外用：煎水含漱；或烧存性，研末调敷。

使用禁忌 阴虚火旺、胃弱欲呕及胃热作呕、中焦火盛热极、温病、热病、作呕作胀的患者禁用。

● **保健应用**

藿香正气粥

功 效 解暑祛湿、理气开胃、和胃止呕。适用于急性胃肠炎、腹痛呕吐、肠鸣泄泻、头胀昏痛、发寒热、胸脘痞闷、食欲减退。

原材料 藿香 10 克，苏叶、白芷、茯苓、大腹皮各 3 克，白术、半夏曲、陈皮、姜厚朴、桔梗、炙甘草各 6 克，粳米 100 克，红糖适量。

做 法 先将上述药研细末，每次取 10 克，用布包煎，取汁去渣。再用粳米煮粥，待粥将熟时，加入药汁再煮 1~2 次滚沸即可。

用 法 每日 2~3 次，温服。

厚朴

【别名】厚皮、重皮、赤朴、烈朴。

○ 下滞气、除胀满的有效药

来 源 为木兰科植物厚朴或凹叶厚朴的树皮或根皮。

主要产地 主产四川、湖北、浙江、贵州、湖南。

性 味 性温，味辛、苦。

功效主治 温中下气、燥湿、消痰。治胸腹痞满、胀痛、反胃、呕吐、宿食不消、痰饮喘咳、寒湿泻痢。

主要成分 厚朴树皮含厚朴酚、四氢厚朴酚、异厚朴酚、和朴酚、挥发油，另含木兰箭毒碱。凹叶厚朴树皮含挥发油约 1%。油含 β – 桉叶醇、厚朴酚、四氢厚朴酚及异厚朴酚。此外，尚含生物碱约 0.07%、皂苷约 0.45%。

性状特征 ①干皮：呈卷筒状或双卷筒状，习称"筒朴"；近根部的干皮一端展开如喇叭口，习称"靴筒朴"。外表面灰棕色或灰褐色，有时呈鳞片状，较易剥落，断面颗粒性，外层灰棕色，内层紫褐色或棕色，有油性，气香，味辛辣、微苦。

②根皮（根朴）：呈单筒状或不规则块片；有的弯曲似鸡肠，习称"鸡肠朴"。质硬，较易折断，断面纤维性。

③枝皮（枝朴）：呈单筒状，质脆，易折断，断面纤维性。

选购秘诀 以皮粗肉细、内色深紫、油性大、香味浓、味苦辛、微甜、咀嚼无残渣者为佳。

药用价值 **抗菌作用** 厚朴煎剂在试管中，对肺炎球菌、白喉杆菌、溶血性链球菌、施氏痢疾杆菌、金黄色葡萄球菌等有抑菌作用。

解痉作用 厚朴煎液能使实验动物离体肠管的紧张度下降。

健胃作用 刺激消化道黏膜引起反射性兴奋作用。此外，还有镇痛、镇静平喘作用。

治疗腹胀 用于治疗腹胀。主要用于实胀，腹胀而有小便黄短、大便干结、脉滑数有力。常见于肠炎、肝炎、胃肠神经官能症等。

其他作用 用于治疗泄泻下痢（急性肠炎），单用厚朴即能止泻。

贮存要点 置阴凉干燥处，防蛀。

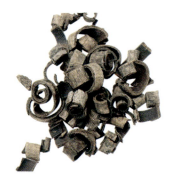

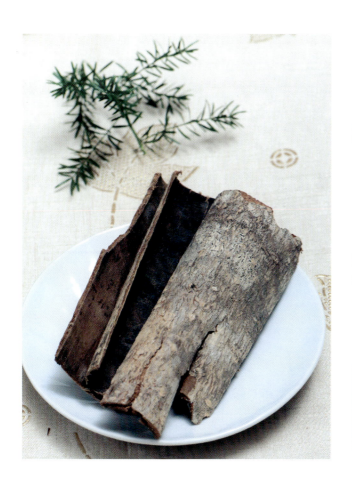

| 用法用量 | 内服：煎汤，3～9克；或入丸、散。 |
| 使用禁忌 | 孕妇慎用。 |

● 保健应用

芙蓉茶

功　　效	可预防及减轻流行性感冒的症状。
原 材 料	水芙蓉花1朵，厚朴6克。
做　　法	水芙蓉花入清水中反复漂洗、沥干，放入锅中。厚朴清水快速冲净，也放入锅中。加入3碗水熬汁，大火煮开后转小火，约煮10分钟，去厚朴、留汁，当茶饮用。
用　　法	每日1杯，代茶饮。

> **特别提示**
> 厚朴花性味、用量与厚朴同，主要作用为健胃。祛湿之力不及厚朴，只适用于轻症的消化不良和胸脘满闷。

苍术

【别名】赤术、马蓟、青术、仙术。

○ 祛湿又解表的重要药物

| 来　　源 | 为菊科植物南苍术或北苍术等的根茎。 |

| 主要产地 | 南苍术主产江苏、湖北、河南；北苍术主产内蒙古、河北、山西、辽宁、吉林、黑龙江。 |

| 性　　味 | 性温，味辛、苦。 |

| 功效主治 | 燥湿健胃、祛风湿。主治湿滞中焦证、外感风寒挟湿之表征。 |

| 主要成分 | 南苍术根茎含挥发油5%～9%。油的主要成分为苍术醇、茅术醇、β–桉叶醇等。北苍术根茎含挥发油1.5%，其主要成分为苍术醇、苍术酮、茅术醇及桉叶醇等。东苍术根茎含挥发油1.5%，其主要成分为苍术醇、茅术醇、β–桉叶醇、苍术呋喃烃、苍术酮。 |

| 性状特征 | ①南苍术为植物南苍术的干燥根茎，呈类圆柱形，连珠状，有节，弯曲拘挛，表面灰褐色，

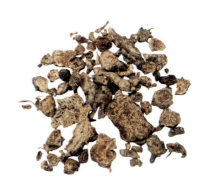

气芳香，味微甘、辛苦。
②北苍术为植物北苍术的干燥根茎，呈类圆柱形，常分歧或成疙瘩块状，不规则弯曲，表面棕褐色，粗糙。质轻，易折断，断面纤维状，极不平坦。 |

| 选购秘诀 | 南苍术以个大、坚实、无毛须、内有朱砂点，切开后断面起白霜者佳；北苍术以个肥大、坚实、无毛须、气芳香者为佳。 |

| 药用价值 | 用于治疗消化不良（即所谓的湿阻

芳香化湿篇 芳香化湿类 中国药物食物养生大全 Fangxiang Huashi Pian

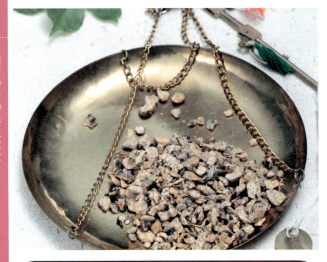

特别提示

苍术与厚朴均能化湿。治胃肠满闷和吐泻时，两者常配合使用，但祛风湿以苍术作用较强，温中除满则苍术不及厚朴。

中焦），有胃脘满闷、食欲不振、或吐或泻，配厚朴、陈皮。

用于治疗泄泻，尤其是夏季水泻，湿热较重，配金银花、茯苓。

用于治疗风湿，尤其是肌肉风湿。常配麻黄、桂枝、苡仁等，加强镇痛效果。

用于外科，对治疗阴疽、肛周结核等有一定的效果，又可治疗湿热所致的下肢胀痛无力而类似丹毒者，常配黄柏、牛膝等。

用于眼科治疗夜盲症和麻疹后角膜软化。此外，还可治疗精神不振、肢体无力、偏于虚寒者，配熟地、干姜等。

贮存要点	置阴凉干燥处，防虫蛀。
用法用量	内服：煎汤，4.5~9 克；熬膏或入丸、散。
使用禁忌	阴虚内热，气虚多汗者忌服。

● **保健应用**

苍术猪肝粥

功　效	养肝明目，适用于两眼昏花。
原材料	猪肝 100 克，苍术 9 克，小米 150 克。
做　法	将苍术焙干为末，将猪肝切成两片相连，掺药在内，用麻线扎定，与小米加水适量，放入砂锅内煮熟即可。
用　法	食肝饮粥，每日 1 次，连服 1 周。

白豆蔻

【别名】多骨、壳蔻、白蔻。

○ 行气、暖胃、降逆的芳香果

来　源	为姜科植物白豆蔻的果实。
主要产地	主产越南、泰国等地。
性　味	性温，味辛。
功效主治	行气暖胃、消食宽中。治气滞、食滞、胸闷、腹胀、噫气、噎膈、吐逆、反胃、疟疾。
主要成分	果实含挥发油，其中有 d-龙脑、d-樟脑、草烯及其环氧化物、1,8-桉叶素、α-拍帕烯、δ-拍帕烯、α-蒎烯及 β-蒎烯、石竹烯、月桂烯、桃金娘醛、葛缕酮、松油烯-4-醇、香桧烯等。
性状特征	干燥果实，商品即称豆蔻。略呈圆球形，具不显著的钝三棱，直径 1.2~1.7 厘米。外皮黄白色，光滑，具隆起的纵纹 25~32 条，一端有小突起，一端有果柄痕，两端的棱沟中常有黄色毛茸。

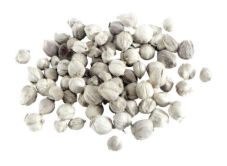

果皮轻脆，易纵向裂开，内含种子 20~30 粒，集结成团，习称蔻球。蔻球分为 3 瓣，有白色隔膜，每瓣种子 7~10 粒，习称白蔻仁或蔻米。为不规则的多面体，直径 3~4 毫米，表面暗棕色或灰棕色，有微细的波纹，一端有圆形小凹点。质坚硬，断面白色，有油性。气芳香，味辛、凉。

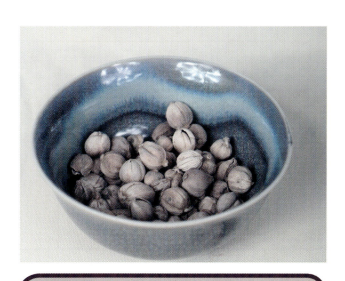

特别提示

白豆蔻气味苦香，味辛凉、微苦，烹调中可去异味，增辛香，常用于火锅调料等。

选购秘诀 以果仁饱满、果皮薄而完整、气味浓厚者为佳。

药用价值 白豆蔻含挥发油，其中主要成分为右旋龙脑及右旋樟脑，能促进胃液分泌，增进胃肠蠕动，制止肠内异常发酵，祛除胃肠积气，故有良好的芳香健胃作用。

临床上用于治疗急性胃炎（尤其是受寒后或食滞后引起者），有腹部满闷、恶心呕吐、腹痛，常配藿香、陈皮、生姜等健胃去湿。

在湿温病（如肠伤寒）初起时，头重胸闷、体倦、小便短赤、大便溏泄、舌苔白腻、用白蔻仁配生苡仁、杏仁、厚朴、通草等去湿清热。

用于治疗泄泻，尤其是夏季水泻，湿热较重，配金银花、茯苓。

用于治疗风湿，尤其是肌肉风湿。常配麻黄、桂枝、苡仁等，加强镇痛效果。

用于外科，对治疗阴疽、肛周结核等有一定的效果，又可治疗湿热所致的下肢胀痛无力而类似丹毒者，常配黄柏、牛膝等。

用于眼科治疗夜盲症和麻疹后角膜软化。此外，还可治疗精神不振、肢体无力、偏于虚寒者，配熟地、干姜等。

贮存要点 置阴凉干燥处。

用法用量 内服：煎汤（不宜久煎），1.5～6克；或入丸、散。

使用禁忌 阴虚血燥而无寒湿者忌服。

● 保健应用

白豆蔻草果羊肉汤

功　效 温中暖胃、化湿行气、去腹胀。

原材料 草果3个，羊肉300克，白豆蔻15克，盐6克。

做　法 将羊肉洗净，白豆蔻用开水淘洗干净，备用。将白豆蔻放入炖锅内，加适量水，先用武火烧沸，再用文火煮熟。将羊肉、草果放入炖锅内，加适量水，以大火熬煮，然后将羊肉、草果捞起，再将汤与白豆蔻合并，再用文火炖煮熟透。将羊肉切成3厘米见方的小块，与草果一起放入白豆蔻汤内，加少许盐，调匀即可食用。

用　法 佐餐食用。

▶ 草豆蔻

【别名】漏蔻、草果、草蔻、大草蔻、偶子、草蔻仁、飞雷子、弯子。

○ 可治疗急性胃炎、溃疡病

来　源 为姜科植物草豆蔻的干燥种子。

主要产地 主产广西、广东等地。

性　味 性温，味辛。

功效主治 温中、祛寒、行气、燥湿。治心腹冷痛、痞满食滞、噎膈反胃、寒湿吐泻、痰饮积聚、燥湿健脾、温胃止呕。用于寒湿内阻、脘腹胀满冷痛、嗳气呕逆、不思饮食。

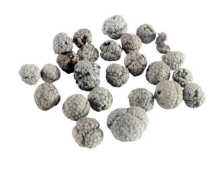

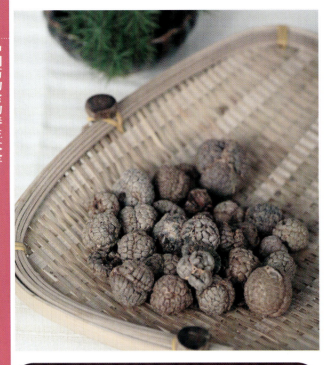

特别提示
草豆蔻具有去除膻味、怪味，增加菜肴特殊香味的作用，在烹饪中可与白豆蔻同用或代用。

主要成分 种子含山姜素、小豆蔻及挥发油等。

性状特征 干燥种子团呈圆球形或椭圆形，直径 1.5～2.5 厘米，表面灰白色或灰棕色。中间有白色隔膜分成 3 瓣，每瓣有种子，多数粘连紧密。种子卵圆状多角形，长 3～5 毫米，直径约 3 毫米。

表面灰棕色，被一层白色透明的假种皮，背稍隆起，合点约在中央，种脐位于背侧面，种脊为一纵沟，经腹面至合点，破开后里面灰白色。气芳香，味辛、辣。

选购秘诀 以个圆、坚实者为佳。

药用价值 草豆蔻专入脾、胃。辛热香散，功与肉蔻相似，但此辛热，燥湿除寒，性兼有涩，不似肉蔻涩性居多，能止大肠滑泻不止。草豆蔻虽别名草果，但功效不全与草果同。当心口疼痛时，宜用草果。而湿郁成病且见胃脘作痛时，服用草豆蔻为佳。若郁热内成，及阴虚血燥者，服之为大忌。

草豆蔻所含的挥发油具有刺激作用，能引起胃酸分泌，增加蛋白酶活性。临床上用于治疗胃寒腹痛呕吐、唇舌淡白、口泛清涎、食欲不振（相当于某些类型的急性胃炎、溃疡病）等可用本品。治虚寒久泻（慢性菌痢、慢性结肠炎），可用煨草蔻配煨木香、煨诃子等。

贮存要点 置阴凉干燥处。

用法用量 内服：煎汤，2.4~4.5 克；或入丸、散。

使用禁忌 阴虚血少、津液不足、无寒湿者忌服。

● **保健应用**

五香草豆蔻乌鸡汤

功　效 温中健胃、燥湿运脾。主治虚寒、妊娠腹痛。

原材料 乌骨母鸡1只，草豆蔻5克，盐5克，味精3克。

做　法 将乌骨鸡宰杀，洗去血迹，再斩件。将草豆蔻洗净，与鸡块一起放入锅中，加适量水，以文火熬煮。待鸡块煮熟，放入调味料即可。

用　法 佐餐食用。

中国药物食物养生大全

（第二卷）

编著 邱德文　林余霖　胡炳义

ZHONGGUO YAOWU SHIWU YANGSHENG DAQUAN

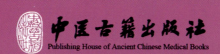

中医古籍出版社
Publishing House of Ancient Chinese Medical Books

利水渗湿篇

Part 6

所谓利水渗湿，主要是使小便通畅，尿量增加，从而使湿和热（毒素）从小便中解除。药理作用主要是利尿。因此，利水渗湿药大体上也可称为利尿药（但不完全等于利尿药）。本篇中所指的湿，包括两方面的含义：

一指有形的水分在体内的潴留，又分为：

水肿：凡属里证，肿在腰以下，尤其下肢肿胀明显者，适宜用利水渗湿药以利尿消肿。

痰饮："痰"指稠浊的液体，"饮"指清稀的液体。"痰饮"是由于病理原因而积留在呼吸道、消化道和体腔内的液体（包括分泌物、渗出液和饮食进去的液体），例如，因支气管扩张、某些类型的慢性支气管炎，有大量的痰液积存在呼吸道；因胃炎、胃扩张等引起的水分或分泌物在胃内积留；再如体腔内的异常积液（胸水、腹水）等，都属于痰饮，可适当配合、使用利水渗湿药来治疗。

二指"湿"与"热"相结合而成的各种"湿热证"：淋浊（例如泌尿系统感染或结石）、湿温（例如肠伤寒、乙型脑炎等）、发黄（黄疸）、疮疹等，也适宜用利水渗湿药治疗。

泽泻

【别名】 水泻、芒芋、鹄泻、泽芝、及泻、天鹅蛋、天秃。

利水消肿常用药材

来　　源　为泽泻科植物泽泻的块茎。

主要产地　主产福建、四川、江西，此外贵州、云南等地亦产。

性　　味　性寒，味甘。

功效主治　利水、渗湿、泄热。治小便不利、水肿胀满、呕吐、泻痢、痰饮、脚气、淋病、尿血。

主要成分　块茎中分出五种三萜类化合物：泽泻醇A，泽泻醇B，乙酸泽泻醇A酯，乙酸泽泻醇B酯和表泽泻醇A；另含挥发油（内含糠醛）、小量生物碱、天门冬素、一种植物甾醇、一种植物甾醇苷、脂肪酸（棕榈酸、硬脂酸、油酸、亚油酸）；还含树脂、蛋白质和多量淀粉(23%)。

性状特征　干燥块茎类圆球形、长圆球形或倒卵形，长4~7厘米，直径3~5厘米。表面黄白色，未去尽粗皮者呈淡棕色。有不规则的横向环状凹陷，并散有无数突起的须根痕迹，在底部尤密。质坚实，破折面黄白色，带颗粒性。气微香，味微苦。

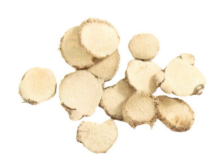

选购秘诀　以个大、质坚、色黄白、粉性足者为佳。商品中以福建、江西产者称"建泽泻"，个大、圆形而光滑；四川、云南、贵州产者称"川泽泻"，个较小、皮较粗糙。

药用价值　**利尿作用**　冬季产的正品泽泻利尿效力最大，春泽泻效力稍差，泽泻草根（种不活的苗）及春季产的泽泻须则均无利尿作用。不同的炮炙方法，其利尿效果亦不同。生泽泻，酒炙、麸炙泽泻均有一定的利尿作用，而盐泽泻则无作用。但在五苓散中，无论用生泽泻或盐泽泻，均表现有利尿作用。

对脂质代谢的影响　泽泻对大白鼠低蛋白饮食引

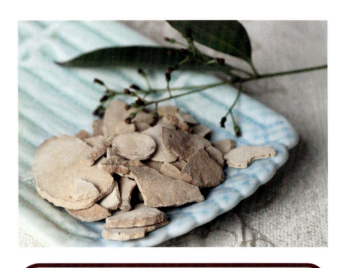

特别提示

前人曾说泽泻能治消渴（糖尿病属于消渴的范畴），现代实验也初步证实泽泻有降血糖的作用，但现代临床实践极少用泽泻为主药治糖尿病。至于六味地黄丸虽可用于治疗糖尿病，但其主要作用不在泽泻。

起的脂肪肝有治疗作用。腹腔注射能减轻大鼠口服棉子油引起的高血脂症，对大鼠用四氯化碳引起的肝损害，有预防及治疗的效果，并能轻度降低家兔实验性动脉粥样硬化的血胆甾醇，缓和病变的发展。对胆固醇含量有轻度的抑制作用。能减轻动脉粥样硬化的发展。

其他作用　麻醉犬静脉注射泽泻浸膏可以降压，家兔皮下注射浸膏6克/千克有轻度降血糖作用，但皮下注射煎剂5克/千克无此作用。

贮存要点　置干燥处，防蛀。

用法用量　内服：煎汤，3~12克；或入丸、散。

使用禁忌　肾虚精滑者忌服。

保健应用

泽泻粥

功　　效　健脾渗湿、利水消肿。适用于水湿停滞、小便不利、水肿、下焦湿热、带下、小便淋涩等。

原材料 泽泻粉10克，粳米50克。

做 法 先将粳米加水500毫升煮粥。待米开花后，调入泽泻粉，改用文火稍煮数沸即可。

用 法 每日2次，温热服食，3天为一疗程。不宜久食，可间断食用。

猪苓

【别名】豕零、地乌桃、野猪食、猪屎苓。

○ 利尿、祛除水肿的良药

来 源 为多孔菌科植物猪苓的干燥菌核。

主要产地 主产于陕西、河南、河北、四川、云南。甘肃、青海、辽宁、吉林、黑龙江、内蒙古、湖北等地亦产。

性 味 性平，味酸。

功效主治 利尿渗湿。治小便不利、水肿胀满、脚气、泄泻、淋浊、带下。

主要成分 含麦角甾醇、生物素、糖类、蛋白质成分。

性状特征 为干燥的不规则的长形块状或近圆形块状，大小粗细不等，长形的多弯曲或分枝如姜，长10～25厘米，径3～8厘米，圆块状的直径3～7厘米。外表面灰黑色或棕黑色，全体有瘤状突起及明显的皱纹。质坚而不实，轻如软木，断面细腻，白色或淡棕色，略呈颗粒状。气无，味淡。

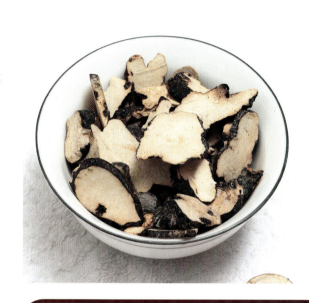

特别提示

猪苓无补性。服用过多易致利尿过甚而伤阴（有口干等症状），故平时小便量多者不宜服。又凡需利尿但不宜过于疏泄者，用茯苓而不用猪苓。

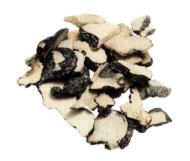

选购秘诀 以个大、外皮黑褐色、光亮、肉色粉白、体较重者为佳。

药用价值 利尿作用显著，比茯苓、木通等更强。此外，本品还具有抗菌作用。猪苓的醇提取液对金黄色葡萄球菌、大肠杆菌有抑制作用。

临床应用于治疗水肿，由于其药性比茯苓稍凉些，故适用于有水肿而稍偏于热的患者。如肾炎浮肿而有热者，可用猪苓利尿而清热，并配茯苓、泽泻、滑石等加强去湿泻热作用；如浮肿严重，可配车前子、牛膝。用于小便不利、尿痛、尿血、小腹胀满（如急性尿道炎），可配滑石等，水煎服。

贮存要点 置通风干燥处。

用法用量 内服：煎汤，6～12克；或入丸、散。

使用禁忌 无水湿者忌服。

● 保健应用

猪苓瓜皮鲫鱼汤

功 效 健脾去湿、消肿利水。用于肝硬化腹水，营养不良性水肿属脾虚水湿内停者。症见形体消瘦、体倦食少、小便不利、轻度腹水或下肢浮肿、皮肤黄疸。

原材料 鲫鱼1条，猪苓6克，冬瓜皮10克，生姜2片，调味料适量。

做　法 鲫鱼去鳞、鳃及内脏，洗净。猪苓、冬瓜皮、生姜洗净，与鲫鱼一起放入砂煲内，加清水适量，武火煮沸后，改用文火煲2小时，调味食用。

用　法 每餐适量食用。

半边莲

【别名】急解索、蛇利草、片花莲、偏莲。

利尿消肿、凉血解毒

来　源 为桔梗科植物半边莲的带根全草。

主要产地 主产安徽、江苏、浙江。此外，广东、广西、江西、四川等地亦产。

性　味 性平，味甘。

功效主治 利水消肿、解毒，治黄疸、水肿、鼓胀、泄泻、痢疾、蛇伤、疔疮、肿毒、湿疹、癣疾、跌打扭伤、肿痛。用于大腹水肿、面足浮肿、痈肿疔疮、蛇虫咬伤、晚期血吸虫病腹水。

主要成分 全草含生物碱、黄酮苷、皂苷、氨基酸。生物碱中主要为山梗菜碱、山梗菜酮碱、山梗菜醇碱、异山梗菜酮碱等，根茎含半边莲果聚糖，为一种果聚糖。

性状特征 干燥带根全草，多皱缩成团。根细长、圆柱形、带肉质，表面淡棕黄色，光滑或有细纵纹，生有须根。茎细长多节，灰绿色，靠近根茎部呈淡紫色，有皱缩的纵向纹理，节上有时残留不定根。叶互生，狭长，表面光滑无毛，多皱缩或脱落。花基部筒状，花瓣5片。微臭，有刺激性，味初微甘，后稍辛辣。

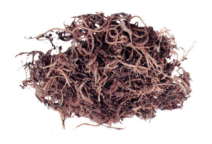

选购秘诀 以干燥、叶绿、根黄、无泥杂者为佳。

药用价值 半边莲可治疗毒蛇咬伤，可以通过利尿和轻泻，加速毒素排泄。适宜于治眼镜蛇、青竹蛇、蝰蛇咬伤，可用鲜半边莲120克，捣烂取汁，热酒送服，或干品30～60克，水煎服；也可与其他清热解毒药同用，方如三黄半边莲汤。外用则以鲜半边莲1把，加盐捣烂成泥状，敷在伤口处。

半边莲具有利尿作用，有时出现泻下作用，但利尿量的差异很大，且有小部分病例并无尿量的增加。利尿作用的出现，快慢不一，多数在1～5天开始，对促使腹水的消除或减轻，可起到一定作用。

在腹水消除或减轻的同时，尚能改善体征，使食欲增进，营养好转，或血象进步，肝功能改善，为锑剂治疗创造条件。但影响半边莲疗效的因素很多，有些单位规定半边莲的临床指征是：中轻度的腹水，病期不太久，体质尚可，未见恶病质，肝肾功能的损害不甚严重，无严重夹杂症或并发症者。

贮存要点 置于干燥处保存。

用法用量 内服：煎汤，15～30克；或捣汁服。外用：捣敷或捣汁调涂。

使用禁忌 虚症忌用。

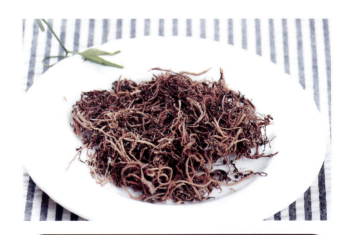

特别提示

三黄半边莲汤：黄芩9克，黄连6克，田基黄15克，半边莲30克，银花15克，野菊花15克，水煎服。

● **保健应用**

半边莲茶

功　效　凉血解毒、利尿消肿。用于病毒性肝炎小便赤黄患者。

原 材 料　半边莲25克，白糖20克。

做　　法　把半边莲洗净，切成5厘米的段。把半边莲放入炖杯内，加水250毫升。置武火烧沸，再用文火煮25分钟即成。

用　　法　每日2次，每次100毫升。

土茯苓

【别名】硬饭头、红土苓。

○ 主要用于治疗反复发作的慢性疮疡

来　　源　本品为百合科植物光叶菝葜的干燥根茎。

主要产地　主产于广东、湖南、湖北、浙江、四川、安徽等地。

性　　味　性平，味甘、淡。

功效主治　除湿、解毒、通利关节。用于湿热淋浊、带下、痈肿、瘰疬、疥癣、梅毒及汞中毒所致的肢体拘挛、筋骨疼痛。

主要成分　含有生物碱、微量脂肪油、植物甾醇、甾体皂苷、鞣质等。

性状特征　本品略呈圆柱形，稍扁或呈不规则条块，有结节状隆起，具短分枝，长5～22厘米，直径2～5厘米。表面黄棕色或灰褐色，凹凸不平，有坚硬的须根残基，分枝顶端有圆形芽痕，有的外皮现不规则裂纹，并有残留的鳞叶，质坚硬。切片呈长圆形或不规则，厚1～5毫米，边缘不整齐。切面类白色至淡红棕色，粉性，可见点状维管束及多数小亮点。质略韧，折断时有粉尘飞扬，以水湿润后有黏滑感。无臭，味微甘、涩。

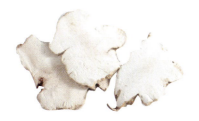

选购秘诀　以淡棕色、粉性足、纤维少者为佳。

药用价值　**有解毒、利尿作用**　现主要用于治疗反复发作的慢性疮疡，配银花、连翘、蒲公英等，也用于治疗慢性湿疹和其他慢性皮肤病，如牛皮癣等，有一定的效果，常配生地、赤芍、地肤子等。治急性肝炎有时也用土茯苓辅助其他药。

贮存要点　置于阴凉通风处保存。

用法用量　每次为15～60克。

使用禁忌　土茯苓服用安全，仅见有大剂量给药防治钩端螺旋体病时，少数病人出现恶心、呕吐症状的报道。对湿热病人，土茯苓能清热祛湿。如无湿热，或属阴液亏损者，长期使用土茯苓则会造成或加重津亏液耗，出现口干、咽燥等不良反应。

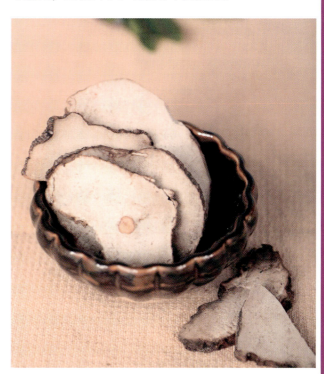

特别提示

土茯苓与菝葜为同属植物，两者的功用颇为近似。临床上有用菝葜治疗多种癌症，主要是消化道癌。

保健应用

生地土茯苓煲龙骨

功 效 汤中选用的生地有清热凉血、生津润燥的功效。土茯苓有清热、除湿、解毒、通利关节的功效。梅雨季节湿气重,皮肤容易瘙痒、起无名肿疖,喝此汤非常有效。

原材料 龙骨(猪脊梁骨)500 克,生地 20 克左右(或取块根一块),土茯苓 20 克(切片)。

做 法 瓦煲中放适量清水,大火煲滚,放入各种材料,再滚后,改用中小火,煲 3 小时左右,加盐调味即可饮用。

用 法 佐餐食用。

茯苓

【别名】茯菟、茯灵、伏菟、松薯、松苓。

利水渗湿的滋补药材

来 源 为多孔菌科植物茯苓的干燥菌核。

主要产地 主产安徽、湖北、河南、云南。

性 味 性平,味甘、淡。

功效主治 渗湿利水、益脾和胃、宁心安神。治小便不利、水肿胀满、痰饮咳逆、呕哕、泄泻、遗精、淋浊、惊悸、健忘。

主要成分 菌核含 β-茯苓聚糖约占干重 93% 和三萜类化合物乙酰茯苓酸、茯苓酸、β-羟基羊毛甾三烯酸。此外,尚含树胶、甲壳质、蛋白质、脂肪、甾醇、卵磷脂、葡萄糖、腺嘌呤、组氨酸、胆碱、β-茯苓聚糖分解酶、脂肪酶、蛋白酶等。

性状特征 茯苓个呈球形,扁圆形或不规则的块状,大小不一,重量由数十克至数百克。表面黑褐色或棕褐色,外皮薄而粗糙,有明显隆起的皱纹,常附有泥土。体重,质坚硬,不易破开。断面不平坦,呈颗粒状或粉状,外层淡棕色或淡红色,内层全部为白色,少数为淡棕色,细腻,并可见裂隙或棕色松根与白色绒状块片嵌镶在中间。无气味,嚼之黏牙。

选购秘诀 以体重坚实、外皮呈褐色而略带光泽、皱纹深、断面白色细腻、黏牙力强者为佳。白茯苓均已切成薄片或方块,色白细腻而有粉滑感。质松脆,易折断破碎,有时边缘呈黄棕色。

药用价值 临床上,茯苓主要用于健脾和治疗水肿、痰饮。

利尿作用 实验证明,本品有利尿的作用,但不及木通、猪苓。

抗菌作用 实验证明,茯苓的乙醇提取物体外能杀死钩端螺旋体。

对消化系统的影响 茯苓对家兔离体肠管有直接松弛作用,对大鼠幽门结扎所形成的溃疡有预防效果,并能降低胃酸。

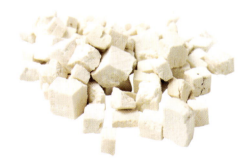

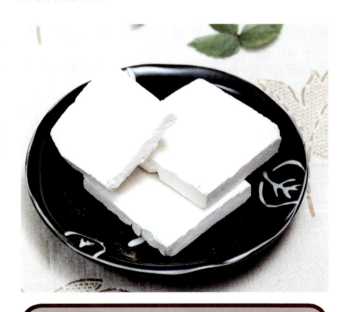

特别提示

茯神,其性味与茯苓同,但长于镇静安神。动物实验已证实茯神有中度的镇静作用,但不及酸枣仁。临床上两者常配伍使用,方如养心汤。

滋养作用 中医认为，茯苓有补性，能健脾补中，可能与其所含有的营养物质的作用有关。

镇静作用 茯苓的镇静作用虽不及茯神，但仍可用于镇静安神。

贮存要点	置于通风干燥处，防潮。
用法用量	内服：煎汤，9～15克；或入丸、散。
使用禁忌	虚寒精滑或气虚下陷者忌服。

● 保健应用

茯苓赤豆薏米粥

功　　效	具有利水渗湿、健脾补中、止泻等功效。
原材料	白茯苓粉20克，赤小豆50克，薏米100克。
做　　法	先将赤小豆浸泡半天，与薏米共煮粥，赤豆煮烂后，加茯苓粉再煮成粥。
用　　法	加白糖少许，随意服食。

▶ 玉米须

【别名】玉麦须、玉蜀黍蕊、棒子毛。

○ 利水通淋、降血压的良药

来　源	为禾本科植物玉蜀黍的花柱。
主要产地	全国各地均产。
性　味	性平，味甘。
功效主治	利尿、泄热、平肝、利胆。治肾炎水肿、脚气、黄疸肝炎、高血压、胆囊炎、胆结石、糖尿病、吐血衄血、鼻渊、乳痈。
主要成分	含脂肪油2.5%，挥发油0.12%，树胶样物质3.8%，树脂2.7%，苦味糖苷1.15%，皂苷3.18%，生物碱0.05%。还含隐黄素、抗坏血酸、泛酸、肌醇、谷甾醇、豆甾醇、苹果酸、柠檬酸、酒石酸、草酸、维生素K等成分。
性状特征	多数呈扭曲螺旋状，棕色，花丝呈卷状而略扁，质轻，气微香、味微涩。
选购秘诀	以色棕、质轻、气微香、味微涩的为佳。

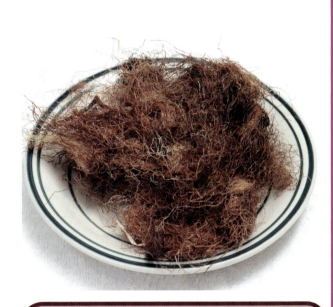

特别提示

日常食用玉米时，可将玉米须事先择除，置于报纸上，在户外进行风干，去除水分之后入药用，可起到很好的利水消肿的作用。

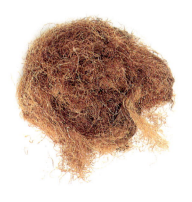

| 药用价值 | **利尿作用** 玉米须对人或家兔均有利尿作用，可增加氯化物排出量，但作用较弱。其水浸膏甲醇不溶部分对透析者利尿作用最强，无论口服、皮下或静脉注射均有显著效果。利尿作用主要是肾外性的，对肾脏的作用很弱。|

对心血管的作用 麻醉犬静脉注射煎剂有显著降压作用，在低浓度时对末梢血管有扩张作用。

降低血糖作用 玉米须的发酵制剂对家兔有非常

显著的降低血糖作用。

利胆、止血作用 玉米须制剂能促进胆汁排泄，降低其黏度，减少其胆色素含量，因而可作为利胆药用于无并发症的慢性胆囊炎、胆汁排出障碍的胆管炎患者。它还能加速血液凝固过程，增加血中凝血酶元含量，提高血小板数，故可作为止血药兼利尿药应用于膀胱及尿路结石。

贮存要点 阴凉干燥处。

用法用量 内服：煎汤，30～60克；或煅烧存性研末。外用：烧烟吸入。

使用禁忌 无。

保健应用

玉米须枸杞鲍鱼汤

功　效 补气血、泄湿热、补肾气。适合肝硬化兼肾结石患者食用。

原材料 玉米须30克，枸杞12克，鲍鱼50克，姜、葱、盐各5克。

做　法 把玉米须、枸杞洗净，去杂质。鲍鱼洗净，切薄片。姜切片，葱切段。把玉米须用白纱布袋装好、扎口，同鲍鱼放入炖杯内，加入姜、葱、盐，注入鸡汤250毫升。将炖杯置武火上烧沸，再用文火炖煮25分钟即成。

用　法 每日1次，每次吃1杯。吃鲍鱼、枸杞，喝汤。

薏苡仁

【别名】薏米、米仁、薏仁、催生子、益米。

利水渗湿、药食两宜

来　源 为禾本科植物薏苡的种仁。

主要产地 我国大部分地区均产，主产福建、河北、辽宁。

性　味 性凉，味甘、淡。

功效主治 健脾、补肺、清热、利湿。治泄泻、湿痹、筋脉拘挛、屈伸不利、水肿、脚气、肺痿、肺痈、肠痈、淋浊、白带。

主要成分 薏苡仁含糖颇丰富，同粳米相当。蛋白质、脂肪为粳米的2～3倍，并含有人体所必需的氨基酸。其中有亮氨酸、赖氨酸、精氨酸、酪氨酸，还含薏苡仁油、薏苡素、三萜化合物及少量维生素B。

性状特征 干燥的种仁，呈圆球形或椭圆球形，基部较宽而略平，顶端钝圆，长5～7毫米，宽3～5毫米，表面白色或黄白色，光滑或有不明显纵纹，有

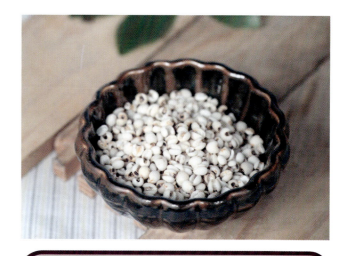

特别提示

薏苡仁在煮之前，最好先洗净浸泡数小时，煮时先用旺火烧开，再改用文火熬，熟烂后可加白糖使用。也可加红枣、糯米一起煮。

时残留黄褐色外皮，侧面有1条深而宽的纵沟，沟底粗糙，褐色，基部凹入，其中有一棕色小点。质坚硬，破开后，内部白色，有粉性。气微，味甘、淡。

选购秘诀 以粒大、饱满、色白、完整者为佳。

药用价值 **滋补、调理作用** 薏苡仁具有利水渗湿、健脾止泻、除痹、排脓等功效，常作为久病体

虚及病后恢复期的老人、儿童的药用食物。

美容护肤 薏苡仁可治疗泄泻、湿痹、水肿、肠痈、肺痈、淋浊、白带、扁平疣等。薏米与粳米同时煮粥食用，经常食用有益于解除风湿、手足麻木等症，并有利于美容护肤。

其他作用 现代药理研究发现，薏苡仁中所含有的薏苡酯可阻止癌细胞生长，用其煮粥可作为防治癌症的辅助食疗方法。薏苡素可以镇痛解热，对黄纹肌的收缩有抑制作用，常用来治慢性肠炎、阑尾炎、风湿性关节痛、尿路感染等。薏苡仁和白果煮粥食用，能清除燥热，使身体舒畅。

- 贮存要点　置通风干燥处，防蛀。
- 用法用量　本品可煮粥、做饭、制作点心，亦可酿酒。
- 使用禁忌　脾虚便难及妊娠妇女慎服。本品力缓，宜多服久服，除治腹泻用炒薏米外，其他均用生薏米入药。

● 保健应用

薏苡仁炖鸡

- 功　　效　补益元气、美容护肤。
- 原材料　鸡1只，薏苡仁20克，绍酒、精盐、葱花、姜丝、胡椒各适量，橙子1个。
- 做　　法　鸡去毛及内脏、洗净，将鸡肉连骨切成约3厘米的方块，放入深锅内，加水约10杯，加入薏苡仁。先用猛火煮滚，继用文火煮2小时，以鸡肉煮烂能离骨为度，起锅前，加入备好的酒、盐、葱、姜、椒、橙子汁等调味即成。
- 用　　法　佐餐食用。

▶ 赤小豆

【别名】赤豆、红豆、红小豆、朱赤豆、朱小豆。

○ 利尿、消炎、解毒

- 来　　源　为豆科植物赤小豆或赤豆的种子。
- 主要产地　全国大部分地区均产，主产广东、广西、江西等地。
- 性　　味　性平，味甘、酸。
- 功效主治　利水除湿、和血排脓、消肿解毒。治水肿、脚气、黄疸、泻痢、便血、痈肿。
- 主要成分　每100克含蛋白质20.7克，脂肪0.5克，碳水化合物58克，粗纤维4.9克，灰分3.3克，钙67毫克，磷305毫克，铁5.2毫克，硫胺素0.31毫克，核黄素0.11毫克，尼克酸2.7毫克。
- 性状特征　①赤小豆：干燥种子略呈圆柱形而稍扁，长5~7毫米，直径约3毫米，种皮赤褐色或紫褐色，平滑，微有光泽，种脐线形，白色，约为全长的2/3，中间凹陷成一纵沟，偏向一端，背面有一条不明显的棱脊。质坚硬，不易破碎，除去种皮，可见两瓣乳白色子仁。气微，嚼之有豆腥味。

②赤豆：又名饭赤豆。干燥种子，呈矩圆形，两端圆钝或平截，长5~8毫米，直径4~6毫米，种皮赤褐色或稍淡，平滑有光泽，种脐位于侧缘上端，

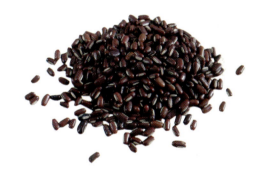

白色，不显著突出，亦不凹陷；其他性状与赤小豆相似。药材以赤小豆品质为好，但货源不多，渐为赤豆所代替。

- 选购秘诀　以身干、颗粒饱满、色暗红者为佳。
- 药用价值　**利尿、解毒、消炎、泻下**　治疗肾炎水肿或脚气水肿，配鲤鱼，如赤小豆鲤鱼汤。本汤不但能治脚气，而且在慢性肾炎的稳定阶段经常服用，可巩固疗效。

治虚肿　治一般的虚肿，如营养性水肿、脚气水肿，配花生、红枣等煎汤，长期服用亦可治初起痈肿。

治轻症湿热黄疸　治轻症湿热黄疸，如身发黄、发热、无汗，轻症的黄疸型传染性肝炎。

- 贮存要点　置于通风处保存。

利水渗湿篇 — 利水消肿类

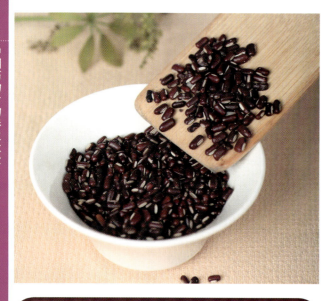

特别提示 赤小豆无毒，是豆类中含蛋白质、脂肪较少，含碳水化合物特别多的一种，很适合于老年人食用。

用法用量 内服：煎汤，9～30克；或入散剂。外用：生研调敷。

使用禁忌 性逐津液，久食令人枯燥。

● 保健应用

山药赤小豆粥

功　效 清热利湿、健脾和胃、利水消肿。用于肝炎患者，兼有大便泄泻、小便短少、倦怠腹胀、舌干口渴等症者食用。

原材料 赤小豆30克，山药30克，大米50克，白糖10克。

做　法 把赤小豆去杂质、洗净，山药用清水润透，切3厘米见方的薄片。大米淘洗干净。把赤小豆、大米、山药、白糖同放锅内，加水800毫升。把锅置武火上烧沸，再用文火炖煮50分钟即成。

用　法 每日1次，每次吃粥100克。

冬瓜

【别名】白瓜、水芝、地芝。

○ 含水量最高的蔬菜

来　源 为葫芦科植物冬瓜的果实。

主要产地 全国各地均产。

性　味 性凉，味甘、淡。

功效主治 利水、消痰、清热、解毒。治水肿、胀满、脚气、淋病、咳喘、暑热烦闷、消渴、泻痢、痈肿、痔漏，并解鱼毒、酒毒。

主要成分 每100克含蛋白质0.4克，碳水化合物2.4克，灰分1.1克，钙19毫克，磷12毫克，铁0.3毫克，胡萝卜素0.04毫克，维生素C16毫克，硫胺素0.01毫克，钾135毫克，钠9.5毫克。此外，还有维生素B2，烟酸，丙醇二酸等。

性状特征 瓠果肉质。椭圆形或长方状椭圆形、有时近圆形，长30～60厘米，直径20～35厘米。果皮淡绿色，表面具一层白色蜡质的粉末，果肉白色肥厚。果梗圆柱形，具纵槽，种子多数，白色或黄白色。卵形或长卵形，边缘通常具一棱边，有的栽培品种边

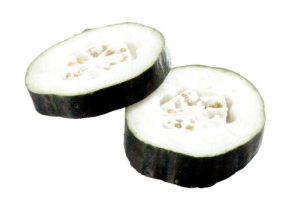

缘平滑。

选购秘诀 选购以黑皮冬瓜为佳。这种冬瓜果形如炮弹(长棒形)，选瓜条匀称、无热斑(日光的伤斑)的买。长棒形的肉厚、瓤少，故可食率较高。特别要紧的是，要用手指压冬瓜果肉，选择肉质紧密的。

药用价值 **消水肿、降血压** 冬瓜含维生素C较多，且钾盐含量高、钠盐含量低，适宜高血压、肾病、水肿病等患者食之，可达到消肿而不伤正气的作用。

减肥人士的优选瓜果 冬瓜中所含的丙醇二酸，能有效地抑制糖类转化为脂肪。冬瓜本身不含脂肪、热量不高。

美容食品 常吃冬瓜，皮肤不长粉刺、不生疔疮。

夏日解暑菜肴 冬瓜性寒味甘、清热生津、解暑除烦，在夏日服食尤为适宜。

| 贮存要点 | 低温下保存。

| 用法用量 | 冬瓜可煮食、炖食、炒食，可以用来烹调各种菜肴，还可外用美容，每次60克。

| 使用禁忌 | 热者食之佳，冷者食之瘦人。

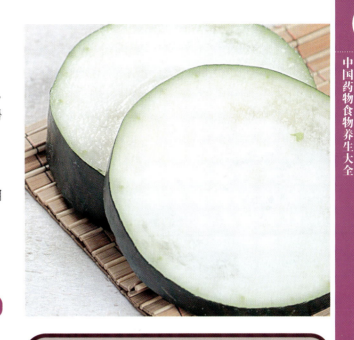

● 保健应用

菠菜冬瓜汤

| 功　　效 | 益气消肿。

| 原材料 | 菠菜200克，冬瓜300克，熟羊肉30克，葱8克，姜5克，酱油20克，味精、香油、盐、湿淀粉、鲜汤各适量。

| 做　　法 | 将菠菜洗净，切成4厘米长的段。冬瓜去皮，切成方块。羊肉切成薄片，葱切段，姜切片。将锅烧热，加入香油，待油热后放羊肉片煸炒，接着加入葱段、姜片、菠菜、冬瓜块，翻炒几下，加入鲜汤，滚沸10分钟，加入酱油、盐、味精，最后倒入湿淀粉搅匀，沸后即可起锅食用。

| 用　　法 | 佐餐食用。

> **特别提示**
> 常用冬瓜瓤洗脸，可消除皮肤雀斑。

芦笋
【别名】芦尖。

○ 风靡全球的降血糖蔬菜

| 来　　源 | 为禾本科植物芦苇的嫩苗。

| 主要产地 | 福建、河南、陕西、安徽、四川、天津等地。

| 性　　味 | 性寒，味甘。

| 功效主治 | 治热病口渴、淋病、小便不利。

| 主要成分 | 芦笋的营养价值最高，每1千克鲜芦笋中含蛋白质25克，脂肪2克，碳水化合物50克，粗纤维7克，钙220毫克，磷620毫克，钠20毫克，镁200毫克，钾2.78克，铁10毫克，铜0.4毫克，维生素A 900国际单位，维生素C 330毫克，维生素B_1 1.8毫克，维生素B_2 0.2毫克，烟酸15毫克，泛酸6.2毫克，维生素B_6 1.5毫克，叶酸1.09毫克，生物素17微克，可放出热量109.2千焦耳。

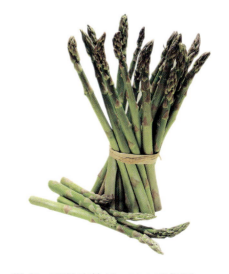

| 性状特征 | ①根 芦笋为须根系，由肉质贮藏

根和须状吸收根组成。肉质贮藏根由地下根状茎节发生，多数分布在距地表30厘米的土层内，寿命长，只要不损伤生长点，每年可以不断向前延伸，一般可达2米左右，起固定植株和贮藏茎叶养分的作用。肉质贮藏根上发生须状吸收根。须状吸收根寿命短，在高温、干旱、土壤返盐或酸碱不适及水分过多、空气不足等不良条件下，随时都会发生萎缩。芦笋根群发达，在土壤中横向伸展可达3米左右，纵深2米左右。但大部分根群分布在30厘米以内的耕作层里。

②茎 芦笋的茎分为地下根状茎、鳞芽和地上茎三部分。地下根状茎是短缩的变态茎，多水平生长。当分枝密集后，新生分枝向上生长，使根盘上升。肉质贮藏根着生在根状茎上。根状茎有许多节，节上的芽被鳞片包着，故称鳞芽。根状茎的先端鳞芽多聚生，形成鳞芽群，鳞芽萌发形成鳞茎产品器官或地上植株。地上茎是肉质茎，其嫩茎就是产品。芦笋的粗细，因植株的年龄、品种、性别、气候、土壤和栽培管理条件等而异。一般幼龄或老龄株的茎较成年的细，雄株较雌株细。高温、肥水不足，则植株衰弱。不培土抽生的茎较细。地上茎的高度一般在1.5～2米之间，高的可达2米以上。雌株多比雄株高大，但发生茎数少，产量低。雄株矮些，但发生茎数多，产量高。

③叶 芦笋的叶分真叶和拟叶两种。真叶是一种退化了的叶片，着生在地上茎的节上，呈三角形薄膜状的鳞片。拟叶是一种变态枝，簇生，针状。

④花、果实、种子 芦笋雌雄异株，虫媒花，花小，钟形，萼片及花瓣各6枚。雄花淡黄色，花药黄色，有6个雄蕊，并有柱头退化的子房。雌花绿白色，花内有绿色蜜球状腺。果实为浆果，球形，幼果绿色，成熟果实为赤色，果内有3个心室，每室内有1～2个种子。种子黑色，子粒重20克左右。

选购秘诀 选购芦笋，以形状正直、笋尖花苞紧密、没有水伤腐臭味、表皮鲜亮不萎缩、细嫩粗大、基部未老化，以手折之即断者为佳。

药用价值 芦笋是一种品味兼优的名贵蔬菜，有鲜美芳香的风味，纤维柔软可口，能增进食欲，帮助消化，具有丰富的营养和较高的药用价值。芦笋嫩茎质地细腻，纤维柔软可口，口味独特芳香，是一种高档营养保健蔬菜，被列为世界"十大名菜之一"和"第一抗癌果蔬"，具有"蔬菜之王"的美称。

芦笋以嫩茎供食用，质地鲜嫩、风味鲜美、柔嫩可口。除了能佐餐、增加食欲、助消化、补充维生素和矿物质外，因含有较多的天门冬酰胺、天门冬氨酸及其他多种甾体皂苷物质，对心血管病、水肿、膀胱炎等疾病均有疗效。

芦笋中含有的蛋白质、碳水化合物、多种维生素和微量元素的质量高于普通蔬菜。经常食用对各种疾病如心脏病、高血压病、心动过速、疲劳、水肿、膀胱炎排尿困难等病症有一定的帮助。

芦笋性寒、味甘，有清热利小便的功效，夏季食用有清凉降火的作用，能消暑止渴。

芦笋中含有丰富的叶酸，多吃芦笋可起到补充叶酸的功效，是孕妇补充叶酸的重要来源之一。

芦笋具有使细胞生长正常化，防止癌细胞扩散的功能。它对膀胱癌、肺癌、皮肤癌和肾结石等都有一定的疗效。

贮存要点 芦笋可以用报纸包好，置于冰箱保存，可维持2～3天。芦笋不宜生吃，但也不宜存放太久，最好低温、避光保存。

用法用量 芦笋采收后主要加工成罐头或速冻，也可进行系列深加工。系列产品有芦笋汁、芦笋粉、芦笋果脯、芦笋茶、芦笋糖浆、芦笋保健食品等。

使用禁忌 痛风和糖尿病患者不宜多食。

保健应用

芦笋蔬菜粥

功 效 强壮幼儿的身体，连续食用3周，可增强免疫力，抵抗肠病毒的侵袭。

原材料 黄芪、麦冬各10克，红枣、枸杞各

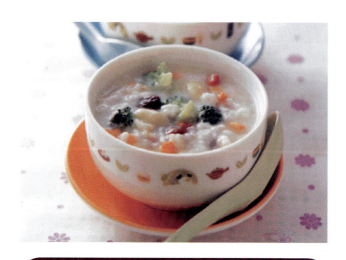

特别提示
芦笋不宜高温烹煮，因为芦笋中的叶酸很容易被破坏，最佳的食用方法是用微波炉小功率热熟。

15克，白米50克，燕麦30克，胡萝卜丁60克，花椰菜60克，芦笋30克，鸡胸骨1副。

做法 将所有原材料洗净备用，黄芪、麦门冬用棉布袋包起。米和燕麦泡水1小时后沥干水分，花椰菜切朵，芦笋切丁，鸡胸骨切块余汤备用鸡骨、药材包、红枣、大米、燕麦和适量水一起放入锅中，大火煮滚后转小火，熬煮1小时后，挑除药材包，加入红萝卜丁、芦笋丁、花椰菜、枸杞，煮熟后加盐调味即可。

用法 当正餐食用。

奇异芦笋汁

功效 青芦笋所含有的天门冬氨酸以及叶酸，可强化身体免疫能力，提高孩子抵抗病毒侵袭的能力。

原材料 奇异果1个，青芦笋50克，果糖1匙，开水200毫升。

做法 奇异果洗净后擦干水分，对切两半，用铁汤匙挖出果肉，放入果汁机内备用。青芦笋洗净沥干后，切小丁放入果汁机内，加入其他材料一起搅拌均匀，透过细密网滤出纯净的蔬果汁即可。

用法 每日1杯。

蔬菜蛋黄布丁

功效 适用于幼儿。具有辛凉解表的作用。症见发热、烦躁、咳喘、呕吐。

原材料 花椰菜50克，芦笋50克，白粥1/2碗，蛋黄2个。

做法 将花椰菜和芦笋用水煮熟，捞出沥干水分，然后用研钵捣成泥状备用；将白粥、蛋黄、蔬菜泥拌匀，放入容器中，用中大火蒸约10分钟至熟即可。

用法 当正餐食用。

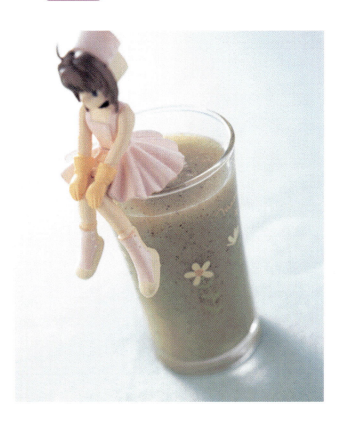

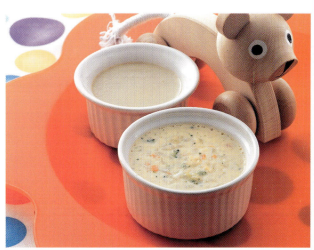

黄花菜

【别名】条参、绿葱根、金针菜、野皮菜、真金花、鸡脚参、萱草。

○ 美味的"健脑菜"

来源 为百合科植物摺叶萱草的根。

主要产地 全国大部分地区均种植。

性味 性平，味甘。

功效主治 养血平肝、利尿消肿。治头晕、耳鸣、心悸、腰痛、吐血、衄血、便血、水肿、淋病、咽痛、乳痈。

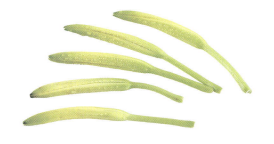

利水渗湿篇

利水消肿类

Lishui Shenshi Pian

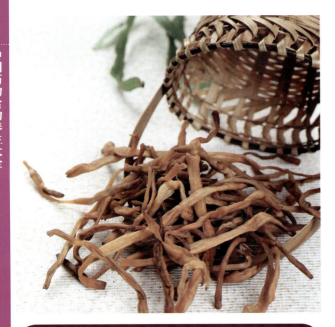

特别提示 由于鲜黄花菜的有毒成分在高温60℃时可减弱或消失，因此食用时，应先将鲜黄花菜用开水焯过，再用清水浸泡2个小时以上，捞出用水洗净后再进行炒食，这样秋水仙碱就能破坏掉，食用鲜黄花菜就安全了。

主要成分 黄花菜味鲜质嫩、营养丰富，含有丰富的花粉、糖、蛋白质、钙、脂肪、胡萝卜素、氨基酸、维生素C等人体所必须的养分，其所含的胡萝卜素甚至超过西红柿的几倍。

性状特征 摺叶萱草为多年生草本植物，高30～65厘米。根簇生，肉质，根端膨大成纺锤形。叶基生，狭长带状，下端重叠，向上渐平展，长40～60厘米，宽2～4厘米，全缘，中脉于叶下面凸出。花茎自叶腋抽出，茎顶分枝开花，有花数朵，个大，橙黄色，漏斗形，花被6裂。蒴果，革质，椭圆形。种子黑色、光亮。

选购秘诀 摺叶萱草为多年生草本植物，高30～65厘米。根簇生，肉质，根端膨大成纺锤形。叶基生，狭长带状，下端重叠，向上渐平展，长40～60厘米，宽2～4厘米，全缘，中脉于叶下面凸出。花茎自叶腋抽出，茎顶分枝开花，有花数朵，个大，橙黄色，漏斗形，花被6裂。蒴果，革质，椭圆形。种子黑色、光亮。

药用价值 **降低胆固醇** 具有显著降低动物血清胆固醇的作用。人们知道，胆固醇的增高是导致中老年疾病和机体衰退的重要因素之一，能够抗衰老而味道鲜美、营养丰富的蔬菜并不多，而黄花菜恰恰具备了这些特点。

润肤、美容作用 常吃黄花菜还能滋润皮肤，增强皮肤的韧性和弹力，可使皮肤细嫩饱满、润滑柔软，皱纹减少、色斑消退、增添美丽。

消炎解毒功效 黄花菜还有抗菌免疫功能，具有中轻度的消炎解毒的功效，并在防止感染方面有一定的作用。

贮存要点 经常被制成干品保存。

用法用量 可炒食，也可煎汤食用。外用：捣敷。每餐80克。

使用禁忌 食用干品时，消费者最好在食用前用清水或温水进行多次浸泡后再食用，这样可以去掉残留的有害物，如二氧化硫等。疮疡损伤、胃肠不和的人，以少吃为好；平素痰多，尤其是哮喘病者，不宜食用。新鲜的黄花菜不宜立即食用，因为刚摘的黄花菜中含有秋水仙碱，带有一定的毒性。

● 保健应用

黄花菜粥

功　效 清热、消肿、利尿、养血、平肝。适用于流行性腮腺炎等。

原材料 鲜黄花菜50克（干品20克），粳米50克，食盐适量。

做　法 将黄花菜用开水焯过，清水浸泡后加水适量煎煮，随后将泡过的粳米加入，煮成稠粥。

用　法 吃菜喝粥，每日1次。

黄瓜

【别名】胡瓜、王瓜、刺瓜。

○ 大众公认的减肥美容菜

来源 为葫芦科植物黄瓜的果实。

主要产地 全国各地均产。

性味 性凉，味甘。

功效主治 清热止渴、利水消肿、清火解毒。主治热病烦渴、咽喉肿痛、小便不利、水肿、湿热泻痢、火眼等。

主要成分 黄瓜含的水分极高，它清脆可口、鲜嫩宜人、营养丰富，富含蛋白质、钙、磷、铁、钾、胡萝卜素，维生素 B_2，维生素 C，维生素 E 及烟酸等营养素。

性状特征 黄瓜一年生攀缘状草本，全体披粗毛。茎细长，被刺毛，具卷须，单叶互生；叶片三角状广卵形，长宽各 12～18 厘米，掌状 3～5 裂，裂片三角形；叶柄粗，具粗毛。花单性，雌雄同株，有短柄；雄花 1～7 朵，腋生；雌花 1 朵单生，或数朵并生；具长毛，花冠黄色，裂片椭圆状披针形，先端尖锐；雄蕊分离，着生于花萼筒部，胚珠多数。瓠果圆柱形，幼嫩时青绿色，老则变黄色；表面疏生短刺瘤，并有显著的突起。种子椭圆形，扁平、白色。

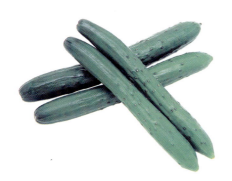

选购秘诀 新鲜的小黄瓜有疣状突起，用手去搓会有刺痛感就是新鲜货。若头的部分是软软的，那么里头常常会有小空洞出现，最好不要买。

药用价值 营养又减肥 黄瓜含有可抑制糖类转化成脂肪的物质。有肥胖倾向的人，最好吃些黄瓜，这样可抑制糖类的转化和脂肪的积累，达到减肥的目的。

抗癌作用 黄瓜顶部的苦味中富含胡芦素 C 的成分，具有抗癌作用。

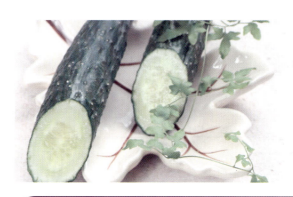

特别提示

鲜黄瓜中含有非常娇嫩的纤维素，既能加速肠道腐烂物质的排泄，又有降低血液中胆固醇的功能。因此有高胆固醇和动脉硬化的病人，常吃黄瓜大有益处。

清理肠胃的作用 黄瓜所含的钾盐十分丰富，具有加速血液新陈代谢、排泄体内多余盐分的作用，故肾炎、膀胱炎患者可多吃。

润肤去皱 用鲜黄瓜汁涂擦皮肤，有惊人的润肤去皱美容效果。现已制成系列化妆品，如黄瓜营养霜、黄瓜护发素等。

贮存要点 先将小黄瓜外表水分擦干，放入密封保鲜袋中，袋口封好后冷藏即可。

用法用量 黄瓜可以炒食、鲜食等。每餐 200 克。

使用禁忌 患疮疖、脚气和有虚肿者食之易加重病情。

● 保健应用

大蒜拌黄瓜

功效 清热、解毒、利尿、降压。为高血压患者的常食菜肴。

原材料 大蒜 20 克，黄瓜 200 克，盐 3 克，葱 10 克，醋 10 克，白糖 3 克，芝麻油 5 毫升。

做法 将黄瓜洗净、去皮，切成丝。葱洗净，切成长段。蒜去皮、切片。将黄瓜丝放入大碗中，加盐、葱、醋、大蒜、芝麻油拌匀即成。

用法 每日 1 次，佐餐食用。

大白菜

【别名】 结球白菜、黄芽菜、菘、黄矮菜。

清爽适口的养生蔬菜

来源 为十字花科植物大白菜的茎叶。

主要产地 大白菜在全国各地均生产，但是各个地区大白菜的特征不同。它是我国著名的特产蔬菜，栽培面积之广、产品之多，为各类蔬菜之冠。

性味 性平，味甘。

功效主治 清热除烦、通利肠胃、消食养胃。主治肺热、咳嗽、咽干、口渴、头痛、大便郁结、丹毒、痔疮出血等病症。

主要成分 每100克含水分95.5克，蛋白质1.1克，脂肪0.2克，碳水化合物2.1克，粗纤维0.4克，灰分0.6克，胡萝卜素0.01毫克，维生素B120毫克，维生素B20.04毫克，尼克酸0.3毫克，维生素C20毫克，钙61毫克，磷37毫克，铁0.5毫克，钾199毫克，钠70毫克，镁8毫克，氯60毫克。并含有硅、锰、锌、铝、硼、铜、镍、钴、硒等多种微量元素。

性状特征 大白菜，在西方又称"北京品种白菜"，即结球白菜，在粤语里叫绍菜。大白菜有宽大的绿色菜叶和白色菜帮。多重菜叶紧紧包裹在一起形成圆柱体，多数会形成一个密实的头部。被包在里面的菜叶由于见不到阳光，绿色较淡以至呈淡黄色。

大白菜品种繁多，基本有散叶型、花心型、结球型和半结球型几类，主要品种有：以天津为代表的大运河沿岸有三四百年种植历史的青麻叶（天津绿），绿色菜叶较多，纤维少，叶肉柔嫩。黄色菜叶为主的品种又称黄芽白菜、黄芽菜、黄芽白，有南北两种。在台湾种植的台湾白菜也是大白菜的一种，比北京大白菜细一些。

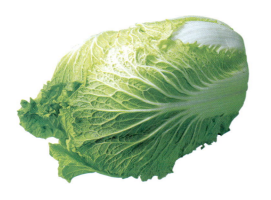

选购秘诀 选购白菜时，菜身干洁、菜心结实、老帮少、形状圆整、菜头包紧的为上品。

药用价值 白菜之所以在我国蔬菜生产和消费中占有不可替代的地位，是由于它具有适应性强、产量高、吃口好、易贮耐运等一系列的优点。在我国北方的冬季，白菜是餐桌上必不可少的佳肴，故有"冬日白菜美如笋"之说，白菜具有较高的营养价值，有"百菜不如白菜"的说法。

中医认为，白菜有清热除烦、解渴利尿、通利肠胃、解醉酒毒、下气消食之功效。

现代药理发现，大白菜可防治糖尿病，还具有抗癌功效。

白菜中含有丰富的维生素C、维生素E，多食，能起到很好的护肤和养颜作用。

白菜中的纤维素不但能起到润肠、促进排毒的作用，还促使人体对动物蛋白的吸收。

大白菜可平心静气、抑制怒气。

利肠通便，帮助消化。大白菜中含有大量的粗纤维，可促进肠壁蠕动，帮助消化，防止大便干燥，促进排便，稀释肠道毒素，既能治疗便秘，又有助于营养吸收。

白菜可消食健胃、补充营养。大白菜味美清爽、开胃健脾，含有蛋白质、脂肪、多种维生素及钙、磷、铁等矿物质，常食有助于增强机体免疫功能，对减肥健美也具有意义。人们发现1杯熟的大白菜茶几乎能提供与1杯牛奶同样多的钙，可保证人体必需的营养成分。

防癌、抗癌。白菜含有活性成分吲哚–3–甲醇，实验证明，这种物质能帮助体内分解与乳腺癌发生相关的雌激素，如果妇女每天吃500克左右的白菜，可使乳腺癌发生率减少。

其所含微量元素"钼"可抑制体内对亚硝酸胺的吸收、合成和积累，故有一定抗癌作用。

预防心血管疾病。白菜中的有效成分能降低人体胆固醇水平，增加血管弹性，常食可预防动脉粥样硬化和某些心血管疾病。

贮存要点 大白菜耐储存，冬季在气温为–5℃左右时，大白菜完全可以在室外堆储安全过冬，外部叶子干燥后可以为内部保温。如果温度再低，则需要窖藏。不过在过于寒冷的北方还有另外几种冬季储存白菜的方法，如在朝鲜北方和中国东北东部腌制朝鲜辣白菜，在中国东北西部、内蒙东部和河北北部地区，习惯用渍酸菜等方法储存白菜。

【用法用量】 大白菜可炒、熘、烧、煮、煎、烩、扒、凉拌、做馅等。每餐 100 克。

【使用禁忌】 大白菜，性偏寒凉，胃寒腹痛、大便清泻及寒痢者不可多食。

不要用铜制器皿盛放或烹调白菜。冻白菜勿用热水泡洗，将其放在冷水中浸泡 1 小时左右，使冰融化，再洗净切好，如做炖菜，应在汤煮沸时下锅，如炒食，要用旺火急炒，这样可减少维生素 C 的损失，味道也会好些。

● 保健应用

醋溜白菜

【功　效】 帮助消化、调理五脏、提高免疫力。

【原材料】 白菜心 500 克，海米 15 克，酱油 25 克，醋 20 克，味精 2 克，香油 6 毫升，植物油 30 毫升，湿淀粉 9 克，葱、姜末少许。

【做　法】 将白菜心（不要叶）切成片，海米用温水泡开。植物油烧热，用葱、姜末烹锅，加白菜炒，再加海米（连原汤）、酱油快速翻炒，加醋、勾芡，再加味精，翻炒几下，淋上香油即成。

【用　法】 佐餐食用。

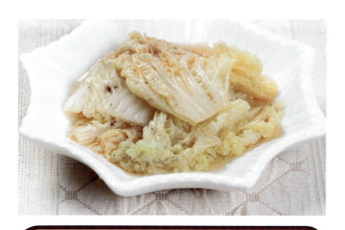

【特别提示】
烹调时不宜采用焖煮的方法，因为会破坏白菜中所含有的营养成分。炒白菜时可适当放些醋，既保护了维生素 C，又增添了白菜的味道。

开水白菜

【功　效】 本菜汤清如水，菜绿而味鲜，具有益胃通便、增强食欲的功效。适用于热病愈后体虚、消化力弱、大便不畅等病症。

【原材料】 白菜心 500 克，胡椒粉适量。

【做　法】 洗净，入沸水焯至断生，再捞出放在汤碗内，加作料，上笼用旺火蒸 2 分钟，滗去汤。用沸清汤过一次，沥水，放入高汤，再加调料，倒入盛有菜心的汤碗内，上笼蒸熟即成。

【用　法】 佐餐食用。

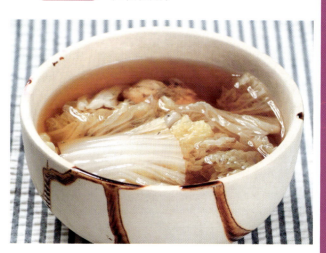

金边白菜

【功　效】 此菜具有养胃助食的功效，适用于脾胃虚弱、食欲不振等病症。

【原材料】 大白菜 500 克，干红辣椒丝 7.5 克，湿淀粉适量。

【做　法】 大白菜洗净，切成 3 厘米长、1.5 厘米宽的长条。辣椒切开、去籽，切成 3 厘米长的段。菜油烧至 7 成热，将辣椒炸焦，放入姜末、白菜，旺火急速煸炒，加醋、酱油、精盐、白糖，煸至出现金黄色，用湿淀粉勾芡，浇上麻油，翻炒后即可装盘。

【用　法】 佐餐食用。

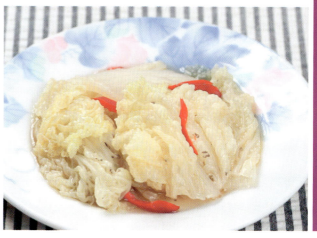

鲤鱼

【别名】 赤鲤鱼。

○ 营养位居"家鱼之首"

来　源　为鲤科动物鲤鱼的肉或全体。

主要产地　黑龙江、黄河、长江、珠江、闽江诸流域及云南、新疆等地湖泊、江河中均有。

性　味　性平，味甘。

功效主治　利水、消肿、下气、通乳。治水肿胀满、脚气、黄疸、咳嗽气逆、乳汁不通。

主要成分　鲤鱼含蛋白质17%以上，夏日含量最为丰富，故民间有"春桂夏鲤"之说。鲤鱼还含脂肪、多种氨基酸、磷酸肌酸、尼克酸、多种维生素，以及钙、磷、铁等成分。

性状特征　鲤鱼呈柳叶形，背略隆起，嘴上有须，鳞片大且紧，鳍齐全且典型，肉多刺少。按生长水域

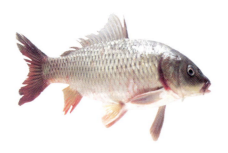

的不同，鲤鱼可分为河鲤鱼、江鲤鱼、池鲤鱼。河鲤鱼体色金黄，有金属光泽，胸、尾鳍带红色，肉脆嫩，味鲜美，质量最好。江鲤鱼鳞内皆为白色，体肥，尾秃，肉质发面，肉略有酸味。池鲤鱼青黑鳞，刺硬，泥土味较浓，但肉质较为细嫩。

选购秘诀　尽量选购活的。

药用价值　鲤鱼有滋补健胃、利水消肿、通乳、清热解毒、止嗽下气，对各种水肿、浮肿、腹胀、少尿、黄疸、乳汁不通皆有益。

鲤鱼对孕妇胎动不安、妊娠性浮肿有很好的食疗效果。鲤鱼的蛋白质不但含量高，而且质量也佳，人体消化吸收率可达96%，并能供给人体必需的氨基酸、矿物质，维生素A，维生素D。

鲤鱼的脂肪多为不饱和脂肪酸，能很好地降低胆固醇，可以防治动脉硬化、冠心病，因此，多吃鱼可以健康长寿。

中医学认为，鲤鱼各部位均可入药。鲤鱼皮可治疗鱼梗，鲤鱼血可治疗口眼歪斜，鲤鱼汤可治疗小儿身疮。用鲤鱼治疗怀孕妇女的浮肿、胎动不安有特别疗效。

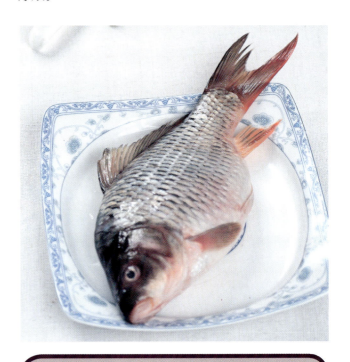

特别提示
鲤鱼鱼腹两侧各有1条同细线一样的白筋，去掉它们可以除去腥味。

贮存要点　冰箱冷藏，但时间不宜存放太长。

用法用量　煮食、红烧、清蒸均可。每次约100克。

使用禁忌　鲤鱼不宜与绿豆、芋头、牛羊油、猪肝、鸡肉、荆芥、甘草、南瓜、赤小豆和狗肉同食，忌与中药中的朱砂同服。

● 保健应用

当归鲤鱼汤

功　效　调养气血、丰满乳房，用于少女乳房发育不全，或促进乳房健美。

原材料 当归15克，白芷15克，北芪15克，枸杞10克，大枣5枚，鲤鱼1条（约600克）。

做　法 将当归、白芷、北芪、枸杞洗净，大枣去核，鲤鱼杀后去肠杂，共入锅内加清水适量，煮至鲤鱼熟，入盐、味精调味即可。

用　法 饮汤吃鲤鱼肉。

鲫鱼

【别名】鲋。

健脾利湿的美味水产品

来　源 为鲤科动物鲫鱼的肉或全体。

主要产地 全国各地均产。

性　味 性平，味甘。

功效主治 健脾利湿，治脾胃虚弱、纳少无力、痢疾、便血、水肿、淋病、痈肿、溃疡。

主要成分 食部每100克含水分85克，蛋白质13克，脂肪1.1克，碳水化合物0.1克，灰分0.8克，钙54毫克，磷203毫克，铁2.5毫克，硫胺素0.06毫克，核黄素0.07毫克，尼克酸2.4毫克及多种维生素。

性状特征 鲫鱼四季均产，但以2～4月和8～12月产的最肥。鲫鱼体侧扁而高，体较小，背部发暗，腹部色浅，体色因产地而异，多为黑色带金属光泽，嘴上无须，鳞较小，鳍的形状同鲤鱼。鲫鱼肉嫩味美，营养价值较高，但刺细小且多。

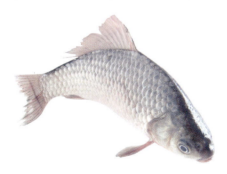

选购秘诀 选购鲜活的。

药用价值 鲫鱼所含的蛋白质质优、齐全、易于消化吸收，是肝肾疾病，心脑血管疾病患者的良好蛋白质来源，常食可增强抗病能力，肝炎、肾炎、高血压、心脏病、慢性支气管炎等疾病患者可经常食用。

鲫鱼有健脾利湿、和中开胃、活血通络、温中下气之功效，对脾胃虚弱、水肿、溃疡、气管炎、哮喘、糖尿病有很好的滋补食疗作用。产后妇女炖食鲫鱼汤，可补虚通乳。

鲫鱼中锌的含量最高，缺锌会引起食欲减退、性功能障碍等，由于锌的重要作用，有人把它称为"生命的火花"。儿童和孕妇可多吃一些锌。坐月子喝鲫鱼汤是中国古老的传统，吃鲫鱼可以让妇女乳汁充盈。

鲫鱼肉嫩味鲜，可做粥、做汤、做菜、做小吃等。尤其适于做汤，鲫鱼汤不但味香汤鲜，而且具有较强的滋补作用，非常适合中老年人和病后虚弱者食用，也特别适合产妇食用。

贮存要点 置于冰箱冷藏。

用法用量 红烧、干烧、清蒸、余汤均可。

使用禁忌 鲫鱼不宜和大蒜、芥菜、蜂蜜、冬瓜、猪肝、鸡肉、野鸡肉、鹿肉，以及中药麦冬、厚朴、沙参一同食用。吃鱼前后忌喝茶。

● 保健应用

黄芪鲫鱼

功　效 有补气健胃、美容润颜之功效。主

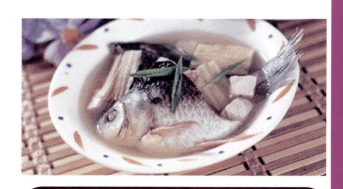

> **特别提示**
> 清蒸或煮汤营养效果最佳；若经煎炸则上述的功效会大打折扣。冬令时节食之最佳。平素用鲫鱼与豆腐搭配炖汤营养最佳。鱼子中胆固醇含量较高，故中老年人和高血脂、高胆固醇者应忌食。

治脾虚所致的食欲不振、消化不良、便溏泄泻，以及气虚所致的气短乏力等症。女人常食可美容润肤。

原材料 黄芪15克，鲫鱼1条（约重300克），猪瘦肉200克，生姜15克，葱10克，料酒30毫升，白糖、精盐各5克，味精、胡椒粉各2克，醋3毫升，鲜汤2000毫升。

做法 将鲫鱼去鳃、鳞，剖去内脏，切成两段。猪瘦肉切成方块、黄芪切段。锅中加水烧开，下入黄芪、瘦肉、生姜煮熟。待熟后，再下入鲫鱼，加入其余配料稍煮后调入味即可。

用法 佐餐食用。

鳢鱼

【别名】鲖、黑鳢鱼、黑鱼、乌鱼。

淡水鱼中的长寿鱼

来源 为鳢科动物乌鳢的肉或全体。

主要产地 我国大部分地区的河流、湖沼中均有。

性味 性寒，味甘。

功效主治 补脾利水。治水肿、湿痹、脚气、痔疮、疥癣。能补脾益胃、养血补虚、养心补肾、益阴壮阳、清热祛风、通气消胀、利水消肿，适用于肺结核、身痛、腰膝腿软、月经不调、崩漏带下。

主要成分 食部每100克含水分78克，蛋白质19.8克，脂肪1.4克，灰分1.2克，钙57毫克，磷163毫克，铁0.5毫克，硫胺素0.03毫克，核黄素0.25毫克，尼克酸2.8毫克。

性状特征 鳢鱼是一种凶猛的食肉鱼类，群鱼见之都要退避三舍，故冠之以"将军鱼"之名。据民间传说，此鱼的寿命可以达到一百年，是淡水鱼中的长寿鱼。乌鳢体细长，前部圆筒状，后部侧扁。体长约30余厘米。头尖而扁平，头上覆盖鳞片。口大，端位，口裂倾斜，下倾向前突出，向后达列眼的后缘。上下颌骨、锄骨、口盖骨均具尖锐的细齿。眼位于头侧前上方。背鳍、臀鳍均长。全体灰黑色，背部与头面较暗，腹部较淡。体侧具有许多不规则的黑色斑条，头侧有两条纵行黑色条纹。背鳍、臀鳍和尾鳍均具黑白相间的花纹。胸鳍和腹鳍呈浅黄色，胸鳍基部有一黑点。

选购秘诀 选购时以个大、新鲜的为好。

药用价值 患者进行手术后，常食鳢鱼，有生肌补血、加速伤口愈合的作用。体弱的病人、产妇和儿童，常食鳢鱼有益于健康、增强体质。鳢鱼是治疗浮肿、体虚的良药。鳢鱼补脾益胃、利水消肿，对治疗脚气、妊娠水肿有一定的疗效。产妇清蒸食用，还可催乳补血。

贮存要点 最好新鲜食用，或是宰杀后置于低温下保存。

用法用量 鳢鱼肉厚白嫩，刺少鲜美，溜、炒、烧、蒸均可。每餐80～100克。

使用禁忌 忌食其鱼子，因其有毒，误食有生命危险。鳢鱼忌与茄子同食，否则有损肠胃。

保健应用

冬瓜鳢鱼汤

功效 健脾祛湿、通阳利水。肾病属脾虚湿困、水湿停聚者，症见水肿、不便不利、身重神疲、食欲欠佳等。肾病肾阳衰弱、水气内盛者不宜用本汤。

原材料 冬瓜500克，鳢鱼1条（约250克），葱5根。

做法 将冬瓜留皮，洗净切块。葱花去须，洗净切段，鳢鱼去鳞、腮、肠，洗净。把全部用料放

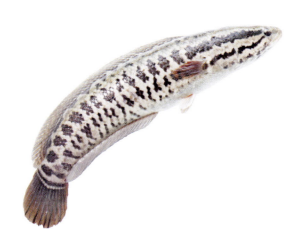

入锅内，加清水适量，武火煮沸后，文火煮 1 小时，加盐调味即可。

用　　法　饮汤食肉，佐餐食用。

特别提示
鳢鱼与生姜、红茶煮食用，对治疗肺结核有辅助作用，肾炎患者可用鳢鱼与红糖炖服，腰酸背痛者可用鳢鱼与葛菜、豆腐煮食。

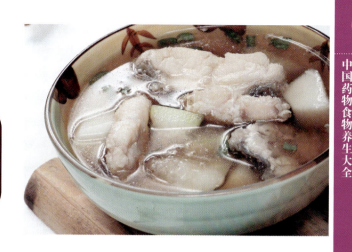

鲮鱼

【别名】雪　鱼、土铃鱼。

○ 利水消肿的美味水产品

来　　源　为鲤科动物鲮鱼的肉。

主要产地　分布于珠江流域及海南岛。

性　　味　性平，味甘。

功效主治　利肌肉、通小便。治膀胱结热、黄疸、水鼓、健筋骨、活血行气、逐水利湿。

主要成分　鲮鱼的主要营养成分是蛋白质、碳水化合物、脂肪、多种维生素和矿物质。

性状特征　鲮鱼体长、侧扁，腹部圆，背部在背鳍前方稍隆起。体长约 30 厘米。头短，吻圆钝，吻长略大于眼径。眼侧位，眼间距宽。口下位，较小，呈弧形，上下颌角质化。须 2 对，吻须较明显，颌须短小。唇的边缘有多数小乳状突起，上唇边缘呈细波形，唇后沟中断。下咽齿 3 行。鳞中等大，背鳍无硬刺，其起点至尾基的距离大于至吻端的距离。尾鳍分叉深。体上部青灰色，腹部银白，体侧在胸鳍基的后上方，有 8～9 个鳞片的基部具黑色斑块。幼鱼尾鳍基部有一黑色斑点。

为华南重要的经济鱼类之一。因其肉细嫩、味鲜美、产量大、单产高、价格适中以及质量上乘，是市场的畅销货。广东省大部分集中起水的养殖鲮鱼都是活鱼速冻，冻结的鱼眼球仍凸出明亮，宛如活鱼一般。家庭食用除一般食法外，还可做鱼丸，工厂生产的豆豉鲮鱼罐头和冻鲮鱼一样，行销全国各地。鲮鱼也可入药，具有健筋骨、活血行气、逐水利湿之功效。

选购秘诀　选购时以新鲜为好，市售鲮鱼多都是速冻品，选购时以色泽、气味新鲜者为好。

药用价值　益气血、健筋骨、通小便。适宜体质虚弱、气血不足、营养不良之人食用。适宜膀胱热结，小便不利、肝硬化腹水、营养不良性水肿之人食用。《食物本草》：鲮鱼，主滑利肌肉、通小便、治膀胱热结、黄疸、水臌。《本草纲目拾遗》：健筋骨、活血行气、逐水利湿。《本草求原》：补中开胃，益气血。

贮存要点　最好新鲜食用，或是宰杀后置于低温下保存。

用法用量　每餐 30 克。

使用禁忌　阴虚喘嗽忌之，痛风、心脏病、肾脏病、急慢性肝炎的患者不宜食用。

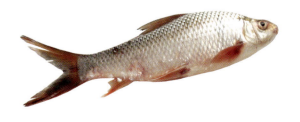

保健应用

豆豉鲮鱼油麦菜

功效 构成本菜的鲮鱼具有补益气血的作用。豆豉富含18种人体所必需的氨基酸及豆激酶、异黄酮、多酞等融血栓、抗衰老、美容养颜功能因子,药食兼用。油麦菜的营养价值略高于生菜,而远远优于莴笋。

原材料 油麦菜400克,罐装鲮鱼50克,大葱1根,生姜1小块,大蒜3瓣,淀粉适量,食用油30克,香油1小匙,高汤3小匙,料酒2小匙,豆豉1大匙,精盐2小匙,白糖1/2小匙,味精1/2小匙。

做法 把油麦菜切成10厘米长的段,用开水焯熟,装盘。葱、蒜、姜切末;锅中下油,炒香葱、蒜、姜、豆豉,加入高汤及其他调味料,烧开后放入鲮鱼,快熟时,用水淀粉勾芡,盛出放在油麦菜上,淋入香油即可。

用法 佐餐服用。

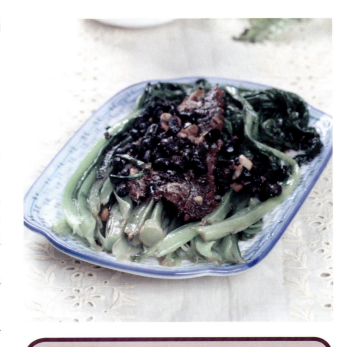

特别提示
鲮鱼加工成罐头食品,其钠的含量大大增加。鲮鱼罐头开封后,最好一次性吃完,以免变质。

鹌鹑

【别名】鹑鸟、宛鹑、赤喉鹑、红面鹌鹑。

○ 有"动物人参"之美誉

来源 为雉科动物鹌鹑的肉或全体。

主要产地 繁殖于我国东北地区,迁徙及越冬时,遍布我国东部。

性味 性平,味甘。

功效主治 治泻痢、疳积、湿痹。

主要成分 鹌鹑肉主要成分为蛋白质、脂肪、无机盐类,且含有多种氨基酸,胆固醇含量较低。每100克鹌鹑肉中蛋白质含量高达24.3克,比猪、牛、羊、鸡、鸭肉的蛋白质含量都高(鸡肉蛋白质含量为19.7%)。而其脂肪、胆固醇含量又比猪、牛、羊、鸡、鸭肉等低。鹌鹑肉中多种维生素的含量比鸡肉高2~3倍。鹌鹑蛋的营养价值高,与鸡蛋相比蛋白质含量高30%,维生素B1高20%,维生素B2高83%,铁高46.1%,卵磷脂高5.6倍,并含有维生素P等成分。

性状特征 鹌鹑属鸟纲,雉科动物。野生鹌鹑尾短、翅长而尖,上体有黑色和棕色斑相间杂,具有浅黄色羽干纹,下体灰白色,颊和喉部赤褐色。雌鸟与雄鸟颜色相似,但背部和两翅黑褐色较少,棕黄色较多,前胸具褐色斑点,胸侧褐色较多,雄的好斗。成体体重为66~118克,体长148~182毫米,尾长30~46毫米。

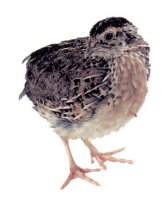

选购秘诀 以肉质新鲜、触之有弹性、无腐烂、变质现象的为佳。

药用价值 强筋骨、耐寒暑的作用 中医学认为，鹌鹑性甘、平、无毒，具有益中补气、强筋骨、耐寒暑、消结热、利水消肿作用。明代著名医学家李时珍在《本草纲目》中曾指出，鹌鹑的肉、蛋有补五脏、益中续气、实筋骨、耐寒暑、消热结之功效。

其他作用 经临床试验，鹌鹑的肉蛋对贫血、营养不良、神经衰弱、气管炎、心脏病、高血压、肺结核、小儿疳积、月经不调病症都有理想的疗效。鹌鹑肉和鹌鹑蛋中所含丰富的卵磷脂和脑磷脂，具有健脑的作用。

贮存要点 宰杀后在低温下保存。

用法用量 其肉可清蒸、煮汤，其蛋可煮食。每餐半只（80～100克）。

使用禁忌 鹌鹑肉不宜与猪肉、猪肝同食，否则会面生黑斑，还不宜与蘑菇、木耳同食。

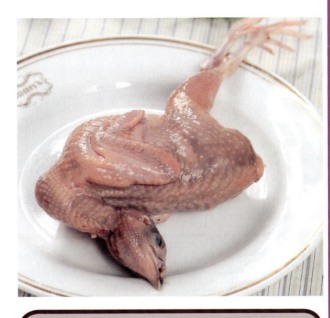

特别提示
鹌鹑是典型的高蛋白、低脂肪、低胆固醇的食物，特别适合中老年人及高血压症、肥胖症患者食用。

● 保健应用

桂髓鹌鹑汤

功　效 用于贫血、营养不良、疲乏无力、形瘦气短、面色萎黄、头晕眼花等症，常用本汤有润泽肌肤、防止皮肤早衰、皱纹早现的作用。

原材料 鹌鹑1只，猪脊髓30克，桂圆肉30克，桂皮3克，冰糖6克，姜、葱适量。

做　法 鹌鹑剥净，去内脏及爪，洗净切块。猪脊髓去血丝、略洗。桂圆肉洗净备用。将以上备用材料全部放入炖盅内，加入清汤适量，炖盅加盖，置锅内用文火隔水炖2～3小时，调味即可。

用　法 佐餐食用。

滑石

【别名】 液石、共石、脱石、番石、夕冷、脆石、留石、画石。

祛湿清热的常用药

来　源 为硅酸盐类矿物滑石的块状体。

主要产地 产于江西、山东、江苏、陕西、山西、河北、福建、浙江、广东、广西、辽宁等地。

性　味 性寒，味甘、淡。

功效主治 清热、渗湿、利窍。治暑热烦渴、小便不利、水泻、热痢、淋病、黄疸、水肿、衄血、脚气、皮肤湿烂。

主要成分 主含硅酸镁，其中MgO占31.7%，氧化硅占63.5%，水占4.8%。通常一部分MgO为FeO所替换。此外还含Al_2O_3等杂质。

性状特征 呈扁平形、斜方形或不规则块状，

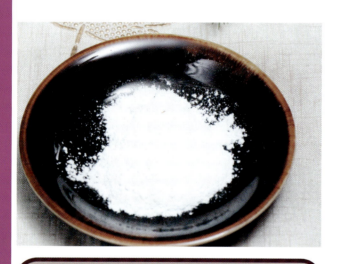

> **特别提示**
> 滑石也可外用治疗湿疹、皮炎，常配黄柏末等。

大小不一。全体白色、蛋青色或黄白色，表面有珍珠样光泽，半透明或不透明。质软而细致，手摸有滑润感，用指甲即可刮下白粉。无臭、无味，有微凉感。

选购秘诀 以整洁、色青白、滑润、无杂石者为佳。

药用价值 **收敛作用** 利尿、渗湿、清热，作用较和缓，所含的硅酸镁有吸附和收敛的作用，能保护肠管，止泻而不引起鼓肠，对治疗水泻尤为适宜。

保护皮肤和黏膜的作用 滑石粉由于颗粒小，总面积大，能吸附大量化学刺激物或毒物，因此，当撒在发炎或破损组织的表面时，有保护作用。内服时除保护发炎的胃肠黏膜而发挥止吐、止泻作用外，还能阻止毒物在胃肠道中的吸收。滑石也不是完全无害的，在腹部、直肠、阴道等可引起肉芽肿。

抗菌作用 用平板法使培养基含10%的滑石粉，对伤寒杆菌与副伤寒甲杆菌有抑制作用。

用纸片法则仅对脑膜炎球菌有轻度抑菌作用。

常用于治疗热淋（如急性尿道炎、膀胱炎等）、石淋（泌尿系统结石）。

用于治疗暑热，还可作为辅助药，用于湿热病热在气分而夹湿者（感染性疾病中期和晚期，持续发热、身重、口渴、舌苔黄）等。

此外，在湿热病恢复期，津少阴亏，余热未退尽，也可在滋阴药中稍加滑石，促使余热随小便排除。

贮存要点 置于干燥处保存，防潮。

用法用量 内服：煎汤（布包），9～12克；或入丸、散。外用：研末掺或调敷。

使用禁忌 脾虚气弱、精滑、热病津伤者忌服，孕妇慎服。

保健应用

石膏滑石粥
功　效 清心开窍。
原材料 石膏30～60克，滑石20～30克，粳米100克，辰砂1克。
做　法 滑石用布包扎紧，与石膏同煎取清汁，粳米淘洗干净，与药汁一起倒入煮锅中，熬煮成稀粥，粥成前调入辰砂细末即可。
用　法 日服2次。

海金沙

【别名】铁线藤、左转藤。

清热解毒、利水通淋

来源 为海金沙科植物海金沙的成熟孢子。

主要产地 主产广东、浙江。江苏、江西、湖南、湖北、四川、广西、福建、陕西等地亦产。

性味 性寒，味甘、淡。

功效主治 清热解毒、利水通淋，治尿路感染、尿路结石、白浊、白带、肝炎、肾炎水肿、咽喉肿痛、痄腮、肠炎、痢疾、皮肤湿疹、带状疱疹。

主要成分 孢子含海金沙素、棕榈酸、油酸、亚油酸和脂肪油。

性状特征 原植物海金沙为攀援植物，长1～4米。叶轴能无限生长，细长而缠绕；羽片多数，对生于叶轴上的短距上，二回羽状，羽片柄长约1.5厘米，有狭翅，被短柔毛。不育羽片三角形，长宽均10～12厘米，一回小羽片2～4对，互生，卵圆形，长4～8厘米；二回小羽片2～3对，掌状3裂，裂片短而阔，边缘有不规则的圆齿，能育羽片卵状三角形，长宽均10～20厘米，一回小羽片4～5对，长圆状披针形，二回小羽片卵状三角形，羽状深裂，边缘生有流苏状、黑褐色的孢子囊穗，其长2～4毫米，由两行并生的孢子囊组成。孢子囊藏于叶边的一个反折小瓣内，梨形，横生短柄上，环带位于小头。孢子四面型，有疣状突点。

选购秘诀 以干燥、黄棕色、质轻光滑、能浮于水、无泥沙杂质、引燃时爆响者为佳。

药用价值 利水通淋。用于热淋、石淋、血淋、膏淋等症见尿热、尿道疼痛者。

此外，海金沙全草有抗菌、利尿作用。用于上呼吸道感染、流行性腮腺炎、尿路感染等，也可用于脾湿太过、通身肿满之症。

海金沙的藤茎亦入药，称海金沙藤。其性味和功能与海金沙基本相同，但清热作用较强，通淋功能稍弱。喜生于向阳的林缘和山坡灌丛中。秋季孢子成熟时割取全草，将其铺平、摊放在垫有塑料薄膜的地面上晒干，打下孢子，除去茎叶。

贮存要点 置于通风处保存。

用法用量 内服：煎汤，4.5～24克。

使用禁忌 小便不利及诸淋，由于肾水真阴不足者勿服。肾脏真阳不足者忌用。

保健应用

胡桃海金粥

功效 化石、排石，主治尿路结石。

原材料 胡桃仁10个，海金沙15克，粳米100克。

做法 胡桃仁捣碎，海金沙用布包扎好，加水600毫升，煮20分钟后，去海金沙，入粳米煮粥。

用法 每日早、晚空腹温热服食。

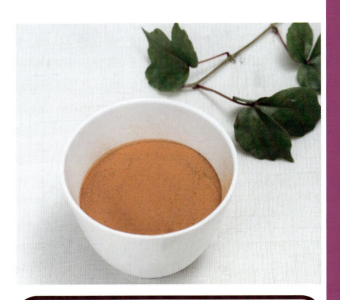

特别提示

海金沙根20～30克，黄酒、水各半，煎服，暖睡取汗。另用鲜海金沙茎叶、鲜犁头草各等份，捣烂外敷，可治疗乳腺炎等。

车前子

【别名】车前实、虾蟆衣子、猪耳朵穗子、凤眼前仁。

○ 利尿渗湿的清热药

来　源　为车前草科植物车前或平车前的种子。

主要产地　主产江西、河南。各地亦产。

性　味　性寒，味甘。

功效主治　利水、清热、明目、祛痰。治小便不通、淋浊、带下、尿血、暑湿泻痢、咳嗽多痰、湿痹、目赤障翳。

主要成分　含多量黏液质、桃叶珊瑚苷，并含车前子酸、胆碱、腺嘌呤、琥珀酸、树脂等。

性状特征　① **大粒车前**　为车前的种子。呈椭圆形或不规则长圆形，稍扁，表面棕褐色或黑棕色。在放大镜下观察，可见细密网纹，种脐淡黄色、椭圆凹窝状。气味无，嚼之带黏液性。以粒大、色黑、饱满者为佳。主产江西、河南。此外，东北、华北、西南及华东等地亦产。

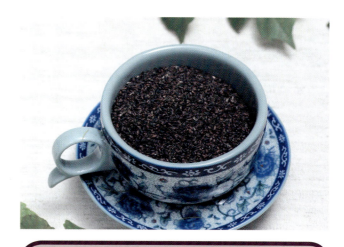

> **特别提示**
> 车前草为车前的干燥全草。其功用与车前子基本相同，利尿作用不及车前子，但清热解毒、消炎止血、止泻作用较强，还有一定的镇咳祛痰作用。

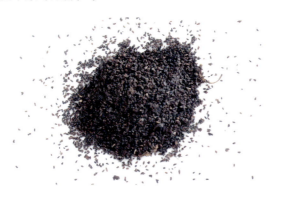

② **小粒车前**　为平车前的种子。呈椭圆形或不规则长圆形，稍扁，主产黑龙江、辽宁、河北等地。此外，山西、内蒙古、吉林、陕西、甘肃、青海、山东等地亦产。

选购秘诀　以粒大、表面黄棕色、气微、味淡的为佳。

药用价值　用于湿热下注、小便淋漓、涩痛等症，常与木通、滑石等配伍应用。对于水肿、小便不利等症，也具有显著功效，为临床所常用。

车前子主要用于实症，如肾虚水肿，可配熟地、肉桂、附子、牛膝等同用。治湿热泄泻，症情轻者，可以单味使用，较重者可配茯苓、猪苓、泽泻、苡仁等同用。用于目赤肿痛或眼目昏花，如肝火上炎所致的目赤肿痛者，可与菊花、决明子、青葙子等同用。如肝肾不足所致的眼目昏花、迎风流泪，可与熟地、菟丝子等同用。用于肺热咳嗽较宜，可与杏仁、桔梗、等化痰止咳药同用。

贮存要点　置通风干燥处，防潮。

用法用量　内服：煎汤，4.5～9克；或入丸、散。外用：煎水洗或研末撒。

使用禁忌　凡内伤劳倦、阳气下陷、肾虚精滑及内无湿热者慎服。

● 保健应用

车前子粥药膳

功　效　利水消肿、养肝明目、祛痰止咳。适用于老人慢性气管炎及高血压、尿道炎、膀胱炎等。

原材料　车前子20克，粳米100克。

做　法　将车前子用布包好后煎汁，随后放入粳米，同煮为粥。

用　法　每日早、晚温热食用。

瞿麦

【别名】巨句麦、大兰、山瞿麦、南天竺草、剪绒花。

清热利水、破血通经

来　源　为石竹科植物瞿麦或石竹的带花全草。

主要产地　主产于河北、河南、辽宁、湖北、江苏。此外，湖南、浙江、山西、陕西、安徽、甘肃、青海、新疆、福建、云南、广西等地均产。

性　味　性寒，味苦。

功效主治　清热利水、破血通经。治小便不通、淋病、水肿、经闭、痈肿、目赤障翳、浸淫疮毒。

主要成分　瞿麦鲜草含水分77.3%，粗蛋白质2.62%，无氮浸出物13.18%，粗纤维4.95%，粗灰分11.09%，磷酸0.13%。还含维生素A类物质，此外尚含少量生物碱。石竹花含丁香油酚、苯乙醇、苯甲酸苄酯、水杨酸苄酯、水杨酸甲酯等。全草含皂苷、糖类、维生素、根含皂苷。

性状特征　①瞿麦　为植物瞿麦的干燥全草，长30余厘米，茎直立，淡绿至黄绿色，光滑无毛，节部稍膨大。花全长3～4厘米，有淡黄色膜质的宿萼，萼筒长约为全花的3/4；萼下小苞片淡黄色，约为萼筒的1/4。花冠先端深裂成细线条，淡红或淡紫色。气微，味微甜。

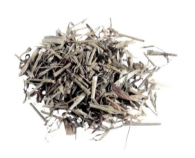

②石竹瞿麦　为植物石竹的干燥全草。与瞿麦相似，花全长约3厘米，萼筒长约为全花的1/2，萼下小苞片约为萼筒的1/2，花冠先端浅裂呈锯齿状，棕紫色或棕黄色。

选购秘诀　以青绿色、干燥、无杂草、无根及花未开放者为佳。

药用价值　**利尿作用**　瞿麦有一定的利尿作用，瞿麦穗煎剂2克/千克灌胃，可使盐水潴留的家兔在6小时内尿量增加到156.6%，氯化物增加到268.2%。

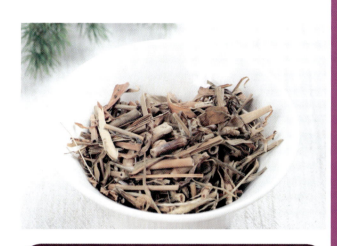

> **特别提示**
> 本品也可治疗便秘，因其能使肠蠕动增加而促进排便，常配瓜蒌仁。

对肠管的作用　研究发现，瞿麦煎剂对肠管有显著的兴奋作用。瞿麦穗较茎穗作用稍强。苯海拉明、罂粟碱能拮抗此作用。

对心血管的影响　对离体蛙心、兔心有强的抑制作用，瞿麦穗煎剂对麻醉犬有降压作用。

贮存要点　置通风干燥处。

用法用量　内服：煎汤，4.5～9克；或入丸、散。外用：研末调敷。

使用禁忌　脾、肾气虚及孕妇忌服。

保健应用

瞿麦蔬果汁

功　效　利尿通淋、活血通经。

原材料　苹果50克，小豆苗15克，莲子10克，瞿麦5克，清水350毫升，果糖适量。

做　法　莲子、瞿麦洗净置入锅中浸泡30分钟后，以小火加热煮沸，约15分钟后关火，滤取药汁凉凉。苹果洗净、切小丁，小豆苗洗净、切碎。全部材料、果糖、药汁放入果汁机混合搅拌，倒入杯中即可饮用。

用　法　随意服用。

萹蓄

【别名】 扁竹、竹节草、乌蓼。

利尿通淋、杀虫止痒

| 来　　源 | 为蓼科植物萹蓄的地上部分。 |

| 主要产地 | 全国各地均有。 |

| 性　　味 | 性微寒，味苦。 |

| 功效主治 | 利尿通淋、杀虫、止痒。用于膀胱热淋、小便短赤、淋沥涩痛、皮肤湿疹、阴痒带下。 |

| 主要成分 | 全草含萹蓄苷、槲皮苷、d-儿茶精、没食子酸、咖啡酸、草酸、硅酸、绿原酸、p-香豆酸、粘质、葡萄糖、果糖及蔗糖。全草含扁蓄苷、槲皮苷、d-儿茶精、绿原酸、对-香豆酸、草酸、糖类及微量大黄素。鲜草还含维生素E。 |

| 性状特征 | 茎呈圆柱形而略扁，有分枝，长15～40厘米，直径0.2～0.3厘米。表面灰绿色或棕红色，有细密微突起的纵纹；节部稍膨大，有浅棕色膜质的托叶鞘，节间长约3厘米；质硬，易折断，断面髓部白色。叶互生，近无柄或具短柄，叶片多脱落或皱缩、破碎，完整者展平后呈披针形，全缘，两面均呈棕绿色或灰绿色。无臭，味微苦。|

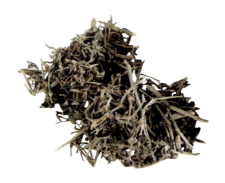

| 选购秘诀 | 以色绿、茎粗大、光滑、味淡的为佳。 |

| 药用价值 | **利尿、缓下作用** 含苷、蒽醌类、鞣质、钾盐、蜡，有明显的利尿、缓下作用，能增加尿内钠的排出，连续给药也不会产生耐受性，应用上安全范围较大，用量可稍大，过小则无利尿作用。有效成分为钾盐。

驱蛔、抑菌作用 还能驱蛔，并对葡萄球菌、痢疾杆菌、绿脓杆菌、皮肤真菌均有抑制功效。

其他作用 可治疗热淋、石淋（如尿道炎、尿道结石、输尿管结石等），尤其适宜于有小便涩痛兼有大便秘结者，配木通、瞿麦、车前子等，方如八正散。治疗乳糜尿，配石苇、海金沙等。如乳糜尿方；治疗蛲虫病，单用萹蓄30克，水煎，早、晚各服1次，或配合其他药合用。|

| 贮存要点 | 置于干燥处。 |

| 用法用量 | 内服：煎汤，3～9克；或捣汁。外用：捣敷或煎水洗。 |

| 使用禁忌 | 萹蓄是一种牧草。临床使用未见中毒报道。本品苦寒，古代医家认为多服泄精气，对机体会造成一定的损耗。所以无湿热水肿者、体弱津亏者不宜服用。|

保健应用

鸡肉炖萹蓄

| 功　　效 | 利尿、通淋清热、补益。主治体虚引起的小便淋沥不尽、热淋。 |

| 原材料 | 鸡肉200克，萹蓄20克，盐5克。 |

| 做　　法 | 鸡宰杀，去毛及肠杂，洗净、切块；萹蓄洗净、滤干，放入纱布袋内，扎紧袋口，与鸡肉共入砂锅内。加入料酒和适量清水，先用武火煮沸，再用文火慢炖，以鸡肉熟烂为度，加盐调味即可。 |

| 用　　法 | 佐餐食用。 |

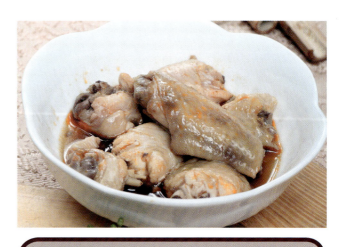

特别提示

瞿麦、萹蓄都能去湿热、利小便而治淋症。但两者的适应症各有重点。

冬瓜皮

【别名】白瓜皮、白东瓜皮。

○ 治疗轻症浮肿的常用良药

来　源　为葫芦科植物冬瓜的外层果皮。

主要产地　全国大部分地区均产。

性　味　性凉，味甘。

功效主治　利尿消肿。用于水肿胀满、小便不利、暑热口渴、小便短赤。

主要成分　含蜡类及树脂类物质，瓤含葫芦巴碱、腺嘌呤等。

性状特征　干燥果皮，常向内卷曲成筒状或双筒状，大小不一。表面光滑，淡黄色、黄绿色至暗绿

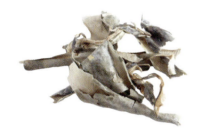

色，革质，被有白色粉霜，内表面较粗糙，微有筋脉。质脆，易折断。气无，味淡。

选购秘诀　以皮薄、条长、色灰绿、有粉霜、干燥、洁净者为佳。

药用价值　非肾性水肿恢复期患者内服冬瓜皮煎剂60克，并饮水1000毫升，在服药后2小时内排出尿量较对照组显著增加，2～4小时之间，则较对照组减少。临床上用于清热利尿，但效力较弱，治一般体弱或脚气引起的轻症浮肿、小便不利。常配赤小豆、生苡仁、红糖水煎服。

治孕妇水肿：取冬瓜皮适量，用水洗净后，煎水代茶。

治小儿暑热：取冬瓜皮50克，柚子核5克，共煎水代茶。

治急性肾炎水肿、小便不利：取冬瓜皮、西瓜皮、玉米须各25克，红小豆50克，水煎分3次服用，连服10～15剂。

治腹胀、厌食：取冬瓜皮100克，鲫鱼1条共煮，炖烂服食，隔日1次，连用3～5次。

治肺痈：取冬瓜皮、生薏仁各30克，洗净后加水适量煎服，1日2次，可祛痰排脓。

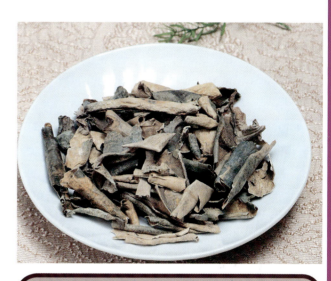

特别提示

本品常配合茯苓皮、泽泻、猪苓等药同用。

治痔疮：取冬瓜皮50克煎水，外洗肛痔处，能消肿止痛。

贮存要点　置干燥处保存。

用法用量　内服：煎汤，9～30克；或入散剂。外用：煎水洗或研末调敷。

使用禁忌　因营养不良而致浮肿者慎用。

● **保健应用**

冬瓜皮蒸鲤鱼

功　效　益气行水。

原材料　鲤鱼一尾（约600克），鲜冬瓜皮50克（或干冬瓜皮20克），大蒜50克，料酒30克，水发口蘑4个，姜片10克，胡椒粉0.5克，葱2根，细盐2克。

做　法　将鲤鱼去鳞后除去内脏、洗净，两面横划几刀，抹上盐、胡椒粉、料酒。水发口蘑洗净，切成薄片。大蒜去皮、洗净。将蒜瓣一半放入鱼腹内，一半放在鱼身周围。冬瓜皮放在鱼下面，口蘑放在鱼上面。加鲜汤约100克，并加入姜片、葱段，用旺火蒸熟，出笼后即可食用。

用　法　佐餐食用。

通草

【别名】大通塔。

治疗产妇乳少的常用药

来　源　为五加科植物通脱木的干燥茎髓。

主要产地　产于贵州、云南、台湾、广西、四川等地。

性　味　性凉，味甘、淡。

功效主治　泻肺、利小便、下乳汁。治小便不利、淋病、水肿、产妇乳汁不通、目昏、鼻塞。

主要成分　含灰分5.95%，脂肪1.07%，蛋白质1.11%，粗纤维48.73%，戊聚糖5.83%，尚含糖醛酸28.04%，其一部分存在于聚β-D-半乳糖醛酸。另含溶入NaOH溶液的多糖，其水解产物中含半乳糖醛酸、半乳糖、葡萄糖和木糖。

性状特征　干燥茎髓呈圆柱形，一般长0.3~0.6米，直径1.2~3厘米。洁白色，有浅纵沟纹。体轻，质柔软，有弹性，易折断，断面平坦，中部有直径0.5~1.5厘米的空心或白色半透明的薄膜，外圈银白色，纵剖之间有层层隔膜，无臭、无味。

大通草：又名通脱木、空心通草。为植物通脱木的茎髓。以茎髓粗壮、干燥、洁白、空心、有隔膜者为佳。

小通草：又名通棍、通草棍、通花、实心通草。为旌节花科植物喜马拉雅旌节花。以色白、干燥、无斑点者为佳。

方通草：又名方通。为通草经层叠压平，用一定尺寸的四方模板截成的方形薄片。

丝通草：又名丝通。为加工方通草时修裁下来的碎丝。

建方通：指福建、台湾产的方通草。性质柔软，品质优良。

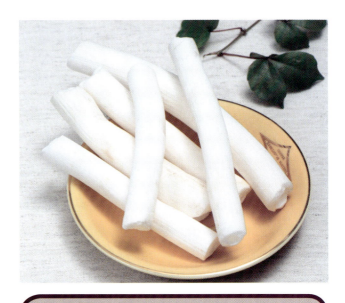

特别提示

下乳方：通草6克，炙山甲9克，王不留行9克，水煎服。如能加猪蹄90克同煎服，则效果更佳。

选购秘诀　以色洁白、心空、有弹性者为佳。

药用价值　通草含有脂肪、蛋白质、多糖等，具有一定的抗氧化以及抗炎解热的作用，还有利尿、改善微循环、增强机体抗病能力等功效。临床应用于产妇乳少，为下乳的常用药。常配王不留行和穿山甲，如下乳方。还用于治疗湿温证，有烦渴、小便不利，配滑石、生地、淡竹叶等。

贮存要点　置于干燥处保存。

用法用量　内服：煎汤，1.5~4.5克；或入丸、散。外用：研末绵裹塞鼻。

使用禁忌　气阴两虚，内无湿热及孕妇慎服。

保健应用

三仙通草汤

功　效　和胃补脾、温中益气、补精添髓、通利小便，适合用于产后缺乳及产后身体虚弱时饮用。

原材料　猪手1只，鸡腿2只，墨鱼干50克，

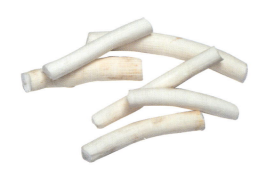

通草3克，盐5克，香菜头10克，胡椒粉少许。

做　法　猪手、鸡腿洗净、斩件，用沸水飞去血秽，装入炖盅，加入盐。墨鱼干洗净，置放于面上，加入香菜头、通草和适量沸水，隔水约炖90分钟，至烂即成。起锅时除去药渣和香菜头，撒下胡椒粉。

用　法　佐餐食用。

灯心草

【别名】虎须草、灯草、洋牌洞、灯芯草、老虎须。

清心火、利湿的常用良药

来　源　为灯心草科植物灯心草的茎髓或全草

主要产地　产于江苏、四川、云南、贵州等地。

性　味　性寒，味甘、淡。

功效主治　清心降火、利尿通淋。治淋病、水肿、小便不利、湿热黄疸、心烦不寐、小儿夜啼、喉痹、创伤。

主要成分　茎髓含纤维、脂肪油、蛋白质等，茎含多糖类。

性状特征　干燥的茎髓，呈细长圆柱形，一般长50～60厘米，亦有达1米以上者。表面乳白色至淡黄白色，粗糙，有细纵沟纹。用放大镜观察，可见表面有许多丝状物，相互交织成网，最外多呈短毛状。质轻软如海绵状，略有弹性，易折断，断面不平坦，白色。气微，味淡。四川所产灯心草，剥去外皮的称为"灯心"，未去皮的称为"灯草"。尚有同属植物野灯心草、拟灯心草等亦作灯心草入药。

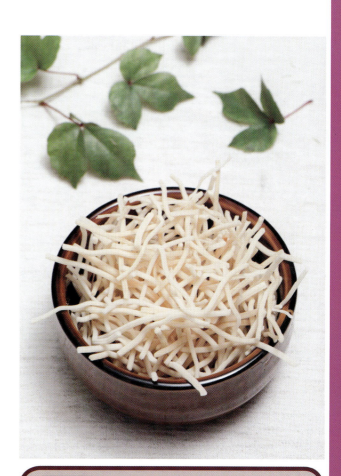

> **特别提示**
> 灯心竹叶汤：灯心草3扎，淡竹叶9克，水煎服。

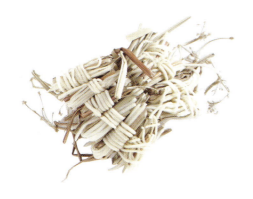

选购秘诀　以色白、条长、粗细均匀、有弹性者为佳。

药用价值　灯心草含有纤维、脂肪油、蛋白质、多聚糖，具有抗氧化和抗微生物的作用。临床主要用于清心火，但力量较单薄，只适宜轻浅者，或辅助其他清热利尿药用。小儿因心热而烦躁、夜啼，可用灯心草一扎，水煎服（用朱砂拌制过的朱灯心最好）。成人因心肾不交（心火过盛，肾阴不足而引起的兴奋型神经官能症）而致夜睡不宁或失眠，可用一味灯心（或配淡竹叶）煎汤，临睡前服用。此外，用灯心草烧灰吹喉，可治疗喉痹。

贮存要点　置干燥处。

用法用量　内服：煎汤，2.5～4克（鲜草单用，

15～30克）；或入丸、散。外用：煅存性，研末撒或吹喉。

灯心炭：将灯心草置锅内，上覆一口径略小的锅，贴以白纸，两锅交接处，用盐泥封固，不使泄气，煅至白纸呈焦黄色停火，凉透取出。

朱灯心：取剪好的灯心段，用水喷洒，使微湿润，放瓷罐内，加入朱砂细末，反复摇动至朱砂匀布为度。（灯心5千克，朱砂300克）

使用禁忌 气虚小便不禁者忌服。

● 保健应用

柿饼灯心草汤

功 效 有清热利尿、通淋止血之功效。适合于尿道炎、膀胱炎及血尿患者。

原材料 柿饼2个，灯心草6克，白糖适量。

做 法 将柿饼洗净、切碎、灯心草洗净、切成段备用。然后将两者放入锅中，加入适量的清水，大约没过所有材料为止，用大火煮沸后，再转小火续煮30分钟左右即可，盛出前依个人口味加入适量的白糖。

用 法 酌情服用。

茵陈蒿

【别名】绵茵陈、白蒿、绒蒿、松毛艾。

利尿、清热、退黄疸

- **来　　源**　为菊科植物茵陈蒿的幼苗。
- **主要产地**　全国各地均有。
- **性　　味**　性微寒，味辛、苦。
- **功效主治**　清湿热、退黄疸。用于黄疸尿少、湿疮瘙痒、传染性黄疸型肝炎。
- **主要成分**　含6，7-二甲基七叶树内酯及挥发油，油中主要为α-蒎烯、茵陈二炔酮、茵陈烯块、茵陈醇、茵陈色原酮、氯原酸等。
- **性状特征**　干燥的幼苗多揉成团状，灰绿色，全体密被白毛，绵软如绒。茎细小，长6～10厘米，多弯曲或已折断。分枝细，基部较粗，直径1.5毫米，去掉表面的白毛后，可见明显的纵纹。完整的叶多有柄，与细茎相连，叶片分裂成线状。有特异的香气，味微苦。

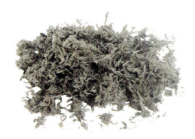

- **选购秘诀**　以质嫩、绵软、灰绿色、香气浓者为佳。
- **药用价值**　**利胆作用**　茵陈蒿具有显著的利胆作用，可松弛胆道扩约肌，加速胆汁排泄。在增加胆汁分泌同时，也增加胆中固体物胆酸、胆红素的排泄量。

保肝作用　茵陈可保护肝细胞膜、防止肝细胞坏死，促进肝细胞再生及改善肝脏微循环。

抗病原微生物作用　茵陈蒿煎剂在体外对金黄色葡萄球菌有明显的抑制作用，对痢疾杆菌、溶血性链球菌、大肠杆菌、伤寒杆菌、脑膜炎双球菌等有不同程度的抑制作用。另外，茵陈蒿煎剂能抑杀波摩那型钩端螺旋体，茵陈蒿煎剂和挥发油对猪和人体内的蛔虫有麻醉作用。

抗肿瘤作用　茵陈蒿煎剂灌胃给药，有抑杀小鼠艾氏腹水癌细胞的作用，其抗肿瘤作用是直接阻碍肿瘤细胞的增殖所致。

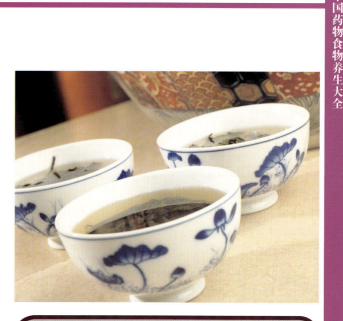

特别提示　虚黄是黄而带淡白色，小便如常，口淡，脉弱，是由贫血、寄生虫病所致，不是由湿热引起，因此不宜用茵陈，宜用补中益气药物治疗。

心血管系统作用　茵陈蒿水浸液、乙醇浸液及挥发油均有降压作用，香豆素类化合物具有扩血管、降血脂、抗凝血等作用，用于治疗冠心病。

- **贮存要点**　置于阴凉干燥处，防潮。
- **用法用量**　内服：煎汤6～15克，外用适量，煎、熏洗。
- **使用禁忌**　非因湿热引起的发黄忌服。

保健应用

祛湿茵陈汤

- **功　　效**　可祛湿、退黄、清热，对于黄疸症状也有助益，适用于肝炎发热的患者。
- **原材料**　茵陈蒿30克，蒲公英45克，白砂糖30克，水3碗。
- **做　　法**　将茵陈蒿、蒲公英用清水洗净、备用。然后放入锅中，加入3碗水，煎煮成剩1/2碗～2碗的量，即可熄火。最后加入白砂糖，调匀后即可饮用。
- **用　　法**　每日早、晚空腹温热服食。

金钱草

【别名】遍地香、马蹄草、穿墙草、肺风草、金钱薄荷、十八块草。

○ 治疗泌尿系统结石常用药

来　源　为唇形科植物活血丹的全草或带根全草。

主要产地　主产江苏、广东、四川、广西。此外，浙江、湖南、福建等地亦产。

性　味　性凉，味苦、辛。

功效主治　清热、利尿、镇咳、消肿、解毒，可治黄疸、水肿、膀胱结石、疟疾、肺痈、咳嗽、吐血、淋浊、带下、风湿痹痛、小儿疳积、惊痫、痈肿、疮癣、湿疹。

主要成分　金钱草有芳香型和非芳香型两类。芳香型含多量单萜酮，其主要成分是1-蒎莰酮、1-薄荷酮和1-胡薄荷酮；尚含 α-蒎烯、β-蒎烯、柠檬烯、对-聚伞花素、异薄荷酮、异蒎莰酮、芳樟醇、薄荷醇、α-松油醇。除上述挥发油成分外，尚含熊果酸、β-谷甾醇、棕榈酸、琥珀酸、多种氨基酸、鞣质、苦味质、胆碱、硝酸钾等。地下部分含水苏糖。

性状特征　干燥全草多皱缩成团，茎细长，方形，具纵棱线，灰绿色或微带紫色，有短毛，断面中空。叶多卷缩，肾形或心形，边缘具圆钝齿，灰绿色，质脆易碎。叶柄长4～44毫米，多扭曲。花、果通常不见。气微香，味辛、凉。

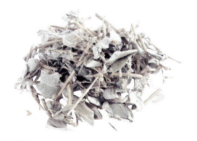

选购秘诀　以植株完整、棕色、气微味淡者为佳。

药用价值　利尿作用。可能与其所含有的钾盐有关。

排石作用。可通过化石作用，把结石碎化为沙，或通过利尿作用，把细结石冲出。

利胆作用。其煎剂能促进胆汁从胆管中排出。临床上主要用于泌尿系统结石，对胆道结石的治疗有一定的作用。

用于治疗膀胱、输尿管结石。可用金钱草40克

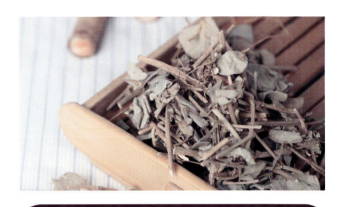

特别提示

用金钱草治结石，时间需较长，要长期坚持服药。一般需要1个月以上。但长期大量服用本品会产生头晕、心悸等反应，这可能与利尿排钾有关，除适当补充钾盐外，中药可配用固肾药。

煎汤代茶，另用金钱草配海金沙等煎服。

用于治疗肾结石，要配石苇、鱼首石等加强利水通淋作用，并配杜仲、核桃肉等补药以补肾。

用于治疗胆道结石，用四川大金钱草作用较好，且需要配茵陈、柴胡、栀子等药。

贮存要点　置干燥处。

用法用量　内服：煎汤，3～15克，鲜者30～60克；或浸酒、捣汁。外用：捣敷或绞汁涂。

使用禁忌　凡阴疽诸毒、脾虚泄泻者，忌捣汁生服。

● 保健应用

大金钱草粥

功　效　适用于黄疸、胁痛、石淋、砂淋、膀胱结石、输尿管结石、胆道结石和急性黄疸性肝炎等症。

原材料　茵陈蒿30克，蒲公英45克，白砂糖30克，水3碗。

做　法　新鲜大金钱草（干者30克）60克，粳米50克，冰糖适量。

用　法　日服2次，稍温服食。

Part 7 温里祛寒篇

温里祛寒药主要用于治疗里寒证，所谓里寒，大概包括两方面的情况。

一是阴寒自里生，表现出显著的寒象。程度稍轻的有手足冷、畏寒、面色苍白、口不渴、喜热饮、小便清长、大便稀溏、苔薄白、脉迟等阳虚表现，多见于患慢性病而全身功能衰弱、能量代谢降低的患者；程度严重的则为亡阳症，临床表现为四肢冰冷、畏寒、自汗、口鼻气冷、大便清稀、脉沉微，多见于休克、虚脱等循环衰竭的患者。

二是寒邪入侵脏腑，又称脏寒，主要是脾胃虚寒。表现有呕吐、呃逆、泄泻、胸腹冷痛等胃肠功能障碍的症状。从现代医学观点看，一般多属于受寒后或饮食生冷后引起的急性胃炎、急性胃肠炎。

温里祛寒药有的是由于具有强心、反射性兴奋血管运动中枢的作用，促进全身或局部的血液循环，故能回阳救逆、温经散寒；有的温里祛寒药有健胃作用，故能加强胃肠道消化吸收功能，改善能量代谢，并有抗菌等作用，故能温中暖胃而止呕、止泻。

肉桂

【别名】牡桂、紫桂、大桂、辣桂、桂皮、玉桂。

○ 消食止痛的温里药

来　　源　为樟科植物肉桂的干皮及枝皮。

主要产地　四川、广东、广西、湖北、贵州、福建等地。

性　　味　性热，味辛、甘。

功效主治　补元阳、暖脾胃、除积冷、通血脉。治命门火衰、肢冷脉微、亡阳虚脱、腹痛泄泻、寒疝奔豚、腰膝冷痛、经闭、阴疽流注及虚阳浮越、上热下寒。

主要成分　皮含挥发油，主要成分为桂皮醛，并含少量乙酸桂皮酯、乙酸苯丙酯等。

性状特征　官桂呈半槽状或圆筒形，外表面灰棕色，有细皱纹及小裂纹，皮孔椭圆，偶有凸起横纹及灰色花斑。刮去栓皮，表面较平滑，红棕色，通称桂心。内表面暗红棕色，颗粒状。质硬而脆，断面紫红色或棕红色．气芳香，味甜、辛。

选购秘诀　以未破碎、体重、外皮细、肉厚、断面色紫、油性大、香气浓厚、味甜辣的为佳。

药用价值　**镇静、镇痛、解热作用**　肉桂中含有的桂皮醛对小鼠有明显的镇静作用。应用小鼠压尾刺激或腹腔注射醋酸观察扭体运动的方法证明它有镇痛作用。对小鼠正常体温以及用伤寒、副伤寒混合疫苗引起的人工发热均有降温作用。可延迟士的宁引起的强直性惊厥及死亡的时间，可减少烟碱引起的强直性惊厥及死亡的发生率。

降压作用　附子、肉桂复方对肾上腺皮质性高血压的大鼠有降压作用。

预防血吸虫病的作用　与雄黄、槟榔及阿魏同用有一定预防血吸虫病的作用。

其他作用　桂皮油有强大的杀菌作用，对革兰氏染色阳性菌的效果比阴性者好，因有刺激性，很少用

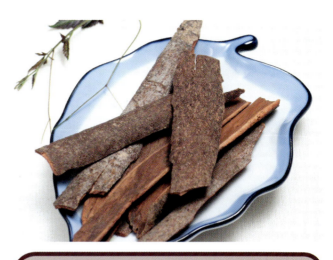

特别提示
肉桂的有效成分易挥发，不宜久煎，一般宜研末冲服。用于温中散寒，健胃时研末冲服较好。桂枝与肉桂比较，桂枝长于温经通络，而肉桂长于温肾祛寒。

作抗菌药物，但外敷可治疗胃痛和胃肠胀气、绞痛等。内服可作健胃和驱风剂。也有明显的杀真菌作用，曾应用含1.5%桂皮油及0.5%麝香草酚的混合物治疗头癣。桂皮醛及肉桂酸钠可引起蛙足蹼膜血管扩张及家兔白细胞增加。

贮存要点　置阴凉干燥处，密闭保存。

用法用量　内服：煎汤，1.5～4.5克；或入丸、散。外用：研末调敷或浸酒涂擦。

使用禁忌　阴虚火旺忌服，孕妇慎服。

● 保健应用

肉桂粥

功　　效　温中补阳。适用于宫冷不孕、虚寒痛经等症。

原材料　肉桂粉1～2克，粳米100克、砂糖适量。

做　　法　粳米洗净，加砂糖煮粥。将熟时放肉桂粉，用文火再煮，粥稠停火。

用　　法　每晚睡前空腹温服。

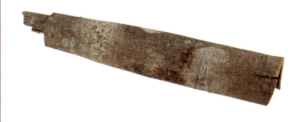

花椒

【别名】 大椒、秦椒、蜀椒、汗椒、汉椒。

兼有药用价值的调味料

来　　源　为芸香科植物花椒的果皮。

主要产地　主产河北、山西、陕西、甘肃、河南等地。

性　　味　性温，味辛。

功效主治　除各种肉类的腥气，促进唾液分泌，增加食欲，使血管扩张，从而起到降低血压的作用。服花椒水能去除寄生虫；有芳香健胃、温中散寒、除湿止痛、杀虫解毒、止痒解腥的功效。

主要成分　花椒果实含挥发油，挥发油中含牛儿醇、柠檬烯、枯醇，果实尚含醇、不饱和有机酸等，果皮含佛手柑内酯及苯甲酸。

性状特征　①干燥果皮腹面开裂或背面亦稍开裂，呈两瓣状，而基部相连，直径4～5毫米；表面红紫色至红棕色，粗糙，顶端有柱头残迹，基部常有小果柄及1～2个未发育的心皮，呈颗粒状。

②同属植物香椒子的干燥果皮，亦作花椒使用。

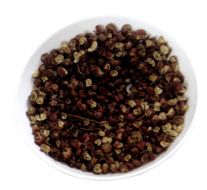

习称青花椒，其果实多为2～3个小果，直径3～4毫米，具短小的喙尖。外果皮表面草绿色至黄绿色，少有暗绿色，有细皱纹，油腺呈深色点状，不甚隆起。内果皮灰白色，常与外果皮分离，两层果皮都向内反卷。残留的种子黑色、光亮、卵圆形。气香，味麻辣。

选购秘诀　以鲜红、光艳、皮细、均匀、无杂质者为佳。

药用价值　**镇静作用**　能抑制胃肠运动（食糜的通过速度减慢），对大肠运动则影响不大。小量口服，对大鼠有轻度利尿作用，但大量服用可抑制排泄。

降压作用　给兔静脉注射可发生迅速而显著的降

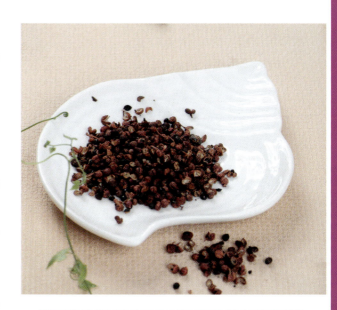

特别提示

同属植物青椒的果皮亦作花椒入药。

压作用。

驱蛔作用　牛儿醇对豚鼠蛔虫有驱虫作用。体外实验可杀猪蛔虫。

抗菌作用　体外试验对革兰氏阴性肠内致病菌和金黄色葡萄球菌等革兰氏阳性嗜气菌有明显的抑制作用。

贮存要点　置阴凉干燥处，密闭保存。

用法用量　内服：煎汤，1.5～4.5克；或入丸、散。外用：研末调敷或煎水浸洗。

使用禁忌　阴虚火旺者忌服。

保健应用

干姜花椒粥

功　　效　暖胃散寒、温中止痛。

原材料　干姜5片，高良姜4克，花椒3克，粳米100克，红糖15克。

做　　法　将干姜、高良姜、花椒洗净，姜切成片，以白净的纱布袋盛之，与淘洗净的粳米同加清水煮沸，30分钟后取出药袋，煮至成粥。

用　　法　每日早、晚各1次。

胡椒

【别名】 昧履支、浮椒、玉椒。

○ 主治胃寒所致的吐泻

来　源　为胡椒科植物胡椒的果实。

主要产地　国内产于广东、广西及云南等地。国外产于马来西亚、印度尼西亚、印度南部、泰国、越南等地。

性　味　性热，味辛。

功效主治　温中、下气、消痰、解毒。治寒痰食积、脘腹冷痛、反胃、呕吐清水、泄泻、冷痢并解食物毒。

主要成分　胡椒含挥发油，油中主要为牛儿醇、柠檬烯、枯醇，还有苯甲酸、佛手柑内酯等成分。胡椒以其独特的强烈香气和辛辣味，刺激味蕾，增进食欲，促进胃肠大量吸收各种营养素，成为应用甚广的调味品。

性状特征　①黑胡椒又名黑川。为近圆球形果实，直径3～6毫米。表面暗棕色至灰黑色，具网状皱纹。顶端有微细突起的柱头遗迹，基部有自果轴脱下的疤痕。外果皮及中果皮质松，易剥落，内果皮薄壳状而稍坚硬。纵切面大部分为淡黄棕色或黄白色、坚硬而稍带粉性的外胚乳，靠近顶端有细小的胚及内胚乳，外胚乳通常中央颜色较浅，并具有空隙。气芳香，有刺激性，味辛、辣。

②白胡椒又名白川，为近圆球形果核，直径3～6毫米。表面灰白色，平滑，顶端略扁或微凹，基部多少隆起，有时显黑棕色斑。四周有纵走的脉纹10～14条。内果皮及种子的性状均与黑胡椒同。

选购秘诀　白胡椒以个大、粒圆，坚实、色白、气味强烈者为佳。黑胡椒以粒大、饱满、色黑、皮皱、气味强烈者为佳。

药用价值　胡椒具有温中下气、燥湿消痰、解毒和胃的作用，可用于治疗脘腹冷痛、反胃呕吐、宿食停积、寒湿泄泻以及食物中毒、疮肿、毒蛇咬伤、犬咬伤等病症。

胡椒所含胡椒辣碱、胡椒辣脂碱、挥发油等物质，内服可作驱风、健胃之剂。

胡椒辣碱还有抗惊厥作用，可用于治疗癫痫。

贮存要点　置阴凉干燥处，密闭保存。

用法用量　内服：煎汤，1.5～3克；或入丸、散。外用：研末调敷或置膏药内贴之。

使用禁忌　阴虚有火者忌服。

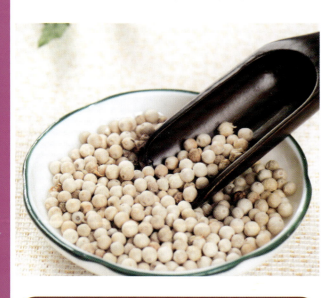

特别提示

本品为辛辣性的健胃剂，作用强烈，可单用，或与温补、祛风、散寒药同用，为了缓和对胃的刺激作用，可配绿豆一起食用。

● 保健应用

胡椒猪肚汤

功　效　温中健脾、散寒止痛。用于胃溃疡或十二指肠溃疡属脾胃虚寒者，症见胃脘冷痛、喜温喜按、腹胀欲呕、四肢不温、形寒怕冷者。

原材料　胡椒12克，猪肚1个（约600克），蜜枣5枚。

做　法　猪肚用生粉、盐擦洗内外，反复清洗。将胡椒放入猪肚内，用线缝合，与蜜枣一起放入锅内，加清水适量，武火煮沸后，文火煲3小时，调味后，饮汤吃猪肚、蜜枣。

用　法　佐餐食用。

丁香

【别名】丁子香、支解香、雄丁香、公丁香。

○ 治疗胃寒呃逆的重要药物

来　　源　为桃金娘科植物丁香的花蕾。

主要产地　主产于坦桑尼亚、马来西亚、印度尼西亚等地。我国广东有少量出产。

性　　味　性温，味辛。

功效主治　温中暖肾、降逆。治呃逆、呕吐、反胃、泻痢、心腹冷痛、痃癖、疝气、癣疾，为治疗胃寒呃逆的重要药物。并可配伍治疗消化不良、急性胃肠炎而有腹痛、冷厥、反胃、吐泻等。

主要成分　花蕾含挥发油即丁香油。油中主要含有丁香油酚、乙酰丁香油酚、β-石竹烯，以及甲基正戊基酮、水杨酸甲酯、苯甲醛、苄醇、间甲氧基苯甲醛、乙酸苄酯、胡椒酚、α-衣兰烯等。也有野生品种中不含丁香油酚（平常丁香油中含64%～85%），而含丁香酮和番樱桃素。花中还含三萜化合物，如齐墩果酸、黄酮和对氧萘酮类鼠李素、山柰酚、番樱桃素、番樱桃素亭、异番樱桃素亭及其去甲基化合物异番樱桃酚。

性状特征　干燥的花蕾略呈短棒状，红棕色至暗棕色。下部为圆柱状略扁的萼管，基部渐狭小，表面粗糙，刻之有油渗出，萼管上端有4片三角形肥厚的

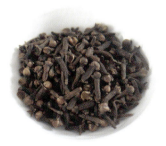

萼。上部近圆球形，径约6毫米，具花瓣4片，互相抱合。将花蕾剖开，可见多数雄蕊，花丝向中心弯曲，中央有一粗壮直立的花柱。质坚实而重，入水即沉。断面有油性，用指甲划之可见油质渗出。气强烈、芳香、味辛。

选购秘诀　以个大、粗壮、鲜紫棕色、香气强烈、油多者为佳。

药用价值　**健胃驱风**　丁香含丁香油酚、乙酰丁香油酚、β-石竹烯等。丁香油酚能使胃黏膜充血，

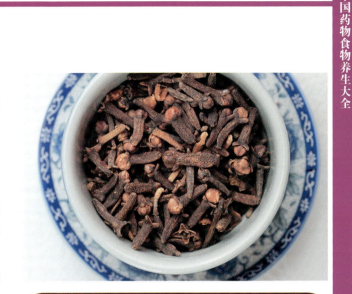

> **特别提示**
>
> 　　外用丁香煎液涂擦患部，可治头癣、体癣、股癣、手癣等，有一定的疗效，并可减轻痒感，减少落屑现象。

促使胃液分泌，刺激胃肠蠕动，增进食欲。

抗菌作用　乙酰丁香油酚能有效地控制葡萄球菌、痢疾杆菌和其他细菌的生长，起到消毒的作用。

抗病毒作用　对流感病毒有明显的抑制作用。

抗真菌作用　对多种皮肤癣菌有较强的抑制作用。

贮存要点　置阴凉干燥处。

用法用量　内服，煎汤，0.9～3克；或入丸、散。外用：研末调敷。

使用禁忌　热病及阴虚内热者忌服。

● 保健应用

丁香雪梨汤

功　　效　温中祛寒、暖胃止呕。适用于妊娠呕吐属脾胃虚寒者。症见妊娠期间，恶心呕吐，口淡流涎，食少脘胀，舌淡红、苔薄白。

原材料　丁香4粒，大雪梨1个，冰糖适量。

做　　法　丁香洗净沥干水、研末，雪梨洗净，挖出核和心，塞入丁香封好，放入炖盅内，加少许的水和冰糖适量，置锅内，用文火炖1小时，即可食用。

用　　法　随意服用。

干姜

【别名】白姜、均姜、干生姜。

○ 温中祛寒之常备良药

来　　源　为姜科植物姜的干燥根茎。

主要产地　主产四川、广东、广西、湖北、贵州、福建等地。

性　　味　性热，味辛。

功效主治　温中逐寒、回阳通脉。治心腹冷痛、吐泻、肢冷脉微、寒饮喘咳、风寒湿痹、阳虚、吐衄、下血。

主要成分　含蛋白质、糖类、粗纤维、胡萝卜素、维生素、钙、磷、铁等成分，还有挥发油、姜辣素、天门冬素、谷氨酸、丝氨酸、甘氨酸等。

性状特征　干燥根茎为扁平、不规则的块状，有指状分枝。长4～6厘米，厚0.4～2厘米。表面灰白色或灰黄色，粗糙，具纵皱纹及明显的环节。在分枝处，常有鳞叶残存。质坚实，断面颗粒性，灰白色或淡黄色，质松者则显筋脉，有细小的油点及一明显的环纹。气芳香，味辛辣。

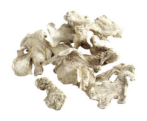

选购秘诀　以质坚实，外皮灰黄色、内灰白色、断面粉性足、少筋脉者为佳。

药用价值　干姜含有挥发油、姜辣素，具有抗血小板聚集、升压、降血脂、抗炎、保护胃黏膜、抗溃疡和利胆保肝等多方面的药理作用。现在还发现，干姜还具有抗病原体、抗衰老、镇咳、止呕、解毒、防晕、抗肿瘤和增强免疫等作用。淡干姜是由原药泡淡后切片，晒干而成，气味没有那么峻热，散寒力稍弱些，但长于止呕、行气。

温中散寒：主治中焦虚、脘腹冷痛、呕吐泄泻及外寒内侵、脘痛呕吐等症。常配伍益气温中药。

温肺化饮：主治寒饮伏肺、痰多咳嗽、形寒背冷等症。每伍温化寒痰药。

兼能回阳：适用于多种原因引起的四肢厥冷、脉微欲绝的亡阳症。多做附子的辅药用。

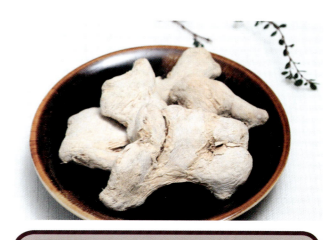

特别提示

干姜与生姜相比较，干姜善于温中散寒，生姜长于发汗而散外寒。

干姜与附子相比较，前者主要作用于肠胃，其效力较强劲而持久；附子大热回阳，强心作用较显著，作用于全身，其力较迅速而不久留。

贮存要点　置阴凉干燥处，防蛀。

用法用量　内服：煎汤，1.5～4.5克。

使用禁忌　阴虚内热、血热妄行者忌服。本品对胃有刺激作用，故入补剂时常需配甘草、大枣，以缓和其刺激性。

● 保健应用

内金干姜羊肉汤

功　　效　温中散寒、健脾止泻。用于慢性肠炎、慢性胃炎属脾胃虚寒者。症见脘腹冷痛、肠鸣泄泻、泻下清稀样大便、一日数次、体倦乏力、食欲减退。

原材料　羊肉250克，干姜15克，鸡内金12克，红枣5粒。

做　　法　羊肉洗净切块，放入热锅内炒干血水。干姜、鸡内金、红枣（去核）洗净，与羊肉一起放入砂煲内，加清水适量，武火煮沸后，改用文火煲2小时，调味供用。

用　　法　佐餐食用。

吴茱萸

【别名】大艾叶、杜艾叶、荬蒿。

○ 温中、理气、止痛

来　源　为芸香科植物吴茱萸的未成熟果实。

主要产地　主产贵州、广西、湖南、云南、陕西、浙江、四川等地。

性　味　性温，味辛、苦。

功效主治　温中止痛、理气燥湿，治呕逆吞酸、厥阴头痛、脏寒吐泻、脘腹胀痛、经行腹痛、五更泄泻、高血压、脚气、疝气、口疮溃疡、齿痛、湿疹、黄水疮。

主要成分　吴茱萸果实含挥发油为吴茱萸烯、罗勒烯、吴茱萸内酯、吴茱萸内酯醇、吴茱萸酸等。还含生物碱、吴茱萸碱、吴茱萸次碱、吴茱萸因碱、羟基吴茱萸碱、吴茱萸卡品碱。还含2种中性不含氮物质：吴茱萸啶酮和吴茱萸精。又含吴茱萸苦素。

性状特征　干燥果实呈五棱状扁球形，直径2～5毫米，高1.5～3毫米。表面绿色或绿褐色，粗糙，有细皱纹及鬃眼(油室)。顶平，中间有凹窝及5条裂缝，有时在裂缝中央有突起的柱头残存，基部有花萼及果柄，果柄方圆形，长3毫米，棕绿色，密布毛茸。横切面，子房5室，每室有淡黄色种子1～2枚。种子富油性，质坚易碎。香气浓烈，味苦、微辛辣。

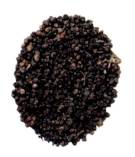

选购秘诀　以色绿、饱满者为佳。

药用价值　驱蛔作用

吴茱萸醇提取物在体外对猪蛔虫有较显著作用。对蚯蚓、水蛭亦有效。

抗菌作用　吴茱萸煎剂对霍乱弧菌有较强抑制效力。对絮状表皮癣菌、奥杜盎氏小芽胞癣菌等11种皮肤真菌有不同程度的抑制。

中枢作用　大量吴茱萸对中枢有兴奋作用，并可引起视力障碍、错觉等。吴茱萸醇提物有镇痛作用。1～2毫升／千克可使兔体温轻度升高。从另一种吴

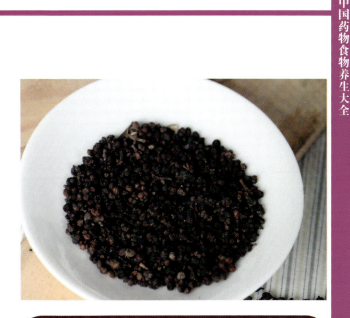

特别提示

外用以吴茱萸炒盐热敷腹部，可治腹部气胀；以吴茱萸末醋调敷足心，可治小儿口舌生疮而致的口角流涎。以上做法都有一定的疗效。

茱萸属植物提出生物碱，其盐酸盐对小鼠有镇静催眠作用，但可使大鼠体温下降，还能对抗樟脑等对大鼠或小鼠所致的惊厥作用。

其他作用　对离体兔肠，初有短暂兴奋，后麻痹，对离体兔子宫，开始有兴奋作用。吴茱萸次碱的分解产物芸香碱有较强的子宫收缩作用。

贮存要点　置于通风干燥处保存。

用法用量　内服：煎汤，1.5～6克；或入丸、散。外用：研末调敷或煎水洗。

使用禁忌　阴虚火旺者忌服，孕妇慎用。

● 保健应用

吴茱萸粥

功　效　补脾暖胃、温中散寒、止痛止吐。适用于虚寒型痛经及脘腹冷痛、呕逆吐酸。

原材料　吴茱萸2克，粳米50克，生姜2片，葱白2条。

做　法　将吴茱萸研为细末，用粳米先煮粥，待米熟后下吴茱萸末及生姜、葱白，同煮为粥。

用　法　每日2次，早、晚温热服。

附子

【别名】 附片、黑顺片、盐附子、明附片、淡附片等。

○ 适用于阳虚阴盛、全身功能衰退证

来　　源　毛茛科乌头子根的加工品。

主要产地　主产于四川、陕西等地。

性　　味　性热，味辛、甘。

功效主治　回阳救逆、补火助阳、散寒除湿。治阴盛格阳、大汗亡阳、吐利厥逆、心腹冷痛、脾泄冷痢、脚气水肿、小儿慢惊、风寒湿痹、拘挛、阳痿、宫冷、阴疽疮漏及一切沉寒痼冷之疾。

主要成分　含有生物碱，为乌头碱、新乌头碱、及次乌头碱等，此外，还含有非生物碱成分。

性状特征　①盐附子，呈圆锥形，顶端宽大，中央有凹陷的芽痕，上身肥满，周围生有瘤状隆起的分支，习称钉角，充满盐霜。无臭，味咸而麻辣。

②黑顺片，又名黑附子。呈不规则形的纵切片，

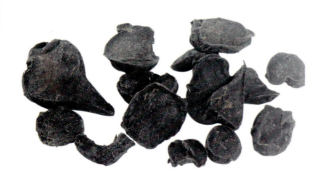

上宽下窄，周边略翘起，气味同黑顺片。

选购秘诀　盐附子以个大、坚实、表面起盐霜者为佳；黑顺片以片均匀、表面油润光泽者为佳。

药用价值　本品历来认为具有回阳救逆、散寒止痛的作用。其药理作用如下：

强心作用　能增强心收缩力，在休克、心功能不全时，通过附子的强心作用，改善全身循环功能，从而救治心血管功能不全。

镇痛作用　实验证明，乌头碱的分解产物有一定的镇痛作用。

抗炎作用　对实验性关节炎有明显的消炎作用。

兴奋垂体－肾上腺皮质系统作用　熟附片的煎剂

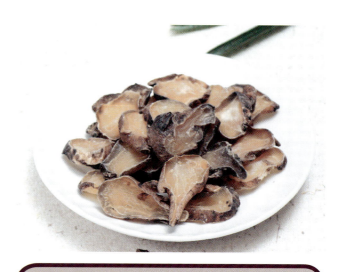

> **特别提示**
> 　肉桂与附子均能温中散寒，但肉桂强心和兴奋身体功能的作用不及附子，且有一定的发散（发汗）作用，故救治休克虚脱时用附子而不用肉桂。附子一般以温服较好。

能显著降低大鼠肾上腺内抗坏血酸的含量，增强尿中17－酮类固醇的排泄，减少末梢血液中嗜酸性白细胞数。

贮存要点　置干燥处。

用法用量　内服：煎汤，3～6克；或入丸，散。外用：研末调敷。

使用禁忌　阴虚及热证忌用，附子宜熟用。附子忌与瓜蒌、贝母、白芨、半夏、白蔹等同用。附子不宜多用，以免引起中毒。

● 保健应用

附子生姜狗肉汤

功　　效　温阳散寒、化痰止咳。适用于阳虚咳嗽，症见咳嗽反复发作、迁延难愈，痰多色白而清稀、恶寒肢冷、小便清长、舌质淡苔白润、脉沉细。

原材料 狗肉1000克，熟附子10克，生姜150克。

做　　法 狗肉洗净、切块，熟附子、生姜分别用清水洗净，生姜切片，备用。起油锅，下狗肉炒干水，放入熟附子、生姜及陈皮、米酒等调料，炒片刻铲起，放进砂煲内，加清水适量，武火煮沸后，改用文火煲3小时，调味后即可食用。

用　　法 食肉喝汤。

高良姜

【别名】膏凉姜、良姜、蛮姜、佛手根、小良姜、海良姜。

○ 用于治疗胃脘疼痛

来　　源 为姜科植物高良姜的根茎。

主要产地 产于广东、广西、台湾等地。

性　　味 性温，味辛。

功效主治 温胃、祛风、散寒、行气、止痛。治脾胃中寒、脘腹冷痛、呕吐泄泻、呃逆反胃、食滞、瘴疟、冷癖。

主要成分 根茎含挥发油0.5%～1.5%，其中主要成分是1,8-桉叶素和桂皮酸甲酯，尚有丁香油酚、蒎烯、毕澄茄烯等。根茎尚含黄酮类高良姜素、山柰素、山柰酚、槲皮素、异鼠李素等和一种辛辣成分，称高良姜酚。

性状特征 干燥根茎，圆柱形，弯曲，多分歧，长4～6厘米，直径1～1.5厘米，表面暗红棕色，

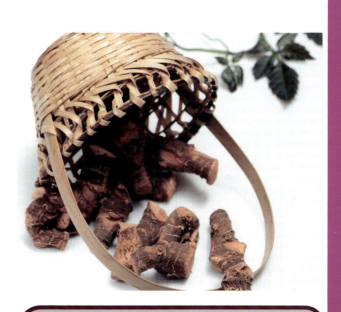

特别提示

平素体虚者服高良姜时，不宜单用，因防其刺激性太大，宜与党参、白术同用以缓和其刺激性。

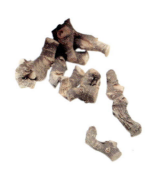

有纵皱纹与灰棕色波状环节，每节长0.5～1厘米，下侧面有圆形的细根残痕。质坚硬，不易折断，断面红黄色或棕红色，较粗糙。气芳香，味辛、辣。

选购秘诀 以粗壮、坚实、红棕色、味香辣者为佳。

药用价值 高良姜煎液(100%)对炭疽杆菌、α-溶血性链球菌或β-溶血性链球菌、白喉及类白喉杆菌、肺炎球菌、葡萄球菌(金黄色、柠檬色、白色)、枯草杆菌等皆有不同程度的抗菌作用(琼脂平板挖沟法)。在试管内对人型结核杆菌略有抑制作用，但效力不及黄连等。

临床上用于治疗胃脘寒痛。胃和十二指肠溃疡病、慢性胃炎等有胃部疼痛、口泛清涎、喜温者都可用高良姜，常配香附，加强镇痛作用。

用于治疗胃寒呃逆，配党参、茯苓等，水煎服。

英国某医学研究小组发现，高良姜不但可杀死癌症病人体内的癌细胞，而且还能使身体健康的人抵御致癌物质的侵害。事实上在亚洲一些地区，人们已经把高良姜当作治疗胃癌的替代性药物。国外某医学研究小组将高良姜用于杀死乳癌及肺癌细胞，测试结果表明，与通常的方式相比，高良姜能成倍减少这种癌细胞入侵范围。试验结果表明，高良姜能治疗癌症的说法有一定道理。但还需要对此进行更多的测试。

贮存要点 置于干燥处保存。

用法用量	内服：煎汤，1.5～4.5克；或入丸、散。
使用禁忌	阴虚有热者忌服。

● **保健应用**

高良姜粥

功　效	温中散寒。治胃寒作痛或寒霍乱、吐泻交作、腹中疼痛等。
原材料	高良姜15克，粳米50克。
做　法	将高良姜洗净，放入煮锅中，加入适量的清水，开火煎30分钟左右，然后去渣取汁，备用。将粳米淘洗干净，放入锅中，倒入备好的药汁，一起熬煮成粥即可。
用　法	空腹服食。

▶ 小茴香

【别名】谷茴香、谷茴。

○ 健胃除胀常用药

来　源	为伞形科植物茴香干燥成熟的果实。
主要产地	全国各地均栽培。
性　味	性温，味辛。
功效主治	散寒止痛、理气和胃。用于寒疝腹痛、睾丸偏坠、痛经、少腹冷痛、脘腹胀痛、食少吐泻。
主要成分	含挥发油，油中主要成分为茴香醚α-茴香酮、甲基胡椒酚及茴香醛等。尚含脂肪油、蛋白质、淀粉、糖类及黏液质等。
性状特征	双悬果细椭圆形，有的稍弯曲，长4～8毫米，直径1.5～2.5毫米。表面黄绿色或淡黄色。两端略尖，顶端残留有黄棕色突起的柱基，基部有的有细小的果梗。悬果瓣呈长椭圆形，背面有5条纵棱，接合面平坦而较宽，横切面略呈五边形，背面的四边约等长。有特异香气、味微甜、辛。
选购秘诀	以粒大饱满、色黄绿、香气浓的为佳。
药用价值	小茴香含茴香醚、小茴香酮等，能促进胃肠蠕动正常化和增加消化液分泌，能降低胃张力，排出胃肠气体，并有祛痰作用。还能增强链霉素抗结核杆菌作用。

用于治疗消化不良，可视为芳香性健胃剂，常配生姜、厚朴等药同用。

用于治疗寒疝（包括肠绞痛、睾丸和附睾肿痛，或阴囊冰冷而有抽紧痛，并牵涉至小腹），取其有散寒止痛作用，常配木香、川楝子等。如属睾丸鞘膜积液引起之疼痛，则再加配枳壳、白芍、苡仁等，方如睾丸鞘膜积液方。

贮存要点	放瓮内或箱内盖紧，置阴凉干燥处。
用法用量	可以内服，也可以作为佐料做菜吃。
使用禁忌	无。

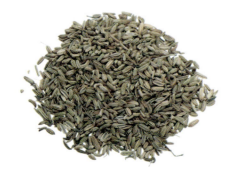

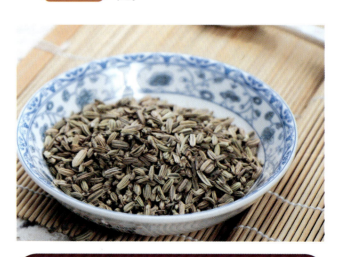

> **特别提示**
>
> 主要作用为健胃，对胃有温和的刺激作用，能减少肠胃气胀，还有一定的镇痛作用，对胃肠痉挛或肌肉挫伤、扭伤痛，都有一定的缓解作用。

保健应用

小茴香大蒜蒸生鱼

功　　效　补肝脾、祛腹水。适合肝硬化腹水患者食用。

原材料　小茴香15克，大蒜30克，生鱼1尾(300克)，绍酒10克，姜5克，葱5克，蒜10克，盐5克，酱油5克，白糖10克。

做　　法　把小茴香洗净，生鱼宰杀后，去腮及内脏。大蒜去皮切片，姜切片，葱切段。把生鱼放入蒸盆内，注入清水300毫升，加入小茴香、大蒜、绍酒、姜、葱、盐、白糖。把蒸盆放入蒸笼内，用武火大气蒸30分钟即成。

用　　法　每日2次，每次吃鱼50克。

八角茴香

【别名】大茴香、舶茴香、八角大茴、八角。

民间常用的行气健胃药

来　　源　为木兰科植物八角茴香的果实。

主要产地　主产广西、广东、云南等地。

性　　味　性温，味辛、甘。

功效主治　温阳、散寒、理气。治中寒呕逆、寒疝腹痛、肾虚腰痛、干（湿）脚气。

主要成分　八角中含有挥发油，其主要成分为茴香醚，含量有80%～90%，还有少量的胡椒酚、茴香酮、茴香酸、茴香醛、蒎烯、水芹烯、柠檬酸、茴蒿油素、黄樟醚等有机化合物。

性状特征　干燥果实，常由8个(少数有6～13个)集成聚合果，放射状排列，中轴下有一钩状弯曲的果柄。青荚果小艇形，长5～20毫米，高5～10毫米，宽约5毫米，顶端钝尖而平直，上缘开裂。果皮外表面红棕色，多数有皱纹，内表面淡棕色，有光泽，内含种子1粒。种子扁卵形，长7毫米，宽4毫米，厚2毫米。种皮棕色或灰棕色，光亮，一端有小种脐，旁有明显珠孔，另一端有合点。种脐与合点之间有淡色的狭细种脊。种皮质脆，内含白色种仁，富油质。

八角商品规格等级详细介绍如下。

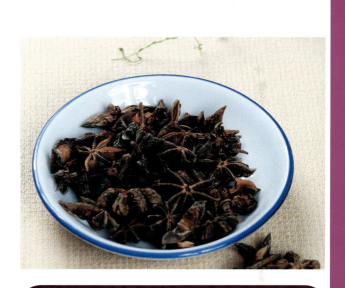

特别提示

茴香有特殊的香气，是常用的调味料，在制作冷菜及炖、焖菜肴中常用，也是加工五香粉的主要原材料。

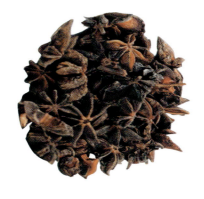

大红八角（为秋季收获果实）：呈八角形、红棕色、新鲜、肥壮肉厚，气芳香，味辛、甜，无枝梗、无杂质、无霉变。

角花八角（多为初夏收的果实）：足干，八角呈放射状，为红棕色或黑棕色，新鲜较瘦身，有肉，气芳香，味辛甜，稍带枝梗，无杂质，无霉变。

干枝八角（多为初夏落地的果实）：八角呈放射排列，瘦身肉少，呈黑棕色，成朵，稍带枝梗，无杂质、无霉变。

选购秘诀　以个大、色红、油多、香浓者为佳。

药用价值　八角茴香有温阳散寒、理气止痛、温中健脾的功能。可用于治疗胃脘寒痛、恶心呕吐、腹中冷痛、寒疝腹痛、腹胀如鼓，以及肾阳虚衰、腰痛、阳痿、便秘等病症。

茴香油有刺激胃肠血管、增强血液循环的作用。可以帮助排除积存的气体，所以是民间常用的健胃、行气、散寒、止痛药。

贮存要点　置阴凉干燥处。

用法用量　内服：煎汤，3～6克；或入丸、散。

使用禁忌　阴虚火旺者慎服。

● 保健应用

八角茴香水

功　效　调味、驱风等。用于健胃止呕、呕吐腹痛等症。

原材料　八角茴香油20毫升，食用酒精570毫升。

做　法　取八角茴香油，加食用酒精，搅拌溶解后，缓缓加入1000毫升的水，随加随搅拌，加滑石粉适量，搅拌，滤过后即得八角茴香水。

用　法　口服，一次0.1～1.0毫升，一日0.3～3.0毫升。

▶ 草鱼

【别名】鲩鱼、混子、油鲩、草鲩。

○ 温中补虚的养生食品

来　源　为鲤科动物草鱼的全体。

主要产地　我国南北平原各地区，各水域都有分布养殖。

性　味　性温，味甘。

功效主治　平肝祛风、温中和胃。主治虚劳、肝风头痛、食后饱胀、呕吐泄泻等。

主要成分　草鱼秋季最肥，营养价值与青鱼相似。含蛋白质、脂肪、硫胺素、核黄素、尼克酸，以及钙、磷、铁等成分。

性状特征　草鱼亦称"鲩"，鱼纲，鲤科，它与青鱼是比较相近的鱼种，体色则近于鲫鱼的体色，有

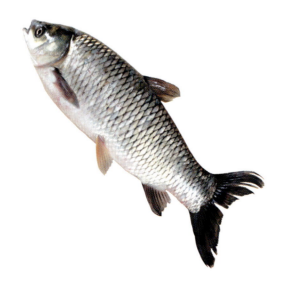

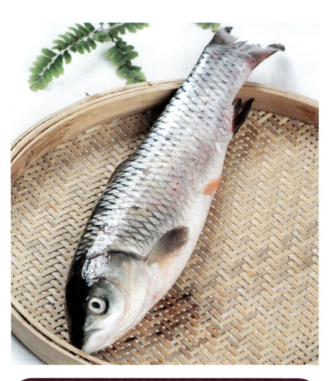

> **特别提示**
> 　　草鱼与豆腐同食，具有补中调胃、利水消肿的功效，对心肌及儿童骨骼生长有特殊作用。

灰白，草黄和金黄等色。草鱼又称鲩鱼，与青鱼、鳙鱼、鲢鱼并称中国四大淡水鱼。草鱼以草为食，故北方饲养草鱼也较多。草鱼背部的颜色为黑褐色、鳞片边缘为深褐色，胸、腹鳍为灰黄色，侧线平直，肉白嫩，骨刺少，适合切花刀作菊花鱼等造型菜。

选购秘诀 草鱼有青色和白色之分,白色的草鱼更好。

药用价值 草鱼具有暖胃和中、平肝、祛风的作用,可用于胃寒冷痛、食少、体虚气弱、头痛等症。同时草鱼还有以下3个方面的作用和药用价值。

草鱼含有丰富的不饱和脂肪酸,对血液循环有利,是心血管病人的良好食物。

草鱼含有丰富的硒元素,经常食用有抗衰老、养颜的功效,而且对肿瘤也有一定的防治作用。

对于身体瘦弱、食欲不振的人来说,草鱼肉嫩而不腻,可以开胃、滋补。

草鱼味甘、性温,有平肝、祛风、治痹、截疟的功效和暖胃、和中、平肝等功效,是温中补虚的养生食品。

草鱼胆性味苦、寒,有毒,动物实验表明,草鱼胆有明显的降压和祛痰及轻度镇咳的作用,但胆汁有毒,应忌服。

贮存要点 置冰箱冷藏。

用法用量 草鱼用作菜肴,烧、炒、炖、蒸均可。每餐100克。

使用禁忌 鱼胆有毒不能吃。

● 保健应用

扁豆猴头菇炖草鱼

功　　效 健脾养胃、化湿止泻。对胃炎、肠炎有疗效。

原 材 料 草鱼中段400克,猴头菇30克,扁豆花10克,胡椒粉3克,鲜汤、料酒、精盐、白糖、湿淀粉、植物油、葱花、姜片、食用碱各适量。

做　　法 把扁豆花撕碎,草鱼中段两面斜切一字刀。把猴头菇用热水泡发,挤干,去根蒂,再泡发,加碱,菌体完全酥软,捞出,用清水洗掉碱,切成薄片。锅上火,油烧到七成热,下葱花,姜片煸香,下草鱼段煎黄,捞出。锅中留底油,下鲜汤、料酒、精盐、白糖,把草鱼、猴头菇片放入,用小火煨40分钟,撒上扁豆花、胡椒粉,拌匀,拿湿淀粉勾芡。

用　　法 随餐食用,用量自愿。

鳙鱼

【别名】包头鱼、胖头鱼、黑鲢。

○ 鲜香味美的滋补水产品

来　　源 为鲤科动物鳙鱼的全体。

主要产地 分布长江流域下游地区,东北、华北甚少见。

性　　味 性温,味甘。

功效主治 暖胃补虚,主治脾胃虚寒、饮食减少、体倦乏力。

主要成分 每100克含水分73.2～83.3克,蛋白质14.8～18.5克,脂肪0.9～7.8克,灰分1.0～1.3克,无氮浸出物0.1～1.3克,热量约228.7千焦,钙36毫克,磷187毫克,铁0.6～1.1毫克,硫胺素0.02毫克,核黄素0.15毫克,尼克酸2.7毫克。

鳙鱼肌肉脂肪中脂肪酸的组成计有15种,其中8种为饱和酸,3种单烯酸,1种二烯酸,2种三烯酸,1种四烯酸,碳链长度在13～20之间。鱼体的饱和脂肪酸的百分含量比不饱和脂肪酸低,而饱和脂肪酸

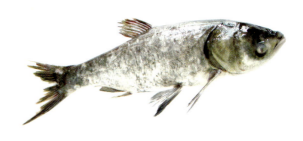

的含量随鱼体的增长而增加,不饱和酸则随鱼体增长而减少。

性状特征 鳙鱼体侧扁,呈纺锤形,腹部在腹鳍基部之前段较圆,在腹鳍基部之后至肛门有很窄的腹棱。

体长一般50余厘米。头大,约为体长的1/3。吻钝,阔而圆,口很宽,上唇中部很厚。眼小,位置特别低,在头侧正中轴的下方。下咽齿一行,呈杓形。鳃耙数很多,呈页状,排列紧密,但不联合。有发达而成螺旋形的鳃上器。鳞细小,侧线鳞96～110毫米。背

鳍很短，无硬刺，起点在腹鳍基之后。胸鳍长，可达腹鳍基，尾鳍叉状。背部及两侧上半部微黑，腹部灰白，两侧有许多不规则的黑色斑点。胸、腹鳍灰白。

选购秘诀 选购以新鲜者为佳。

药用价值 鳙肉性味甘、温，有暖胃益筋骨之功效。用鱼头入药可治风湿头痛、妇女头晕。其胆性味苦、寒，有毒。鳙鱼富含有磷脂和可改善记忆力的脑垂体后叶素，特别是其头部的脑髓含量很高，能暖胃、祛目眩、益智商。

鳙鱼肉有疏肝解郁，健脾利肺、补虚弱、祛风寒，益筋骨的作用。咳嗽、水肿、肝炎、眩晕、肾炎、小便不利和身体虚弱者都可以用它来进行食疗。

鳙鱼对心血管系统有保护作用。经常吃鳙鱼还能起到润泽皮肤的作用。

贮存要点 最好新鲜食用。

用法用量 煎煮或煨熟。

使用禁忌 热病及内热重者不宜多食。

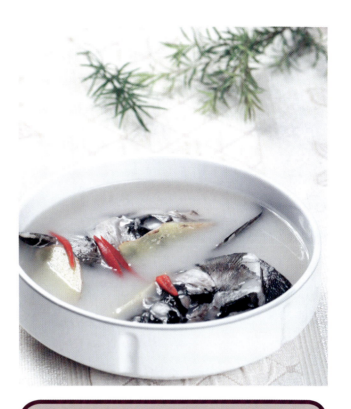

特别提示

吞服鱼胆也会发生中毒现象，其症状与草鱼胆、鲤鱼胆相同。目前无特殊疗法，应引起注意，不宜滥服鱼胆，以免中毒。

● 保健应用

鳙鱼头汤

功 效 适用于脾胃虚寒，可以防止呼吸道发炎，对儿童哮喘最为有益。

原材料 鳙鱼头1个（约500克），火腿肉3～5片，生姜或干姜10克，食盐、味精各适量。

做 法 鳙鱼用植物油稍煎，加火腿肉、生姜或干姜，再加水1500毫升，烧开后用文火煮1小时左右，使汤呈乳白色，用食盐、味精调味。

用 法 喝汤吃肉，可经常服食。

消导篇

Part 8

消导药主要用于开胃消食、导行积滞，凡由于消化功能减退而引起的消化不良、食欲不振、饮食积滞者，均可酌情应用。消导药大多数具有促进胃液分泌、胃肠蠕动和消化食物的作用，故能开胃消滞而治消化不良。

应用消导药时，要注意以下几点：

第一、食滞常是气滞和气虚的表现之一，治疗食滞时，消导药常与理气药、补气药同用。

第二、食滞有热滞和寒滞之分，热滞表现为口臭嗳腐、脘腹满闷、喜寒恶热、舌苔黄腻、脉滑有力，多见于与外感或内热有关的消化不良，治疗宜配合清热药；寒滞表现为泛酸恶心、口吐清涎、脘腹满闷、喜热恶寒、舌苔白腻、脉细而弱，多见于与脾胃虚寒、伤于冷食有关的消化不良，治疗宜配合温中和胃之品。

第三、肠内积滞情况较重者，往往要配合泻下药，才能清泻积滞。

消导篇 · 消导类

山楂

【别名】映山红果、酸查。

消食健胃好帮手

来　　源　为蔷薇科植物山楂或野山楂的果实。

主要产地　北山楂主产山东、河北、河南、辽宁等省；南山楂主产江苏、浙江、云南、四川等地。

性　　味　性微温，味酸、甘。

功效主治　消食化积、行气散瘀。主治肉食积滞、胃脘胀满、泻痢腹痛、瘀血经闭、产后瘀阻、心腹刺痛、疝气疼痛、高脂血症。

主要成分　含表儿茶精、槲皮素、金丝桃苷、绿原酸、山楂酸、柠檬酸、苦杏仁苷等。

性状特征　①**北山楂**　为植物山楂的果实，呈球形或梨形，表面深红色，有光泽，满布灰白色细斑点；顶端有宿存花萼，基部有果柄残痕。商品常为3～5毫米厚的横切片，多卷缩不平，果肉深黄色至浅棕色，切面可见5～6粒淡黄色种子，气微清香，味酸、微甜。

②**南山楂**　为植物野山楂的果实，呈类圆球形，直径0.8～1.4厘米，间有压扁成饼状，表面灰红色，有细纹及小斑点，气微，味酸、微涩。

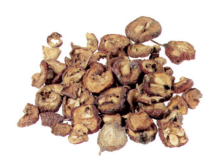

选购秘诀　北山楂以个大、皮红、肉厚者为佳；南山楂以个匀、色红、质坚者为佳。

药用价值　山楂能增加胃中消化酶的分泌，入胃后能增强酶的作用，促进肉类消化，又有收敛作用，对痢疾杆菌有较强的抑制作用。并有降血压、强心、扩张血管以及降低胆固醇的作用，适用于动脉硬化性高血压，又能收缩子宫，治产后腹痛。

所含脂肪酶可促进脂肪分解。所含多种有机酸能提高蛋白酶的活性，使肉食易被消化。

对消除油腻、肉积尤为适用，也可用于胃酸缺乏症，对于小儿伤乳之消化不良、食欲缺乏，效果也好。

贮存要点　置通风干燥处，防蛀。

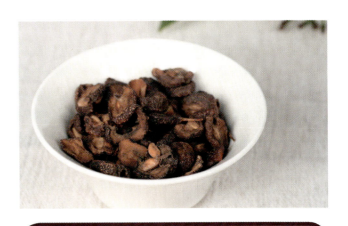

特别提示

食用山楂不可太多，而且食用后还要注意及时漱口，以防对牙齿有害，儿童正处于牙齿更替时期，长时间贪食山楂、山楂片或山楂糕，对牙齿生长不利。

用法用量　煎服10～15克，大剂量30克。生山楂用于消食散瘀，焦山楂用于止泻止痢。

使用禁忌　脾胃虚弱者慎服。胃酸过多，有吞酸、吐酸者需慎用山楂，胃溃疡患者也应慎用。

保健应用

山楂番茄牛肉汤

功　　效　滋阴润燥、化食消积。用于治疗慢性肝炎，并兼具脾虚积滞、高血压病患者。

原 材 料　山楂15克，番茄100克，牛肉50克，姜、葱、盐、绍酒、酱油各5克，素油30克，生粉20克，鸡蛋1只。

做　　法　把山楂洗净、去核、切片，番茄洗净、切薄片，牛肉洗净，切4厘米长、3厘米宽的薄片，姜切片，葱切段。把牛肉片、生粉、酱油、盐、绍酒同放碗内，加水少许，打入鸡蛋、拌匀，待用。把炒锅置武火上烧热，加入素油，烧六成熟时，下入姜、葱爆香，加入清水或上汤600毫升；用武火煮沸，下入山楂、牛肉片、番茄，煮10分钟即成。

用　　法　每日1次，每次吃牛肉50克，随意吃番茄、喝汤。

神曲

【别名】六神曲。

健脾和胃、消食调中的常用药

来　源　为辣蓼、青蒿、杏仁等药加入面粉或麸皮混和后，经发酵而成的曲剂。

主要产地　全国各地均产。

性　味　性温，味甘、辛。

功效主治　健脾和胃、消食调中。治饮食停滞、胸痞腹胀、呕吐泻痢、产后瘀血腹痛、小儿腹大、坚积。

主要成分　神曲含有酵母菌、酶菌、维生素B复合体、挥发油、苷类。

性状特征　呈方形或长方形的块状，宽约3厘米，厚约1厘米，外表土黄色，粗糙；质硬脆易断，断面不平，类白色，可见未被粉碎的褐色残渣及发酵后的空洞。有陈腐气，味苦。

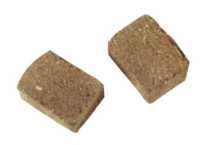

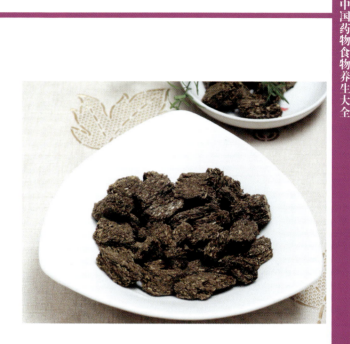

> **特别提示**
> 积滞而表现有胃火炽旺、舌绛无津者，不宜用神曲。此时由于津液消耗，应先生津、清热，用甘寒、清凉之品，如竹茹、布渣叶、天花粉之类。

选购秘诀　以陈久、无虫蛀者为佳。

药用价值　神曲中有酵母菌，其成分有挥发油、苷类、脂肪油及维生素B等。神曲为一种酵母制剂，借其发酵作用，以促进消化功能，如所含的淀粉酶可帮助消化谷类食物。

神曲主要的药理作用为消食行气、健脾止泻、解表，可视为一种酶性助消化药，有健胃的作用。

用于健胃、治消化不良，属于寒滞者更适宜。有食欲不振、饮食积滞、胸腹胀满者常用之。

用于健脾，治脾胃泄泻，消化不良者可配白术、陈皮、砂仁等。

用于解表，治感冒而表现有伤食腹泻者，可见于胃肠型流行性感冒，配解表药。

此外本品还可加入由金石药品组成的丸剂中，以增强胃力而助消化液吸收。

贮存要点　置通风干燥处，防蛀。

用法用量　内服：煎汤，6～12克；或研末入丸、散。神曲全年均可制作。制作方法为用鲜青蒿、鲜苍耳、鲜辣蓼各6千克，切碎；赤小豆碾末、杏仁去皮研各3千克，混合拌匀，入麦麸5千克，白面30千克，加水适量，揉成团块，压平后用稻草或麻袋覆盖，使之发酵，至外表长出黄色菌丝时取出。

使用禁忌　本品不适用于口干、舌少津，或有手足心热、食欲不振、脘腹作胀、大便干结者服用。

哺乳期妇女也应慎用。

还因其能堕胎，故孕妇应忌食。

保健应用

神曲粳米粥

功　效　化食、健脾暖胃、平和五脏、止渴除烦、固肠止泻。主治脾失健运所致之厌食症。

原材料　神曲10～15克，粳米适量。

做　法　先将神曲捣碎，煎取药汁后，去渣，入粳米，一同煮成稀粥。

用　法　随量服食，每日1～2次。

鸡内金

【别名】肫皮、鸡黄皮、鸡食皮、鸡中金、化骨胆。

消食、止遗尿

来　源　为雉科动物家鸡的干燥砂囊内膜。

主要产地　全国各地均产。

性　味　性平，味甘。

功效主治　消积滞、健脾胃。治食积胀满、呕吐反胃、泻痢、疳积、消渴、遗溺、喉痹乳蛾、牙疳口疮。

主要成分　含胃激素、角蛋白等。它的半胱氨酸的含率低于一般上皮角蛋白。出生 4～3 星期的小鸡砂囊内膜，含蓝绿色素和黄色素，分别为胆汁三烯和胆绿素的黄色衍生物。砂囊含维生素（总量100克）：维生素 B1 100 微克，B2 200 微克，尼克酸 7.0 毫克，抗坏血酸 5 毫克。又具抗坏血酸，含量为每克砂囊含 0.11 毫克，总抗坏血酸 0.12 毫克。

性状特征　为不规则的长椭圆形的片状物，有明显的波浪式皱纹，长约 5 厘米，宽约 3 厘米，表面金黄色、黄褐色或黄绿色，老鸡的鸡内金则微黑。质薄脆，易折断，断面呈胶质状，有光泽。气微腥，味淡、微苦。

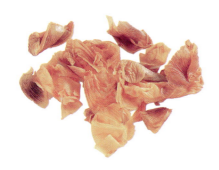

选购秘诀　以干燥、完整、个大、色黄者为佳。

药用价值　口服鸡内金后胃液分泌量、酸度及消化力均见增高，其见效速度较慢，但维持也较久。

主要作用为消食积、止泻痢、遗溺，还有强壮、滋养、收敛的作用。

临床上用于治疗消化不良，尤其适宜于因消化酶不足而引起的胃纳不佳、积滞胀闷、反胃、呕吐、大便稀烂等。鸡内金对消除各种消化不良的症状都有帮助，可减轻腹胀、肠内异常发酵、口臭、大便不成形等症状。

治小儿遗尿，或成人之小便频数、夜尿，还可治体虚遗精，尤其对肺结核患者之遗精有较好的效果。

用于治疗慢性肝炎，以焙鸡内金 15 克为 1 日量，分 3 次用蜜糖水冲服。

贮存要点　置通风干燥处。

用法用量　内服：煎汤，3～9 克；或入丸、散。外用：焙干研末调敷或生贴，可治皮肤病损。

使用禁忌　凡慢性病和胃气不足者用鸡内金时宜炙用（焙用）。其粉剂的效果优于煎剂。

保健应用

鸡内金羊肉汤

功　效　适宜脾胃虚寒致慢性肠炎患者食用，对治疗脘腹冷痛、肠鸣泄泻、大便水样等效果明显。但是肠胃湿热泻泄、外感发热者不宜。

原材料　羊肉 250 克，鸡内金、红枣、干姜各 15 克，葱 10 克，精盐 8 克，味精 6 克，绍酒 10 克。

做　法　羊肉洗净切块，鸡内金、红枣、干姜洗净、浸透，葱切段。羊肉放入锅中炒至水干，再倒出洗净。取瓦煲 1 个，将羊肉、鸡内金、红枣、干姜、葱段放入瓦煲内，加入清水、绍酒用中火煲约 2 小时，调入精盐、味精即成。

用　法　食肉喝汤。

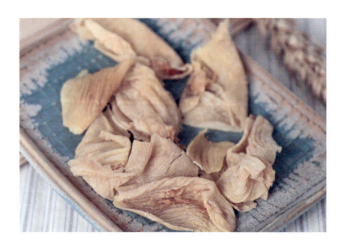

特别提示

鸡内金研末用效果比煎服好。

麦芽

【别名】大麦蘖、麦蘖、大麦毛、大麦芽。

疏肝醒脾、退乳常用药

来　源　为发芽的大麦颖果。

主要产地　各地均产。

性　味　性微温，味甘。

功效主治　消食、和中、下气。治食积不消、脘腹胀满、食欲不振、呕吐泄泻、乳胀不消。

主要成分　麦芽含淀粉酶、转化糖酶、脂肪、磷脂、糊精、麦芽糖、葡萄糖、维生素B等。

性状特征　果实呈梭形，长8～12毫米，直径

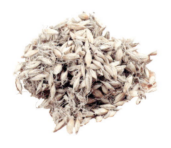

2.5～3.5毫米。上端有长约3毫米的黄棕色幼芽，下端有须根数条，纤细而弯曲，长0.2～2.0厘米，少数无须根。表面黄色或淡黄棕色，背面为外稃包围，具5脉，腹面为内稃包围，有腹沟1条。剥除内外稃后，即为果皮。果皮淡黄色，膜质，种皮薄，且与果皮难分离，背面基部有长椭圆形的胚，淡黄白色，长3～5毫米，腹面中央有褐色纵沟1条。胚乳很大、乳白色、粉质。味微甜。

选购秘诀　以色黄、粒大、饱满、芽完整者为佳。

药用价值　疏肝醒胃、消食除满、和中下气，其原理为健胃。麦芽对胃蛋白酶的分泌似有轻度的促进作用，对增加胃酸的分泌亦有轻度的作用。

退乳。临床观察，于产后回乳或哺乳妇女在婴儿断乳时，因乳汁滞留、乳房胀痛，可用本品退乳，前人认为这与散血行气有关。

临床上应用于健胃，治一般的消化不良，对米、面食和果积（食水果过多而致的消化不良）有化积开胃的作用。可视为助消化的滋养药，常配神曲、白术、陈皮。

用于退乳，利用麦芽的温通作用，减轻母体断乳后有乳汁滞留的现象，从而消除胀痛，但此时麦芽用量宜大。

此外，服补药而防其胀满时，可酌加麦芽助消化。

贮存要点　置通风干燥处。

用法用量　内服：煎汤，9～15克；或入丸、散。

使用禁忌　久食消肾，不可多食。炒麦芽服用过多时会影响乳汁分泌，哺乳期的妇女慎用。

保健应用

麦芽党参茯苓牛肚汤

功　效　健脾开胃、消食化滞。脾虚胃弱、食欲不振或食少难消，症见脘腹痞胀、不思饮食、大便溏薄、倦怠乏力。亦可用于消化不良、胃及十二指肠溃疡、慢性胰腺炎、胆囊炎、肺结核等属于脾虚而运化无力见有上症者。

原材料　牛肚500克，生麦芽100克，党参、淮山、茯苓各50克，陈皮、八角、茴香各6克，生姜、红枣适量。

做　法　生麦芽、党参、淮山、茯苓、陈皮、八角茴香、红枣（去核）、生姜洗净；牛肚浸透、洗净、切件，放入锅内，加清水适量，以文火煲半小时，再放入其他材料煲2小时，调味供用。

用　法　佐餐食用。

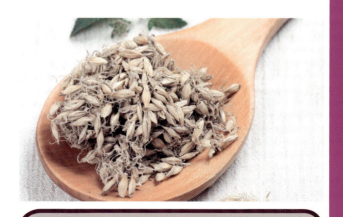

特别提示

生麦芽的醒胃作用较好，食欲不振者可用之，小孩尤为适合。炒麦芽性较温和，食物吸收不良、大便稀烂者用之较好，退乳也用炒麦芽。从对淀粉的消化力而论，生品大于炒焦。

谷芽

【别名】 蘗米、谷蘗、稻蘗、稻芽。

健胃、助消化常用药

来　　源　为禾本科植物稻的成熟果实经加工而发芽者。

主要产地　全国产稻区均生产，而以南方早稻谷加工的谷芽为好。华北地区习惯以禾本科植物粟的颖果发芽后作谷芽用。

性　　味　性温，味甘。

功效主治　健脾开胃、和中消食。治宿食不化、胀满、泄泻、不思饮食。

主要成分　含淀粉、蛋白质、脂肪、淀粉酶及维生素等。

性状特征　干燥的谷芽，呈长椭圆形而扁，两端略尖，长7～9毫米，宽3～4毫米，外稃包围果实，表面黄色、坚硬、具短细毛，有脉5条。基部有白色线形的浆片2枚，长约2毫米，其中由1个浆片的内侧伸出1～3条淡黄色弯曲的须根(初生根)。剥去外稃，内含白米1粒，质坚、断面白色、有粉性。气无，味微甘。

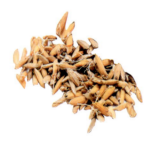

选购秘诀　以粒饱满、均匀、色黄、无杂质者为佳。

药用价值　本品有促进消化、增进食欲的作用。其酶含量较麦芽低，消化淀粉之力不及麦芽。煎煮及炒谷芽会降低其消食效力。

临床上用于治疗食滞胀满、食欲不振，一般多与麦芽同用，也可单用，小儿外感风滞有呕吐、发热者，配解表药和清热化湿药。

谷芽与麦芽相比较，谷芽助消化之力不如麦芽。谷芽助消化，偏于消食下气，对热滞者更适宜。麦芽助消化，带健脾作用，对寒滞而食物吸收不全者更适宜。

贮存要点　置通风干燥处。

用法用量　煎服，10～15克，大剂量30克。

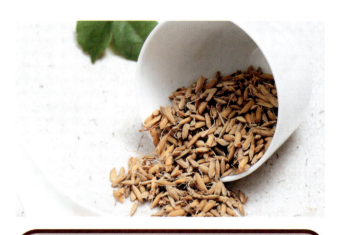

特别提示
谷芽入煎剂后，其效力大大减损，故以研成细粉直接冲服较好，又谷芽的有效成分，炒焦后其效力会降低很多，而微炒则并不影响。

生用长于和中，炒用偏于消食。

处方中写谷芽、长须谷芽指生谷芽，为原药去杂质不经炒制生用入药者。炒谷芽又名香谷芽、炙谷芽。为净谷芽用文火炒至黄色入药者。焦谷芽为净谷芽用武火炒至焦黄色入药者。

粟芽：又名谷芽、粟谷芽，为植物粟谷的成熟果实发芽干燥品。多在北方产销。

稻芽：又名谷芽、稻谷芽，为植物稻谷的成熟果实发芽干燥品。多在南方产销。

使用禁忌　无。

保健应用

谷芽消积汁

功　　效　补脾健胃、善消谷滞、保湿祛疤。

原材料　葡萄柚2颗,柠檬1颗,清水100毫升,谷芽10克,天门冬8克,蜂蜜1大匙。

做　　法　谷芽、天门冬放入锅中，加入清水、洗净，再加水以小火煮沸，约1分钟后关火，滤取药汁降温备用。葡萄柚和柠檬切半，利用榨汁机榨出果汁，倒入杯中。加入蜂蜜、药汁搅拌均匀，即可饮用。

用　　法　随意服用。

荞麦

【别名】 乌麦、花荞、甜荞、荞子。

○ 常用的"消炎粮食"

来　　源　为蓼科植物荞麦的种子。

主要产地　中国各地普遍栽培，尤以北方为多。

性　　味　性凉，味甘。

功效主治　开胃宽肠、下气消积。治肠胃积滞、慢性泄泻、噤口痢疾、赤游丹毒、痈疽发背、瘰疬、汤火灼伤。

主要成分　含蛋白质、脂肪油、淀粉、淀粉酶、麦芽糖、腺嘌呤及胆碱等。

性状特征　一年生草本，生育期短，抗逆性强，极耐寒瘠，当年可多次播种多次收获。茎直立，下部不分蘖，多分枝，光滑，淡绿色或红褐色，有时有稀疏的乳头状突起。叶心脏形如三角状，顶端渐尖，基部心形或戟形，全缘。托叶鞘短筒状，顶端斜而截平，早落。花序总状或圆锥状，顶生或腋生。春夏间开小花，花白色，花梗细长。果实为干果、卵形、黄褐色、光滑。有多个栽培品种，尤以苦荞为最具营养保健价值。茎紫红色，叶子三角形，开白色小花，子实黑色，磨成面粉供食用。

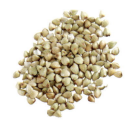

选购秘诀　本品以粒饱满、均匀、有芽、色黄者为佳。

药用价值　荞麦蛋白质中含有丰富的赖氨酸成分，铁、锰、锌等微量元素比一般谷物丰富，而且含有丰富膳食纤维，是一般精制大米的 10 倍。

荞麦含有丰富的维生素 E 和可溶性膳食纤维，同时还含有烟酸和芦丁（芸香苷），芦丁有降低人体血脂和胆固醇、软化血管、保护视力和预防脑血管出血的作用。

它含有的烟酸成分能促进机体的新陈代谢，增强解毒能力，还具有扩张小血管和降低血液胆固醇的作用。

荞麦含有丰富的镁，能促进人体纤维蛋白溶解，使血管扩张，抑制凝血块的形成，具有抗栓塞的作用，

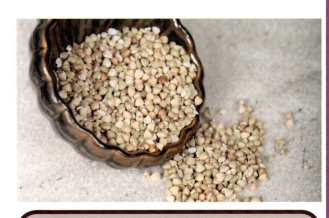

特别提示

荞麦面看起来色泽不佳，但用它做成扒糕或面条，佐以麻酱或羊肉汤，别具一番风味。平时在食用细粮的同时，适当配入荞麦对身体很有好处。

也有利于降低血清胆固醇。

贮存要点　置于通风干燥处保存。

用法用量　内服：煎汤，9～15 克；入丸、散。外用：研末掺或调敷。

使用禁忌　荞麦一次不可食用太多，否则易造成消化不良、脾胃虚寒、消化功能不佳，经常腹泻的人不宜食用。

● 保健应用

牛骨髓炒面

功　　效　补肾填髓、健脾作湿、活血健脑，对神经衰弱、遗忘综合征、更年期综合征、老年性痴呆症均有疗效。

原材料　荞麦面粉 500 克，核桃仁 20 克，瓜子仁 10 克，牛骨髓油 150 克，芝麻 40 克，白糖、糖桂花适量。

做　　法　荞麦粉略炒，筛回原锅。牛骨髓油放在另一锅中，烧至八成热，倒进炒面，拌匀。芝麻、核桃仁用小火炒熟，把核桃仁碾成细末，与芝麻、瓜子仁同放入熟炒面中拌匀，糖桂花加凉开水调汁。把油炒面盛在碗中，用沸水冲成稠糊状，放入白糖和桂花汁，调匀。

用　　法　佐餐食用，用量随意。

大麦

【别名】 倮麦，牟麦、饭麦、赤膊麦。

○ 具有保健作用的主食

来　　源　为禾本科植物大麦的果实。

主要产地　全国各地均栽培。

性　　味　性凉，味甘、咸。

功效主治　和胃、宽肠、利水，治食滞泄泻、小便淋痛、水肿、烫火伤。

主要成分　淀粉酶、转化糖酶、卵磷脂、糊精、麦芽糖及葡萄糖和维生素B等。

性状特征　大麦一年生草本，高60～100厘米。秆直立，光滑无毛。叶鞘无毛，有时基生叶的叶鞘疏生柔毛，叶鞘先端两侧具弯曲沟状的叶耳；叶舌小，长1～2毫米，膜质；叶片扁平，长披针形，长8～18厘米，宽6～18毫米，上面粗糙，下面较平滑。穗状花序，长4～10厘米，分为若干节，每节着生3枚完全发育的小穗，小穗长约2厘米，通常无柄，每小穗有花1朵，内外颖均为线形或线状披针形，微被短柔毛，先端延长成短芒，长仅8～14毫米；外稃长圆状披针形，光滑，具5条纵脉，中脉延长成长芒，极粗糙，长8～13厘米，外稃与内稃等长；雄蕊3枚；子房1枚，花柱分为2枚。颖果与内外稃愈合，罕有分离者，颖果背有沟。

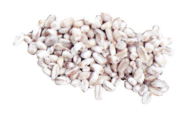

选购秘诀　麦粒均匀、无霉烂者即可。

药用价值　大麦磨成的面能平胃止渴、消食除胀。常时间使用，可使人头发不白。

大麦有健脾益气、和胃润中、疏肝理气的功效。

大麦苗捣汁，每天服用，能治各种黄疸、利小便。冬季手脚长冻疮，可将大麦苗煮成汁浸洗。

大麦能解发热疾病，消除药毒。

大麦在一定水分和温度下萌发的芽，称为大麦芽，晒干后炒熟备用。大麦芽的优点是既能消食化滞，又能回乳舒肝。大麦芽是制造啤酒的主要原料，经过加工而成的麦芽糖，富有营养，为老、少及体虚者的滋补品，但产妇在哺乳期间忌食。

贮存要点　密闭保存，防霉、防蛀。

用法用量　大麦去麸皮碾碎，可煮粥或做饭，亦可磨成粉做面食。其还是生产啤酒的主要原料。

使用禁忌　体质虚寒者少食或不食。

● 保健应用

大麦米粥

功　　效　宽中下气、利小便。适宜于因中焦气阻、失其运化而引起的腹胀、小便不利等症。

原材料　大麦米50克，红糖或蜜适量。

做　　法　先将大麦米碾碎，以水煮粥如常法，熟后放入红糖。

用　　法　随意服用。

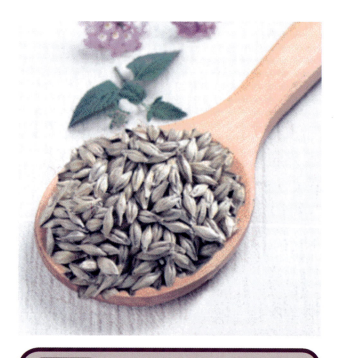

> **特别提示**
> 食积不化、脘腹胀闷、食欲不振者可适当多食。

胡萝卜

【别名】黄萝卜、胡芦菔、红芦菔、丁香萝卜、金笋、红萝卜。

○ 有"小人参"之美誉

来　　源	为伞形科植物胡萝卜的根。
主要产地	全国各地均产。
性　　味	性平，味甘。
功效主治	健脾、化滞。治消化不良、久痢、咳嗽。
主要成分	根含 α-胡萝卜素，β-胡萝卜素，γ-胡萝卜素和 ε-胡萝卜素、番茄烃、六氢番茄烃等多种类胡萝卜素；维生素 B1(0.1 毫克%)，B2(0.3 毫克%) 和花色素。还含糖、脂肪油、挥发油、伞形花内酯等。根中挥发油的含量随生长而减少，胡萝卜素含量则随生长而增多。挥发油中含 α-蒎烯、莰烯、月桂烯、α-水芹烯、甜没药烯等，尚含咖啡酸、绿原酸、没食子酸、对羟基苯甲酸。叶胡萝卜素可作为制取胡萝卜素的原料。叶中含木犀草素-7-葡萄糖苷0.01%。地上部分尚含胡萝卜碱和吡咯烷，花含花色素、槲皮素和山奈酚。

性状特征　胡萝卜一年生或二年生草本，多少被刺毛。根粗壮，肉质，红色或黄色。茎直立，多分枝。叶具长柄，为 2～3 回羽状复叶，裂片狭披针形或近线形；叶柄基部扩大。花小，白色或淡黄色，为复伞形花序，生于长枝的顶端；总苞片叶状，细深裂；小伞形花序多数，球形，其外缘的花有较大而相等的花瓣。果矩圆形，长约 3 毫米，多少背向压扁，沿脊棱上有刺。

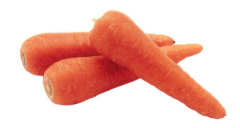

选购秘诀　以不过度粗肥且色浓形佳、表皮光滑者为上。

药用价值　胡萝卜中所含的胡萝卜素，在人体内可迅速转化成维生素 A，其有补肝明目作用，可治疗夜盲症。并且维生素 A 是骨骼正常生长发育的必需物质，有助于细胞增殖与生长，是机体生长的要素，对促进婴幼儿的生长发育具有重要意义。

胡萝卜有健脾化滞、润燥明目、降压强心、抗炎、

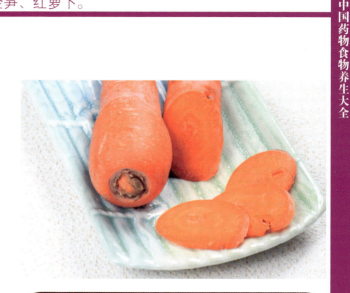

特别提示
处在生长期的青少年，吃些胡萝卜有很大的益处。

抗过敏之功效，可治消化不良、久痢、咳嗽、夜盲症。胡萝卜中的本质素也能提高机体免疫机制，间接消灭癌细胞。

胡萝卜还有降压、强心的作用，是高血压、冠心病患者的食疗佳品。

贮存要点	冰箱冷藏。
用法用量	内服：煎汤、生食、炒菜或捣汁。外用：捣汁涂。
使用禁忌	吃胡萝卜时不要喝酒，因为当类胡萝卜素的浓度很高时，碰上酒精就全和自由基结合，使类胡萝卜素由抗氧化剂转变成会攻击正常细胞的促氧化剂。

● **保健应用**

大米胡萝卜粥

功　　效	宽中下气、消积导滞。适用于小儿积滞、消化不良等。
原材料	胡萝卜约 250 克，大米 50 克。
做　　法	将胡萝卜洗净、切片，大米淘洗干净，两者放入锅中一起共煮为粥。
用　　法	每日 2 次，空腹服食。

洋葱

【别名】玉葱、葱头。

糖尿病患者之良友

来　源　为百合科植物洋葱的鳞茎。

主要产地　全国各地均栽培。

性　味　性辛，味温。

功效主治　杀虫除湿、温中消食、化肉消谷、提神健体、降血压、消血脂，主治腹中冷痛、宿食不消、高血压、高血脂、糖尿病等。

主要成分　洋葱营养成分丰富，新鲜洋葱每100克中约含水分88克，蛋白质1.1克，碳水化合物8.1克，粗纤维0.9克，脂肪0.2克，灰分0.5克，胡萝卜素0.02毫克，维生素B_1 0.03毫克，维生素B_2 0.02毫克，维生素C 8毫克，维生素E 0.14毫克，钾147毫克，钠4.4毫克，钙40毫克及硒、锌、铜、铁、镁等。

性状特征　洋葱多年生草本，具强烈的香气。鳞茎大，球形或扁球形，外包赤红色皮膜。叶圆柱形，中空。长25～50厘米，径1～1.5厘米，中部以下最粗。绿色，有白粉。花葶高可达1米，圆柱形，中空，中部以下膨大，径可达3厘米。伞形花序，球形，外包有2～3片反卷的苞片。花柄长不过2.5厘米；花被6，呈二轮排列，粉红色或近于白色，花被片倒卵状披针形，先端尖。雄蕊6，伸出，花丝基部宽阔。雌蕊1，子房上位，三棱状，3室，花柱丝状，柱头小。蒴果，室背裂开，含有多数种子。种子扁形，黑色。

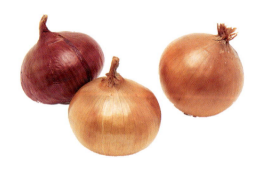

选购秘诀　以球体完整、没有裂开或损伤者为佳。

药用价值　**保护作用**　洋葱中含有的前列腺素A是一种较强的血管扩张剂，可以降低人体外周血管和心脏冠状动脉的阻力，对抗体内儿茶酚胺等升压物质，并能促进引起血压升高的钠盐等物质的排泄。所

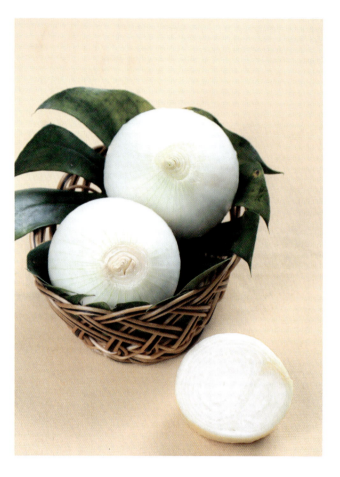

以，具有降低血压和预防血栓形成的作用。二烯丙基二硫化物及硫氨基酸等物质，具有抗血管硬化及降低血脂的奇异功能。经研究发现，高血脂患者食用一段时间的洋葱后，其体内的胆固醇、甘油三酯和脂蛋白均有明显降低。常食洋葱可以长期稳定血压、减低血管脆性。对人体动脉血管有很好的保护作用。

利尿作用　洋葱不仅可对心血管疾患多发的中老年人有保健作用，还可用于预防和治疗糖尿病及肾性水肿。这是因为洋葱含有与降血糖药物甲磺丁脲相类似的有机物，并能在体内生成具有强力利尿作用的槲皮甘素。

抗癌作用　近代医学研究显示，洋葱含有微量元素硒。硒是一种抗氧化剂，它能促进人体产生大量谷胱甘肽。谷胱甘肽主要生理功能是清除自由基。当这种物质浓度升高时，癌症的发生率就会下降。所以洋葱又是抗癌的药用食物。

杀菌、消炎作用　动物实验证明，洋葱对胃肠道能提高张力、增加分泌，可试用于肠无力症及非痢疾

性肠炎。

本剂有杀菌作用,从其中分离所得的结晶物质在1:10万时,能杀金黄色葡萄球菌、白喉杆菌等,妇科中可用于治疗滴虫性阴道炎。

其他作用 民间将洋葱作为利尿剂及祛痰剂。外用有温和的刺激作用。对四氧嘧啶及肾上腺素性高血糖具有抗糖尿病的作用。洋葱提取物对离体子宫有收缩作用。将生的或煮熟的洋葱,或洋葱的各种提取物喂大鼠及豚鼠,可降低红细胞数,降低程度与所喂剂量呈正比。因含维生素C,维生素B1,维生素B2,维生素A,可用于维生素缺乏症,特别是维生素C缺乏时。

贮存要点 将网兜或废旧的尼龙袜洗净晾干,把洋葱装入其中,用绳扎紧口,吊于阴暗、通风处,可防潮、防腐。

用法用量 内服:生食或烹食,30~60克。外用:捣敷或捣汁涂。

使用禁忌 发热、眼病或热病后不宜食用。

> **特别提示**
> 冰冻过的洋葱不要生吃,可将冻洋葱放入水中浸泡半天,即可恢复原状。神经衰弱者将洋葱放在枕边也可起到一定的治疗失眠的作用。

● 保健应用

素炒洋葱丝

功　效 降血压、降血脂、化瘀血、助消化,对高血压病、高血脂症、冠心病、慢性胃炎有疗效。

原材料 洋葱300克,香醋、精盐、味精、植物油、酱油皆适量。

做　法 把洋葱洗净,切成细丝。锅放在火上,放入植物油用大火烧至八成热,倒入洋葱丝翻炒,添加酱油、醋、精盐、味精等调料,拌炒均匀即可。

用　法 随餐食用,用量自愿。

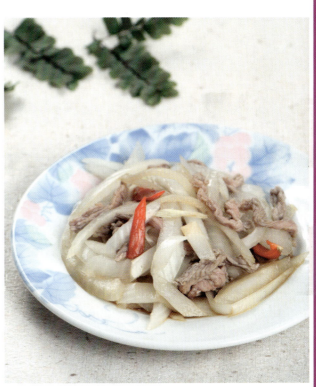

洋葱炒牛肉丝

功　效 益气增力、化痰降脂、降血压,对高血脂症、高血压病、糖尿病患者有效。

原材料 洋葱150克,牛肉100克,植物油、味精、酱油、料酒、葱末、姜丝、精盐皆适量。

做　法 把洋葱与牛肉洗净,切成细丝,牛肉丝用湿淀粉抓芡。备用炒锅加植物油,大火烧至七成熟,添加葱末、姜丝,煸炒出香,添加牛肉丝、料酒,熘炒至九成熟。放入洋葱丝炒片刻,添加精盐、味精、酱油,炒匀即可。

用　法 随餐食用,用量自愿。

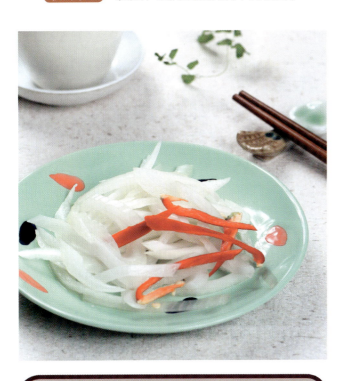

麻辣葱片

功　效　活血解毒、化痰降脂，对高血脂症、高血压病、糖尿病有疗效。

原材料　洋葱500克，植物油、花椒末、麻油、味精、辣椒油皆适量。

做　法　把洋葱剥除外皮，洗净后切成片状，放在沸水锅里焯一下，捞出后控干、放凉。另取1个碗，放入精盐、味精、辣椒油、花椒末皆适量，加入焯后的洋葱片，浇入麻油拌匀即可。

用　法　随餐食用，用量自愿。

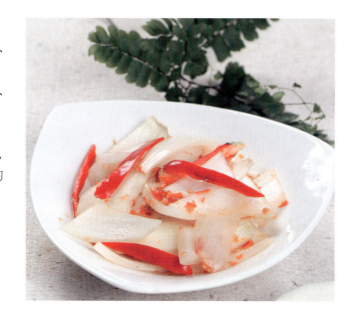

Part 9 驱虫篇

　　驱虫药主要用于驱除肠道寄生虫。中药驱虫药的特点是，药力虽不及西药驱虫药强，但毒性和副作用较小，奏效虽不及西药驱虫药快，但药效尚持久。部分中药驱虫药兼能健胃，作用较全面，用药时兼顾患者体质和原有的其他疾病，适当配伍，体质虚弱者也可用。

　　中药驱虫药中，用途较广、能对抗多种寄生虫的有槟榔、雷丸等。在选择药物时，驱蛔虫，首选使君子和苦楝根皮；驱钩虫，首选贯众，其次雷丸；驱绦虫，首选南瓜籽，其次是槟榔。

　　配伍方面，由于肠寄生虫病患者常有消化不良、腹胀痛，故使用驱虫药时，常随证配消导药，如神曲、山楂之类，使肠中积滞消除或配理气活血药，如枳实、当归之类，以减轻气胀和腹痛；为加强驱虫效果，有些驱虫药还需要泻下药，如大黄、火麻仁之类，使虫体和虫卵易于排出。久患寄生虫病而致气血虚弱者，又需要酌加补气、补血药。

驱虫篇 / 驱虫类

大蒜

【别名】胡蒜、葫、独蒜、独头蒜。

○ 调味杀菌好帮手

来　源　为百合科植物大蒜的鳞茎。

主要产地　全国各地均产。

性　味　性温，味辛。

功效主治　行滞气、暖脾胃、消肿胀、解毒杀虫。治饮食积滞、脘腹冷痛、水肿胀满、泄泻、痢疾、疟疾、百日咳、痈疽肿毒、白秃癣疮、蛇虫咬伤。用于感冒、细菌性痢疾、阿米巴痢疾、肠炎、饮食积滞、痈肿疮疡等病症。

主要成分　大蒜除含有蛋白质、脂肪、糖类、多种维生素、胡萝卜素、钙、磷、铁外，还含有大蒜辣素、硫醚化合物、芳香醇等成分。

性状特征　鳞茎呈扁球形或短圆锥形，外有灰白色或淡棕色膜质鳞被；剥去鳞叶，内有6～10个蒜瓣，轮生于花茎的周围；茎基部盘状，生有多数须根。每一蒜瓣外包薄膜，剥去薄膜，即见白色、肥厚多汁的鳞片。有浓烈的蒜臭，味辛、辣。

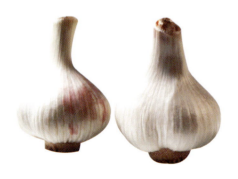

选购秘诀　选择丰满的、坚硬的球茎，蒜瓣要紧密相连的。药用的以独头紫皮大蒜为佳。

药用价值　大蒜挥发油所含大蒜素等具有明显的抗炎灭菌作用，尤其对上呼吸道和消化道感染、霉菌性角膜炎、隐孢子菌感染有显著的功效。

蒜辣素具有杀灭大肠杆菌、痢疾杆菌、霍乱病菌及防癌、防治心血管疾病等多种作用，被称为"土里长出的阿莫西林（青霉素）"。

贮存要点　通风干燥处保存。

用法用量　内服：煎汤，4.5～9克；生食、煨食或捣泥为丸，家庭多用来调味。外用：捣敷、做栓剂或切片灸。

使用禁忌　阴虚火旺以及目疾、口齿、喉、舌诸患和热病后均忌食。

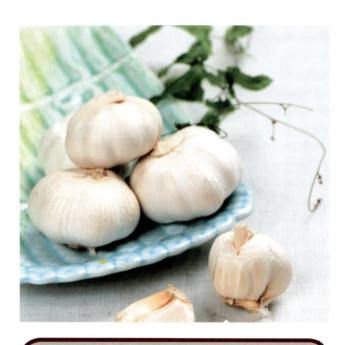

> **特别提示**
>
> 大蒜生用的抗菌力强于熟用，紫皮蒜之抗菌力优于白皮蒜。浸剂口服有胃部烧灼感、恶心、肠鸣反应，但一般不需停药，药物反应随症状好转会有所减轻。

● 保健应用

大蒜拌茄泥

功　效　调中止痢。

原材料　鲜茄子750克，大蒜6瓣，豆油20克，面酱、细盐、熟芝麻、葱花、花椒面、味精各适量

做　法　把茄子去柄，上笼蒸烂。大蒜去皮、捣烂，待用。芝麻捣碎，放小盘内。勺内放油、烧热，放入葱花、面酱，炸出香味时，放入茄子翻炒。将味精倒入锅内，略翻炒后起锅，加入蒜泥拌匀，装入盘中，吃时可撒上芝麻末。

用　法　佐餐食用。

槟榔

【别名】宾门、白槟榔、马金南、青仔、槟榔玉、榔玉。

杀虫、消积、利气

来源 为棕榈科植物槟榔的种子。

主要产地 主产于广东、云南、台湾、广西、福建。

性味 性温，味苦、辛。

功效主治 杀虫、破积、下气、行水。治虫积、食滞、脘腹胀痛、泻痢后重、疟疾、水肿、脚气、痰瘀。

主要成分 生物碱、缩合鞣质、脂肪及槟榔红色素。槟榔内胚乳含儿茶精、花白素及其聚合物。

性状特征 干燥种子呈圆锥形或扁圆球形，高1.5～3厘米，基部直径2～3厘米，表面淡黄棕色或黄棕色，粗糙，有颜色较浅的网形凹纹，并偶有银色斑片状的内果皮附着。基部中央有圆形凹陷的珠孔，其旁有淡色的疤痕状的种脐。质坚实，纵剖面可见外缘的棕色种皮向内褶入，与乳白色的胚乳交错，形成大理石样花纹。基部珠孔内侧有小形的胚，常呈棕色，干枯皱缩不显。味涩而微苦。

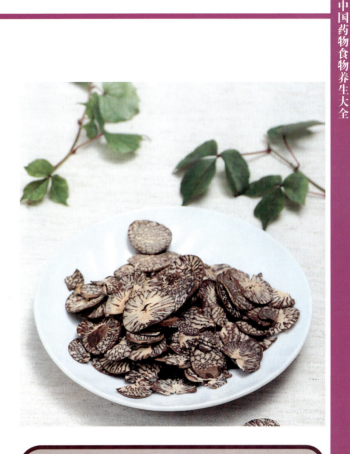

特别提示
用于驱虫时，将槟榔片先浸渍数小时，然后再煮成煎剂，效果较好。驱绦虫时，以煎剂冷服，副作用较少。

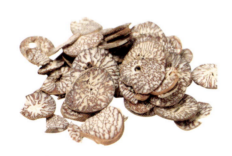

选购秘诀 以果大体重、坚实、不破裂者为佳。

药用价值 **驱虫作用** 槟榔碱是有效的驱虫成分。对绦虫有较强的瘫痪作用。槟榔碱对蛔虫也可使之中毒而对钩虫则无影响。槟榔与雄黄、肉桂、阿魏混合的煎剂给小鼠灌服，对血吸虫的感染有一定的预防效果。

抗真菌、病毒作用 水浸液在试管内对堇色毛癣菌等皮肤真菌有不同程度的抑制作用。煎剂和水浸剂对流感病毒有一定的抑制作用。

对胆碱受体的作用 槟榔碱滴眼时可使瞳孔缩小，另外可增加肠蠕动、收缩支气管、减慢心率，并可引起血管扩张、血压下降、冠状动脉收缩。由于增加肠蠕动，促使被麻痹的绦虫排出。

其他作用 小鼠皮下注射槟榔碱可抑制其一般活动，对氯丙嗪引起活动减少及记忆力损害则可改善。

贮存要点 置通风干燥处，防蛀。

用法用量 内服：煎汤，4.5～9克（如单味驱虫，可用至60～90克）；或入丸、散。

外用：煎水洗或研末调敷。

使用禁忌 气虚下陷者慎服。槟榔之副作用可有腹泻、恶心、呕吐、胃肠痉挛。

● 保健应用

槟榔糯米粥
功效 理气、润肠、通便。适用于胸膈满闷、大便秘结。

原材料 槟榔15克，郁李仁20克，火麻仁15克，糯米100克。

做　法 先用水研火麻仁，滤取汁液，加入糯米煮粥至将熟。取槟榔捣碎，用热水烫郁李仁，去皮研磨成膏与槟榔研匀，加入米粥煮片刻即可。

用　法 早、晚空腹食用。

使君子

【别名】留求子、史君子、五棱子、索子果、冬均子、病柑子。

小儿驱虫常用药

来　源 为使君子科植物使君子的成熟果实。

主要产地 分布于福建、台湾、广西、江西、湖南、四川、贵州、云南及广东、海南等地。

性　味 性温，味甘。

功效主治 杀虫、消积、健脾。治蛔虫腹痛、小儿疳积、乳食停滞、腹胀、泻痢。

主要成分 种子含使君子酸钾，并含脂肪油20%～27%，油中含油酸48.2%，棕榈酸29.2%，硬脂酸9.1%，亚油酸9.0%，肉豆蔻酸4.5%，以及花生酸和甾醇。种子尚含蔗糖、葡萄糖、果糖、戊聚糖、苹果酸、柠檬酸、琥珀酸、生物碱如N－甲基烟酸内盐、脯氨酸等。果壳也含使君子酸钾。花含矢车菊素单糖苷。

性状特征 干燥果实长卵形或椭圆形，具5条纵棱，两端尖，形如棱状，长2.5～4厘米，直径1.5～2厘米。外壳黑褐色或紫黑色，平滑，微有光泽。质坚硬，体轻，不易折断。切断面五角星形，棱角部皮较厚。内藏种子一粒。种仁狭纺锤形，长1.8～2.6厘米，直径0.6～1厘米。种皮灰白色，有黑灰斑块，质薄，易剥离而露出黄色的子叶，表面有多数纵皱纹。子叶2片，肥厚，边缘不整齐，胚根不明显。气微香，炒熟后较显著，味淡。

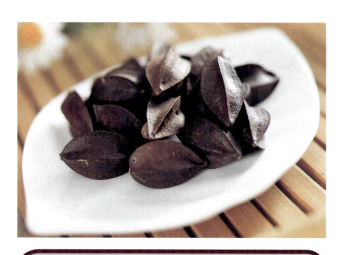

特别提示
生食副作用较大，炒后副作用稍轻。也有人用本品治疳积，取其有驱虫兼健胃的作用。

选购秘诀 以个大、颗粒饱满、种仁色黄、味香甜而带油性者为佳。

药用价值 驱虫作用　在体外试验中，使君子对猪蛔虫、蚯蚓、蚂蟥均有较强的驱除效能。使君子固定油与蓖麻油混合剂对动物与人的排虫率高，且无显著副作用（如呃逆、呕吐）。因其毒性小、较安全，且味甘可口，小儿喜服，故多用于儿童驱蛔。

其他作用　使君子粉剂对自然感染的鼠蛲虫病有一定的驱蛲作用。与百部粉剂合用，效力较单用时好，且对幼虫亦稍有作用。水浸剂(1∶3)在试管中对某些皮肤真菌有抑制作用。

贮存要点 置通风干燥处，防霉、防蛀。

用法用量 内服：煎汤，9～15克；或入丸、散。外用：煎水洗或研末调敷。

使用禁忌 使君子不宜与热药、热茶同服。否则会引起腹泻。

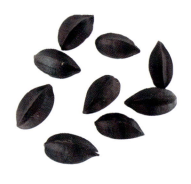

● 保健应用

炒使君子

功　效	杀虫、消积、健脾。主治小儿蛲虫病,也可用于小儿蛔虫病。
原材料	使君子250克。
做　法	选择个大、颗粒饱满、种仁色黄、味香而带油性的使君子250克。将使君子洗净、放入锅内,用文火炒至香脆即可。
用　法	用于治疗小儿蛲虫,每日6～9粒,分3次于饭前半小时嚼食,连用15天为1疗程,隔月再服1疗程。用于治疗小儿蛔虫病,每岁1粒,于空腹时1次嚼服,连用2～3天。

南瓜子

【别名】南瓜仁、白瓜子、金瓜米。

○ 治绦虫、蛔虫的常用药

来　源	为葫芦科植物南瓜的种子。
主要产地	全国大部分地区均产。
性　味	性平,味甘。
功效主治	治绦虫、蛔虫、产后手足浮肿、百日咳、痔疮。
主要成分	含南瓜子氨酸,脂肪油,蛋白质,维生素A,维生素B_1,维生素B_2,维生素C,又含胡萝卜素。脂肪油中的主要成分为亚麻仁油酸、硬脂酸等的甘油酯。
性状特征	干燥成熟的种子呈扁椭圆形,一端略尖,外表黄白色,边缘稍有棱,长1.2～2厘米,宽0.7～1.2厘米,表面带有毛茸,边缘较多。种皮较厚,种脐位于尖的一端;除去种皮,可见绿色菲薄的胚乳,内有2枚黄色肥厚的子叶。子叶内含脂肪油,胚根小,气香,味微甘。

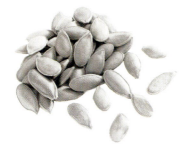

选购秘诀	以干燥、粒饱满、外壳黄白色者为佳。
药用价值	**驱虫作用** 南瓜子乙醇提取物有驱虫作用,对绦虫、弓蛔虫等有明显驱虫作用。**抗血吸虫作用** 南瓜子有遏制血吸虫在动物体内向肝脏移行的作用。不同产地的南瓜子均能抑制血吸虫在小鼠体内的生长,但作用强弱有所不同。南瓜子浆粉与生南瓜子仁同样有抑制和杀灭血吸虫幼虫的作用。**提高精子质量** 经常吃南瓜叶和南瓜子,再加上适当的体育锻炼和保持健康的体重,不抽烟和不过度饮酒等,将会有助于男性提高精子质量。从南瓜叶中提取的新鲜深绿色汁液用同量的鲜奶稀释,每天一杯可以起到很强的滋补作用,有助于男性增加性欲,提高精子质量,恢复生殖能力。

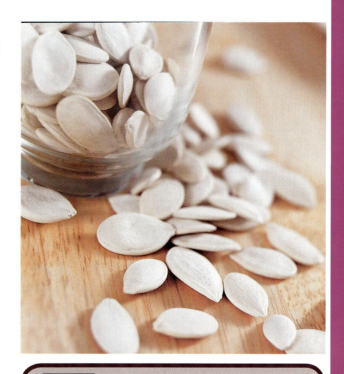

特别提示

南瓜子主要用于杀绦虫,在防治血吸虫的实际应用方面,它的杀虫效果并不太理想,而且用药时间长、费用大,单用时没有什么价值。

预防前列腺疾病 每天吃上50克左右的南瓜子,可有效地防治前列腺疾病,这是由于前列腺的分泌激素功能要依靠脂肪酸,而南瓜子就富含脂肪酸,可使前列腺保持良好功能。南瓜子所含的活性成分可消除前列腺炎初期的肿胀,同时还有预防前列腺癌的作用。

贮存要点 置通风干燥处,防蛀。

用法用量 内服:煎汤,30～60克;研末或制成乳剂。外用:煎水熏洗。

使用禁忌 胃热病人宜少食,否则会感到脘腹胀闷。一次不要吃得太多,因为曾有过多食用南瓜子而导致头昏的报道。

● 保健应用

南瓜子苹果汁

功 效 有很好的杀灭人体内寄生虫的作用,对吸血虫也有一定的抵制作用。

原材料 红苹果100克,豌豆苗30克,南瓜子1小匙,啤酒酵母粉1小匙,养乐多100毫升,开水150毫升。

做 法 将苹果皮消除干净,去核籽后切小块。豌豆苗洗净后沥干,将所有材料一起放入果汁机内搅拌均匀,用细滤网滤出纯净的蔬果汁即可。

用 法 随意饮用。

Part 10 理血篇

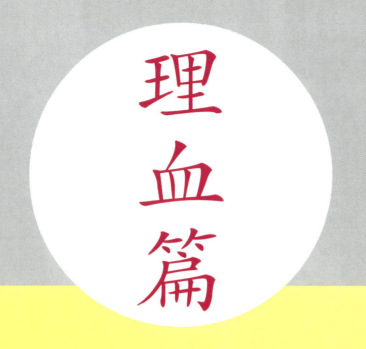

凡能治疗血分疾病的药物，称为理血药。所谓血分疾病，是以出血、瘀血、血虚为主要表现的一系列病证，所以治疗血分疾病的方法，不外止血、活血、补血三类。

止血药用于出血证，最常用于吐血、鼻衄（鼻出血）、便血、血尿、崩漏（子宫出血）、创伤出血等情况。中药止血药的作用原理还未完全阐明。据实验资料，大概与下列作用有关：作用于凝血过程，如白芨、小蓟等。使局部血管收缩，缩短出血时间，如三七等。前人一向认为将止血的药炒黑成炭后，止血效果会更好，现代研究证明，不少止血药如茜草根、槐花米、莲蓬等）炒成炭后的作用确比生品为优，但侧柏炭、小蓟炭等的凝血作用时间则反比生品略差。应用止血药，要注意以下几个问题。

1. 根据寒热虚实用药。寒证出血（多见于慢性出血）常用艾叶、伏龙肝等温药；热证出血（多见于肺胃积热、小肠湿热、血热妄行和其他急性出血）常用侧柏叶、槐花、大小蓟、茜草根等寒凉药，并根据虚实情况适当配伍。血热妄行属于实证的应与清热凉血药同用，如犀角（可用水牛角代替）、丹皮、赤芍等。属于阴虚阳亢的，须配养阴药，如阿胶、熟地等；属于气虚不能摄血的，则须与补气药同用；实证出血如伴有瘀血的，治疗宜清宜降，用化瘀止血法，选用花蕊石、降香、三七等兼有祛瘀作用的止血药。

2. 根据出血部位用药，习惯上，鼻衄多选用茅根、黑山栀；肺胃出血多选用白芨、茜草根；便血多用槐花、地榆；尿血多用蒲黄炭、小蓟；子宫出血或月经过多常用莲房炭、陈棕炭。有些止血药各部位出血都可用，如三七、仙鹤草等。以上分法只是大体如此，最重要的还是要根据寒热虚实用药。

3. 根据出血的原因用药。止血不能单靠止血药，还要针对出血的原因进行治疗，如肝气上逆而致的吐血、呕血、鼻衄，要用平肝止血法治疗，针对病因进行治疗。

活血药主要用于治疗血瘀。就是由于病理原因而引起的血脉瘀滞，以及由此而产生的一系列证候。

瘀痛：由于瘀血凝滞，"不通则痛"。常见的有小腹瘀痛（如痛经、盆腔炎的瘀血疼痛）、真心痛（心脉血滞而致的心绞痛、心肌梗死等）、跌打损伤和内脏出血后瘀血内停而致的疼痛、内脏器官炎症充血性疼痛，以及其他原因引起的内脏器官或肢体较顽固的疼痛。瘀痛的特点是局限性深部痛，性质为闪痛和刺痛，持续时间较长，宜用活血药祛瘀止痛。

痈疡：包括脓肿、溃疡、炎症性和化脓性病变，如脱疽（血栓闭塞性脉管炎）、肠痈（急性阑尾炎等）。中医认为这些病变的发生往往与气血凝滞有关，也要用活血祛瘀法治疗。

癥：即腹中肿物。从现代医学观点看，包括肝脾肿大、腹腔和盆腔包块、肿瘤。中医认为这些是由积瘀而成，要用活血药攻逐积瘀。

总的来看，血瘀的病理学实质可归为两种情况，一是血液循环障碍，包括出血、瘀血、血栓的形成、局部缺血、水肿；二是局部组织增生或变性。临床上，活血药较少单独使用，一般都随证与其他药配伍。

白茅根

【别名】茅根、茹根、地营、地筋、兼杜、白花茅根、丝毛草根。

○ 理血止血的消暑药

| 来　　源 | 为禾本科植物白茅的根茎。 |

| 主要产地 | 全国大部分地区均产 |

| 性　　味 | 性寒，味甘。 |

| 功效主治 | 凉血、止血、清热、利尿。治热病烦渴、吐血、衄血、肺热喘急、胃热哕逆、淋病、小便不利、水肿、黄疸。 |

| 主要成分 | 含多量蔗糖、葡萄糖，少量果糖、木糖及柠檬酸、草酸、苹果酸等，又含21％的淀粉。另有报道，从本品可分离出白头翁素。根茎含甘露醇、葡萄糖、果糖、蔗糖、柠檬酸、苹果酸、薏苡素及芦竹素、印白茅素等。 |

| 性状特征 | 干燥的根茎，呈细长圆柱形，有时分枝，长短不一，通常长30～60厘米，直径约1.5毫米，表面乳白色或黄白色，有浅棕黄色、微隆起的节，

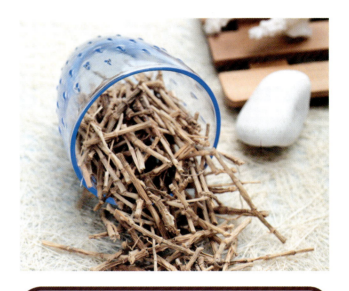

> **特别提示**
> 用茅根煮猪肉，或以茅根、赤小豆共煎汤，对治疗黄疸腹水有一定的作用。单用茅根煎汤代茶喝，可清热利尿。

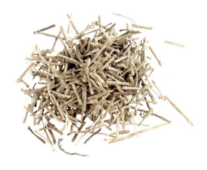

节距约3厘米。质轻而韧，不易折断。断面纤维性，中心黄白色，并有一小孔，外圈色白，充实，或有无数空隙如车轮状，外圈与中心极易剥离。气微，味微甘。 |

| 选购秘诀 | 以粗肥、色白、无须根、味甜者为佳。 |

| 药用价值 | **凉血止血**　白茅根粉能明显缩短兔血浆的复钙时间。但白茅根含钙较多，可能干扰实验结果。白茅根粉撒于犬或兔的股动脉出血处，压迫1～2分钟，有止血作用。主治血热动血所致之吐血、衄血、尿血等多种出血。并能降低血管的通透性。
生津止渴　可治热病的津伤口渴。
抗菌作用　白茅根煎剂在试管内对福氏及宋内氏痢疾杆菌有明显的抑制作用。
清热利尿　白茅根煎剂和水浸剂灌服，对正常家兔有利尿作用，给药5～10天，利尿作用最为明显，20天左右即不明显。也有人认为白茅根的利尿作用与其所含的丰富钾盐有关。因其有利尿消肿作用，常用于治疗急性肾炎。常配车前草、玉米须等，有治愈的例子。此外，本品还常用于治热呕及热咳等证。 |

| 贮存要点 | 置于通风干燥处保存。 |

| 用法用量 | 内服：煎汤，3～15克（鲜者30～60克）；捣汁或研末。 |

| 使用禁忌 | 脾胃虚寒、溲多不渴者忌服。 |

● 保健应用

葫芦瓜糖水

| 功　　效 | 清热利湿、解毒通淋；对尿频、尿急、尿痛、尿血、腰痛、小便黄赤有疗效。 |

| 原材料 | 葫芦瓜500克，白茅根200克，白糖适量。 |

| 做　　法 | 葫芦瓜连皮切块，与白茅根水煎，加糖。 |

| 用　　法 | 每天3次。 |

艾叶

【别名】大艾叶、杜艾叶、萋蒿。

○ 止血安胎的温经药

来　　源　为菊科植物艾的干燥叶

主要产地　全国大部分地区多生产。

性　　味　性温，味苦、辛。

功效主治　理气血、逐寒湿、温经、止血、安胎。治心腹冷痛、泄泻转筋、久痢、吐衄、下血、月经不调、崩漏、带下、胎动不安、痛疡、疥癣。

主要成分　含挥发油，油中主要为Ⅰ，8-桉叶精、α-侧柏酮、α-水芹烯、β-丁香烯、莰烯、樟脑、藏茴香酮、反式苇醇、Ⅰ-α-松油醇。

性状特征　干燥的叶片，多皱缩破碎，有短柄，叶片略呈羽状分裂，裂片边缘有不规则的粗锯齿。叶面灰绿色，生有软毛，叶背密生灰白色绒毛。质柔软。

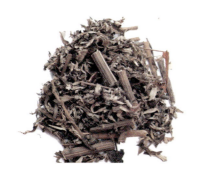

气清香，味微苦辛。

选购秘诀　以叶面灰白色、绒毛多、香气浓郁者为佳。

药用价值　**止血安胎作用**　艾叶具有止血作用，能缩短出血和凝血时间，不同炮制品的凝血时间不同。

健胃作用　可促进胃液分泌、增进食欲，但服用过多反会引起恶心、呕吐。

止咳平喘祛痰作用　艾叶能抑制松弛的豚鼠平滑肌。单萜类、倍半萜类的化学结构均与其平喘作用有关。艾叶油0.25~0.5毫克/千克灌胃或腹腔注射，均有明显镇咳作用。另外，艾叶油还具有祛痰作用。

利胆作用　艾叶油具有利胆作用。用2%吐温将艾叶油制成混悬液（含艾叶油25微升/毫升），可使大鼠胆汁流量增加（剂量0.8毫升/100克和0.3毫升/100克）。

强心作用　艾叶油对离体蟾蜍心和兔心均有抑制作用，并能对抗异丙肾上腺素的强心作用。

镇静作用　艾叶油腹腔注射，对兔有镇静作用。艾叶油无镇痛作用，对正常体温亦无影响。

贮存要点　置于通风干燥处保存。

用法用量　内服：煎汤，3~9克；入丸、散或捣汁。

外用：捣绒做炷或制成艾条熏灸，捣敷、煎水熏洗或炒热温熨。

使用禁忌　阴虚血热者慎用。

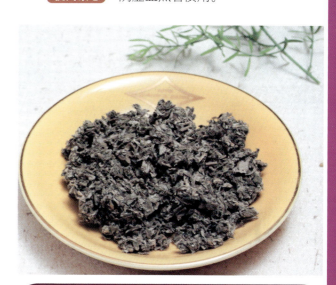

特别提示

艾叶和肉桂相比，艾叶以祛寒逐湿见长，主治寒湿腹痛，而肉桂温中助阳，主治虚寒腹痛、四肢不温；艾叶可止血、调经、安胎，而肉桂能行血不能止血，能动胎不能安胎。

● 保健应用

艾叶止痛粥

功　　效　此粥具有温经止血、散寒止痛的效果，对于虚寒性体质所引发的痛经有益。

原材料　艾叶30克，糙米100克，红糖适量。

做　　法　艾叶略洗，放入锅中加入适量水，煎煮成浓汁后，去渣取汁备用。在艾叶汤中放入洗净的糙米，煮成稠粥后，再加入红糖，调味即成。

用　　法　每天1次，佐餐食用。

三七

【别名】 金不换、血参、参三七、田三七、田漆、田七。

常用的止血、止痛药

来　源　为五茄科植物人参三七的根。

主要产地　主产云南、广西等地。

性　味　性温，味甘、微苦。

功效主治　止血、散瘀、消肿、定痛。治吐血、咯血、衄血、便血、血痢、崩漏癥瘕，产后血晕、恶露不下、跌扑瘀血、外伤出血、痈肿疼痛。

主要成分　三七含人参皂苷、三七皂苷等多种皂苷，还含有槲皮素及其苷，谷甾醇及其葡萄糖苷。

性状特征　干燥的根呈不规则类圆柱形或纺锤形，长3~5厘米，直径0.3~3厘米，顶端有根茎残基。外表灰黄色或棕黑色，有光泽，具断续的纵皱纹，及横向隆起之皮孔，并有支根的断痕。质坚实，不易折断，断面木部与皮部常分离，皮部黄色、灰色或棕黑色，本部角质光滑，有放射状纹理。气微，味先苦而后微甜。筋条、剪口及绒根大多不饱满而有较多的纵皱，并带有灰黄色的栓皮。

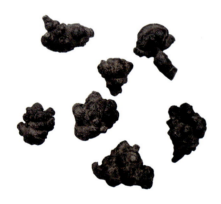

选购秘诀　以个大坚实、体重皮细、断面棕黑色、无裂痕者为佳。

药用价值　**止血作用**　三七具有良好的止血功效，能明显缩短出血和凝血时间。利用三七治疗各种外伤出血、各种内脏血证在临床上已得到广泛应用。

补血作用　三七能促进各类血细胞分裂生长、增加数目，具有显著补血功效。还能显著提高巨噬细胞吞噬率，提高血液中淋巴细胞的百分比。

活血化瘀作用　三七具有活血化瘀、去瘀生新的独特疗效。

对心血管系统的作用　三七在明显扩张血管、减低冠脉阻力、增加冠脉流量、加强和改善冠脉微循环、增加营养性心肌血流量的同时，能够降低动脉压，略减心率，使心脏工作量减低，从而明显减少心肌的耗氧量，可用于治疗心肌缺血、心绞痛及休克。

对神经系统的作用　三七地上部分对中枢神经有抑制作用，表现为镇静、安定与改善睡眠等功用。三七地下部分能兴奋中枢神经，提高脑力和体力。三七的各部分均可增强学习和记忆的能力，还具有明显的镇痛作用。

抗炎症作用　三七对多种原因引起的血管通透性增加有明显的抑制作用，具有较强的抗炎功效。临床应用三七治疗开放性骨折、消肿止痛效果甚佳。麝香正骨水改进为田七正骨水后，功效明显提高。

对免疫系统的功用　三七具有一定的免疫调节作用。

抗肿瘤作用　三七中含有三七皂苷、β-榄香烯、微量元素硒等抗癌活性物质，能增强机体免疫功能，对治疗癌症有一定的辅助作用。

抗氧化、延缓抗衰老作用　三七能提高脑组织及血液中的SOD的活性，显著降低脑组织和血液中Lpo的含量，具有抗衰老作用。

对物质代谢的影响　三七具有双向平衡调节血糖

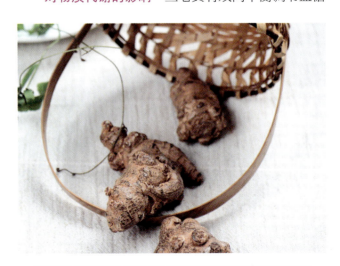

特别提示

三七分"春三七"和"冬三七"在结籽之前采收的为春三七，结籽以后采收的为冬三七。以春三七的品质为佳。

的作用；能影响血脂代谢，降低血脂水平，特别是能使三酸甘油酯含量明显降低。三七可促进小鼠肝、肾、睾丸及血清中的蛋白质合成。三七对多种试验动物各器官组织的脱氧核糖核酸（DNA）合成具有促进作用。

其他作用 以三七注射液治疗久治不愈的血瘀型慢型肝炎病人，疗效显著。三七对金黄色葡萄球菌、大肠杆菌等致病菌具有不同程度的抑制作用。三七提取物可增强机体的抗辐射能力，减轻辐射对造血系统的损害。以三七制剂治疗子宫脱垂、输卵管阻塞已获良效。

贮存要点 置阴凉干燥处，防蛀。

用法用量 内服：煎汤，4.5~15克；研末，1.5~3克。外用：磨汁涂、研末撒或调敷。

使用禁忌 孕妇忌服。

● 保健应用

菊叶三七猪蹄汤

功　效 活血、补血，解毒消肿。适用于乳腺增生、乳房胀痛。经前加重伴痛经者。

原材料 菊叶三七（鲜品）20克，当归10克，王不留行8克，猪蹄250克，蜜枣5枚，生姜15克，花椒适量。

做　法 将猪蹄刮去毛，处理干净然后用清水洗净，在沸水中煮2分钟，捞出，过冷后（即在冷开水中稍浸一下），斩块备用。其他用料洗净（生姜拍裂）备用。将全部用料放入锅内，加清水适量大约没过所有材料（或是适当增加些），大火浇沸后，转成文火煮2.5~3小时。待猪蹄熟烂后加入适量的调味料，调味即可。

用　法 食肉喝汤。

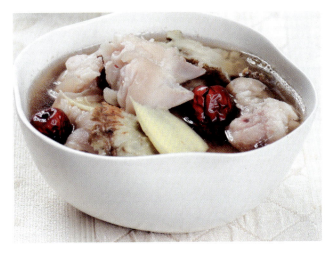

三七粉粥

功　效 补血、止血、化瘀清热。适用于崩漏下血及其他出血症。

原材料 三七粉3克，大枣5枚，粳米100克，冰糖适量。

做　法 先将三七打碎研末，粳米淘洗净，大枣去核、洗净，然后一同放入砂锅内，加水适量煮粥，待粥将成时，加入冰糖汁即成。

用　法 每日服食2次。

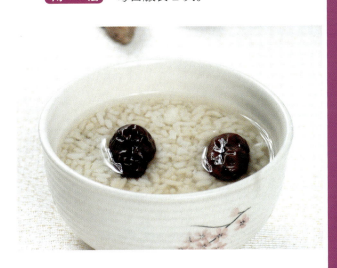

三七蒸鸡

功　效 补血，适用于贫血、面色萎黄、久病体弱等。

原材料 三七20克，母鸡1只，料酒、姜、葱、味精、食盐各适量。

做　法 将鸡去毛、去内脏、洗净、斩件，剁成长方形的小块装入盆中。取10克三七磨粉备用，余下者上笼蒸软、切成薄片。生姜洗净切成片、葱切成段。把三七片放入鸡盆中，葱、姜配在鸡身上，注入适量清水，加入料酒、盐，上笼蒸约2小时取出，拣去葱、姜不用，调入味精，把三七粉撒入盆中拌匀。

用　法 佐餐食用

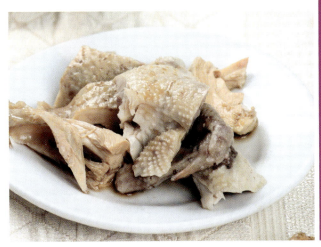

小蓟

【别名】猫蓟、刺儿菜、青青菜、姜姜菜、刺萝卜、小蓟姆、刺儿草、牛戳刺，刺尖头草。

止血常用药

| 来　　源 | 为菊科植物小蓟的全草或根。 |

| 主要产地 | 全国各地均产 |

| 性　　味 | 性凉，味甘。 |

| 功效主治 | 凉血、祛瘀、止血。治吐血、衄血、尿血、血淋、便血、血崩及急性传染性肝炎、创伤出血、疔疮、痈毒。 |

| 主要成分 | 含刺槐苷、芸香苷、原儿茶酸、咖啡酸、氯原酸、生物碱、抑苷。 |

| 性状特征 | 目前以菊科植物刻叶刺儿菜的干燥地上部分作为小蓟入药。夏、秋二季花开时采割，除去杂质，晒干。生用或炒炭用。

①干燥全草的茎呈圆柱状，常折断，直径2～3毫米，微带紫棕色，表面有柔毛及纵棱；质硬，断面纤维状，中空。叶片多破碎不全，皱缩而卷曲，暗黄绿色，两面均有白色丝状毛，全缘或微波状，有金黄色的针刺。头状花序顶生，总苞钟状，苞片黄绿色，5～6列，线形至披针形，花冠有时已不存，冠毛羽毛状。气弱，味甘。

②干燥根呈长圆柱状，下部渐细，顶端直径3～7毫米，表面土棕色，有纵棱，着生多数细长须根。质硬，断面纤维性。一般用全草，青海地区则用根及茎。

③此外，同属植物刻叶刺儿菜的全草在东北及河北亦同等使用。性状与小蓟相似，但茎略粗，直径3～5毫米，叶边缘有明显块刻。头状花序的总苞棕黄色，苞片6~8列，三角状披针形至线状披针形。气弱，味淡。

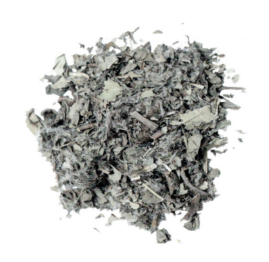

| 选购秘诀 | 选择干燥的鲜品，断面呈纤维状为好。 |

| 药用价值 | 含有生物碱，具有止血作用，能收缩血管，并能使凝血时间和凝血酶元时间缩短。用鲜品较好，炒炭后止血作用反而比生品差。

此外，还能降低麻醉动物的血压。临床上常用于治疗热证出血，尤其是血淋和月经过多，但咯血、吐血、鼻衄、便血亦可用。治血淋常配生地、蒲黄等，方如小蓟饮子。

| 贮存要点 | 置于通风干燥处保存。 |

| 用法用量 | 内服：煎汤，3.5～9克（鲜者30～60克）；捣汁或研末。外用：捣敷或煎水洗。 |

| 使用禁忌 | 脾胃虚寒及血瘀者忌服。 |

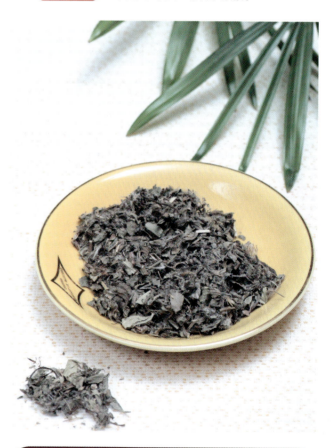

特别提示

大小蓟功用大同小异。小蓟专于止血，大蓟兼治疮肿。在广东一般用大蓟较多，或大小蓟混杂同用。小蓟入煎剂不宜久煎。

● 保健应用

小蓟红米粥

功　效　解毒消痈、凉血止血，对血小板减少性紫癜有疗效。

原材料　小蓟 15 克，红糯米 50 克。

做　法　小蓟放入锅中，加入适量清水，煎成药汤，滤渣取汁，再用药汁煮红糯米，粥煮至熟烂后再根据个人口味加入适量红糖即可。

用　法　一次吃完。

大蓟

【别名】将军草、牛口刺、马刺草。

○ 止血、治疮肿

来　源　为菊科植物蓟的干燥地上部分或根。

主要产地　全国各地均产。

性　味　性凉，味甘、苦。

功效主治　凉血止血、祛瘀消肿。用于治疗衄血、吐血、尿血、便血、崩漏下血、外伤出血、痈肿疮毒。

主要成分　含挥发油、生物碱、苦味质等。

性状特征　大蓟草茎呈圆柱形，表面绿褐色或棕褐色，断面灰白色，气微，味淡。大蓟根呈长纺锤形，长簇生而扭曲，表面暗褐色，有不规则的纵皱纹。质硬而脆，易折段，断面粗糙，灰白色。气微，味甘，微苦。

大蓟根呈长纺锤形，常簇生而扭曲，长 5~15 厘米，直径 0.2~0.6 厘米。表面暗褐色，有不规则的纵皱纹。质硬而脆，易折断，断面粗糙，灰白色。气微，味甘，微苦。

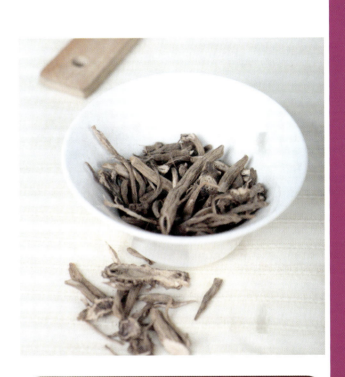

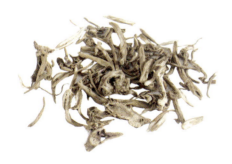

选购秘诀　以质硬脆、气微、味甘而微苦的为佳。

药用价值　**止血作用**　凉血而破瘀止血，炒炭后确能缩短出血时间。主治热证出血，鼻衄、牙龈出血、咯血、便血，均可应用。常与小蓟及其他止血药同用。

其他作用　有抑菌、降压、利尿、散痈肿等作用，此外还具有降低脂质过氧化物形成、抗肿瘤、杀线虫等功效。

特别提示

在广东习惯上只用其根。商品则有时大小蓟混杂同用。

大蓟新鲜根，用冷开水洗净后捣烂，外敷，治漆疮、汤火烫伤、疔疖、疮疡、红肿疼痛。大蓟加水煎服，治脓胸、鼻窦炎。将大蓟加水煎服，或将大蓟做成注射剂由气管滴入，治疗肺结核，过半数患者病灶能逐渐吸收，甚至完全吸收，部分人咳嗽、排痰、胸痛、发热等症状可有不同程度的减轻。个别服药者会出现胃部胀满不适，可改为饭后服药，或加生姜、半夏，可使反应减轻。将大蓟根或叶煎汤内服，治高血压病，对多数人有不同程度的疗效，但根的疗效优于大蓟叶。

贮存要点　置通风干燥处。

用法用量　煎服，或外用捣烂敷患处。每餐

15~20 克。

使用禁忌 腹部冷痛，得暖则舒，属中医学所谓脾胃虚寒者，不宜服用大蓟。

● 保健应用

大蓟粥

功效 活血、凉血、止血。祛瘀消肿。适用于衄血、吐血、尿血、便血、崩漏下血、外伤出血、痈肿疮毒等症。

原材料 大蓟15克，粳米100克，白糖适量。

做法 将大蓟洗净，加入适量清水，开大火煮沸后，再转小火续煮15分钟左右，滤渣取汁100毫升备用。将粳米淘洗干净，放入煮锅中加入适量的清水，熬煮成稠状粥，然后倒入准备好的大蓟药汁，将两者搅拌均匀后，再开火煮沸即可，起锅前，可根据个人口味调入适量的白糖。

用法 随意服用。

蒲黄

【别名】蒲厘花粉、蒲花、蒲棒花粉、蒲草黄。

○ 常用的散瘀止血药

来源 为香蒲科植物长苞香蒲、狭叶香蒲、宽叶香蒲或其同属多种植物的花粉。

主要产地 全国大部分地区均产。

性味 性凉，味甘、辛。

功效主治 凉血止血、活血消瘀。生用治经闭腹痛、产后瘀阻作痛、跌扑血瘀、疮疖肿毒；炒黑止吐血、衄血、崩漏、便血、尿血、血痢、带下；外治口疮、耳中出血、阴下湿痒，配五灵脂，能祛瘀、止痛，常用于产后腹痛、痛经及胃腹瘀痛。

主要成分 长苞香蒲的花粉含异鼠李素的苷、廿五烷、挥发油及脂肪油。脂肪油含游离的棕榈酸和硬脂酸约30%，谷甾醇约13%。宽叶香蒲的花粉含水分16%，粗蛋白18.9%，粗淀粉13.31%，糖6.47%，

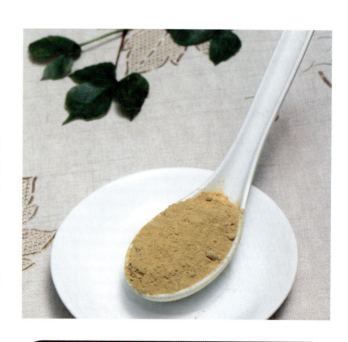

特别提示
蒲黄生用行血祛瘀，炒用收敛止血（但生用也能止血）。一般用生品较多，出血而兼有瘀血内蓄者，可生、炒各半同用。蒲黄用于实证较适宜。

粗脂肪1.16%，灰分3.7%。东方香蒲花粉的成分大致同宽叶香蒲。

性状特征 为鲜黄色的细小花粉。质轻松，遇风易飞扬，粘手而不成团，入水则漂浮水面。用放大镜检视，为扁圆形颗粒，或杂有绒毛。无臭，无味。

选购秘诀 以色鲜黄、光滑、纯净者为佳。

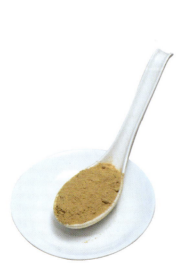

药用价值 **对子宫的作用** 蒲黄煎剂、酊剂、乙醚浸液对离体及在位子宫均表现兴奋作用,剂量增大可呈痉挛性收缩,对未孕子宫比对已孕者作用明显,能使产后子宫收缩力加强或紧张性增加。

对循环系统的作用 蒲黄煎剂及乙醇浸液大剂量可使猫、犬血压下降。

对肠管的作用 蒲黄提取物可使离体兔肠蠕动增强。用于治疗大便脓血样、腹部闷痛属于慢性结肠炎者。

凝血作用 口服水浸液或乙醇浸液能使家兔凝血时间明显缩短。蒲黄提取物使家兔血小板数目增加、凝血酶原时间缩短。蒲黄粉外用对犬动脉出血有止血作用。

贮存要点 置干燥通风处,防潮、防蛀。

用法用量 煎内服:煎汤,4.5~24克;或入丸、散。外用:研末撒或调敷。

使用禁忌 孕妇慎服。

● 保健应用

蒲黄蜜玉竹

功效 清润肺胃。

原材料 鲜玉竹500克,蜂蜜50克,生蒲黄6克,白糖10克,香油6克,香精1滴,淀粉少许。

做法 把鲜玉竹去须根、洗净,切成3厘米长的段。炒锅放火上,放入香油、白糖炒成黄色,加适量开水,并将蜂蜜和蒲黄加入,再放入玉竹段,烧沸后用小火焖烂,捞出玉竹段。锅内汁加1滴香精,用少许淀粉勾芡,浇在玉竹段上即成。

用法 佐餐食用。

地榆

【别名】白地榆、鼠尾地榆、涩地榆、水槟榔、山枣参、黄根子、蕨苗参。

○ 治疗便血、烧伤的常用药

来源 为蔷薇种植物地榆的根及根茎。

主要产地 主产于江苏、安徽、河南、河北、浙江等地。此外,甘肃、江西、陕西、内蒙古、湖南、湖北、吉林、辽宁等地亦产。

性味 性寒,味苦、酸。

功效主治 凉血止血、清热解毒。治吐血、衄血、血痢、崩漏、肠风、痔漏、痈肿、湿疹、金疮、烧伤。

主要成分 根含鞣质约17%,三萜皂苷2.5%~4.0%。分离出的皂苷有:地榆糖苷Ⅰ,水解后产生坡模醇酸、阿拉伯糖和葡萄糖;地榆糖苷Ⅱ,水解后产生坡模醇酸和阿拉伯糖;地榆皂苷B,初步鉴定是葡萄糖醛酸的三萜皂苷。茎叶含槲皮素和山柰酚的苷、熊果酸等三萜类物质。叶含维生素C。花含矢车菊苷、矢车菊双苷。

性状特征 干燥的根呈不规则的纺锤形或圆柱形,梢弯曲,长8~13厘米,径0.5~2厘米。外皮暗紫红色或棕黑色,有纵皱及横向裂纹,顶端有时具环纹。少数有圆柱状根茎,多数仅留痕迹。质坚硬,不易折断,断面粉红色残淡黄色,有排成环状的小白点。气无,味微苦、涩。

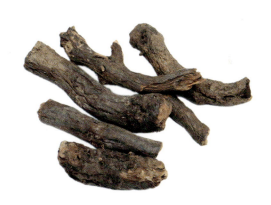

选购秘诀 以条粗、质坚、断面粉红色者为佳。

药用价值 **凉血止血** 主治血热妄行引起的多种出血症,如便血、尿血、痔疮出血及妇女崩漏等症。每配槐花等清热凉血药同用。

解毒敛疮 外用可治水火烫伤、湿疹、湿疮、皮肤溃烂等。

贮存要点 置干燥处。

用法用量 内服:煎汤,6~18克;或入丸、散。外用:捣汁或研末外涂。

使用禁忌 证属虚寒者慎用。对于大面积烧伤,

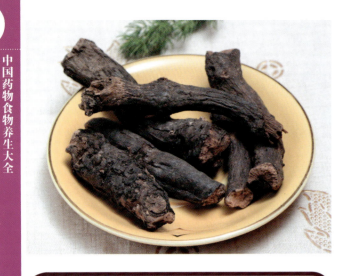

不宜使用地榆制剂外涂，以防其所含水解型鞣质被身体大量吸收而引起中毒性肝炎。

● 保健应用

地榆炒石耳

功　　效　清热解毒、养阴益气、凉血止血、降压清肺。

原材料　地榆150克，干石耳30克，葱花30克，花椒粒3克，香油15克，盐、酱油、味精、色拉油各适量。

做　　法　干石耳去杂质、洗净，用温水泡软，撕成大碎片待用。地榆洗净，沥干水。炒锅内放色拉油烧至六成热，下花椒粒、石耳、盐炒几下，速放葱花、地榆、白酱油合炒至熟，放味精、香油铲匀，起锅即成。

用　　法　佐餐食用。

特别提示　地榆虽可用于身体各部分急、慢性出血，但以治慢性便血为主，效果较好。治烧伤为生用，止血炒用较好。

▶ 侧柏叶

【别名】柏叶、丛柏叶。

○ 止血镇咳的常用药

来　　源　为柏科植物侧柏的嫩枝与叶。

主要产地　全国大部分地区均产。

性　　味　性寒，味苦、涩。

功效主治　凉血、止血、祛风湿、散肿毒。治吐血、衄血、尿血、血痢、肠风、崩漏、风湿痹痛、细菌性痢疾、高血压、咳嗽、丹毒、痄腮、烫伤。

主要成分　叶含挥发油0.6%~1%，中含侧柏烯、侧柏酮、小茴香酮、蒎烯、石竹烯等；黄酮类中有香橙素、槲皮素、杨梅树皮素、扁柏双黄酮、穗花杉双黄酮等。新鲜侧柏叶的粗制总黄酮含量为1.72%。还含鞣质、树脂、维生素C等。

性状特征　干燥枝叶，长短不一，分枝稠密。叶为细小鳞片状，贴伏于扁平的枝上，交互对生，青绿色。小枝扁平，线形，外表棕褐色。质脆，易折断。微有清香气，味微苦，微辛。

选购秘诀　以叶嫩、青绿色、无碎末者为佳。

药用价值　**镇咳、祛痰作用**　动物实验证明口服有镇咳作用，如用注射液，则更有祛痰作用。用于治疗慢性气管炎，有热咳、燥咳而无痰者适用。

止血作用　实验证明能缩短出血和凝血时间。生用效力较好，侧柏炭的凝血作用反比生品差。广泛应用于治疗各种内出血而属于热证者（血色鲜红、口干咽燥、脉弦数），止血效果较确实，为中药止血药中较可靠的药物之一。

抑菌作用　对结核杆菌的生长有抑制作用，对肺炎球菌、卡他球菌有抑制作用。侧柏叶、小叶冬青复方对肺炎双球菌、流感杆菌、金黄色葡萄球菌、肺炎杆菌及甲型链球菌等也有抑制作用。侧柏叶煎剂1∶40对京科68~1型病毒有抑制作用。

贮存要点　置干燥处。

用法用量　内服：煎汤，6~8克；或入丸、散。

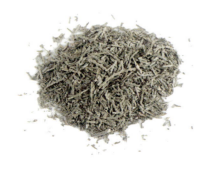

外用：煎水洗、捣敷或研末调敷。

使用禁忌 本品多服久服后可有头晕、恶心、胃部不适、食欲减退等反应。

● 保健应用

柏叶猪鼻汤

功　　效 该药膳有扶正养阴、消炎通窍的功效，适用于慢性鼻窦炎。

原材料 生侧柏叶15克，金钗石斛6克，柴胡10克，猪鼻肉、蜂蜜各50克，30度（体积分数30%）的米酒20毫升。

做　　法 将猪鼻肉刮洗干净，与侧柏叶、金钗石斛、柴胡共放于砂锅内，加清水500毫升，用文火炖煮60分钟，滤除药渣，冲入蜂蜜米酒，和匀即可。

用　　法 此为1日量，分2次饮用。2~4天为1个疗程，连服3~4个疗程。

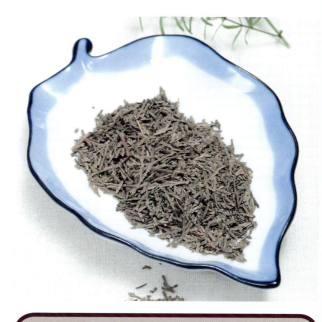

特别提示
极少数人可有水肿、皮疹等过敏性反应存在，但停药后症状即消失。

▶ 鸡冠花

【别名】鸡髻花、鸡公花、鸡角枪。

○ 止血止带的保健花卉

来　　源 为苋科植物鸡冠花的花序。

主要产地 全国大部分地区均产。

性　　味 性凉，味甘。

功效主治 鸡冠花以花和种子入药。花可凉血止血，有止带、止痢功效。主治功能性子宫出血、白带过多、痢疾等，是一味妇科良药。种子有消炎、收敛、明目、降压、强壮等作用，可治肠风便血、赤白痢疾、崩带、淋浊、眼疾等。

主要成分 含有蛋白质、氨基酸、挥发油等。每100克鲜鸡冠花花序中，含蛋白质2.7克，脂肪0.4克，碳水化合物3.2克，膳食纤维6.3克。同时含丰富的钾、钠、钙、镁、铁、磷、锌、β-胡萝卜素、维生素B1，维生素B2，维生素C和维生素E等矿物质及维生素。鸡冠花的嫩茎、叶和种子中蛋白质的含量亦很高，占鲜重的2.29%~5.14%，另含一定量的脂肪、矿物质、维生素、天然辅酶、膳食纤维等，对人体具有良好的滋补强身作用。

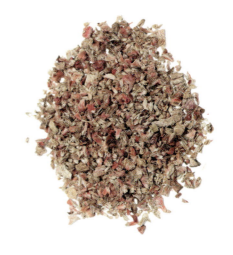

性状特征 为带有短茎的花序，形似鸡冠，或为穗状、卷冠状。上缘呈鸡冠状的部分，密生线状的绒毛，即未开放的小花，一般颜色较深，有红、浅红、白等颜色。中部以下密生许多小花，各小花有膜质灰白色的苞片及花被片。蒴果盖裂，种子黑色，有光泽。味淡。

选购秘诀 以朵大而扁、色泽鲜艳的白鸡冠花较佳，色红者次之。

药用价值 鸡冠花9~15克，水煎服（配生槐米、生地榆效果更好），可治便血、痔血、痢疾。鸡冠花9克，马齿苋30克，白头翁15克，水煎服，治细菌性痢疾。红鸡冠花，晒干研末，每服4~8克，空腹酒调下（忌鱼腥猪肉），治经水不止。鲜白鸡冠花15~24克（干品6~15克），猪肺1只（不可灌水），冲开水炖约1小时，饭后分2~3次服。治咯血、吐血。鸡冠花全草，水煎，内服外洗，治荨麻疹。鸡冠花籽15~20克，红枣7枚，水煎服，治夜盲、目翳。

贮存要点 置于通风干燥处保存。

用法用量 内服：煎汤，4.5~9克；或入丸、散。外用：煎水熏洗。

使用禁忌 无。

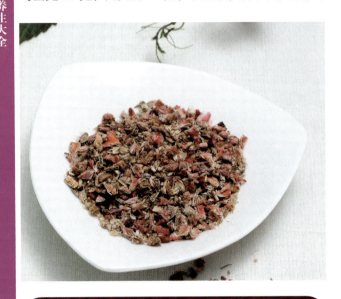

特别提示

作为一种美食，鸡冠花营养全面，风味独特，堪称食苑中的一朵奇葩。形形色色的鸡冠花美食，如花玉鸡、红油鸡冠花、鸡冠花蒸肉、鸡冠花豆糕、鸡冠花籽糍粑等，各具特色，又都鲜美可口，令人回味无穷。

● 保健应用

鸡冠花蛋汤

功　效 有凉血止血、滋阴养血之功。可用于治疗便血、崩漏、白带等症。

原材料 白鸡冠花60克，鸡蛋1个，葱段、姜片、盐、味精、白糖、麻油各适量。

做　法 将洗净的白鸡冠花，加清水1升放入锅内煎煮到60毫升，留汤去渣。将洗净的葱段、姜片下入锅内，再下入适量盐、味精、白糖，待烧开后调匀。将鸡蛋打入锅内，煮成荷包蛋，盛入碗中，淋上少许麻油即成。

用　法 隔日1次，佐餐服用。

▶ 白芨

【别名】甘根、白根、冰球子。

○ 较为常用的止血药

来　源 为兰科植物白及的块茎。

主要产地 主产贵州、四川、湖南、湖北、河南、浙江、陕西等地。此外，安徽、云南、江西、甘肃、江苏、广西等地亦产。

性　味 性凉，味苦、甜。

功效主治 补肺、止血、消肿、生肌、敛疮。治肺伤咯血、衄血、金疮出血、痈疽肿毒、溃疡疼痛、汤火灼伤、手足皲裂。

主要成分 新鲜块茎含水分14.6%，淀粉30.48%，葡萄糖1.5%。又含有挥发油、黏液质。根含白芨及甘露聚糖，甘露聚糖是由4份甘露糖和1份葡萄糖组成的葡配甘露聚糖。

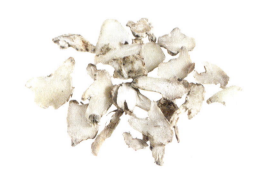

性状特征 干燥块茎略呈掌状，扁平，有2～3个分歧，长1.5~4.5厘米，厚约0.5厘米。表面黄白色，有细皱纹，上面有凸起的茎痕，下面亦有连接另一块茎的痕迹，以茎痕为中心，周围有棕褐色同心环纹，其上有细根残痕。质坚硬，不易折断。横切面呈半透明角质状，并有分散的维管束点。气无，味淡而微苦，并有黏液性。

选购秘诀 以根茎肥厚、色白明亮、个大坚实、无须根者为佳。

药用价值 **止血作用** 有良好的局部止血作用，据观察，其原理为使血细胞凝集，形成人工血栓，白芨末的止血效果较迅速确实，优于紫珠草、大小蓟等。

抗菌作用 体外试验对人型结核杆菌有显著的抑制作用，也能抑制革兰氏阳性菌。

抗真菌作用 水浸剂在试管内对奥杜盎氏小芽胞癣菌有抑制作用。

其他作用 临床应用于治疗肺、胃出血，白芨较常用；外用止血以白芨纱布或用粉剂覆盖创面，在手术时对肝、肾静脉性出血的止血也可靠；治肺结核，在合并有咯血时用。配伍其他药效果不错。治支气管扩张，有咳嗽和痰常带血者，可单用，但最好配百合、麦冬、阿胶、三七等养阴药和止血药同用。

贮存要点 置于通风干燥处保存。

用法用量 内服：煎汤，3~9克；或入丸、散。外用：研末撒或调涂。

使用禁忌 外感咯血，肺痈初起及肺胃有实热者忌服。本品忌与附子、乌头配伍。

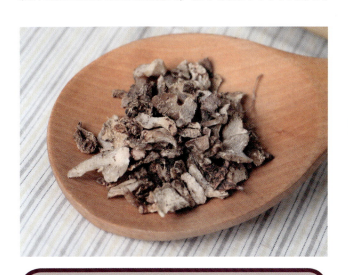

特别提示
外用本品还可治疗疮疡、肛裂、皮肤皲裂等，且都有一定的效果。

● 保健应用

白芨粥

功　　效 补肺止血、养胃生肌。适用于肺胃出血、胃及十二指肠溃疡出血等。

原 材 料 白芨粉15克，糯米100克，大枣5枚，蜂蜜25克。

做　　法 用糯米、大枣、蜂蜜加水煮，至粥将熟时，将白芨粉加入粥中，改文火稍煮片刻，待粥汤黏稠即可。

用　　法 每日2次，温热服食。10天为一疗程。

▶ 血余炭

【别名】乱发炭、头发炭（河北）、人发炭。

○ 广泛应用于各种出血症的良药

来　　源 人的头发加工、煅炭后而成。

主要产地 全国各地皆产，各地区均自产自销。

性　　味 性微温，味苦。

功效主治 吐血、衄血、血痢、血淋、妇女崩漏及小便不利等症。熬膏外敷，止血生肌。

主要成分 头发含胱氨酸是角蛋白的一种。此外，含有脂类。血余炭主要成分为碳素。

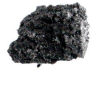

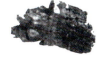

性状特征 本品为常用中药，原名乱发，始载于《名医别录》。《本草纲目》谓："发者血之余，故方家呼发为血余。"今血余不直接入药，须洗净煅炭后始供药用，名为"血余炭"。本品为大小不规则的块状物。色乌黑而光亮，表面稍平坦并有多数小孔，状似海绵。折断面成蜂窝状，质轻松易碎。用火烧之有焦臭气，味苦。

选购秘诀 以身轻、有光泽、不焦枯、无焦臭味者为佳。

药用价值 收敛止血，动物实验证实能缩短出、凝血时间和血浆再钙化时间；另有利尿作用；广泛应用于治疗各种出血，但较多用于崩漏和吐血。例如月经过多者可配莲蓬炭、侧柏叶加补中益气汤，或配当归炭、首乌、益母草等，方如血余炭归母汤。治虚证吐血也可用此方加减。

头发主含优角蛋白（纤维蛋白），此外尚含脂肪及黑色素和铁、锌、铜、钙、镁等。煅成血余炭后，临床和药理实验皆证明确有较好的止血作用，这种止血作用可能是通过缩短凝血时间、促进血小板聚集、降低血浆中cAMP的含量、进而实现内源性系统凝血功能。除去血余炭中的钙、铁离子后，其凝血时间延长，说明血余炭的止血作用可能与其所含的钙、铁离子有关。血余炭在不同条件下炮制时，其药理活性随着炮制温度不同，而作用性质亦有变化，350℃炮制的血余炭口服止血作用最强，300℃以下炮制的血余炭煎剂注射则表现为中枢兴奋作用。

贮存要点 贮干燥容器内，密闭，置干燥处。

用法用量 煎服或外用，每次服用3.5~7克。

使用禁忌 内有瘀热者不宜。

● 保健应用

莲藕血余汤

功　　效 凉血止血。适用于肺热上蒸所致的鼻出血。

原 材 料 莲藕500克，白糖120克，血余炭5克。

做　　法 将莲藕洗净切片，放入锅中，加入血余炭一起熬煮30分钟左右，起锅前依个人口味加入适量白糖即可。

用　　法 吃藕喝汤，每日1剂，连服3~4剂。

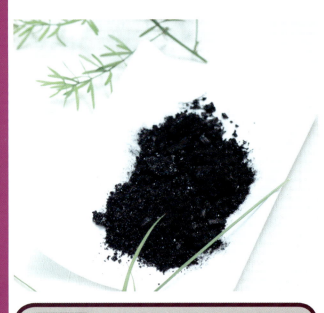

特别提示 人的头发多煅炭入药，生用仅在熬膏药时用之。

▶ 藕节

【别名】光藕节、藕节疤。

○ 止血化瘀的清凉药材

来　　源 为睡莲科植物莲的根茎的节部。

主要产地 主产浙江、江苏、安徽。此外，湖北、湖南、山东、河南、江西、福建、河北等地亦产。

性　　味 性平，味甘、涩。

功效主治 止血、散瘀。治咯血、吐血、衄血、尿血、便血、血痢、血崩。

主要成分 藕节含鞣质、天门冬素。

性状特征 干燥的藕节，呈短圆柱形，长2~4厘米，直径约2厘米。表面黄棕色至灰棕色，中央节部稍膨大，上有多数残留的须根及根痕，有时可见暗红棕色的鳞叶残基。节两端残留的节间部表面有纵纹，横切面中央可见较小的圆孔，其周围约有8个大孔。体轻，节部质坚硬，难折断。气无，味微甘、涩。

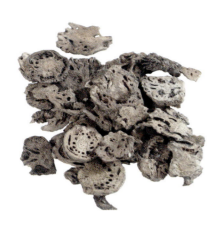

力较缓和,故常用来辅佐其他药材,入复方使用。较常用于肺胃燥热出血、鼻衄。但力较单薄,要配其他止血药和清热凉血药,如治肺热咯血,配茜草炭、生地、阿胶、川贝、杏仁等,方如肺热咯血方。或以鲜藕节洗净磨汁,调蜜少许,再加些大蓟汁饮服,效果亦好。

至于慢性失血性疾病,可在滋养强壮药中,加入藕节、仙鹤草等,以加强止血作用。

此外,因压力过大而出现的焦急、烦躁,使末梢血管扩张造成脸色泛红,或有胃不适或溃疡、胃出血倾向的人,服用藕节,也有不错的清热作用。

选购秘诀 以节部黑褐色、两头白色、干燥、无须根及泥土者为佳。

药用价值 具有缩短出血和凝血时间等药理作用。藕节味涩,能收敛、止血、散瘀,适用于各种出血症状,对吐血、咯血的疗效尤其显著。因藕节的药

贮存要点 置干燥处、防潮、防蛀。

用法用量 内服煎汤10～15克。

使用禁忌 肥胖者宜少食,产妇不宜过早食用。一般产后1～2周吃,可以逐瘀。

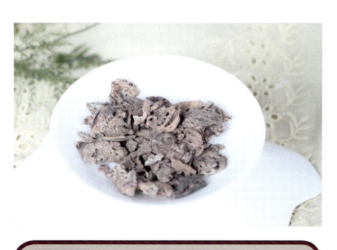

● 保健应用

藕节止咳汤

功效 有助于清热凉血、补中缓急、止咳、益气,是一道富含营养,又能止咳凉血的汤饮。

原材料 藕节30克,杏仁15克,甘草6克,米1/2杯,冰糖适量。

做法 所有材料用清水洗净备用。将藕节、甘草放入电锅中,内锅加水4～6杯,外锅加1/2杯,煮至开关跳起后,即可滤渣取汁、放凉备用。将米、杏仁、1/2的藕节甘草汁倒入果汁机中打成浆。把剩下的藕节甘草汁煮沸后,慢慢倒入打好的米浆中搅匀,再加入冰糖调匀。将藕节汁放入烧锅中,约焖煮1小时后即可饮用。

用法 任意服用。

特别提示

藕节性凉,有血热证的人宜用,而经过大火翻炒至表面呈炭黑色的藕节炭,则能增强收敛止血的效果。

仙鹤草

【别名】龙牙草、施州龙牙草、瓜香草、黄龙尾、铁胡蜂。

○ 止血、健胃之良药

来源 为蔷薇科植物龙芽草的全草

主要产地 主产浙江、江苏、湖北。此外,安徽、福建、广东、河北、山东、湖南、云南等地亦产。

性味 性平,味苦、辛。

功效主治 止血、健胃。治咯血、吐血、尿血、便血、赤白痢疾、崩漏带下、劳伤脱力、痈肿、跌打、创伤出血。

主要成分 含仙鹤草素、仙鹤草内酯、儿茶酚、

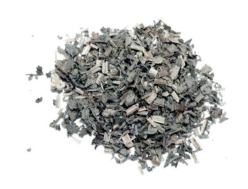
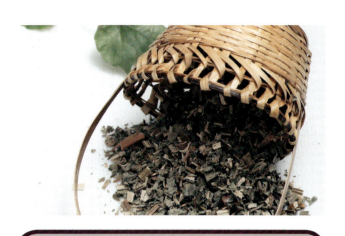

鞣质、挥发油、维生素 K 及维生素 C。

性状特征 干燥的全草，茎基部木质化，淡棕褐色至紫红色，茎 4~6 毫米，光滑无毛，茎节明显，上疏下密，有时有残存托叶。上部茎绿褐色，或淡黄棕色，被白色柔毛，叶灰绿色，皱缩卷曲。

偶见花枝或果枝。气微、味微苦、涩。

选购秘诀 以梗紫红色、枝嫩、叶完整者为佳。

药用价值 **杀灭癌细胞** 每日用提取物 500 微克，连续 6 天分别注入 1 毫升癌细胞培养液和正常细胞培养液中，能完全杀灭癌细胞，但正常细胞仍继续繁殖，不受损害。

止血作用 本品可使血液凝固。家兔静脉注射仙鹤草素后可大大缩短其血凝时间，增加血小板，促进血小板的生成并能增加血钙。实验性狗股动脉出血，局部应用粉剂并加压迫有一定的止血作用。

对心率的影响 仙鹤草素对小鼠、大鼠、家兔均有调整心率，使已疲劳的骨骼肌兴奋，增加细胞的抵抗力及降低血糖等作用；仙鹤草内酯能降低离体兔肠的收缩幅度及张力，也能抑制在体小鼠肠的蠕动。大量服用可使心搏徐缓。

消炎作用 仙鹤草的水、醇提取物对葡萄球菌感染引起的家兔结膜炎有消炎作用。

镇痛作用 仙鹤草的水提取物 100 毫升 / 千克，对兔齿髓电刺激引起的疼痛有镇痛作用。

抑菌作用 仙鹤草的水提取液在试管内对金黄色葡萄球菌、大肠杆菌、绿脓杆菌、福氏痢疾杆菌、伤寒杆菌、人型结核杆菌均有抑制作用。

贮存要点 置通风干燥处。

用法用量 内服：煎汤，3~15 克（鲜者 15~30 克），捣汁或入散剂。外用：捣敷。

使用禁忌 无

> **特别提示**
> 本品被广泛应用于身体各部分的出血治疗，但一般来说，单用的效果较缓，往往需配合其他止血药同用。例如治吐血时，可配侧柏叶、白芨、藕节等。

● 保健应用

仙鹤草红枣汤

功　效 补脾养血，减轻放、化疗对造血系统的损害。适用于各种癌症放、化疗的患者。

原材料 红枣 15 枚，仙鹤草 30 克。

做　法 将红枣、仙鹤草放入锅内，倒入 3 碗清水，煎至 1 碗即可。

用　法 取汁饮服，每日 1 剂，可连煎 2 次，分 2 次服。

▶ 黑木耳

【别名】树鸡、木枞、木蛾、云耳、耳子。

○ "素中之荤"

来　源 为木耳科植物木耳的子实体。

主要产地 产于四川、福建等地。

性　味 性平，味甘。

功效主治 凉血、止血，可治肠风、血痢、血淋、崩漏、痔疮等症。

主要成分 黑木耳是一种味道鲜美、营养丰富的食用菌，含有丰富的蛋白质、铁、钙、维生素、粗纤维，其中蛋白质含量和肉类相当，铁比肉类高10倍，钙是肉类的20倍，维生素B2是蔬菜的10倍以上，黑木耳还含有多种有益氨基酸和微量元素，被称之为"素中之荤"。100克黑木耳的营养成分为：水分10.9克，蛋白质10.6克，脂肪0.2克，碳水化合物65.5克，热量306千卡，粗纤维7.0克，灰分5.8克，钙357毫克，磷201毫克，铁185毫克，胡萝卜素0.03毫克，硫胺素0.15毫克，核黄素0.55毫克，烟碱酸2.7毫克。

性状特征 干燥的木耳呈不规则的块片，多卷缩，表面平滑，黑褐色或紫褐色；底面色较淡。质脆易折断，以水浸泡则膨胀，色泽转淡，呈棕褐色，柔润而微透明，表面有滑润的黏液，气微香。

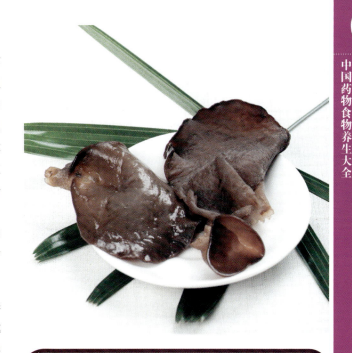

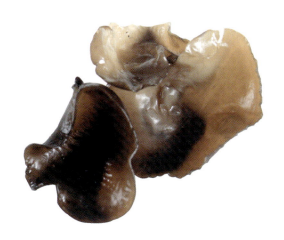

选购秘诀 以干燥、朵大、肉厚、无树皮和泥沙等杂质者为佳。

药用价值 黑木耳具有益智健脑、滋养强壮、补血止血、滋阴润燥、养胃通便、清肺益气、镇静止痛等功效。

黑木耳中含有丰富的纤维素和一种特殊的植物胶质，能促进胃肠蠕动，促使肠道食物脂肪的排泄，减少食物脂肪的吸收，从而起到减肥作用。

黑木耳中的胶质，有润肺和清涤胃肠的作用，可将残留在消化道中的杂质、废物吸附排出体外。据美国明尼苏达大学医学院的研究发现，黑木耳内还有一种类核酸物质，可以降低血中的胆固醇和甘油三酯水平，对冠心病、动脉硬化患者颇有益处。黑木耳中的多糖有抗癌作用，可以作为肿瘤病人的食疗食品。

> **特别提示**
> 木耳烹调前最好用温水泡发，泡发后仍缩在一起的部分不宜吃。

黑木耳对胆结石、肾结石等内源性异物也有显著的化解功能，它含有抗肿瘤活性物质，能增强机体免疫力。

贮存要点 制成干品保存，食用前只需用清水泡发即可。

用法用量 木耳可煮汤、炒食、凉拌均可。每餐15克。

使用禁忌 大便不实者忌。不可多食，特别是孕妇、儿童食用时更应控制数量。鲜木耳含有一定的有毒物质，当加工干制后，所含有的毒素便会被破坏消失。

● **保健应用**

红枣黑木耳汤
功　　效 清热、补血，适用于贫血症患者。
原材料 黑木耳20克，红枣20枚，冰糖适量。
做　　法 将黑木耳用温水泡发、洗净，放入小碗中，加水、红枣和冰糖，再将碗放置蒸锅中蒸1小时左右。
用　　法 吃木耳、红枣，喝汤。每日2次。

荠菜

【别名】鸡心菜、鸡脚菜、假水菜、香芹娘、香料娘。

○ 蛋白质含量高的清香蔬菜

来　　源　为十字花科植物荠菜的带根全草。

主要产地　全国大部分地区均产。

性　　味　性平，味甘。

功效主治　和脾、利水、止血、明目。治痢疾、水肿、淋病、乳糜尿、吐血、便血、血崩、月经过多、目赤疼痛。

主要成分　荠菜是高纤维的蔬菜，食部每 100 克含蛋白质 21.2 克，脂肪 1.6 克，糖 24 克，粗纤维 5.6 克，灰分 7.2 克，钙 1680 毫克，磷 292 毫克，铁 25.2 毫克，胡萝卜素 12.8 毫克，硫胺素 0.56 毫克，核黄素 0.76 毫克，尼克酸 2.3 毫克，维生素 C220 毫克。在非豆科蔬菜中，荠菜的蛋白质含量最高，为其他蔬菜所不及。

性状特征　荠菜为十字花科荠菜属中一二年生草本植物。荠菜根白色，茎直立，单一或基部分枝。基生叶丛生，挨地，莲座状、叶羽状分裂，不整齐，

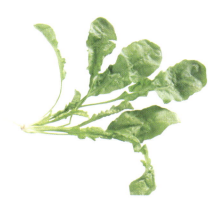

顶片特大，叶片有毛，叶耙有翼。茎生叶狭披针形或披针形，基部箭形，抱茎，边缘有缺刻或锯齿。

开花时茎高 20 ~ 50 厘米，总状花序顶生和腋生。花小、白色、两性。萼片 4 个，长圆形，十字花冠。短角果扁平，呈倒三角形，含多数种子。

荠菜属耐寒性蔬菜，要求冷凉和晴朗的气候。种子发芽适温为 20 ~ 25℃。生长发育适温为 12 ~ 20℃，气温低于 10℃，高于 22℃则生长缓慢，生长周期延长，品质较差。荠菜的耐寒性较强，-5℃ 时植株不受损害，可忍受 -7.5℃ 的短期低温。在 2 ~ 5℃ 的低温条件下，荠菜 10 ~ 20 天通过春化阶段即抽薹开花。荠菜对土壤的选择不严，但以肥沃、疏松的土壤栽培为佳。

目前生产上主要有下述两个品种：

板叶荠菜，又叫大叶荠菜，植株塌地生长。叶片浅绿色，大而厚，有 18 片叶左右。

散叶荠菜，又叫百脚荠菜、慢荠菜、碎叶头等。植株塌地生长，叶片绿色，羽状全裂，叶缘缺刻深，叶窄较短小，有 20 片叶左右。

干燥的全草，根作须状分枝，弯曲或部分折断，淡褐色或乳白色。根处叶羽状分裂，卷缩，质脆易碎，灰绿色或枯黄色。茎纤细，分枝，黄绿色，弯曲或部分折断，近顶端疏生三角形的果实，有细柄，淡黄绿色。气微，味淡。

选购秘诀　以干燥、茎近绿色、无杂草者为佳。

药用价值　荠菜有类似麦角的作用。其浸膏试用于动物离体子宫或肠管，均呈显著收缩，全草的醇提取物有催产素样的子宫收缩作用。全草的有效成分，能使小鼠、大鼠离体子宫收缩。

荠菜于各种出血病人，有明显止血作用。对血友病患者，可增加抵抗力。

荠菜的有效成分能使鼠、猫、兔、犬血压下降，对在位犬心及离体豚鼠心脏的冠状血管有扩张作用。

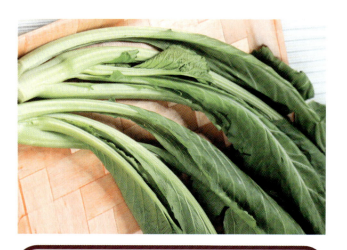

特别提示

荠菜不仅是营养丰富的美味蔬菜，还能治疗多种疾病。荠菜特别适合做馅心，可与肉糜搭配，作为馄饨、饺子、春卷的馅心。

它还能抑制由哇巴因引起的离体猫心的纤颤。

荠菜提取物能延长圆己巴比妥的睡眠时间。麻醉犬静脉注射荠菜煎剂或流浸膏挥发液，均能兴奋呼吸，先用阿托品也不能影响此作用。另外，干燥荠菜浸液可使狗呼吸运动减至原水平的20%～50%，有时更甚。

荠菜全草的有效成分能使气管与小肠平滑肌收缩。此外，荠菜醇提取物腹腔注射，能抑制大鼠下肢的右旋糖酐性、角义菜胶性浮肿及5-羟色胺引起的毛细血管的通透性增加。对溃疡有90%抑制率，并能加速应激性溃疡的愈合。对小鼠有利尿作用。对人工发热的兔，荠菜略有退热作用。

荠菜含有较多的维生素A，对白内障和夜盲症等眼疾有一定的治疗作用。

荠菜可使胃肠道清洁，还可降低人体血液中的胆固醇含量，同时降低血糖。

荠菜中的胡萝卜素含量较高，所含有的维生素C也能阻断亚硝胺在肠道内形成，可减少癌症和心血管疾病的患病几率。

荠菜是一种清新鲜美的蔬菜，多食荠菜可以使头发乌黑、靓丽。荠菜具清热解毒、凉血止血的作用，对防止头发早白也十分有效。

贮存要点 新鲜食用。

用法用量 荠菜煮粥、煮饭、做馅、清炒、凉拌等。每餐80～100克。

使用禁忌 无。

● 保健应用

马齿苋荠菜汁

功　效 清热解毒、利湿泻火。对急性前列腺炎、尿路感染、慢性肠炎均有疗效。

原材料 鲜荠菜90克，粳米100克。

做　法 将鲜荠菜采来，挑选、洗净，切成2厘米长的节，将粳米淘洗干净，放入锅内，加水适量，把切好的荠菜放入锅内，置武火上煮沸，用文火熬煮至熟。

用　法 每天早、晚分饮。

荠菜粥

功　效 补虚健脾、明目止血。适用于慢性肾炎、水肿及肺胃出血、便血、尿血、目赤目暗、视网膜出血等症。

原材料 鲜马齿苋500克，鲜荠菜500克。

做　法 把鲜马齿苋、鲜荠菜去杂洗净，在温开水中浸泡30分钟，取出后连根切碎，放到榨汁机中，榨成汁。把榨后的马齿苋、荠菜渣用适量温开水浸泡10分钟，重复绞榨取汁，合并2次汁，用纱布过滤。把滤后的马齿苋、荠菜汁放在锅里，用小火煮沸即可。

用　法 每日2次，温热服食。

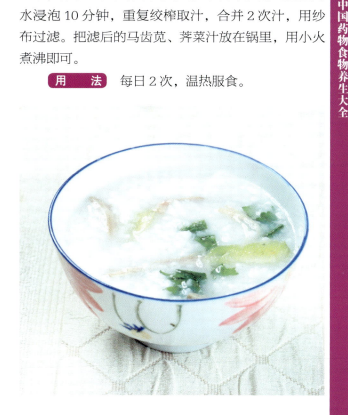

苦瓜荠菜肉汤

功　效 清心祛暑、泻肝利水。适用于高血压病属肝阳上亢型者，症见头晕头痛、心悸失眠、心烦易怒、口渴咽干或目赤肿痛等。

原材料 鲜苦瓜200克，荠菜50克，猪瘦肉100克。

做　法 猪瘦肉洗净切片，苦瓜去瓤切片，荠菜去根、洗净。先将荠菜加水适量，文火煮30分钟，捞出，再入苦瓜、瘦肉煮熟，调味。

用　法 食肉喝汤。

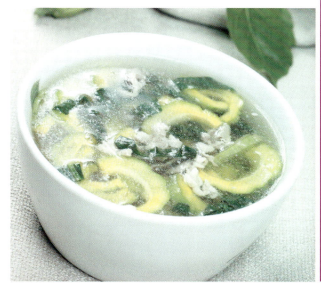

空心菜

【别名】瓮菜、空筒菜、藤藤菜、无心菜、水蕹菜。

糖尿病患者的保健佳蔬

来　　源　为旋花科植物蕹菜的茎、叶。

主要产地　我国长江流域，南至广东均有。

性　　味　性寒，味甘。

功效主治　治鼻衄、便秘、淋浊、便血、痔疮、痈肿、外伤、蛇虫咬伤。

主要成分　主要含有蛋白质、脂肪、糖类、矿物质、维生素和丰富的植物纤维。其所含有的蛋白质是西红柿的8倍，钙的含量是西红柿的12倍，胡萝卜素的含量也较多，各种维生素的含量也比大白菜多。

性状特征　蕹菜为一年生蔓状草本植物，全体无毛。茎中空，匍匐。叶互生，具长柄，叶片矩圆状卵形或椭圆状矩圆形，长6～15厘米，先端短尖或钝，基部截形、心形或戟形，边缘全缘或波状。聚伞花序腋生，直立，长3～6厘米，有花一至数朵；萼绿色，

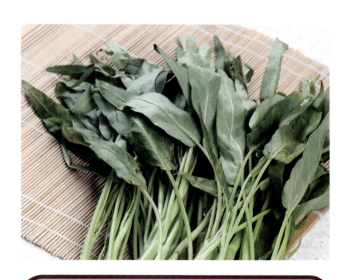

特别提示

空心菜是人们喜爱的蔬菜之一，在洗菜时一定要小心择洗，以免有虫蚁等不净、有害物质残存于菜梗中。

可消暑解热、凉血止血、排毒养颜、防治痢疾。

贮存要点　冰箱冷藏。

用法用量　空心菜可调汤、凉拌、煮面。其烹调时不与任何菜肴争味，同肉类配炒烹饪，仍保持肉类特色，滋味鲜美。

使用禁忌　体质虚寒者勿多服。

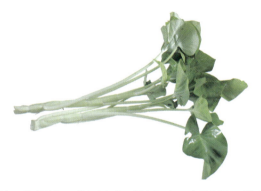

卵形，先端钝；花冠白色或淡红色，阔钟状；雄蕊5，不等长；雌蕊1，较长，柱头浅裂而呈头状。

选购秘诀　蔬菜市场上的空心菜有青梗和白梗两种。6～9月是空心菜的最佳消费期。青梗上市较早，但吃时较老。白梗上市虽迟，但吃时较嫩。

药用价值　空心菜含有的果胶能使体内的有毒物质加速排泄，木质素能提高巨噬细胞吞食细菌的活力。紫色空心菜中的胰岛素对糖尿病患者有降低血糖的作用。

空心菜的叶绿素有"绿色精灵"之称，可洁齿防龋除口臭、健美皮肤，堪称美容佳品。它所富含的粗纤维素，具有促进肠蠕动、降低胆固醇、预防血管硬化的作用。空心菜性凉，菜汁对金黄色葡萄球菌、链球菌等有抑制作用，可预防感染。因此，夏季常吃，

● 保健应用

清炒空心菜

功　　效　空心菜能利尿、清热、凉血，主治便秘、痔疮、水肿、糖尿病等。老年体胖者多食，有利于身体健康。

原材料　空心菜700克，葱、蒜末各15克，精盐5克，味精2克，芝麻油5克，花生油25克。

做　　法　将空心菜择洗干净，沥干水分。炒锅置旺火上，加花生油烧至七成热时，炒葱、蒜，下空心菜炒至刚断生，加盐、味精翻炒，淋芝麻油，装盘即成。

用　　法　佐餐食用。

丹参

【别名】 紫丹参、山红萝卜、活血根、靠山红、大红袍。

保肝护心的常用药

来　　源　为唇形科植物丹参的根。

主要产地　主产安徽、山西、河北、四川、江苏等地。

性　　味　性微温，味苦。

功效主治　活血祛瘀、安神宁心、排脓、止痛。治心绞痛、月经不调、痛经、经闭、血崩带下、瘀血腹痛、骨节疼痛、惊悸不眠、恶疮肿毒。

主要成分　含丹参酮Ⅰ，丹参酮ⅡA，丹参酮ⅡB，异丹参酮Ⅰ，异丹参酮ⅡA，还含有隐丹参酮、异隐丹参酮、甲基丹参酮、羟基丹参酮等。

性状特征　干燥根茎顶部常有茎基残余，根茎上生一至多数细长的根。根略呈长圆柱形，微弯曲，有时分支，其上生多数细须根，表面棕红色至砖红色，粗糙，具不规则的纵皱或栓皮，多呈鳞片状剥落，质坚脆，易折断，断面不平坦，带角质或纤维性，皮部色较深，呈紫黑色或砖红色，木部维管束灰黄色或黄白色，放射状排列。气弱，味甘、微苦。

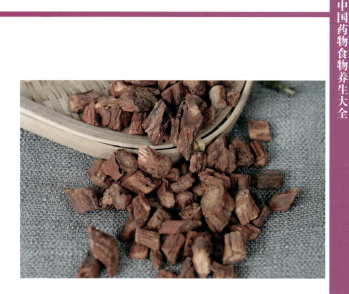

特别提示

前人认为丹参能祛瘀血、生新血，既能行血又能养血，但实际上，从活血祛瘀来说，丹参与四物汤的作用有相似之处，但四物汤在活血的同时，又有补血的作用，而丹参却没有补血的作用。

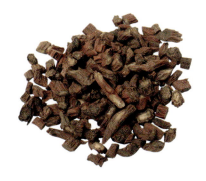

选购秘诀　以条粗、内紫黑色，有菊花状白点者为佳。

药用价值　**扩张血管和降压作用**　动物实验初步证明，丹参能扩张外周血管、降低血压。

抗菌作用　对葡萄球菌、大肠杆菌、变形杆菌有强力的抑菌作用，对伤寒杆菌、痢疾杆菌有一定的抑菌作用。

改善缺血再灌注损伤作用　丹参主要是通过对线粒体的能量代谢的保护及对自由基的清除，阻止钙的超载。

肝硬变、肝癌的保护作用　本品对肝细胞的损伤有一定的保护作用。

免疫调节作用　丹参通过它对细胞因子、抗体及免疫复合物、免疫细胞的作用，发挥对免疫应答的内调节作用，这种作用具有双向性。

贮存要点　置于干燥处。

用法用量　内服：煎汤，9～15克；或入丸、散。外用：熬膏涂或煎水熏洗。

使用禁忌　出血不停的人慎用，服用后有不良反应者，减少用量。

保健应用

温经丹参茶

功　　效　具有补气养血、温经活血的功效，对有月经不调的女性很有帮助。

原材料　丹参15克，红糖适量，水150毫升。

做　　法　丹参略洗净，将其放入煮锅中，加水煎煮。煎煮至剩下约100毫升的水量时，将丹参捞除，再根据个人口味调入适量的红糖，搅拌均匀即可。

用　　法　随意饮用，但火旺出血者不宜服用。

丝瓜络

【别名】 丝瓜网、丝瓜壳、瓜络、絮瓜瓤、天罗线、丝瓜筋、丝瓜瓤、千层楼。

祛风活络、活血消肿

来　源　为葫芦科植物丝瓜老熟果实的网状纤维或粤丝瓜的枯老果实。

主要产地　主产广东，全国各地均产，以浙江、江苏所产者质量为好。

性　味　性平，味甘。

功效主治　通经活络、清热化痰。治胸胁疼痛、腹痛、腰痛、睾丸肿痛、肺热痰咳、妇女经闭、乳汁不通、痈肿、痔漏。

主要成分　丝瓜络含木聚糖及纤维素，还含甘露聚糖、半乳聚糖及木质素等。

性状特征　丝瓜络呈长圆筒形或长棱形，略弯曲，两端较细。长25～60厘米，中间直径6～8厘米。

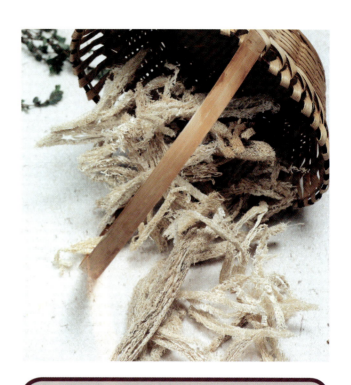

> **特别提示**
> 丝瓜嫩时质地软嫩，配上任何肉食都十分清甜，老了的丝瓜会长出坚韧的网状纤维，即为丝瓜络，也可代替海绵来洗擦物件。

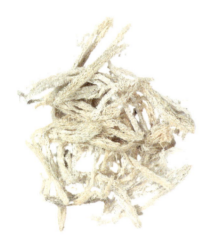

表面白色或黄白色，全体系由多层丝状纤维交织而成的网状物。体轻，质坚韧，不能折断。横切面可见子房3室，形成3个大空洞，内有少数残留的黑色种子。味淡，筋细、质韧。

丝瓜布外形呈长圆筒形，一端具坚韧的果柄，果皮灰黄色，上有10条纵向棱线，果皮质脆。其余均与丝瓜络相似。

选购秘诀　洁白、无皮者为佳。

药用价值　本品的药理作用主要为祛痰、祛风活络、活血消肿，利尿解毒和清热。

临床应用于肺热咳嗽（气管炎、肺炎），小儿和老人均可用。如为小儿急性支气管炎、肺炎，有高热、胸痛、痰难咳出，可于麻杏石甘汤或苇茎汤基础上酌加丝瓜络6～9克，能加强清热祛痰作用。对于老年慢性气管炎，也有一定的止咳祛痰作用。

用于跌打损伤、肿痛，尤其是腰背和胸胁瘀痛，常配行气的镇痛药，如枳壳、橘络、柴胡等，方如通络止痛汤。

用于风湿关节痛、肌肉痛，尤其是急性发作、局部肿痛、小便不利属于热痹者较适合，配防己、桑枝等，方如桑尖汤，或加入清热泻火剂中亦可。

此外夏天外感暑湿，四肢困倦，小便短赤，可用丝瓜络、冬瓜皮、生苡仁各30克，水煎服。

贮存要点　置于干燥处保存。

用法用量　内服：煎汤，4.5～9克；或烧存性研末。外用：煅存性研末调敷。

使用禁忌　丝瓜络性寒，适应证是湿火所致的经络不通、关节疼痛。如将其用于寒湿痹痛则效果不佳，甚至会加重寒象。

保健应用

对虾通草丝瓜汤

【功　效】具有调节乳房气血、通乳、开胃化痰等功效。

【原材料】对虾2只，通草6克，丝瓜络10克，食油葱段、姜丝、盐各少许。

【做　法】将通草、丝瓜络冲洗干净，将虾去肠泥，一同入锅加水煎汤，同时下入葱、姜、盐，用中火煎煮将熟时，放入食油，烧开即成。

【用　法】随意饮用，但火旺出血者不宜服用。

益母草

【别名】益母、坤草、益母艾、红花艾、月母草。

○ 活血调经的妇科良药

【来　源】为唇形科植物益母草的全草。

【主要产地】全国各地均产。

【性　味】性凉，味辛、苦。

【功效主治】活血祛瘀、调经、利水。治月经不调、难产、胞衣不下、产后血晕、瘀血腹痛，及瘀血所致的崩中漏下、尿血、便血、痈肿疮疡。

【主要成分】细叶益母草含益母草碱、水苏碱、益母草定、益母草宁等多种生物碱、苯甲酸、多量氯化钾、月桂酸、亚麻酸、油酸、甾醇、芸香苷、维生素A等黄酮类。又含精氨酸、水苏糖等。

【性状特征】干燥全草呈黄绿色，茎方而直，上端多分枝，有纵沟，密被茸毛，棱及节上更密。质轻而韧，断面中心有白色髓部。叶交互对生于节上，边缘有稀疏的锯齿，上面深绿色，背面色较浅，两面均

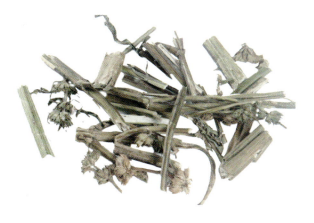

有细毛茸，多皱缩破碎，质薄而脆。有的在叶腋部可见紫红色皱缩小花，或有少数小坚果。

【选购秘诀】以质嫩、叶多、色灰绿的为佳。

【药用价值】**对子宫的作用**　益母草制剂对兔、豚鼠、犬的离体子宫有直接兴奋作用，与脑垂体后叶素相似，但作用较弱。益母草水溶性成分无论对离体、在位及整体不麻醉动物的子宫皆有兴奋作用。

对循环系统的作用　益母草制品对麻醉动物静脉注射，均有降压作用，但持续时间较短。益母草乙醇制剂对在位兔心有轻度兴奋作用，对离体兔心，先见轻度抑制，后见轻度兴奋，大量则呈抑制现象。其降压作用不受切断迷走神经的影响，却能被事先注射阿托品而显著削弱，此外还有抗肾上腺素作用。

其他作用　据报道益母草碱能兴奋呼吸中枢。其

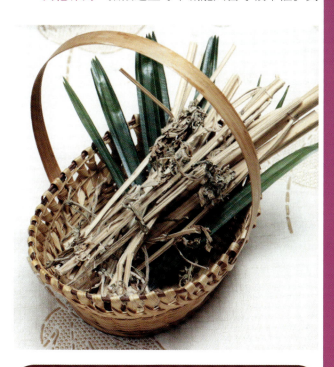

> **特别提示**
>
> 在《本草拾遗》中提及，益母草入药，令人皮肤光泽，故知其还有改善色斑、粉刺的美容功效。皮肤暗沉的人可以选择用益母草与山楂一起泡水喝，效果也不错。

所含生物碱能抑制蛙的中枢神经系统。花煎剂能提高大小肠的蠕动。益母草素对神经肌肉标本有箭毒样作用，对麻醉兔静脉注射可使尿量增加，高浓度能引起溶血。益母草的水浸剂(1：4)在试管内对皮肤真菌之生长有抑制作用。

贮存要点 置干燥处。

用法用量 内服：煎汤，3～18克；熬膏或入丸、散。外用：煎水洗或捣敷。

使用禁忌 阴虚血少者忌服，孕妇不宜用。

保健应用

益母草煮鸡蛋

功　效 补血调经。适用于月经先期有胸腹胀痛者。

原材料 益母草30克，鸡蛋2个。

做　法 将以上材料加水适量同煮，鸡蛋熟后去壳，再煮片刻即可。

用　法 月经前每日1次，连服数日，吃蛋饮汤。

鸡血藤

【别名】血风藤。

舒筋、活络、活血的常用药

来　源 为豆科植物密花豆、白花油麻藤、香花岩豆藤或亮叶岩豆藤等的藤茎。

主要产地 主要产于广西、江西等地。

性　味 性温，味苦。

功效主治 活血、舒筋。治腰膝酸痛、麻木瘫痪、月经不调。

主要成分 香花岩豆藤含鸡血藤醇。

性状特征 密花豆的藤茎呈扁圆柱形，稍弯曲。表面灰棕色，栓皮脱落处呈红褐色，有明显的纵沟及小形点状皮孔。横切面可见小形的髓偏向一侧，木质部淡红色，导管呈孔洞状不规则排列，韧皮部有树脂状分泌物呈红褐色或黑棕色。气微，味涩。

白花袖麻藤的干燥藤茎呈扁圆柱形，稍弯曲，表面灰棕色，栓皮剥落处现红棕色，有明显纵沟及横向皮孔，节处微突起，有时具分枝痕。横切面中央有偏心性的小髓，韧皮部外方为木质部与韧皮部相间排列的同心半圆环。新鲜时褐色的环状部位有鲜红色液汁

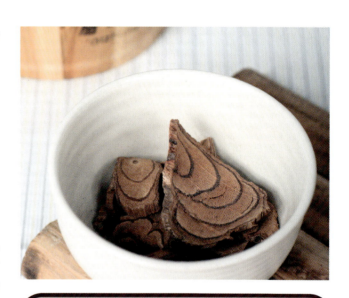

特别提示

本品的药性温和，连续服用2~3个月一般也未见有副作用，有虚火者也可服。鸡血藤胶(膏)的药性和功用与鸡血藤基本相同，但补力更胜，补血气、强筋骨功效更好。

流出，形如鸡血。液汁干后凝成亮黑色胶丝状斑点。气微、味涩。

香花岩豆藤的干燥藤茎呈圆柱形，表面灰褐色，有纵纹。横断面皮部占半径的1/4，密布红棕色胶状斑点，向外渐疏，木质部黄色，质坚实。气微、味微苦涩。

选购秘诀 以条匀、切面有赤褐色层圈，并有

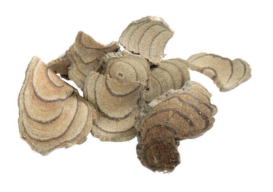

渗出物者为佳。

药用价值 **镇静、催眠作用** 动物试验证明，本品有一定的镇静、催眠作用。

对血管和心脏的作用 密花豆干燥根的煎剂对离体、在体蟾蜍心脏有抑制作用，可使麻醉兔及犬的血压下降，对离体兔耳及蟾蜍血管却为收缩作用。

行血通脉，暖腰膝 现代实验发现本品有降低血压的作用，对离体子宫有抑制作用，对在位子宫有兴奋作用，能增强子宫节律性收缩；对小鼠子宫24小时总磷代谢有促进作用。

贮存要点 置于通风干燥处保存。

用法用量 内服：煎汤，9～15克（大剂量30克）；或浸酒。

使用禁忌 无。

● 保健应用

鸡血藤煲鸡蛋

功　　效 活血补血、舒筋活络。适用于闭经、月经不调、贫血、面色苍白等症。

原材料 鸡血藤30克，鸡蛋2个，白砂糖少许。

做　　法 鸡血藤和鸡蛋加清水2碗同煮，鸡蛋熟后去壳，再煮至1碗汤汁后加白糖少许即可。

用　　法 弃药渣、饮汤吃蛋，每晚服用。

▶ 红花

【别名】红蓝花、刺红花、草红花。

○ 传统妇科良药

来　　源 为菊科植物红花的花。

主要产地 主产河南、浙江、四川等地。

性　　味 性温，味辛。

功效主治 活血通经、去瘀止痛。治闭经、瘕、难产、死胎、产后恶露不尽、瘀血作痛、痈肿、跌扑损伤。红花还用于眼科，主要为清热消炎，可治目赤红肿。

主要成分 红花含红花黄色素及红花苷。红花苷经盐酸水解，得葡萄糖和红花素。另尚含脂肪油称红花油，是棕榈酸、硬脂酸、花生酸、油酸、亚油酸、亚麻酸等的甘油酯类。叶含木犀草素-7-葡萄糖苷。

性状特征 干燥的管状花，长约1.5厘米，橙红色，花管狭细，先端5裂，裂片狭线形，长5～7

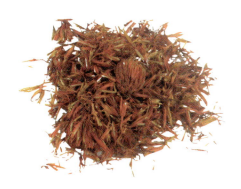

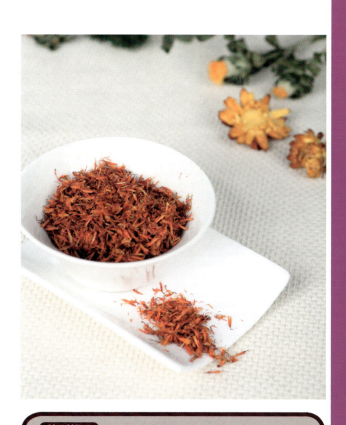

> **特别提示**
>
> 红花大量可活血破瘀，小量则养血和血；红花与桃仁均能祛瘀，但桃仁在血证中应用比红花更广泛。对于热证血瘀，桃仁较常用，对于心腹瘀痛，红花效果较佳。

毫米，雄蕊5枚，花药黄色，联合成管，高出裂片之外，其中央有柱头露出。具特异香气，味微苦。

选购秘诀 以花片长、色鲜红、质柔软者为佳。

药用价值 **兴奋子宫的作用** 煎剂对小鼠、豚鼠、兔、犬、猫之离体、在位子宫及家兔子宫瘘均有兴奋作用，但弱于番红花煎剂。

降压及扩张血管作用 煎剂与番红花煎剂性质相似，对麻醉动物有降压、抑制心脏等作用，但较弱。在离体兔耳标本上，有收缩血管的作用。冠心2号方（丹参：红花：赤芍：川芎：降香=2:1:1:1:1）水溶部分对犬在体冠状动脉及股动脉有扩张作用；其水煎剂给大鼠连续口服4天，对垂体后叶素引起的心肌缺血则无作用。此外，红花水提取液10毫克／千克静脉注射，对麻醉狗的冠脉流量（冠状窦插管法）有一定程度的增加。水提取液对血压无明显影响，而乙醇提取液则能使血压下降。

其他作用 红花油能兴奋某些平滑肌器官，如小肠、支气管等。冠心2号方对离体大鼠回肠有抑制作用，并能拮抗乙酰胆碱所引起的肠管痉挛。

贮存要点 置于干燥处保存，防潮、防霉。

用法用量 内服：煎汤，3～6克；入散剂或浸酒，鲜者捣汁。外用：研末撒。

使用禁忌 孕妇忌服。因能刺激子宫收缩，月经过多、有出血倾向者不宜用。

保健应用

桃仁红花粥

功　　效 活血通经、祛瘀止痛。适用于气滞、血瘀、经闭、月经不调及冠心病、心绞痛、高血压等。

原 材 料 桃仁10～15克，红花6～10克，粳米50～100克。

做　　法 先将桃仁捣烂如泥，与红花一并煎煮，去渣取汁，同粳米煮为稀粥，加红糖调味。

用　　法 每日1～2次，温热服。

桃仁

【别名】桃核仁。

活血散瘀的常用药

来　　源 为蔷薇科植物桃或山桃的种子。

主要产地 主产四川、云南、陕西、山东、河北、山西、河南等地。

性　　味 性平，味苦、甘。

功效主治 破血行瘀、润燥滑肠。治闭经、癥瘕、热病蓄血、风痹、疟疾、跌打损伤、瘀血肿痛、血燥便秘。

主要成分 桃仁含苦杏仁苷约3.6%，挥发油0.4%，脂肪油45%。油中主含油酸甘油酯和少量亚油酸甘油酯，另含苦杏仁酶等。

性状特征 干燥种子呈扁平长卵形，长1～1.6厘米，宽0.8～1厘米，外表红棕色或黄棕色，有纵皱。先端尖，中间膨大，基部钝圆而扁斜，自底部散出多数脉纹，脐点位于上部边缘上，深褐色，棱线状微突起。种皮菲薄，质脆；种仁乳白色，富含油脂，二子叶之结合面有空隙。气微弱，味微苦。

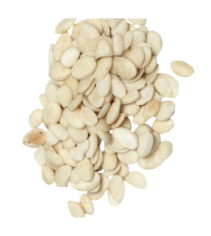

选购秘诀 以颗粒均匀、饱满、整齐、不破碎者为佳。

药用价值 破血行瘀、润燥滑肠，可镇痛、消炎、解毒、通便。又对小白鼠实验性结核病有疗效。

治血瘀经痛、闭经，表现有下腹胀痛、经行不畅、夹有瘀块、血色紫黑、经血量少，甚或几月不来，舌质紫，或舌边有瘀点，脉涩或沉缓。宜化瘀与调经相结合。方如桃红四物汤；如气血虚弱较甚，用桃仁、红花配八珍汤；如气郁疼痛较明显，可在桃红四物汤基础上再加柴胡、牛膝、枳壳等。

治跌打损伤而致的瘀血滞留作痛，一般配红花、当归、桑枝、赤芍等。

治肠燥便秘，尤其适用跌打外伤后瘀热内积引起的便秘，或病后、伤后卧床多、活动少，影响到肠管蠕动减慢所致的便秘。

用于治疗肠痈（急性阑尾炎）和肺痈（肺脓疡），桃仁作为辅助用药。

贮存要点 置于阴凉干燥处保存，防蛀，防泛油。

用法用量 内服：煎汤，5～10克；或入丸、散。外用：捣敷。

使用禁忌 孕妇忌服。

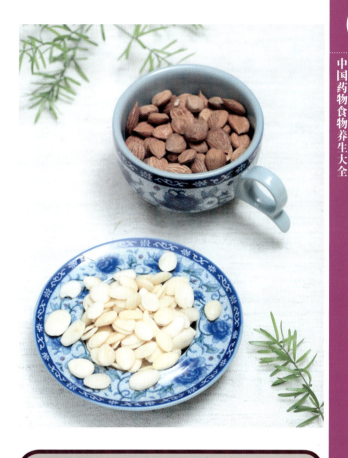

● 保健应用

桃仁粥

功　　效 活血通经、祛瘀止痛。适用于妇女瘀血停滞而引起的闭经和痛经以及产后瘀血腹痛，跌打损伤、瘀血停积诸症。桃仁有小毒，用量不宜过大，孕妇及便溏病人不宜服用。

原材料 桃仁10～15克，粳米75克。

做　　法 先把桃仁捣烂如泥，加水研汁、去渣，同粳米煮为稀粥。

用　　法 每日2次，空腹服食。

特别提示
桃仁药性较纯，故在活血祛瘀剂中广泛应用，配破瘀药则破瘀，配行血药则行血，一般不作为主药用。桃仁与杏仁均能治便秘，两者可同用，也可互相代用。孕妇习惯上不用桃仁；如治便秘，可用火麻仁加川朴代。

▶ 川芎 ◀

【别名】山鞠穷、雀脑芎、京芎、贯芎、抚芎、台芎、西芎。

○ 活血行气的止痛良药

来　　源 为伞形科植物川芎的根茎。

主要产地 主产四川（灌县、崇庆）。云南亦产，称作云芎。

性　　味 性温，味辛。

功效主治 行气开郁、祛风燥湿、活血止痛。治风冷头痛眩晕、寒痹筋挛、难产、产后瘀阻腹痛、痈疽疮疡。用于月经不调、闭经痛经、癥瘕、腹痛、胸胁刺痛、肿痛、头痛、风湿痹痛。

主要成分 含有生物碱、阿魏酸、挥发油和一种中性结晶物。

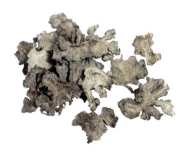

性状特征 根茎呈不整齐结节状拳形团块，长4～8厘米，直径4～6厘米。表面深黄棕色，有明

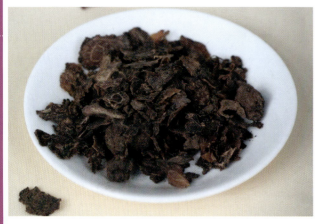

耗氧量，降低外周血管阻力，降低血压。能抑制体内及体外的血小板聚集，预防血栓形成，并能通过血脑屏障，故可用于治疗中枢神经系统及脑血管疾病。

本品尚有加强子宫收缩的作用，且对大肠杆菌、绿脓杆菌有抑制作用。

还可以解痉止痛，其水浸剂和水浸膏溶液有明显的降低血压的作用。

贮存要点 置阴凉干燥处，防蛀。

用法用量 内服：煎汤，3～6克；或入丸、散，外用：研末撒或调敷。

使用禁忌 阴虚火旺、上盛下虚、气弱之人忌服。川芎用量宜小，分量过大易引起呕吐、晕眩等不适症状。

特别提示

月经过多、出血性疾病、阴虚火旺，均不宜用川芎。需用四物汤行血、养血，而又嫌川芎过于辛散者，可用丹参代川芎。

保健应用

黄芪川芎粥

功　效 益气安胎、活血止痛。适用于气虚胎动、腹痛下血症。

原材料 黄芪30克，川芎5克，砂仁5克，桑寄生10克，粳米100克。

做　法 将黄芪、川芎、砂仁、桑寄生水煎取汁，再将粳米洗净，与药汁放入砂锅，同煮为粥至黏稠。

用　法 每天分3次，温热食。

显结节状起伏轮节，上侧有很多圆形或卵圆形的茎痕，直径5～15毫米，作凹洼状，下侧及轮节上有众多根痕，作小瘤状隆起。质坚实，断面类黄色，形成层呈明显环状，随处散有黄色小油点。有特异清香气，味苦。

选购秘诀 以个大、质坚实、断面色黄白、油性大、气浓香的为主。

药用价值 川芎含有易挥发的油状生物碱、酚酸类化合物、川芎内脂，能扩张冠状动脉，降低心肌

赤芍

【别名】山芍药、草芍药。

○ 活血化瘀的妇科良药

来　源 本品为毛茛科植物芍药或川赤芍的干燥根。

主要产地 主产内蒙古、东北、河北、陕西、山西、甘肃、四川、青海、云南等地。

性　味 性微寒，味苦。

功效主治 清热凉血、散瘀止痛。用于温毒发斑、吐血衄血、目赤肿痛、肝郁胁痛、闭经痛经、瘕腹痛、跌扑损伤、疮疡。

主要成分 含苷类化合物（芍药苷、芍药内酯苷、羟基芍药苷、苯甲酰芍药苷）、苯甲酸、鞣质等。

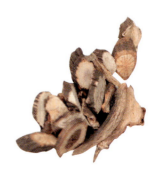

性状特征 本品呈圆柱形，稍弯曲，长5～40厘米，直径0.5～3厘米。表面棕褐色，粗糙，有纵沟及皱纹，并有须根痕及横向凸起的皮孔，有的外皮

易脱落。质硬而脆，易折断，断面粉白色或粉红色，皮部窄，木部放射状纹理明显，有的有裂隙。气微香，味微苦、酸涩。

选购秘诀 以根长、外皮易脱落、断面白色、粉性大，习称"糟皮粉渣"者为佳。

药用价值 对血液系统的抗凝、抗血栓作用 研究发现赤芍总苷能明显延长大鼠和小鼠的凝血时间，明显缩短静脉注射ADP-Na所致的小鼠肺栓塞呼吸喘促时间，提示赤芍总苷通过对凝血系统和血小板功能的影响而产生抗血栓作用。

抗血小板聚集作用 研究表明，赤芍抑制血小板聚集是通过增加cAMP水平，影响血小板内cAMP水平升高时，血小板的黏附、聚集、释放功能均会受到抑制。赤芍总苷可显著调节机体微循环、降低血清、血浆黏度、抑制ADP诱导的血小板聚集、延长凝血酶原时间（PT）和活化部分凝血活酶时间（KPTT）。研究发现，六种产地赤芍在0.5克生药/毫升时，对抗凝血及血小板聚集有非常明显的作用。

对红细胞的作用 实验证明，赤芍能显著改善红细胞的通透性，增加红细胞对低渗张力的抗性，有一定的稳定红细胞膜结构的作用。当赤芍提取物浓度达到138克/升时对红细胞聚集有明显抑制。

对血液流变学的影响 实验证明，赤芍总苷能降低血瘀大鼠的血液黏度、纤维蛋白原的含量和红细胞聚集指数，减少红细胞压积，改善血液流变学指标。

对缺血性损伤的作用 对赤芍总苷（TPG）的研究表明，TPG对六种大鼠神经细胞缺血损伤均具有明显保护作用。在大鼠肾上腺嗜铬细胞瘤克隆株（PC12）细胞缺血损伤实验中，MTT法和胞质LDH测定发现3.125～200毫克/升TPG对缺糖、一氧化氮、氧自由基和Glu损伤有保护作用，但仅200毫克/升TPG对缺氧损伤有保护作用，TPG作用机制可能主要针对损伤后期出现一氧化氮毒性损伤及细胞内钙超载等环节，进一步研究显示TPG对PC12细胞超钙损伤具有明显的保护作用。TPG还可降低大鼠缺血再灌注损伤脑组织中丙二醛（MDA）含量，提高超氧化物歧化酶（SOD）水平，改善小鼠的主动学习记忆能力及空间分辨能力，显著增加衰老小鼠的主动回避次数。

对肝脏的作用 赤芍归肝经，对肝脏也应该有着广泛的药理作用。研究证明，"凉血活血重用赤芍"法能抑制胆汁郁积因子、降低血浆血栓素B2(TXB2)、前列腺素代谢产物-6-酮（PGF1α）、血管紧张素转换酶（ACE）及血液黏滞度，改善肝脏微循环，加强胆红素摄取、结合、转运、弥散及排泄，同时有利胆、利尿等作用。特别是赤芍，它对持久不退的重度黄疸肝炎有血瘀血热见症者有显著的退黄作用。大剂量赤芍促进肝纤维化重吸收有效率为77.8%，赤芍承气汤可以显著调整肠道菌群失调，增加肠道有益菌（双歧杆菌、乳酸杆菌）的数量与比例，减少肠道G-杆菌（大肠杆菌、拟杆菌、梭菌）等有害菌群的数量，进一步完善了赤芍承气汤能改善内毒素血症的作用机理。

抗动脉粥样硬化作用及其他 最近研究显示，赤芍和川芎合用还具有抗氧化及保护血管内皮细胞的功能。实验结果表明，川芎和赤芍合用或单用均可明显降低血清总胆固醇（TC）、甘油三酯（TG）、低密度脂蛋白，合用还可提高SOD活性和降低MDA活性，在提高血管内皮细胞抗氧化能力及促进一氧化氮释放方面产生协同作用，表明赤芍具有抗动脉粥样硬化（AS）作用。

贮存要点 置通风干燥处。

用法用量 煎服，6～12克。

使用禁忌 血虚有寒，孕妇及月经过多者忌用。不宜与藜芦同用。

● 保健应用

赤芍红烧羊肉

功效 活血化瘀、行气止痛。

原材料 羊肉200克，当归、生地各15克，

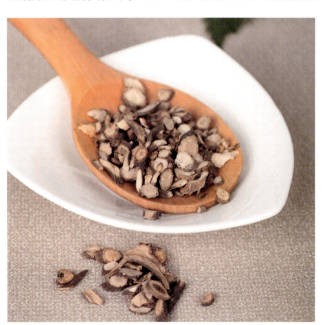

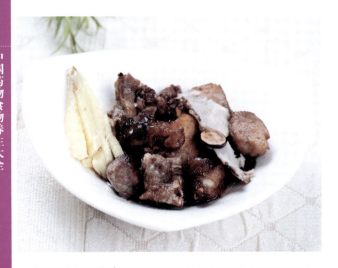

麻疹的功效。

原材料 赤芍12克，黄菊花15克，冬瓜皮20克，蜂蜜适量。

做　法 将所有的药材清洗干净后备用。将赤芍、黄菊花、冬瓜皮一起放入锅中煎煮成药汁。去除药渣后，调入蜂蜜即可。

用　法 早、晚分2次服用。

赤芍银耳饮

功　效 这是一道可以滋阴润肺、养胃生津、清热泻肝火、明目的甜品。

原材料 赤芍、柴胡、黄芩、知母、夏枯草、麦门冬各5克，牡丹皮3克，元参3克，梨子1个，白糖120克，罐头银耳300克。

做　法 将所有的药材洗净，梨子洗净、切块，备用。锅中加入所有药材，加上适量的清水煎煮成药汁，去渣取汁后加入梨、罐头银耳、白糖，煮至滚后即可。

用　法 随意食用。

特别提示
炒赤芍是以小火将赤芍炒至呈黄色，略显焦斑时取出，炒后可以缓和其寒凉之性。加酒炒则可增强行血之力，加醋可入肝，增强祛瘀止痛的功效。

干姜10克，赤芍10克，黄酒、葱、蒜等适量。

做　法 首先将羊肉洗净、切块，当归、生地、赤芍洗净后，放入纱布袋中扎口，干姜切片。再将羊肉、干姜、纱布袋放入锅中，加清水适量同煮，用文火煎1小时后，去掉纱布袋，再用武火煮沸，加黄酒、葱、蒜等调料食用。

用　法 食肉喝汤。

赤芍菊花茶

功　效 这道简单的药茶饮用后，有缓解荨

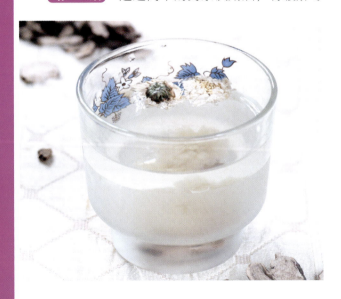

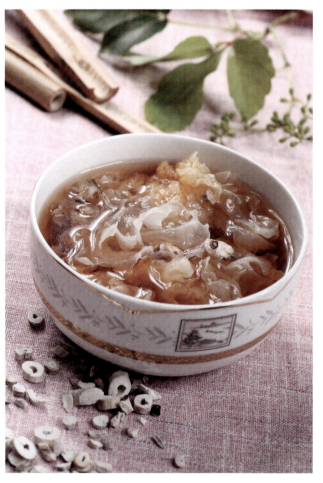

穿山甲

【别名】鲮鲤甲、鳢鲤甲、鲮鲤角、川山甲、鳖鲤甲、山甲、甲片。

下乳通经的圣药

来　源　为鲮鲤科动物鲮鲤的鳞甲。

主要产地　主产广东、广西、云南、贵州；浙江、福建、湖南、安徽等地亦产。进口的穿山甲商品，多来自越南、缅甸、印度尼西亚等地。

性　味　性凉、味咸。

功效主治　消肿溃痈、搜风活络、通经下乳。治痛疽疮肿、风寒湿痹、月经停闭、乳汁不通，外用止血。

主要成分　鳞片含大量的角蛋白，粗蛋白含量为85.35%，另含甾体皂苷元。

性状特征　甲片随生长部位不同而形状大小不一。呈扇面形、菱形或盾形，一般长或宽1.5～5厘米，中央较厚，边缘较薄。背面青黑色，有纵线纹多条，底部边缘有数条横线纹。腹面色淡较滑润，中央有一条弓形的横向棱线。角质、微透明、坚韧有弹性、很

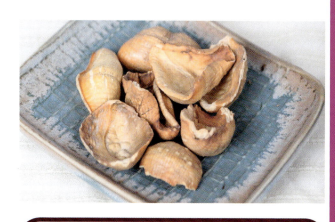

> **特别提示**
> 我国穿山甲的产量少，不能满足市场的需要，还需自越南、缅甸、印度尼西亚等地进口。一般进口商品分为大甲片与小甲片。大甲片呈灰黄色，又称为"铜甲片"，品质较次，民间常制成搔痒器。小甲片呈褐色，又称为"铁甲片"，品质较优。

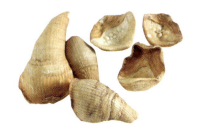

难折断。气微腥，味咸。

选购秘诀　以片匀、色青黑、无腥气、不带皮肉者为佳。

药用价值　消肿排脓、下乳通经、散瘀通络。用于下乳，哺乳妇女乳汁分泌不足，可用炙山甲配王不留行、宣木瓜、黄芪等，效果不错，方如山甲下乳汤。

用于治痈疽。内服以炙山甲配银花、皂角刺等煎汤治痈肿初起，促进脓肿消散，方如消疮饮，外用可用炙山甲末或炮山甲末和药调敷疮疡。但痈疽已溃的病例不要使用。

本品可用于治高血压病，配丹参、代赭石等，治神经衰弱，用炙山甲配熟枣仁、生地、磁石、阿胶等，效果较好，治癥瘕积聚用炙山甲配莪术、三棱、当归等。

外用止血：用于止血时，取净穿山甲片，置于烧热的植物油中，炸成黄色（勿过火），日晒或自然挥发除去油质，然后研成粉末，分装于耐高温瓶中，高压灭菌，再置烤箱中干燥后即得穿山甲止血粉。使用时，迅速地把止血粉均匀撒入出血部位，轻轻加压包扎即可。

另据现代医学证明，穿山甲还可用来治疗急性黄疸型、无黄疸型肝炎和慢性肝炎。

贮存要点　置于干燥处保存。

用法用量　内服：煎汤，4.5～9克；或入散剂。外用：研末撒或调敷。

使用禁忌　气血不足、痈疽已溃者慎服。

● 保健应用

癥闭茶

功　效　适用于气滞、血瘀患者。

原材料　肉桂10克，穿山甲60克，蜂蜜适量。

做　法　将肉桂、穿山甲分别洗净，之后在阳光下晒干，将两者共磨成粉，备用；水烧沸，冲入蜂蜜，再放入研好的药材粉末3～5克搅拌均匀，加盖焖制一会即可。

用　法　适量代茶饮。

毛冬青

【别名】乌尾丁、痛树、六月霜、毛披树、茶叶冬青、水火药、喉毒药。

主治心血管疾病

来　　源　为冬青科植物毛披树的根。

主要产地　主产广东、广西、福建、江西。

性　　味　性平，味苦。

功效主治　清热解毒、活血通脉。治风热感冒、肺热喘咳、喉头水肿、扁桃体炎、痢疾、冠心病、脑血管意外所致的偏瘫、血栓闭塞性脉管炎、丹毒、烫伤、中心性视网膜炎、葡萄膜炎，以及皮肤急性化脓性炎症。用于冠状动脉硬化性心脏病、急性心肌梗死、血柱闭塞性脉管炎。外用治烧伤、烫伤、冻疮。

主要成分　根含有效成分为黄酮苷。还含酚类、甾醇、鞣质、三萜、氨基酸、糖类等。

性状特征　根呈圆柱形，稍弯曲，直径1～4厘米。表面灰褐色或棕褐色。商品为块片状，大小不等，外皮稍粗糙。质坚实，不易折断，断面皮部菲薄，木部发达，黄白色，年轮、射线较明显。气微，味苦涩而后甘。

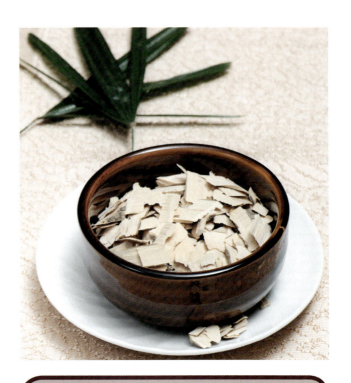

> **特别提示**
>
> 用药后个别病人会有头晕、头痛、胸闷、嗜睡、全身乏力等反应。服煎剂后病人可能会有腹痛、腹泻等胃肠反应，有反应时可改用针剂或加用解痉镇痛药控制。

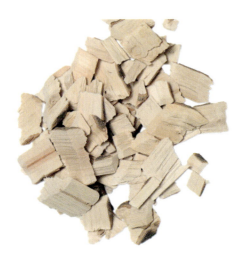

选购秘诀　以表面黄白色、木部放射纹理明显为佳。

药用价值　**扩张冠状动脉作用**　有效成分为黄酮苷，动物实验证明，能使冠状动脉血液量增加，作用较强而持久，一次用药可维持2～3小时。

降压作用　其注射液或黄酮苷（注射给药）对麻醉动物能产生较缓慢而持久的降血压作用。但口服水煎剂对血压无明显改变。

扩张外周血管作用　通过直接作用于血管壁平滑肌而扩张血管，对在收缩状态下的血管，其扩张作用比对正常状态者更显著。扩张血管和降压的作用点在外周，而不在中枢，据分析，可能在副新鲜感神经末梢的受体。

贮存要点　放箱内或其他容器内，置干燥处，防尘。

用法用量　内服：煎汤，30～90克。外用：煎汁涂或浸泡。

使用禁忌　用药后少数病人的凝血时间、凝血酶元时间有延长。个别有溃疡病出血史的病人用药后有再度出血的倾向。个别支气管扩张的患者用药后有咯血的倾向。个别女性患者用药后出现暂时性月经过多。有出血性疾病、出血倾向和月经过多者应慎用本品。

● 保健应用

毛冬青炖猪脚

功　效	活血通脉、解毒除疮。主治血栓闭塞性脉管炎。
原材料	毛冬青60克，猪脚1只。
做　法	猪脚洗净剁块，毛冬青用纱布袋装，一起放入砂锅，加水，以文火炖煮至猪脚烂熟，去药袋加调料即成。
用　法	喝汤吃肉。

▶ 延胡索

【别名】延胡、玄胡索、元胡索。

○ 治疗各种疼痛的良药

来　源	为罂粟科植物延胡索的块茎。
主要产地	主产浙江。
性　味	性温，味辛、苦。
功效主治	活血散瘀、理气止痛。治心腹腰膝诸痛、月经不调、癥瘕、崩中、产后血晕、恶露不尽、跌打损伤。
主要成分	从延胡索的块茎中共提出生物碱10余种，其中经鉴定的有紫堇碱、dl-四氢掌叶防己碱、原阿片碱、L-四氢黄连碱、dl-四氢黄连碱、L-四氢非洲防己碱、紫堇鳞茎碱、β-高白屈菜碱、黄连碱、去氢紫堇碱，还有紫堇达明碱、去氢紫堇达明碱。
性状特征	干燥块茎，呈不规则扁球形，直径1～2厘米，表面黄色或褐黄色，顶端中间有略凹陷的茎痕，底部或有疙瘩状凸起。质坚硬而脆，断面黄色，角质，有蜡样光泽。无臭，味苦。

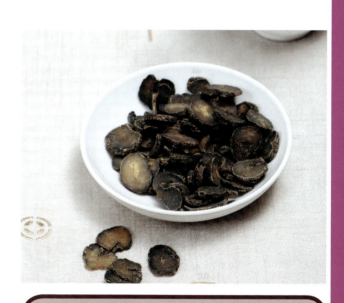

特别提示

用于虚证时，最好与补益气血药同用。本品虽可入煎剂，但粉剂和醇制浸膏效果较好。醋制剂生物碱含量较高，前人经验亦认为醋炒后活血效果更好。但醋制浸膏毒性较大，不宜用。

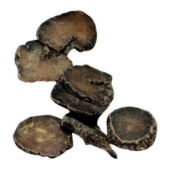

| 选购秘诀 | 以个大、饱满、质坚、色黄、内色黄亮者为佳。个小、色灰黄、中心有白色者质次。 |
| 药用价值 | **镇痛作用** 延胡素具有较强的镇静、镇痛作用。其所含的去氢延胡索甲素等成分能抑制胃酸分泌，对实验性胃溃疡有保护作用，本品所含的去氢延胡索甲素还能增加冠脉血流量及心肌营养血流量，防止心肌缺血。
镇静作用 有效成分为乙素、丑素。乙素作用较强，并有催眠作用。
解痉作用 乙素、丑素能使肌肉松弛，与前人所说的延胡索能治肢体拘挛的结论相符。乙素的作用较强，且在抗惊厥方面与苯妥英钠略有协同作用。
其他作用 此外，还有中枢性镇吐作用，延胡索乙素对大鼠ACTH分泌活动有刺激作用。临床上为止痛的常用药，无论头痛、胸腹痛、胁痛、月经痛、关节痛、跌打损伤痛，凡属气血凝滞引，属于钝痛性质的，都可应用。 |
| 贮存要点 | 置干燥处，防蛀。 |

| 用法用量 | 内服：煎汤，4.5～9克；或入丸、散。
| 使用禁忌 | 孕妇忌服。

● 保健应用

调经酒

| 功　　效 | 补气理血，活血调经。适用于妇女月经不调，先后不定期。
| 原材料 | 当归、川芎、吴茱萸、白芍、茯苓、陈皮、延胡索、丹皮各9克，熟地18克，制香附18克，小茴香6克，砂仁6克，白酒1000毫升，米酒500克。
| 做　　法 | 先将以上药物扎碎，放砂锅中，倒入白酒与米酒，在火上煎煮1小时。待冷，过滤去渣，装瓶备用。
| 用　　法 | 每日早、晚各1次，每次10～20毫升。

▶ 郁金

【别名】黄郁。

○ 疏肝、止痛的重要药物

| 来　　源 | 为姜科植物姜黄、郁金或莪术的块根。
| 主要产地 | 四川、浙江。
| 性　　味 | 性凉，味辛、苦。
| 功效主治 | 行气解郁、凉血破瘀。治胸腹胁肋诸痛、癫狂、热病神昏、吐血、衄血、尿血、血淋、妇女倒经、黄疸。
| 主要成分 | 郁金块根含挥发油6.1%，其中莰烯0.8%，樟脑2.5%，倍半萜烯65.5%，倍半萜烯醇22%等。还含姜黄素0.3%，脱甲氧基姜黄素，双脱甲氧基姜黄素，姜黄酮和芳基姜黄酮。另含淀粉30%～40%，脂肪油3%，橡胶，黄色染料，葛缕酮及水芹烯。其有效成分是对－甲苯基－甲基羟甲基姜黄素。
| 性状特征 | 黄郁金为植物姜黄的干燥块根，呈卵圆形或长卵圆形，两端稍尖，中部微满。

　　黑郁金为植物郁金的干燥块根。长纺锤形，稍扁，多弯曲，两端钝尖，有折断痕而呈灰黑色。气无，味淡而辛凉。

　　白丝郁金外形较黄郁金瘦长。断面内心呈白色，内圈与外层之间有1条黄白色的环纹，质地模糊不透明。味微辛，香气亦较差。

| 选购秘诀 | 黄郁金以个大、肥满、外皮皱纹细、断面橙黄色者为佳；黑郁金以个大、外皮少皱缩、断面灰黑色者为佳；白丝郁金以个大、皮细、断面结实者为佳。
| 药用价值 | **健胃、利胆作用**　姜黄素可用于治

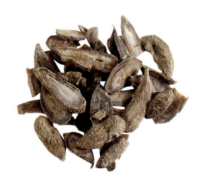

疗胆结石，对于肝胆管结石而无严重梗阻或感染者有一定的疗效。

利尿作用　治泌尿系疾患，多用于肾结石等引起的肾区痛，取其有利尿和镇痛的作用。

抑菌作用　郁金水浸剂(1∶3)在试管内对多种致病真菌有抑制作用。

其他作用　治肝郁胁痛属于气血郁滞者，表现为胸胁满闷和胀痛。

| 贮存要点 | 置于通风干燥处保存。
| 用法用量 | 内服：煎汤，4.5～9克；磨汁或入丸、散。
| 使用禁忌 | 阴虚失血及无气滞血瘀者忌服，孕妇慎服。

● 保健应用

车前草郁金煮水鸭

| 功　　效 | 清热祛湿、利水消肿、补益脾胃。

用于急性病毒性肝炎、湿热交阻、小便赤黄患者。

原材料 车前草 20 克，郁金 9 克，水鸭 1000 克，姜、盐各 5 克，葱 2 克，绍酒 10 克。

做　法 把车前草洗净，切成 5 厘米的段，郁金洗净，同用纱布袋装好，扎紧口。水鸭宰杀后，去毛、内脏及爪。姜拍松、葱切段。把水鸭放入炖锅内，加入绍酒、盐、姜、葱。把药包放入鸭腹内，注入清水 1500 毫升。把炖锅置武火上烧沸，再用文火炖煮 1 小时即成。

用　法 每日 1 次，每次吃水鸭肉 50 克，喝汤。

特别提示
郁金的种类分为广郁金和川郁金，一般用广郁金较多，而川郁金的特点是药性较温和，祛瘀而又不致虚，体虚者可以选用。需要用柴胡解郁而又嫌其刚燥时，可用郁金白芍代替。

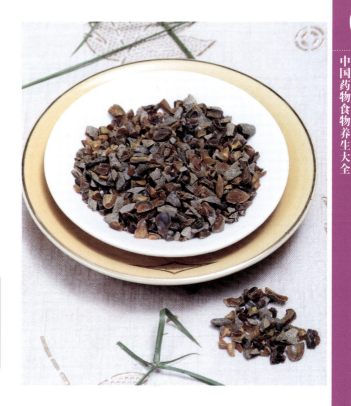

姜黄

【别名】宝鼎香、黄姜。

○ 主治风湿痹痛

来　源 为姜科植物姜黄或郁金的根茎。

主要产地 主产四川、福建、浙江等地。

性　味 性温，味辛、苦。

功效主治 破血、行气、通经、止痛。治心腹痞满胀痛、痹痛、癥、妇女血瘀经闭、产后瘀停腹痛、跌扑损伤、痈肿。用于气滞血瘀的胸腹痛、痛经及肢体疼痛，常配元胡、香附。

主要成分 姜黄含挥发油 4.5%～6%。挥发油中含姜黄酮 58%，姜油烯 25%，水芹烯 1%，1，8-桉叶素 1%，香桧烯 0.5%，龙脑 0.5%，去氢姜黄酮等。还含姜黄素 0.3% 及阿拉伯糖 1.1%，果糖 12%，葡萄糖 28%，以及脂肪油、淀粉、草酸盐等。

性状特征 本品为主根茎，呈不规则卵圆形、圆柱形或纺锤形，常弯曲，有的呈叉状分枝。表面深黄色，粗糙，有皱缩纹理和留有叶痕的明显环节，并有圆形分枝痕及须根痕。质坚实，不易折断，断面棕黄色至金黄色，角质状，有蜡样光泽。内皮层环纹明显，维管束呈点状散在。气香特异，味苦、辛。

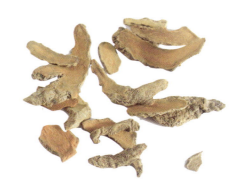

选购秘诀 以圆柱形、外皮有皱纹、断面棕黄色、质坚实者为佳。

药用价值 **利胆作用** 姜黄煎剂可用以治疗胆道结石。50% 姜黄煎剂可促进食欲。

对子宫的作用 片姜黄及色姜黄煎剂及浸剂对小白鼠、豚鼠离体子宫呈兴奋作用。

降压作用 姜黄醇提取液，对麻醉犬表现降压作用。

抗菌作用 姜黄素及挥发油部分对金黄色葡萄球菌有较好的抗菌作用。姜黄水浸剂在试管内对多种皮肤真菌有不同程度的抑制作用。煎剂对接种病毒的小鼠，能延长其生存时间。

其他作用 姜黄煎剂有镇痛作用，对离体蛙心引起显著的抑制。

贮存要点 严密封盖，保存于阴凉干燥处，防潮、防晒、防高温。

用法用量 内服：煎汤，3～9克；或入丸，散。外用：研末调敷。

使用禁忌 血虚而无气滞血瘀者忌服。

● 保健应用

姜黄木瓜豆芽汤

功效 破血行气、清热化湿、宣痹止痛，主治关节灼热、皮肤红肿、局部肿胀变形、屈伸不利之风湿痛。

原材料 姜黄10克，木瓜10克，黄豆芽250克，油适量，盐5克。

做法 将姜黄、木瓜洗净备用。准备1个砂锅，将其洗净后，把准备好的姜黄和木瓜放入砂锅内，煎汁去渣。在汤中放入黄豆芽、猪肉同煮汤，熟后再加食盐。

用法 佐餐食用。

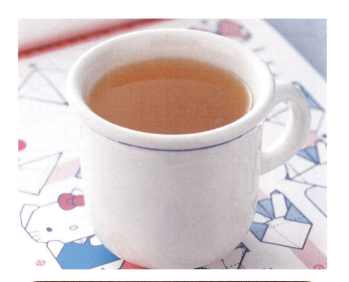

特别提示
黄芪桂枝五物汤加味：黄芪15克，桂枝6克，秦艽6克，片姜黄4.5克，当归6克，白芍6克，生姜6克，大枣4枚，水煎服。

▶ 泽兰

【别名】红梗草、风药、蛇王草、蛇王菊、地环秧、地溜秧、甘露秧。

○ 为妇科常用活血药

来源 为唇形科植物地瓜儿苗的茎叶。

主要产地 全国大部分地区均产。

性味 性微温，味苦、辛。

功效主治 活血通经、利尿消肿，治闭经、癥瘕、产后瘀滞腹痛、身面浮肿、跌扑损伤、金疮、痈肿。

主要成分 地瓜儿苗全草含挥发油、葡萄糖苷、鞣质和树脂，还含黄酮苷、酚类、氨基酸、有机酸、皂苷、葡萄糖、半乳糖、泽兰糖、蔗糖、棉子糖、水苏糖、果糖。果实含葡萄糖、半乳糖、泽兰糖、蔗糖、棉子糖、水苏糖。毛叶地瓜儿苗也含挥发油和鞣质。

性状特征 干燥的全草，长30～40厘米。茎四方形，直径2～5毫米，节明显，表面黄褐色或微带紫色，每侧面有一纵沟。质轻脆，易折断，断面中央有白色的髓或中空。叶对生，多皱缩，披针形，边

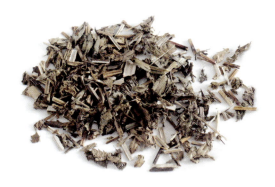

缘有粗锯齿，暗绿色或微带黄色。有的叶腋间簇生小花，成轮状。气无，味淡。

选购秘诀 以叶多、色绿、不破碎、茎短、质嫩者为佳。

药用价值 本品为妇科常用药，治血瘀闭经、痛经、月经稀少。通经效果良好，胜于月季花、凌霄

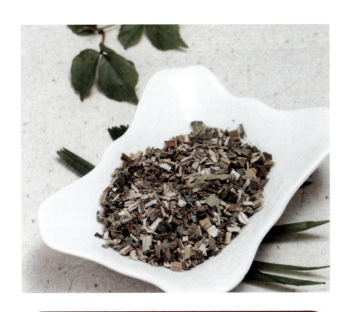

消肿。

治闭经：用泽兰、益母草各18克，红糖30克，水煎，分2次服，每日1剂，连服3～5日，即可见效。

治痛经：用泽兰、丹参、月季花根各15克，水煎，分2次服，每日1剂，连服2～3剂，甚验。

治产后恶露不下，少腹作痛：用泽兰、当归各15克，元胡、赤芍各9克，水煎，分2次服，以愈为度。

治产后小便淋漓、尿道灼热、尿黄而少：用泽兰、马鞭草、卷柏各15克，车前子12克，水煎，分3次服，数剂即愈。

| 贮存要点 | 置通风干燥处。 |

| 用法用量 | 内服：煎汤，4.5～9克；或入丸、散。外用：捣敷或煎水熏洗。 |

| 使用禁忌 | 无瘀血者慎服。 |

特别提示

泽兰与佩兰存在混用情况，在有些地方，将菊科草本植物佩兰，作泽兰用，但因二药功能、主治不同，不宜混用。菊科佩兰与泽兰最易识别之处为草质茎圆柱形。

花等。药性较和缓，但仍要与补益气血之品同用，使消中有补，不伤元气。方如泽兰汤。

治产后浮肿，有利尿作用，可用泽兰叶配防己，等分研末，每服6～9克，温酒或醋汤调服。

治跌打瘀肿，能活血去瘀，内服和外用均可，常配姜皮姜黄、银花藤等外洗，如关节热洗二方，对消肿镇痛有一定的效果。单味鲜泽兰叶捣烂外敷也助于

● 保健应用

泽兰叶茶

功　效	活血化瘀、通经利尿、健胃舒气。对月经提前或延后、经血时多时少、气滞血阻、小腹胀痛者甚宜，用于原发性痛经。
原材料	绿茶1克，泽兰叶（干品）10克。
做　法	用刚烧沸的开水冲泡大半杯，加盖5分钟后可饮。
用　法	常作饮料。头汁饮之快尽，略留余汁，再泡再饮，直至冲淡为止。

▶ 月季花

【别名】四季花、月月红、月贵花、月季红、月光花、四季春。

○ 治疗妇科闭经或月经量少的常用药

来　源	为蔷薇科植物月季花半开放的花。
主要产地	全国大部分地区都生产。
性　味	性温，味甘。
功效主治	活血调经、消肿解毒。治月经不调、经来腹痛、跌打损伤、血瘀肿痛、痈疽肿毒。
主要成分	含挥发油，主要为萜烯类化合物，并含槲皮苷、鞣质。
性状特征	干燥的花朵呈圆球形，杂有散碎的

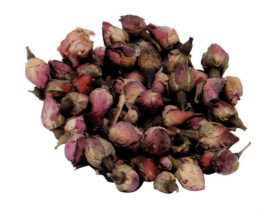

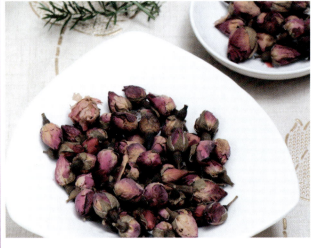

> **特别提示**
> 月季花还可用于园林布置花坛、花境、庭院花材，可制作月季盆景。喷农药者不能入药。

花瓣。花大小 1.5～2 厘米，呈紫色或粉红色。花瓣多数呈长圆形，有纹理，中央为黄色花蕊，花萼绿色，先端裂为 5 片，下端有膨大成长圆形的花托。质脆，易破碎。

选购秘诀 微有清香气，味淡、微苦，以紫红色、半开放的花蕾、不散瓣、气味清香者为佳。

药用价值 月季花含挥发油、槲皮苷、鞣质、维生素 C 等。味甘、性温。月季花花香馥郁，可制香科，也可入药，具有活血调经、消肿解毒之功效。主治月经不调、痛经、跌打损伤、痈肿疮疖等病症。

用新鲜月季花 30 克水煎服，可治月经不调。

用烘干的月季花 20 克，加 30 克冰糖炖服，可治肺虚咳嗽、咯血。

将花研成末，每次 5 克用米酒送服，可治跌打损伤疼痛，也可用鲜花捣烂敷伤处。

妇女出现闭经或月经稀薄、色淡而量少、小腹痛，兼有精神不畅和大便燥结等，或在月经期出现上述症状，用胜春汤治疗效果好。胜春汤的药物组成有：月季花 10 克，当归 10 克，丹参 10 克，白芍 10 克，加红糖适量，用清水煎服。其汤味香甜，无难咽之苦，每次月经前 3～5 天服 3 剂，每次加鸡蛋 1 个同煮，其效可靠，不愧是调经、理气、活血的妙剂。

月季花与代代花合用，更是治疗气血不和引起月经病的良方。用月季花、代代花各 15 克，煎水服。月季花重活血，代代花偏于行气。二药为伍，一气一血，气血双调，其调经活血、行气止痛之功效甚好。主治妇女肝气不舒、气血失调、经脉瘀阻不畅，以致月经不调、胸腹疼痛、食欲不振甚或恶心、呕吐等症。

贮存要点 置于干燥处保存。

用法用量 内服：煎汤，3～6 克；或研末。外用：捣敷。

使用禁忌 本品多服久服能引起大便溏泻，故脾胃虚弱者慎用；孕妇亦慎用。

● 保健应用

月季花汤

功　　效 行气活血。适用于气滞血瘀、闭经、痛经诸症。

原 材 料 月季花 3～5 朵，黄酒 10 克，冰糖适量。

做　　法 将月季花洗净，加水 150 克，文火煎至 100 克，去渣，加冰糖及黄酒适量。

用　　法 每日 1 次，温服。

▶ 腊梅花

【别名】宝鼎香、黄姜。

○ 凉血、清热、解毒之良药

来　　源 为腊梅科植物腊梅的花蕾。

主要产地 产自江苏、浙江、四川、贵州等地。

性　　味 性平，味辛、苦。

功效主治 解暑生津、顺气止咳。用于暑热心烦、口渴、百日咳、肝胃气痛、水火烫伤。

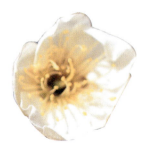

| 主要成分 | 花含挥发油，内含 1,8- 桉叶素、龙脑、芳樟醇、苯甲醇、乙酸苄酯、金合欢醇、松油醇、吲哚等。又含洋腊梅碱、异洋腊梅碱、腊梅苷、α-胡萝卜素。种子含洋腊梅碱，脂肪油含不皂化物 5.6%，脂肪酸组成是饱和脂肪酸（棕榈酸、硬脂酸、月桂酸、肉豆蔻酸等）22%，单烯脂肪油 46%，亚油酸 25%，亚麻酸 7%。叶含洋腊梅碱。

性状特征　干燥花蕾呈圆形、矩形或倒卵形，长 1～1.5 厘米，宽 0.4～0.8 厘米，花被叠合作花芽状，棕黄色，下半部由多数膜质鳞片所包，鳞片黄褐色，略呈三角形，有微毛。气香，味微甜，后苦，稍有油腻感。

商品有两种：
①素心腊梅，花心黄色，重瓣，花瓣圆而大，朵大。
②狗心腊梅，花心红色，单瓣，花瓣狭而尖，朵小，质较次。

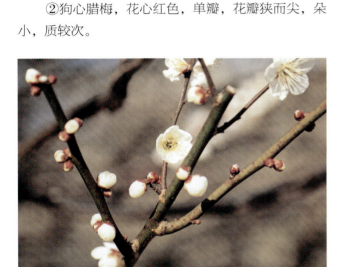

特别提示
广东民间喜用腊梅花煎水给新生儿喝，有清热解毒的作用。

选购秘诀　以花心黄色、完整饱满而未开放者为佳。

药用价值　具有凉血、清热、解毒、理气、活血、生肌的功效。多用于麻疹初期，余热未清，有轻度发热、咳嗽、口干、便燥、烦躁、夜睡不宁。

治风火喉痛，如扁桃体炎、咽炎等，有咽部充血，可用腊梅花配玄参、板蓝根等凉血解毒。喉炎以及声带水肿者，可用腊梅花配人参叶、金樱子根等水煎服，效果亦好。

治风热眼痛（急性结膜炎），可用腊梅花和杭菊煎水，调少许蜜糖饮服。

外用腊梅油可治麻疹后皮疹未愈而成溃疡，以及小儿头面部奶癣、皮肤轻度烫伤等，有活血生肌、促进愈合的作用。

贮存要点　置于通风干燥处保存。
用法用量　内服：煎汤，3～6 克。外用：浸油涂。
使用禁忌　无。

● 保健应用

腊梅花煎
功　效　清热解毒，用于咽喉肿痛。
原材料　腊梅花 15 克，金银花、石膏各 15～20 克，元参 9 克，芫荽 9～12 克。
做　法　将所有药材放入锅中，加入适量的清水，没过所有药材为止，用大火煮沸，再用小火续煮 30 分钟左右即可。
用　法　早、晚饭前各服 1 次。或单用腊梅花 9 克，开水泡之，代茶饮。

▶ 莪术
【别名】蓝心姜、黑心姜、姜七。

○ 破瘀行气的常用药

来　源　为姜科植物莪术的根茎。
主要产地　主产广西、四川。
性　味　性温，味苦、辛。
功效主治　破血行气、消积止痛。用于血瘀腹痛、肝脾肿大、心腹胀痛、积聚、妇女血瘀经闭、跌打损伤、饮食积滞。

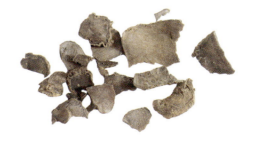

主要成分 根茎含挥发油，油中含的成分有莪术呋喃酮、表莪术呋喃、莪术呋喃烃、莪术双酮、莪术醇、樟脑、龙脑等。

性状特征 根茎圆锥形，上端较尖，下端钝圆，长2～6厘米，直径2～3厘米。表面淡黄色，稍皱缩，有明显的环节，节上有鳞片样叶柄残基，并有圆点状根痕。质坚实，断面黄绿色，内皮层环圆形，中柱占大部分。气微香，味苦、辣。干燥的根茎，呈卵圆形或纺锤形，质坚实而重，极难折断，破开面灰褐色至黄绿色，角质状，有光泽，并有一黄白色环及白色的筋脉小点。稍有香气，味微苦而辛。

选购秘诀 以个均匀、质坚实、断面灰褐色者为佳。

药用价值 用于血滞经闭、癥瘕结块等症。莪术破血祛瘀的作用也较为强烈，功效与三棱相仿，所以用治上述证候，两药常常配合应用。用于食积停滞、脘腹胀痛。莪术能行气消食积，使气行通畅，则疼痛可解，用于饮食过饱，脾胃运化功能失常，以致食积不消、脘腹胀痛，常与三棱、麦芽、山楂等品同用。如有脾虚气弱证候者，须加补气健脾药同用。

贮存要点 置干燥处，防蛀。

用法用量 内服：煎汤，4.5～9克；或入丸、散。

使用禁忌 气血两虚、脾胃薄弱、无积滞者慎服。孕妇忌服。

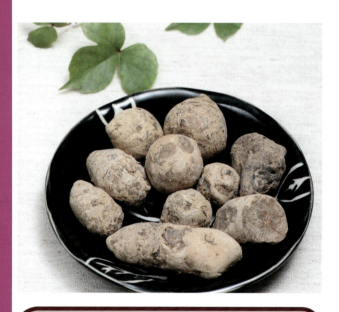

特别提示
莪术药性虽不甚峻烈，但仍属于破消之品，配合三棱治癥瘕积聚时，常需与等量人参或党参、北芪同用，使在破瘀之中，不致损伤元气。孕妇和月经过多者，不宜用莪术。

● 保健应用

莪术猪心汤

功效 适用心胃气痛。此方对饮食积滞，亦有一定疗效。

原材料 鲜莪术块根25克，猪心1只，各种调味料。

做法 将鲜莪术块根洗净、切片，猪心放到水龙头下冲洗干净，然后切成两半放入沸水中余烫备用。将所有材料放入锅中，加入适量清水，并加入适当的调味料，用大火煮沸后，转小火将猪心煮烂，出锅前加盐调味即可。

用法 吃肉喝汤，每日1剂，连服数日。

乳香

【别名】熏陆香、马尾香、乳头香、多伽罗香、浴香。

○ 伤科、外科常用止痛药

来源 为橄榄科植物卡氏乳香树的胶树脂。

主要产地 主产于红海沿岸的索马里和埃塞俄比亚。

性味 性温，味辛、苦。

功效主治 调气活血、定痛消毒。治气血凝滞、心腹疼痛、痈疮肿毒、跌打损伤、痛经、产后瘀血刺痛。

主要成分 含树脂60%～70%，树胶27%～35%，挥发油3%～8%。树脂的主要成分为游离α-乳香树脂烃、β-乳香脂酸、结合乳香脂酸、乳香树脂烃。树胶为阿糖酸的钙盐和镁盐、西黄芪胶黏素，此外，尚含苦味质。挥发油呈淡黄色，有芳香，含蒎烯、消旋-柠檬烯及α-水芹烯、β-水芹烯。

性状特征 干燥胶树脂多呈小形乳头状、泪滴

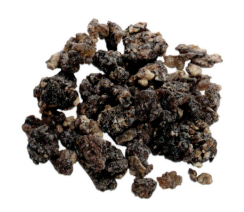

状颗粒或不规则的小块，有时粘连成团块。淡黄色，常带轻微的绿色、蓝色或棕红色。半透明。表面有一层类白色粉尘，除去粉尘后，质坚脆，断面蜡样，无光泽，亦有少数呈玻璃样光泽。气微芳香，味微苦。

选购秘诀 以淡黄色、颗粒状、半透明、无砂石树皮杂质、粉末粘手、气芳香者为佳。

药用价值 为伤科、外科常用活血药，多与没药同用。用于血瘀疼痛，取其有镇痛的作用。如为跌打损伤，尤其是胸腹挫伤后瘀血作痛，须配其他活血药内服或外用。如属于新伤出血作痛，可炒炭后用，但乳香、没药总以生用为好，炒炭后止痛较差。如为血脉瘀滞而致的四肢疼痛，如血栓闭塞性脉管炎，可用乳香、没药作为辅助药；如为心血瘀而致的心绞痛，也可用乳香、没药。前人已观察到乳香、没药有治疗"心腹血瘀作痛"的作用。如为筋肉拘挛，取其有活血镇痛而缓解肌肉挛缩的作用。

凡属于血气瘀滞而致的筋肉拘挛、疼痛麻木、活动不灵，不论其原因为跌打损伤、风湿或脑血管意外后的手足拘挛、关节疼痛，表现有明显的寒湿症状者，可用乳香、没药配川乌、草乌、胆南星、地龙等。

用于治疗痈疽。适于初起有肿痛，脓尚未成熟者，常配没药、雄黄、麝香等制成醒消丸内服，可消肿止痛。

贮存要点 置于阴凉密闭处保存。

用法用量 内服：煎汤，3～9克；或入丸，散。外用：研末调敷。

使用禁忌 孕妇忌服。

● 保健应用

清降饮

功　效 理气、活血、导滞。适宜于气滞血瘀型肥胖症。

原 材 料 生大黄、乳香、生蒲黄各10克，川芎、红花各12克。

做　法 将所有的药材用清水略洗，然后入锅加上适量的水，至没过所有药材为止，然后开火煎取汤汁。

用　法 每日1剂，分3次口服。

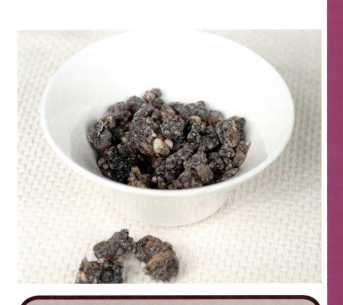

特别提示

外用促进伤口愈合。因外伤或感染而发生患部破溃，伤口久不愈合时，可用乳香敷贴，或用乳香煎油外搽，又可配没药末（如海浮散）撒敷伤口，或再加盖其他药膏。有生肌止痛的作用。

没药

【别名】末药。

○ 活血、散瘀、镇痛

来　源 为橄榄科植物没药树或爱伦堡没药树的胶树脂。

主要产地 主产索马里、埃塞俄比亚及阿拉伯半岛南部。

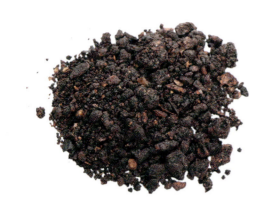

性味 性平，味苦。

功效主治 散血去瘀、消肿定痛。治跌损、金创、筋骨心腹诸痛、癥瘕、痈疽肿痛、痔漏、目障。

主要成分 没药树含树脂25%～35%，挥发油2.5%～9%，树胶57%～65%，此外为水分及各种杂质3%～4%。树脂的大部分能溶于醚，不溶性部分含α及β罕没药酸，可溶性部分含α没药酸、β没药酸、r没药酸、没药民酸、α罕没药酚、β罕没药酚。尚含罕没药树脂、没药萜醇。挥发油在空气中易树脂化，含丁香油酚、间苯甲酚、枯醛、藻烯、二戊烯、柠檬烯、桂皮醛、罕没药烯等。

性状特征 干燥的胶树脂呈不规则颗粒状或粘结成团块，大小不一，一般直径约2.5厘米，有的可达10厘米，红棕色或黄棕色，表面粗糙，质坚脆，破碎面呈不规则颗粒状，带棕色油样光泽，并伴有白色小点或线纹，薄片半透明。与水共研则成黄色乳状液，气微弱而芳香，味苦、微辛。

选购秘诀 以块大、棕红色、香气浓而杂质少者为佳。以索马里所产者最佳。

药用价值 **抑菌作用** 没药的水浸剂(1∶2)在试管内对堇色毛癣菌、同心性毛癣菌、许兰氏黄癣菌等多种致病真菌有不同程度的抑制作用。

消肿散瘀作用 活血散瘀止痛，外用有收敛和消炎的作用。临床应用上基本与乳香相同，且两者常同用，如治跌打损伤、关节肿痛的没药丸，就是乳香、没药同用，配桃仁、当归、赤芍、自然铜等。

乳香、没药的区别在于乳香在祛瘀的同时，又能活络，没药则破血行瘀之力较好。没药酊外用又可治口腔炎、牙龈炎、咽炎等。

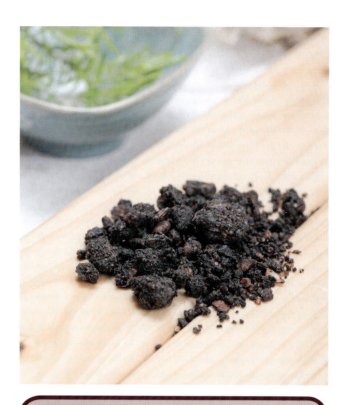

特别提示

前人谓乳香活血，没药散血，其实活血和散血都是相当于祛瘀止痛的作用，不必拘泥细分。

贮存要点 置干燥通风处保存。

用法用量 内服：煎汤，3～9克；或入丸、散。外用：研末调敷。

使用禁忌 因其主要为活血作用，故孕妇忌服，月经过多，经期长者忌服。

● **保健应用**

橘核乳没蜜饮

功效 行气通络、化瘀止痛。本食疗方适用于乳腺增生患者，对气滞、血瘀、疼痛等症也有效。

原材料 橘核、蜂蜜各30克，乳香、没药各10克。

做法 将橘核拣杂、洗净，晒干或烘干，与拣杂后的乳香、没药一起用微火再烘片刻，共研为细末，瓶装、防潮，备用。

用法 每日3次，每次5克。

川牛膝

【别名】 百倍、怀牛膝、牛膝。

○ 引药下行，化瘀血、强筋骨

来　　源　为苋科植物牛膝的根。

主要产地　主产河南。

性　　味　性平，味甘、苦、酸。

功效主治　生用散瘀血、消痈肿。治淋病、尿血、经闭、癥瘕、难产、产后瘀血腹痛、喉痹、痈肿、跌打损伤；熟用补肝肾、强筋骨，治腰膝骨痛、四肢拘挛、痿痹。

主要成分　根含皂苷，并含脱皮甾酮和牛膝甾酮等。

性状特征　干燥根呈细长圆柱形，有时稍弯曲，上端较粗，下端较细，长30～90厘米，直径0.5～1厘米。表面呈土黄色或淡棕色；具细微的纵皱纹和稀疏的侧根痕。质坚脆，易折断，断面平坦；微呈角质状。气特殊，味微甜而涩。

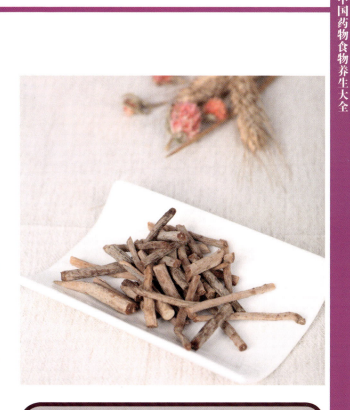

特别提示

牛膝性滑、凡有遗精、脾虚泄泻、崩漏，或孕妇，均不宜用。牛膝生用破血行瘀较好，熟用补益力较强。牛膝在商品上有怀牛膝和川牛膝之分，习惯上认为怀牛膝长于补益肝肾，还可舒筋健骨，川牛膝长于活血散瘀，还能宣通关节，但实际上两者的功用大同小异，用药不一定严格区分。

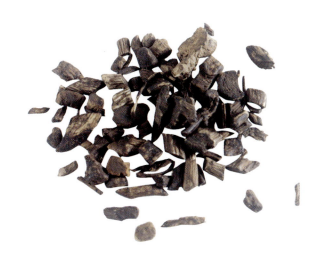

选购秘诀　以根粗长、皮细坚实、色淡黄者为佳。

药用价值　前人经验取牛膝性善下行，而治疗一系列病症，作为药引，引导其他药的药力"下行"到下半身，治疗下半身疾患。根据以上性能，牛膝常用于治疗下列病症。

治腰腿疼痛，无论腰腿痛属于肾虚、风湿或跌打损伤，牛膝都是常用之药。

治淋证，主要用于治疗淋证而有血尿和腰痛者，如石淋（尤其适用于肾结石），故肾石方中用牛膝作为辅助药。热淋（如尿道炎）有小便困难、尿痛。

治气血瘀滞而致的痛经、闭经、经行延期，取其有收缩子宫和镇痛的作用。祛瘀通经，常配四物汤和肉桂。尿痛，可用牛膝配当归、黄芩等，方如牛膝汤等。

治风湿痹痛，不仅能治风湿腰痛，且对四肢风湿痛也适用。

治高血压，属于肝阳上亢者，有头痛、头晕、眼花，以本品与杜仲、磁石、钩藤、白蒺藜等配伍，方如平肝降压方，也可用于脑血管痉挛引起的头痛。

治齿龈肿痛，由虚火上炎引起的较适用。

贮存要点　置阴凉干燥处，防潮。

用法用量　内服：煎汤，9～15克；浸酒、熬膏或入丸、散。外用：捣敷。

使用禁忌　凡中气下陷、脾虚泄泻、下元不固、梦遗失精、月经过多及孕妇均忌服。

保健应用

杜仲牛膝猪腰汤

功效 补肾壮阳。用于肾虚阳衰之前列腺炎。症见腰膝酸软、畏寒肢冷、阳痿、遗精早泄、眩晕耳鸣、精神萎靡、面色少华,稍劳则有精油溢出、小便淋沥等。

原材料 猪腰2个,杜仲30克,牛膝30克。

做法 猪腰中间切开,去白色筋膜。杜仲、牛膝分别用清水洗净,与猪腰一起放入砂煲内,加清水适量,武火煮沸后,改用文火煲至猪腰熟烂,去渣调味即可。

用法 佐餐食用。

王不留行

【别名】不留行、王不流行、金盏银台、麦蓝子。

行血、催乳、消肿敛疮的良药

来源 为石竹科植物麦蓝菜的种子。

主要产地 主产于河北、山东、辽宁、黑龙江。

性味 性平,味苦。

功效主治 行血通经、催生下乳、消肿敛疮。治妇女闭经、乳汁不通、难产、血淋、痈肿、金疮出血。

主要成分 含王不留行皂苷、王不留行黄酮苷等。

性状特征 干燥种子,近球形,直径约2毫米。幼嫩时白色,继变橘红色,最后呈黑色而有光泽,表面布有颗粒状突起,种脐近圆形,下陷,其周围的颗粒状突起较细,种脐的一侧有一带形凹沟,沟内的颗粒状突起呈纵行排列;胚乳乳白色,质坚硬,气无,味淡。

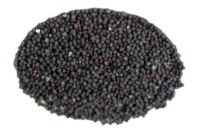

选购秘诀 以干燥、子粒均匀、充实饱满、色乌黑、无杂质者为佳。

药用价值 治乳汁稀少或排乳不畅,以王不留行15克煮猪蹄1只,或配炙山甲、通草、生黄芪、路路通等水煎服,方如通乳汤。

治睾丸炎。例如流行性腮腺炎合并睾丸炎时可用王不留行、川楝子配清热解毒药,如板蓝根等,方如板王消毒饮。

鼻血不止:用王不留行连茎、叶阴干,煎成浓汁温服,很快见效。

便后出血:用王不留行研为末,每服3克,水送下。

刀伤失血:用王不留行5克,蒴翟叶5克,桑根白皮5克,川椒1.5克,甘草5克,黄芩、干姜、芍药、厚朴各1克,前三味,烧存性,后六味,研为末。两组和匀。治大伤,每服一匙,水送下。

头风白屑:用王不留行、香白芷,等分为末,干搽头上。第二天清晨洗去。

痈疽诸疮:用王不留行、桃枝、茱萸根皮各150克,蛇床子、牡荆子、苦竹叶、蒺藜子各30克,煎煮外用,洗患处。

贮存要点 置干燥处。

用法用量 内服:煎汤,4.5~9克;或入丸、散。外用:研末调敷。

使用禁忌 孕妇忌服。

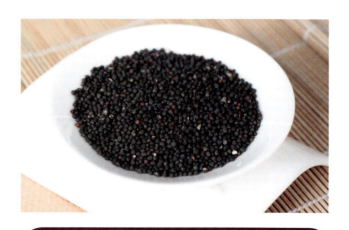

> **特别提示**
> 王不留行以善于行血知名,"虽有王命不能留其行",所以叫"王不留行",但对因瘀血引起的流血不止者,它又可以起到止血作用。

● 保健应用

水烫磨笼虾

功效 对经行不畅、产后乳少、痈肿疔毒、胃虚食少、肝肾阴亏等症极有功效，目暗耳鸣者尤宜服用。

原材料 海虾100克，王不留行30克，桑葚30克，味精、盐各适量。

做法 先将洗净的王不留行、桑葚投入砂锅，加入清水2碗，用文火约煲20分钟。滤去药渣，放入海虾，煮滚至虾熟透即成。食时调入盐、味精。

用法 佐餐食用。

▶ 路路通

【别名】枫实、枫木上球、枫香果、枫果、枫球子。

○ 通络、通窍、通乳

来源 为金缕梅科植物枫香的果实。

主要产地 主产江苏、浙江、江西、福建、广东等地。此外，湖北、河南、贵州等地亦产。

性味 性平，味苦。

功效主治 祛风通络、利水除湿。治肢体痹痛、手足拘挛、胃痛、水肿、胀满、闭经、乳少、痈疽、痔漏、疥癣、湿疹。

主要成分 主要含挥发油等，其中含黄酮苷、酚类、有机酸及糖类。据报道从干燥果序中可分得路路通酸。

性状特征 干燥复果呈圆球形，直径2～3厘米。表面灰棕色或暗棕色，上有多数鸟嘴状针刺，长5～8毫米，常折断；苞片卷成筒状，有时裂开，内藏多数小蒴果。复果基部残留果柄，有时折断。蒴果细小，直径1～2毫米，顶端有一裂孔，内有种子2枚。种子淡褐色，有光泽。气特异，味淡。

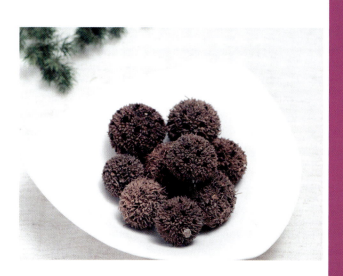

> **特别提示**
> 变应性鼻炎汤：路路通12克，苍耳子9克，辛夷6克，防风9克，白芷6克，水煎服。

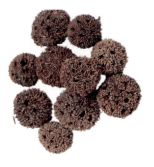

选购秘诀 以色黄、个大者为佳。

药用价值 除湿热、祛风止痛、利水通经。临床观察认为该药可能有抗过敏作用。

治荨麻疹、风疹，配四物汤、蝉蜕、白藓皮等，方如四物消风饮加减，此方有祛风、止痒、散疹的作用。

治疗变应性鼻炎，以路路通配苍耳子、辛夷、白芷、防风等，组成一具有抗过敏、祛风、消炎、通窍作用的方剂，即变应性鼻炎汤，对减少鼻腔分泌物有一定的作用。

治风湿和类风湿关节炎，配独活、羌活、豆豉姜、鸡血藤、当归等，此时剂量稍大，可用至9～15克。

治跌打损伤，内服外洗均可，能散瘀止痛，常配赤芍、丹参、泽兰、苏木等活血药，水煎服。外洗可用关节热洗方。

治血管神经性水肿，可在五皮饮内加入路路通。治妇女经闭属热证者，可在小柴胡汤内加入路路通、益母草、当归等，效果也很好。

贮存要点 置干燥处。

用法用量 内服：煎汤，3～6克；外用：煅存性，研末调敷或烧烟闻嗅。

使用禁忌 孕妇忌服。

● 保健应用

山甲路路通粥

功 效 通经、活血、下乳。适用于产后乳汁不通、少乳。

原材料 穿山甲10克，路路通15克，粳米50克，红糖适量。

做 法 先将洗净的穿山甲、路路通放入锅中，加入适量的清水，煎取药汁备用，粳米淘洗干净，将药汁倒入，再加入一些红糖，一起熬煮成粥。

用 法 每日1～2次，温热食。

▶ 刘寄奴

【别名】金寄奴、乌藤菜、细白花草。

○ 治疗瘀血、腹痛的常用药

来 源 为菊科植物奇蒿的全草。

主要产地 主产江苏、浙江、江西等地。

性 味 性温，味苦。

功效主治 含有各种挥发油。

主要成分 主要含挥发油等，其中含黄酮苷、酚类、有机酸及糖类。据报道从干燥果序中可分得路路通酸。

性状特征 干燥的带花全草，枝茎长60～90厘米，通常已弯折，直径2～4毫米，表面棕黄色至棕褐色，常被白色毛茸，茎质坚而硬，折断面呈纤维状，黄白色，中央白色而疏松。叶互生，通常干枯皱缩或脱落，表面暗绿色，背面灰绿色，密被白毛，质脆易破碎或脱落，枝梢带花穗，枯黄色。气芳香，味淡。

商品刘寄奴，各地所用品种很不一致。在江苏、上海、浙江、江西、福建等地使用的，习称"南刘寄奴"。另一种"北刘寄奴"，系玄参科植物阴行草的带果全草，主产河北、山东、河南、吉林、黑龙江等地。虽与《本草》所载者不同，但亦有较长的使用历史。此外，四川所用的刘寄奴为菊科植物狭叶艾的全草，又名红陈艾、芦蒿。其特征是茎呈红紫色，叶通常3～4，深裂，裂片披针形或线状披针形，上部叶片披针形或线状披针形。头状花序直立，成穗状圆锥花丛；苞片略被白色细柔毛。

选购秘诀 以叶绿、花穗黄而多、无霉斑及杂质者为佳。

药用价值 活血通经、消肿止痛，是治疗瘀血、腹痛的常用药，治跌打损伤、瘀血在腹内而作痛者，配骨碎补、延胡索等内服，方如刘寄奴汤。

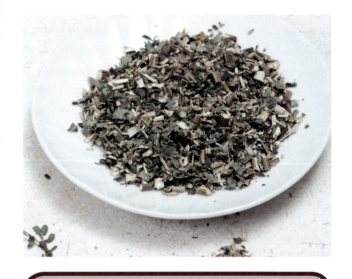

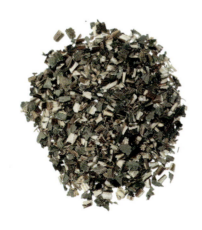

特别提示

此外，在外用方面，刘寄奴配其他的祛风活血药煎汤，可局部热洗，治跌打损伤后关节筋络挛缩、疼痛。

用于妇科瘀血腹痛，起辅助作用。佐活血通经药，能治血瘀经闭、经痛，常配凌霄花、红花、归尾、牛膝、赤芍等；配补气止血药，能治崩漏（功能性子宫出血）而兼有瘀血腹痛之证，常配黄芪、党参、白术、茜草等药。在上述两种情况下，刘寄奴都能起到祛瘀止痛的作用。

贮存要点 置于干燥处保存。

用法用量 内服：煎汤，4.5～9克；或入散剂。外用：捣敷或研末撒。

使用禁忌 气血虚弱、脾虚作泄者忌服。

保健应用

刘寄奴酒

功　效 消肿定痛、止血续筋。可治疗跌打损伤、瘀血肿痛。

原材料 刘寄奴、骨碎补、玄胡索各60克，白酒500毫升。

做　法 将前3味切碎，置容器中，加入白酒、密封，浸泡10天以上，过滤去渣，即成。

用　法 口服。每次服10～15毫升，日服2次。

五灵脂

【别名】药本。

常用于妇科瘀血所致的疼痛

来　源 为鼯鼠科动物橙足鼯鼠和飞鼠等的干燥粪便。

主要产地 主产河北、山西。此外，甘肃、吉林、新疆、北京郊区亦产。

性　味 性温，味苦、甘。

功效主治 生用行血止痛。治心腹血气诸痛、妇女闭经、产后瘀血作痛；外治蛇、蝎、蜈蚣咬伤。炒用止血。

主要成分 含有维生素A类物质、树脂等。

性状特征 灵脂块又名糖灵脂，系由许多粪粒凝结而成，呈不规则的块状，大小不一。表面黑棕色、黄棕色、红棕色或灰棕色，凹凸不平，有的有油润性光泽。粪粒呈长椭圆柱形，其表面常碎裂，呈纤维性。体轻，质较硬，但较易破碎，断面不平坦，可模糊地看出粪粒的形状，有时呈纤维性。气腥臭，味苦。

灵脂米又名散灵脂，呈长椭圆形圆柱状，两端钝

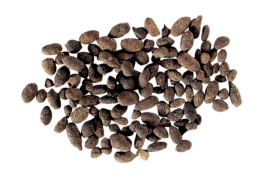

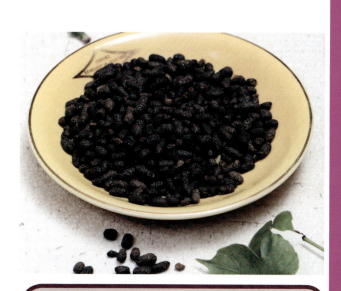

特别提示
从现代的医学观点来看，五灵脂治疳积有效，可能是由于维生素A类物质的营养作用。

圆，长5～15毫米，直径3～6毫米。表面黑棕色，常可见浅色的斑点，有的具有光泽。体轻而松，易折断，断面黄色、黄绿色或黑棕色，呈纤维性。气微弱，味微苦、咸。

选购秘诀 灵脂块以块状、黑棕色、有光泽、油润而无杂质者佳；灵脂米以表面粗糙、外黑棕色、内黄绿色，体轻无杂质者佳。品质较灵脂块为差。

药用价值 体外试验对结核杆菌的生长有较强的抑制作用，且对小白鼠实验性结核病有疗效。对多

种皮肤癣有不同程度的抑制作用。

临床上主要治疗瘀血所致的痛证，妇科治疗上尤为多用。

治疗月经不调、痛经而属于瘀血所致者，可配延胡索、益母草等，有散瘀、通经、止痛的作用。

用于产后恶露不下、小腹痛，配蒲黄，方如失笑散，或在此基础上再配川芎、当归、延胡索。

贮存要点 置于阴凉干燥处保存。

用法用量 内服：煎汤，4.5～9克；或入丸、散。外用：研末调敷。

使用禁忌 血虚腹痛、血虚经闭，产妇失血过多、眩晕、心虚有火作痛、病属血虚无瘀滞者，忌服。

● 保健应用

灵脂红花蒸墨鱼

功　效 活血祛瘀、消肿止痛。用于病毒性肝炎属气郁而血络瘀滞患者。

原材料 五灵脂9克，红花6克，桃仁9克，墨鱼200克，姜、葱、盐各5克，绍酒10克。

做　法 把五灵脂、红花、桃仁洗净。墨鱼洗净，切5厘米长、3厘米宽的块，姜切片，葱切段。把墨鱼放在蒸盆内，加入盐、绍酒、姜、葱和五灵脂、桃仁、红花，注入清水150毫升。把蒸盆置于武火上，用大汽蒸笼蒸35分钟即成。

用　法 每日1次，每次吃墨鱼50克。

三棱

【别名】荁根、京三棱、红蒲根、光三棱。

○ 祛瘀消积的常用配伍药

来　源 为黑三棱科植物黑三棱或小黑三棱、细叶黑三棱的块茎。

主要产地 主产江苏、河南、山东、江西。辽宁、安徽、浙江、四川、湖北等地亦产。

性　味 性平，味苦、辛。

功效主治 破血、行气、消积、止痛。治癥积聚、气血凝滞、心腹疼痛、胁下胀疼、经闭、产后瘀血腹痛、跌打损伤、疮肿坚硬。

主要成分 小黑三棱含挥发油0.05%。

性状特征 干燥块茎呈圆锥形：扁卵圆形，上圆下尖，长2.5～5厘米，直径1.5～3.5厘米。表面黄白色或灰黄色，细腻或粗糙不平，有刀削痕迹，并有密集的点状须根痕，略呈横向环状排列，两侧面有突起，凹凸不平。质坚实，极难折断。切断面平坦，黄白色或灰白色，向内色较深，中间有多数不明显的

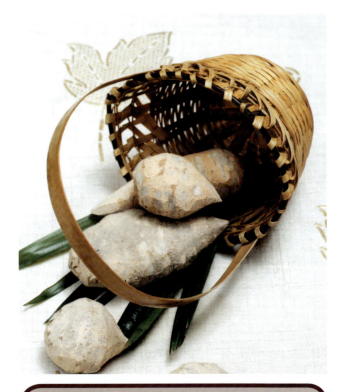

特别提示

用三棱莪术注射液，合并内服中药治疗原发性肝癌，有一定的近期效果。

维管束小点。气微弱,味淡,嚼之微有麻辣感。

商品三棱除了荆三棱外,还有黑三棱。药材黑三棱为莎草科植物荆三棱的块茎。二者的植物名与药材名恰恰相反。

选购秘诀 以个匀、体重、质坚实、去净外皮、表面黄白色者为佳。

药用价值 破血祛瘀,与莪术近似,也有促吸收作用,临床应用上与莪术相同,两者常配伍使用。

其区别是:活血之力三棱优于莪术,理气之功莪术胜于三棱,故祛瘀消积用三棱,行气止痛用莪术。两者配合同用,能加强破血行气的作用,可治月经不调(闭经、痛经)。

贮存要点 置通风干燥处,防蛀。。

用法用量 内服:煎汤,4.5~9克;或入丸、散。

使用禁忌 孕妇禁用。

● 保健应用

核桃仁三棱莪术蜜饮

功　　效 活血化瘀、行气消,适于子宫肌瘤、证属气滞血瘀。

原材料 核桃仁、三棱、莪术各15克,当归10克,丹参30克,枳壳10克,鳖甲30克,蜂蜜30毫升。

做　　法 将核桃仁、三棱、莪术、当归、丹参、枳壳,分别拣去杂质、洗净、晒干或烘干,切成片或切碎,同放入碗中,备用。将鳖甲30克洗净,晾干后,敲碎,放入砂锅,加水浸泡片刻,大火煮沸,改用中火煎30分钟。将盛入碗中的其他6味药物倒入砂锅,搅拌均匀,视需要可酌加适量温开水,煎煮30分钟。用洁净纱布过滤,收取滤汁放入容器,待其温热时,加入蜂蜜30毫升,拌匀即成。

用　　法 上午、下午分服。

▶ 苏木

【别名】苏枋、苏方、苏方木、赤木、红柴。

○ 伤科和妇科的常用良药

来　　源 为豆科植物苏木的干燥心材。

主要产地 产于广西、云南、台湾、广东、四川等地。

性　　味 性平,味甘、咸。

功效主治 行血破瘀、消肿止痛。治妇人血气心腹痛、闭经、产后瘀血、胀痛、喘急、痢疾、破伤风、痈肿、扑损瘀滞作痛。

主要成分 木部含无色的原色素-巴西苏木素约2%。巴西苏木素遇空气即氧化为巴西苏木红素。另含苏木酚,可做有机试剂,检查铝离子。又含挥发油,油的主要成分为水芹烯及罗勒烯。还含鞣质。

性状特征 干燥心材呈圆柱形,有的连接根部,呈不规则稍弯曲的长条状,长8~100厘米,直径3~10厘米。表面暗棕色或黄棕色,可见红黄色相间的纵走条纹,有刀削痕及细小的凹入油孔。横断面有显著的年轮,有时中央可见黄白色的髓,并具点状闪光。质致密,坚硬而重,无臭,味微涩。

将本品投入热水中,水染成鲜艳的桃红色,加醋则变为黄色,再加碱又变为红色。

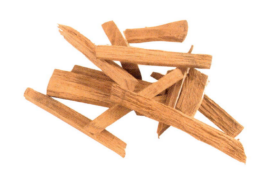

选购秘诀 以粗大、坚实、色红黄者为佳。

药用价值 促进血凝,能显著缩短家兔血浆的钙化时间。

有催眠作用。大剂量下甚至有麻醉的作用,又能对抗马钱子碱等的中枢兴奋作用。临床应用有镇静止痛效果可能与此有关。

体外试验苏木有抗菌作用,其浸、煎液对金黄色葡萄球菌、流感杆菌、肺炎双球菌、白喉杆菌等有较显著的抑菌作用。对小白鼠离体子宫稍有抑制作用,又能增强离体蛙心的收缩力和促进蟾蜍的血管收缩。

治跌打损伤所致的瘀伤疼痛,新伤旧伤都适用,内服外敷均可。内服常配其他的祛瘀活血药。

治产后流血过多、头晕、目眩、气短，另外苏木有助于止血，常配党参、麦冬等。

贮存要点 置干燥处。

用法用量 内服：煎汤，3～9克；研末或熬膏。外用：研末撒。

使用禁忌 血虚无瘀者不宜，孕妇忌服。

● 保健应用

苏木行瘀酒

功　　效 行血祛瘀、止痛消肿。主治跌打损伤、肿痛。

原材料 苏木70克，白酒0.5升。

做　　法 将苏木捣成碎末，与水、酒各500毫升同置于锅中，上火煎取500毫升，待温，过滤去渣，分作3份。

用　　法 每日3次，每次饮1份，空腹温饮。

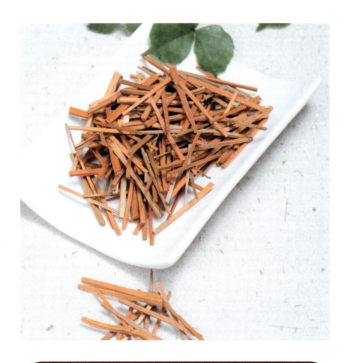

特别提示
苏木也可用于治肠炎、赤痢、大便带脓血，取其有抗菌作用，但需配其他的清热燥湿药。

▶ 蟹

【别名】无肠公子、螃蟹、毛蟹、稻蟹。

○ 清热、散血之水产佳品

来　　源 为方蟹科动物中华绒螯蟹的全体。

主要产地 全国各地均产。

性　　味 性寒，味咸。

功效主治 清热散血，治筋骨损伤、疥癣、漆疮、烫伤。

主要成分 可食部100克含水分80克，蛋白质14克，脂肪2.6克，碳水化合物0.7克，灰分2.7克；钙141毫克，磷191毫克，铁0.8毫克，维生素A230国际单位，硫胺素0.01毫克，核黄素0.51毫克，尼克酸2.1毫克，又含微量（0.05%）胆甾醇。肌肉含10余种游离氨基酸，其中谷氨酸、甘氨酸、脯氨酸、组氨酸、精氨酸量较多。

性状特征 蟹的身体分为头胸部与腹部。头胸部的背面覆盖头胸甲，形状因品种不同而有异。额部中央具第1、2对触角，外侧是有柄的复眼。头胸甲两侧有5对胸足。腹部退化，扁平，曲折在头胸部的腹面。雄性腹部窄长，多呈三角形，只有前两对附肢变形为交接器；雌性腹部宽阔，第2～5节各具1对双枝型附肢，密布刚毛，用以抱卵。多数蟹为海生，以热带浅海种类最多。

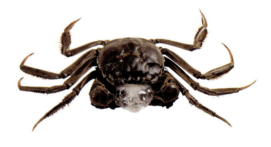

选购秘诀 以活跃强壮、壳青光泽、体重脚硬、脐白突出、螯毛丛生者为上品。

药用价值 螃蟹可用于产后腹痛、眩晕健忘、腰酸腿软、风湿性关节炎、黄疸、漆疮、疥癣、冻疮。据医家研究发现，用甲壳质可制成"体内可溶手术线"，优于传统羊肠线，易被人体溶菌酶酵素分解吸收。甲壳素还有抗癌作用。

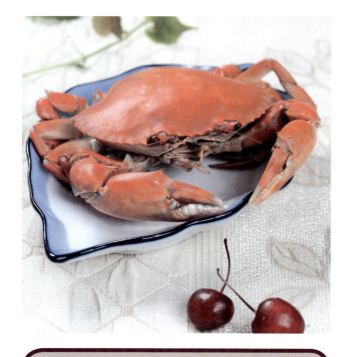

【贮存要点】 置于冰箱内保存。

【用法用量】 螃蟹可清蒸、酒浸、酱渍、盐腌，各具风味，亦可去壳及内杂后切块、糊面粉、红烧。通常以烹蒸食用居多，吃时应蘸醋、姜、酱、酒之调料，即可增进食欲，又可促进胃液消化吸收，还可制其寒气。每餐150克为宜。

【使用禁忌】 外邪未清、脾胃虚寒及宿患风疾者慎服。

【特别提示】
洗螃蟹的窍门：先将螃蟹体外的脏物洗净，再将其放入淡盐水内浸泡，让它吐掉胃内的污物，反复换水，使其自净。

● 保健应用

油炸藕蟹

【功　效】 健脾止泻，对慢性肠炎、腹泻、消化不良、肌肤甲错，脚气病有疗效。

【原材料】 嫩藕250克，螃蟹200克，胡萝卜1个，植物油、面粉、精盐、葱段各适量。

【做　法】 把藕、胡萝卜切丝，螃蟹取肉，洗净。将面粉调糊，把藕丝、胡萝卜丝、蟹肉、葱段、精盐在糊中拌匀，做成团后下油锅炸，炸成金黄色。

【用　法】 随餐食用。

茄子

【别名】落苏、昆仑瓜、草鳖甲、酪酥、吊菜子。

○ 心血管疾病患者的佳蔬

【来　源】 为茄科植物茄的果实。

【主要产地】 全国各地均栽培。

【性　味】 性凉，味甘。

【功效主治】 清热活血、止痛消肿。治肠风下血、热毒疮痈、皮肤溃疡。

【主要成分】 茄子的营养成分比较全面，含有蛋白质，脂肪，钙，磷，铁，胡萝卜素，维生素B1，维生素B2，烟酸，维生素P，维生素E，并含有多种生物碱等营养成分。茄子在蔬菜中营养素含量中等，但茄子富含有维生素P，维生素P含量最多的部位是紫色表皮和果肉的结合处，故茄子以紫色品种为上品。

【性状特征】 一年生草本植物，热带为多年生灌木，古称酪酥、昆仑瓜，以幼嫩果实供食用，茄子可分为三个变种。

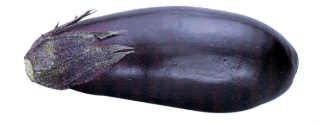

圆茄：植株高大、果实大，圆球、扁球或椭圆球形，中国北方栽培较多。

长茄：植株长势中等，果实细长棒状，中国南方普遍栽培。

矮茄：植株较矮，果实小，卵或长卵形。

【选购秘诀】 手握有黏滞感、外观亮泽者为佳。

【药用价值】 茄子所含的维生素P能使血管壁保持弹性和生理功能，防止硬化和破裂，所以经常吃些茄子，有助于防治高血压、冠心病、动脉硬化和出血

理血篇 活血类 中国药物食物养生大全 Lixue Pian

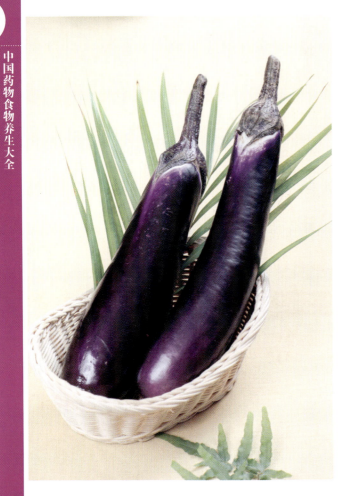

> **特别提示**
> 中老年人以及患心血管病或高胆固醇者，经常吃茄子对健康长寿十分有利。

性紫癜。

茄子属于寒冷性质的食物，所以夏天食用，有助于清热解暑，对于容易长痱子、生疮疖的人，尤为适宜。

茄子具有散血、止痛、利尿、宽肠之功效。所以，大便干结、痔疮出血以及患湿热的人，应多吃些茄子。

茄子含有硫胺素，具有增强大脑和神经系统功能的作用，常吃茄子，可增强记忆、减缓脑部疲劳。

贮存要点 新鲜食用，或放于冰箱保鲜。

用法用量 茄子的食用方法很多，常见的吃法有烧、炒、蒸、焖、油炸、凉拌、干制等。紫皮茄子对高血压、咯血、皮肤紫斑病患者益处很大，未成熟时食之尤佳。每餐85克，约半个。

使用禁忌 体质虚冷之人不宜多食。

● 保健应用

麻油拌茄泥

功　效 清热活血、止痛消肿。对高血压病、冠心病、单纯性肥胖症、便秘、痔疮等有疗效。

原材料 茄子350克，麻油、芝麻酱、精盐、香菜、韭菜、蒜泥各适量。

做　法 把茄子去掉蒂托，去皮，切成0.3厘米厚的片，放在碗里，上笼蒸25分钟，出笼后稍放凉。把蒸过的茄子去掉水，添加麻油、韭菜、蒜泥、精盐、芝麻酱、香菜，拌匀即可。

用　法 随餐食用，用量自愿。

平肝熄风篇

Part 11

　　风，是使人体致病的一种因素，常与其他病邪结合而使人致病，可分为外风、内风。治疗原则外风宜散，用解表药，内风宜息，用平肝熄风药。本篇中所讲的风，是指内风而言，主要是由脏腑病变所致。常见的原因有肝肾阴虚、肝阳上亢、高热、血虚等，造成"肝风内动""热极生风"和"血虚生风"。熄风，就是消除上述几种风证症状的一种治法。

　　"肝风内动"多由肝肾阴虚、肝阳上亢引起，证候一般表现为头痛、头昏、眩晕、眼花、耳鸣，其甚者则更有心烦、作呕、心悸、肌肉震颤，多见于高血压病和动脉硬化。治疗除滋养肝肾外，宜平肝熄风，选用有降压或镇静作用的药物，如钩藤、天麻、石决明等。

　　如上述病情进一步发展，则出现手足震颤、四肢抽搐，或突然昏倒、神志不清、口眼歪斜、半身不遂、语言不清等中风症状，多见于脑血管意外。治疗宜镇痉熄风，选用有抗惊厥、降压和通络化痰（改善血液循环、促进神经功能恢复）作用的虫类药，如全蝎、蜈蚣、地龙等。

　　"热极生风"是温热病时由高热或感染因素而致的证候，表现为抽搐、角弓反张（在小儿称为急惊风），多见于流行性脑膜炎、乙型脑炎、肺炎等热证期，以及小儿上呼吸道炎性高热。治疗宜清热熄风，选用有解热和抗惊厥作用的药物，如羚羊角、僵蚕等。

　　"血虚生风"，是血虚不能养肝，引动内风，出现头晕、眼花、耳鸣、四肢麻木的症状，严重者甚至可出现四肢抽搐、昏倒等症状，多见于贫血、神经官能症、病后身体虚弱等，治疗应以养血为基础，加用熄风药如白蒺藜、天麻等。有些反复发作的癫痫，也可运用养血熄风法进行治疗而取效。

天麻

【别名】 定风草、明天麻、冬彭。

○ 治疗头晕目眩的常用药

来　　源　为兰科植物天麻的根茎。

主要产地　主产云南、四川、贵州等地。

性　　味　性平，味甘。

功效主治　熄风、定惊。治眩晕、头风头痛、肢体麻木、半身不遂、语言謇涩、小儿惊痫动风。

主要成分　含天麻素及香兰醇、醛等。

性状特征　本品呈椭圆形或长条形，略扁，皱缩而稍弯曲，长3～15厘米，宽1.5～6厘米，厚0.5～2厘米。表面黄白色至淡黄棕色，有纵皱纹及由潜伏芽排列而成的横环纹多轮，有时可见棕褐色菌索。顶端有红棕色至深棕色鹦嘴状的芽或残留茎基；另端有圆脐形疤痕。质坚硬，不易折断，断面较平坦，黄白色至淡棕色，角质样。气微，味甘。

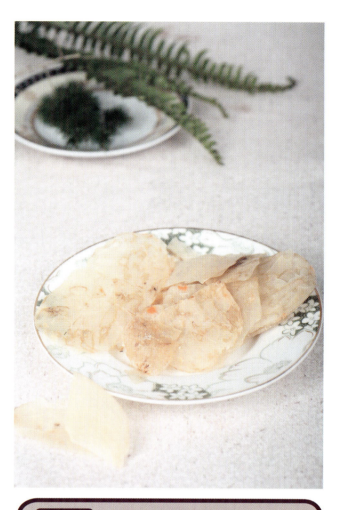

特别提示

与钩藤比较，两者功用大同小异，且常同用。区别是钩藤偏寒，偏于治疗因热而生风的头痛晕眩；天麻甘湿而燥，偏于治疗风寒夹有痰湿引起的头痛晕眩。

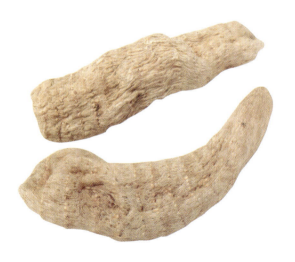

选购秘诀　以色黄白、半透明、肥大坚实者为佳。色灰褐、外皮未去净、体轻、断面中空者为次。

药用价值　在我国，天麻入药已有一千多年的历史。它的药物作用有：

镇痛作用　用天麻制出的天麻注射液，对三叉神经痛、血管神经性头痛、脑血管病头痛、中毒性多发性神经炎等有明显的镇痛效果。

镇静作用　有的医疗单位用合成天麻素（天麻苷）治疗神经衰弱和神经衰弱综合征病人，有效率分别为89.44%和86.87%，且能抑制咖啡因所致的中枢兴奋作用，还有加强戊巴比妥纳的睡眠时间效应。

抗惊厥作用　天麻对面神经抽搐、肢体麻木、半身不遂、癫痫等有一定的疗效。还有缓解平滑肌痉挛、缓解心绞痛、胆绞痛的作用。

降低血压作用　天麻能治疗高血压症。久服可平肝益气、利腰膝、强筋骨，还可增加外周及冠状动脉血流量，对心脏有保护作用。

明目、增智作用　天麻尚有明目和显著增强记忆力的作用。天麻对人的大脑神经系统具有明显的保护和调节作用，能增强视神经的分辨能力。

| 贮存要点 | 1~6℃低温保存。
| 用法用量 | 内服：煎汤，4.5～9克；或入丸、散。
| 使用禁忌 | 使御风草根，勿使天麻，若同用，即令人有肠结之患。

天麻鱼头

| 功　效 | 调肝益脑。适用于孕前及产后肝阴不足、烦燥、易怒、虚弱或头昏失眠等症。
| 原材料 | 天麻片10克，鲢鱼头1个，佐料适量。
| 做　法 | 将天麻湿润后切成薄片，与鱼头共煮至汤变白，放入佐料食用。
| 用　法 | 佐餐食用。

● 保健应用

地龙

【别名】亚细亚环毛蚓、蚯蚓。

○ 平喘利尿的解毒药材

| 来　源 | 为蚯蚓的干燥全体。
| 主要产地 | 主产河北、山西等地。
| 性　味 | 性寒，味咸。
| 功效主治 | 清热、镇痉、利尿、解毒。主治热病惊狂、小儿惊风、咳喘、头痛目赤、咽喉肿痛、小便不通、风湿关节疼痛，半身不遂等症。外用治丹毒、漆疮等症。
| 主要成分 | 据研究，地龙含有溶血作用物质蚯蚓素，解热作用物质蚯蚓解热碱，可能为酪氨酸的衍生物，并有一种有毒成分蚯蚓毒素。此外，并含有脂肪酸，类脂化合物，胆固醇，胆碱，维生素B，黄尿圜，胍及磷等。
| 性状特征 | ①广地龙：全体呈扁片状。腹部已剖开，内脏已除去仅头端及尾端仍保持原来形状，全体弯曲不直，体长15～20厘米，宽1～1.5厘米。全体由90～100余环节构成，体背色棕红或灰红，腹部色较淡，体壁较厚。气腥，味微咸。
②土地龙：呈弯曲的圆柱形，长5～10厘米，直径3～7毫米。全体由许多环节构成，完整，腹部未剖开。口位于较尖的一端，肛门开口于钝圆的一端，质轻而脆，易折断，断面呈土色。气腥，味微咸。
| 选购秘诀 | 以完整、背部棕褐色至紫灰色、腹部浅黄棕色、气腥、味微咸的为佳。
| 药用价值 | 地龙有平喘、解毒、解热、抗炎、抗过敏、镇静、抗惊厥之作用，并能免疫及抑制、溶解血栓中的酶，含氨成分对支气管有扩张作用。还有杀精子及阴道毛滴虫的功效，能促进伤口愈合。

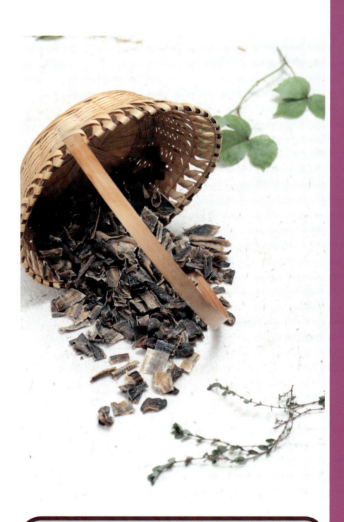

> **特别提示**
> 地龙经过酒洗后，药效有所增强，但镇惊之力仍不如全蝎、蜈蚣。

地龙配麻黄，一寒一温，清宣肺气，解痉平喘，用于治疗支气管哮喘、变态性反应、喘息性支气管炎

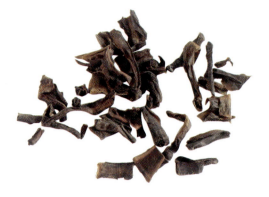

等病效果满意。

地龙配天麻平肝降压，以治肝阳上亢型高血压病疗效较好。

地龙配五加皮寒热并用，祛风利湿，强筋通络，治疗类风湿关节炎有较好的疗效。

地龙配川芎舒张血管，走窜脑络，通达气血，治疗早期脑梗死、多发性脑梗死，以及脑梗死后遗症等有较好疗效。

贮存要点	置通风干燥处，防霉、防蛀。
用法用量	内服煎汤6～12克，或入丸、散。
使用禁忌	脾虚便溏者慎用。

● 保健应用

地龙桃花饼

功　　效	益气活血、通络、起痿、治偏瘫。
原材料	黄芪100克，干地龙(酒浸)30克，红花、赤芍各20克，当归50克，川芎10克，桃仁(去皮尖、略炒)15克，玉米面400克，小麦面100克，白糖适量。
做　　法	将黄芪、红花、当归、赤芍、川芎浓煎取汁，将地龙烘干、研粉，与白糖、玉米面、小麦面混匀并以药汁调和成面团，分制为20个小饼，将桃仁匀布饼上，入笼蒸熟(或用烤箱烤熟)即可。
用　　法	每日2次，每次食饼1～2个。

▶ 钩藤

【别名】钩藤、吊藤、金钩藤、挂钩藤、钩丁、倒挂金钩、钩耳。

○ 解痉挛、镇头痛

来　　源	为茜草科植物钩藤或华钩藤及其同属多种植物的带钩枝条。
主要产地	主产广西、江西、湖南、浙江、广东、四川、贵州、云南、湖北等地。
性　　味	性凉，味甘。

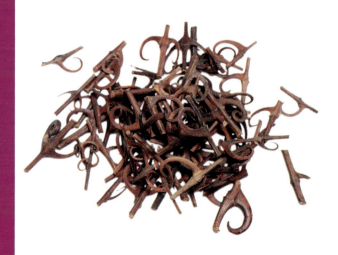

功效主治	清热平肝、熄风定惊。治小儿惊痫、大人血压偏高、头晕、目眩、妇人子痫。
主要成分	带钩茎枝叶含钩藤碱、异钩藤碱、柯诺辛因碱、异柯诺辛因碱、柯楠因碱、二氢柯楠因碱、硬毛帽柱木碱、硬毛帽柱木因碱。
性状特征	①钩藤为干燥的带钩茎枝，茎枝略呈方柱形，长约2厘米，直径约2毫米，表面红棕色或棕褐色，一端有一环状的茎节，稍突起，节上有对生的两个弯钩，形如船锚，尖端向内卷曲，亦有单钩的，钩大小不一，基部稍圆，直径2～3毫米，全体光滑，略可见纵纹理。质轻而坚，不易折断，断面外层呈棕红色，髓部呈淡黄色而疏松如海绵状。气无，味淡。主产广西、江西、湖南、浙江、广东。②华钩藤性状与钩藤大致相同。惟茎枝呈方柱形，直径2～3毫米，表面灰棕色，钩基部稍阔。主产四川、贵州、云南、湖北等地亦产。
选购秘诀	以双钩形如锚状、茎细、钩结实、光滑、色红褐或紫褐者为佳。

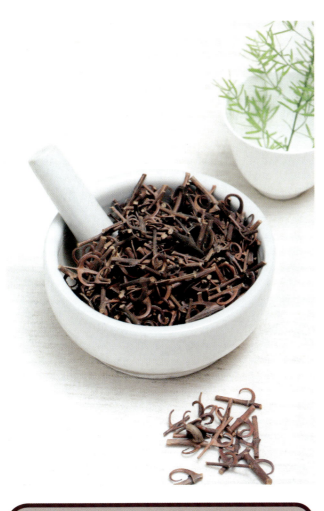

药用价值 **镇静作用** 钩藤煎剂0.1克/千克给小鼠腹腔注射，能产生明显的镇静作用，但无明显的催眠作用，对中枢运动性分析器兴奋性增高的状态，确有一定的抑制作用。

降压作用 实验证明钩藤煎剂均有降压作用。煎煮时间过久或不够(最好煎15分钟以内)会影响降压效果。钩及茎枝(即单钩、双钩及与其相邻之较细茎枝)降压效果较好；老枝(无钩，直径在0.5～2厘米)降压效果很差。此外钩藤碱能抑制离体肠管，兴奋大鼠离体子宫。

还发现钩藤对引起呼吸道感染的病毒如腺病毒3、亚洲甲型流感病毒和仙台病毒等有较好的抑制作用。

贮存要点 置于通风干燥处保存，防霉。

用法用量 内服：煎汤(不宜久煎)，4.5～9克；或入散剂。

使用禁忌 最能盗气，虚者勿投，无火者勿服。

● 保健应用

天麻钩藤茶

功　效 平肝、熄风、镇静。用于肝阳上亢之高血压、头晕目眩、神经衰弱、四肢麻木等。

原材料 天麻5克，钩藤6克，绿茶10克。

做　法 将天麻、钩藤洗净，加水适量，煎煮2次，去渣。以其汁液冲泡绿茶，盖严，浸泡5～10分钟即可。

用　法 每日1剂，代茶饮用。

特别提示

钩藤煎时宜后下，因为研究证明，钩藤煮沸20分钟以上，其降压作用即降低。过去认为双钩效力比单钩强，实际上并无太大区别，只要取钩多枝少者药效就较好。治小儿急惊风，有时单用钩藤。

▶ 全蝎

【别名】虿、虿尾虫、全虫、茯背虫。

○ 驱风止痉的常用药

来　源 为钳蝎科动物钳蝎的干燥全虫。

主要产地 主产河南、山东、湖北、安徽等地。

性　味 性平，味咸、辛。

功效主治 祛风、止痉、通络、解毒。治惊风抽搐、癫痫、中风、半身不遂、口眼歪斜、偏头痛、风湿痹痛、破伤风、淋巴结结核、风疹疮肿。

主要成分 含蝎毒，系一种类似蛇毒神经毒的蛋白质。此外，并含三甲胺、甜菜碱、牛磺酸、软脂酸、硬脂酸、胆甾醇、卵磷脂及铵盐等。欧洲及北非所产蝎的毒液中含神经毒Ⅰ及Ⅱ，其神经毒Ⅱ为一条由64氨基酸组成的肽链。

性状特征 干燥的全虫，头胸部及前腹部呈扁平长椭圆形,后腹部尾状。完整者长约6厘米。全体绿褐色,腹及肢为黄色,尾刺尖端呈褐色。胸部折断后可见内有黑色或棕黄色残余物,后腹部中空。体轻、质脆、气微腥、味咸。

选购秘诀 以色黄、完整、腹中少杂物者为佳。

药用价值 *抗惊厥作用* 对抗士的宁惊厥的效果最为显著。但全蝎的效果较蜈蚣差。

镇静作用 对清醒动物有显著的镇静作用。

对心血管系统的作用 有一定的降压作用,降压原理为抑制血管运动中枢、扩张血管、直接抑制心脏以及对抗肾上腺素的升压作用。对清醒动物有明显镇静作用,但并不使动物入眠,也可能与降压有关。

临床为驱风止痉的常用药 用于止痉,当治疗破伤风或小儿高热抽搐和其他急惊风,在使用一般的平肝熄风药无效时,可用全蝎。用于驱风,治中风后半身不遂,口眼歪斜,适宜于脑血管意外后遗上述症状而证属实者。也可用于治疗高血压病,有一定的效果。

贮存要点 置干燥处,防蛀。

用法用量 内服:煎汤,全蝎2.4～4.5克,蝎尾1.5～2.5克;或入丸、散。外用:研末调敷。

使用禁忌 血虚生风者忌服。孕妇忌用。

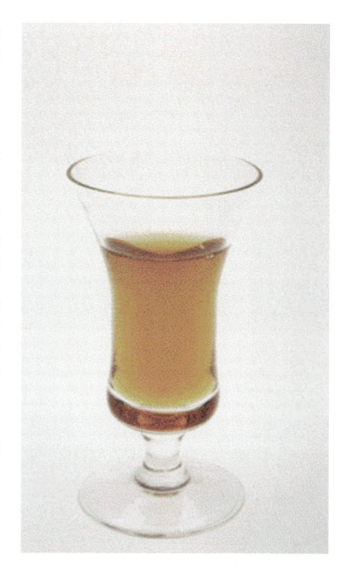

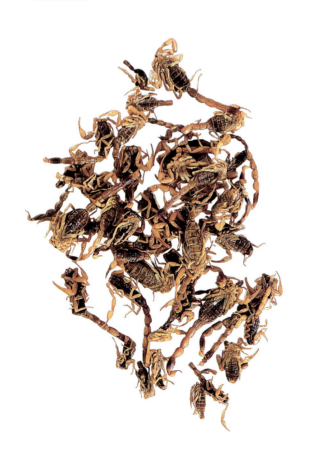

特别提示

传统经验认为蝎子的药力在尾,主张选用蝎尾,尤其治破伤风、急惊风之抽搐、痉挛,用蝎尾较好。治中风后半身不遂用全蝎较好。

● 保健应用

蜂房全蝎酒

功效 攻毒、杀虫。主治食道癌、胃癌。

原材料 露蜂房40克,全蝎40克,山慈姑50克,白僵蚕50克,干蟾皮30克,酒1升。

做法 将药洗净、捣碎,用白纱布袋盛之,置净器中,入酒浸泡、密封,7日后开启,去掉药袋,过滤、装瓶备用。

用法 每日3次,每次空腹饮5～10毫升。

羚羊角

【别名】羚羊尖、羚羊粉、羚羊片。

治疗高热神昏和抽搐的良药

来　　源　为牛科动物赛加羚羊等的角。

主要产地　主产新疆。

性　　味　性寒，味咸。

功效主治　平肝熄风、清热镇惊、解毒。治热病神昏、谵语发狂、头痛眩晕、惊痫搐搦、目赤翳膜。

主要成分　含磷酸钙、角蛋白及不溶性无机盐等，其中角蛋白含量最多。羚羊角的角蛋白含硫只有1.2%，是角蛋白中含硫最少者之一。

性状特征　完整的角呈长圆锥形，略呈弓形弯曲，长25～40厘米，基部直径约3厘米，白色或黄白色。除尖端部分外，有10～20个隆起的轮脊，幼枝较少。尖部光圆，弯锥形，光润如玉，嫩枝透视有血丝或呈紫黑色，无裂纹，质老的有纵裂纹，无黑尖。角基部圆形，有骨塞，名羚羊塞，约占全长的1/2或1/3。骨塞圆形，坚硬而重，表面有凸出的顺纹与角内面合槽，颇坚固，自横截面上视之，其接合处呈不规则的锯齿状。将骨塞除去后，角之下半段为筒形，中空，有细孔直通尖上，习称通天眼，近光可透视，为羚羊角的主要鉴别特征。质坚硬。无臭，味淡。

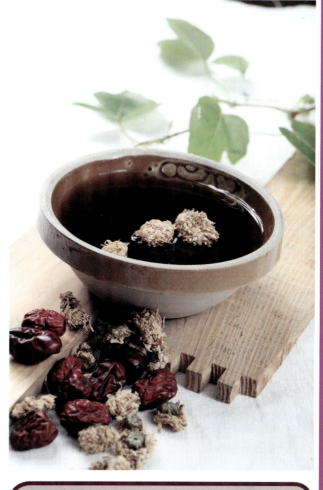

特别提示

多与龙胆草、黄芩等配合应用，治疗肝火上炎引起的目赤肿痛。

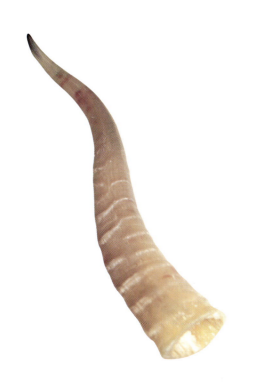

选购秘诀　以质嫩、色白、光润、有血丝、无裂纹者为佳；质老、色黄白、有裂纹者质次。

药用价值　**对中枢神经系统的作用**　羚羊角外皮浸出液对中枢神经系统有抑制作用。有一定的镇静和抗惊厥的作用。

解热作用　羚羊角煎剂对伤寒、副伤寒甲乙三联菌苗引起发热的家兔有解热作用，灌胃后2小时体温开始下降，6小时后逐渐恢复。

其他作用　羚羊角外皮浸出液，能增加动物对缺氧的耐受能力，有镇痛作用。临床用于治疗热性抽搐，尤其是患感染性疾病引起的高热抽搐。本品能清热止痉。治疗肝火上炎而致的眼球胀痛、头晕头痛、视物昏花、伴有恶心呕吐（可见于青光眼），用本品取其有镇静的作用。

贮存要点 置阴凉干燥处。

用法用量 内服：磨汁，1.5～2.5克；煎汤，1.5～3克；或入丸、散。

使用禁忌 入煎剂，宜单煎2小时以上。

● **保健应用**

羚羊角汤

功　效 清热平肝、养血熄风。主治肝阳上亢、头痛如劈。

原材料 羚羊角6克，龟板24克，生地18克，白芍3克，丹皮4.5克，柴胡3克，薄荷3克，菊花6克，夏枯草4.5克，蝉衣3克，红枣10枚，生石决24克（打碎）。

做　法 将所有材料放入砂锅中，加2升清水。以小火煎煮1～2小时，去渣取汁即可。

用　法 佐餐食用。

中国药物食物养生大全（第三卷）

编著 ◎ 邱德文　林余霖　胡炳义

中医古籍出版社
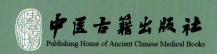

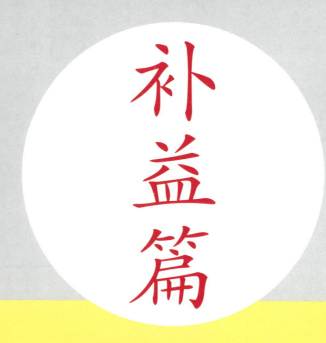

Part 12 补益篇

一、补气类

主要用于治疗气虚证。中医所说的"气"，一般指人体各系统器官的生理功能。"气虚"就是指人体各系统器官生理功能的不足，尤其是指消化系统和呼吸系统的不足，可表现为以下症状。

脾气虚：表现为倦怠、四肢乏力、食欲不振、腹胀满、肠鸣、腹痛、便溏或泄泻等。

肺气虚：表现短气、少气（自感气不足，但并不是呼吸困难）、活动时气喘、声音低微、面色淡白、自汗等。

补气药可增强人体器官的生理功能和体力，能帮助治疗气虚症。由于气血关系密切，血的生成和运行有赖于气的作用，故补气药也常用于血虚证。补气药味多甘，一般较腻滞，多服易引起膈、腹胀满，必要时可加入少许理气药，如木香、枳壳等同用。

二、养血类

补血药主要用于治疗血虚。血虚的基本表现是面色萎黄、口唇淡白、头晕眼花、视力减退、神疲气短、心悸失眠、皮肤干燥、舌淡脉细，或有闭经。血虚不仅可由贫血引起，也可由某些慢性消耗性疾病引起。因此补血药的作用不一定在于"补血"，多数补血药是通过滋养强壮作用，或改善全身营养状况，或改善神经系统功能，而起到间接促进功能、护肝、镇静的作用，从而减轻或消除血虚的症状。

补血药常需与养阴药同用，对矫治血虚和阴虚，更能发挥应有的作用。单纯用补血药疗效不佳者，如气血虚的，在补血的同时酌加补气药，能收到更好的疗效。此外补血药多滋腻，为防止久服、多服引起消化不良，宜与健胃和中之品配伍使用。

三、助阳类

助阳药主要用于阳虚证，包括肾阳虚、脾阳虚、心阳虚等。由于肾为先天之本，又为气之根，因此，阳虚证主要是指肾阳虚，补阳多从补肾着手，补阳药也主要是用于补肾阳。肾阳虚主要表现为全身功能衰退。症如神倦畏寒、四肢不温、腰膝酸软、舌质淡白、脉沉而弱；如生殖泌尿系统功能受影响，则有阳痿、遗精、白带清稀、夜尿、小便清长或频数；如呼吸功能受影响则有喘嗽；如消化功能受影响，则有泄泻。

补阳药的作用原理大致包括：调节肾上腺皮质功能，调整能量代谢，使糖代谢合成加强，滋养强壮，促进性腺功能，促进生长发育，增强机体抵抗力。

四、滋阴类

补阴药又称养阴药，主要是用来补养肺阴、胃阴、肝阴和肾阴，适宜于肺胃阴虚和肝肾阴虚之证。可表现为以下症状：

肺阴虚：轻者症状表现为干咳音哑、口渴咽干、皮肤枯燥，或吐涎沫；重者可表现为肺痿，有潮热、盗汗、久咳、吐痰、吐血、脉细数等症状。

胃阴虚：即胃的津液不足，表现为食欲减退、心热烦渴、口干舌燥、大便秘结。

肝阴虚：有些患者表现为视力减退、夜盲、头晕、耳鸣、爪甲干枯等。还有一些患者可表现为肝阳上亢，有眩晕、耳鸣、口燥、咽干、睡眠不安、舌质红、脉细数等症状。

肾阴虚：是许多慢性病所共有的虚弱症候群，主要表现为头晕、耳鸣、腰膝酸软、手心烦热、午后低热、小便短赤、舌红少津、脉细无力。

人参

【别名】棒、山参、园参、神草、地精。

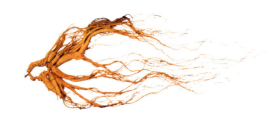

适于体虚乏力者滋补之用

来　源　本品为五加科植物人参的干燥根。

主要产地　主要分布于黑龙江、吉林、辽宁和河北北部。辽宁和吉林有大量栽培。

性　味　性平，味甘、微苦。

功效主治　大补元气、复脉固脱、补脾益肺、生津安神。用于体虚欲脱、肢冷脉微、脾虚食少、肺虚喘咳、津伤口渴、内热消渴、久病虚羸、惊悸失眠、阳痿宫冷、心力衰竭、心源性休克。

主要成分　含人参皂苷、挥发性成分、葡萄糖等。

性状特征　①**生晒参**　主根呈纺锤形或圆柱形，长 3.15 厘米，直径 1.2 厘米。表面灰黄色，上部或全体有疏浅断续的粗横纹及明显的纵皱，下部有支根 2~3 条，并生着多数细长的须根，须根上常有不明显的细小疣状突起。根茎（芦头）长 1.4 厘米，直径 0.3 ~ 1.5 厘米，多拘挛而弯曲，具不定根和稀疏的凹窝状茎痕（芦碗）。质较硬，断面淡黄白色，显粉性，形成层环纹棕黄色，皮部有黄棕色的点状树脂道及放射状裂隙。香气特异，味微苦、甘。

②**生晒山参**　主根与根茎等长或较短，呈人字形、菱形或圆柱形，长 2.10 厘米。表面灰黄色，具纵纹，上端有紧密而深陷的环状横纹，支根多为 2 条，须根细长，清晰不乱，有明显的疣状突起，习称"珍珠疙瘩"。根茎细长，上部是密集的茎痕，不定根较粗，形似枣核。

选购秘诀　红参类中以体长、色棕红或棕黄半透明、皮纹细密有光泽、无黄皮、无破疤者为佳。边条红参优于普通红参。红直须质量优于红弯须。山参是各种人参中品质最佳的一类。当中又以纯野山参为上品，其补气固脱的功效尤佳。各类山参中均以五形俱佳为优。生晒参类性味偏凉，且加工中不损失成分，以体重、无杂质、无破皮者为佳。

药用价值　**对心血管的作用**　提高心肌对缺氧的耐受能力。人参皂苷可促进磷酸合成，提高脂蛋白酶活性，加速脂肪及乳糜微粒的血管中水解，从而加快脂质的代谢，显著提高心肌对缺氧的耐受能力。对高血压病、动脉粥样硬化、冠心病等常见的老年性疾病有一定防治作用。

对糖尿病的作用　对异常血糖水平的调节作用。人参可增进糖的利用、代谢、抗脂肪分解活性、恢复糖尿病患者耐糖能力。临床观察人参能改善糖尿病患者的一般情况，使轻型糖尿病患者尿糖减少；对重症患者，虽不能改善高血糖，但可使一般状况好转。某些患者使用人参后，可减少胰岛素的用量并延长降糖作用时间。

抗肿瘤作用　临床证明，人参皂苷和人参多糖能改善胃癌、肺癌的自觉症状，且能延长患者的生命。与其他治疗药物或放疗并用，疗效可以提高，还能减少化疗和放疗的不良反应。口服人参制剂后，血液中的白细胞、红细胞、血红蛋白含量增加，促进骨髓造血功能，对治疗再生障碍性贫血及粒细胞减少症有显著效果，并可减轻放射线引起的造血系统损害。可作为防治癌症的辅助药剂。

对中枢神经的作用　现代药理学研究证实，人参对高级神经系统兴奋与抑制均有增强作用，能提高脑力劳动功能，调节大脑皮质功能紊乱使其恢复正常，提高大脑的功能，增强记忆力。临床上在孕妇临产前以"人参泡水服"可以增强孕妇在生产前的体力，缩短产程。但用量过多，易产生异常兴奋，长时间不能入眠，甚至导致失眠。

抗衰老作用　人参皂苷可明显抑制脑和肝中过氧化脂质形成，减少大脑皮质、肝和心肌中脂褐素及血清过氧化脂质的含量，增加超氧化物歧化酶和过氧化酶在血液中的含量，促进细胞形成、提高免疫球蛋白的含量，增强网状内皮系统吞噬功能，清除体内导致衰老的自由基，减缓衰老。

总之，人参有防治疾病、延年益寿之功效，尤其适用于各器官功能趋于全面衰退的老年人，有镇静大脑、调节神经、刺激血管、增进食欲、促进代谢、恢复疲劳、增强肝脏解毒功能、改善骨髓造血能力、提高应激反应能力、促进蛋白质 RNA 和 DNA 的生物合成等功能。

贮存要点 置于阴凉干燥处密封保存，防蛀、防霉。

用法用量 3～9克，另煎，对入汤剂服用。治疗虚脱可用15～30克。

使用禁忌 不能与藜芦、五灵脂制品同服，服药期间不宜同吃萝卜或喝浓茶。

● 保健应用

人参肉桂粥

功 效 益元气、补心阳。适用于心悸怔忡、心胸憋闷或心痛、气短、自汗、畏寒肢冷、面色白或

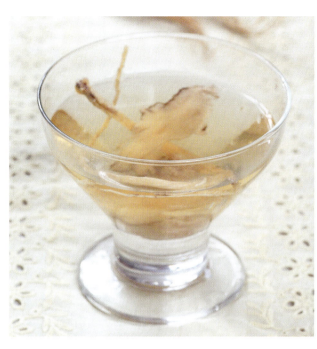

色无华、食欲不振、惊悸不安、失眠健忘、虚烦头晕等。

原材料 人参16克，当归10克，远志6克，桂圆肉8克，酸枣仁4克，白酒600毫升，冰糖20克。

做 法 将前6味原材料分别捣碎，放入纱布袋中，置入泡酒容器内，倒入适量的白酒，密封；浸泡14天后除去药袋，过滤，去除药渣，再加入冰糖，和匀即成。

用 法 口服。每次服10~15毫升，日服2次。

人参散白酒

功 效 大补元气、补脾益肺、生津止渴、安神益智。适用于久病气虚、面色无华、脾虚泄泻、倦怠无力、食欲不振、脾虚气喘、自汗口渴、失眠多梦、惊悸健忘等。

原材料 人参30克，白酒500毫升。

做 法 将人参冲洗干净，置于容器中，加入白酒，密封。浸泡10天后过滤，去渣即可。

用 法 空腹口服，每日2次，每次20毫升。实证、热证、气不虚者忌服。

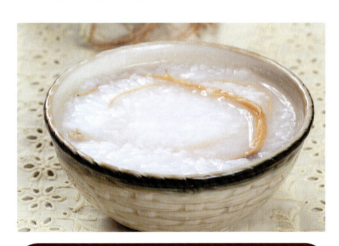

> **特别提示**
> 在烹调人参时，最好把人参切断或者拍碎，因为芦头容易引起呕吐，故应去掉。

面唇青紫等。

原材料 人参5克，肉桂5克，大米50克，白糖适量。

做 法 将人参、肉桂用水清洗一下，放入锅中，加入适量的水，没过所有材料，煎煮30分钟左右。过滤，去除药渣，锅中留清汁，再放入淘洗好的大米，用文火煮成稀粥，待熟后，调入白糖即可。

用 法 温服，每日1~2次。阴虚火旺或身体强壮者忌服。

人参远志酒

功 效 补气血、安心神。药剂远志味辛、苦，微温；归心、肺、肾经。能宁心安神、祛痰开窍、解毒消肿，主治心神不安、心悸失眠、健忘、补气血、安心神等。人参与远志相配伍，适用于倦怠乏力、面

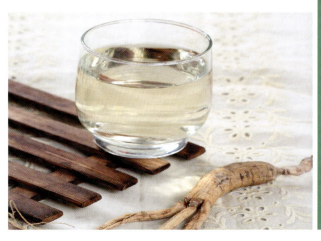

党参

【别名】棒、山参、园参、神草、地精。

◯ 适用于气血不足者

来　　源　为桔梗科植物党参的干燥根

主要产地　党参据产地分西党参、东党参、潞党参三种。西党参主产陕西、甘肃；东党参主产东北等地；潞党参主产山西。

性　　味　性平，味甘。

功效主治　补中益气、健脾益肺。用于脾肺虚弱、气短心悸、食少便溏、虚喘咳嗽、内热消渴。

主要成分　含有生物碱，皂苷，蛋白质，淀粉，维生素 B_1，维生素 B_2 等。

性状特征　①**西党参**　西党参根部类圆柱形，末端较细，长8～20厘米，直径5～13毫米。根头部有许多疣状突起的茎痕，俗称"狮子盘头"。表面灰黄色或浅棕黄色，有明显纵沟。支根脱落处常见黑褐色胶状物，系内部乳汁溢出干燥所成。质稍坚脆，易折断。断面皮部白色，有裂隙，木部淡黄色。气特殊，味微甜。

②**东党参**　根类圆柱形，常分枝。长12～25厘米，直径5～22毫米。根头大而明显，根外皮黄色及灰黄色，有明显纵皱。质疏松，断面皮部黄色，木部黄白色。

③**潞党参**　根类扁圆柱形，单一，长8～22厘米，直径7～10毫米，亦有较长大者。根头部无明显"狮

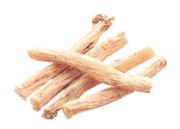

子盘头"。根表灰棕色，有深而不规则的纵皱，质感较轻、易折断、断面不规则。气微、无香气、味甜。

选购秘诀　各种党参中以野生台参为最优。西党参以根条肥大、粗实、皮紧、横纹多、味甜者为佳；东党参以根条肥大、外皮黄色、皮紧肉实、皱纹多者为佳；潞党参以独支不分叉、色白、肥壮粗长者为佳。

药用价值　**提高机体抗病能力**　党参能显著增强网状内皮系统的功能。特别是与黄芪、灵芝合用，作用更强，其作用可超过卡介苗。有报导：用党参或四君子汤给小鼠灌服5天，均能增强其腹腔巨噬功能。由于其能增强网状内皮系统的吞噬功能，故能提高机体的抗病能力。

补血作用　党参醇，水浸液口服或皮下注射时，可使兔子的红细胞增加。此外，将党参液灌注小白鼠的胃，亦能使红细胞增加，血红蛋白显著增加。皮下注射可使白细胞、网织细胞显著增加，对环磷酰胺等化疗药物及放射疗法所致白细胞下降亦有治疗作用。

对肾上腺皮质功能的影响　党参水煎液的有效成分是皂苷及糖类，给小白鼠灌服、静脉注射或腹腔注射，均可使血浆中皮质酮量增加，能部分抵抗地塞米松引起的血浆皮质酮下降。

抗疲劳作用　党参提取物给小白鼠灌胃，实验证明能明显提高其游泳能力，减缓疲劳的发展。其机制可能与提高其中枢神经系统的兴奋性，提高机体活动能力有关，故而能减轻其疲乏感。

对环磷酸腺苷的作用与影响　用党参煎剂给小白鼠腹腔注射，能使血浆、脾中的cAMP含量增加，

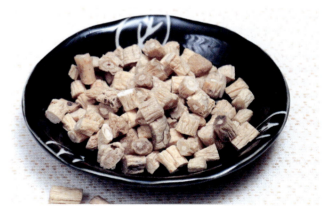

肝脏中的cAMP含量稍下降。血浆、脾中的cAMP的少量增加，能增强机体的免疫功能。

抗高温作用　小鼠皮下注射100%党参水提液12毫升后置于45～47℃烘箱内，结果给药组存活时间比对照组明显延长，表明党参能显著提高小鼠的抗高温能力，这与党参具有人参样的强壮作用、抗休克作用有关。

对心血管系统的影响　党参碱具有明显的降压作用，其提取物能提高心排血量而不增加心率，并能增加脑、下肢和内脏的血液量。另有报道，本品浸膏对

肾上腺素的升压反应有明显的对抗作用。

对胃肠道的调节作用　党参皂苷对肠道具有调节作用，并能不同程度的对抗乙酰胆碱、5-羟色胺、组胺、氯化钡对肠道的影响。因而，党参在临床上有补脾胃的作用。

促进凝血作用　党参注射液能促进凝血并且证明无溶血作用。

升高血糖作用　党参注射液给每只小鼠腹腔注射0.15克，给兔静脉注射1克（或煎剂6克/千克灌胃），结果均证明有升高血糖作用。此外，小鼠实验还表明：注射液对胰岛素所致低血糖反应有对抗作用。其升高血糖作用可能与其所含多量糖分有关。本品并且有促进白蛋白合成的作用，还可增强子宫的收缩能力。

[贮存要点]　置于通风干燥处，防蛀。

[用法用量]　煎服（另煎汁合服），9～30克。

[使用禁忌]　不宜与藜芦同用；气滞和火盛者慎用，有实邪者忌服。

● 保健应用

党参猪肾汤

[功　效]　补血、益气、补肾，适用于气血不足而致心悸气短、失眠、自汗等患者食用。健康人食用亦能增添精力、防病强身。

[原材料]　党参20克，山药20克，当归10克，猪肾200克，葱、生姜、食盐各适量。

[做　法]　将猪肾洗净，切成小块，同党参、山药、当归放入锅中，加葱、生姜、清水。先以大火煮沸后，改用文火炖汤，熟时调入食盐即可。

[用　法]　温服，分1～2次服用，食肉喝汤。

大枣党参粥

[功　效]　益气健脾、燥湿化痰。适用于脾胃气虚兼痰湿、食少便溏、胸脘痞闷、呕逆。

[原材料]　党参10克，大枣20克，大米50克，白糖适量。

[做　法]　将以上材料同放入锅中，加清水。用文火煮成稀粥，熟时调入白糖即可。

[用　法]　温服，每日1～2次。脾胃湿滞、有热者可少用大枣。

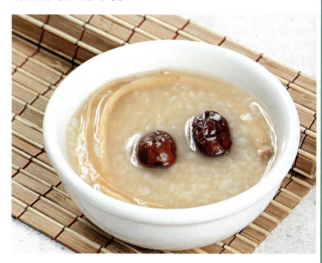

益气提神茶

[功　效]　补气养血、健脑提神，是体质虚弱者良好的保健饮品。

[原材料]　党参10克，枸杞子12克，麦芽12克，山楂10克，红茶5克，红糖20克。

[做　法]　将党参、麦芽研成粗末，用纱布包好备用。再将山楂、枸杞子洗净备用。再将剩余材料与上述备好的材料一起放入杯中，以沸水冲泡，盖上盖焖大约10分钟即可。

[用　法]　代茶频饮。

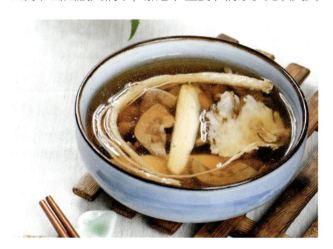

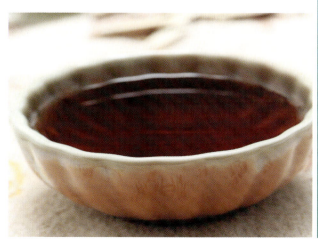

> **特别提示**
> 有时为防其气滞，可酌加陈皮或砂仁。

太子参

【别名】孩儿参、童参、双批七、米参。

○ 阴虚血热者的补气良药

来　　源	为石竹科孩儿参的干燥块根。
主要产地	主产江苏、山东、安徽等地。
性　　味	性平，味甘、微苦。
功效主治	补肺、健脾。治肺虚咳嗽、脾虚食少、心悸自汗、精神疲乏、益气健脾、生津润肺等症。用于脾虚体弱、病后虚弱、气阴不足、自汗口渴、肺燥干咳。
主要成分	根含果糖、淀粉、皂苷。
性状特征	药材呈细长纺锤形或细长条形，长3～10厘米，直径0.2～0.6厘米。表面黄白色，较光滑，凹陷处有须根痕，顶端有茎痕。质硬而脆，断面平坦，淡黄白色，角质样；或类白色，有粉性。气微，味微甘。

经烫制晒干者为烫参，其特点为参面光滑、色泽好，呈淡黄白色，质地较柔软，断面呈角质样。

经自然晒干者为生晒参，其特点为光泽较烫参差，质较硬，断面类白色，刮之有粉。但味道较烫参浓厚。 |
| 选购秘诀 | 以肥润、黄白色、无须根者为佳。 |
| 药用价值 | **抗衰老作用**　0.5%太子参能使雌果蝇平均寿命延长27.35%，雄果蝇延长16.5%。有一定抗衰老作用。太子参对吸烟所致小鼠的损害有保护作用。可使耐缺氧时间延长，气管内膜上皮光镜及扫描电镜下病理性改变减轻。 |

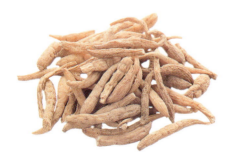

对血液的作用　实验证实由太子参、山楂、香附等药组成的糖浆，能升高失血动物的红细胞及血红蛋白的数量，并能明显缩短出血和凝血时间。此外，太子参对淋巴细胞增殖有明显的刺激作用。

贮存要点	置通风干燥处，防潮、防蛀。
用法用量	煎服，9～30克。
使用禁忌	习惯上不与藜芦同服。

● 保健应用

太子参烧羊肉

功　　效	温中补虚、益气生津。
原材料	熟羊肋条肉350克，太子参75克，水发香菇25克，玉兰片25克，鸡蛋1个，调料、葱、姜丝各适量。
做　　法	太子参水煎取浓缩汁5毫升备用，羊肉切成薄片，鸡蛋、淀粉加少许糖水搅成糊，放入肉调匀。香菇、玉兰片皆切成坡刀片，备用。将锅中油烧至五成热时将材料下锅，炸成红黄色，出锅沥油。锅内留底油50克，入花椒10余个，炸黄捞出。随将葱、姜、香菇、玉兰下锅煸炒，加入清汤400毫升及酱油、精盐、味精、料酒各适量，再将羊肉及太子参浓缩汁放入，烧至汁浓菜烂时，出锅盛盘。
用　　法	佐餐食用。

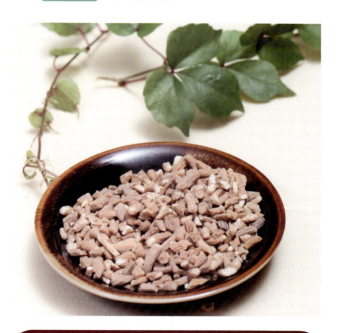

特别提示

因其效力较低，故用量宜稍大，煮时不需要另炖。

黄芪

【别名】北芪、绵芪、口芪、西黄芪。

最佳补中益气之药

来　源　为豆科植物膜荚黄芪或蒙古黄芪的干燥根。

主要产地　主产内蒙古、山西、河北、吉林、黑龙江等地，现广为栽培。

性　味　性温，味甘。

功效主治　补气固表、利尿托毒、排脓敛疮、生肌。用于慢性衰弱，尤其表现有中气虚弱的病人，用于中气下陷所致的脱肛、子宫脱垂、内脏下垂、崩漏带下等病症，还可用于表虚自汗及消渴（糖尿病）。

主要成分　含有黄芪甲苷、黄芪皂苷、大豆皂苷、黄芪多糖、甜菜碱、胆碱、硒等。

性状特征　根圆柱形，有的有分枝，上端较粗，略扭曲，长30～90厘米，直径0.7～3.5厘米。表面淡棕黄色至淡棕褐色，有不规则纵皱纹及横长皮孔，栓皮易剥落而露出黄白色皮部，有的可见网状纤维束。质坚韧，断面强纤维性。气微、味微甜，有豆腥味。

选购秘诀　以条粗长、皱纹少、质坚而绵、断面黄白色、粉性足、味甜者为佳。

药用价值　**增强免疫功能**　黄芪能增强网状内皮系统的吞噬功能，使血白细胞及多核白细胞数量显著增加，使巨噬细胞吞噬百分率及吞噬指数显著上升，对体液免疫、细胞免疫均有促进作用。正常人服用后，血浆IgM和血浆IgE显著增加，以全草效果最好。以上作用在正常的生理状态下存在，在免疫功能低下时同样有明显作用。黄芪对免疫功能低下不仅有增强作用，还有双向调节作用。

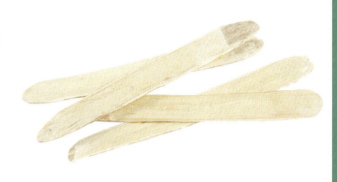

预防感冒的发生　黄芪具有增强病毒诱生干扰素的能力。易感冒者在感冒流行季节服用，可减少感冒次数，缓解感冒症状。

增强机体耐缺氧及应激能力　黄芪多糖有明显的抗疲劳作用，能显著延长氢化可的松耗竭小鼠的游泳时间和增加肾上腺素重量，对小鼠多种缺氧模型均具有显著的耐受能力，可明显减少全身性耗氧以及增加组织耐缺氧能力。黄芪多糖有明显的耐低温作用，能使正常以及虚损小鼠的抗生存时间明显延长。

促进机体代谢　黄芪通过细胞内的cAMP的调节作用可增强细胞的生理代谢。黄芪还能促进血清和肝脏的蛋白质更新，对蛋白质代谢有促进作用。

改善心脏功能　黄芪对正常心脏有加强收缩的作用，可使因中毒或疲劳而衰竭的心脏收缩振幅增大，排出血量增多。100％黄芪注射液可使离体心脏收缩加强、加快。黄芪能改善病毒性心肌炎患者的左心室功能，还有一定抗心律失常作用。

降压作用　以黄芪煎剂、水浸剂、醇浸剂，皮下或静脉注射于麻醉动物（犬、猫、兔），可迅速使血压下降，持续时间短暂。将黄芪注射液注入实验犬的冠脉、椎动脉、肠系膜上动脉、脑血管、肠血管等内脏血管，可使血管阻力指数下降，但注入肾动脉、肾血管阻力指数反而增高，黄芪对肾血管的作用与对其他部位血管不同。

保肝作用　黄芪能防止肝糖原减少，对小白鼠四氯化碳性肝炎有保护作用。黄芪对乙型肝炎病毒表面抗原阳性转阴也有一定作用，与对照组比较，差异显著（$P<0.05$）。治疗慢性肝炎的临床有效率，肝郁脾虚型和肝肾阴虚型分别为92.1％和88.5％，均比对照组为优（$P<0.05$）；但临床显著改善率与对照组相比，无

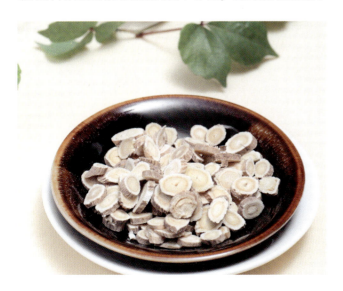

明显差异（$P>0.05$），单用一味黄芪治疗慢性肝炎，显效率不理想。

调节血糖　黄芪多糖具有双向调节血糖的作用，可使葡萄糖负荷后小鼠的血糖水平显著下降，并能明显对抗肾上腺素引起的小鼠血糖水平升高，对胰岛素低血糖无明显影响。

抗菌及抑制病毒作用　黄芪对痢疾杆菌，肺炎双球菌，溶血性链球菌 A，溶血性链球菌 B，溶血性链球菌 C 及金黄色、柠檬色、白色葡萄球菌等均有抑制作用。黄芪对口腔病毒及流感仙台 BB1 病毒的致病作用也有一定的抑制作用，但无直接消灭细菌作用。

激素样作用　黄芪具有类似激素样作用，可延长小鼠的动情期，对小鼠的发育有良好的影响。另外，黄芪能显著降低家兔血液流变学指标，其性质与强度和丹参注射液相同。100% 黄芪注射液对大鼠离体子宫有兴奋、收缩作用。黄芪注射液在试管内对鸡胚股骨有促进其生长作用。黄芪还有促进再生障碍性贫血患者血红蛋白、血清蛋白与白蛋白升高的作用。

【贮存要点】　置于通风干燥处。

【用法用量】　煎服，9～30 克。

【使用禁忌】　高血压、面部感染等患者应慎用，消化不良、上腹胀满和有实证、阳证等情况的不宜用黄芪。

● 保健应用

黄芪鳝鱼汤

【功　效】　补气养血、健美容颜。用于气血不足之面色萎黄、消瘦疲乏等。

【原材料】　黄芪 30 克，鳝鱼 300 克，生姜 1 片（切丝），红枣 5 枚（去核），大蒜 2 个。

【做　法】　黄芪、红枣洗净，大蒜洗净、切段，鳝鱼去肠、洗净、斩件。起油锅放入鳝鱼、姜、盐，炒至鳝鱼半熟，将全部用料放入锅内，加清水适量，武火煮沸后，文火煲煮 1 小时，调味即可。

【用　法】　佐餐食用，饮汤吃鳝鱼肉。

防己黄芪粥

【功　效】　补血健脾、利水消肿。适用于肥胖症。

【原材料】　防己 10 克，黄芪 12 克，白术 6 克，甘草 3 克，粳米 50 克。

【做　法】　将上述各种药材一起放入锅中，加入适量的清水，至盖过所有的材料为止。用大火煮沸后，

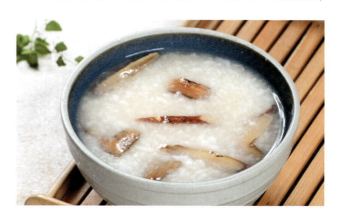

再用文火煎煮 30 分钟左右，然后加入粳米煮成粥即可。

【用　法】　每日 1～2 次，温热服。

黄芪牛肉粥

【功　效】　补脾健胃、益气固表、调和营卫。适用于脾胃气虚、饮食减少、体倦肢软、少气懒言、面色苍白、大便稀溏、脉大而虚软等症。

【原材料】　炙黄芪 30 克，牛肉 100 克，大米 30 克，大枣 10 枚，食盐适量。

【做　法】　将牛肉切成小丁，同炙黄芪放入锅中，煮半小时后，去除黄芪。然后再加入大米，用文火煮成稀粥，调入食盐即可。

【用　法】　温服，每日 1～2 次。

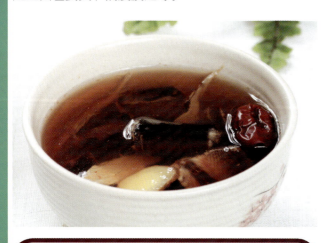

特别提示

久服黄芪嫌太热时，可酌加知母、玄参清解之。

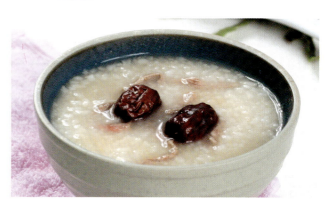

白术

【别名】山蓟、山芥、天蓟、山姜、冬白术。

补脾安胎常用药材

| 来　　源 | 为菊科植物白术的干燥根茎。
| 主要产地 | 主产浙江、安徽。
| 性　　味 | 性温，味苦、甘。
| 功效主治 | 健脾益气、燥湿利水、止汗、安胎。
| 主要成分 | 含挥发油，苍术酮，苍术醇，白术内酯A，白术内酯B等。
| 性状特征 | 干燥的根茎，呈拳状、团块，有不规则的瘤状突起，长5～8厘米，直径2～5厘米。表面灰黄色至棕黄色，有浅而细的纵皱纹。下部两侧膨大似如意头，俗称"云头"。向上则渐细，或留有一段地上茎，俗称"白术腿"。质坚硬、不易折断、断面不平坦。气香、味甜、微辛，略带黏液性。
| 选购秘诀 | 以体大、表面灰黄色、断面黄白色、有云头、质坚实者为佳。
| 药用价值 | **促进肠胃运动** 白术水煎剂可以健胃、助消化，对止呕止泻有一定的作用，但常需配消导药或利水渗湿药。

调节腹膜孔的功能 能显著开大腹膜孔的功能，使腹膜孔开放数目增加，分布密度增高。

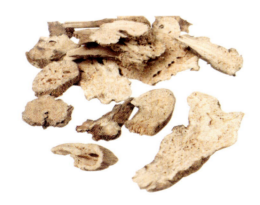

抑制子宫平滑肌的作用 白术的醇提取物对未孕离体子宫的自发性收缩以及对益母草等引起的子宫兴奋性收缩有显著抑制作用。白术还有安胎的作用。

调节淋巴细胞作用 白术多糖能激活或促进淋巴细胞转化。

免疫调节作用 实验证明，白术不仅有免疫调节作用，还有明显的抗氧化作用，增强机体清除自由基的能力，减少自由基对机体的损伤。

延缓衰老作用 白术煎剂有一定的延缓衰老的作用。此外，白术还有利尿、降血糖、抗菌、保肝、抗肿瘤、抑制代谢活化酶及强壮身体等药理作用。

| 贮存要点 | 置于阴凉、干燥处，防蛀。
| 用法用量 | 煎服，6～12克。
| 使用禁忌 | 白术性温而燥，故高热、阴虚火盛、津液不足、口干舌燥、烦渴、小便短赤、温热下痢（如细菌性痢疾、细菌引起的急性肠炎等）、肺热咳嗽等情况不宜用。另外，不宜与桃、李子、大蒜、土茯苓同食，以免降低药效。

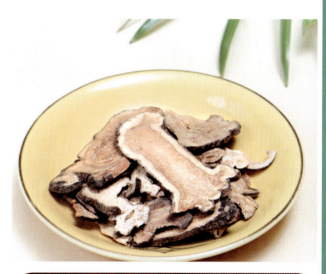

> **特别提示**
> 白术与苍术相比较，苍术气味辛烈，燥散之性有余，而补养之力不足；白术微辛，苦而不烈，其力补多于散，用于健脾效果较好。

● 保健应用

白术猪肚粥

| 功　　效 | 补中益气、健脾和胃。
| 原 材 料 | 白术30克，槟榔10克，猪肚1只，生姜少许，粳米60克。
| 做　　法 | 将猪肚洗净切成小块，同白术、槟榔、生姜煎煮，取汁去药渣。粳米同煮成粥，猪肚捞出蘸麻油、酱油佐餐。
| 用　　法 | 早、晚各服1次。

山药

【别名】怀山药、淮山药、山芋、山薯、山蓣。

○ 最佳补脾良药

来　源　薯蓣科植物薯蓣的干燥根茎。

主要产地　主产于河南、山西、河北、陕西等地。

性　味　性平，味甘。

功效主治　补脾养胃、生津益肺、补肾涩精。用于脾虚食少、久泻不止、肺虚喘咳、肾虚遗精、带下、尿频、虚热消渴等。

主要成分　含有甘露聚糖、3，4－二羟乙胺、植酸、尿囊素、胆碱、多巴胺、山药碱等。

性状特征　药材呈圆柱状，表面黄白色或淡黄色，有纵沟、纵皱纹及须根痕。体重，质坚实，不易折断。

选购秘诀　以条粗、质坚实、粉性足、色洁白者，煮之不散、口嚼不黏牙为最佳。

药用价值　**益气补脾滋补作用**　山药含有的营养成分和黏液质、淀粉酶等，有滋补作用，能助消化、

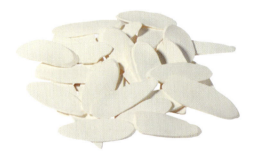

补虚劳、益气力、长肌肉。

对消化系统的影响　山药水煎液可刺激小肠运动，促进肠道内容物排空，抑制胃排空运动，还有增强小肠吸收功能，抑制血清淀粉酶的分泌。

降血糖作用　山药水煎剂可降低正常小鼠的血糖。对四氧嘧啶引起的小鼠糖尿病模型有防治作用。可明显对抗外源葡萄糖及肾上腺素引起的小鼠血糖升高。

对免疫系统的影响　用山药多糖给小鼠腹腔注射，能有对抗环磷酰胺的免疫抑制作用。可提高小鼠淋巴细胞转化率，促进血清溶血素的生成。

耐缺氧作用　山药水煎剂腹腔注射能延长小鼠存活时间，具有显著的常压耐缺氧耐受性。

抗衰老作用　实验证明，山药具有延长家蚕幼龄期的作用趋势。

其他作用　试验证明，山药还具有止泻、祛痰的作用。

贮存要点　置于通风干燥处，防蛀。

用法用量　入汤，10～30克；食疗量多为60～120克；若研末服用，每次6～10克。

使用禁忌　腹泻者或患有感冒、发烧者不宜服用。不可与碱性药物（如胃乳片）服用，烹煮的时间不宜过久。

● 保健应用

山药珍珠丸子

功　效　补气养血、健脾固精。对贫血、慢性肠炎、腹泻、遗精、早泄等病症有疗效。

原材料　糯米150克，猪瘦肉50克，山药50克，淀粉、精盐、味精皆适量。

做　法　把糯米用冷水浸泡一天，捞出后沥干水分。猪肉剁成肉泥，山药洗净去皮，蒸熟后捣烂，搀入淀粉、精盐、味精、拌匀。再捏成每个15克重的丸子，外边滚上一层糯米，装在盘里，放在笼中蒸熟。

用　法　佐餐食用。

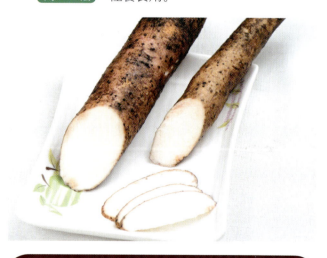

特别提示

山药生用的滋阴作用较好，尤其适合脾虚、肺阴不足、肾阴不足者；而炒山药性偏微温，适合健脾止泻，肾虚者可食用。

大枣

【别名】干枣、美枣、良枣、红枣。

○ 中药里的综合维生素

来　　源　为鼠李科植物枣的成熟果实。

主要产地　主产于河北、河南、山东、四川、贵州等地。

性　　味　性温，味甘。

功效主治　补脾和胃、益气生津、调营卫、解药毒。治胃虚食少、脾弱便溏、气血津液不足、营卫不和、心悸怔忡。

主要成分　含光千金藤碱、大枣皂苷、胡萝卜素、维生素C等。

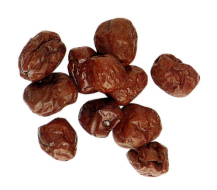

性状特征　果实略呈卵圆形或椭圆形，表面暗红色，带光泽，有不规则皱纹，果实一端有深凹窝，中具一短细的果柄，另一端有一小突。质柔软，果肉深棕色至棕褐色，油润而有光泽，富有黏性。果核纺锤形，核壳坚硬，内有黄白色种仁。味甚甘甜。

选购秘诀　以光滑、油润、肉厚、味甜、无霉蛀者为佳。

药用价值　**提高人体免疫力，抑制癌细胞**　研究发现，红枣能促进白细胞的生成，降低血清胆固醇，提高血清白蛋白，保护肝脏。红枣中还含有抑制癌细胞，使癌细胞向正常细胞转化的物质。

预防胆结石　经常食用鲜枣的人很少患胆结石。鲜枣中丰富的维生素C，可使体内多余的胆固醇转变为胆汁酸。

防治骨质疏松和贫血　大枣中富含钙和铁，对防治骨质疏松和贫血有重要作用。对中老年人更年期经常会有的骨质疏松、生长发育高峰期的青少年和女性贫血，大枣都有十分理想的食疗作用。

预防高血压　大枣所含的芦丁，是一种使血管软化、降低血压的物质。

其他作用　此外，大枣还具有抗过敏、除腥臭怪味、宁心安神、益智健脑、增强食欲、养肝、镇静降压、抗菌等作用。

贮存要点　用木箱或麻袋装，置于干燥处，防蛀、防霉、防鼠咬。

用法用量　生食或煎服，10～30克。

使用禁忌　龋齿疼痛、腹部胀满、便秘、消化不良、咳嗽、糖尿病等患者不宜常用。

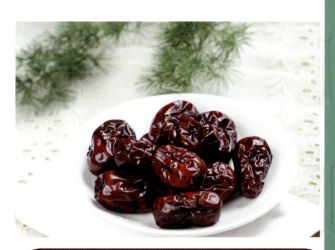

特别提示

大枣价格不贵，味道香甜又能增强免疫力，可以经常食用。另以大枣配芹菜根水煎服，能降低血胆固醇。

● 保健应用

红枣莲子汤

功　　效　补中益气、滋养强身、养血安神。常食能加强心脏功能、促进血液循环、稳定血压、增强食欲、促进睡眠。

原材料　莲子50克，红枣7枚，白糖半匙。

做　　法　将红枣用开水泡发，再剥去外皮。莲子泡发，去除莲心，放入锅中备用。在锅中加入两大碗水，用文火炖1小时左右，至红枣烂熟。最后再放入半匙白糖，调味食用。

用　　法　代茶，频频饮用。

甘草

【别名】 美草、蜜甘、灵通、粉草、甜草。

善于调和诸药的补气良药

来　　源　为豆科植物甘草的干燥根及根茎。

主要产地　主产内蒙古、甘肃，以内蒙古伊克昭盟杭锦旗所产品质最优。

性　　味　性平，味甘。

功效主治　补脾益气、清热解毒、祛痰止咳、缓急止痛、调和诸药。用于脾胃虚弱、倦怠乏力、心悸气短、咳嗽痰多、脘腹和四肢挛急疼痛、痈肿疮毒，还可缓解药物之毒性、烈性。

主要成分　甘草根及根茎含甘草甜素，为甘草酸的钾、钙盐。尚含甘草苷、甘草苷元、异甘草苷、异甘草元、新甘草苷、新异甘草苷等。

性状特征　药材呈圆柱形，长 25～100 厘米，直径 0.6～3.5 厘米。带皮的甘草，红棕色、棕色或灰棕色，具显著的沟纹、皱纹及稀疏的细根痕，两端切成平齐。质坚而重、断面纤维性、黄白色、有粉性，有一明显的环纹和菊花心，有裂隙。微具特别的香气，味甜而特殊。

选购秘诀　以外皮细紧、色红棕、质坚实、断面黄白色、粉性足、味甜者为佳。

药用价值　**对肾上腺皮质及其激素的影响**　甘草能使肾上腺中维生素 C 含量下降，具有兴奋垂体上腺皮质功能的作用。同时甘草酸对糖皮质激素有离解作用。

对消化系统的作用　具有抗消化性溃疡作用及解痉作用。甘草煎剂、甘草浸膏、异甘草素等黄酮类成分可降低肠管紧张度，减少收缩幅度，对氯化钡、组胺引起的肠痉挛收缩，解痉作用更明显。甘草次酸和总黄酮能抑制胃酸分泌，促进溃疡的愈合。

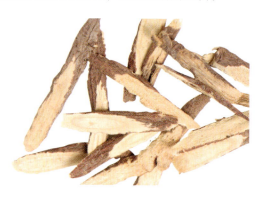

抗炎及免疫抑制作用　甘草酸是一种有效的生物应答修饰剂。在增强机制免疫功能的同时抑制变态反应的发生。

解毒作用　甘草单味有明显的解毒作用，生甘草与附片同煎能使后者毒性降低。甘草可与水合氯醛、毒扁豆碱、乙酰胆碱起强烈的对抗。而且甘草酸对有毒物质有吸附作用，在酶的作用下水解成苷元和葡萄糖醛酸，后者能与毒性物质结合而具解毒作用。

抗肝炎病毒作用　甘草酸有直接的抗 HBV 作用及对肝功能障碍的改善作用。对降低慢性病毒性肝炎病人的谷氨酰转肽酶效果显著。

抑制艾滋病病毒的作用　甘草酸可明显抑制艾滋病病毒增殖，并具有免疫激活作用。甘草酸抗艾滋病病毒是通过抑制细胞膜上某种酶来抑制艾滋病病毒增殖的。

抑制 SARS 相关冠状病毒的作用　实验证明，甘草酸苷不仅抑制病毒的复制，而且还在病毒复制的早期抑制病毒的吸附和穿膜，它在病毒的吸附期及吸附期后都非常有效。

镇咳祛痰作用　甘草服后能覆盖在发炎的咽部黏膜上，缓和炎性刺激而镇咳。

抗肿瘤作用　实验表明，甘草素可以明显抑制人体宫颈癌细胞的体内外增殖。

抑菌作用　甘草皂苷能明显抑制流感病毒，甘草葡聚糖尚有抗真菌作用。甘草对金黄葡萄球菌、溶血链球菌、结核杆菌、白喉杆菌等的呼吸、蛋白质的合成、核糖核酸的形成均有强烈的抑制作用。

防治肝损害　实验表明，甘草酸可有效地防止肝损伤，短期应用甘草酸治疗可有效地降低血清 ALT 水平，肝组织损伤也得到改善，长期应用可以预防肝细胞癌征象的发生。

降血脂与抗动脉粥样硬化的作用　甘草酸具有降血脂与抗动脉粥样硬化作用，且其强度可能超过抗动脉硬化药。实验还表明，甘草酸灌胃对血脂增高有明显抑制作用。

对脑神经细胞凋亡的保护作用　本品可减轻脑组织的脂质过氧化反应，对脑神经细胞凋亡有显著的保护作用。

抗衰老作用　甘草的水提液实验表明，甘草具有较好的抗衰老作用。

对酶的抑制作用 含甘草的药品可用来治疗黄褐斑。异甘草素 GU-17 对醛糖还原酶有抑制作用，可以预防和治疗各种糖尿病综合征。

其他作用 实验证明，甘草铵霜可治疗湿疹、荨麻疹、皮炎等皮肤病，有效率达 92%，可降低不孕症女患者血中睾酮含量，并常使患者排卵和怀孕，保护雄性生殖细胞精子非畸形发生，对人体遗传物质的损伤亦可能具有保护作用。

贮存要点 置于通风干燥处保存。

用法用量 煎服 1.5～9 克。

使用禁忌 湿热中满、呕吐、水肿及有高血压的患者忌服。

● 保健应用

芍药甘草茶

功效 缓急止痛。方中芍药具有镇静、镇痛和松弛平滑肌等作用；炙甘草能缓急止痛。本方主治腹部挛痛及脚腿挛急疼痛，如胃肠神经痛、胃炎、消化性溃疡疼痛及腓肠肌痉挛等。

原材料 芍药 10 克，甘草 5 克。

做法 将上述两药研末，将研好的末放置于保温瓶中，以适量沸水冲泡，再加盖焖 15 分钟即可。

用法 服用时去渣代茶频饮。胃肠有实热、积滞者忌用。

甘草绿豆煲米饭

功效 生津止渴、清热解毒、祛暑除烦。

原材料 生甘草 30 克，绿豆 100 克，大米 100 克。

做法 把生甘草切片，绿豆、大米淘洗干净。把大米、生甘草、绿豆同放锅内，像正常煲饭一样，加水，煲熟即成。

用法 每日 2 次，早、晚当主食食用。

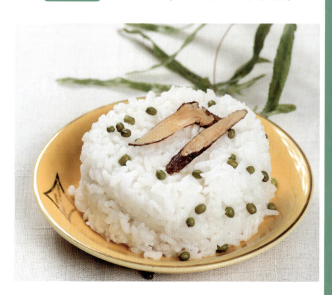

陈草蜜膏

功效 补中益气、行气健脾。可用于治疗胃、十二指肠溃疡。

原材料 陈皮、甘草各 100 克，蜂蜜适量。

做法 用清水将陈皮、甘草洗净，再用适量水将其泡发。将药材放入锅中加适量水煎煮，大约每 20 分钟取煎液 1 次，加水再煎，共取 3 次。然后合并煎液，再以文火煎熬浓缩成稠膏时，加入大约 1 倍的蜂蜜，熬至滚开后停火，放在一边，等待其自然凉后装瓶备用即可。

用法 每日 2 次，每次 1 汤匙。

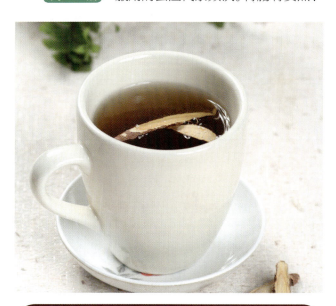

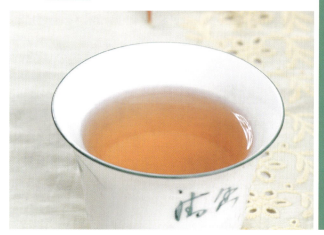

特别提示

甘草也可用于外用，可将甘草研成细末，煎成水汤后淋洗于患部，或与其他药材掺匀使用。

黄精

【别名】 美草、蜜甘、灵通、粉草、甜草。

被誉为"长寿百岁草"

来　　源　为百合科植物囊丝黄精、热河黄精、滇黄精、卷叶黄精等的根茎。

主要产地　主产贵州、湖南、浙江、广西、河北、内蒙古、辽宁、山西等地。

性　　味　味甘，性平。

功效主治　补气养阴、健脾、润肺、益肾。用于脾胃虚弱、体倦乏力、口干食少、肺虚燥咳、精血不足、内热消渴。

主要成分　含生物碱、淀粉、糖等。

性状特征　黄精商品按形状不同，分为"鸡头黄精"、"生姜形黄精"、"大黄精"三种。

① 鸡头黄精　不规则的圆锥形，头大尾细，形似鸡头，长3～10厘米，直径0.5～1.5厘米。表面黄白色至黄棕色，半透明，全体有细皱纹及稍隆起呈波状的环节，地上茎痕呈圆盘状，中心常凹陷，根痕多呈点状突起。断面淡棕色，稍带角质，并有多数黄白色点状筋脉（维管束）。气微、味甜、有黏性。

② 生姜形黄精　呈节块状，分枝粗短，形似生姜，

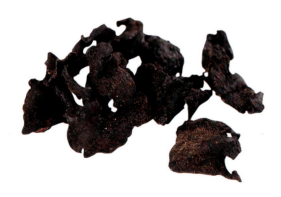

长2～18厘米，宽2～4厘米，厚1～2.5厘米。表面较粗糙，有明显疣状突起的须根痕，茎痕呈凹陷的圆盘状。

③ 大黄精　大黄精呈肥厚肉质的结节块状，它的表面为淡黄色至黄棕色，具有环节，质硬而韧，不易折断，断面角质，淡黄色至黄棕色，气微、味甜、嚼之有黏性。

选购秘诀　以块大、肥润、色黄、断面透明的为佳，味苦的不能入药用。

药用价值　**抗菌作用**　黄精对抗酸菌有抑制作用，且能改善健康状况，对疱疹病毒也有抑制作用。

抗真菌作用　本品对堇色毛癣菌、红色表皮癣菌等有抑制作用，水抽出物对石膏样毛癣菌及考夫曼-沃尔夫氏表皮癣菌有抑制作用。

降压作用　黄精的水浸出液，乙醇-水浸出液和30%乙醇浸出液均有麻醉动物从而降低血压的作用。

贮存要点　置通风干燥处，防霉、防蛀。

用法用量　煎服，9～15克。

使用禁忌　虚寒泄泻、痰湿、痞满、气滞者忌服。

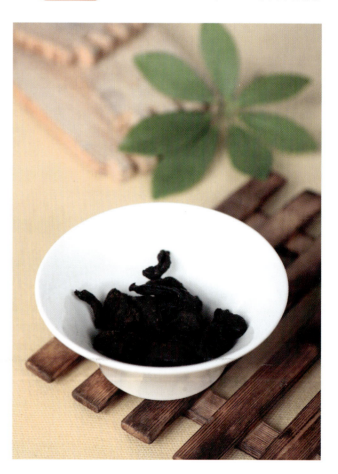

特别提示

现在有些地区也有将黄精直接采集，切片食用的，但服用黄精最好"九蒸九晒"，经过加工后使用，以免产生不良的毒副作用。

● 保健应用

黄精瘦肉粥

功　效　益气养血、延年益寿。适用于肺阴不足而致的干咳口燥、体虚食少、消瘦多病、身倦乏力。无病者常服，也可起到延缓衰老的作用。

原材料　黄精50克，猪瘦肉50克，大米100克，葱、生姜、食盐各适量。

做　法　将猪瘦肉洗净，切成小粒，备用。将黄精先煎，去渣取清汁。加入大米、猪瘦肉粒、葱、生姜，用文火煮成稀粥，熟时调入食盐即可。

用　法　随意食用。气滞腹胀，大便溏泄者忌服。

▶ 白扁豆

【别名】峨眉豆、藤豆、羊眼豆、肉豆。

○ 利水补脾好帮手

来　源　为豆科植物扁豆的干燥成熟种子。

主要产地　江苏、河南、安徽、浙江。

性　味　性微温，味甘。

功效主治　健脾化湿、和中消暑。用于脾胃虚弱、食欲不振、大便溏泻、白带过多、暑湿吐泻、胸闷腹胀。

主要成分　含蛋白质，脂肪油，烟酸，氨基酸，维生素A，维生素B，维生素C及生物碱，糖类，腈苷和微量钙，磷等。

性状特征　呈扁椭圆形或扁卵圆形，长0.8～1.2

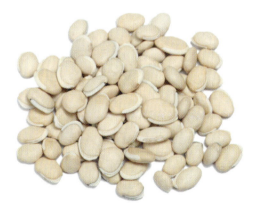

厘米，宽0.6～0.9厘米，厚0.4～0.7厘米。表面黄白色，平滑而光泽，一侧边缘有半月形白色突起的种阜，占周径的1/3～1/2，剥去后可见凹陷的种脐，紧接种阜一端有一珠孔，另一端有短的种脊，质坚硬。种皮薄脆，内有子叶2枚，肥厚、黄白色、角质、嚼之有豆腥味。

选购秘诀　以粒大、色白、气微、嚼之有豆腥气的为佳。

药用价值　**抗病毒作用**　扁豆含有对病毒的抑制成分，这种活性成分在水溶性的高分子和低分子部

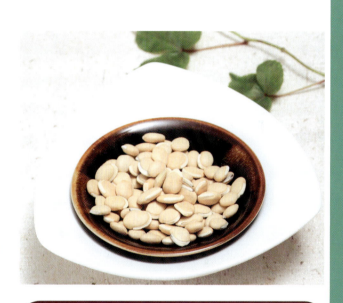

特别提示

白扁豆含有凝集素，有一定的毒性，加热处理可以使其失去毒性，所以食用时一定煮熟、蒸透。

分都有，且能有效地抑制病毒的生长。

降低血糖作用　扁豆中所含的淀粉酶抑制物在体内有降低血糖的作用。

增强造血功能　扁豆含有多种微量元素，能刺激骨髓造血组织，减少粒细胞的破坏，提高造血功能，对白细胞减少症有效。

抗肿瘤作用　扁豆中的植物血细胞凝集素能使癌细胞发生凝集反应，肿瘤细胞表面发生结构变化，从而发挥细胞毒的作用，并可促进淋巴细胞的转化，增强对肿瘤的免疫能力，抑制肿瘤的生长，起到防癌抗癌的效果。

贮存要点　放箱内盖好，置干燥处，防霉蛀、鼠食。

| 用法用量 | 炒、煮皆可，10～30克。 |

| 使用禁忌 | 健脾止泻宜炒用，消暑解毒宜生用。 |

● 保健应用

白扁豆粥

| 功　效 | 益气健脾，主治慢性胃炎、食欲不振、大便溏泻、白带过多、暑湿吐泻、胸闷腹胀。 |

| 原材料 | 白扁豆30克，党参10克，粳米100克。 |

| 做　法 | 将白扁豆、党参洗净，粳米淘洗干净，滤去水分备用。取白扁豆、党参放入锅中，加入适量水，以刚没过所有材料为度，用文火煎煮30分钟左右，去渣取汁。最后加入淘洗好的粳米煮成稀粥。 |

| 用　法 | 早、晚空腹食用。 |

▶ 卷心菜

【别名】包心菜、圆白菜、洋白菜、结球甘蓝。

○ 有"菜中王子"美誉的保健食品

| 来　源 | 十字花科草本植物结球甘蓝的茎叶。 |

| 主要产地 | 我国各地均有。 |

| 性　味 | 性平，味甘。 |

| 功效主治 | 益肾补虚、润脏腑、益心力、壮筋骨、清热利湿、缓急止痛。主治胃及十二指肠溃疡、胃脘疼痛、湿热黄疸、消化道溃疡疼痛、关节不利、虚损。 |

| 主要成分 | 含有蛋白质、脂肪、葡萄糖、芸苔素，其中胡萝卜素，维生素C，钙，钾含量丰富。 |

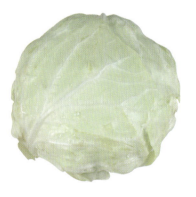

| 性状特征 | 十字花科2年生草本。高30~90厘米，基生叶大，肉质厚，倒卵形或扁圆形，似花瓣样，层层重叠，至中央集成球形。内叶白色，外叶常为绿色，花轴从包围的基生叶中抽出，色淡黄、萼片袋形。 |

| 选购秘诀 | 卷心菜的叶球要坚硬坚实。如果顶部隆起，表示球内开始抽薹，食用口味变差。 |

| 药用价值 | 多吃卷心菜可增进食欲、促进消化、预防便秘。对胃痛有明显的止痛和促进溃疡愈合的作用，并可缓解胆绞痛，对慢性胆囊炎和慢性溃疡病患者有一定的疗效。对小儿先天不足、发育迟缓或久病体虚、四肢软弱无力、耳聋健忘等症也有治疗作用。

卷心菜含有较多的胆碱，能调节脂肪代谢，对肥胖、高血脂症患者有益。

卷心菜所含有的钾多于钠，可阻止体内液体潴留，对肾脏病人有好处。

卷心菜含丰富的叶酸，是造血及血细胞生成的重要物质，贫血者宜生吃卷心菜（可榨汁），研究还发现，卷心菜在防衰老、抗氧化等方面，具有药用蔬菜的作用。

多食卷心菜能提高人体免疫力，保护癌症患者的生活指标。 |

| 贮存要点 | 蔬菜最好新鲜时食用。买回来的蔬菜最好放入冰箱保鲜格中保存。 |

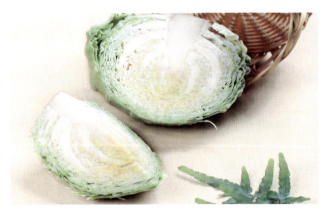

> **特别提示**
>
> 将鲜卷心菜洗净，放入冷开水中浸泡片刻，取出后切成段或碎片，然后在榨汁机中压榨出鲜汁。每天饮用这种鲜卷心菜汁，对大肠癌有辅助疗效。

用法用量 卷心菜大多炒食、凉拌，也可制作泡菜，每餐70克。

使用禁忌 卷心菜比大白菜含有的粗纤维多，而且粗糙质硬。腹腔和胸外科手术后，或胃肠溃疡、出血特别严重的人均不宜食用。

● 保健应用

牛肉炖卷心菜

功 效 此菜内含碳水化合物、蛋白质、脂肪、钙、磷、铁、维生素。具有健脾开胃、活血化瘀、调理气血、生津止泻的作用。

原材料 牛肉250克，西红柿、卷心菜各150克，料酒3克，盐4克，味精1克，猪油10克。

做 法 将西红柿清洗干净，切成方块。卷心菜拆洗干净，切成薄片。牛肉切片，放入锅内，加水烧开，去浮沫。放入猪油、料酒，快熟时，倒入西红柿、卷心菜，炖熟调味即可。

用 法 佐餐食用。

花椰菜

【别名】菜花、花菜、西兰花。

○ 预防乳腺癌的食疗佳品

来 源 十字花科一年或二年生草本植物，其花球可食，是甘蓝的一个变种，有白、绿两种，绿色的称为西兰花、青花菜。

主要产地 南方种植较多。

性 味 性平，味甘。

功效主治 补骨髓、润脏腑、益心力、壮筋骨、清热止痛、缓急利湿、益肾补虚。主治骨质疏松、喉炎、咳嗽等。

主要成分 含有蛋白质，脂肪，糖类，维生素A，维生素B，维生素C和较丰富的钙，磷，铁等。

性状特征 我们平时食用的是花椰菜的花球部分。花球由肥大的主轴和许多肉质花梗及绒球状的花枝顶端组成。1个花椰菜主轴上着生有60余个小花球体。正常花球呈现半球形，表面呈颗粒状，质地致密。

选购秘诀 以花球完整紧密、表面无绽裂、新鲜脆嫩者为佳。

药用价值 花椰菜中含有硫代萝卜素及多种吲哚类衍生物，前者能促进细胞产生具有保护作用的酶。后者具有强烈的酶诱导能力，可分解体内致癌物质。因此，菜花被列入抗癌食谱。

花椰菜的营养很全面，含有丰富的维生素C，可以增强肝脏解毒能力，促进生长发育，并能提高机体的免疫力，预防感冒和坏血症的发生。

花椰菜是含有类黄酮最多的食物之一，类黄酮可

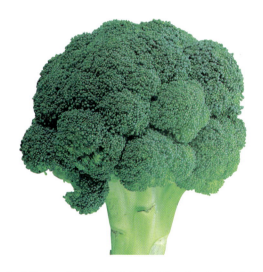

以防止感染，可以防止胆固醇氧化，阻止血小板凝结成块，是最好的血管清理剂，能减少心脏病与中风的危险。

常食花椰菜还有爽喉、开音、润肺的功效。

其抗癌效果也很好，长期食用可以减少乳腺癌、直肠癌及胃癌等癌症的发病率。在众多的蔬菜水果中，菜花、大白菜的抗癌效果最好，西兰花对杀死导致胃癌的幽门螺旋菌功效显著。

花椰菜中含有丰富的维生素K，多吃花椰菜是补充维生素K的最佳途径。可增加血管壁强度，使之不容易发生破裂。

贮存要点 新鲜食用，或放入冰箱保鲜格中保存。

用法用量 凉拌、煮食均可，每餐食用30克左右。

使用禁忌 尿路结石者不宜食用。

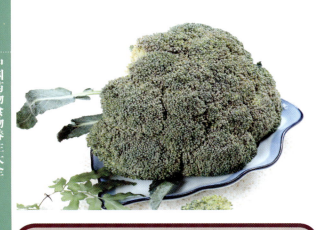

特别提示 为了减少维生素的流失，烹调时应该注意不要烧得过烂，宜用急火快炒。

● 保健应用

香炸花椰菜

| 功　效 | 清理血管、排除体内毒素、预防乳腺癌。 |

| 原材料 | 花椰菜50克，鸡蛋1个，生粉、葱花、调味料适量。 |

| 做　法 | 花椰菜拆成小颗、洗净、沥干，放入鸡蛋、生粉后搅匀。油锅烧热后，放入花椰菜，炸至金黄时捞起。锅内留油，放入姜、红椒，下入炸好的花菜，调入椒盐、味精、葱花炒透，淋入麻油即成。 |

| 用　法 | 佐餐食用。 |

▶ 南瓜

【别名】麦瓜、番南瓜、老缅瓜、窝瓜、番蒲。

○ 香甜美味的补气蔬菜

| 来　源 | 为葫芦科植物南瓜的果实。 |

| 主要产地 | 全国各地均有。 |

| 性　味 | 性温，味甘。 |

| 功效主治 | 补中益气、消炎止痛、解毒杀虫，主治脾胃气虚、营养不良、蛔虫病等。 |

| 主要成分 | 果肉含瓜氨酸，精氨酸，天门冬素，胡芦巴碱，腺嘌呤，胡萝卜素，维生素B，抗坏血酸，脂肪，葡萄糖，蔗糖，戊聚糖及甘露醇等。 |

| 性状特征 | 南瓜一年生蔓生藤本。食用的瓠果多为扁圆形、长圆形或卵形，形状大小因品种不同而有异。果皮一般为暗绿色或绿白相间，成熟时赤褐色。果梗坚硬，呈五角形，表面有深纵沟，基部稍膨大。 |

| 选购秘诀 | 选购南瓜时用指甲掐外皮，若不留指痕，表示老熟，这时的南瓜又糯又甜。若南瓜的表皮褶皱太多，则表示水分较多。瓜身连着瓜蒂的南瓜可保存较长时间。 |

| 药用价值 | **解毒作用** 南瓜内含有维生素和果胶，果胶有很好的吸附性，能粘结和消除体内细菌毒素和其他有害物质，如重金属中的铅、汞和放射性元素，起到解毒作用。

保护胃黏膜，帮助消化 南瓜所含果胶还可以保

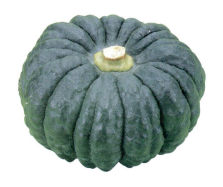

护胃肠道黏膜，免受粗糙食品刺激，促进溃疡面愈合，适宜于胃病患者。南瓜所含成分能促进胆汁分泌，加强胃肠蠕动，帮助消化。

防治糖尿病，降低血糖 南瓜含有丰富的钴，在各类蔬菜中含钴量居首位。钴能活跃人体的新陈代谢，促进造血功能，并参与人体内维生素B_{12}的合成，是人体胰岛细胞所必须的微量元素，对防治糖尿病、降低血糖有特殊的作用。

消除致癌物质 南瓜能消除致癌物质亚硝胺的突变作用，有防癌功效，并能帮助肝、肾功能的恢复，增强肝、肾细胞的再生能力。

促进生长发育 南瓜中含有丰富的锌，参与人体内核酸、蛋白质合成，是肾上腺皮质激素的固有成分，为人体生长发育的重要物质。

| 贮存要点 | 置于通风处，或放入冰箱保鲜格中保存。 |

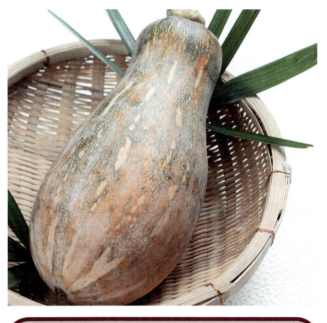

用法用量 南瓜食用方法很多，炒食、做汤、做馅料。老熟南瓜多作煮食、蒸食，或拌面粉制成糕饼、面条等。还可加工成南瓜粉、南瓜营养液。南瓜粥也十分常见。每餐100克为宜。

使用禁忌 凡患气滞湿阻之病忌服。南瓜不宜与羊肉同食。

特别提示 糖尿病患者应将南瓜制成南瓜粉，患者长期少量食用对身体十分有益。

● **保健应用**

南瓜粥

功　效 有补气之功，可治疗中气不足、神疲乏力等。

原材料 南瓜、粳米各50克，红枣10枚，红糖适量。

做　法 将上述材料洗净放入锅中，加入少量红糖，再加水煮成粥。

用　法 日服2次，连服7天。

粳米

【别名】大米、硬米。

○ 最佳补气粥品

来　源 为禾本科植物稻（粳稻）的种仁。

主要产地 全国各地均栽培。

性　味 味甘，性平。

功效主治 中医认为粳米可补中益气、健脾养胃、益精强志、强壮筋骨、和五脏、通血脉、聪耳明目、止烦、止渴、止泻，是"第一补物"。

主要成分 含75%以上的淀粉，8%左右的蛋白质，0.5%～1%的脂肪，少量B族维生素，尚含有乙酸、延胡索酸、琥珀酸、甘醇酸、柠檬酸和苹果酸等多种有机酸，还含葡萄糖、果糖、麦芽糖等。

性状特征 我们日常吃的米，主要有两种：籼米和粳米。籼米和粳米分别由籼稻谷和粳稻谷脱壳而成。粳米通常短圆粒型（粒长4.6～5.5毫米），北方米通常都是。

选购秘诀 米粒完整、破碎粒少、外观光泽油润、粒质晶莹透明、有光泽、无霉变、无异味、无砂石、糠粉、稻壳等为佳。我国市场上粳米通常有一些白色部分，称为垩白。影响外观，但与食味关系不大。

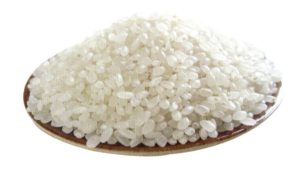

药用价值 **抗肿瘤作用** 实验证明，粳米提取物对于腹水型肝癌小鼠的腹水生成，有一定的抑制作用。可判定其有抗肿瘤的作用。

治疗消化道疾病 实验证明，粳米可以治疗各种消化道疾病，如消化不良、憩室炎等，还可以缓解轻度腹泻与便秘。

控制血糖浓度 粳米中的淀粉，人体消化吸收较慢，因此向血液释放葡萄糖的速度也较为缓慢，有利于糖尿病人控血糖浓度。

补充身体所需营养 粳米作为主食，人体摄入量很大，其对人体营养的补充有重要意义。煮粥具有补脾、和胃、清肺的功效。米汤有益气、养阴、润燥的功能，有益于婴幼儿的发育和健康。

贮存要点	置于干燥的地方,防霉、防蛀。
用法用量	煮粥、做饭食用,每餐60克。
使用禁忌	米粥最易于人体消化吸收,但熬粥时不可放碱。因为碱能破坏大米中的维生素 B_1,导致维生素 B_1 的缺乏。

● 保健应用

五仁粳米粥

功 效	健胃破瘀、润肠通便。适用于气血虚亏引起的习惯性便秘。若妇女产后血虚便秘可去桃仁。
原材料	芝麻仁、松子仁、胡桃仁、桃仁(去皮尖,炒)、甜杏仁各15克,粳米200克。
做 法	将上述五仁混合碾碎,加入粳米共煮稀粥,可以加糖适量。
用 法	每日早、晚服用1次。

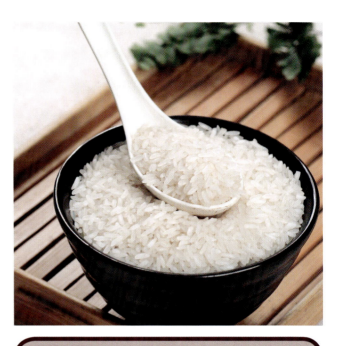

特别提示
用米汤冲奶粉,或以米汤作为婴儿的辅助饮食,都是比较理想的。

▶ 糯米

【别名】江米、元米。

○ 温养胃气之妙品

来 源	为禾本科植物稻(糯稻)的种仁。
主要产地	全国各地均栽培。
性 味	味甘,性温。
功效主治	补中益气、治脾胃虚弱、消渴、体倦乏力、气虚自汗、便泄、妊娠腰腹坠胀。
主要成分	糯米的主要成分绝大部分为碳水化合物,占70%左右,而蛋白质部分则占7%左右,其他还包括钙、磷、铁、烟酸,以及维生素 B_1,维生素 B_2 等成分。

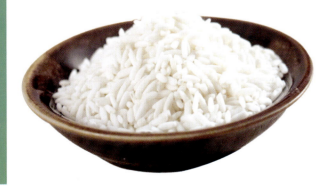

性状特征	米质呈蜡白色,不透明或半透明状,吸水性和膨胀性小,煮熟后黏性大,口感滑腻,较难消化吸收,是大米中黏性最强的。
选购秘诀	糯米在选购时,以米粒较大、颗粒均匀、颜色白皙、有米香无杂质的为佳。糯米中以米粒宽厚、近似圆形者的黏性较大,细长形者则黏性较差。另外对掺假糯米进行鉴别时,可用碘酒浸泡片刻,再用清水洗净米粒,糯米为紫红色,而籼米或粳米显蓝色。
药用价值	糯米能温暖脾胃、补益中气,对脾胃虚寒、食欲不佳、腹胀腹泻有一定缓解作用。糯米还有收涩作用,对尿频、盗汗有较好的食疗作用。糯米与籼米、粳米的营养成分差异甚小,中医学认为,与籼米、粳米相比,糯米性偏温,是重要的滋补食物。

糯米是一种温和的滋补品,有补虚、补血、健脾暖胃、止汗等作用。适用于脾胃虚寒所致的反胃、食欲减少、泄泻和气虚引起的自汗、气短无力、妊娠腹坠胀等症。

糯米制成的酒,可用于滋补健身和治病。可用糯

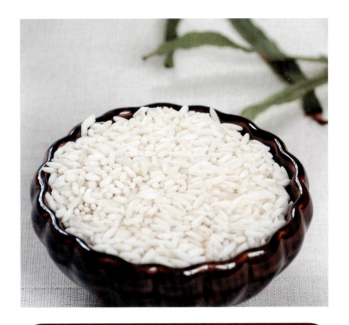

益寿的作用。糯米不但可配药物酿酒，而且可以和果品同酿。如"刺梨糯米酒"，常饮能预防心血管疾病。

贮存要点 置于干燥处，防霉、防蛀。

用法用量 可以制作成八宝饭、糯米团子、糍米糕、粽子等，又可磨制后和其他米粉掺用，制作成各种富有特色的黏软糕点。此外，糯米还可以用来酿酒。每餐50克。

使用禁忌 性黏滞，难消化，小孩或病人宜慎用；有黄疸、泌尿系统感染以及胸闷、腹胀等症状的人不要多食。糖尿病、肥胖、高血脂病、肾脏病患者尽量少吃或不吃。

特别提示

用各种配料加糯米粉制成的年糕，具有不同的作用。如鸡肉年糕适于月经不调、腰膝酸软者，红枣年糕适于贫血、食欲不振者，用豆浆煮年糕可催乳。

米、杜仲、黄芪、杞子、当归等酿成"杜仲糯米酒"，饮之有壮气提神、美容益寿、舒筋活血的功效。

还有一种"天麻糯米酒"，是用天麻、党参等配糯米制成，有补脑益智、护发明目、活血行气、延年

保健应用

糯米山药散

功　　效 此方用于脾胃虚寒、久泻、饮食减少者，有很好的滋补作用。

原材料 糯米500克，山药50克，砂糖、胡椒粉各适量。

做　　法 糯米用水浸泡一夜后沥干，文火炒熟、磨筛，山药也研成细末；将糯米与山药拌匀，再根据个人口味加入适量的砂糖、胡椒粉即成。

用　　法 每日用小半碗开水冲服。

小米

【别名】粟米。

○ 老人、产妇宜用的滋补品

来　　源 为禾本科植物粟的种子。

主要产地 主产河北。

性　　味 性凉，味甘、咸。

功效主治 和中、益肾、除热、解毒。主治脾胃虚热、反胃呕吐或脾胃虚腹泻、烦热口渴、口干、小便不利等。

主要成分 由于小米不需精制，它保存了许多维生素和无机盐，小米中的维生素B_1可达大米的几倍。小米的淀粉含量高（约70%），是一种能量食物。小米中的无机盐含量也高于大米。

另外，小米中还富含蛋白质，脂肪，糖类，维生素B_2，烟酸和钙，磷，铁等成分，是人体必需的营养食物，容易被消化吸收，故被营养专家称为"保健米"。

和其他谷物一样，小米中钙，维生素A，维生素D，维生素C和维生素B_{12}含量很低。蛋白质含量在不同类型的小米中变动很大，一般介于5%～20%之间，平均为10%～12%。小米中蛋白质的质量常优于小麦、稻米和玉米，但是必需氨基酸中的赖氨酸含量低。

性状特征 为单子叶植物，株高60～120厘米，茎细直，中空有节，叶狭披针形，平行脉，花穗顶生，总状花序，下垂性，每穗结实数百至上千粒，子实极小，直径约0.1厘米。

选购秘诀 以皮薄、米实、颜色金黄、无杂质

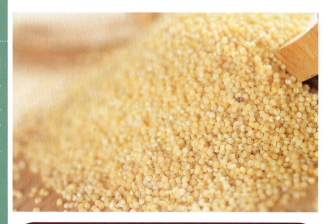
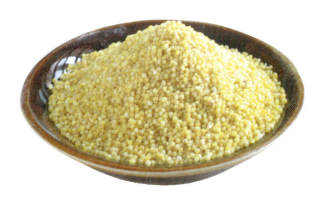

> **特别提示**
> 小米与大豆混合食用，效果更好。

使用禁忌 小米粥不宜太稀薄。产后不能完全以小米为主食，应注意搭配，以免缺乏其他营养。

者为佳。

药用价值 小米具有益肾和胃、除热的作用，对脾胃虚弱、呕吐、腹泻与产后、病后体虚或失眠者有益。小米含有容易被消化的淀粉，很容易被人体消化吸收，而现代医学发现，其内所含色氨酸会促使一种使人产生睡意的五羟色胺促睡血清素分泌，所以小米也是很好的安眠食品。小米性凉，很适合病人食用。

贮存要点 置通风干燥处，防霉、防蛀。

用法用量 煎汤或煮粥。每餐80克。

● 保健应用

小米龙眼粥

功　效 补血养心、安神益智。可用于心脾虚损、气血不足、失眠健忘、惊悸怔忡等症。

原材料 龙眼肉30克，小米50～100克，红糖少许。

做　法 龙眼肉洗净，小米淘洗干净，将两者同放入煮锅中，加适量的清水，一同熬煮成粥，待粥煮至软烂后，再根据个人口味加入适量的红糖即可。

用　法 空腹服食。

▶ 燕麦 【别名】野麦、雀麦、夏燕麦。

○ 每天必吃的营养食品之一

来　源 一年生草本植物禾本科雀麦的种子。

主要产地 主产于长江、黄河流域。

性　味 性平，味甘。

功效主治 益肝和脾、滑肠催产、补虚损、止虚汗。主治病后体虚、食欲不振、大便秘结等。

主要成分 淀粉，蛋白质，脂肪，氨基酸，脂肪酸，糖类，维生素E，维生素B_1，维生素B_2，钙、磷、铁、硫胺素、尼克酸、皂碱、核黄素以及谷类作物中独有的皂苷。

性状特征 燕麦其苗叶像小麦但比小麦小。它的果实比小麦细，苗和小麦相同，但穗细长而稀少，子实可食。加工而成的燕麦片呈金黄色片状，中间有白色芯状物。

选购秘诀 选购燕麦片时，要选购标注"氨基酸含量高"，而且要粒片均匀的。

药用价值 燕麦含有丰富的B族维生素和锌，这两种元素对糖类和脂肪类的代谢都具有调节作用，还含有丰富的果胶，可以有效降低人体胆固醇。

燕麦中含有的维生素E，能够改善血液循环，缓解生活、工作压力。

燕麦含有丰富的钙、磷、铁、锌等矿物质，可预防骨质疏松、促进伤口愈合、预防贫血，是补钙的佳品。

燕麦子粒中含油量为4%～16%，而且非饱和脂

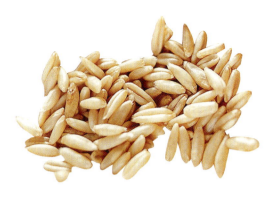

类比例大。长期食用燕麦片，对动脉粥样硬化与冠心病、高血压等均有很好的疗效。

燕麦中维生素 B 族含量也远高其他谷类作物，达 3%～6%，对糖尿病有治疗作用。

燕麦中丰富的膳食纤维可帮助肠胃蠕动，使排便顺畅，减少便秘的发生。

经常食用燕麦，对心脑血管病能起到一定的预防作用。

专家证实，每日食 50 克燕麦片，可使每百毫升血中的胆固醇平均下降 39 毫克，甘油三酯下降 76 毫克。

贮存要点 置于通风干燥处保存。

用法用量 燕麦片、燕麦粥都是很好的早餐食品，燕麦粉也可制作高级饼干、糕点、儿童食品等。每餐以 40 克左右为宜。

使用禁忌 吃燕麦一次不宜太多，否则会造成胃痉挛或腹胀，过多也容易造成滑肠、催产，孕妇应忌食。

● 保健应用

菊花燕麦粥

功　效 此粥具有散风祛热、清肝明目、解毒等功效，经常服用可预防风热感冒、头痛眩晕、目赤肿痛等。

原材料 菊花 5～10 克，燕麦片 50 克，蜂蜜或糖浆适量。

做　法 菊花放入碗中，加入一些沸水冲泡，再加入即食燕麦片搅拌均匀即可。最后再根据个人不同喜好，加入蜂蜜或糖浆。

用　法 早、晚温热服食即可。

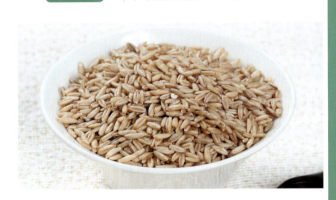

特别提示

利用即食的燕麦片，可以完全满足人们早上补充营养的需要，而且所花时间绝对不超过 3 分钟。

▶ 马铃薯

【别名】洋芋、洋山芋、土豆。

● 在欧洲有"植物面包"的美誉

来　源 为茄科植物马铃薯的块茎。

主要产地 我国大部分地区均栽培。

性　味 味甘，微寒。

功效主治 补气、健脾、消炎。治腮腺炎、烫伤。

主要成分 块茎含水分、淀粉、糖、纤维、氮物质、脂肪、灰分等。尚含龙葵碱，含量每千克从 20 毫克到数百毫克不等。

性状特征 地下块茎椭圆形，长 4～8 厘米，横径 3～6 厘米，外皮黄白色，内白色，具芽眼，地上茎柔弱，高 50～90 厘米，多分枝，无毛或被柔毛。

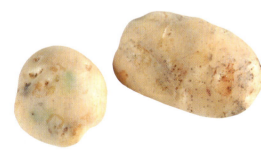

选购秘诀 个头中等偏大、形整均匀、质地坚硬、皮面光滑、皮不要过厚、没有损伤、糙皮、病虫害、热伤、冻伤、无萎蔫现象为佳。

药用价值 马铃薯能提供人体大量有特别保护作用的黏液蛋白。能保持消化道、呼吸道以及关节腔、浆膜腔的润滑。

这种黏液蛋白还可以预防心血管系统的脂肪沉积，保持血管的弹性，有利于预防动脉粥样硬化的发生。

马铃薯同时又是一种碱性蔬菜，能中和人体新陈代谢后产生的酸性物质，起到维持人体内的酸碱平衡的作用，从而也进一步达到美容、抗衰老的效果。

马铃薯是低热能、高蛋白、含有多种维生素和微量元素的食品，是肥胖症患者理想的减肥食品。

马铃薯淀粉在体内只会被缓慢吸收，不会导致血糖过高，因而是糖尿病患者理想的食疗食品。

马铃薯含有大量的膳食纤维，具有促进胃肠蠕动，以及加速胆固醇在肠道内代谢的功效，具有通便和降低胆固醇的作用。

贮存要点 土豆性喜低温，适宜贮藏温度为1～3℃。低于0℃时，易冻坏；高于5℃时，易发芽，使淀粉含量大大降低，且会产生有毒的龙葵素。

因此，在贮藏时，应控制在低温和增加二氧化碳的积累，以延长贮藏期。

不能将红薯与马铃薯一起贮存。

用法用量 马铃薯有多种吃法，烹、炒、烧、炖均宜。在炖煮时宜用大火，烹调时适当放一点醋会更好。每餐130克左右。

使用禁忌 发芽的、变绿的马铃薯不能吃。

● 保健应用

马铃薯烧牛肉

功　效 用于气虚体弱、食欲不振。

原材料 牛肉500克，马铃薯200克，葱、姜、蒜、食盐、糖、胡椒粉、酱油、八角、料酒各适量。

做　法 牛肉切块过水，起油锅，下牛肉块翻炒至微黄。洒料酒，放葱、姜、蒜粒炒香；放盐、糖、胡椒粉、酱油、八角、水，焖煮大约1小时至肉烂。放入切块的马铃薯，拌匀，再焖煮大约10分钟即可。

用　法 佐餐食用。

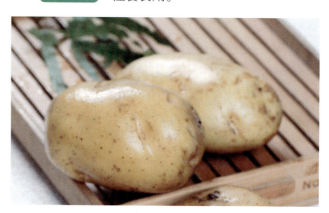

> **特别提示**
> 马铃薯含有一种生物碱，是有毒物质，人体大量摄入后，会引起中毒、恶心、腹泻等反应，这种有毒物质通常集中在表皮里，因此食用时一定要去皮。

▶ 玉米

【别名】玉高粱、玉麦、包谷、陆谷、苞米。

○ 有"黄金作物"之美誉

来　源 为禾本科植物玉蜀黍的种子。

主要产地 全国各地均栽培。

性　味 性平，味甘。

功效主治 调中开胃、益肺宁心、健脾利湿、开胃益智、宁心活血、利尿、利胆、止血、降压、降血脂的作用，适用于消肿、脚气病、小便不利、腹泻、动脉粥样硬化症、冠心病患者宜经常食用。

主要成分 含有脂肪、卵磷脂、谷物醇、维生素E，胡萝卜素、核黄素及B族维生素7种营养保健

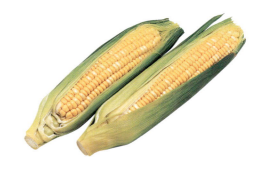

物质，并且其所含的脂肪中50％以上是亚油酸。

性状特征 通常我们食用的是玉米的果穗部分，外面覆盖有苞叶，果穗上的子粒行数都成双。子粒为

颖果，色黄、白、紫、红或呈花斑等。生产上栽培的以黄、白色者居多。

选购秘诀 购买生玉米时，以挑选七八成熟的为好。尽量选择新鲜玉米，其次可以考虑冷冻玉米。

药用价值 多食玉米可预防高血压病、冠心病、心肌梗死的发生，并具有延缓细胞衰老和脑功能退化的作用。

玉米中的纤维素含量较高，具有刺激胃肠蠕动，加速粪便产生的特性，可防治便秘、肠炎、肠癌等。

玉米胚尖里所含有的营养物质能增强人体新陈代谢、调整神经系统功能，起到抑制、延缓皱纹产生，从而达到美容的作用。

玉米还具有调中开胃及降血脂，利尿降压、止血止泻、助消化的功效。

玉米油可以降低血清胆固醇，预防高血压病和冠心病的发生。高血压病患者不仅可多吃玉米面、玉米油，也可用玉米须煎汤代茶饮。可与豆类、小麦等混合食用，以提高营养价值。

玉米中含有的黄体素、玉米黄质，可以有效地对抗眼睛老化。

贮存要点 置于通风干燥处，或冰箱保鲜格中保存。

用法用量 玉米可以煮食或蒸食，玉米粒也可以用来做菜做汤。也可做成各种玉米加工品。每餐50克。

使用禁忌 发霉的玉米不能食用。

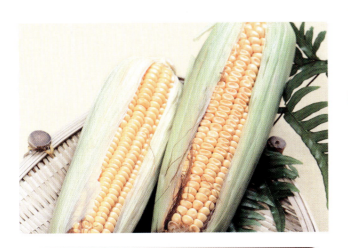

> **特别提示**
> 吃玉米时应把玉米粒的胚尖全部吃进，玉米的许多营养都集中在这里。

● 保健应用

牛奶嫩玉米

功　效 健脾开胃、益肺生津、滋阴润肠。对慢性胃炎、慢性气管炎、痔疮出血有疗效。

原材料 牛奶200毫升，鲜嫩玉米500克，奶油20克，油面粉、胡椒粉、精盐、味精皆适量。

做　法 把玉米洗净，煮七成熟后，剥下玉米粒，放入油锅中炒熟。倒入奶油、牛奶，再煮15分钟，加入精盐、味精、胡椒粉，用油面粉勾芡。

用　法 当点心食用。

▶ 芋头

【别名】芋魁、芋根、土芝、芋奶、毛芋。

○ 老少皆宜的滋补品

来　源 为天南星科植物芋的块茎。

主要产地 南方及华北各省均栽培。

性　味 性平，味甘、辛。

功效主治 益胃宽肠、通便解毒、补益肝肾、调补中气。

主要成分 块茎含蛋白质、淀粉、灰分、脂类、钙、磷、铁，维生素C和维生素A的含量甚少，但含维生素B_1、维生素B_2（即核黄素）较多。

性状特征 芋的植物形态为：地下有卵形至长椭圆形的块茎，褐色，具纤毛。叶基生，常4~6片簇生；叶身肥大，质厚，卵状广椭圆形，长30~50厘米，全缘，带波状，先端短而锐尖，基部耳形，耳片钝头，仅末端圆，叶面绿色，平滑，具防水性；叶柄肉质，长而肥厚，绿色或淡绿紫色，基部呈鞘状。我们俗称的芋头是指其中间的母根（块茎）部分。

选购秘诀 以表面无缺洞，表皮干燥者为佳。

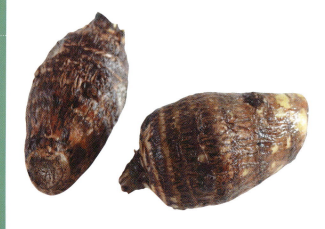

药用价值 芋头含有一种天然多糖类高分子植物胶体，有很好的止泻作用，并能增强人体的免疫功能。

矿物质氟的含量较高，是芋头的一个特点，具有保护牙齿、治齿防龋的功效。

芋头对乳腺癌、甲状腺癌、恶性淋巴瘤患者及其伴有淋巴肿大、淋巴结转移者有治疗作用。

芋头中含有多种微量元素，能增强人体免疫功能。芋头中含有的精氨酸，能强化男性的生殖能力。在癌症手术后放化疗及康复期间，可作为防癌瘤的常用药膳食品。

贮存要点 置于干燥、阴凉、通风的地方。

用法用量 芋头可作蔬菜，也可代粮。食用方法多种，可将芋头去皮后与肉红烧，亦可将芋头去皮切成片后做汤，还可以煮熟后去皮，蘸糖食用。每餐80克。

使用禁忌 芋头含有较多的淀粉，食用过多会导致腹胀。

芋头不宜与香蕉同食。

支气管哮喘、气滞引起的胸闷、腹胀和两胁胀痛者忌食芋头。

● 保健应用

芋头烧牛肉

功　效 防治脾胃虚弱、食欲不振及便秘，防止皮肤老化。

原材料 牛肉1.5千克，芋头1千克，精盐、料酒、味精、糖色、葱段、姜片、大料、桂皮、花椒各适量。

做　法 牛肉洗净，切成寸块，放入沸水中余烫一下，去除血水。芋头洗净，去皮切成滚刀块。将去除血水后的牛肉块捞出，然后取煮锅，加适量的水，再将牛肉块、葱段、姜片、大料、桂皮、花椒放入煮锅中，大火烧开后转小火。煮到九成熟时，用精盐、绍酒调好味，再加入芋头，炖至牛肉酥烂时，加味精即可。

用　法 佐餐食用。

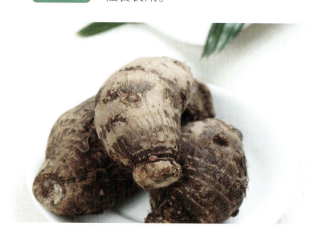

特别提示
削皮之后，如果暂时不用，必须浸泡于水中。最佳的削皮方法是在流动的水中或戴手套处理，因为芋头的黏液会使皮肤过敏。

▶ 番薯

【别名】地瓜、山芋、红芋、葛瓜。

● 补胃养心的甘甜主食

来　源 为旋花科植物番薯的块根。

主要产地 全国各地区均种植。

性　味 性平，味甘。

功效主治 具补虚益气、健脾强肾、补胃养心之功效。能治疗痢疾和下血、湿热和黄疸症、遗精和淋毒、血虚和月经失调、酒积热滞、小儿疳积等，在民间也有用它来治疗湿疹、毒虫叮咬、夜盲症等。

主要成分 含有膳食纤维、胡萝卜素、维生素A以及钾、铁、铜、硒、钙等，还有类似雌激素的物质，可保持肌肤嫩滑、延缓衰老。

性状特征 番薯多年生蔓状草质藤本，块根白色、黄色、红色或有紫斑。叶卵形或矩圆状卵形，长

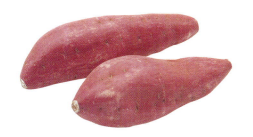

6~14厘米，先端渐尖，基部截头形或心形，有角或有缺刻，有时指状深裂，我们食用的是它的块根部分。块根的形状、表皮的颜色及肉色随品种而不同。

选购秘诀 以外形适中、外皮干净不沾泥、没有斑点的为佳。

药用价值 番薯是一种碱性食物，能与肉、蛋、米、面所产生的酸性物质中和，调节人体的酸碱平衡。

番薯的蛋白质质量高，经常食用可填补人体对主食营养吸收的不足。番薯中的膳食纤维比较多，对促进胃肠蠕动和防止便秘非常有效，可防治痔疮和肛裂等，对预防直肠癌和结肠癌也有一定的作用。

番薯中含有一种与肾上腺所分泌的激素相似的类固醇，能有效地抑制乳腺癌和结肠癌的发生。

番薯对人体器官黏膜有特殊的保护作用，可抑制胆固醇的沉积，保持血管弹性，防止肝肾中的结缔组织增生，防止胶原病的发生。

番薯还是一种理想的减肥食品，它的热量只有大米的1/3，有防止糖分转化为脂肪的特殊功能。

贮存要点 未去皮的地瓜不宜放入冰箱冷藏，以免内含水分变多。用报纸包裹后放置于阴凉处即可，可保存3～4星期。若用报纸包起前先将地瓜摊在报纸上晒晒太阳，然后连同报纸一起包起来保存，则可增加地瓜的甜度。

用法用量 番薯可作为主食，可蒸、煮、烤食，又可加工成各种食品。每餐100～150克。

使用禁忌 番薯在胃中会产生酸，所以胃溃疡及胃酸过多的患者不宜食用。

● **保健应用**

番薯粥

功　　效 补血红颜、丰肌泽肤，促进毛发生长，使其乌黑有光泽，养胃益肾，生津润燥。适用于胃弱阴虚、形瘦乏力、腰膝酸软者作为辅助治疗。

原材料 番薯50克，小米30克。

做　　法 将番薯去皮切成小块，和小米一起熬煮成稀粥即可。

用　　法 早餐食用。

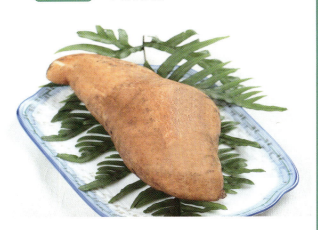

特别提示

番薯食用后有时会发生烧心、吐酸水、肚胀排气现象，只要一次不吃太多，而且和米面搭配吃，并配以咸菜即可避免。

花生

【别名】落花生、落花参、番豆、长生果、地豆、地果。

○ **有效的抗衰老食物**

来　　源 为豆科植物落花生的种子。

主要产地 全国各地均栽培。

性　　味 性平，味甘。

功效主治 健脾和胃、养血止血、润肺止咳、利尿、下乳。

主要成分 含脂肪油、含氮物质、淀粉、纤维素、水分、灰分、维生素、氨基酸、基谷氨酸、γ-氨基-α-亚甲基-丁酸、卵磷脂、嘌呤和生物碱等。

性状特征 花生一年生草本植物。根部有很多根瘤。茎高30～70厘米，匍匐或直立。茎、枝有棱，被棕黄色长毛。花黄色，单生或簇生于叶腋，开花期

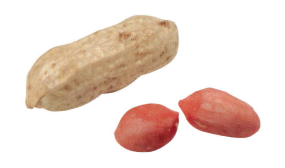

几无花梗。萼管细长,萼齿上面3个合生,下面一个分离成2唇形。花冠蝶形,旗瓣近圆形,宽大,翼瓣与龙骨瓣分离,雄蕊9,合生,1个退化;花药5个矩圆形,4个近于圆形。花柱细长,枝头顶生,甚小,疏生细毛。子房内有一至数个胚珠,胚珠受精后,子房柄伸长至地下,发育为荚果。荚果长椭圆形,种子间常隘缩,果皮厚,革质,具突起网脉,长1～5厘米,内含种子1～4颗。

选购秘诀 外壳坚实,果粒均匀、饱满的为佳。

药用价值 花生红衣的止血作用比花生高出50倍,对各种出血性疾病都有良好的止血功效,将花生连红衣一起与红枣配合食用,既可补虚,又能止血,最宜于身体虚弱的出血病人。

花生具有增强记忆力、抗老化、延缓脑功能衰退、滋润皮肤的作用、可防治动脉粥样硬化、高血压病和冠心病。

此外,花生曾被列为"100种最热门有效的抗衰老物质"之一。常食可起到预防衰老、延年益寿的效果。

贮存要点 置于通风干燥处。

用法用量 可榨油、做酱、油炸、煮食、烘炒等。花生最佳的吃法是煮食。每餐80～100克。

使用禁忌 花生含有油脂多,人体消化时需要消耗大量胆汁,故胆病患者不宜食用。花生能增进血凝、促成血栓的形成,所以患有血黏度高或有血栓的人不宜食用。

● 保健应用

红枣花生衣汤

功　效 本汤具有强体益气,补血止血的功效。适用于气血两虚所致的胃胀食少,短气乏力及各种出血病症。

原材料 红枣50克,花生米100克,红糖适量。

做　法 红枣洗净,用温水浸泡,去核。花生米略煮一下,冷后剥衣。将红枣和花生衣放在锅内,加入煮过花生米的水,再加适量的清水,用旺火煮沸后,改为小火煮半小时左右。捞出花生衣,加红糖溶化,收汁即可。

用　法 早、晚温服1次即可。

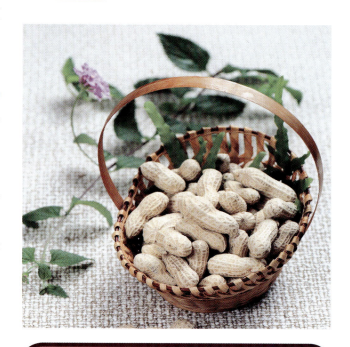

特别提示

花生炒熟或油炸后,性质热燥,不宜多食,而花生霉变后会产生大量的致癌物质—黄曲霉素,是不能食用的。

▶ 栗子

【别名】板栗、栗果、大栗。

● 被誉为"干果之王"

来　源 为山毛榉科落叶乔木板栗的种仁。

主要产地 分布辽宁、山东、山西、河北、河南、江苏、浙江、福建、安徽、江西、湖北、湖南、陕西、甘肃、四川、云南、贵州、广东、广西等地。

性　味 性温,味甘。

功效主治 养胃健脾、补肾强筋、活血止血。

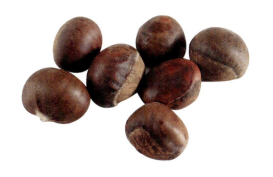

治反胃、泄泻、腰脚软弱、吐衄、便血、金疮、折伤肿痛、瘰疬。

主要成分 果实含蛋白质 5.7%，脂肪 2.0%，碳水化物 62%，灰分 1.3%，淀粉 25% 及维生素 B，脂肪酶。

性状特征 坚果呈椭圆形；小型平均单粒重 8.2 克；果皮红棕色，光亮，多月牙状；果肉质地细糯香甜。

选购秘诀 以外壳鲜红带褐、颗粒光泽为佳。

药用价值 栗子的蛋白质、脂肪含量较高。此外，它还含有丰富的胡萝卜素，维生素 C，维生素 B_1，维生素 B_2，烟酸等多种营养素以及钙、磷、钾等矿物质，这些物质对人体有良好的营养滋补作用，并对维持机体的正常功能和生长发育有重要意义。

栗子中含有丰富的不饱和脂肪酸和维生素、矿物质，能防治高血压病、冠心病、动脉硬化、骨质疏松等疾病，是抗衰老、延年益寿的滋补佳品。

栗子中含有核黄素、维生素 B_2，对日久难愈的小儿口舌生疮和成人口腔溃疡有很好的疗效。

栗子对人体的滋补功能，可与人参、黄芪、当归相媲美，对辅助治疗肾虚有益，特别是对老年肾虚、大便溏泻者疗效更佳。所以被称为"肾之果"。

贮存要点 置于通风干燥处保存。

用法用量 栗子可以加工制作栗干、栗粉、栗酱、栗浆、糕点、罐头等食品，栗子羹则是老幼皆宜、营养丰富的食品。每餐 50 克左右。

使用禁忌 凡消化不良、湿热内蕴、颜面水肿、风湿疼痛、湿阻气滞者不宜食用。糖尿病人不宜多食。

● 保健应用

红枣莲子板栗鸡汤

功　　效 温补脾胃、活血补血，是体虚乏力者的最佳补养食品。

原材料 鸡 1 只，红枣数 10 颗，莲子 60 克，板栗 25 颗。

做　　法 冷水浸泡红枣和莲子约 2 小时，板栗去皮备用，一块姜去皮切片备用，鸡宰杀后洗净切块，稍晾片刻。锅加热倒少许油，放鸡块略翻炒，加水和姜片，板栗煮沸，转入砂锅。砂锅煮沸后，捞出红枣莲子洗净，改为文火慢熬。1.5～2 小时后，熬至原料全熟，汤味飘香，加盐和少许黑胡椒粉，即可熄火。

用　　法 佐餐食用。

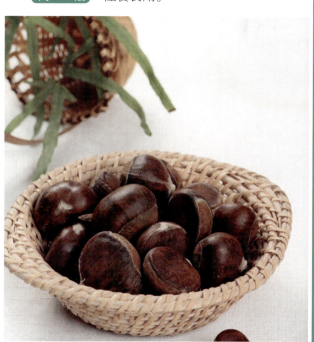

特别提示

先用刀把板栗的外壳剥掉，再将板栗放入沸水中煮 3～5 分钟，捞出放入冷水中浸泡 3～5 分钟，这样便于剥掉栗子皮，风味却不变。

蜂蜜

【别名】 白蜜、生蜂蜜、炼蜜。

大众的补品，老人的"牛奶"

来　　源　为蜜蜂科昆虫中华蜜蜂等所酿的蜜。

主要产地　全国各地均有。

性　　味　味甘，性平。

功效主治　补中润燥、止痛解毒。治肺燥咳嗽、肠燥便秘、胃脘疼痛、鼻渊、口疮、汤火烫伤、解乌头毒。

主要成分　蜜因蜂种、蜜源、环境等的不同，其化学组成差异甚大。最重要的成分是果糖和葡萄糖，两者含量合计约70%。尚含有少量蔗糖（有时含量颇高）、麦芽糖、糊精、树胶，以及含氮化合物、有机酸、挥发油、色素、蜡、植物残片（特别是花粉粒）、酵母、酶类、无机盐等。

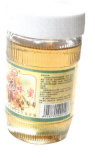
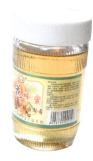

性状特征　为稠厚的液体，白色至淡黄色（白蜜），或橘黄色至琥珀色（黄蜜）。夏季如清油状，半透明，有光泽。冬季则易变成不透明，并有葡萄糖的结晶析出，状如鱼子。气芳香，味极甜。

选购秘诀　以水分少、有油性、稠如凝脂，用木棒挑起时蜜汁下流如丝状不断，且盘曲如折叠状，味甜不酸，气芳香，洁净无杂质者为佳。

药用价值

抗菌作用　蜂蜜的抗菌机制有如下几个方面。

蜂蜜的渗透性：蜂蜜是糖的过饱和溶液，水分含量通常占蜂蜜重量的17%～22%。蜂蜜的高渗透性可使微生物脱水。因此大部分细菌在蜂蜜里会受到完全的抑制。

蜂蜜的酸度：蜂蜜是酸性的，PH值为3.2～4.5。在这样的酸度下，可以抑制各种病原菌的生长繁殖，因为一般病原菌生长繁殖的PH值多在7.2～7.4之间。

过氧化氢：蜂蜜中含有葡萄糖氧化酶，它与葡萄糖作用产生有抗菌作用的过氧化氢。这种物质一直被认为是蜂蜜中主要的抗菌成分。

蜂蜜中的溶菌酶：溶菌酶也是蜂蜜中的抗菌物质。

蜂蜜的黏稠性：蜂蜜的黏稠性使空气里的氧不能进入，而很多微生物的生长需要氧，例如需氧细菌。

蜂蜜中的类黄酮：有些蜂蜜可能含有来源于植物的杀菌剂，如来自树脂（蜂胶）的类黄酮。

蜂蜜中的挥发性成分：这些挥发性成分对革兰氏阴性菌，如大肠杆菌和白色念球菌有明显的抑制作用。

抗溃疡作用　实验证明，蜂蜜对乙酸杨酸所致的实验性胃溃疡有治疗效果。结果证明大剂量的蜂蜜对吲哚美辛引起的大鼠胃损伤有100%的保护作用。

保肝作用　蜂蜜对肝脏的保护作用主要表现在两个方面：一是蜂蜜中的葡萄糖转变成肝糖原物质贮存待用，为肝脏代谢活动积蓄和供应能量，从而保证了功能的正常发挥；二是蜂蜜能刺激肝组织生长，起到修复损伤的作用。

解毒作用　蜂蜜对因四氯化碳中毒的肝脏有保护作用，使动物的血和氨基已糖升高，肝糖元增加，胆固醇含量恢复正常。进行组织学检查时，亦发现服蜂蜜的大鼠组织结构近于正常肝脏。可见，吃蜂蜜可以治疗肝炎是有根据的。

促组织生长作用　蜂蜜对各种延迟愈合的溃疡都有加速芽组织生长的作用，蜂蜜可刺激细胞的生长和分裂，并促进创伤愈合。

对心血管系统的平衡调节作用 研究证明，当血压升高时有降压的作用，相反血压下降时有升压作用。蜂蜜还有强心作用，它能使冠状血管扩张，消除心绞痛。蜂蜜对婴幼儿血红蛋白有提高作用。

对血糖的双重影响作用 研究表明低浓度的蜂蜜引起血糖水平下降，相反用高浓度的蜂蜜血糖水平则上升。这是因为蜂蜜中同时含有乙酰胆碱和葡萄糖的缘故，当蜂蜜浓度低时，乙酰胆碱的降低血糖的作用超过蜂蜜中所含葡萄糖的升高血糖的作用。相反，当滴入蜂蜜剂量增加时，大量的葡萄糖会引起食饵性高血糖的作用，而乙酰胆碱的作用就显示不出来。

通便作用 我国古代乙采用蜂蜜作为通便的缓泻剂。实验证明蜂蜜对小肠蠕动有明显的促进作用，并显著缩短通便时间。

贮存要点 蜂蜜买回家后，用陶瓷、无毒塑料等非金属容器贮存，不能用铁容器。蜂蜜宜放在阴凉、干燥、清洁、通风、温度保持5～10℃、空气湿度不超过75％的环境下。

用法用量 煎服或冲服15～30克，外敷适量。

使用禁忌 痰湿内蕴、中满痞胀及便溏、泄泻者忌服。蜂蜜不宜和葱一起食用。

● 保健应用

蜂蜜粥

功效 补中缓急、润肺止咳、润肠通便。用于脾胃亏虚所致的倦怠食少、肺虚干咳，或久咳不止、体虚津亏所致的大便秘结等。症见胃脘灼热隐痛、痞胀不舒、饥不欲食、干呕呃逆、口燥咽干、大便干结、小便短少、舌红少津、脉细数等。

原材料 大米50克，蜂蜜适量。

做法 将大米放入锅中，加清水，以文火煮成稀粥，待熟时，调入蜂蜜即可。

用法 温服，每日1～2次。

蜂蜜玉液酒

功效 润肺生津、泽肤美发。适用于老年人肺虚久咳、肌肤粗燥、毛发枯萎等。

原材料 生猪板油50克，蜂蜜100克，白酒500毫升。

做法 将生猪板油置入容器中，加入蜂蜜和白酒。文火煮沸半小时，取下待温，滤过即成。

用法 空腹温服，每日早、晚各服1次，每服20毫升。痰湿内热者慎用。

柠檬蜂蜜水

功效 降低尿酸值、活化内脏功能、美容养颜。补中润燥、止痛解毒。治肺燥咳嗽、肠燥便秘、胃脘疼痛、鼻渊、口疮、汤火烫伤、解乌头毒。

原材料 柠檬1个，蜂蜜15毫升。

做法 将柠檬洗净，切片，用榨汁机榨出原汁备用。将柠檬汁和蜂蜜先后倒入杯中，然后加入温开水大约500毫升，用搅棒慢慢调匀即可食用。

用法 每日清晨一杯。

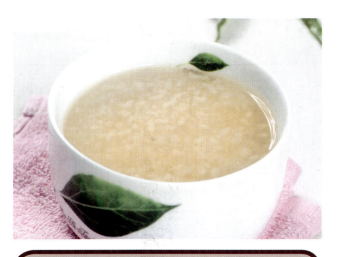

特别提示
牛奶与蜂蜜同食，效果更好。

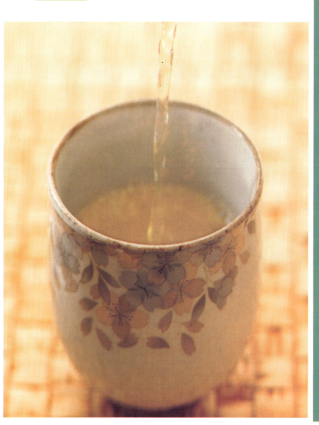

牛奶

【别名】牛乳。

○ 易于被人体吸收的最佳补钙品

| 来　　源 | 乳牛分泌的乳汁。 |

| 主要产地 | 全国各地均有。 |

| 性　　味 | 性微寒，味甘。 |

| 功效主治 | 滋润肺胃、润肠通便、化瘀止眩、补虚。 |

| 主要成分 | 每 100 克牛奶中，含有脂肪 3.1 克，蛋白质 2.9 克，乳糖 4.5 克，矿物质 0.7 克，水 88 克。 |

| 性状特征 | 液体状，呈乳白色，根据加工的程

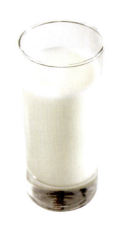

度不同，颜色也可有细微的差异。味甜香，闻之有淡淡的乳香味。

| 选购秘诀 | 市场上的牛奶饮品，一般可分为牛乳和含乳饮料两大类，牛乳制品才是真正意义上的"牛奶"，按含脂肪量的不同，牛乳产品又有全脂、部分脱脂、脱脂之分。其中，部分脱脂和脱脂牛奶适合健康者，特别是需限制和减少饱和脂肪摄入量的成年人饮用。选购牛乳产品时，最好选择品牌知名度高且标识说明完整、详细的产品，注意不要与其他饮品混淆，特别要注意是否有生产日期和保质期。

| 药用价值 | 牛奶中富含维生素 A，可以防止皮肤干燥晦暗，使皮肤白皙，有光泽。

牛奶中含有大量的维生素 B_2，可以促进皮肤的新陈代谢。

牛奶中的乳清对黑色素有消除作用，可防治多种色素沉着引起的色斑。

牛奶能为皮肤提供封闭性油脂，形成薄膜以防皮肤水分蒸发，还能暂时提供水分，可保证皮肤的光滑润泽。

牛奶中的一些物质对中老年男子有保护作用，喝牛奶的男子身材往往比较苗条，体力充沛，高血压的患病率也较低，脑血管病的发生率也较少。

牛奶中的钙最容易被吸收，而且磷、钾、镁等多种矿物搭配也十分合理，孕妇应多喝牛奶。

| 贮存要点 | 最好新鲜食用。开盖后于 10 ~ 15℃

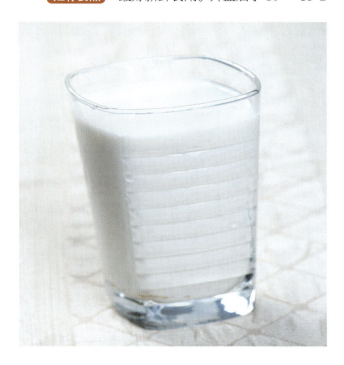

特别提示

不要空腹喝牛奶，同时还应吃些面包、糕点等，以延长牛奶在消化道中的停留时间，使其得到充分消化吸收。另外，牛奶可消除留在口中的大蒜味。

以下保存。坏掉的牛奶有沉淀迹象，奶面会有析出的一层水分，煮沸时会聚积成块状物。

| 用法用量 | 煮食或做粥，通常每天 200 毫升左右即可，孕妇每天应喝 200 ~ 400 毫升。

| 使用禁忌 | 牛奶不宜与果汁、醋、韭菜、菜花一起食用。在喝牛奶前后 1 小时，不宜吃橘子。牛奶更不宜与生鱼同食。

保健应用

牛奶粥

功效 可补虚损、健脾胃、润五脏。适用于虚弱劳损、气血不足、病后虚羸、年老体弱、营养不良等症。由乳品加工厂生产的牛奶粥有多种配方，形成甜、咸等不同风味。其杀菌时间短，营养损失少。

原材料 鲜牛奶250毫升，大米60克，白糖适量。

做法 先将大米煮半熟，去米汤，加入牛奶，文火煮成粥，加入白糖搅拌，充分溶解即成。

用法 早、晚温热服食，注意保鲜，勿变质。

豆浆

【别名】豆腐浆。

老少皆宜的营养保健品

来源 为豆科植物大豆种子制成的浆汁。

主要产地 全国各地均有。

性味 性平，味甘。

功效主治 补虚润燥、清肺化痰、利水下气、治诸风热、解诸毒。具有健脾宽中、润燥消水的功能。

主要成分 豆浆的蛋白质含量很高，各种矿物质含量也十分丰富，如铁、钙等矿物质，尤其是所含的钙，虽不及豆腐，但比其他任何乳类都高，非常适合于老人和婴儿。豆浆还含有丰富的磷脂以及多种维生素，特别是B族维生素，如维生素B_1、B_2等多种有益于人体保健作用的矿物质。

性状特征 呈米白色，由于过滤程度的不同，会有或多或少的豆渣沉淀，煮熟后，会有沉淀的大豆香味。

选购秘诀 好豆浆应有股浓浓的豆香味，浓度高，略凉时表面有一层油皮，口感爽滑。劣质豆浆稀淡，有的使用添加剂和面粉来增强浓度，营养含量低、均质效果差、口感不好。

药用价值 鲜豆浆中的矿物质和氨基酸的含量丰富，几乎不含或仅含少量的胆固醇，能抑制体内脂肪发生过氧化现象，是防止高血脂症、高血压、动脉硬化等疾病的理想食品。

豆浆中铜的含量丰富，经常饮用，有利于冠心病的防治，可预防老年痴呆症的发生。豆浆加饴糖煮沸，有利于保护肠胃。

饮用鲜豆浆可防治缺铁性贫血，豆浆对于贫血病

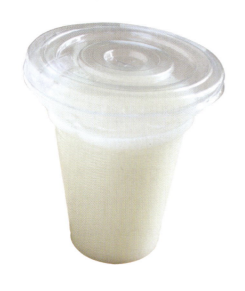

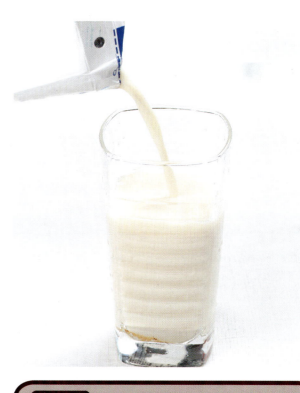

> **特别提示**
> 饮豆浆不要加红糖，白糖须煮熟离火后再加。不能冲入鸡蛋，鸡蛋的蛋清会与豆浆里的胰蛋白结合产生不易被人体吸收的物质。

人的调养，比牛奶的作用要强。豆浆能增强人的抗病能力，防治气喘病。青年女性常喝豆浆，能减少面部青春痘、暗疮的发生，使皮肤白皙润泽。中老年妇女饮用豆浆，能调节分泌系统，减轻并改善更年期症状。

贮存要点 豆浆煮熟后要趁鲜食用，因为豆浆极易变质。

用法用量 成年人每天饮1~2次即可，每次250~350毫升，儿童200~250毫升就足够了。

使用禁忌 豆浆不能代替牛奶喂婴儿，它的营养不足以满足婴儿生长的需要。不要空腹饮豆浆，否则豆浆里的蛋白质大都会在人体内转化为热量而被消耗掉，不能充分起到补益作用。豆浆不能与药物同饮，不宜饮用过多。平素胃寒、脾虚腹泻、腹胀的人不宜饮用豆浆。不要饮未煮熟的豆浆。

保健应用

豆浆韭汁饮

功　　效 补气温经，适用于气虚型崩漏。

原材料 豆浆1碗，韭菜250克。

做　　法 韭菜洗净，切成长条状，放入碗中，捣取汁液，将捣好的韭菜汁兑入豆浆中，最后将豆浆煮沸即可。

用　　法 空腹时一次服下。

豆腐

【别名】玉豆腐、脂豆腐。

益气和中、生津润燥

来　　源 为豆科植物大豆种子的加工制成品。

主要产地 全国各地均有。

性　　味 性凉，味甘。

功效主治 益气和中、生津润燥、清热解毒。治赤眼、消渴、解硫黄、烧酒毒。

主要成分 豆腐具有高无机盐、低脂肪、低热量的特点，是日常美食之一。豆腐含有丰富的蛋白质、碳水化合物、钙、磷、铁。此外还含有硫胺素、核黄素、尼克酸等。所以，豆腐是高营养、高矿物质、低脂肪的减肥食品。

豆腐虽含钙丰富，但若单食豆腐，人体对钙的吸收利用率颇低。若将豆腐与含维生素D高的食物同煮，就可使人体对钙的吸收率提高20多倍。所以，在做豆腐菜时一定要注意与其他食物搭配。

性状特征 通常成块状，白色或米白色，表面有豆渣状纹理。也有一种豆腐，表面光滑细腻、口感软滑。

选购秘诀 外表柔软、鲜嫩、整齐不破裂、色泽洁白无变质者为佳。

药用价值 豆腐作为食药兼备的食品，具有益气、补虚等多方面的功能。据测定，一般100克豆腐含钙量为140~160毫克，豆腐又是植物食品中含

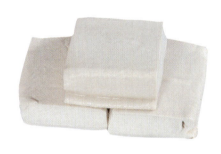

蛋白质比较高的，含有8种人体必需的氨基酸，还含有动物性食物缺乏的不饱和脂肪酸、卵磷脂等。因此，常吃豆腐可以保护肝脏，促进机体代谢，增加免疫力并且有解毒作用。

豆腐丰富的蛋白质有利于增强体质和增加饱腹感，有利于减肥，适合于单纯性肥胖者食用。而且由于豆腐中含有大量的雌性激素，也可帮助女性翘臀，并克服更年期症状。

贮存要点 置冰箱冷藏。

用法用量 可以制作成各种菜肴，成年人每天80克，儿童每天50克，孕妇或重体力劳动者每天100克。

使用禁忌 豆腐不要与菠菜同食。

保健应用

豆腐烧扁豆

功　　效 益气和中、清热解毒、生津润燥，

可补充老年妇女在衰老过程中蛋白质的消耗，清热明目。

原材料 豆腐1500克，扁豆200克，精盐、味精、葱花、湿淀粉、姜末、香油、黄豆芽汤各适量。

做　法 将扁豆择去老筋，洗净，切片，放在沸水锅里焯透捞出，放在凉水里凉透，沥净水备用。豆腐切成小块。炒锅内放香油烧热，下豆腐块煎至两面呈金黄色时出锅。锅内留少量底油，下葱、姜煸香，放入黄豆芽汤、精盐、豆腐块、扁豆片一起烧至入味，加入味精烧一会，用湿淀粉勾芡，淋入香油出锅即成。

用　法 佐餐食用。

特别提示
豆腐有很多种食用方法，做汤炒菜都可以。在做菜的时候，和鱼肉、蔬菜搭配就可以使大豆蛋白中所缺的蛋氨酸得到补充，使整个氨基酸的配比趋于平衡，人体就能充分吸收和利用豆腐中的蛋白质。

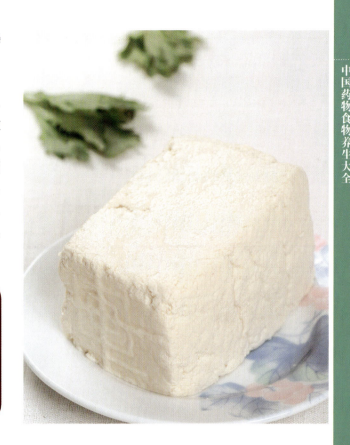

豇豆

【别名】姜豆、羊角、角豆、饭豆、腰豆、长豆。

○ 健脾、补肾的豆中上品

来　源 为豆科一年生草本植物的果实。

主要产地 全国各地均产。

性　味 性平，味甘、咸。

功效主治 健脾利湿、补肾涩精、理中益气、补肾健胃、和五脏，主治呕吐、痢疾、尿频、还可解鼠虫之毒。

主要成分 豇豆中主要含蛋白质，脂肪，钙，磷，铁，锌，维生素C，胡萝卜素，膳食纤维等成分。

性状特征 一年生缠绕草本，无毛。小叶3，顶生小叶菱状卵形，长5～13厘米，宽4～7厘米，顶端急尖，基部近圆形或宽楔形，两面无毛，侧生小叶斜卵形。托叶卵形，长约1厘米，着生处下延成一短距。总状花序腋生。萼钟状，无毛；花冠淡紫色，长约2厘米，花柱上部里面有淡黄色须毛。荚果线形，下垂，长可达40厘米。

选购秘诀 以豆粒数量多、排列稠密的品质最优。

药用价值 豇豆提供了易于消化的优质蛋白质及多种维生素、微量元素等，可补充机体的多种成分。

豇豆所含的维生素B_1有维持正常的消化腺分泌和胃肠道蠕动的功能，抑制胆碱酯酶活性，可帮助消化，增进食欲。

豇豆中所含维生素C能促进抗体的合成，提高机体抗病毒的能力。

豇豆的磷脂有促进胰岛素分泌及参加糖代谢的作用，是糖尿病人的理想食品。

中医认为豇豆有健脾补肾的功效，对尿频、遗精及一些妇科功能性疾病有辅助治疗作用。

贮存要点 置冰箱冷藏。

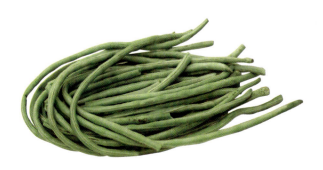

【用法用量】 长豇豆一般作为蔬菜食用,既可炒食,也可焯水后凉拌。长豇豆每餐60克,短豇豆每餐30克为宜。

【使用禁忌】 豇豆食多则性滞,因此气滞便结的人应慎食豇豆。长豇豆不宜烹调时间过长,以免造成营养损失。一次不要吃太多,以免腹满胀气。

● 保健应用

榄菜肉末豇豆

【功 效】 健脾利湿、补肾健胃。

【原材料】 五花肉1块,豇豆、橄榄菜、蒜头、姜、料酒、盐、生抽、胡椒粉适量。

【做 法】 把五花肉洗净,蒜头、姜切成碎末,豇豆切丁待用。点火,在锅里放油,待五成热的时候,下少许姜、蒜末煸炒一会,调大火先倒入肉末、适量料酒煸炒片刻,待炒出油后再把豇豆丁放进去以大火翻炒,2分钟后放适量盐、胡椒粉、生抽爆炒一下,最后加入适量的橄榄菜炒匀、装盘即可。

【用 法】 佐餐食用。

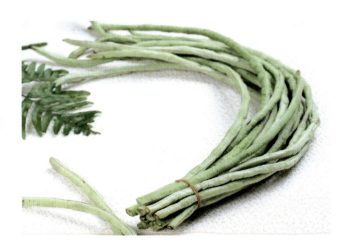

> **特别提示**
> 豇豆作为粮食,与粳米一起煮粥最适宜。

▶ 樱桃

【别名】含桃、荆桃、朱果、樱珠、家樱桃。

○ 补气美容的美味水果

【来 源】 为蔷薇科植物樱桃的果实。颜色发紫,皮里有细碎黄点的称为"紫樱",正黄色的称为"蜡樱"。

【主要产地】 分布河北、河南、山东、安徽、江苏、浙江、福建、湖北、四川、山西等地。

【性 味】 性温,味甘。

【功效主治】 益气健脾、养胃、祛风除湿。主治脾胃虚弱、少食腹泻或脾胃阴伤、口舌干燥、腰膝酸软、瘫痪、四肢不仁、风湿腰腿疼痛、冻疮、遗精、血虚、头晕心悸、面色不华等。

【主要成分】 樱桃营养丰富,所含蛋白质、糖类、磷、胡萝卜素、维生素C,比苹果、梨高,特别是铁的含量更高。

【性状特征】 有果形、心脏形或宽心脏形,稍扁。果梗中长而较细,易与果实脱离,成熟时易落果。果皮初熟时浅红或红色,成熟后紫红色或深紫红色,有光泽。果皮薄,易剥离,不易裂果。果肉浅红色至红色,质地软,汁多味甜。

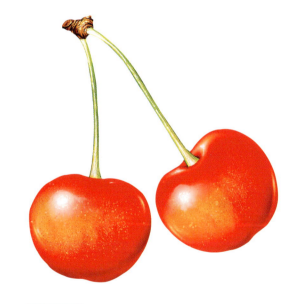

【选购秘诀】 以表皮有光泽、无腐烂、果实饱满圆润、有香甜味的为佳。

【药用价值】 樱桃有补益气血、祛风除湿、透疹解毒的功效,可用于病后体弱、气血不足、风湿腰腿疼痛、瘫痪等症。

体质虚弱、皮肤粗糙、中风后遗症者,饮服樱桃酒可有保健治疗作用。樱桃含铁量特高，饮服鲜樱桃汁有利于缺铁性贫血的恢复。

樱桃中含有鞣花酸，可消除致癌物，预防癌症。最新研究发现，樱桃还是治疗痛风的理想食品。

多食樱桃可以补充人体对铁质的需求，既可防治缺铁性贫血，又可增强体质，健脑益智。

此外，樱桃还能益颜美容，坚持用樱桃汁涂擦面部及皱纹处，能使面部皮肤嫩白红润、去皱消斑、青春常驻。

贮存要点 新鲜食用，或置于冰箱保鲜格中保存，但时间不宜过长。

用法用量 鲜食或制成果脯食用。每餐5颗。

使用禁忌 樱桃虽好吃，但性热而易生湿，热性病及虚热咳嗽的人要禁食。否则会积内热，引发咳嗽多痰、肺痿等病。

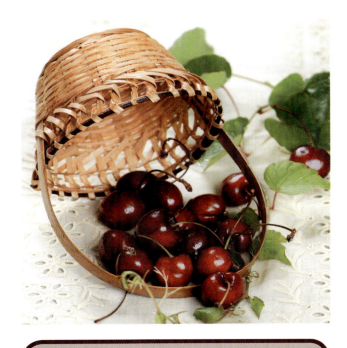

特别提示
民间经验表明，樱桃可以治疗烧、烫伤，起到收敛止痛、防止伤处起泡化脓的作用。同时它还能治疗轻重度冻伤。

● 保健应用

银耳樱桃羹

功　　效 此羹有补气、养血、白嫩皮肤、美容养颜、延缓衰老等功效。

原材料 银耳50克，樱桃30克，桂花和冰糖各适量。

做　　法 先将冰糖用温水溶化，银耳泡发，然后将糖水加入银耳中煮10分钟左右。然后，再在其中加入樱桃、桂花，煮沸后即可食用。

用　　法 随意食之。

▶ 香菇

【别名】香菌、冬菇、香蕈、合蕈、台菌等。

○ 芳香美味的"食用菌类皇后"

来　　源 侧耳科植物香蕈的子实体。

主要产地 主产于浙江、福建、江西、安徽、广西、广东等地。

性　　味 性平，味甘、咸。

功效主治 扶正补虚、健脾开胃、祛风透疹、化痰理气、解毒、抗癌。对脾胃虚弱、食欲不振、吐泻乏力、痘疹不出等症，均适宜。

主要成分 香菇高蛋白、低脂肪、多糖。含有多种氨基酸和多种维生素，同时富含谷氨酸及一般食品中罕见的伞菌氨酸、蘑酸及鹅氨酸等。

性状特征 香菇的子实体又由菌盖、菌褶和菌柄三部分组成。菌盖直径一般为3~15厘米。菌盖表面呈淡褐色、茶褐色等，上有颜色较淡的鳞片，有时还具有菊花状或龟甲状裂纹。菌肉肥厚，呈白色。菌褶位于菌盖背面呈辐射状排列，呈白色。柄的表面干燥时呈鳞片状，一般柄长2~10厘米。

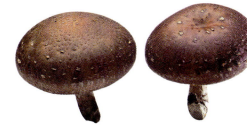

选购秘诀 选购香菇一般以花菇质量最优，呈半

球形状，菇边缘往里卷，呈霜白色或茶色，肉质肥厚、香气宜人者最佳。

药用价值 香菇含有丰富的维生素D，能促进钙、磷的消化吸收，有助于骨骼和牙齿的发育。

香菇中菌柄纤维素含量极高，可以抑制胆固醇的增加。

香菇中所含微量元素及丰富的维生素是美容养颜、护发养发的好原料。能促进血液循环，抑制黑色素，滋养皮肤。

香菇有降脂、降压的作用，香菇汁可以代替降压剂使用，而且没有副作用。

多吃香菇可预防感冒等疾病的发生。

香菇中含有大量的香菇多糖，能有效地提高人体抑制恶性肿瘤的能力，还能诱导人体产生干扰素，抵抗病毒的侵袭。多吃些香菇有防癌抗癌的作用，更可以抑制肿瘤细胞的生长。

腹壁脂肪较厚的人多吃香菇，还有利于减肥。

贮存要点 可放入冰箱保鲜格中保存，但时间不宜过长。

用法用量 香菇炒食、做汤均可。每餐4～8朵。

使用禁忌 香菇为发物，性腻滞，中寒有滞者，或是痤疮、产后、病后应慎食。

● 保健应用

香菇鱿鱼汤

功 效 适宜于阴虚血亏、气血虚弱、虚烦难眠、口干舌燥等症。

原材料 水发香菇50克，水发鱿鱼100克，虾仁、肉末各20克，冬笋片30克，精盐、白糖、黄酒、胡椒粉、味精、猪油、湿淀粉、葱末、麻油各适量。

做 法 鱿鱼洗净切块，在水中煮一下，捞起。香菇洗净、切片。炒锅上火，放入猪油，加葱末、肉末、冬笋片、香菇片煸炒，注入清水，然后加入虾仁及黄酒、精盐、白糖，搅拌均匀。煮开后放入鱿鱼片，最后用淀粉勾芡，加味精、胡椒粉，淋上麻油即成。

用 法 随意食之。

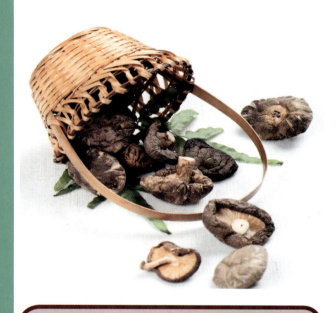

特别提示

发好的香菇可放在冰箱里冷藏，这样就不会造成营养的损失。泡发的香菇水不要倒掉，许多营养成分都溶在其中，滤后可食。

▶ 猴头菇

【别名】猴头、猴头菌。

○ 最佳滋补野生菌类

来 源 为齿菌科真菌猴头菌、珊瑚状猴头菌的子实体。

主要产地 主产于黑龙江，河南南阳地区也有。

性 味 性平，味甘。

功效主治 补脾胃、助消化、益肾精。主治食少便溏、胃及十二指肠溃疡、神经衰弱、食道癌、胃癌、眩晕、阳痿等症。

主要成分 含有蛋白质、脂肪，及16种氨基酸、多种维生素、矿物质等营养素，此外，还含有猴头菌酮、碱及葡聚糖、麦角甾醇、猴菇菌素和多糖等。

性状特征 猴头菇体圆形，大小如茶杯口，菌

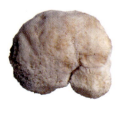
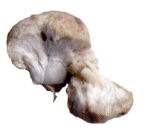

盖有须刺朝上如猴毛，根底部略圆，尖如嘴，似猴头状，故又名"猴头蘑"。

选购秘诀 猴头菇一般以个头均匀、色鲜黄、质嫩、完整不伤须刺、无虫蛀、无杂质为好。

药用价值 猴头菇中含有不饱和脂肪酸，有利于加快人体血液循环，降低血胆固醇含量，是高血压病、心血管疾病患者的理想食疗产品。

猴头菇具有提高机体免疫力的功能，可以延缓人体衰老。猴头菌多糖可提高机体巨噬细胞的吞噬功能，促进溶血素的生成、增加体液的免疫能力，并能促进脾淋巴细胞的增殖。

猴头菇还具有抑制癌细胞中物质的合成功能，从而达到防治消化道症状和其他恶性肿瘤的作用。

猴头菇具有抗溃疡功能，可抑制胃蛋白酶活性，增强胃黏膜屏障功能，促进溃疡愈合。其所含有的多糖能降低小鼠正常血糖和四氧嘧啶所致糖尿病小鼠的血糖水平。还可治疗胃溃疡、十二指肠溃疡、胃炎等消化道等疾病。

经过蒸煮的猴头菇，在临睡前食用，可以对患有气管、食管及平滑肌组织疾病患者起到保健作用，可安眠平喘，增强细胞的活力和抵抗力。因此，有心血管疾病、消化系统疾病和患有咳喘的人均应食用。

贮存要点 置于通风干燥处保存。

用法用量 猴头菇要经过洗涤、泡发、提味和烹制4个阶段，猴头菇软烂如豆腐时，其营养成分才能完全析出。每餐20克左右。

使用禁忌 外感和腹泻患者，皮肤过敏者不宜食用猴头菇，此外，猴头菇最好不要同虾仁一起食用。

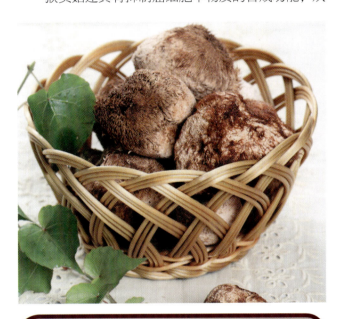

特别提示
人工培育的猴头菇营养成分也很多，有的甚至高于野生的猴头菇。

● 保健应用

猴头菇汤
功效 此汤具有健脾养胃的功效，适用于消化不良，胃、十二指肠溃疡，体虚乏力等病症。

原材料 猴头菇60克，黄酒30毫升，调料适量。

做法 将猴头菇洗净、浸软、切片。煮锅上火，将猴头菇投入，加适量的清水，然后用文火水煎汤，起锅前加入适当调味料即可。

用法 佐餐食用，以黄酒作引服用。

▶ 平菇

【别名】侧耳、耳菇、天花菜、瓶菇。

○ 抵抗癌症的美味菌类

来源 侧耳植物子实体。

主要产地 全国各地均有培植。

性味 性微温，味甘。

功效主治 具有滋阴养性、补脾益胃、祛风散寒、缓和拘挛、舒筋活络、降低胆固醇和防止血管硬化之功效。

主要成分 平菇含蛋白质、脂肪、糖类、维生素、粗纤维、甘露醇、山梨醇、钙、磷、铁，还含有18种氨基酸，包括人体必需氨基酸。

性状特征 平菇的食用部分菌盖覆瓦状丛生，肥厚柔软，长柄侧生，菌伞颜色呈白色。

选购秘诀 宜选择水分少、外形整齐完整、颜色正常、质地嫩脆而肥厚、气味纯正、菌伞的边缘向内卷曲。

药用价值 平菇含抗肿瘤细胞的多糖体，对肿瘤细胞有很强的抑制作用，且具有免疫特性。此外，经药理证明平菇所含侧耳毒素和蘑菇核糖酸，能抑制病毒素的合成和增殖。平菇含有多种养分及菌糖、甘露醇糖、激素等，可以改善人体新陈代谢、增强体质、调节植物神经功能等作用。

近代医学研究证明，平菇所含有的抗肿瘤细胞的多糖体，对肿瘤细胞有很强的抑制作用，且具有提高人体免疫功能的特性。

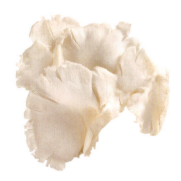

平菇含有多种可以改善人体新陈代谢、增强体质、调节植物神经功能等作用的养分及菌糖、甘露醇糖、激素等，故可作为体弱病人的营养品。

对肝炎、慢性胃炎、十二指肠溃疡、软骨病、高血压病等都有疗效。对降低血胆固醇和防治尿道结石也有一定的效果，对妇女更年期综合征可起调理作用。

贮存要点 置于冰箱保鲜格中保存为好，但时间不宜过长，以免腐烂。

用法用量 平菇主要以烹炒、炖汤为宜，也可晒干泡发食用。每餐 100 克左右。

使用禁忌 平菇种类繁多，若误食与平菇形似的毒菇，则极易引起中毒，故野外采集时务必谨慎辨别。

● 保健应用

平菇豆腐

功　效 补益脾胃、提高机体免疫力，经常食用，可以调治脾胃虚弱、手足麻木、腰腿疼痛、提高抗肿瘤的能力。

原材料 豆腐 300 克，平菇 200 克，葱白段 25 克，精盐 3.5 克，白糖、虾各 1 克，酱油、水淀粉各 5 克，鲜汤 250 克，植物油 100 克，香油 10 克。

做　法 豆腐切块，用热水烫一下，沥干水分。平菇去根、切块。炒锅上火，将豆腐煎至金黄，盛出。原锅留油，投入葱白段、虾炒香，放入豆腐，加鲜汤烧沸后放入平菇，加酱油、精盐、白糖，用小火焖 10 分钟，再转旺火收汁勾芡，淋上香油即成。

用　法 佐餐食用。

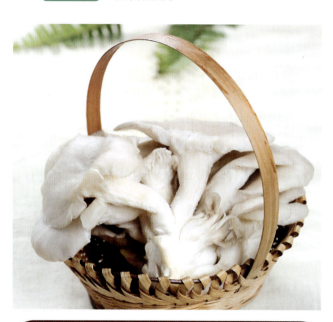

特别提示
平菇口感好、营养高、不抢味，但鲜品出水较多，易被炒老，须掌握好火候。

▶ 竹荪

【别名】竹肉、竹菌、竹参、网纱菇、植物鸡。

○ "蘑菇女皇"

来　源 竹荪是寄生在枯竹根部的一种隐花菌类。

主要产地 云南。

性　味 味甘、微苦，性凉。

功效主治 补气养阴、润肺止咳、清热利湿。主治肺虚热咳、喉炎、痢疾、白带、高血压、高血脂等病症，也可用于肿瘤的辅助治疗。

主要成分 竹荪中含有较高的氨基酸、无机盐及其他成分，竹荪含有 19 种氨基酸，包括人体必需的 8 种氨基酸，其中谷氨酸高达 1.76%。

性状特征　竹荪分为菌丝体和子实体两个生长阶段。菌丝体的菌丝白色，见光或老化时变成粉红色或紫兰色，呈绒毛状，许多菌丝交错在一起成为菌索。菌蕾俗称"菌蛋"，是子实体的前身，由近地面或地面的一支或数支菌索顶端扭曲膨大而形成小菌蕾，圆形白色，见光后变成咖啡色，成熟膨大变成鸡蛋状。当菌蕾成熟后顶部渐突而裂开，逐渐长出伞形子实体。子实体由菌盖、菌裙、菌柄和菌托四部分组成。

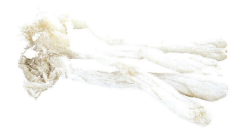

全株高 12～30 厘米。菌盖为白色多边形网格，孢子着生在菌盖网格内，成熟时顶部带黑色。从菌托基部到菌盖顶端叫菌柄。菌柄上细下粗，白色中空，呈圆柱管状的海绵体组织，起着支撑作用，是主要的食用部分。子实体成熟后，从菌盖周边上往下撒开，形如鱼网或纱罩，叫菌裙。当菌托支撑着菌盖和菌裙从竹荪球中起立后，留下外菌膜、内菌膜和托盘，都称菌托，对菌柄起着撑托作用。

选购秘诀　尽量选购菌盖和菌柄完整的竹荪。

药用价值　竹荪的有效成分可补充人体必需的营养物质，提高机体的免疫抗病能力。竹荪中还含有能抑制肿瘤的成分存在，具有预防肿瘤的作用。竹荪能保护肝脏，减少腹壁脂肪的积存，有俗称的"刮油"作用，从而起到降血压、降血脂和减肥的效果。

贮存要点　竹荪的鲜品很难存放，一般来说多以干品形式保存。

用法用量　可炖汤、烧菜。每餐 10 克。

使用禁忌　竹荪性凉，脾胃虚寒者不宜多吃。

● 保健应用

浓汤竹荪扒金菇

功　效　对高血压病、高血脂、心血管疾病有一定的食疗作用。

原材料　浓汤 150 毫升，竹荪 10 条，金针菇 150 克，菜心 50 克，盐 3 克，味精 5 克，糖 2 克，鸡精 5 克，花生油 5 毫升，生粉 5 克。

做　法　将竹荪用水浸软，金针菇、菜心用清水洗净备用。金针菇、菜心焯水后，将菜心摆放碟底，金针菇摆在菜心上，然后铺上竹荪。将锅上火，倒入浓汤加入盐 3 克，味精 5 克，糖 2 克，鸡精 5 克，花生油 5 毫升，煮沸，用生粉勾芡淋入碟中即可食用。

用　法　佐餐食用。

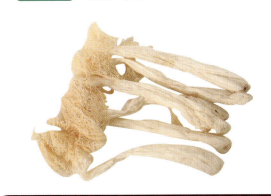

特别提示

夏天在剩菜汤里放一两朵竹荪，菜汤三四天不会变质变味。但最好不要吃隔夜剩菜汤。

▶ 金针菇

【别名】构菌、朴菇、冬菇。

○ 菌类中的蛋白质库

来　源　属伞菌目口蘑科金针菇属。

主要产地　全国各地均有。

性　味　性寒，味甘、咸。

功效主治　补肝、益肠胃、抗癌。主治肝病、胃肠道、炎症、溃疡、癌症等病症。

主要成分　每 100 克干金针菇中含有蛋白质 17.8 克，脂肪 1.3 克，碳水化合物 32.3 克，还含有钙、铁、磷和粗纤维、多种维生素。

性状特征　子实体一般较小，菌盖直径 1～5

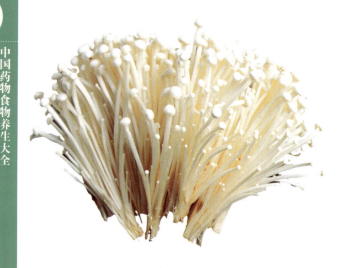

厘米，幼时扁平球形，后渐平展，黄褐色，中部肉桂色，边缘乳黄色并有细条纹，湿润时黏滑。菌肉白色，较薄，褐白色、乳白色或微带肉粉色，弯生、稍密、不等长。菌柄长10～15厘米、粗2～4毫米，黄褐色，短绒毛，纤维质，内部松软，基部延伸，与假根紧紧靠在一起。

选购秘诀 鲜金针菇颜色亮黄，无异味，根部没有腐烂杂质。而金针菇罐头，建议到正规的超市选购。

药用价值 **抗疲劳** 服用金针菇一定时间的小鼠，其乳酸脱氢酶活力、肌糖原、肝糖原含量均显著增加，具有抵抗疲劳，产生加快消除疲劳的作用。

抗炎 金针菇菌丝体、子实体中提取的有效成分对小鼠耳廓炎症模型有抗炎作用，对人体也有抗菌消炎的作用。

防高血脂、降胆固醇 金针菇可阻抑动物因喂饲料而引起的血脂升高，降低胆固醇，能防治心脑血管疾病。

抗肿瘤 金针菇多糖对小鼠移植性肉瘤S18、肝癌H22和LeuiS肺癌均有明显的抗活作用，其强度与云芝多糖相近。从金针菇中提取的朴菇素，也能有效地抑制肿瘤的生长，具有明显的抗癌作用。

促进新陈代谢 研究表明，金针菇能有效地增强机体的生物活性，促进体内新陈代谢，有利于食物中各种营养素的吸收和利用。

贮存要点 置于阴凉干燥处保存。

用法用量 炖食、炒食、凉拌均可。每餐50克。

使用禁忌 金针菇性寒，脾胃虚寒者不宜食用。

保健应用

金针菇炖鳗鱼

功 效 抗癌、滋补、保健。

原 材 料 鳗鲡鱼600克，金针菇200克，鸡蛋3个，料酒、精盐、麻油各适量。

做 法 金针菇洗净，鳗鲡鱼去内脏洗净，放入沸水中焯一下，捞出洗净切段。将鸡蛋磕入蒸钵，用筷子搅匀，加入金针菇，最上面放鳗鱼，加入精盐、料酒，倒入适量清水，上笼蒸至鱼熟，出锅浇上麻油即可。

用 法 佐餐食用。

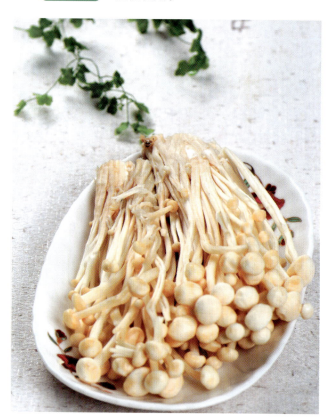

特别提示

金针菇不宜生吃，宜在沸水中烫过再烹调成各种熟食，其肉质细软而嫩、润而光滑。

鳝鱼

【别名】鳝、黄鳝、海蛇。

"小暑黄鳝赛人参"

来　源　为鳝科动物黄鳝的肉或全体。

主要产地　除西北、西南外，全国各地均有。

性　味　性温，味甘。

功效主治　补虚损、除风湿、强筋骨。治痨伤、风寒湿痹、产后淋沥、下痢脓血、痔瘘、臁疮。

主要成分　每100克含可食部67克，水分80克，蛋白质18.8克，脂肪1.40克，灰分1克，钙38毫克，磷200毫克，铁1.6毫克。

性状特征　体细长如蛇，前段圆，向后渐侧扁，尾部尖细。体长24～40厘米。头圆，吻端尖，唇发达，下唇尤其肥厚。上下颌与口盖骨上都有细齿。眼小，被一薄皮所覆盖。两个鼻孔分离较远，后鼻孔在眼前缘上方，前鼻孔在吻端。左右鳃孔在腹面合而为一，呈V字形。鳃膜连于鳃颊，体润滑无鳞。无偶鳍，背鳍和臀鳍均退化，仅留低下的皮褶，无软刺，都与尾鳍相联合。尾鳍尖细。体色微黄或橙黄，全体满布黑色小斑点，腹部灰白色。

选购秘诀　食用鳝鱼要选购新鲜的。

药用价值　鳝鱼具有补中益气、明目、解毒、通脉络、补虚损、除风湿、强筋骨、止痔血的作用，可用于治疗虚损咳嗽、消渴下痢、筋骨软弱、风湿痹痛、化脓性中耳炎等。

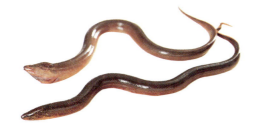

鳝鱼还能治疗糖尿病，因其所含鳝鱼素，可分离出鳝鱼素A和鳝鱼素B。故糖尿病患者，可根据自己病况，适当多吃些鳝鱼，以缓解病情，并配合药物治疗，以利于恢复健康。鳝鱼可以通血脉、利筋骨，并且可治疗贫血。

贮存要点　最好新鲜食用。

用法用量　可切段红烧、炒食、炖汤均可。每餐50克左右为宜。

使用禁忌　凡发病前后，属虚热者，疟疾或痢疾患者均不宜食。死鳝鱼不能吃。

保健应用

归参鳝鱼

功　效　主治气血不足、久病体弱、疲倦乏力、面黄肌瘦。

原材料　当归15克，党参15克，鳝丝500克。

做　法　把当归和党参一起放在小碗里，加水，隔水蒸20分钟左右。锅坐在旺火上烧热后，放少许油，先投入葱花和姜末，煸出香味后，再将鳝丝倒进去煸炒。接着加黄酒、酱油和白糖，炒匀，然后将蒸过的当归和党参倒进去，加鲜汤，加盖，用小火焖煮5分钟左右。出锅装盘前，放少许味精，用水淀粉勾芡，浇点儿熟油，再淋些麻油。装盘后，上面撒些胡椒粉。

用　法　佐餐食用。

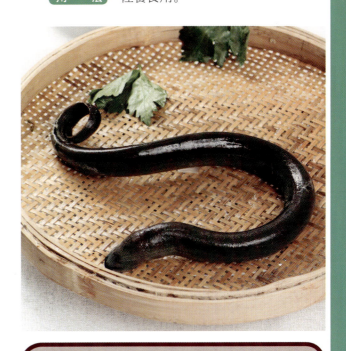

> **特别提示**
> 鳝鱼的体内含有较多的组胺酸和氧化三甲胺，鳝鱼死后，这些物质会分解生成有毒物质，因此最好现杀现烹。

泥鳅

【别名】鳅、鳅鱼。

○ 适合体虚者滋补之用

来　　源　为鳅科动物泥鳅的肉或全体。

主要产地　除西部高原地区外，全国南北各地均有分布。

性　　味　性平，味甘。

功效主治　鳅鱼有暖中益气之功效，对解渴醒酒、利小便、壮阳、收痔都有一定药效。它对肝炎、小儿盗汗、痔疮下坠、皮肤瘙痒、跌打损伤、手指疔疮、阳痿、腹水、乳痈等症均有良好的疗效。

主要成分　泥鳅中蛋白质、糖量、矿物质（钙、磷、铁）和维生素含量均比一般鱼虾高，但脂肪成分较低，胆固醇更少，并含有不饱和脂肪酸，有利于人体抵抗血管老化。

性状特征　体细长，前端稍圆，后端侧扁；吻

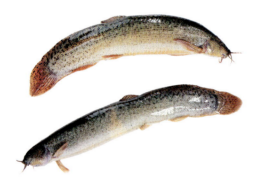

突出、眼小、口小、下位，呈马蹄形。唇软而发达，具有细皱纹和小突起；头部无细鳞，体鳞极细小；体表黏液丰富。背鳍无硬刺，起点在腹鳍起点上方稍前；尾鳍圆形，尾柄上、下方有窄扁的皮褶棱起。体灰黑，并杂有许多黑色小斑点，体色常因生活环境不同而有所差异。

选购秘诀　泥鳅大多生活在污泥中，体内积聚了较多的环境污染物。因此，必须选购活泥鳅，并在清水中多养几天，以便排出污物。

药用价值　泥鳅有调中益气、祛湿解毒、滋阴清热、通络益肾等功效，同时也是消肿保肝的佳品。它对皮肤瘙痒、糖尿病、阳痿、痔疮、盗汗、水肿及各类心血管疾病均有一定的疗效。

常食泥鳅可预防小儿软骨病，同时对老年性骨折、骨质疏松、跌打损伤以及妇女产后淋沥、气血不调等病证也有大裨益，因为泥鳅含有高于一般鱼类的钙和铁质。

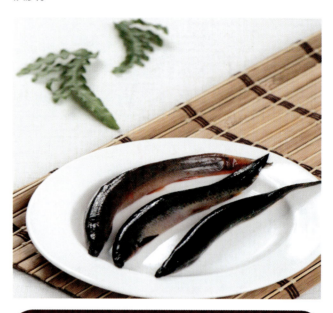

特别提示

取适量泥鳅放在清水中，滴入几滴植物油，每天除去污水，换入清水，待它排去肠内泥水污物后洗净入锅，文火烘干，研末备用。服时每次取5克，温开水送下，一月3次。此法对急慢性肝炎都有疗效；还可治黄疸、保肝、促使肿胀的肝脾回缩。

贮存要点　清水中养殖几天再食用。

用法用量　煮食或炖食均可。每餐50克。

使用禁忌　不宜与狗肉同食。泥鳅常与豆腐同煮。煮时要注意泥鳅一定要烧熟煮透，以免有毒物质的残留。

● 保健应用

芝麻黑豆泥鳅汤

功　　效　补肾健脾、养血生发。用于脱发，须发早白，或有脾气虚、瘦弱之面色萎黄；或肾虚之阳痿、消渴、便秘；或湿盛、疮癣瘙痒等。

原材料 泥鳅 300 克，黑豆 50 克，黑芝麻 50 克。

做法 将黑豆、黑芝麻洗净，泥鳅宰杀、洗净。炒锅上火，倒入适量植物油，然后将泥鳅下入锅中，稍稍煎黄、铲起。然后把全部用料放入炒锅内，加入适量清水，武火煮沸后，再转用文火煲煮至黑豆熟烂，起锅前加适当的调味料即成。

用法 每日 1 次。

鳗鱼

【别名】白鳝、蛇鱼、风鳗、白鳗、鳗鲡。

不可多得的"水中人参"

来源 为鳗鲡科动物鳗鲡的全体或肉。分为河鳗和海鳗两种。

主要产地 分布于长江、闽江、珠江流域及海南岛。

性味 性平，味甘。

功效主治 补虚羸、祛风湿、杀虫。治虚劳骨蒸、风湿痹痛、脚气、风疹、小儿疳积、妇女崩漏、肠风痔漏、疮疡。

主要成分 鳗肉每 100 克含水分 76 克，蛋白质 14.5 克，脂肪 8 克，灰分 1.4 克，钙 166 毫克，磷 211 毫克，铁 1.8 毫克；维生素 B_1 10 微克，维生素 B_2 100 微克，尼克酸 6.0 毫克。鱼身黏滑液含有多糖，多糖中含葡糖胺 0.65 毫克，半乳糖胶 6.5 毫克，葡糖醛酸 0.16 毫克。鳗肝含维生素尤其丰富，并以维生素 A 含量较高，维生素 B_1，维生素 B_2 也很高。

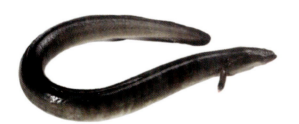

性状特征 成鳗生长快，外表圆碌碌的，似圆椎形，色泽乌黑，近年较多人工养殖，肉质爽脆。此鱼一年四季皆常见，但以夏冬两季最为肥美可口。其身体细长，体背部灰黑色，体侧灰白，腹部白色，背鳍、臀鳍和尾鳍相连，胸鳍短而圆。下颌比上颌突出，上下颌有细齿，鳃孔发达。体表富有黏液，有完整的侧线。鳗鲡是一种肉食性鱼类。自然界鳗苗主要摄食浮游甲壳类，长大后主要摄食小虾、小蟹、水生昆虫、螺、蚬、蚯蚓等，也捕食小鱼和高等植物的碎屑。在人工的饲养池中，则以人工配合饲料喂养。

选购秘诀 死去多时的鳗鱼不能食用，因此最好选购活的。以鳃的颜色正常、鱼肉不黏、无异味为佳。

药用价值 鳗鱼对慢性消耗性疾病，如肺结核、淋巴结结核、慢性溃疡等病的康复有很好的辅助治疗作用，可作为此类疾病的保健食品。鳗鱼中含有一种很稀有的西河洛克蛋白，具有很好的强精壮肾的功效，是年轻夫妇、中老年人的最佳保健食品。鳗鱼是富含钙质的水产品，经常食用，能使血钙值有所增加，使身体强壮。鳗鱼的肝脏含有丰富的维生素 A，是夜盲症患者的优质保健食品。

贮存要点 最好新鲜食用。

用法用量 鳗鱼的食用方法一般是炖、烧、熘等，也可用于做馅、丸子等。每餐 30~50 克。

使用禁忌 病后脾肾虚弱，痰多泄泻者忌服。

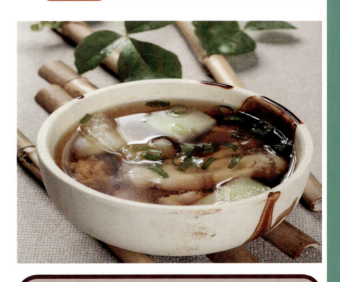

> **特别提示**
> 鳗鱼的血清有毒，在加工中注意不要让鳗鱼血进入伤口中，这种毒素会侵害神经系统，还会使血液凝固作用消失而产生溶血现象，要特别小心。

患有慢性疾病和有水产品过敏史的人应禁食。

● 保健应用

鳗鱼冬瓜汤

功　效　滋补肝肾、活血祛瘀。

原材料　鳗鱼1条，冬瓜300克，盐少许，葱白约20克。

做　法　鳗鱼去鳃和内脏，冬瓜切成小块状，葱白洗净备用。全部用料加入锅内，加入适量水，煮至鱼烂汤稠，加少许盐，趁热食。

用　法　佐餐食用。

▶ 桂鱼

【别名】鳜豚、水豚、石桂鱼、锦鳞鱼、鳜鱼、鳌花鱼。

● 春令时节的美味滋补品

来　源　为鮨科动物鳜鱼的肉。

主要产地　分布极广，全国各江河、湖泊中均有。

性　味　味甘，性平。

功效主治　补气血、益脾胃，治虚劳羸瘦、肠风泻血。

主要成分　肉中每100克含水分77克，蛋白质18.5克，脂肪3.5克，灰分1.1克，钙79毫克，磷143

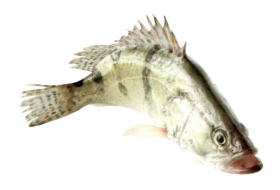

毫克，铁0.7毫克，硫胺素0.01毫克，核黄素0.10毫克，尼克酸1.9毫克。

性状特征　体侧扁，呈纺锤形，背部隆起。体长一般25厘米左右。头大，略倾斜，下倾向前突出。上下颌、锄骨、口盖骨上，都有大小不等的小齿，其中上下颌的齿扩大成犬齿状。前鳃盖骨后缘成锯齿状，有4～5个大棘，鳃盖骨后部有2个棘。鳞细小，侧线弯曲，体色棕黄，腹部灰白，自吻端通过眼部至背鳍前部，有一黑色条纹，第6～7背棘下通常有一暗棕色的纵带；体侧具有许多不规则的斑块和斑点，各奇鳍上有棕色斑点连成带状。

选购秘诀　鱼的眼睛要明亮清澈，鱼身要干净，鱼肉要结实，闻起来没有腥臭味。

药用价值　桂鱼为补气血、疗虚劳之食疗药品，肺结核病人宜多食之，可补虚劳羸瘦、肠风下血。

还可治血虚、血瘀、产后结块、腹中恶血停蓄等症。

桂鱼富含各种营养成分，肉质细嫩，极易被消化吸收，对儿童、老年人及体弱、脾胃消化功能不佳者有较好的食补作用。吃桂鱼还有"杀痨虫"的作用，有利于病人的病后恢复。

桂鱼的肉的热量不高，而且富含抗氧化成分，具有美容、减肥的作用。

贮存要点　新鲜食用为宜。

用法用量　桂鱼的烹饪方法很多，如蒸、煮、烩、烧、炸等。还可制成造型美观，风味独特的佳肴。每餐100克。

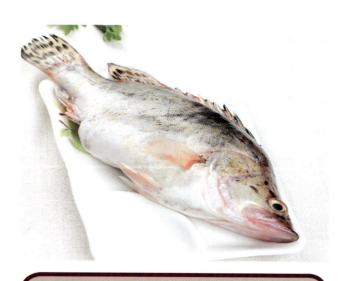

特别提示

桂鱼的背鳍刺、臀鳍刺、腹鳍刺均有毒腺，若被刺伤，会产生肿痛、发热、畏寒的症状，在捕捉和宰杀时要特别小心。

| 使用禁忌 | 患寒湿病者不可食。患有哮喘、咯血的病人不宜食用。不要和含鞣酸过多的水果同时食用。

● 保健应用

茯苓清蒸桂鱼

| 功　　效 | 具有健脾利湿、益气补血的功能。

| 原 材 料 | 茯苓 15 克，桂鱼 150 克。
| 做　　法 | 桂鱼宰杀处理干净后放入盘中，茯苓洗净置于桂鱼上，然后加姜片、葱段及少许调味料。在煮锅中放入适量水，加盖隔水蒸 15~20 分钟，至鱼熟烂即可。
| 用　　法 | 佐餐食用，喝汤吃鱼。

带鱼

【别名】鞭鱼、带柳、裙带鱼、海刀鱼、镰刀鱼。

○ 润肤养发、补益脾脏

| 来　　源 | 是鱼纲鲈形目带鱼科动物。
| 主要产地 | 分布很广，我国自黄、渤海至南海均有。
| 性　　味 | 性平，味甘、咸。
| 功效主治 | 补五脏、祛风杀虫、和中开胃、暖胃、补虚、泽肤。
| 主要成分 | 肉中每 100 克含水分 74 克，蛋白质 18.1 克，脂肪 7.4 克，灰分 1.1 克，钙 24 毫克，磷 160 毫克，铁 1.1 毫克，硫胺素 0.01 毫克，核黄素 0.09 毫克，尼克酸 1.9 毫克。鲜带鱼每千克含碘 80 微克。每 100 克含维生素 A50 国际单位。
| 性状特征 | 带鱼体修长呈带状，身侧扁。体长约 70 厘米。头狭长，前端尖锐，背面以眼间隔处为最宽，侧面平坦，腹面狭窄，吻长而尖眼，中等大，位高，眼上缘长达头背缘。眼间隔平坦，中央微凹。口大，不倾斜，口裂后缘达于眼的下方。牙发达，上颌前端有大犬牙 2 对，尖端具倒钩，闭口时可嵌入下颌窝内。下颌前端有犬牙 2 对，较上颌者小，闭口时露于口外。
| 选购秘诀 | 带鱼以全身银白发亮、鳃鲜红、肉肥厚为佳。带鱼是一种含脂肪较高的鱼，若保管不好，鱼体表面的脂肪会因大量接触空气而加速氧化，使鱼体表面产生黄色。因而购买带鱼时，尽量不要买体表呈黄色的带鱼。
| 药用价值 | 带鱼味甘咸、性温平。它肉嫩体肥、味道鲜美，只有中间一条大骨，无其他细刺，食用方便，是人们比较喜欢食用的一种海洋鱼类，具有很高的营养价值，对病后体虚、产后乳汁不足和外伤出血等症

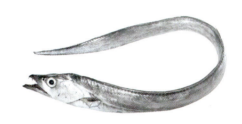

状具有一定的补益作用。具有补五脏、祛风杀虫、和中开胃、暖胃补虚、润泽皮肤的功用，还有清肺滋阴、补而不瘀滞的功效。

| 贮存要点 | 置于冰箱中保存，不过煎炒后保存时间会稍长些。
| 用法用量 | 带鱼清蒸、油煎、腌制均可，还可做成罐头、鱼松或干品。每餐 100 克。
| 使用禁忌 | 多食发疥，发疥动风，病人忌食。

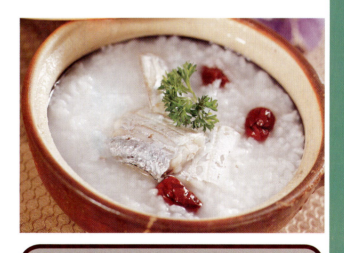

特别提示

食带鱼不刮鱼皮，可以提高其药用价值，可增强人的记忆力，增强皮肤表皮细胞活力，起到保健美容作用。

带鱼胆固醇含量较高，心血管病人以及高血脂病人应该少食或者不食。患有疥疮、湿疹等皮肤病或者皮肤过敏症者应该慎食，或者尽量少食。

● 保健应用

红枣带鱼粥

功 效 增强食欲，放松精神。

原材料 糯米50克，带鱼50克，葱花15克，姜末10克，红枣5粒，香油15克，盐5克。

做 法 糯米洗净，泡水30分钟，带鱼洗净切块，沥干水分，红枣泡发。红枣、糯米加适量水大火煮开，转用小火煮至成粥。加入带鱼煮熟，再拌入调味料，装碗后撒上葱花、姜末即可。

用 法 当主食食用。

银鱼

【别名】银鱼条、面条鱼、大银鱼。

○ 干制品含钙量为群鱼之冠

来 源 为银鱼科动物银鱼的全体。

主要产地 分布于山东至浙江沿海地区，尤以长江口崇明等地为多。

性 味 性平，味甘。

功效主治 补虚，健胃，益肺，止咳，利水。主治消化不良、泄泻、小儿疳积、营养不良、虚劳咳嗽、干咳无痰等症。

主要成分 银鱼中含有碳水化合物、钙、磷、铁和多种维生素及赖氨酸、蛋氨酸、异亮氨酸、苏氨酸等。可食部每100克含蛋白质8.2克，脂肪0.3克，碳水化物1.4克，灰分1.0克，钙258毫克，磷102毫克，铁0.5毫克，硫胺素0.01毫克，核黄素0.05毫克，尼克酸0.2毫克等。

选购秘诀 银鱼呈现白色稍透明状，身长3厘米左右，通体无鳞为佳。以太湖所产之银鱼品质最佳。银鱼干品以鱼身干爽、色泽自然明亮为佳品。需要注意的是，鱼的颜色太白并不能证明其质优，须提防掺有荧光剂或漂白剂。

药用价值 银鱼味道鲜美、肉质柔嫩、营养丰富，有水中的"软白金"、"鱼参"之美称。银鱼肉味甘、无毒，含有丰富的蛋白质、脂肪、碳水化合物、多种维生素和碳物质等，堪称"河鲜之首"。银鱼无论干鲜，都具有益脾、润肺、补肾、壮阳等功效，是上等的滋补品。银鱼还是结肠癌患者的首选辅助治疗食品。

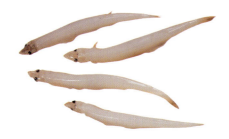

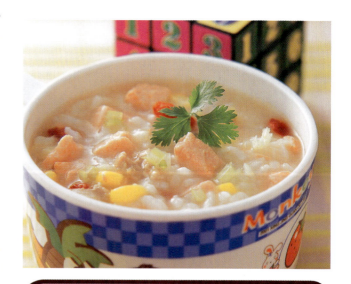

特别提示

现代科学研究表明，银鱼含有丰富的钙，特别是经过干制后的银鱼含钙量最高，为群鱼之冠。

性状特征 体半透明，细小银鱼外形柔软，前部近圆柱形，后部偏扁；头长而扁平，头顶骨骼很薄且半透明，从体外可看到脑的形状；口裂大，吻尖长或短钝。背臀鳍前方或重叠；胸鳍基肌肉发达或不明显；臀鳍基较长，尾鳍叉状，具脂鳍。雌雄异形，雄鱼成体略高，胸鳍一般尖长；臀鳍大，起点较远于背鳍基前端，繁殖季节臀鳍中部鳍条膨大扭曲。

| 贮存要点 | 加工制成干品保存，注意通风和防潮。

| 用法用量 | 银鱼肉质洁白细嫩、无刺骨、无腥味，可烹调多种菜肴。如油煎银鱼、外脆里嫩。银鱼炒蛋，鲜嫩可口。每餐30～50克。

| 使用禁忌 | 不宜与甘草同食，忌用荤油烹调。多食银鱼可令人消瘦，久食不良。

● 保健应用

养眼鲜鱼粥

| 功　效 | 含有丰富的钙质，适合老年人和妊娠期妇女和儿童食用，可有效改善腿脚易抽筋之现象，并有益于儿童的成长发育。

| 原材料 | 枸杞15克，白米80克，三宝米50克，银鱼100克，鸡胸肉60克，玉米1条，芹菜末15克，香菜少许，盐1小匙。

| 做　法 | 把所有材料洗净备用，白米和三宝米浸泡1小时后，沥干水分备用。鸡胸肉剁细后，用少许盐抓腌。玉米笋、白米、三宝米和水一起熬煮1小时后取出玉米，再加入其他材料至熟透，最后用香菜装饰即可。

| 用　法 | 佐餐食用。

鲈鱼

【别名】花鲈、鲈板、花寨、鲈子鱼。

○ 秋日最佳补益海鲜

| 来　源 | 为鮨科动物鲈鱼的肉或全体。

| 主要产地 | 我国沿海及通海的淡水水体中均产之，黄海、渤海较多。

| 性　味 | 性平，味甘。

| 功效主治 | 益脾胃、补肝肾，治水气、风痹，并能安胎。

| 主要成分 | 鲈鱼含蛋白质、脂肪、糖类、烟酸，以及维生素A，维生素B_2，还含钙、磷、铁等成分。

| 性状特征 | 体延长而侧扁，一般体长30～40厘米，体重400～1000克，眼间隔微凹。其间有4条隆起线。口大，下颌长于上颌。吻尖，牙细小，在两颌、犁骨及腭骨上排列成绒毛状牙带。侧线完全与体背缘平行，体被细小栉鳞，皮层粗糙，鳞片不易脱落，体背侧为青灰色。腹侧为灰白色，体侧及背鳍鳍棘部散布着黑色斑点。背鳍2个，稍分离，腹鳍位于胸鳍始点稍后方。第二背鳍基部呈浅黄色，胸鳍呈黄绿色，尾鳍叉形呈浅褐色。

| 选购秘诀 | 鲈鱼因其体表肤色有差异分为白鲈和黑鲈。黑鲈的黑色斑点不明显，除腹部灰白色外，背侧为古铜色或暗棕色；白鲈鱼体色较白，两侧有不规则的黑点。

| 药用价值 | 鲈鱼能补肝肾、益脾胃、消食积、止咳化痰，还能促进手术后伤口愈合。主治脾胃虚弱、消化不良、慢性胃病、小儿百日咳、腰酸腿软、消瘦乏力。

鲈鱼可治胎动不安、产后少乳等症。产前、产后

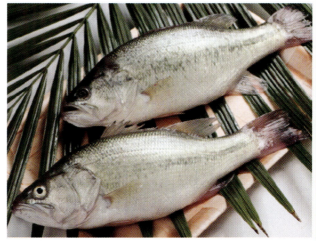

特别提示

鲈鱼腮还有止咳化痰的作用，将其晒干，水煎服，或研末冲服，每次一只腮，每日2次，可治疗小儿百日咳。

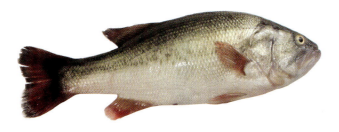

的妇女适宜吃鲈鱼，即可补身体，又不会导致肥胖，是健身补血、健脾益气和益体安康的佳品。

鲈鱼血中还有较多的微量元素铜，它能维持神经系统的正常功能并参与多种代谢物质的酶化反应。缺乏铜元素的人可食用鲈鱼来进补。其对肝肾不足的人也有很好的补益作用。

鲈鱼含有丰富的蛋白质，对儿童、中老年人的骨骼组织有益。

贮存要点 新鲜食用为宜。

用法用量 鲈鱼红烧、清蒸、白炸、煮汤均可，其中以清蒸为佳。饮食原汤原汁，补益最大。每餐100克。

使用禁忌 鲈鱼不可用牛油、羊油炸食。

保健应用

五味子鲈鱼汤

功　效 益脾胃、补肝肾、利气行水、益气生津。对心悸心慌、失眠多梦、慢性腹泻有疗效。

原材料 五味子50克，鲈鱼1条，胡椒粉、熟猪油、精盐、料酒、葱、姜各适量。

做　法 把鲈鱼加工后，入锅，加水、料酒、盐、葱、姜、猪油、五味子，煮烂后撒胡椒粉调味即可。

用　法 每天1剂，连服2周。

黄鱼

【别名】黄花鱼、石首鱼。

适于贫血、头晕、体虚者保健之用

来　源 为石首鱼科动物大黄鱼或小黄鱼的肉。大黄鱼又称大鲜、大黄花、桂花黄鱼，小黄鱼又称小鲜、小黄花、小黄瓜鱼。

主要产地 大黄鱼分布于黄海南部、东海和南海；小黄鱼分布于我国黄海、渤海、东海及朝鲜西海岸。

性　味 味甘、咸，性平。

功效主治 益气开胃、补虚、利水明目。对久病体虚、贫血、失眠、头晕、食欲不振者及妇女产后虚弱者有补益作用。

主要成分 每100克大、小黄鱼分别含：水分81克，79克；蛋白质17.6克，16.7克；脂肪0.8克，3.5克；灰分0.9克，0.9克；钙33毫克，43毫克；磷135毫克，127毫克；铁0.9毫克，1.2毫克；硫胺素0.01毫克，0.01毫克；核黄素0.10毫克，0.14毫克；尼克酸0.8毫克，0.9毫克。每1千克鲜黄含碘120微克。

性状特征 这类鱼，体侧扁长，呈金黄色。大黄鱼尾柄细长，鳞片较小，体长40～50厘米，椎骨25～27枚；小黄鱼尾柄较短，鳞片较大，体长20厘米左右，椎骨28～30枚。

选购秘诀 以鳞色金黄、鱼体健壮、肉质肥美者

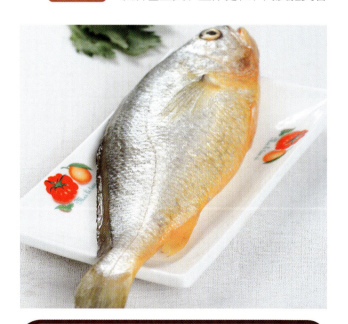

特别提示

夏季端阳节前后是大黄鱼的主要汛期，清明至谷雨是小黄鱼的主要汛期。此时黄鱼发育达到顶点，最具食疗保健价值。

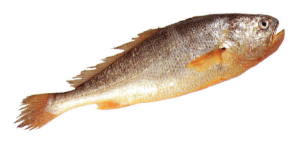

为佳。

药用价值 黄鱼含有丰富的蛋白质、微量元素和维生素，对人体有很好的补益作用，食用黄鱼对体质虚弱者和中老年人有很好的食疗效果。

黄鱼中含有丰富的微量元素硒，能清除人体代谢产生的自由基，具有延缓衰老、防治癌症之功效。

鱼腹中的白色鱼鳔可作鱼胶，有止血之效，能防治出血性紫癜。

贮存要点 新鲜食用，或冰冻保存。

用法用量 黄鱼可红烧、糖醋、煨汤、清炖或配以其他菜煮成汤、羹、菜等。每餐80～100克。

使用禁忌 不可与荆芥同食。有过敏史和哮喘病患者应慎食。此外，黄鱼多食易生痰，故痰热素盛，易发疮疡之人不宜多食。

● **保健应用**

黄花鱼茸粥

功　效 明目填精、益气开胃。适用于两目昏花、肾精亏少、体虚食少、形体羸瘦等症。

原材料 粳米30克，鲜黄花鱼1条（约1.25千克），姜丝、芫荽、葱、熟油、酱油各适量。

做　法 将米洗净，以盐腌拌。锅中水烧沸后下米煮粥。鱼去鳞洗净，用盐腌拌稍许。放油锅内煎至两面焦黄时，注入1碗清水，煎煮至鱼熟取出、拆肉，鱼骨放回鱼汤内再熬，熬成之后将鱼汤倒入粥内同煮。鱼肉用熟油、酱油拌匀，待粥熟，入粥中，再煮沸。食时加姜丝、香菜和葱末。

用　法 温热服食。

鲢鱼

【别名】白脚鲢。

○ 暖胃益气的极佳食品

来　源 为鲤科动物鲢鱼的肉。

主要产地 产于我国长江、珠江、黄河、黑龙江等水域。

性　味 性温，味甘。

功效主治 温中益气、利水。主治脾胃虚寒、饮食减少、少气乏力及脾虚水肿等。

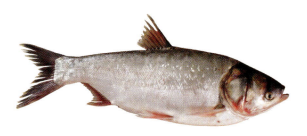

主要成分 鲢鱼含蛋白质、脂肪、氨基酸、硫胺素、核黄素、尼克酸，以及钙、磷、铁等成分。鲜鱼肉嫩肥厚。

性状特征 鲢鱼体较长而侧扁，体较大。侧线鳞101～120片，眼小。腹鳍前方和后方腹部均有角质棱。体背部青黑色，腹部银白色。性情活泼，喜欢跳跃，捕捞时成鱼常能跳离水面1米高，受惊后能连续在水面上跳跃几次。

选购秘诀 有些卖鱼人喜欢往鱼肚子里灌水，灌水鱼表现为肚子大。如果在腹部灌水，可将鱼提起，就会发现鱼肛门下方两侧凸起下垂，用小手指插入肛门，旋转两下，手指抽出，水就会立即流出。

药用价值 吃鲢鱼可缓解胃痛，鱼肉中富含蛋白质、氨基酸。因此又可促进智力发育，降低胆固醇和血液黏稠度、预防心脑血管疾病。

为温中补气、暖胃、泽肌肤的养生食品，适用于脾胃虚寒体质、便溏、皮肤干燥者，也可用于脾胃气虚所致的乳少等症。

鲢鱼的体内含有可抑制癌细胞扩散的成分，因此长期食用对预防癌症大有帮助。

常吃鲢鱼还可起到光滑肌肤、乌黑头发、营养面容的作用。

贮存要点 宰杀后食用或置于冰箱冷藏。

用法用量 鲢鱼肉质发面，刺较多。适于红烧、清炖、清蒸、红焖等吃法。每餐80～100克。

使用禁忌 鲢鱼不宜一次或一段时间吃太多，过多食用容易生疔疮、口渴。

● 保健应用

鲢鱼头炖豆腐

功效 清热祛瘀、暖胃益脑。对贫血、高血压病、慢性胃炎、眩晕症、感冒、头痛疗效显著。

原材料 鲢鱼头300克,豆腐250克,水发香菇30克,青蒜100克,黄酒、红醋、麻油、葱、生姜、蒜、豆瓣辣酱、白糖、植物油、精盐、味精皆适量。

做法 把鲢鱼头洗净,豆腐切成厚片。青蒜切成3厘米长的段。葱、生姜、蒜去皮,切成末。锅上火,油烧热,下鱼头略煎,捞出。锅中留底油,下葱末、生姜末、蒜末、2匙豆瓣酱略炸,下香菇、鱼头、豆腐、黄酒、白糖、精盐、水,加盖煮沸,小火炖15分钟,放味精、红醋、麻油、青蒜段。

用法 随餐食用,用量自愿。

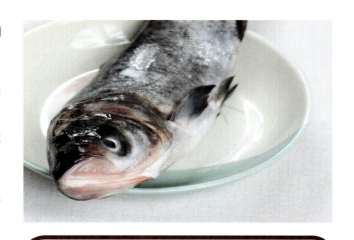

特别提示
鲢鱼佐香油食用,对皮肤粗糙、脱屑、头发干枯、易脱落等症状均有一定的疗效。是女性美容美发不可忽视的佳肴。

▶ 青鱼

【别名】乌青、螺蛳青、青鲩、铜青、青棒、五候青。

○ 益气化湿的良药

来源 为鲤科动物青鱼的肉,是我国著名的四大家鱼之一。

主要产地 主要分布在我国长江、珠江及其支流。现在我国各地均有养殖,但是南方养殖较多,北方养殖很少,故北方市场较少见。

性味 性平,味甘。

功效主治 益气化湿,治脚气湿痹。

主要成分 每100克含水分75克,蛋白质19.5克,脂肪5.2克,灰分1克,钙25毫克,磷171毫克,铁0.8毫克,硫胺素0.13毫克,核黄素0.12毫克,尼克酸1.7毫克。

性状特征 体长,略呈圆筒形,尾部侧扁,腹部圆,无腹棱。头部稍平扁,尾部侧扁。口端位,呈弧形。上颌稍长于下颌。无须。下咽齿1行,呈臼齿状,咀嚼面光滑,无槽纹。背鳍和臀鳍无硬刺,背鳍与腹鳍相对。体背及体侧上半部青黑色,腹部灰白色,各鳍均呈灰黑色。青鱼的食物似软体动物中的螺蛳(包括湖螺、椎实螺等)为主,也摄食蚬子、淡水壳菜、扁螺等。小青鱼有时也吃底栖蜻蜓幼虫、摇蚊幼虫以及薹藓植物等,在鱼苗阶段,则以摄食浮游动物为主。青鱼由于是肉食性鱼类,故肠管不长。为体

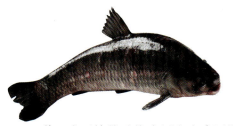

长的1.2～1.4倍。由于软体动物生活在水底污泥中,因此青鱼也逐渐成为底栖鱼类。

选购秘诀 以个肥、鲜活、生猛的为佳。

药用价值 青鱼营养丰富,所含的硒元素有预防化学致癌物诱发肿瘤的功能,其所含的核酸对肿瘤也有抑制作用。研究发现,青鱼肉中含有一种聚合的非饱和脂肪酸,能阻止乳腺肿瘤的生长,起到预防乳腺癌的功效。

贮存要点 置冰箱冷藏。

用法用量 青鱼肉嫩味美,可红烧、红焖、糖醋、清蒸,若切段熏制则别具风味。每餐100克为宜。

使用禁忌 青鱼采用一般的烹饪方法即可,但是在烹饪时忌用牛、羊油煎炸;忌与芥末、白术、苍术同食。如果在食用青鱼后出现不舒服的现象,要及时咨询医生。肝硬化病人忌食。肝硬化患者体内难以产生凝血因子,容易引起出血,如果再食用青鱼,会使病情急剧恶化,犹如雪上加霜。

保健应用

川芎鱼头汤

- **功效** 祛头风、止头痛。
- **原材料** 川芎10克,白芷10克,鱼头1个。
- **做法** 将鱼头洗净、去鳃、斩件备用。将川芎、白芷、生姜洗净。把鱼头和药材一起放入炖盅内,加适量开水,炖盅加盖,文火隔水炖2小时,加入调料调味即可。
- **用法** 食鱼喝汤。

> **特别提示**
> 一般家庭食用多红烧、糖醋、红焖、溜片、熏制等。南方江浙、两湖等省还将青鱼加工风干,用于烧肉、炖肉,风味特殊。

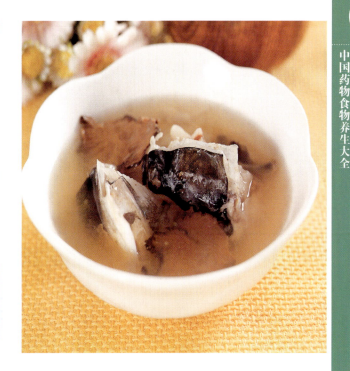

猪肉

【别名】猪、豕。

健脾益气、滋阴润燥

- **来源** 为猪科动物猪的肉。
- **主要产地** 我国大部分地区饲养。
- **性味** 性平,味甘、咸。
- **功效主治** 滋阴、润燥。治热病伤津、消渴羸瘦、燥咳、便秘。
- **主要成分** 猪肉营养丰富,因部位及肥瘦不同,营养成分含量也有差别。其脂肪含量高于牛肉、羊肉。含蛋白质高达17%,猪蹄含丰富的胶原蛋白。猪肉还含钙、磷、铁等。
- **性状特征** 猪体肥肢短、性温驯、适应力强、易饲养、繁殖快,猪肉纤维较为细软,结缔组织较少,肌肉组织中含有较多的肌肉脂肪。猪肉因部分的不同而肥瘦有所区别,呈现粉白色至红色的不同表现。
- **选购秘诀** 选购猪肉有三点需要注意:

  一是否含有瘦肉精 鉴别猪肉是否含有瘦肉精的简单方法,看该猪肉是否具有脂肪油,如该猪肉在皮下就是瘦肉而无脂肪油,则该猪肉就可能含有瘦肉精。从外观看,含有瘦肉精的猪肉颜色鲜红,肥肉和瘦肉有明显的分界,脊柱两侧的肉略有凹陷。

  二是有没有注水 注水肉从表面看水淋淋的,特别亮。把卫生纸贴在切面上注水的肉会有明显浸润。

  三是熟肉制品的优劣 好的外观为完好的自然块,洁净、新鲜、润泽,呈现肉制品应具有的自然色泽。对于包装的熟肉制品,要看其包装是否完好,袋装的如果有胀气现象,则不可以食用。

- **药用价值** 猪肉具有补肾养血、滋阴润燥、益气的功能,对于患有燥咳热病、伤津、消渴、羸瘦、贫血、便秘等症的患者多有裨益。

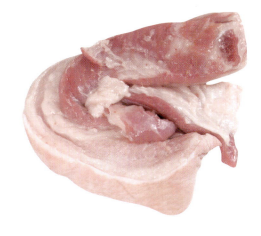

猪肉提供的血红素铁（有机铁）和促进铁吸收的半胱氨酸，能有效改善缺铁性贫血。

贮存要点 新鲜食用，或放入冰箱保鲜格中保存。

用法用量 猪肉可煮汤、红烧、清炒、熘、酱、爆、焖。每餐80～100克。

使用禁忌 湿热痰滞内蕴者慎服，患风寒及病初愈者忌食。患有高血压病、中风、身体虚肥、宿食不化者应慎食或少食之。

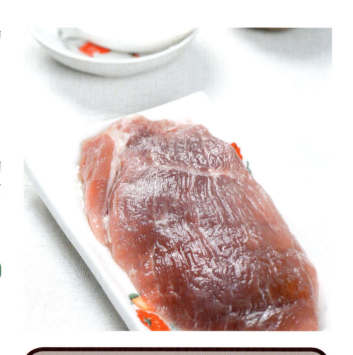

保健应用

北沙参炖猪肉

功　　效 润肺止咳、养胃生津。

原材料 北沙参、玉竹、百合、山药各15克，猪瘦肉500～1000克。

做　　法 将猪肉洗净、切块，煮锅上火将所有材料放入其中，加适量水，大火煮沸后转文火炖煮至猪肉熟烂。起锅前加调料调味即可。

用　　法 饮汤、食肉和补药，佐餐食用。

特别提示
食用猪肉后不宜大量饮茶。因为茶叶中的鞣酸会与肉中的蛋白质合成具有收敛性的鞣酸蛋白质，减缓肠蠕动速度，造成便秘，增加有毒物质的吸收。

猪蹄

【别名】猪脚、猪手。

绝佳"美容食品"

来　　源 为猪科动物猪的脚。

主要产地 全国各地均产。

性　　味 性平，味甘、咸。

功效主治 补虚弱、填肾精、健足膝等功能。

主要成分 现代营养学研究表明，猪蹄中含有较多的蛋白质、脂肪和碳水化合物，并含有钙、磷、镁、铁以及维生素A，维生素D，维生素E，维生素K等有益成分。

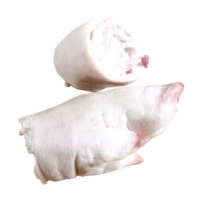

性状特征 猪蹄有4趾，前2趾有蹄，后2趾有悬蹄，表面生粗毛。

选购秘诀 肉色红润均匀、脂肪洁白有光泽、肉质紧密、手摸有坚实感、外表皮及切面微微湿润、不粘手、无异味的为佳。

药用价值 食用猪蹄有利于减轻中枢神经过度兴奋，对焦虑状态及神经衰弱、失眠等也有改善作用。

甘氨酸存在于人体脊髓的中间神经元之中，当中间神经元遭受破坏时，补给甘氨酸是必要的。甘氨酸能够抑制脊髓运动神经元和中间神经元的兴奋性。所以，食用富含甘氨酸的猪蹄，对调整正常的次神经元的功能活动有积极作用。

猪蹄和猪皮中含有大量的胶原蛋白质，它在烹调过程中可转化成明胶。明胶具有网状空间结构，它能结合许多水，增强细胞生理代谢，有效地改善机体生理功能和皮肤组织细胞的储水功能，使细胞得到滋润，保持湿润状态，防止皮肤过早褶皱，延缓皮肤的衰老过程。

猪蹄对于经常性的四肢疲乏、腿部抽筋、麻木、消化道出血、失血性休克缺血性脑患者有一定辅助疗效。也适用于大手术后及重病恢复期间的老人食用。有助于青少年生长发育和减缓中老年妇女骨质疏松的速度。传统医学认为，猪蹄有壮腰补膝和通乳之功，可用于肾虚所致的腰膝酸软和产妇产后缺少乳汁之症。

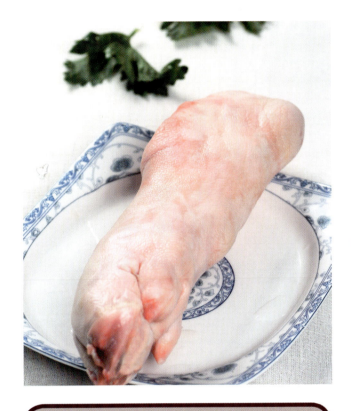

贮存要点 冰箱冷藏。

用法用量 红烧、炖食均可。猪蹄每次 1 只。

使用禁忌 若作为通乳食品应少放盐、不放味精。晚餐吃得太晚时或临睡前不宜吃猪蹄，以免增加血黏度。由于猪蹄含脂肪量高，有胃肠消化功能减弱的老年人每次不可食之过多。患有肝病疾病、动脉硬化及高血压病的患者应少食或不食为好。

特别提示

可作为老人、妇女、术后失血过多者的食疗佳品。

● **保健应用**

金针黄豆煨猪蹄

功　效 养血通乳、补心明目、利湿热、宽胸膈、祛风治痹。对产后缺乳、体弱、结石、小便赤涩、黄疸、少寐、痔疮便血均有疗效。

原材料 金针菜 50 克，黄豆 200 克，猪蹄 200 克，酱油、葱、姜、白糖、精盐皆适量。

做　法 金针菜去根，洗净，黄豆泡发。猪蹄用沸水煮 2 次，弃汤。再把猪蹄、黄豆一起煨熟，快起锅时加金针菜调味。

用　法 隔天 1 次，每次 1 只猪蹄，连服 5 次。

猪肚

【别名】猪胃。

○ 补益暖胃的理想食品

来　　源 为猪科动物猪的胃。

主要产地 全国各地均产。

性　　味 性温，味甘。

功效主治 补中益气、止渴消积。主治脾胃虚弱、腹胀食少、泻泄、痢疾、消渴羸瘦、小便频数、小儿疳积。

主要成分 含蛋白质，脂肪，钙，磷，铁，维生素 B_1，维生素 B_2，维生素 B_{12}，维生素 D，维生素 B_6，烟酸等。

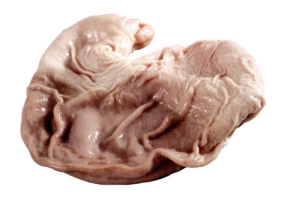

性状特征 猪肚，就是猪的胃脏，形状有些像一个小袋，上下有两个口，上面的口叫贲门，下面的口叫幽门。幽门处有一尖角，这就是猪肚最嫩的部分，俗名肚角，又称肚尖。新鲜的猪肚呈白色略带浅红，质地坚挺厚实，有光泽、有弹性、黏液较多、无异味。

选购秘诀 挑选猪肚应首先看色泽是否正常，其次（也是主要的）看胃壁和胃的底部有无出血块或坏死的发紫发黑的变质现象。

药用价值 中医认为，猪肚气味甘、微温，有补益脾胃之功效，多用于治疗脾虚腹泻、虚劳瘦弱、消渴、小儿疳积、尿频或遗尿等症。

猪肚还具有补肝、养血、明目的功效，能有效地补充血液成分，对贫血、血虚体衰、视力不佳者有较好的辅助疗效。

本品用于治疗脾胃气虚所致的胃下垂、泄泻、小便频数、消瘦、乏力等症，亦治脾胃虚寒所致之胃脘痛。

为缓解癌症病人在放化疗期间的不适感，除对症选用药物治疗外，采用食疗的方法十分有益。百合炖猪肚、芡实猪肚汤就是两款颇有效的食疗药膳。

贮存要点 置冰箱冷藏。

用法用量 常用的食用方法是将其煮熟后切丝凉拌、风味极佳；南方多用来煲汤、炖食或者煮粥，营养价值更高，炒食也可。每餐50～80克。

使用禁忌 为了杀死猪肚内的某些细菌或寄生虫卵，并有效地排除猪肚内的毒素，在烹制猪肚时，不能只为鲜嫩味美而炒制的时间过短。

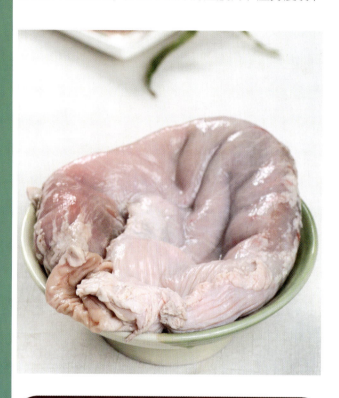

特别提示

要除去猪肚上的污秽和臊味，先用面粉把猪肚擦一遍，再清洗，然后放进沸水中煮至白脐结皮，再放在冷水中，用刀刮去秽物。

● 保健应用

芡实猪肚汤

功　　效 健脾胃、益心肾、补虚损。脾胃虚弱，症见不思饮食、泄泻日久；或心肾不交之心烦口渴、心悸失眠或肾虚小便频数、夜尿多等症。对胃溃疡、十二指肠溃疡亦有疗效。

原材料 猪肚1个，芡实30克，莲子30克，红枣10个。

做　　法 把猪肚翻转洗净，放入锅内，加清水适量，煮沸后捞起、去水，用刀轻刮净。芡实、红枣（去核）洗净，莲子（去心）用清水浸1小时，捞起，一起放入猪肚内。把猪肚放入锅内，加清水适量，武火煮沸后，文火煲2小时，调味供用。

用　　法 佐餐食用。

▶ 牛肉

【别名】黄牛肉、水牛肉。

○ 最佳补充体力之肉食

来　　源 为牛科动物黄牛或水牛的肉。

主要产地 各地均产。

性　　味 性平，味甘。

功效主治 补脾胃、益气血、强筋骨。治虚损羸瘦、消渴、脾弱不运、痞积、水肿、腰膝酸软。

主要成分 牛肉所含蛋白质高于猪肉，蛋白质中的氨基酸甚多，而含脂肪较少。还含胆固醇，维生素 B_1，维生素 B_2，以及钙、磷、铁等成分，营养价值颇高。

性状特征 牛科动物的共同特点是体质强壮，有适合长跑的腿；脚上有 4 趾。门牙和犬齿都已经退化，但还保留着下门牙，三对门齿向前倾斜呈铲子状，由于以比较坚硬的植物为食，前臼齿和臼齿为高冠，珐琅质有褶皱，齿冠磨蚀后表面形成复杂的齿纹，适于吃草。为了贮存草料、它们的胃在进化中形成了 4 个室：即瘤胃、蜂巢胃、瓣胃和腺胃，还具有"反刍"的习性，使食物能够得到更好地消化和吸收。

选购秘诀 正常牛肉的色泽淡红或深红，切面有光泽，质地坚实，有韧性。灌水牛肉单从外观上看，反而有鲜嫩的感觉，更加好看，但用干纸贴上去，纸很快就会湿透。

药用价值 牛肉营养丰富，蛋白质含量比猪肉要高一倍多，所以是病人特别是血管硬化、冠心病、糖尿病患者的食补食疗之佳品。

牛肉还有补中益气、养胃健脾、强筋健骨及消肿的作用，所以如患有慢性腹泻、脱肛和面足水肿的患者，可取适量牛肉切碎炖成较浓稠的浆汁，每天适量食用。

牛肉的氨基酸组成比猪肉更接近人体的需要，能提高抗病能力，对病后机体虚弱、气血大亏者，可用牛肉和麦仁适量，共同煮成稀粥，每天食用，能收到

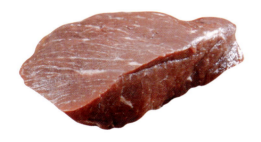

既可去病又能健身的良好效果。

牛血可治疗血痢、便血、脾胃虚弱、血虚经闭等疾病，牛肝也可养血、补肝、明目。

贮存要点 放入冰箱保鲜格中保存。

用法用量 牛肉的食法多样，煎、煮、烹、炒、炖均可，其中清炖牛肉的营养比较丰富。每餐 80 克左右。

使用禁忌 患有湿疹、瘙痒症等皮肤病者、肝病、肾病的人应慎食。牛肉的肌肉纤维较粗糙不易消化，故老人、幼儿及消化力弱的人不宜多吃。

● 保健应用

南瓜炖牛肉

功 效 有化痰排脓、利肺的作用。适用于肺痈、咳吐浓痰等症。

原材料 牛肉 250 克，生姜 25 克，南瓜 500 克，食盐、味精各适量。

做 法 牛肉洗净、切块，加入生姜同放锅内用小火煮至八成熟，加入去皮、切块的南瓜，同煮至熟烂，熟后加食盐、味精食用。

用 法 佐餐食用。

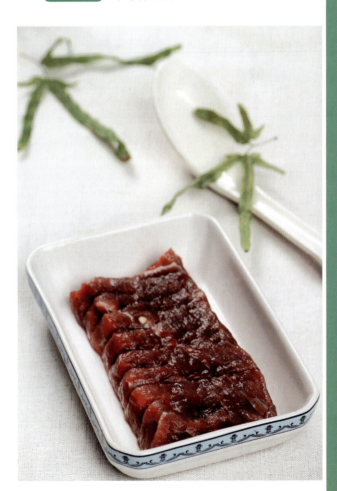

特别提示

炖牛肉时，可用纱布包一小撮茶叶与肉块同煮，这样不但可使肉味更加鲜美，也使牛肉更容易熟烂。煮牛肉时如加入少量的杏仁、芦叶也容易熟烂。

牛蹄筋

【别名】蹄筋。

含胶原蛋白质丰富的保健品

来　　源　附在牛蹄骨上的韧带。

主要产地　全国各地均产。

性　　味　性凉，味甘。

功效主治　补肝强筋、益气养血。主治肝虚筋伤、腰膝酸痛、肢体酸麻、筋脉拘急或弛缓不振、气血亏虚、面色少华、唇甲色淡、肢软乏力、食欲不振、紫癜等。

主要成分　主要含有磷、钾、蛋白质、核黄素及微量的脂肪等。

性状特征　黄色半透明状，有韧性，干品稍硬，闻之有腥味。

选购秘诀　选购时要注意出售的商家，及以正规厂家生产的产品为好。

药用价值　蹄筋向来为宴席上品，食用历史悠久，它口感淡嫩不腻，质地犹如海参，故有俗语说："牛蹄筋，味道赛过参。"

蹄筋中含有丰富的胶原蛋白，脂肪含量也比肥肉低，并且不含胆固醇。能增强细胞生理代谢，使皮肤更富有弹性和韧性，进而延缓皮肤的衰老，有助于青少年的生长发育和减缓中老年妇女骨质疏松的速度。

牛蹄筋中含有丰富的蛋白质和胶质，便于被身体吸收利用。

我国中医认为牛蹄筋有强筋壮骨之功效，对腰膝酸软、身体瘦弱者有很好的食疗作用。

贮存要点　置于干燥处保存。

用法用量　牛蹄筋就是附在牛蹄骨上的韧带，是一种上好的烹饪原料，用它烹制的菜肴别有风味。常见的吃法有烧蹄筋、烩蹄筋。烧蹄筋特点为滑爽酥香，味鲜口利，可与烧海参等名贵菜肴相媲美。发好的牛蹄筋每次100克。

使用禁忌　煮至熟烂后方可食用，不可食用太多。

保健应用

凉拌牛蹄筋

功　　效　平肝止眩。这道菜是中风后遗症、风湿性关节炎、脉管炎、面神经麻痹、腰背酸痛、四肢麻木、高血压、肥胖病等人的保健菜谱。

原材料　熟牛蹄筋250克，腐竹100克，姜末、蒜泥、精盐、醋、酱油、香油、味精适量。

做　　法　将熟牛蹄筋用开水烫一下，洗去上面的肉末，切成1～1.5厘米长的段，待用。腐竹用开水泡软、煮熟，切成2厘米长的段，挤去其中所含的水分，和牛蹄筋拌在一起。加上姜末、蒜泥、精盐、醋、酱油、香油、味精，调和均匀即可食用。

用　　法　佐餐食用。

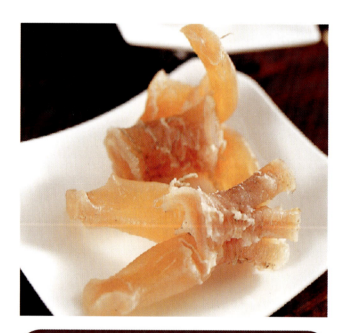

特别提示

干牛蹄筋需用凉水或碱水发制，刚买来的发制好的蹄筋应反复用清水过洗几遍。用火碱等工业碱发制的蹄筋不要吃。

羊肉

【别名】山羊肉或绵羊肉。

○ 冬季最佳补气菜肴

来　源　为牛科动物山羊或绵羊的肉。

主要产地　全国各地均有。

性　味　性温，味甘。

功效主治　健益气补虚、温中暖下。治虚劳羸瘦、腰膝酸软、产后虚冷、腹痛、寒疝、中虚反胃。

主要成分　瘦肉含水分、蛋白质、脂肪、碳水化合物、灰分、钙、磷、铁，以及硫胺素、核黄素、尼克酸、胆甾醇等。

性状特征　①山羊　有角1对，雄者颔下有状长须，四肢细，尾短，全体被粗直短毛，毛色有白、黑、灰或黑白相杂等多种。

②绵羊　体躯丰满而较宽、四肢强健、尾型不一，有瘦长尾、脂尾、短尾、肥尾之分。体被毛绵密、毛长、柔软而卷曲、多白色。

选购秘诀　正常羊肉的肉质色泽淡红，肌肉发散，肉不黏手、质地坚实。老羊肉色深红，肉质较粗。

药用价值　羊肉含有的钙、铁高于猪肉、牛肉，

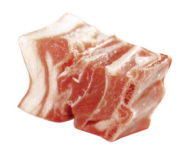

吃羊肉对肺结核、气管炎、哮喘和贫血、产后气血两虚、久病体弱、营养不良、腰膝酸软及一切虚寒主证有益。

羊血含蛋白质16.4%，主要为血红蛋白，其次为血清蛋白，血清球蛋白和少量纤维蛋白。可用于吐血、肠风痔血、妇女崩漏、产后出血晕、外伤出血、跌打损伤等症。

羊奶含丰富脂肪和蛋白质，此外还含有碳水化合物，钙，铁，磷，胡萝卜素，维生素A，维生素B，维生素C等。有滋阴养胃、补益肾脏、润畅通便、解毒的作用。主治虚痨羸瘦、消渴、反胃、呃逆、口疮等症。

羊骨中含有磷酸钙、碳酸钙、骨胶原等成分。有补肾、强筋的作用，可用于血小板减少性紫癜、再生障碍性贫血、筋骨疼痛、膝软乏力、白浊、淋痛、久泻、久痢等病症。

羊肾能补肾助阳、生精益脑，主治肾虚腰膝酸痛、遗精阳痿、小儿智力迟钝、遗尿、老年人尿频，下焦虚寒和睾丸肿痛等。

羊角有镇静、安神、明目、平肝、益气的功效。

贮存要点　宰杀后低温保存。

用法用量　各种方法烹调均可。每餐50克为宜。

使用禁忌　凡外感时邪或内有宿热者忌服。

● 保健应用

羊肉萝卜汤

功　效　有补中健胃、益肾壮阳作用。适用于病后体虚、腰疼怕冷、食欲不振等症。

原材料　羊肉500克，萝卜500克，草果2个，甘草3克，生姜5片。

做　法　羊肉洗净、切块，萝卜洗净、切块，同放锅内煮汤，加少量食盐调味食用。

用　法　食肉喝汤。

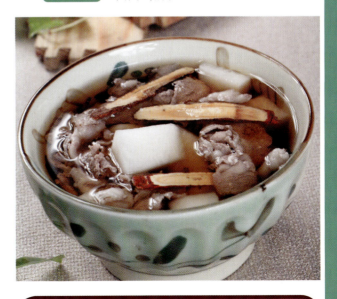

特别提示

羊肉的膻味大，煮炖时放山楂、萝卜、绿豆，烹炒时放些葱、姜、孜然等佐料可以去掉膻味。

鸡肉

【别名】 肉鸡、家鸡。

温中益气、补精添髓

来　　源　为雉科动物家鸡的肉。

主要产地　全国各地均饲养。

性　　味　味甘，性温。

功效主治　温中益气、补精添髓。治虚劳羸瘦、中虚食少、泄泻、消渴、水肿、小便频数、崩漏、带下、产后乳少、病后虚弱。

主要成分　每 100 克含水分 74 克，蛋白质 23.3 克，脂肪 1.2 克，灰分 1.1 克，钙 11 毫克，磷 190 毫克，铁 1.5 毫克，硫胺素 0.03 毫克，核黄素 0.09 毫克，尼克酸 8 毫克。尚含维生素 A（小鸡肉特别多），维生素 C 及维生素 E 各 2.5 毫克／克。灰分含氧化铁 0.013%，氧化钙 0.015%，氧化镁 0.061%，钾 0.56%，钠 0.128%，全磷酸 0.58%，氯 0.06%，硫 0.29%。另含胆甾醇 60～90 毫克，并含 3- 甲基组氨酸。鸡肉经过烤炙，其所含的不饱和脂肪酸及 C18：2 脂肪酸含量提高，且与皮肤及腹部脂肪相比较，胸肌肉及大腿肉脂肪中的 C18：2，C18：3，C20：4 的脂肪酸较多。

性状特征　家鸡嘴短而坚，略呈圆锥状，上嘴稍弯曲。鼻孔裂状，被有鳞状瓣。眼有瞬膜。头上有肉冠，喉部两侧有肉垂，通常呈褐红色。肉冠以雄者为高大，雌者低小。肉垂亦以雄者为大。翼短，羽色雌、雄不同，雄者羽色较美，有长而鲜丽的尾羽。雌者尾羽甚短。足健壮，跗、跖及趾均被有鳞板。趾 4，前 3 趾，后 1 趾，后趾短小，位略高。雄者跗跖部后方有距。家鸡因饲养杂交的关系，故品种繁多。形体、大小及毛色各不一。食物主要为植物的种子、果实及昆虫等。

选购秘诀　健康鸡的鸡冠鲜红而挺直，皮肤白嫩无血线，鸡肉紧缩而有弹性。病鸡的冠色紫青而黏软，双眼紧闭，鸡皮血线粗重，鸡肉松弛；用手摸鸡腹和两翅骨下面时，若不觉肥壮而觉有滑动感，则多是用针筒注射了水。另外，灌水量较多的鸡，多半不能站立，只能蹲着不动，由此也可参考鉴别。

药用价值　禽肉是高蛋白、低脂肪的食物，特别是鸡肉中的赖氨酸的含量比猪肉高 13%，是人体蛋白质的最佳来源。

中医学认为，鸡肉有温中益气、补虚填精、健脾胃、活血脉、强筋骨的功效。

鸡肉蛋白质的含量比例较高，而且消化率高，很容易被人体吸收利用，达到增强体力，强壮身体的作用。

鸡肉含有对人体生长发育有重要作用的磷脂类，是中国人膳食结构中脂肪和磷脂的重要来源之一。

鸡肉富含维持神经系统健康、消除烦躁不安的维生素 B_{12}。所以晚上睡不好，白天总感觉疲惫的人可多吃些鸡肉。

鸡肉对营养不良、畏寒怕冷、乏力疲劳、月经不调、贫血、虚弱等症有很好的食疗作用。

冬季是感冒的多发季节，对健康人而言，多喝些鸡汤可提高自身免疫力，将流感病毒拒之门外，对于

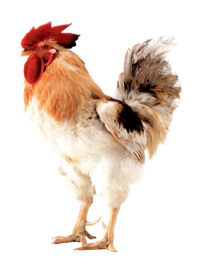

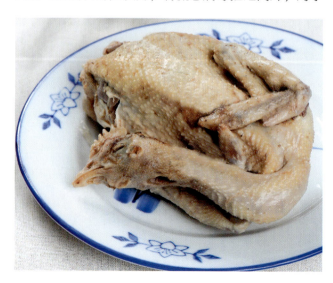

那些已被流感病毒感染的患者而言，多喝些鸡汤有助于缓解感冒引起的鼻塞、咳嗽等症状。美国最新的研究表明，鸡汤能帮助人赶走流感，因为它可以将病毒排出体外。

鸡心具有补心镇静的作用，适合心悸、虚烦患者食用。

鸡肝具有补肝、养血、明目的作用，适合视力下降、夜盲、贫血患者食用。

鸡胆具有清热、解毒的作用，对胆囊炎、百日咳患者有效。

贮存要点 宰杀后在低温下保存。

用法用量 鸡肉的烹调方法很多，不但适用于热炒、油炸、红酱、熏烤、炖汤，而且适合冷荤凉拌、拼盘。鸡汤更是滋补的最佳汤品。每餐100克。

使用禁忌 尿毒症患者禁食。鸡肉性温，为了避免助热，高烧患者及胃热嘈杂患者禁食。鸡肉中的磷含量较高，为了避免它影响铁剂的吸收，服用含铁剂时暂不要食用鸡肉。

多吃鸡肉易生痰，故体胖、患严重皮肤疾病者宜少食或忌食。

痛风、动脉硬化、冠心病和高血脂患者忌饮或慎饮鸡汤。

鸡肉不宜与兔肉同食，不宜与鲤鱼同时食用，不宜与大蒜同时食用。

● 保健应用

当归鸡汁
功 效 有补血调经、保肝润肠、益气提神作用。适用于头晕眼花、心悸、失眠、盗汗、耳鸣、四肢无力、面色萎黄，以及妇女月经不调、血虚痛经、老人血虚便秘等症。健康人食用有益气补血、提神醒脑、预防贫血、益寿延年之功效。

原材料 当归30～100克，母鸡1只。

做 法 当归30～100克，水煎后去药渣。母鸡1只，宰杀去毛及内脏，加适量油盐、水，隔水蒸1小时，熟后将鸡汤倒出与当归药汁混合即可。

用 法 鸡肉送服，可分作2～3次食用。

黑米炖鸡肉
功 效 补肾益气、养髓生血。对脾肾阳虚、缺铁性贫血有疗效。

原材料 黑米250克，净鸡750克，葱、姜、盐等调料适量。

做 法 把净鸡切丝，鸡骨拿刀拍烂、下锅，加水5碗，放入葱、姜，大火煮沸，小火炖熟，放黑米炖熟，加调料。

用 法 1日4次，隔2天吃1只，连吃5只。

三七汽锅鸡
功 效 温中益气、补精添髓、补虚益智、补血养心。

原材料 柴鸡1只，三七粉、盐、胡椒粉、葱、姜、鸡精各适量。

做 法 将鸡切块，用凉水浸泡，再用沸水焯透，捞出放入汽锅中。将泡鸡的水倒入锅中，加入盐、胡椒粉、鸡精，稍煮并撇出浮沫，放入葱段、姜片。蒸煮30～40分钟后捞出葱段、姜片，汤中加三七粉即可。

用 法 吃肉饮汤，可分几次服用。

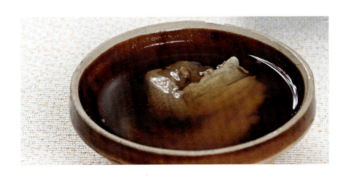

特别提示

雄性鸡肉，其性属阳，温补作用较强，比较适合阳虚气弱的患者食用；雌鸡属阴，比较适合产妇、年老体弱及久病体虚者食用，以清炖为宜；鸡屁股是淋巴腺最为集中的地方，也是储存病菌、病毒和致癌物质的仓库，千万不要食用。

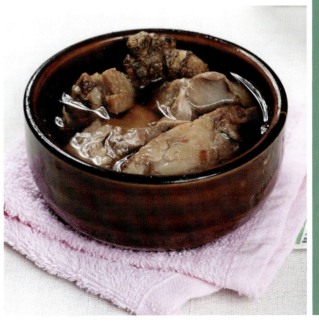

鹅肉

【别名】家雁、舒雁。

粮农组织列出的绿色食品之一

来　　源　为鸭科动物家鹅的肉。

主要产地　以华东、华南地区饲养较多。

性　　味　性平，味甘。

功效主治　益气补虚、和胃止渴，治虚羸、消渴。

主要成分　鹅肉的一般化学组成（每100克）：水分77克，蛋白质10.8克，脂肪11.2克，灰分0.9克，钙13毫克，磷3.7毫克。鹅肉的蛋白质含量低于鸭肉，而脂肪和糖类高于鸭肉。鹅肉含维生素及钙、磷、铁、铜、锰，尤其内脏中含量较多。虽滋味稍逊于鸭，但营养价值略同，对营养不良者有较好的补养作用。

性状特征　体长约60厘米。嘴扁阔，前额有肉瘤，雄者膨大，黄色或黑褐色。颈长、体躯宽壮、龙骨长、脚部丰满、尾短。羽毛白色或灰色。脚大有蹼，黄色或黑褐色。饲养于河湖近旁，合群性，善游泳，嗜食青草。

选购秘诀　鹅有苍鹅与白鹅之分，鹅肉以白鹅者为良，肥嫩者佳。

健康的活鹅，头颈高昂、羽毛紧密、尾巴上翘、肢体有力、胸脯丰满、背部宽阔。

药用价值　鹅肉具有益气补虚、和胃止渴的功能；鹅肉能补益五脏、利肺气，对感冒、慢性支气管炎患者有止渴、平喘、化痰之功效。

据现代药理研究证明，鹅血中含有较高浓度的免疫球蛋白，对艾氏腹水癌的抑制率达40%以上，可增强机体的免疫功能，升高白血球，促进淋巴细胞的吞噬功能。鹅血中还含有一种抗癌因子，能增强人体体液免疫而产生抗体。由于免疫功能和肿瘤的发病率有密切关系，大多数患有恶性肿瘤的病人，其机体的免疫功能显著下降。在鹅血中所含的免疫球蛋白、抗癌因子等活性物质，能通过宿主中介作用，强化人体的免疫系统，达到治疗癌症的目的。

贮存要点　宰杀后在低温下保存。

用法用量　鹅肉煨汤、红烧或凉拌均可。每餐30～50克。

使用禁忌　凡是湿热内蕴，舌苔黄厚而腻之人忌食。根据民间传统经验，鹅肉、鹅血、鹅蛋均为发物，凡患有顽固性皮肤疾患者应慎食。

保健应用

卤鹅片

功　　效　益气补虚、和胃止渴，治虚羸、消渴。

原材料　鹅肉500克，老鸡1只，猪脚1个，八角、桂皮各适量。

做　　法　鹅肉洗净，老鸡、猪脚洗净，斩成小块。老鸡、猪脚加适量水入锅煮开，调入调味料后煲8小时制成卤汤。放入鹅肉，用文火炖1小时，捞出待冷后，切片摆盘即可。

用　　法　食肉。

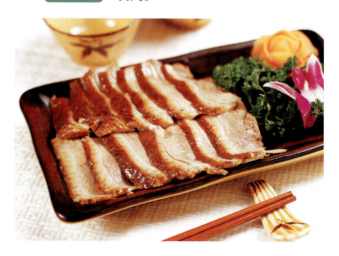

特别提示

炖鹅肉时，将几片樱桃叶放入锅中一起炖，这样鹅肉就容易炖烂了。

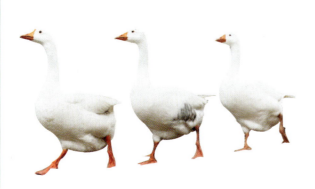

兔肉

【别名】菜兔肉、野兔肉。

不可多得的美容肉

来源 为兔科动物蒙古兔、东北兔、高原兔、华南兔、家兔等的肉。

主要产地 蒙古兔 分布在黑龙江、吉林、辽宁、内蒙古、甘肃、宁夏、山西、河北等地。

东北兔 分布于东北地区。

高原兔 分布于四川、云南、甘肃、青海、西藏等地。

华南兔 分布于安徽、江苏、浙江、福建、台湾、广东、广西、湖南等地。

家兔 全国各地均有。

性味 性凉，味甘。

功效主治 补中益气、凉血解毒，治消渴羸弱、胃热呕吐、便血。

主要成分 兔肉的蛋白质高于牛肉、猪肉、羊肉，而脂肪含量较少，胆固醇含量低于多数肉类。兔肉含有较多的糖类、维生素、卵磷脂，以及钙、磷、铁、钾、钠、硫。

性状特征 蒙古兔，头部颜色较深，在鼻部两侧面颊部，各有一圆形浅色毛圈，眼周围有白色窄环。东北兔，耳较短，尾短。头部和身体背面为棕黑色，多以黑色长毛与浅棕色毛相间。高原兔，体形较大，耳长，全身背部为暗黄灰色，毛细长而略带波纹。臀部全为灰色细毛，中央较深而两侧较浅。华南兔，体形较小。耳短、尾亦短，四肢较细。额脸部色较浅，鼻的两侧各有一浅色区，向后伸延直达耳基部。家兔个体的变异很大。

选购秘诀 选择肌肉色泽淡红或暗红，质地松软、肌纤维细嫩、脂肪黄白色、质软的。

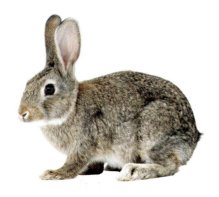

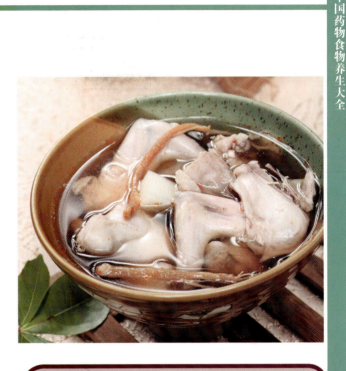

> **特别提示**
> 兔肉加胡椒可治胃寒，并具有一定的抗癌防癌作用。

药用价值 兔肉含有人体不能合成的8种必需氨基酸，是完全蛋白质，可维护人体健康和促进儿童生长。其矿物质含量丰富，尤其是钙的含量多，是儿童、孕妇、老年人的天然补钙食品。

兔肉中所含的维生素以烟酸最多，人体如缺乏烟酸，会导致皮肤粗糙，发生皮炎。妇女食兔肉可减少面部皱纹，男性食兔肉可延长寿命。兔肉还有健脑益智、防治血栓、治冻疮、泻肝热的功效。

贮存要点 宰杀后在低温下保存。

用法用量 煎汤、煮食或炖食均可。每餐80克。

使用禁忌 阴虚者、脾胃虚寒、腹泻者忌食，孕妇及经期妇女、有四肢怕冷等明显阳虚症状的女性不宜吃兔肉，兔肉不能与鸭肉同食。

保健应用

兔肉汤

功效 治气血不足、头晕目眩、产后少乳。

原材料 兔肉120克，党参、山药、红枣各

30 克，枸杞子 15 克。

做法 兔肉处理干净，斩块备用，党参、山药、红枣、枸杞子洗净，与兔肉一起放入锅中，加入适量清水，先用大火煮沸，再以文火炖煮 40 分钟左右，至肉熟烂为止。

用法 吃肉喝汤，佐餐食用。

狗肉

【别名】犬、黄耳、家犬。

○ 冬令时节进补佳品

来源 为犬科动物狗的肉。

主要产地 全国各地均饲养。

性味 性温，味咸。

功效主治 补中益气、温肾助阳。治脾肾气虚、胸腹胀满、鼓胀浮肿、腰膝软弱、寒疟。

主要成分 狗肉（以氮的克数计）含嘌呤类 0.027%，肌肽 0.109%。新鲜狗肉含肌酸 0.266%～0.472%，固体物 25.2%，水分 74.8%，钾 0.325%，钠 0.049%，氯 0.028%。

性状特征 小型家畜，体形大小和毛色，随品种而异。口有深裂，齿常外露。舌长而薄，表面平滑。耳短，直立或稍下垂，能自由转动。四肢矫健，前肢 5 趾，后肢 4 趾，具爪，爪不能伸缩。尾大多向上卷曲，有丛毛或只具短毛。狗的视觉、听觉、嗅觉均极灵敏。

选购秘诀 正常狗肉色泽深红或砖红，质地坚实，肌纤维比猪肉粗，脂肪呈灰白色，柔软而黏腻。颜色发黑、发紫、肉质发干者为变质狗肉。肌肉中藏有血块、包块异物的极可能是病狗肉。肌肉之间血液不凝固的可能是被毒死的狗的肉。

药用价值 中医认为狗肉有治脾胃虚寒、胀满少食、腰膝酸软、脾虚水肿、肾虚遗尿、小便频数、阳痿早泄等功能。

狗肉不仅对男性性功能衰退有食疗效果，对妇女怕冷也同样有效，久食还可治愈失眠症。狗鞭更是助阳佳品。

狗肉的蛋白质不仅含量较高，而且味道极佳，尤以球蛋白比例大，对增强机体抗病力和细胞活力及器官功能有明显的作用。食用狗肉具有增强人的体魄、提高消化能力、促进血液循环，改善性功能的作用。

贮存要点 宰杀后在低温下保存。

用法用量 狗肉的食用方法很多。红烧、炖汤皆可每餐 50 克为宜。

使用禁忌 狗肉性热，夏季不宜食用，且每次不宜多吃。凡患有咳嗽、感冒、发热、腹泻和阴虚火旺等症者均不宜食用。狗肉不可与杏仁、大蒜同时服用。半生不熟的狗肉不能食，以防寄生虫感染。忌食疯狗肉。狗肉热性大、滋补性强，食后会促使体内血压升高，甚至导致脑血管破裂出血。因此，脑血管患者不宜多食，大病初愈者也不宜食用狗肉。

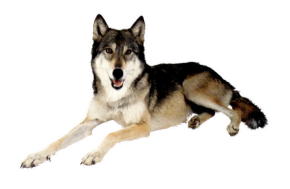

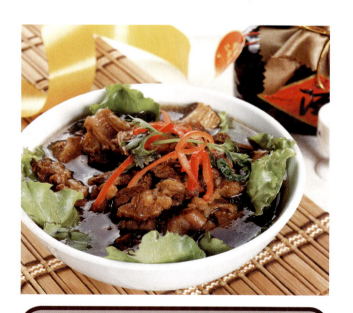

特别提示

将狗肉同白酒、姜片反复揉搓。再将白酒用水稀释，浸泡狗肉 1~2 小时，清水冲洗，入热锅微炸后再行烹调，可有效降低狗肉的腥味。

保健应用

小碗炖狗肉

功　　效　补中益气、温肾助阳。

原材料　狗肉300克，姜5克，葱10克。

做　　法　狗肉洗净切块，姜洗净切片，葱切段。锅中水烧开，放入狗肉块焯烫，滤出血水备用。锅中放入狗肉，调入调味料炖2小时至狗肉熟烂即可。

用　　法　食肉喝汤。

蛇肉

【别名】长虫、地蛇。

祛风除疾、美容养颜

来　　源　爬行动物蛇的实体。

主要产地　全国各地均有。

性　　味　性温，味甘、咸。

功效主治　补气血、强筋骨、通经络、祛风除疾、美容养颜。主治风湿、肢体麻木、过敏性疾病、脊柱炎、骨结核及末梢神经麻痹等症。

主要成分　由于蛇的品种不同，其肉中含有的化学成分也不尽相同，通常含有钙、镁、氨基酸、脂肪、蛋白质、脂肪酸等。

性状特征　身体细长，四肢退化，身体表面覆盖鳞片。毒蛇头一般为三角形。口内有毒牙，能分泌毒液。尾短，突然变细。无毒蛇头部椭圆形。口内无毒牙。尾部逐渐变细。但也有例外，不可掉以轻心。

选购秘诀　目前被认为可食的蛇有20多种，毒蛇有金环蛇、银环蛇、眼镜蛇、五步蛇、各种海蛇、水蛇等。无毒蛇有蟒蛇、三索棉蛇、黑眉棉蛇、百花锦蛇、王棉蛇、滑鼠蛇、灰鼠蛇、乌梢蛇等。

药用价值　蛇肉的蛋白质含量很高，胆固醇含量却很低。含有人体必需的氨基酸，其中有增强脑细胞活力的谷氨酸，能够消除人体疲劳的天门冬氨酸等，是脑力劳动者的良好食物。蛇肉同时有滋肤养颜、调节人体新陈代谢的功能，还是很好的壮阳食物。

蛇肉中所含有的钙、镁等元素，是以蛋白质融合形式存在的，更益于人体吸收利用，对于预防心血管疾病和骨质疏松、炎症或结核十分必要。

蛇胆具有祛风、清热、化痰、明目的功效，是治疗风湿性疾患和角膜炎等眼疾之良药。

蛇油中含有亚油酸、亚麻酸等不饱和的脂肪酸22种之多，其中含量特别多的亚油酸有保持血管不硬化的作用。

贮存要点　宰杀后在低温下保存，可以泡酒或制成干品。

用法用量　蛇肉最主要的烹调手法是清炖成蛇羹或炒蛇肉丝。每餐50克。

使用禁忌　蛇肉是发物，有痼疾、疮疡者不要食用；蛇肉一定要鲜活的且煮熟才可安全食用。

蛇肉在烹制前不要放在水里浸泡，否则会老韧而不易熟烂。

保健应用

美味蛇汤

功　　效　祛风除疾、美容养颜、强筋壮骨、滋阴助阳。

原材料　蛇肉50克，瘦猪肉100克，鸡肉100克，葱、姜、蒜、八角、盐、胡椒粉各适量。

做　　法　将蛇肉处理干净，斩成寸段，猪肉切块，鸡肉切丁。煮锅上火，放入葱、姜、蒜、八角，水沸后再放蛇肉、猪肉、鸡肉，以文火炖煮2小时左右，出锅前加入盐、胡椒粉。

用　　法　食肉喝汤，佐餐食用。

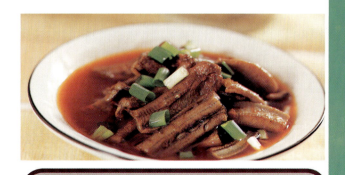

特别提示

生饮蛇血、生吞蛇胆是非常不卫生的，且有一定的危险性，可引起急性胃肠炎和一些寄生虫病。

鹿茸

【别名】斑龙珠、黄毛茸、马鹿茸、青毛茸。

○ 珍贵的补肾良药

来　源　为鹿科动物梅花鹿或马鹿的尚未骨化的幼角。

主要产地　主产于黑龙江、吉林、内蒙古、新疆、青海、甘肃等地。东马茸品质较优。

性　味　性温，味甘、咸。

功效主治　补肾壮阳、益精生血、强筋壮骨，主治肾阳不足、精血亏虚所致的畏寒肢冷、阳痿早泄、宫冷不孕、尿频遗尿、腰膝酸软、筋骨无力。

主要成分　含氨基酸、甾体类、尿嘧啶、肌酐等。

性状特征　①**梅花鹿茸**　呈圆柱状分枝，外皮红棕色或棕色，多光润，表面密生红黄色或棕黄色细茸毛，上端较密，下端较疏，体轻。气微腥、味微咸。

②**马鹿茸**　东马鹿茸外皮灰黑色，茸毛灰褐色或灰黄色，锯口面外皮较厚，灰黑色，中部密布细孔，质嫩。西马鹿茸大多不圆，顶端圆扁不一，表面有棱，多抽缩干瘪，分枝较长且弯曲，茸毛粗长，灰色或黑灰色，锯口色较深，常见骨质，气腥臭、味咸。

选购秘诀　梅花鹿茸较优。以粗壮、主支圆、顶端丰满、"回头"明显、质嫩、毛细、皮色红棕，较少骨钉或棱线，有光泽者为佳。

药用价值　**提高机体的抗氧化能力**　鹿茸通过

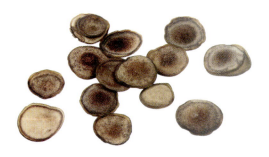

增强超氧化物歧化酶的活性和抑制脂质过氧化反应的作用，可以提高机体的抗氧化能力。

降低血压　鹿茸可刺激细胞核的RNA——聚合酶的活性，这种机制可使血压降低。

对心脏的作用　鹿茸可使心脏收缩振幅减小，心律减慢，外周血管扩张。中等剂量能引起心脏收缩功能显著增强，收缩幅度增大，心律加快，使心血输出量增加，收缩压和舒张压升高。对已疲劳的心脏作用显著，能使节律不齐的立体心脏恢复正常，对青春期的性功能障碍及老年期的前列腺萎缩症的治疗均有效。

贮存要点　放入樟木箱内，置阴凉干燥处，密闭，防蛀、防潮。

用法用量　内服：研末，1～2克；或入丸、散；亦可泡酒。

使用禁忌　阴虚阳亢、血分有热、胃火炽盛、肺有痰热及外感热病均忌服。

● 保健应用

鹿茸虫草酒

功　效　补肾壮阳。

原材料　鹿茸20克，冬虫夏草10克，高粱酒500毫升。

做　法　将前2味药剂切薄片，置容器中加入高粱酒密封，浸泡10个月后过滤去渣即成。

用　法　口服，每日1次，每次20毫升。

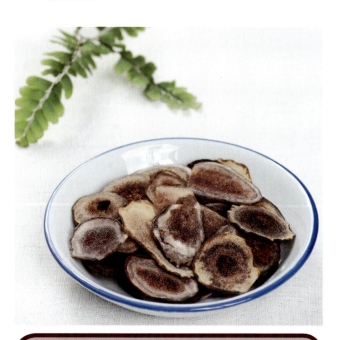

特别提示

鹿茸可加工成鹿茸粉、鹿茸精、鹿茸片等多种剂型。

蛤蚧

【别名】 蛤蚧壳、蛤蚧干、对蛤蚧。

○ 常用助阳保健品

来　　源　为壁虎科动物蛤蚧除去内脏的全体。

主要产地　主产于广西、云南、贵州等地。

性　　味　性平、味咸。

功效主治　补肺益肾、定喘止嗽。可治虚劳肺痿、喘嗽咯血、消渴、阳痿。

主要成分　含肌肽、胆碱、蛋白质、磷脂、脂肪酸、甘氨酸、脯氨酸、谷氨酸等。

性状特征　蛤蚧是一种很有精力的动物，它们交尾期可以长达数日，可推测蛤的强盛精力。现代医学证明，蛤有雄激素作用。蛤是雄性，蚧是雌性，中药店成对出售，名蛤蚧。

药材呈扁三角状，口内有细齿，吻鳞不切鼻孔，腹背部呈椭圆形。背部呈灰黑色或银灰色，有黄白色或灰绿色斑点散在或密集成不显著的斑纹，脊椎骨及两侧肋骨突起。4足均5趾，足趾底有吸盘。尾细而坚实，微显骨节，有6～7个明显的银灰色环带。全身密被圆形或多角形微有光泽的细鳞。质坚韧、气腥。

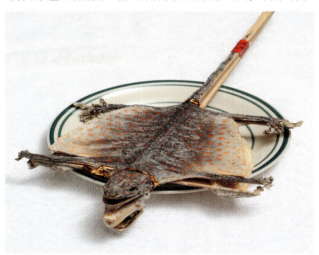

选购秘诀　蛤蚧以体大、肥壮、尾完整、不断者为佳。国产蛤蚧略优。

药用价值　**性激素样作用**　雌性激素样作用：蛤蚧的乙醇提取物，可延长正常雌性小鼠的动情期，对去卵巢鼠可使其出现动情期，并使正常小鼠的子宫及卵巢重量增加。

雄性激素样作用：用蛤蚧体、尾醇提取物给小鼠皮下注射，可使大鼠、小鼠精囊和前列腺重量增加，用蛤蚧醇提取物水溶性部分和脂溶性部分给雄性小鼠灌胃，均可使睾丸增重。报告者认为，蛤蚧尾部的作用强于蛤蚧体部，可能与其尾部的含锌量较高有关。

抗炎作用　蛤蚧醇提取物的水溶性及脂溶性部分，对甲醛性大鼠踝关节肿胀、二甲苯所致小鼠耳部炎症及冰醋酸所致腹腔毛细血管通透性增加有明显抑制作用。并可使幼年大鼠胸腺萎缩，降低大鼠肾上腺内维生素C含量。提示其抗炎作用，可能与肾上腺皮质有关。

平喘作用　有报告认为，用蛤蚧体和尾醇提取物给豚鼠肌肉注射，对乙酰胆碱所致哮喘有明显对抗作用，但用鲜蛤蚧水煎剂给豚鼠灌胃，则对乙酰胆碱所致哮喘无明显平喘作用。离体实验证明：蛤蚧体和尾醇提取物对豚鼠离体气管平滑肌有直接松弛作用，水煎剂则无此作用。亦有报告指出，蛤蚧醇提取物的水溶性部分和脂溶性部分对乙酰胆碱及气管痉挛无解痉作用。

对免疫功能的作用

实验表明：用蛤蚧体、尾醇提取物给小鼠肌肉注射，能增强血清中溶菌酶活性和提高抗体效价，而头则无明显作用；尾提取物可提高小鼠淋巴细胞转化率，而头和体则作用不明显。蛤蚧醇提取物给豚鼠皮下注射，能增加白细胞移动性、肺和支气管吞噬细胞对细胞的吞噬能力和腹腔巨噬细胞的吞噬功能，蛤蚧体和尾的作用强度无明显差异。

其他作用　用蛤蚧醇提取物给小鼠灌服，可显著延长小鼠在缺氧条件下的存活时间；亦可使四氧嘧啶性高血糖小鼠血糖降低。蛤蚧醇提取物给小鼠腹腔注射，还能延长小鼠游泳时间。

蛤蚧尚有抗衰老作用，其醇提取物能延长雌性果蝇的平均寿命及半数死亡时间、增加其在每分钟内的飞翔时间及提高其在低温下的存活率。

贮存要点　用木箱严密封装，以花椒拌存，防蛀。

用法用量　研末服，每次1～2克，日服3次。亦可浸酒服，或入丸、散剂。

使用禁忌　外感风寒、湿热型咳嗽者忌服。

● 保健应用

蛤蚧参茸酒

功效 补肾阴、壮元气、益精血、强腰酸。适用于肾阳亏虚、元气虚损所致的气短喘促、形寒怕冷、腰膝冷痛、四肢不稳、阳痿不举、梦遗滑精、精冷稀少、夜尿频多、妇女宫寒不孕、白带量多、质清稀等。

原材料 蛤蚧1对，人参30克，鹿茸6克，肉苁蓉30克，桑螵蛸20克，巴戟天20克，白酒1000毫升。

做法 将鹿茸切成均匀薄片，人参碎成小段，蛤蚧去掉头足，碎成小块，其余各药均研碎，将其用纱布袋装好，扎紧袋口备用。将白酒倒入小坛内，放入药袋，加盖密封，置阴凉干燥处。经14日后即可开封饮用。

用法 随意饮用。

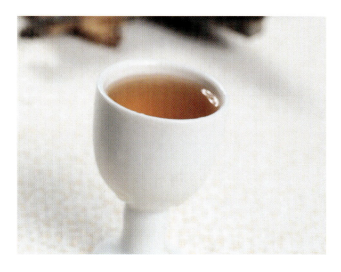

用法 日服2次，每服15毫升。

蛤鞭酒

功效 补肾壮阳，适用于腰膝酸软、四肢不温、小腹发凉、行走无力、阳痿、早泄、精神萎靡、面色无华等。

原材料 蛤蚧1对，狗鞭1具，沉香4克，巴戟天30克，肉苁蓉30克，枸杞子30克，山茱萸120克，蜂蜜100克，白酒2500克。

做法 先将蛤蚧去掉头足，碾碎。再将狗鞭酥炙，碾碎。其余5味加工捣碎，与蛤蚧、狗鞭同入布袋，置容器中，加入白酒、密封，每日振摇数下，浸泡21天后去渣，加入蜂蜜混合即可。

用法 每日服2次，每次10毫升。

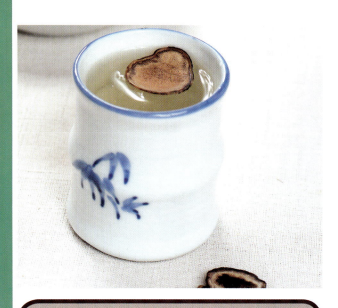

> **特别提示**
> 真假蛤蚧鉴别方法：真蛤蚧的牙生于颚边，无大牙，背与腹部鳞片近等大，足有吸盘；假蛤蚧牙生于颚内，有大牙，背部鳞片远比腹部鳞片细小；足无吸盘。

蛤蚧定喘酒

功效 补肺益肾、纳气定喘。用于久病体虚的慢性虚劳喘咳、动则气喘、咳嗽少气、阳痿、慢性气管炎属肾阳虚者。

原材料 蛤蚧1对，白酒1000毫升。

做法 先将蛤蚧去头、足，切成小块后浸于白酒中，密封，置阴凉处经常摇动。

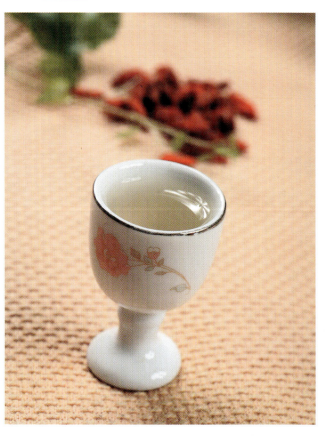

紫河车

【别名】 胞衣、混沌皮、混元丹、胎衣、混沌衣。

增强抵抗力、补气养血

| 来　　源 | 为健康人的干燥胎盘。

| 主要产地 | 各地均产。

| 性　　味 | 性温，味甘、咸。

| 功效主治 | 补气养血、补肾益精。用于虚劳羸弱、骨蒸盗汗、咳嗽气喘、食少气短、阳痿遗精、不孕少乳等症。

| 主要成分 | 含有多种抗体、干扰素、促性腺激素、促甲状腺激素、催乳素、多种甾体激素、红细胞生成素、磷脂、多糖、溶菌酶及尿激酶抑制物和纤维蛋白溶酶原活化物等。

| 性状特征 | 干燥胎盘为不规则的类圆形或椭圆形碟状物，直径9～16厘米，厚1～2厘米。黄白色、紫黄色或紫黑色。外面（即母体面）凹凸不平，有多数沟纹，为绒毛叶；内面（即胎儿面）由一层极薄的

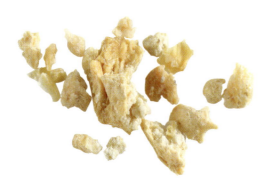

羊膜包被，较光滑，边缘向内卷曲，在中央或一侧附有脐带的残余，由脐带处向四周散射出许多血管分枝。胎盘的鲜品、干品均可入药。每个紫河车重30～60克，质地硬脆，有腥气。以整齐、紫红色、洁净者为佳。

| 选购秘诀 | 紫河车以完整、色黄、血管内无残血者为佳，通常以第一胎的胎盘为佳。不健康产妇胎盘不可入药。

| 药用价值 | **抗感染作用** 胎盘γ-球蛋白含有麻疹、流感等抗体以及白喉抗毒素等，可用于预防或减轻麻疹等传染病。因系蛋白质，故口服无效，必须注射。胎盘γ干扰素，临床上可用于预防或控制病毒感染。胎盘中还含有溶菌酶，可防止小鼠（腹腔注射）由肠炎引起的死亡；对内毒素的伤害也有一定的保护作用；但对大肠杆菌引起的内毒素血症无作用。

增强机体抵抗力 给小鼠口服胎盘粉，能减轻结核病变，而在试管中反能促进结核杆菌的生长，故认为其作用主要在于增加机体抵抗力。脱脂后胎盘的盐酸水解产物，给大鼠腹腔注射，对四氯化碳及乙硫基丁氨酸引起的肝脂肪沉着，有明显的抑制作用。给小鼠皮下注射人胎盘提取物，可使其游泳时间延长。对大鼠肌肉注射，对某些实验类型（利血平性、紧张性、

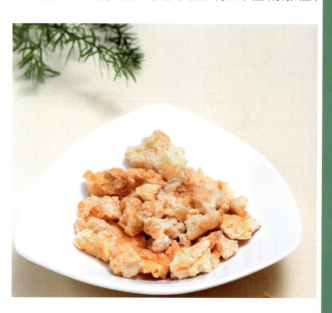

结扎幽门下部等）的实验性溃疡，也有一定的预防及治疗效果。

激素样作用 胎盘在生理上能产生绒毛膜促性腺激素，对卵巢作用很小，但对睾丸则有兴奋作用；此外，也能产生雌激素及孕激素。胎盘中可能含有这些激素，因而具有这些激素的药理作用。绒毛膜促性激素是蛋白质类物质，口服无效，需要注射。哺乳期幼兔注射胎盘提取物似有促进其发育的作用，对胸腺、脾脏、子宫、阴道、乳腺等能显著促进其发育，对甲状腺、睾丸等也有促进作用，对脑垂体、肾上腺、卵巢、胰腺、肝、肾等皆无影响。

对血凝的影响 胎盘中含有尿激酶抑制物，能抑制尿激酶对纤维蛋白溶酶元的活化作用；此可解释妊娠纤溶活性之降低。据测定，妊娠时子宫肌层中纤维蛋白溶酶元活化物与尿激酶抑制物的比例为1∶3.4，而胎盘中二者之比例则高达1∶1197。人胎盘中含有低分子量的凝血因子XIII（一种糖蛋白），因此可用来治疗因XIII因子缺乏的出血患者。此种凝血因子不

仅能稳定纤维蛋白凝块、促进创伤愈合，在动物实验中还有抗组织胺的作用。

其他作用　实验证明，胎盘提取物能促进受抑制心脏的恢复。胎盘蛋白中，含有肾素样的升压物质，在血液循环的调节上，其意义尚待进一步阐明。人胎盘尚含某种糖蛋白成分，在体外试验中，能抑制淋巴细胞中DNA的合成，但不影响细胞的活力。胎盘提取物大量时能抑制去氧麻黄碱引起的发热。冷藏胎盘的胃蛋白酶消化液、水提取液及70%丙酮提取物用瓦氏呼吸器测知，能促进肝、心、脑等数种组织的呼吸及酵母菌的呼吸，冷藏者较非冷藏者作用强。胎盘血清对离体豚鼠子宫有兴奋作用，类似垂体后叶激素。胎盘绒毛膜抽出液对癌症患者皮内反应较健康人显著，有一定诊断价值。

贮存要点　鲜胎盘水洗，去其污血，浸泡3日，每日换水1～2次，煮至硬时取出、干燥。置通风干燥处，也可存放于冰箱中。

用法用量　以内服居多，多研磨成粉末服用，常用量1.5～3克，或可煮成汤，或做成丸剂、胶囊使用。

使用禁忌　阴虚火旺者不宜单独食用。

● 保健应用

黑豆胎盘蜜丸

功　效　补气血、益精血、止咳嗽。用于老年性咳嗽。本方中选用性平、味甘的黑豆为君药，以清热解毒、消炎止咳。配以性平、味甘的胎盘为臣药，以补肝益肾、消炎止痛，以共同治疗老年性咳嗽。

原材料　黑豆400克，胎盘1具，蜂蜜适量。

做　法　先将黑豆、胎盘烘干，共研为细粉，加入蜂蜜制成丸，丸重10克，存储。

用　法　每日3次，每服1丸。阴虚肺燥、干咳无痰者慎用。

河车鸡蛋饺

功　效　益补元气。用于小儿体质虚弱、厌食等。

原材料　新鲜胎盘1具，鸡蛋、香菇、嫩笋尖、生姜末、食盐、酱油、米醋、熟猪油各适量。

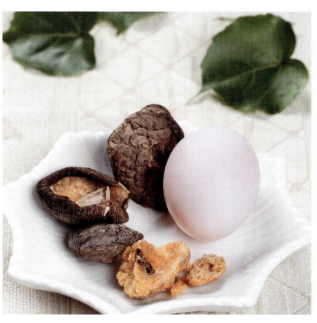

做　法　先将胎盘放清水中漂净、切碎，再与香菇末、笋尖（切碎）、生姜末、葱末以及食盐调后做馅，鸡蛋去壳后搅拌至匀，置油锅摊成饼状，包入以上肉馅做成饺子，加水煮熟，再加入少量食盐、酱油、米醋、猪油。

用　法　佐餐食用。

河车鹿角胶粥

功　效　补肾阳、益精髓。适用于肾气不足所致的耳鸣失聪、精力不济、或妇女子宫虚冷、不孕、崩漏、带下，以及阳痿、早泄、遗精、腰痛等。

原材料　鹿角胶15克，鲜紫河车1/4具，粳米100克，生姜3片，葱、食盐各适量。

做　法　先煮粳米做粥，待沸后放入鹿角胶、紫河车块、生姜、葱白同煮为稀粥，加入食盐调味。

用　法　每日1剂，分2次温服。口干舌燥、尿黄便秘者忌服。

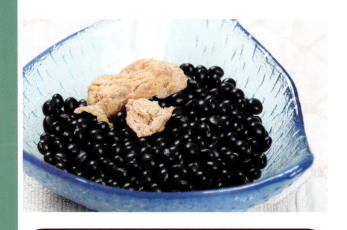

特别提示

紫河车是胎儿分娩后，将新鲜胎盘洗净和包入花椒的纱布袋一起煎煮，煮2～3分钟，沥水后用黄酒拌匀、蒸透，烘干研磨成粉末所制成，是补肾益精的良好药材。

冬虫夏草

【别名】虫草、菌虫草。

○ 十分有效的抗癌药物

来　源　为麦角菌科植物冬虫夏草菌的子座及其寄主蝙蝠蛾科昆虫虫草蝙蝠蛾等的幼虫尸体的复合体。

主要产地　分布于四川、云南、贵州、甘肃、青海、西藏等地。

性　味　性温，味甘。

功效主治　具有补虚损、益精气、止咳嗽、补肺肾之功效。主治肺肾两虚、精气不足、阳痿遗精、咳嗽气短、自汗盗汗、腰膝酸软、劳嗽痰血、病后虚弱等症。

主要成分　含虫草酸，为奎尼酸异构物，又含冬虫夏草素。冬虫夏草含有虫草菌素，是一种有抗生作用或抑制细胞分裂作用的、与核酸有关的物质。冬虫夏草含虫草酸（即甘露醇）约7%，脂肪8.4%，粗蛋白25.32%，粗纤维18.53%，冬虫夏草素0.5%，虫草酸7%（为奎宁酸的异构物），碳水化合物28.9%，水分10.84%，维生素B_{12}为0.29微克／100克。

性状特征　本品由虫体与冲部长出的真菌子座相连而成。虫似蚕，表面深黄色至黄棕色，头部红棕色，质脆，易折断，子座细长圆柱形，表面深棕色至棕褐色，质柔韧，断面类白色。气微腥，味微苦。

选购秘诀　以完整、虫体丰满肥大、类白色、气微腥、味微苦者为好。各地所产商品中以西藏及青海虫草为优，川虫草较次。

药用价值　虫草对中枢神经系统能起镇静、抗惊厥、降温作用；对心血管系统有降压、降低心肌耗

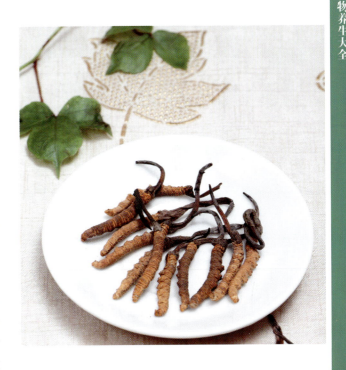

氧量、改善心肌缺血、抗心律失常作用；对呼吸系统能扩张支气管、祛痰平喘，对慢性肾炎、肾功能衰竭都有显著疗效。近代医学研究权威还发现：虫草确能提高机体免疫功能，增强抗病能力，是一种不可多得的珍贵中药材。概括而讲，药理作用归纳如下：

抗疲劳作用　冬虫夏草能调节人体内分泌、加速血液的流动，进一步促进体内的新陈代谢活动趋于正常，并迅速清除乳酸和新陈代谢的产物，使各项血清酶的指标迅速恢复正常，达到迅速恢复机体功能的效果。因此，冬虫夏草是有抗疲劳作用的。

强身延年，延缓衰老作用　冬虫夏草可以明显提高机体单核–巨噬细胞系统的吞噬功能，并且吞噬指数及吞噬百分率都有明显提高，而且巨噬细胞内酸性磷酸酶的活性也跟着增高，并使细胞处于激活状态。

增强常压耐缺氧能力　冬虫夏草有着调节机体免疫力、增强身体素质、延缓衰老作用、增强常压耐缺氧能力、抗肾损伤、抗病原微生物、平喘及祛痰等作用。尤其是在抗肿瘤作用方面效果更加显著。

抗肾损伤作用　一直以来，冬虫夏草就有止血化瘀、补肺益肾的作用。它含有大量维生素及有机酸等15种微量元素和氨基酸、糖、醇类、核苷类及钾、钙等19种化学成分。针对各种肾病可以迅速消除蛋

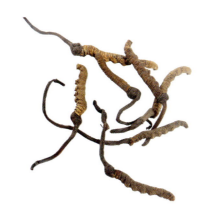

白尿、水肿、血尿、高血压。软化血管、降低血脂、尿素氮、血肌肝。升高血清蛋白、改善贫血、全身瘙痒、恶心、呕吐、精神不振等症状。甚至还有激活残存的肾组织，调节机体免疫系统、清血浊、排肾毒、改善肾微环境、修护肾膜等作用。

抗菌作用 体外试验证明：冬虫夏草对链球菌、葡萄球菌、炭疽杆菌都有抑制作用。

其他作用 冬虫夏草还有抗病原微生物、镇静解毒、调节免疫、平喘及祛痰、抗癌、抗肿瘤等作用，对心血管、血液系统也有促进作用。

| 贮存要点 | 通风干燥处（最好冷藏），防蛀。

| 用法用量 | 冬虫夏草以内服居多，通常煎煮成药汤服用，一般用量 3～15 克。本品为平补药品，取效较缓，须长期服食才有效果。

| 使用禁忌 | 感冒风寒引起的咳嗽者不适合使用，肺热咯血者不宜用。

● 保健应用

冬虫夏草润肤茶

| 功　效 | 可以润泽肌肤、补充肌肤的水分不足，增强肌肤的光泽和柔嫩度。具有补虚损、益精气、止咳嗽、补肺肾之功效。主治肺肾两虚、精气不足、阳痿遗精、病后虚弱等症。

| 原材料 | 冬虫夏草 6 克，西洋参 6 克，枸杞 6 克。

| 做　法 | 将冬虫夏草研磨成粉末备用。然后将所有的药材放入杯中，冲入约 500 毫升的沸水。静置数分钟后即可饮用。

| 用　法 | 温服，每日 1～2 次。

虫草甲鱼汤

| 功　效 | 滋阴益气、温阳固精。适用于肾阳不足、腰痛脚软、半身以下有冷感、小便不利、月经失调。

| 原材料 | 冬虫夏草 3 个，甲鱼 1 只，山茱萸 15 克，调味料各适量。

| 做　法 | 将处理好的甲鱼放入锅中，先用文火加热。再煮沸捞出备用，与冬虫夏草、山茱萸同放入锅中，加调味料，用文火炖汤即可。

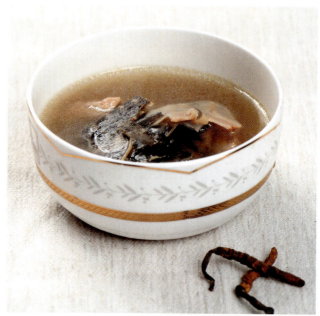

| 用　法 | 喝汤食肉，每周 1 次。

冬虫夏草蒸虾

| 功　效 | 具有补肾助阳的功效，适合性功能衰退的男性患者食用，但感冒发热者不宜使用。

| 原材料 | 冬虫夏草 3 克，炮附子 3 克，淫羊藿 3 克，枸杞 9 克，大草虾 12 只，盐 1 小匙，蒜头 3 瓣。

| 做　法 | 将所有药材放入有盖的杯中，冲入半杯热水，盖上杯盖静待 30 分钟后，滤渣取药汁备用。将草虾洗净，去除肠泥。将草虾、药汁放入锅中，置于电锅内，外锅加 1/2 杯水开始蒸。蒸熟后放入盐、蒜，拌匀后，排入盘中即可食用。

| 用　法 | 温服，每日 1～2 次。

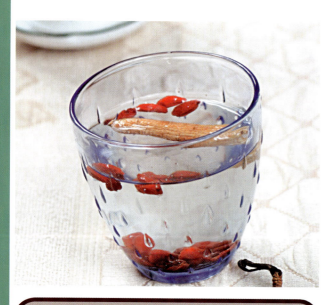

特别提示

冬虫夏草的营养成分高于人参，属温热性药材，所配药膳最好选用猪、羊、鸡、牛等温性动物，效果最佳；呼吸道抵抗力低，易受风寒感冒者，可用冬虫夏草作为补品服食，加强抵抗力。冬虫夏草全年均可服用，冬季服用效果更佳。

肉苁蓉

温肾补阳的珍贵药材

【别名】肉松蓉、纵蓉、地精、金笋、大芸。

来　源　为列当科植物肉苁蓉或苁蓉、迷肉苁蓉等的肉质茎。

主要产地　产于内蒙古、甘肃、新疆、青海等地。以内蒙古产量最大。

性　味　性温，味甘、酸、咸。

功效主治　补肾阳、益精血、润肠通便。主治阳痿、不孕、腰膝酸软、筋骨无力、肠燥便秘。

主要成分　肉苁蓉含有微量生物碱及结晶性中性物质，迷肉苁蓉含有生物碱。

性状特征　甜苁蓉呈圆柱状而稍扁，一端略细，稍弯曲，长10～30厘米，直径2～6厘米。表面灰棕色或褐色，密被肥厚的肉质鳞片，呈覆瓦状排列。质坚实、微有韧性、肉质而带油性、不易折断、断面棕色、有花白点或裂隙，气微弱、味微甜。

盐苁蓉形状较不整齐，黑褐色，质较软，外面带

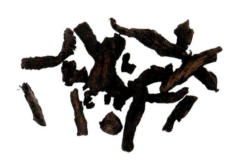

有盐霜。断面黑色、气微、味咸。

选购秘诀　均以肉质、条粗长、棕褐色、柔嫩滋润者为佳。

药用价值　肉苁蓉具有提高性功能、调节神经内分泌、提高机体免疫力、抗氧化、促进代谢、提高学习记忆力、延长动物寿命和抗衰老等作用。而其含有的苯乙醇等则具有调节神经内分泌和延缓细胞衰老的作用。

可治疗肾虚患者，对肾虚型神经衰弱、精神不振、体倦、腰酸、健忘、听力减退的患者尤为适宜，又可治疗肾虚阳痿、早泄、妇女不孕、崩漏带下，进补之力虽不足，但药性温和，配伍补骨脂、菟丝子、沙苑子、山萸肉后，仍能发挥壮阳作用。

治老人气虚、血虚所致的便秘。

一般来说，补阳物多燥，滋阴物多腻，但本品补而不燥，滋而不腻，其力和缓，兼有表证的肾虚患者也可使用。

贮存要点　置通风干燥处，防蛀。

用法用量　多为内服、煎煮成药汤服用，一般用量10～20克，有生用、酒用两种用法。

使用禁忌　胃弱便溏、实热便秘者忌服。

保健应用

山萸苁蓉酒

功　效　滋补肝肾。适用于肝肾亏损、头昏耳鸣、怔忡健忘、腰脚软弱、肢体不温等症。

原材料　肉苁蓉60克，山萸25克，五味子35克，炒杜仲40克，川牛膝、菟丝子、白茯苓、泽泻、熟地、山萸肉、巴戟天、远志各30克，醇酒2000克。

做　法　将以上药材加工捣碎，用绢袋或细纱布包裹之，放入净瓷坛或瓦罐内，倒入醇酒浸泡，封口。春夏5日，秋冬7日，既可开封，取去药袋，过滤澄清即成。

用　法　每日早、晚各1次，每次空腹温饮服10～15毫升。

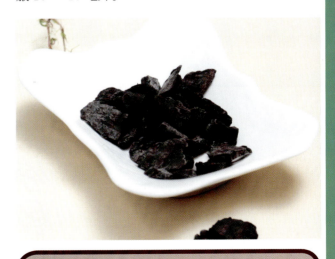

> **特别提示**
> 肉苁蓉生用润肠通便的效果佳，酒用则补肾阳、益筋骨的作用较显著。

锁阳

【别名】琐阳、不老药、地毛球、羊锁不拉。

补阳益阴不老药

来　　源　为锁阳科植物锁阳的全草。

主要产地　主产于甘肃、新疆、内蒙古，此外，宁夏、青海等地亦产。

性　　味　性温，味甘。

功效主治　补肾润肠，主治阳痿早泄、气弱阴虚、大便燥结、小便频数、血尿、淋漓不尽；腰膝酸软、疲乏无力；畏寒、四肢疼痛；月经不调、宫冷带下；女子不孕、男子不育；失眠健忘、脱发早白、胃酸溃疡等。

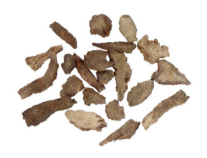

主要成分　含多糖、氨基酸、黄酮、花色苷、三萜皂苷和鞣质。

性状特征　干燥全草，呈扁圆柱形或一端略细，长8～21厘米，直径2～5厘米。表面红棕色至深棕色，表皮不平，形成粗大的纵沟或不规则的凹陷。质坚硬，不易折断，断面略显颗粒性，棕色而柔润。气微香，味微苦而涩。

选购秘诀　以体肥条长、体重、疙瘩、质坚、色紫红或粉红、断面肉脂粉性、不显筋脉为佳。

药用价值　锁阳含有酵素、脂肪油及糖类，由于锁阳所含的矿物质元素和含氧酸根在人体内可以形成诸如硫酸镁、硫酸钠、磷酸钠等盐类泻药，从而起到调节人体水盐平衡的作用，具有健脾胃、润肠通便之功效。

锁阳内含成分作用于丘脑垂体、肾上腺皮质等内分泌器官，在体液调节的不同层次上可有效解除肾阴虚患者的功能障碍，具有其他补肾助阳药物难以比拟的优越性。

现代药理分析证明，锁阳有提高机体免疫功能、清除自由基、抗血小板聚集、具有糖类皮质激素样作用。

锁阳能够促进人体细胞再生和新陈代谢，增强免疫调节能力，具有明显的防癌、抗病毒和延缓衰老的作用。

用锁阳治疗前列腺肥大和增生、白血病、糖尿病、哮喘、早泄也有很好的效果。

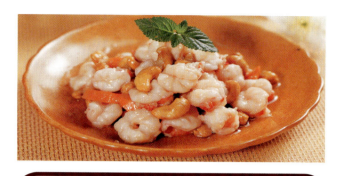

特别提示

本品在治疗气虚便秘和促进性功能方面，作用和用途与肉苁蓉同，但两者的区别在于，本品虽亦能滑肠，但不及苁蓉柔润。虽亦能兴阳，治性功能减退，但不如苁蓉常用。

贮存要点　放石灰缸内，防霉蛀。

用法用量　内服：煎汤，4.5～9克；入丸、散或熬膏。

使用禁忌　泄泻及阳易举而精不固者忌之。

保健应用

锁阳炒虾仁

功　　效　补肾壮阳、润肠通便。高血压症、腰膝酸软、阳痿、滑精、肠燥便秘患者食用。

原材料　锁阳15克，山楂10克，核桃仁15克，虾仁100克，姜5克，葱10克，盐5克，素油50克。

做　　法　把锁阳洗净切片，核桃去壳留仁，山楂去核切片，虾仁洗净，姜切片，葱切段。把炒锅置武火上烧热，加入素油，六成熟时，加入核桃仁，改用文火炸香，捞出沥干油分待用。锁阳放入炖杯内，加水50毫升，煎煮25分钟去渣，留药汁待用。将炒锅置武火上，加入素油50克，烧六成熟时，下入姜、葱爆香，随即下入虾仁、盐、锁阳汁液，再加入已炸香的核桃仁，炒匀即成。

用　　法　每日1次，佐餐食用。

续断

【别名】龙豆、接骨、南草、接骨草、川断。

○ 益肝肾、续筋骨的伤科良药

来　　源　为川续断种植物川续断或续断的根。

主要产地　主产于湖北、四川、湖南、贵州。

性　　味　性微温，味苦、辛。

功效主治　补肝肾、续筋骨、调血脉。治腰背酸痛、足膝无力、胎漏崩漏、带下遗精、跌打损伤、金疮痔漏、痈疽疮肿。

主要成分　川续断根含生物碱、挥发油，续断根含续断碱及挥发油。

性状特征　干燥根呈长圆柱形，向下渐细，或稍弯曲，长7～10厘米，直径1～1.5厘米。表面灰褐色或黄褐色，有扭曲的纵皱及浅沟纹，皮孔横裂，并有少数根痕。质硬而脆，易折断。断面不平坦，微带角质性，皮部褐色，宽度约为木部的一半，形成层略呈红棕色，木部淡褐色或灰绿色。维管束呈放射状排列，微显暗绿色。气微香，味苦甜而涩。

选购秘诀　以粗肥、质坚、易折断，外色黄褐、内色灰绿者为佳。

药用价值　**抗骨质疏松作用**　现代研究表明，本品可能有降低骨激活频率和抑制骨吸收的作用。

促进骨损伤愈合　川续断水煎液及提取物对骨损伤愈合有促进作用。

对子宫的作用　动物实验证明本品可抑制子宫平滑肌的收缩，提示其有安胎作用，可成为治疗早产、流产及痛经的有效药物。

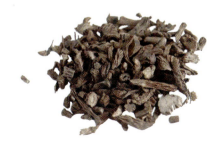

对免疫功能的影响　可提高实验动物的机体能力，促进小鼠巨噬细胞的吞噬功能。

其他药理作用　川续断对肺炎双球菌有抑制作用，并能抗维生素E缺乏症，另外还有杀灭阴道毛滴虫的作用。还有研究发现川续断多糖有免疫调节活性。

贮存要点　置干燥处，防蛀。

用法用量　续断可内服也可外用，并以内服居多，可煎煮成药汤服用，常用量6～12克；外用则可取适量研磨成末，敷患处。

使用禁忌　初痢勿用，气郁者禁用。

● 保健应用

独活续断汤

功　　效　对肾气虚弱、风寒湿邪外侵致腰腿痛，或患有腰脚拘挛疼痛症的作用较好。

原材料　独活6克，续断6克，杜仲6克，桂心6克，防风6克，川芎6克，牛膝6克，细辛3克，秦艽9克，茯苓9克，人参6克，当归6克，芍药6克（白者），干地黄9克，甘草9克（炙）。

做　　法　将所有中药材略加冲洗，再将中药材放入锅中，加1000毫升水，煎煮30分钟即可。

用　　法　随意饮之。

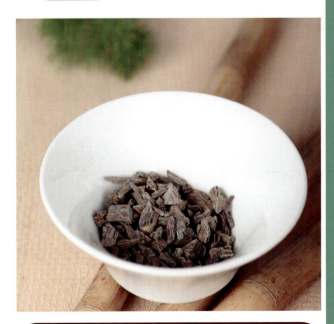

特别提示

续断与杜仲相比，续断苦、温，兼能活血，治跌打骨折较常用。而杜仲甘、温，专于温补，对治疗肾虚腰痛和安胎尤有价值。

巴戟天

【别名】 巴戟，鸡肠风，兔子肠。

补肾阳、壮筋骨之上等药材

来　源　为茜草科植物巴戟天的根。

主要产地　分布于广东、广西、福建等地，采收加工全年可行。洗净后，除去地上部分和须根，用沸水略烫，立即捞取，晒至六七成干时，用木锤轻轻锤扁，再晒干。

性　味　性温，味辛、甘。

功效主治　补肾阳、壮筋骨、祛风湿；治阳痿、小腹冷痛、小便不禁、子宫虚冷、风寒湿痹、腰膝酸痛等症。

主要成分　根含蒽醌、黄酮类化合物。

性状特征　本品为扁圆柱形或有时略呈连珠状，通常截成7～15厘米的长段，直径1.2～2厘米。外面灰色或灰黄色，粗糙，有浅皱纹。通常每隔一小段即呈环状断裂，形成长0.8～3.5厘米的节段，形似鸡肠，故有"鸡肠风"的别名。质坚、肉厚、易与木心剥离。横切面有裂隙，紫蓝色或淡灰色，木心星状、坚韧、难折断。味甜而略涩。

选购秘诀　以粒大、色黑、饱满的为佳。

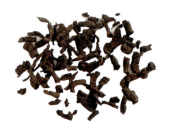

药用价值　**抗抑郁作用**　巴戟天提取物及其单体化合物具有抗抑郁作用，而且毒副作用小，耐受性好。巴戟天醇提物与水提物有类似作用。

增强学习记忆与抗衰老　巴戟素可明显改善衰老，改善大鼠空间学习记忆力下降，尤以空间探索过程为突出者，认为巴戟素对LTP的增强效应可能是促进学习记忆作用的突触机制之一。研究发现，本品还可延缓脑组织衰老，降低脑组织中的脂褐素水平，提高大脑对缺氧的耐受能力，对缺氧所致的损伤有显著的保护作用。

巴戟素胶囊对血管性痴呆患者治疗效果与脑复康大致相等，或优于脑复康。

提高免疫功能　实验证明巴戟天具有类肾上腺皮质激素样作用，并可调节机体免疫能力，增强肾虚患者T淋巴细胞的比值，促进淋巴细胞转化，提高T淋巴细胞的数量和功能，提高机体免疫功能等。

贮存要点　置通风干燥处，防霉、防蛀。

用法用量　内服：熬汤，3～9克；入丸、散、浸酒或熬膏。

使用禁忌　阴虚火旺及有热者忌服。

保健应用

巴戟天冬炖瘦肉

功　效　滋阴补肾、降低血压。高血压、阴阳两虚患者可食用。

原材料　巴戟10克，天冬10克，山楂10克，猪瘦肉200克，姜5克，葱10克，盐5克。

做　法　巴戟天洗净、切段，天冬洗净、切片，山楂洗净、去核、切片，瘦肉洗净、切块，姜切片，葱切段。把猪瘦肉、天冬、巴戟天、山楂同放锅内，加水1500毫升，放入姜、葱、盐。将锅置武火上烧沸，再用文火炖煮50分钟即成。

用　法　每日1次，每次吃猪瘦肉30～50克。

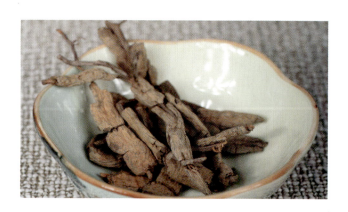

特别提示

与淫羊藿相似，但作用较缓。虽可用于治疗肾阳亏损而致的阳痿、腰痛等症，但其强筋骨、逐寒湿之力更好，适宜于寒湿困于下焦、腰膝诸症。

淫羊藿

【别名】 仙灵脾、三枝九叶草、羊合叶。

助阳补肾、抗衰老

来源 为小檗科植物淫羊藿、心叶淫羊藿或箭叶淫羊藿的茎叶。

主要产地 分布于黑龙江、吉林、辽宁、山东、江苏、江西、湖南、广西、四川、贵州、陕西、甘肃。

性味 性温，味辛、甘。

功效主治 补肾壮阳、祛风除湿。治阳痿不举、小便淋漓、筋骨挛急、半身不遂、腰膝无力、风湿痹痛、四肢不仁。

主要成分 淫羊藿茎、叶含淫羊藿苷，叶尚含挥发油、蜡醇、卅一烷、植物甾醇、鞣质、油脂。脂肪油中的脂肪酸有棕榈酸、硬脂酸、油酸、亚油酸。

性状特征
① 淫羊藿 茎细圆柱形，表面黄绿色或淡黄色，具光泽。叶片近革质。无臭，味微苦。
② 箭叶淫羊藿 一回三出复叶，小叶片长卵形至卵状披针形，叶片革质。
③ 柔毛淫羊藿 叶下表面及叶柄密被绒毛状柔毛。
④ 巫山淫羊藿 小叶片披针形至狭披针形。下表面被绵毛或秃净。

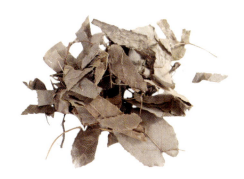

选购秘诀 以梗少、叶多、色黄绿、不破碎者为佳。习惯认为淫羊藿、箭叶淫羊藿质量为佳。

药用价值 <u>提高性功能作用</u> 淫羊藿能增加精液分泌，刺激感觉神经，起到间接兴奋作用。淫羊藿提取液具有增加雄性激素的作用，其效力甚至强于海马和蛤蚧，可使精液变浓、精量增加。

<u>保健抗衰老作用</u> 淫羊藿除作为壮阳之品外，对人体心血管及内分泌系统均有良好的保健作用，对防止衰老也有一定效果。

<u>降血压作用</u> 可使血压下降，主要是由于周围血管舒张所致。

<u>抗病毒</u> 其煎剂对脊髓灰质炎病毒有显著的抑制作用。

贮存要点 置通风干燥处。

用法用量 内服：煎汤，常用量10～15克。外用：煎水洗。

使用禁忌 本品性较炽烈，能伤阴助火，有些人服后会出现头晕、口燥、口渴、流鼻血等反应。阴虚火盛、五心烦热、有梦遗、性欲亢进者忌用。

● 保健应用

二金淫羊藿酒

功效 益肾壮阳、祛风除湿。用于阴阳两损、命门火衰而引起的遗精、阳痿不举、小便淋漓、女子不孕、四肢麻木不仁、筋骨痿软。

原材料 淫羊藿60克，金樱子、金毛狗脊各30克，白酒500毫升。

做法 将淫羊藿、金樱子、金毛狗脊洗净、沥干，装入纱布袋内扎紧，放入酒罐内浸泡7日即成。

用法 每日早、晚各温服1次，每次10~15毫升。

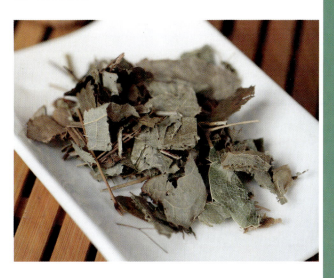

> **特别提示**
> 炮制中有用羊油炒过，易引动相火，阴虚火旺者慎用。

骨碎补

【别名】猴姜、胡狲姜、石毛姜、申姜。

补肾镇痛、活血壮筋

来　源　为水龙科植物槲蕨等的干燥根茎。

主要产地　槲蕨主产于浙江、湖北、广东、广西、四川，此外，贵州、江西、福建等地亦产。

性　味　性温、味苦。

功效主治　补肾镇痛、活血壮筋。

主要成分　槲蕨根茎含淀粉16.4%，葡萄糖5.37%，还含柚皮苷等成分。

性状特征　槲蕨、中华槲蕨及石莲姜槲蕨的干燥根茎呈扭曲的扁平长条状，常多分歧，长6～20厘米，直径0.5～2厘米，厚2～4毫米。表面淡棕

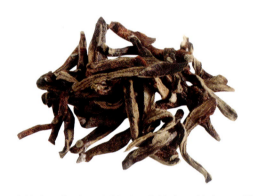

色至暗棕色，密被细小鳞片，黄棕色至棕色，柔软如毛；用火燎过则残留鳞片成棕色至深棕色，两侧及上表面具突起或凹下的圆形叶痕。质硬易折断，断面略平坦，红棕色，有黄白色散在的维管束，成圆圈状排列。气无、味淡而微涩。

选购秘诀　以粗壮、扁平者为佳。

药用价值　治肾虚牙痛、齿龈出血、牙周病等。骨碎补有增强体质的作用，可配牛车肾气丸同服。

还可治疗跌打损伤，尤其是肌肉、韧带捩伤和闭合性骨折，取其有活血镇痛作用，可配其他活血祛瘀药。

此外，也可治肾虚久泻、耳鸣、足膝痿弱。临床上，也用于改善风湿性腰腿疼痛、腹中有瘀血、瘀肿疼痛等症状。

贮存要点　置于通风干燥处保存。

用法用量　内服煎汤3～9克，补肾大剂可用至30克。

使用禁忌　由实火、血虚等所致的牙痛不宜用。阴虚及无瘀血者慎服。

保健应用

强筋排骨汤

功　效　能补益肝肾、活血通络，对筋骨有帮助，适合有筋骨酸痛等症的老年人食用。

原材料　骨碎补9克，山药9克，麦门冬6克，枸杞9克，川芎3克，桂枝6克，黄芪9克，大枣9克，排骨300克，盐适量。

做　法　将所有的药材和排骨清洗干净备用。然后将排骨氽烫过后，去除血水、浮沫，备用。再将所有的药材、排骨一起放到锅中，加适量的水炖煮至排骨熟烂即成。

用　法　酌情服用。

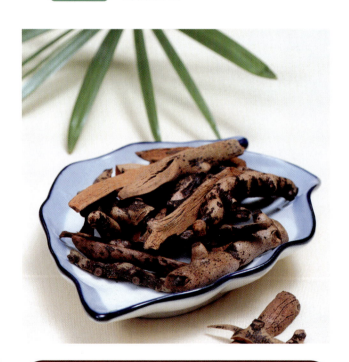

特别提示

骨碎补的外用法很多，此处介绍两种较为常见的：将新鲜骨碎补横切后，以断面在患部涂抹；或是把骨碎补用酒浸泡后，再取药汁涂擦于患部也是常用的外用方法。

牛大力

【别名】猪脚笠、山莲藕、金钟根、倒吊金钟、大力薯。

○ 强筋健骨的民间常用中药材

| 来　　源 | 都可崖豆藤属植物美丽崖豆藤的根。
| 主要产地 | 广东东部。
| 性　　味 | 性平，味甘。
| 功效主治 | 补气血、壮阳、强筋骨。主治病后或老年人下肢软弱无力、男子阳痿、妇女白带、白细胞减少症、风湿筋骨痛及产后关节痛、急性乳腺炎及软组织脓肿。
| 主要成分 | 含香豆精、酚类及氨基酸。

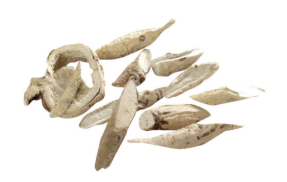

性状特征 块根圆柱状或几个纺锤状体连成一串，浅黄色或土黄色，坚韧，嫩根质脆，易折断。气微，味酸甜。

选购秘诀 以片大、色白、粉质、味甜的为佳。

药用价值 **民间常用中草药** 牛大力是民间常用的中药材，常用于治疗腰腿痛、风湿骨痛、肺结核、支气管炎、慢性肝炎、咳嗽等症。牛大力含有生物碱，具有扩张血管、促进循环的功效。

腰肌劳损最佳食补品 从事体力劳动工作的人，特别容易产生腰肌劳损，椎间盘退化亦比一般人明显。牛大力杜仲汤、牛大力千斤拔汤、牛大力栗子蚝豉汤等都是一些有补肾强筋骨作用的汤水，透过这些食疗汤水，有助保持筋骨的功能正常和缓解筋骨疲劳，减轻体力劳动对身体造成的损伤。

舒筋活络汤 牛大力与五指毛桃配伍煲汤，主要治疗肺阴虚咳嗽，但此汤同样有舒筋活络的功效。五指毛桃有淡淡的椰子香气，可令汤味更为可口。本品味甘、性平，有健脾化湿、祛风化痰、舒筋活络的作用。

| 贮存要点 | 置干燥处。
| 用法用量 | 内服：煎汤，常用量 30～60 克；或入丸、散。
| 使用禁忌 | 但凡血少燥热者，不宜食用牛大力。

● 保健应用

牛大力杜仲猪骨汤

| 功　　效 | 补肝肾、强筋骨、补脾益气。
| 原 材 料 | 鲜牛大力 90 克，杜仲 15 克，猪骨 500 克，红枣（去核）8 枚，调味适量。
| 做　　法 | 牛大力浸洗、切段，猪骨余水，杜仲、红枣浸洗，将全部材料放入瓦煲内，加水煲约 3 小时，调味即可饮用。
| 用　　法 | 佐餐食用。

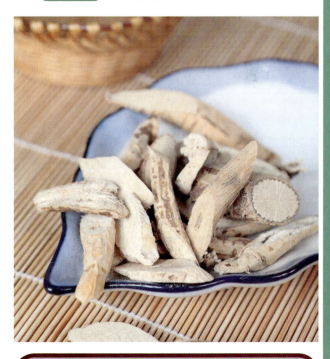

> **特别提示**
>
> 商品中的苦味牛大力，又叫大力牛，是同属植物绿花崖豆藤的圆锥状根。它的根味苦，不呈连珠状，主要产地在广东东部。

补骨脂

【别名】 胡韭子、婆固脂、破故纸、补骨鸱、吉固子。

益肾止血的温补药

来　　源　为豆科植物补骨脂的果实。

主要产地　分布于河南、安徽、广东、陕西、山西、江西、四川、云南、贵州等地。

性　　味　性温，味辛。

功效主治　补肾助阳。治肾虚冷泻、遗尿、滑精、小便频数、阳痿、腰膝冷痛、虚寒喘嗽。外用治白癜风。

主要成分　果实含挥发油约20%、有机酸、一种甲基糖苷、碱溶性树脂、不挥发性萜类油、皂苷。种子含香豆精类补骨脂素和异补骨脂素共约1.1%、黄酮类补骨脂黄酮、甲基补骨脂黄酮、异补骨脂黄酮和查耳酮类补骨脂查耳酮、异补骨脂查耳酮、单萜烯酚衍生物补骨脂酚；尚含挥发油、树脂、脂肪油。花含脂肪油、挥发油、甾醇、生物碱等。本植物还含棉子糖。

性状特征　干燥果实呈扁椭圆形或略似肾形，长3~5毫米，直径2~4毫米，厚约1.5毫米，中央微凹，表面黑棕色、粗糙，具细微网状皱纹，果皮薄，与种皮不易分离。剥开内有种仁1枚，具子叶2片，淡棕色至淡黄棕色，富含油脂。气微香、味苦。

选购秘诀　以粒大、饱满、色黑的为佳。

药用价值　**扩张心冠状动脉**　对离体和在位心脏都有扩张冠动脉的作用；对心肌氧消耗量无明显影响。能兴奋心脏，提高心脏工作功率。有效成分为补骨脂乙素。

外用促使皮肤色素新生　本品中所含有的香豆精衍生物可使局部皮肤色素新生。

抗菌作用　其酒精浸剂在试管内有抑制结核杆菌的作用。

抗癌作用　挥发油有抗癌作用，对葡萄球菌有一定抑制作用。

贮存要点　置于干燥处。

用法用量　内服：煎汤5~10克，外用：研磨或浸酒，用量6~9克，治白癜风、皮癣、脚癣。

使用禁忌　阴虚火旺者忌服。

保健应用

补骨脂芹菜煲白鸽

功　　效　益脾肾、降血压。适合高血压症、阴阳两虚患者食用。

原材料　补骨脂10克，芹菜200克，白鸽1只，姜5克，葱10克，盐5克，素油50克。

做　　法　把补骨脂烘干打成粉末。芹菜洗净，去叶留茎，切4厘米长的段。白鸽宰杀后去毛、内脏及爪，用沸水焯去血水，切4厘米见方块。姜切片、葱切段。把炒锅置武火上烧热，加入素油，六成熟时，加入姜、葱，爆香，下入鸽肉，炒变色，加入盐、芹菜、补骨脂粉，炒匀，加入上汤300毫升，用武火烧沸，再用文火煲35分钟即成。

用　　法　每2日1次，每次吃鸽肉30~50克，随意吃芹菜。

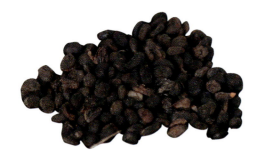

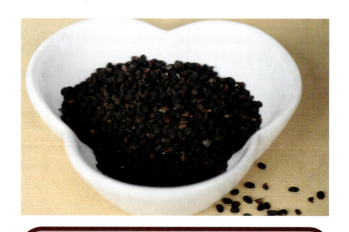

特别提示

补骨脂有生补骨脂和盐补骨脂两种。市售的大部分都是盐补骨脂，其是将补骨脂与盐、水拌匀，微焖后，用小火炒至有香气，取出晾干即成，有加强补肾的效果。

核桃仁

【别名】胡桃仁、核仁、胡桃肉。

营养丰富的长寿果

来　　源　为胡桃科植物胡桃的种子。

主要产地　主产于河北、北京、山西、山东。

性　　味　性温，味甘。

功效主治　温补肺肾、定喘润肠。用于肾虚腰痛、脚软、虚寒喘咳、大便燥结。近代名医张锡纯认为，核桃仁是"滋补肝肾、强健筋骨之要药"，所以可用于治疗由于肝肾亏虚引起的症状。如腰腿酸软、筋骨疼痛、牙齿松动、须发早白、虚劳咳嗽、小便清稀、次数增多、妇女月经和白带过多。

主要成分　含脂肪油，主成分为亚油酸、油酸、亚麻酸的甘油酯；另含蛋白质、碳水化合物、α-及γ-维生素 E，维生素 B_2。

性状特征　完整种子，由两片呈脑状的子叶构成，直径1～3厘米，凹凸不平，表面淡棕色或深棕色，种皮菲薄，有深色脉纹，一端有三角状突起的胚根，大多破碎成规则块状，乳白色或黄白色，富油质。味微香甜、种皮微涩。

选购秘诀　以表面淡黄、质脆、富油性、微苦的为佳。

药用价值　核桃仁有抑制血液凝固、活血化瘀、抗过敏、抗炎、微溶血作用，改善肝功能障碍、抑制不正常免疫及不正常抗体产生的作用，还有促进吞噬抗原、促进血蛋白合成、降低胆固醇、利尿、排石、溶石作用。

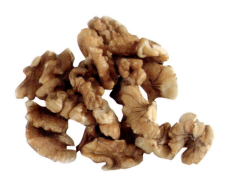

核桃仁还可防治高血压、动脉粥样硬化性冠心病、高脂血症。因核桃仁所含不饱和脂肪酸能减少肠道对胆固醇的吸收，促进内源性胆固醇在肝内降解为胆汁酸排出体外，故而可降低胆固醇。核桃仁所含补骨脂乙素具有扩张冠状动脉作用。

核桃仁中的脂肪主要是亚麻油酸，是人体理想的肌肤美容剂，经常食用有润肌肤、乌须发的作用。

贮存要点　置于阴凉干燥处。

用法用量　内服10～30克。也可加糖炒食。做成美味的小点心也是不错的选择。

使用禁忌　腹泻者不宜用。

保健应用

核桃仁肉丁

功　　效　益补脾益肾、健脑增智。

原材料　猪瘦肉150克，核桃6个，黄酱20克，1只鸡蛋的蛋清，淀粉50克，花生油400克（实耗100克），香油10克，白糖、葱、姜、蒜、味精各少许。

做　　法　猪肉切成小丁，加姜末、味精、香油拌匀。核桃去壳取仁，用开水烫后剥去内皮。将拌入味的肉丁挂上蛋清淀粉糊，放入烧至七成热的花生油中，待肉丁颜色变白便盛入盘中。用余油将核桃仁炸酥，放入肉丁盘里。仍用锅内余油，放入葱花、黄酱，将白糖兑少许水后下锅，用大火烧至酱色油亮时，倒入肉丁、核桃仁、蒜片、味精，翻炒数下后淋入香油，出锅装盘即成。

用　　法　佐餐食用。

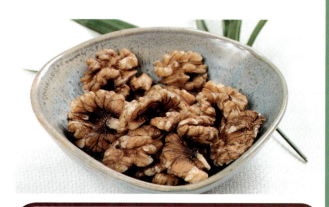

> **特别提示**
> 治喘咳宜连皮用；润肠宜去皮；排结石宜用油炸酥。

松子仁

【别名】海松子、新罗松子、红松果。

强阳补骨、活血美肤

来　　源　为松科植物红松的种子。

主要产地　生长于湿润的缓山坡或排水良好的平坦地，多与阔叶树成混交林。分布于东北。

性　　味　性温，味甘。

功效主治　养颜、熄风、润肺、滑肠、治风痹、头眩、燥咳、吐血、便秘。

主要成分　松子仁富含蛋白质、脂肪、不饱和脂肪酸、碳水化合物、挥发油等多种成分，维生素E的含量很高，而且磷和锰的含量丰富。

性状特征　松子里面的果仁，外表有壳包裹，即松子壳。

体小，细长形或椭圆形，外表光滑、油润，浅黄色或乳白色，味香，甘、甜，气香。

选购秘诀　以色泽光亮，呈浅褐色，果仁肉质色白为佳。

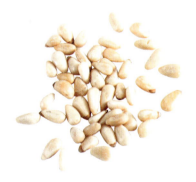

药用价值　松子仁中的脂肪成分是油酸、亚油酸等不饱和脂肪酸，有很好的软化血管的作用，是中老年人的理想保健食品。

松子仁中的磷和锰含量丰富，对大脑和神经有补益作用，是学生和脑力劳动者的健脑佳品，对老年痴呆也有很好的预防作用。

松子仁中含有丰富的油脂，有润肠通便的功效，而且可以滋养肌肤，使皮肤细腻柔润，延缓衰老。

经常食用松子仁有强身健体、提高机体抗病能力、增进食欲，促进性欲，使体重增加等作用。

松子仁具有强阳壮肾、润肺止咳的功效。是儿童成长发育，病人愈后康复的康复食品。

贮存要点　通风干燥处保存，注意防霉防虫。

松子仁不宜存放时间太长，产生变味现象的松子仁更不宜食用。

用法用量　作为零食食用，也可搭配在糕点中。每次20克。

使用禁忌　便溏精滑者勿食；有湿痰者亦禁。松子含有丰富的油脂，滋腻性较大，易润滑肠道，所以咳嗽痰多，大便溏泄者不宜多食，此外，过多食用松子易蓄发热毒。胆功能不良者也需慎食。

保健应用

松子仁粥

功　　效　补虚，养颜，润肺，滑肠。适用于中老年及体弱早衰、产后体虚、头晕目眩、肺燥咳嗽咯血。

原材料　松子仁50克，粳米50克，蜂蜜适量。

做　　法　将大米和松子仁洗净，放入锅中用武火熬煮至沸后，改用文火煮至黏稠，待凉后即可食用。

用　　法　早、晚空腹温热服用。

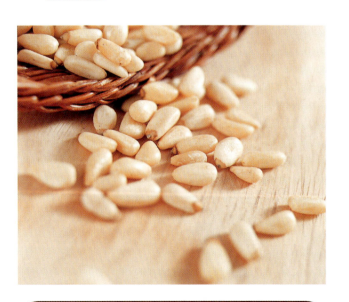

特别提示

唐代的《海药本草》中有"海松子温胃肠、久服轻身，延年益寿的记载。"松子常被视为"长寿果"，为人们所喜爱，尤其对老年人最有益。

益智仁

【别名】 益智子、摘艼子、益智、智仁。

温脾暖肾、固气涩精

来　　源　为姜科植物益智的果实。

主要产地　分布于海南及广东南部。

性　　味　性温，味辛。

功效主治　温脾暖肾、固气涩精。治腰腹冷痛、中寒吐泻、多唾遗精、小便余沥、夜尿频。

主要成分　含挥发油1%～2%，油中含桉油精55%以及姜烯、姜醇，并含丰富的B族维生素及维

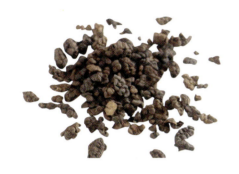

生素C，以及锰、锌、钾、钠、钙、镁、磷、铁、铜等。

性状特征　干燥果实呈纺锤形或椭圆形，长1.5～2厘米，直径1～12厘米。外皮红棕色至灰棕色，有纵向断续状的隆起线13~18条。皮薄而稍韧，与种子紧贴。种子集结成团，分3瓣，中有薄膜相隔，每瓣有种子6～11粒。种子呈不规则扁圆形，略有钝棱，直径约3毫米，厚约1.5毫米，表面灰褐色或灰黄色。种脐位于腹面的中央，微凹陷，自种脐至背面的合点处，有一条沟状种脊，破开后里面为白色、粉性、臭特殊、味辛、微苦。

选购秘诀　益智仁以颗粒大而均匀、饱满、色红棕、无杂质者为佳，商品以晒干品为优。

药用价值　盐益智仁又名盐智仁、盐益智、盐水炒益智仁，盐炒益智仁等。为净益智仁用盐水拌匀，待吸尽，再用文火炒黄炒干入药者。引药走下，功偏补肾温阳、缩尿固精。益智仁含有挥发油、多种微量元素和氨基酸，能够抑制回肠收缩和前列腺素的合成，还具有强心与抗癌的功效，并能提高机体的能量代谢和改善记忆功能。

益智仁的助阳之力较弱，作用偏于脾，长于温脾开胃，多用于中气虚寒、食少多唾、小儿流涎不止、腹中冷痛者。

益智仁与补骨脂都能温补脾肾，可用于遗精、尿频、遗尿及虚寒泄泻等症。

贮存要点　置阴凉干燥处。

用法用量　海南及广东也有人采摘未成熟的益智果实，用糖、醋、盐腌渍，作为助餐的副食品，味道很好，有开胃、健脾、促进食欲、帮助消化的作用。益智果是南国的佳果良药。内服：煎汤，3～9克；或入丸、散。

使用禁忌　阴虚火旺或因热而患遗滑崩带者忌服。

● 保健应用

益智补血粥

功　　效　补血润肤、温脾和胃、固肾益阳。中老年人常吃此粥，有补血健体、改善性功能和延缓衰老作用。

原材料　益智仁、当归、熟地黄各15克，何首乌20克，合欢花10克，粳米100克，细食盐、味精各适量。

做　　法　将上述5味中药用水煎2次，取药汁备用。粳米淘洗干净，放入砂锅中，加药汁及水适量，文火煮粥，粥熟时，加入细食盐、味精搅匀。

用　　法　每日1剂，分2次吃完。每7剂为1个疗程。

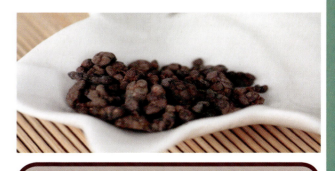

> **特别提示**
>
> 处方中写益智仁、智仁、益智均指生益智仁。为原药除去杂质及外皮、生用（捣碎）入药者。
>
> 炒益智仁又名炒益智。为净益智仁用文火炒至微黄入药者。功偏收摄止涎、健脾止泻。

仙茅

【别名】独茅根、独脚仙茅、风苔草、冷饭草、仙茅参。

补阳温肾专用药材

来　　源　为石蒜科植物仙茅的根茎。

主要产地　分布于江苏、浙江、福建、台湾、广东、广西、湖南、湖北、四川、贵州、云南等地。

性　　味　性温，味辛，有小毒。

功效主治　温肾阳、壮筋骨。治阳痿精冷、小便失禁、崩漏、心腹冷痛、腰脚冷痹、痈疽、瘰疬、阳虚冷泻筋骨痿痹等症。临床上用于治疗肾阳虚所致腰膝酸软及风寒湿痹，现较多用于配淫羊藿治疗高血压病，方如二仙汤。

主要成分　含鞣质、脂肪、树脂、淀粉等。

性状特征　干燥根茎为圆柱形，略弯曲，两端平，长3～10厘米，直径3～8毫米。表面棕褐色或黑褐色，粗糙，皱缩不平，有细密而不连续的横纹，并散布有不太明显的细小圆点状皮孔。未去须根者，在根茎的一端常丛生两端细、中间粗的须根，长3～6厘米，有极密的环状横纹，质轻而疏松，柔软而不易折断。根茎质坚脆、易折断，微带颗粒性（经蒸过者略呈透明角质状），皮部浅灰棕色或因糊化而呈红棕色，靠近中心处色较深。气辛香，味微苦、辛。

选购秘诀　以根条粗长、质坚脆、表面黑褐色者为佳。

药用价值　仙茅含有脂肪、树脂、淀粉、多糖、黏液质及生物碱，具有雌性和雄性激素样作用，能使卵巢、子宫及精囊的重量增加，还有增强机体免疫功能、抗缺氧、耐高温、镇静、抗惊厥及抗炎的作用。

贮存要点　置干燥处，防霉、防蛀。

用法用量　内服：煎汤，4.5～9克，或入丸、散。外用：捣敷。

使用禁忌　阴虚火旺者忌服。阴虚发热、咳嗽、吐血、衄血、齿衄、血淋、遗精白浊、肾虚腰痛、虚火上炎、口干咽痛等患者不宜使用。

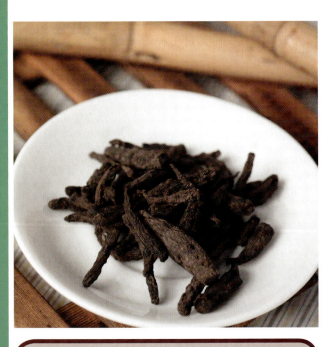

特别提示
本品由于辛温、有小毒，不宜当作补药长期服用。此药中毒的症状为舌头肿胀，可用大黄、元明粉水煎服，或用三黄汤解之。

保健应用

仙茅猪肉汤

功　　效　补肾阳、强筋骨、祛寒湿。适用于肾阳亏虚而致腰膝无力、畏寒恶冷、小便清长等。

原材料　仙茅15克，金樱子15克，猪瘦肉

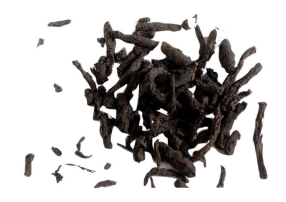

200克，葱、生姜、食盐各适量。

做　　法　将猪瘦肉洗净，切成小块。仙茅、金樱子先煎，去渣取汁，放入猪肉，加葱、生姜、清水，用文火炖汤，熟时调入食盐即可。

用　　法　温服，分1～2次服用，食肉喝汤，连服3日。

杜仲

【别名】思仙、思仲、石思仙、丝楝树皮。

预防高血压的良药

来　　源　为杜仲科植物杜仲的树皮。

主要产地　主产于四川、陕西、湖北、河南、贵州、云南。此外，江西、甘肃、湖南、广西等地亦产。

性　　味　性温，味甘、微辛。

功效主治　补肝肾、强筋骨、安胎。用于肾虚腰痛、筋骨无力、妊娠漏血、胎动不安、高血压病等。

主要成分　含杜仲胶、杜仲苷、京尼平、有机酸、维生素C及微量生物碱。

性状特征　干燥树皮，为平坦的板片状或卷片状，大小厚薄不一，一般厚3～10毫米，长40～100厘米。外表面灰棕色，粗糙，有不规则纵裂槽纹及斜方形横裂皮孔，有时可见淡灰色地衣斑。但作为商品的多已削去部分糙皮，故外表面淡棕色，较平滑。内表面光滑，暗紫色。质脆易折断，断面有银白色丝状物相连，细密、略有伸缩性。气微、味微苦，嚼之有胶状残余物。

选购秘诀　以皮厚而大、糙皮刮净、外面黄棕色、内面黑褐色而光、折断时白丝多者为佳。

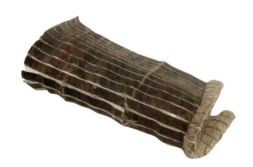

药用价值　杜仲含有多种药用成分，如β-D-葡萄糖苷、氯元酸、桃叶珊瑚苷、多种氨基酸、多种维生素，以及丰富的矿物质铁、钙、钾、锌、镁、硒等。具有降血压、增加肝脏细胞活性、恢复肝脏功能、增强肠蠕动、通便、防治老年记忆衰退、增强血液循环、促进新陈代谢、增强机体免疫力等药理作用。对高血压、高血脂、心血管病、肝脏病、腰及关节痛、肾虚、哮喘、便秘、老年综合征、脱发、肥胖均有显著疗效。

贮存要点　置通风干燥处。

用法用量　内服煎煮成药汤服用，一般用量在10～15克。

使用禁忌　阴虚火旺者慎服。

保健应用

杜仲腰花

功　　效　补肝肾、降血压。适用于肾虚腰痛、步履不稳、老年耳聋、高血压等症。

原材料　炙杜仲12克，猪腰子250克，料酒25克，葱、味精、食盐、酱油、大蒜、生姜、白糖、花椒、猪油、菜油、水、豆粉各适量。

做　　法　将猪腰子对剖成两半，片去腰臊筋膜，切成腰花。将炙杜仲放锅内，加清水适量，熬成药液50克。将姜切成片，葱切成段备用。将药液汁的一半加料酒、豆粉和食盐，拌入腰花内，再加白糖、酱油、醋混匀待用。将锅放在炉上，在武火上烧热，倒入猪油和菜油至八成热，放入花椒，投入腰花、葱、姜、蒜，快速炒散，放入味精，翻炒即成。

用　　法　佐餐食用，每日2次。

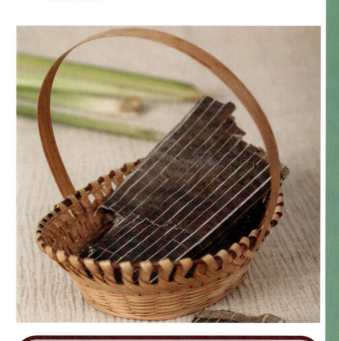

特别提示

将杜仲切细配上蒸馏酒，制成药酒，日常饮用有消除疲劳、滋养保健的作用。

菟丝子

【别名】 菟丝实、吐丝子、黄湾子、黄网子、豆须子。

滋补肝肾、益精明目

来　　源　为旋花科植物菟丝子或大菟丝子的种子。

主要产地　主产于陕西、贵州、云南、四川等地。

性　　味　性平，味辛、甘。

功效主治　补肝肾、益精髓、明目。治腰膝酸痛、遗精、消渴、尿有余沥、目暗。

主要成分　菟丝子含树脂苷、糖类等。

性状特征　①干燥种子呈扁球形或卵圆形，两侧常凹陷，长径约1.5毫米，短径约1毫米。种皮红棕色或棕黄色，微粗糙。质坚硬，不易破碎。味微苦涩。

②大菟丝子性状与上种相似，但较大，长径约3毫米，短径2～3毫米，在放大镜下观察，表面有排列不整齐的短线状斑纹。

选购秘诀　以颗粒饱满、无尘土及杂质者为佳。

药用价值　**免疫调节作用**　能明显增强红细胞免疫功能。

对生殖系统的影响　菟丝子可明显提高人精子体外活动功能，并能明显促进小鼠睾丸及附睾的发育，具有促性腺激素样作用。

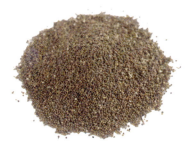

对内分泌系统的影响　可以有效调节卵巢内分泌的功能。

抗衰老作用　水煎剂可使小鼠红细胞 SOD 活性增强，提示有抗氧化作用。

保肝明目作用　菟丝子对白内障具有延缓和治疗作用，并能抑制晶状体中的脂类过氧化。

神经营养因子样活性作用　本品在诱导 PC12 细胞分化的同时，可明显提高有丝分裂原激活的蛋白激酶磷酸化，并能抑制去血清引起的细胞凋亡，具有神经营养样作用。

心血管系统作用　菟丝子黄酮可有效改善心脏血流动力学、增加冠脉血流量、减少冠脉阻力，使缺血心肌供血量增加。同时降低心肌耗氧，而使心肌能量消耗下降。这些作用对实验性心肌缺血具有明显的预防和治疗作用。

贮存要点　置通风干燥处。

用法用量　内服：以包煎方式煮成药汤，常用量在 10～15 克。外用：炒研调敷。

使用禁忌　阴虚火旺、便秘、小便短赤、血崩者不宜服用。

保健应用

菟丝子炖狗肉

功　　效　有温肾壮阳作用，适用于肾阳不足、腰膝酸冷、畏寒尿多等症。

原材料　菟丝子30克，附片5克，狗肉500克，料酒、葱、姜、味精、食盐各适量。

做　　法　先将狗肉、姜、料酒同炒后，放入砂锅内，加入用纱布包裹的菟丝子、附片及葱、盐、水适量，用文火炖至狗肉熟，然后放入味精。

用　　法　吃肉喝汤，分2天食完。

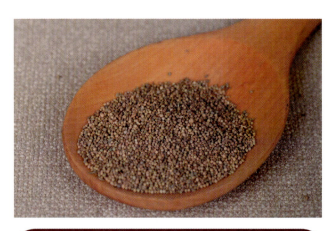

> **特别提示**
>
> 将菟丝子用大火炒至裂开，呈酥状黄色制成，也可与酒拌炒，有暖肌的作用；也可浸泡温水后蒸用，有加强补肾的效果。

沙苑子

【别名】沙苑白蒺藜、沙蒺藜、夏黄草。

补肾固精常用药材

来源 为豆科植物扁茎黄芪或华黄芪的种子。

主要产地 分布于吉林、辽宁、内蒙古、甘肃、宁夏、新疆、陕西、山西等地。

性味 性温，味甘。

功效主治 补肝益肾、明目固精，治肝肾不足、腰膝酸痛、目昏、遗精早泄、小便频数、遗尿、尿血、白带。

主要成分 含多种氨基酸、黄酮类、三萜苷类、多糖亚油酸、棕榈酸、花生酸及铁、硒以及维生素A样物质、脂肪油、鞣质等。

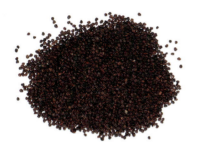

性状特征 ①扁茎黄芪的干燥种子呈肾脏形而稍扁，长约2毫米，宽约1.5毫米，厚不足1毫米。表面灰褐色或绿褐色，光滑。一边微向内凹陷。在凹入处有明显的种脐。质坚硬不易破碎。子叶2枚，淡黄色，略为椭圆形，胚根弯曲。无臭、味淡，嚼之有豆腥气。以饱满、均匀者为佳。

②华黄芪的干燥种子呈较规则的肾形，颗粒饱满，长2～2.8毫米，宽1.8～2毫米。表面暗绿色或棕绿色，光滑。腹面中央微凹陷处有种脐。质坚硬，不易破碎。气微、味淡。

选购秘诀 以饱满、均匀者为佳。

药用价值 中医药学认为，沙苑子味甘、性温，入肝、肾经，有补肾固精、养肝明目、润肌肤、强腰健骨等功用。可用于护肤美颜及治疗肾虚腰痛、阳痿遗精、头晕目眩、白带过多、视力减退诸病症。

现代医药学研究发现，沙苑子含有丰富的硒及锌、维生素A等物质，这些物质都有保护皮肤，使皮肤保持光洁、柔软的作用。锌可参与黑色素合成，维持皮肤的光滑性和光泽度，且保持头发的光泽、柔美。硒则有抗皮肤衰老的作用，可减少皮肤皱纹。

现代药理研究证实，沙苑子可以调节血压和脑血流量，具有明显的保肝、降脂、抗疲劳等作用，并能提高免疫功能。

贮存要点 放缸内，置通风干燥处。防虫蛀、鼠食。

用法用量 内服：煎汤10～20克；或入丸、散。

使用禁忌 相火炽盛，阳强易举者忌服。

保健应用

玉沙粥

功效 本方有滋养肾阴、补肝明目之功效，用于视物昏花，身体消瘦。玉竹有养阴生津、润肺滋肾的功效。沙苑子有补肾、养肝、明目的作用，两者都富含维生素A和植物油以及植物雌激素，常吃可使消瘦的身体变丰满。

原材料 玉竹20克，沙苑子粉20克，粳米50克，冰糖10克。

做法 将玉竹洗净后切成薄片，与粳米入锅中，加水500毫升，煮至米将熟时，加入沙苑子粉，边加边搅，煮至粥熟汤稠，加入冰糖煮化即成。

用法 代早茶食用。

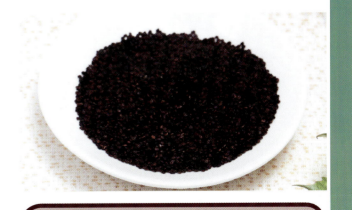

特别提示

功用与菟丝子近似，除治遗精、早泄、神经衰弱等虚劳证外，主要用于治疗肝肾不足所致的视力减退。

韭菜籽

【别名】 韭籽、炒韭菜籽。

蔬菜中的"伟哥"

来　　源　百合科植物韭菜的干燥成熟种子。秋季果实成熟时采收果序，晒干，搓出种子，除去杂质。

主要产地　河北、山西、吉林、江苏、山东、安徽、河南产量较大。

性　　味　性温，味辛、甘。

功效主治　补肝肾、暖腰膝、助阳固精。用于治疗阳痿、遗精、遗尿、小便频数、腰膝酸软或冷痛、白带过多等症。

主要成分　含硫化物、苷类、维生素C等。

性状特征　种子半圆形或卵圆形，略扁，长3～4毫米，宽约2毫米。表面黑色，一面凸起，粗糙，有细密的网状皱纹，另一面微凹，皱纹不甚明显，基部稍尖，有点状突起的种脐。质硬、气特异、味微辛。

选购秘诀　以色黑、饱满、无杂质者为佳。

药用价值　韭菜子含有左旋肉碱、皂苷及丰富的纤维素，其中左旋肉碱具有抗机体疲劳、衰老作用，还能促进生长发育，预防心血管疾病、肾病及糖尿病，达到延年益寿的目的。

它所含的纤维素能够促进肠胃的蠕动，有通便的作用。

本品对胃寒呕吐也有一定的疗效。

本品甘温，补肾助阳，兼有收涩之性并能固精止遗、缩尿止带，以治肾虚滑脱诸症。

本品还可温补肝肾、强筋壮骨，用于治疗肝肾不足、筋骨酸软、步履艰难、屈伸不利。可单用，也可配伍使用。

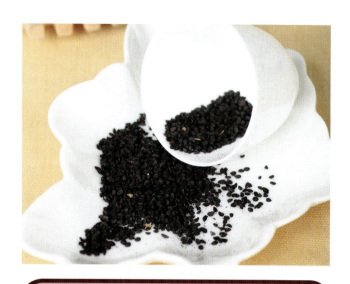

特别提示

生于田园，全国各地有栽培，家庭中也可以自行尝试种植韭菜，韭菜配菜食用，而韭菜籽可入药，十分实用。

贮存要点　放缸内，置干燥处，防霉、防蛀。

用法用量　煎服，5～10克。

使用禁忌　阴虚火旺者忌服。

保健应用

韭菜籽蒸猪肚

功　　效　本方可以温阳益胃、补肾固精。适用于慢性胃炎、胃及十二指肠溃疡而属脾胃虚寒者。猪肚能补虚损、健脾胃。可治虚劳羸弱、泄泻、下痢、消渴、小便频数、小儿疳积。两者配伍使用，效果显著。

原材料　韭菜籽12克，猪肚1个，味精、食盐、酱油各适量。

做　　法　将猪肚划一长口，翻过来清洗干净复原，再将韭菜籽用清水洗干净，取一纱布袋将其装好，扎紧袋口再放入猪肚内。将处理好的猪肚放入蒸碗里，加水适量，隔水蒸至熟烂，再取出药袋，将猪肚改刀切成薄片，加入酱油、味精、食盐于原汤汁中调味，最后将汤汁与肚片搅拌均匀即成。

用　　法　佐餐食用。

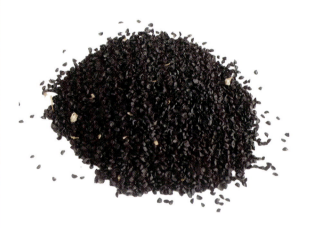

狗脊

【别名】百枝、狗青、黄狗头、金毛狮子、金狗脊、黄狗脊。

适用于风湿痛而有肝肾不足者

来　源　为蚌壳蕨科植物金毛狗的根茎。

主要产地　主产于四川、福建、浙江。

性　味　性温，味苦、甘。

功效主治　补肝肾、除风湿、健腰脚、利关节。治腰背酸疼、膝痛脚弱、寒湿痹痛、失溺、尿频、遗精和白带等症。

主要成分　各种蕨素类物质，以及香草醛、丁香酸、对羟基苯甲酸、香荚兰乙酮、绵马酚、山奈醇。

性状特征　根茎呈不规则的长块状，长8～18厘米，直径3～7厘米。外附光亮的金黄色长柔毛，上部有几个棕红色木质的叶柄，中部及下部丛生多数棕黑色细根。质坚硬，难折断。气无、味淡、微涩。狗脊片呈不规则长形，圆形或长椭圆形。纵切片长6～20厘米，宽3～5厘米；横切片直径2.5～5厘米，厚2～5毫米，边缘均不整齐。生狗脊片表面有时有

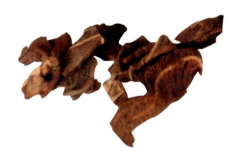

未除尽的金黄色柔毛；在近外皮3～5毫米处，有一圈凸出的明显内皮层（纵片之圈多不连贯），表面近于深棕色，平滑、细腻，内部则为浅棕色，较粗糙、有粉性。热狗脊片为黑棕色或棕黄色，其他与生者相同。

选购秘诀　以片厚薄均匀、坚实无毛、不空心者为佳。

药用价值　**强筋骨，祛风湿**　风湿关节痛而有肝肾不足者较适用。本品在祛风湿寒邪之余仍带有滋补性，故对体弱老人的寒湿膝痛，尤其腰脊僵硬疼痛，屈伸不便者（如类风湿性脊椎炎）最适用。

止血作用　狗脊的毛茸对疤痕组织、肝脏、脾脏的损害性及拔牙等外伤性出血有较好的止血作用，其效果较明胶海绵迅速。狗脊毛茸似能被组织逐渐吸收消化。

抗癌作用　同属植物席氏狗脊叶的70%乙醇提取物，腹腔注射对接种艾氏腹水癌及肉瘤S180腹水型的小鼠能延长其存活天数。

贮存要点　置通风干燥处，防霉。

用法用量　内服：煎煮成药汤服用，用量10～15克，或冲成茶品使用。外用：煎后水洗。

使用禁忌　阴虚有热、小便不利者慎服。

保健应用

枸杞子狗脊猪尾汤

功　效　补肾强腰。治疗腰膝酸痛乏力、小便多，时有头晕或视物不清、遗精、遗尿等。

原材料　猪尾1条，枸杞子6克，狗脊30克。

做　法　将枸杞子、狗脊洗净，猪尾刮净毛，洗净斩小段。把斩段的猪尾和用料一起放入锅内，加清水适量，武火煮沸后，再转文火煮1.5小时，调味即可。

用　法　佐餐食用。

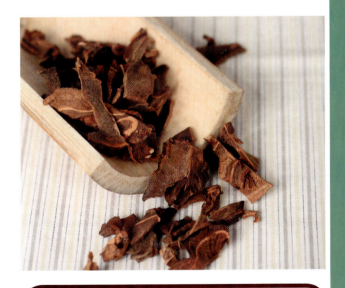

特别提示

本品可配当归用来治疗病后足肿，狗脊配菟丝子配伍可治疗肾病腰痛，与牛膝、续断、杜仲相配伍方如狗脊饮，也是常用的方剂。

海马

【别名】 水马，虾姑，龙落子、马头鱼。

补肾壮阳佳品

来　　源　为海龙科动物克氏海马、刺海马、大海马、斑海马或小海马除去内脏的全体。

主要产地　广东、福建、台湾等地。

性　　味　性温，味甘。

功效主治　补肾壮阳、调气活血。治阳痿、遗尿、虚喘、难产、积、疔疮肿毒。

主要成分　含氨基酸及蛋白质、脂肪酸、甾体和无机元素。三斑海马含硬脂酸、胆固醇、胆固二醇等。

性状特征　体呈长条形，略弯曲或卷曲，长10～25厘米，上部粗而扁方，直径2～3厘米，下部细而方，直径约1厘米，尾端略尖而弯曲。头似马头，具管状长嘴，有1对深陷的眼睛。表面黄白色或灰棕色，略有光泽，上部具6棱，下部有4棱，密生突起的横纹，边缘有齿，背部有鳍。骨质坚硬，不易折断。气微腥、味微咸。

刺海马性状与海马相似，但较小，长约20厘米，通体具硬刺，刺长2～4毫米。其他性状同上种。海

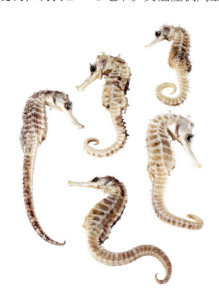

蛆，即小海马。将幼小的海马晒干，商品上称为海蛆。形状与海马相似，但体形较小。

选购秘诀　以体大、坚实、头尾齐全的为佳。

药用价值　海马的乙醇提取物，可延长正常雌小鼠的动情期，并可使子宫及卵巢（正常鼠）的重量增加。海马提取液表现雄性激素样作用。

海马含有大量的镁和钙，其次为锌、铁、锶、锰等成分，具有兴奋强壮作用。不仅能催进性欲，治阳痿不举，女子冷宫不孕，且对老人及衰弱者有振奋精神的功效。对于妇女临产阵缩弱者，有增强阵缩而催生之效。

海马具有补肾壮阳、温通血脉、镇静安神、散结消肿、舒筋活络、止咳平喘等药用功能，主治肾虚、阳痿、遗尿、跌打损伤、创伤出血等多种疾病。

海马还具有强身健体、消炎止痛的功能，可以有效地治疗神经系统疾病。

贮存要点　置阴凉干燥处，防蛀。

用法用量　内服：煎汤，3～9克；或入散剂。外用：研末撒。

使用禁忌　孕妇及阴虚火旺者忌服。例如，痰火喘咳者，不适宜使用本汤。

保健应用

海马桃仁汤

功　　效　温肾壮阳。适用于肾虚阳痿、腰膝

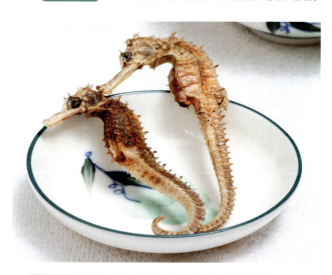

特别提示

常见的掺伪品为在海马腹部、尾部、头部塞入各种重量的物质，常见的有水泥、面粉、铁器等。

酸冷、神疲乏力、性欲淡漠、阳痿早泄，或举而不坚、精液稀冷、婚久不育、小便清长、夜尿频多、气喘等。

原材料 海马 15 克，核桃肉 30 克，猪瘦肉 200 克，大枣 10 枚，食盐适量。

做　法 将猪瘦肉洗净、切块，与海马、核桃肉、大枣同放入锅中，加清水，用文火炖汤，熟时调入食盐即可。

用　法 温服，每日 1 次。

海狗肾

【别名】腽肭脐。

○ 适用于肾阳亏虚诸症

来　源 为海狗科动物海狗或海豹科动物海豹的雄性外生殖器。

主要产地 分布于欧洲大西洋沿岸和北太平洋沿岸。我国见于渤海湾内沿海地区。

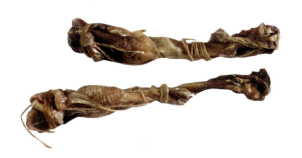

性　味 性热，味咸。

功效主治 暖肾壮阳、益精补髓。主治肾阳亏虚、腰膝萎弱、阳痿不举、精寒不育、肾阳衰微、下元虚冷、虚寒攻冲、心腹冷痛、尿频便溏、腹中冷痛等症。

主要成分 含雄性激素、蛋白质、脂肪等。

性状特征 海狗肾药材来源不一，一般所用进口海狗肾（品种未定）为干燥的阴茎及睾丸。阴茎呈长圆柱形，先端较细，长 28～32 厘米，干缩有不规则的纵沟及凹槽，有一条纵向的筋。外表黄棕色或黄色，杂有褐色斑块。后端有一长圆形、干瘪的囊状物，约 12 厘米，或有黄褐色毛。睾丸 2 枚，扁长圆形，棕褐色，半透明，各有一条细长的输精管与阴茎末端相连。输精管黄色、半透明，通常缠绕在阴茎上。副睾皱缩，附在睾丸的一侧，呈乳黄色。

选购秘诀 以形粗长、质油润、半透明、无腥臭、无虫蛀、无霉变者为佳。

药用价值 海狗肾含有雄性激素、蛋白质、脂肪等，具有温肾补阳作用，对于肾阳虚的机体具有显著补益功能，可明显增强机体的性功能和性行为。

同时具有强大的抗疲劳和适应原样作用，可提高机体对多种有害环境因素（寒冷、过热、剧烈运动、放射线、异体血清、细菌、毒品、麻醉品、激素、药物等）的抵抗能力，能迅速恢复体能，消除疲劳。

贮存要点 置通风干燥处，防虫蛀。

用法用量 内服：煎汤，3～9 克；或入丸、散。处方中写海狗肾、腽肭脐指生海狗肾。为原药材烘干入药者。

酒海狗肾为海狗肾切段，用黄酒喷淋拌匀，待吸尽，再用文火炒至酥脆入药者。炒海狗肾为原药材切段，用滑石粉或牡蛎粉炒至鼓起入药者。油海狗肾为海狗肾表面用青油涂擦，置木炭火上烤至鼓起入药者。

使用禁忌 阴虚火炽、性欲亢进、肺结核干咳等不宜用，因本品大热，服后易动"火"。脾胃挟有寒湿者亦忌。

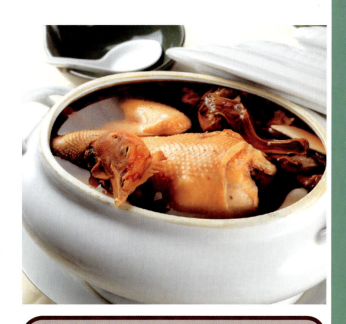

特别提示

如无海狗肾，可用羊肾（即雄羊的干燥睾丸，能益精助阳，用法用量与海狗肾同）。

保健应用

海狗肾炖鸡

功效 温肾壮阳、补益元气、益精填髓。用于中老年人元气不足、肾阳虚衰所致的阳痿、精冷、神疲乏力等。

原材料 海狗肾30克、淮山药、枸杞子各15克,杜仲、巴戟天各9克,生仔鸡1只(500~750克),调味品适量。

做法 海狗肾切成薄片,小碗盛着,以一汤匙烧酒浸润,隔晚取用。把仔鸡洗净去毛和内脏,与海狗肾、淮山药、巴戟天等药材一起放入大型炖锅内,注下八成滚开水,盖好后放火上炖4小时,便可调味食用。

用法 每周2次,连用1个月。

虾

【别名】青虾、海虾、河虾。

粮农组织列出的绿色食品之一

来源 为长臂虾科动物青虾等多种淡水虾的全体或肉。

主要产地 我国南北各地均有。

性味 性温,味甘。

功效主治 补肾壮阳、通乳、排毒。可治阳痿、乳汁不下、丹毒、痈疽、臁疮。

主要成分 虾所含蛋白质是鱼、蛋、奶的几倍到几十倍,还含有丰富的钾、碘、镁、磷等微量元素及氨茶碱、维生素A等。

性状特征 青虾体形粗短,长4~8厘米,有青绿色及棕色斑纹。胸部较粗大,头胸甲前缘向前延伸呈三角形突出的剑额,剑额两侧具有柄的眼1对。头部附肢5对,胸部有附肢8对,腹部附肢6对,第6对为尾肢,甚宽大,与尾节组成尾鳍。生活于淡水、湖沼、河流中,常栖息于多水草的岸边。食性很杂,喜食小动物尸体或水草。

选购秘诀 虾壳须硬、色青光亮、眼突、肉结实、味腥的为优。

药用价值 虾肉质和鱼肉一样松软,易消化,是老年人、身体虚弱以及病后需要调养的人的最佳营养食物。

虾中还有丰富的镁,镁对心脏活动具有重要的调节作用,能很好地保护心血管系统,减少血液中胆固醇含量,防止动脉硬化,同时还能扩张冠状动脉。有利于预防高血压症及心肌梗死。

虾具有较强的通乳作用,并且富含磷、钙,对小儿、孕妇尤有补益功效。

虾皮中碘和钙的含量很高,有镇静作用,常用来治疗神经衰弱、植物神经功能紊乱等症。老年人常吃虾皮,可预防骨质疏松症,对提高食欲和增强体质都很有好处,孕妇常吃虾皮可预防缺钙抽搐症及胎儿缺钙症。

虾子又名虾春,富含高蛋白,具有很好的助阳功能,肾虚者可常食。

贮存要点 在鲜虾仁中加入清水再放入冰箱冻存;将干虾子装入布袋内,放2个大蒜,这样既不变质,又能防虫蛀。

用法用量 内服:煎汤或煮食。每餐30~50克。

使用禁忌 变质虾不可食用。少数老年人,患有过敏性鼻炎、支气管炎、反复发作性过敏性皮炎者不宜吃虾。

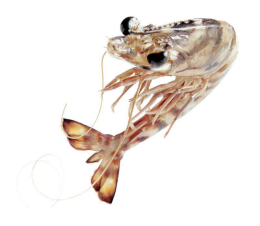

保健应用

葱香茄汁虾

功效 补肾固阳、强腰壮骨,对肾虚体弱、性功能障碍有疗效。

| 原 材 料 | 虾仁200克，番茄酱40克，辣椒糊5克，辣椒油5克，鸡蛋1个，酒酿20克，葱白、白糖、姜、蒜、盐、味精、淀粉各适量。

| 做　　法 | 虾仁加盐、蛋清、淀粉，搅匀。葱切成末，姜、蒜捣成泥。油锅上火，五成热时，下虾仁炸熟、捞出。锅中放姜、蒜泥、辣椒糊煸炒，再入番茄酱、葱末，略炒几下，加酒酿、高汤、盐、白糖、味精，再倒入虾仁、葱末，水淀粉勾芡，起锅前浇辣椒油即成。

| 用　　法 | 佐餐食用。

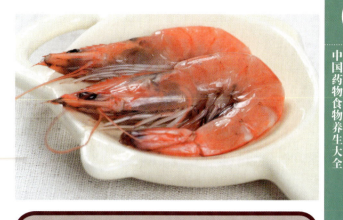

特别提示

虾的烹制方法很多，烹、烧烤、焖均可。又可清煮、手剥食用。还可制成海米、虾皮、虾酱、虾油以佐餐。

蚕蛹

【别名】小蜂儿、茧蛹。

○ 高蛋白的天然营养品

| 来　　源 | 为蚕蛾科昆虫家蚕蛾的蛹。

| 主要产地 | 我国大部分地区均有饲养。

| 性　　味 | 性平，味甘。

| 功效主治 | 和脾胃、祛风湿、长阳气，治小儿疳热、消瘦、消渴。

| 主要成分 | 含有丰富的蛋白质，脂肪酸，维生素A，维生素B_2，维生素D及麦角甾醇，还有少量抗菌肽、干扰素和钾、纳、钙、镁、铁、铜、锰、锌、磷、硒等。

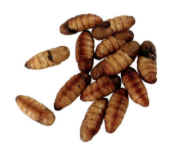

| 性状特征 | 蚕蛹的体形像一个纺锤，分头、胸、腹三个体段。头部很小，长有复眼和触角，胸部长有胸足和翅，鼓鼓的腹部长有9个体节。蚕刚化蛹时，体色是淡黄色的，蛹体嫩软，渐渐地就会变成黄色、黄褐色或褐色。过一段时间又会变软。

| 选购秘诀 | 一定要选用新鲜的蚕蛹，蚕蛹上唯一的一点白色，应为半透明的白色，或者就是白色、乳白色，如果变黄褐色甚至颜色更深就要丢弃了，因为已经变质。

| 药用价值 | 蚕蛹含有丰富的蛋白质和多种氨基酸，是体弱、病后、老人及妇女产后的高级营养补品。

蚕蛹对机体糖和脂肪代谢能起到一定的调节作用，蚕蛹油可以很好地降血脂、降胆固醇。对辅助治疗高胆固醇血症和改善肝功能有显著作用。

蚕蛹能产生具有药理学活性的产物。这种活性产物能有效提高人体内的白细胞水平，从而提高人体的免疫功能，并可有效延缓人体功能的衰老进程。

蚕蛹中的不饱和脂肪酸的含量非常丰富，约占总脂肪的72.5%。不饱和脂肪酸对于维持人体正常的生理功能有极为重要的作用：保持细胞膜的相对流动性，以保证细胞的正常生理功能；使胆固醇酯化，降低血中胆固醇和甘油三酯；是促进婴幼儿生长发育和合成人体前列腺素的必须物质；降低血液黏稠度，改善血液微循环；增强细胞活力，增强记忆力和思维能力；促进脂溶性维生素的消化和吸收。

| 贮存要点 | 去除外壳，装入保鲜袋中，在低温下保存。

| 用法用量 | 蚕蛹有油煎、烧煮、酱腌、爆炒等

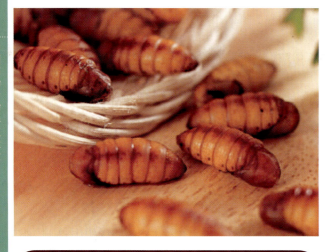

吃法。每餐50克。

使用禁忌 患有脚气病和有过敏史的人应少食。不新鲜的蚕蛹，或变颜色、有异味的不要食用。

● 保健应用

核桃炖蚕蛹

功　效 补脾益肾。适用于阳痿、滑精、小儿疳积、胃下垂等。

原材料 核桃肉100～150克，蚕蛹（略炒过）50克。

做　法 将核桃肉清洗干净，蚕蛹剖开，去除蚕蛹内的代谢物，然后两者一同放入盅内，加适量清水，隔水炖熟即可。

用　法 隔日1次服用。

特别提示

蚕蛹在食用前必须要彻底洗净蚕蛹内的代谢物。老年人、体弱及高血脂、肝功能不佳者较宜食用本品。

▶ 韭菜

【别名】丰本、草钟乳、起阳草、懒人菜、长生韭、壮阳草、扁菜。

○ 有"助阳草"之称

来　源 为百合科植物韭的叶。

主要产地 全国大部分地区均种植。

性　味 性温，味辛。

功效主治 温中、行气、散血、解毒。治胸痹、噎膈、反胃、吐血、衄血、尿血、痢疾、消渴、痔漏、脱肛、跌扑损伤、虫蝎螫伤。

主要成分 叶含硫化物、苷类和苦味质。

性状特征 多年生草本，高20～45厘米，具特殊强烈臭味。根茎横卧，生多数须根，上有1～3个丛生的鳞茎，呈卵状圆柱形。花被6裂，白色，裂片长圆形，长4～6毫米，先端渐尖或急尖，排列为2轮，互生。雄蕊6，花丝长不超过花被，中部以下扩大，花药黄色。雌蕊1，子房上位，3室，三棱状。蒴果倒心状三棱形，绿色，长4～5毫米，直径约4毫米。种子黑色，扁平，略呈半卵圆形，边缘具棱。花期6～7月，果期7～9月。

选购秘诀 以叶子无腐烂变质、掐之不老、闻之有香味者为佳。

药用价值 传统医学认为韭菜性温，能温肾助

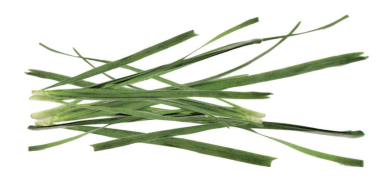

阳、益脾健胃、行气理血。多吃韭菜，可养肝，增强脾胃之气。

韭菜中的含硫化合物具有降血脂及扩张血脉的作用，适用于治疗心脑血管疾病和高血压病。此外，这种化合物还能使黑色素细胞内酪氨酸系统功能增加，从而改善皮肤毛囊的黑色素，消除皮肤白斑，并使头发乌黑发亮。

韭菜可治病，用韭菜捣汁滴鼻，可以治疗中暑昏迷，将韭菜放在火上烤热，涂患处，可治疗荨麻疹。韭菜中含有大量的膳食纤维，对结肠癌有明显疗效。这些膳食纤维还以把消化道中的废物包起来排出体外，因而有洗肠草之称。

韭菜含有性兴奋剂，能兴奋性器官，在药典上有"起阳草"之称，可与现代的"伟哥"相比美。

韭菜中含有的膳食纤维较多，比较耐嚼，人进食时可以锻炼嚼肌，还可有效地预防龋齿的产生。

贮存要点 阴凉干燥处保存。

用法用量 炒食、做馅，也可作为调味品。每餐50克。

使用禁忌 阴虚内热及疮疡、目疾患者均忌食。

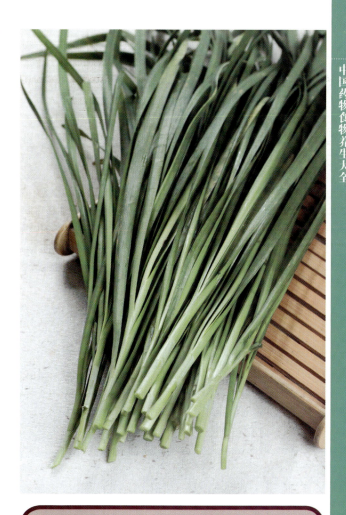

特别提示
初春时节的韭菜品质最佳，晚秋的次之，夏季的最差。隔夜的熟韭菜不宜再吃，多食会上火且不易消化，韭菜不能与蜂蜜、牛肉、白酒同食。

● 保健应用

韭菜粥

功效 温中行气、助阳散寒；对胃寒疼痛、手足发凉、便秘等症有疗效。

原材料 新鲜韭菜250克，陈粟米100克。

做法 将韭菜拆洗干净，切成碎末。把陈粟米淘洗干净，放到砂锅里，加适量的水，大火煮沸后，用小火煮30分钟，等粟米熟烂后，添加韭菜碎末，拌匀，再用小火煨煮至沸即可。

用法 每天早、晚分食。

何首乌

【别名】地精、首乌、陈知白、马肝石、小独根。

○ 抗老护发的滋补佳品

来　　源　为蓼科植物何首乌的块根。

主要产地　主产于河南、湖北、广西、广东、贵州、四川、江苏等地。

性　　味　性微温，味苦、甘、涩。

功效主治　补肝益肾、养血祛风。治肝肾阴亏、发须早白、血虚头晕、腰膝软弱、筋骨酸痛、遗精、崩带、久疟久痢、慢性肝炎、痈肿、瘰疬、肠风、痔疾。

主要成分　根和根茎含蒽醌类，主要为大黄酚和大黄素，其次为大黄酸、少量的大黄素甲醚和大黄酚蒽酮等（炙过后无大黄酸）。此外，含淀粉45.2%，粗脂肪3.1%，卵磷脂3.7%等。

性状特征　植物为多年生草本，无毛。根细长，顶端有膨大的长椭圆形、肉质块根，皮黑色或黑紫色。茎缠绕，长3～4米，中空，多分枝，基部木质化。叶片卵形，药材呈团块状或不规则纺锤形，长6～15厘米，直径4～12厘米。表面红棕色或红褐色，皱缩不平，有浅沟，并有横肉长皮孔及细根痕。体重，质坚实，不易折断，断面浅黄棕色或浅红棕色，显粉性，皮部有4～11个类圆形异型维管束环列，形成云锦状花纹，中央木部较大，有的呈木心。气微，味微苦而甘涩。

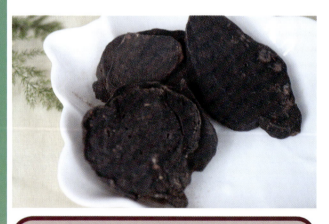

特别提示

晒干制成的首乌润肠通便的效果显著，常用于老年人身上，鲜首乌的消肿作用更佳，而经黑豆、黄酒拌蒸熟制成的何首乌长于补血，最能滋补强壮。

选购秘诀　以个大、体重、质坚实、断面无裂隙、显粉性者为佳。

药用价值　何首乌含蒽醌衍生物和卵磷脂，他们是构成神经组织的主要成分，也对血细胞有振奋作用。何首乌能降低血脂及胆固醇，缓解动脉粥样硬化的形成，组织在血清中滞留或渗透动脉内膜，还能增强机体非特异性免疫及细胞免疫作用。何首乌抗衰老作用还表现为保护超氧化歧化酶、抑制单胺氧化酶活性，保护胸腺以及所含的微量元素等。

贮存要点　置干燥处，防蛀。

用法用量　内服居多，煎煮成药汤服用时，一般用量9～15克。

使用禁忌　大便溏泄及有湿痰者不宜。何首乌忌与葱、蒜、萝卜同食。此外，何首乌并非名贵药材，在一般药店均可买到，何首乌极少有人形，且"人形何首乌"并无特别药用价值。

● 保健应用

何首乌山鸡

功　　效　有补肝肾、乌须发、悦颜色、延寿命之效。

原材料　山鸡2只，炙何首乌10克，青椒100克，冬笋15克，酱油10克，料酒20毫升，味精1克，精盐2克，豆粉20克，鸡蛋1个，菜油1000克。

做　　法　何首乌用清水洗净，放入铝锅内煮2次，共收药液20毫升。山鸡去净毛，剖腹去内脏，洗净、去骨，切成丁。冬笋、青椒切成丁。鸡蛋去黄留清。蛋清加入豆粉，调成蛋清豆粉，用一半入少许精盐将山鸡丁调味备用，另一半同料酒、酱油、味精、首乌汁兑成液汁待用。净锅置火上，注入菜油，烧至六成热时下鸡丁过油滑熟，随即捞入勺内待用。锅留底油，加入鸡丁、冬笋、青椒、倒入液汁勾芡，起锅装盘即成。

用　　法　佐餐食用。

熟地黄

【别名】熟地、地黄根、大熟地。

补血滋阴常用药

来　源　玄参科植物地黄的干燥根茎经加酒反复蒸晒后而成。

主要产地　主产于河南、浙江、河北、山西、山东等地。

性　味　性微温，味甘。

功效主治　滋补血、益精填髓。用于肝肾虚、腰膝酸软、盗汗遗精、内热消渴、血虚萎黄、心悸怔忡、月经不调等，也是治疗糖尿病、慢性肾炎、高血压、神经衰弱等疾病的常用药材，并具有较佳的滋补效果。

主要成分　含梓醇、5-羟基糠醛、二氢梓醇、乙酰梓醇、水苏糖、葡萄糖、蔗糖、果糖、地黄多糖等。

性状特征　药材表面和断面乌黑色，有光泽、黏性大。质软而韧，不易折断。无臭，味甜。

选购秘诀　以个大、体重、质柔油润、断面乌黑、味甜者为佳。

药用价值　**对骨髓造血系统的影响**　实验证明，熟地黄可促进贫血动物红细胞、血红蛋白的恢复，加快多能造血干细胞、骨髓红系造血细胞的增殖分化作用。

对血液凝固的影响　熟地黄能显著抑制肝脏出血性坏死灶及单纯性坏死。对高脂食物引起的高脂血症、脂肪肝及大鼠内毒素引起的肝静脉出血症，均有抑制血栓形成的作用。

对免疫系统的影响　熟地黄醇提取物给小鼠灌服，抑制的巨噬细胞功能有明显的保护作用；对抗体形成细胞有抑制作用。

对心血管系统的影响　酒熟地黄及蒸熟地黄都有显著的降压作用，收缩压和舒张压均显著下降。

其他作用　抗氧化作用。此外，实验证明，熟地黄不仅能改善阴虚症状，并能调节异常的甲状腺激素状态。

贮存要点　袋包装，置于通风干燥处，防霉、防蛀。

用法用量　多为内服、煎煮成药汤服用，一般用量在9～15克，大剂量可用到30克。

使用禁忌　凡外感未清、消化不良、脾胃虚寒、大便泄泻者不宜使用；肝阳上亢而无肝肾虚的高血压病者不用或慎用；急性支气管炎，临床表现咯血而带痰火者也不宜用。

保健应用

首乌地黄粥

功　效　益肾抗老、养肝补血。适用于肝肾不足、阴血亏损、头晕耳鸣、头发早白、贫血等。

原材料　制何首乌30克，熟地黄15克，大米100克，白糖适量。

做　法　将制何首乌、熟地黄先煎，去渣取汁，大米淘洗干净，将药汁倒入大米中，以文火煮成稀粥，快熟时调入白糖即可。

用　法　温服，每日1～2次。便溏者勿服。

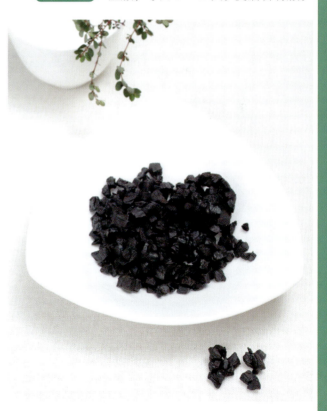

特别提示

熟地浸酒，在补血的同时，又兼有一定的活血作用。熟地久服可能有腹胀、腹泻、胃胀等反应，与砂仁同用可减少这些副作用。

白芍

【别名】金芍药。

常见的补血良药

来源 为毛茛科植物芍药（栽培种）的根。

主要产地 分布于黑龙江、吉林、辽宁、河北、河南、山东、山西、陕西、内蒙古等地。

性味 性凉，味苦、酸。

功效主治 养血柔肝、缓中止痛、敛阴收汗。主治胸腹疼痛、泻痢腹痛、自汗盗汗、阴虚发热、月经不调、崩漏、带下。

主要成分 根含芍药苷、牡丹酚、芍药花苷、苯甲酸、挥发油、脂肪油、树脂、鞣质、糖、淀粉、黏液质、蛋白质、β-谷甾醇和三萜类。另外产自四川的白芍含一种酸性物质，对金黄色葡萄球菌有抑制作用。花含黄芪苷、山柰酚3.7-二葡萄糖苷，多量没食子鞣质(10%以上)、除虫菊素、13-甲基十四烷酸、β-谷甾醇、廿五碳烷等，叶含鞣质。

性状特征 干燥根呈圆柱形，粗细均匀而平直，长10～20厘米，直径1～1.8厘米。表面淡红棕色或粉白色，平坦，或有明显的纵皱及须根痕，栓皮未除尽处有棕褐色斑痕，偶见横向皮孔。质坚实而重，不易折断。断面灰白色或微带棕色，木部放射线呈菊花心状。味微苦而酸。

选购秘诀 以根粗长、匀直、质坚实、粉性足、表面洁净者为佳。在各地产品中，杭白芍因生长期长、加工细致而为白芍中的上品。

药用价值 白芍中所含的白芍总苷具有抗炎和调节免疫功能等药理作用，临床上用于类风湿性关节炎及老年病的治疗，效果较好。

白芍总苷作为一种免疫调节剂，具有浓度和功能依赖性双向调节作用的特征。此外，白芍总苷尚有抗氧化、镇痛、抗惊厥等药理作用。

贮存要点 置干燥处，防蛀。

用法用量 白芍多为内服，煎煮成药汤服用，一般用量在10～15克，大剂量可用到30克。

使用禁忌 虚寒、腹痛、泄泻者慎服。因白芍微寒，故妇女产后不可用，还不能与藜芦同用。

保健应用

白芍川芎炖鱼头

功效 行气补血、镇静止痛、滋阴补肾、强壮身体、适用于肋间神经痛患者。

原材料 白芍10克，川芎10克，甘草6克，鲤鱼头1只(500克)，料酒20克，姜10克，葱15克，盐4克。

做法 白芍、甘草、川芎润透、切片，鲤鱼头洗净、去鳃，姜切片，葱切段。鱼头抹上料酒、盐，放入炖锅内，加入白芍、甘草、川芎，注入清水800毫升，放入姜葱。炖锅置于武火上烧沸，再用文火炖煮20分钟即成。

用法 每日1次，每次吃鱼头50～100克。

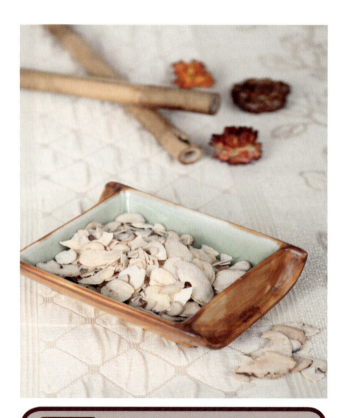

特别提示

白芍依不同加工方式、用法，治疗效果也有差别。生白芍主要用在平抑肝阳，炒白芍用于养血敛阴，于治肝胃不和引起的腹痛。酒白芍可用于和中缓急、止痛，具有较强的镇痛效果。

当归

【别名】干归、西归、干白、云当归、秦归。

调经止痛的理血圣药

来源 为伞形科植物当归的根。

主要产地 分布于甘肃、四川、云南、陕西、贵州、湖北等地。

性味 性温，味甘、辛。

功效主治 补血和瘀血、调经止痛、润燥滑肠。治月经不调、经闭腹痛、癥瘕积聚崩漏、血虚头痛、眩晕、痿痹、赤痢后重、痈疽疮疡、跌打损伤。

主要成分 含挥发油、正丁烯内酯等。

性状特征 干燥根分3部：根头部归头，主根归身，支根及支根梢部归尾。全长10～25厘米，身长3～10厘米。归头直径2～4厘米，支根直径0.3～1厘米。外表灰棕色或棕褐色，全体具纵皱纹，支根部尤多，归头顶端圆平，有茎叶残基，常有不显著的环形皱纹，归身略呈圆柱形，身面凹凸不平，其下生有3～5条或更多的归尾，归尾上粗下细，多扭曲，表面有小疙瘩状的须根痕迹。质多柔韧，断面黄白色，有裂隙，中层有浅棕色环纹，并有多数棕色油点。气清香浓厚，味甘、微苦、辛。

选购秘诀 以主根大、身长、支根少、断面黄白色、气味浓厚者为佳。

药用价值 当归是无毒免疫促进剂，具有多方面的生理调节功能。有兴奋和抑制子宫平滑肌双向性作用，能增强心肌血液供应。当归中性油对实验性心肌缺血有明显的改善作用。

醇提取物及阿魏酸钠注射液对药物所致心律失常有保护作用。

当归及其阿魏酸钠有抗血小板凝聚、抑制血栓形成、抗贫血、促进血红蛋白及红细胞生成的作用。当归中性油、总酸有增强巨噬细胞的吞噬功能和促进淋巴细胞转化的作用，总酸既有提高机体免疫作用，又有促进液体免疫作用，而且镇痛作用最强。

当归含有的多糖对急性放射病防护及造血细胞的恢复有促进作用；酚性油有抑制作用，茎叶油的镇痛作用明显。

贮存要点 置阴凉干燥处，防潮、防蛀。

用法用量 内服：煎煮成药汤服用，常用量6～12克。

使用禁忌 湿阻中满、大便溏泄者慎服。

● 保健应用

当归母鸡汤

功效 补血滋阴、润燥止血。适用于血虚萎黄、眩晕心悸、心烦失眠、虚风内动、肺燥咳嗽、劳咳咯血。

原材料 当归、党参各15克，老母鸡1只，葱、生姜、料酒、食盐各适量。

做法 将母鸡宰杀、洗净、斩成块，同当归、党参放入锅中，加清水、葱、生姜、料酒，用文火炖汤，熟时调入食盐即可。

用法 吃肉饮汤，分数次吃完。体虚患者可每周服用1次。

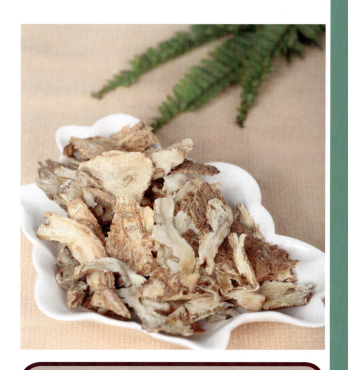

特别提示

当归的疗效会随使用部位的不同、煎煮时间的长短而有所差异。

阿胶

【别名】傅致胶、盆覆胶、驴皮胶。

〇 常用补血良药

来源 为马科动物驴的皮去毛后熬制而成的胶块。

主要产地 主产于山东、浙江。以山东产者最为著名，浙江产量最大。此外上海、北京、天津、武汉、沈阳等地亦产。

性味 性平，味甘。

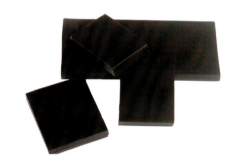

功效主治 滋阴、补血、安胎。治血虚、虚劳咳嗽、吐血、衄血、便血、月经不调、崩中、胎漏。

主要成分 由胶原及其部分水解产物所组成，含氮 16.43%～16.54%，基本上是蛋白质。水解产生多种氨基酸，其中有赖氨酸 10%，精氨酸 7%，组氨酸 2% 等。从产生的氨基酸看，阿胶与明胶相似，但前者之赖氨酸较多，且含胱氨酸，而缺乏色氨酸。含灰分 0.75%～1.09%，钙 0.079%～0.118%。

性状特征 呈整齐的长方形块状，通常长 8.5 厘米，宽约 3.7 厘米，厚 0.7～1.5 厘米。表面棕黑色或乌黑色，平滑、有光泽。质坚易碎，断面棕黑色或乌黑色，平滑，有光泽。气微弱、味微甜。

选购秘诀 以色乌黑、光亮、无腥臭气、经夏不软者为佳。

药用价值 **促进造血功能** 阿胶具有提高红细胞数和血红蛋白量，促进造血功能的作用。阿胶补血机制可能与其含有氨基酸、富含铁和微量元素、含有较高的动物蛋白等因素有关。

抗辐射损伤作用 对接受过 60Co，200Rd 一次照射的小鼠，用阿胶溶液灌胃 9 日后，血红蛋白比容明显上升，每日灌胃阿胶 1.56 克/千克后，可使经 60Co 照射小鼠血红蛋白、白细胞数和骨髓有核细胞数明显增高。

对免疫功能的影响 阿胶对小鼠肝、脾单核巨噬细胞有促进作用。小鼠连续服阿胶 7 日后，能使自然杀伤细胞活性显著增强，阿胶有促进健康人体淋巴细胞转化作用。

耐缺氧、耐寒冷、抗疲劳作用 小鼠口服阿胶实验表明，阿胶能够显著提高小鼠耐缺氧能力，明显增强动物的耐寒冷能力，非常显著地增强游泳小鼠的抗疲劳作用。

止血作用 实验证明，口服阿胶能非常显著地促进家兔的凝血过程，使凝血时间缩短。其止血机制可能是通过提高血液中血小板含量来阻止因血小板减少引起的出血。也有人认为，因阿胶含有胶原蛋白，具黏滞性，当被人体吸收后附着在毛细血管表面，缩短了血液的凝固时间，起到止血作用。此作用只用于吐血、衄血等内出血，对外部大出血效果不明显。

对钙代谢的影响 阿胶中钙含量较高，服用后可增加机体内钙的摄入量，有效地改善因缺钙而导致的骨钙丢失、钙盐外流。可用于治疗骨质疏松和骨质增生及各类骨折。

抗肌痿作用 阿胶对用特别饲料喂养致使造成进行性肌营养障碍症的豚鼠，有预防该症发生和改善该症状的作用。此作用可能与阿胶中所含的钙、磷、锰及氨基酸有关。

抗休克作用 阿胶具有防血管渗漏作用，这可能是其抗休克作用的机制之一。实验证明，阿胶可使烫伤兔耳的血浆渗出减少，并减轻静脉注射油酸后造成的肺血管渗出性病变。又有实验证明，阿胶可使注入内毒素后血液黏滞性增加的程度有所下降。这都说明阿胶可对抗病理性血管通透性增高。这种作用可减少血浆渗出，在一定程度上维持了有效循环量，有利于微循环恢复正常，使血液动力学状况得到改善。

利尿消肿作用 阿胶对肾炎的治疗作用是使体内氨基酸含量增加，随之血浆蛋白质含量提高，血中胶体渗透压升高，有利于利尿退肿。

贮存要点 贮藏于干燥容器内，密闭，置阴凉干燥处，防潮。

用法用量 内服烊化阿胶 5～10 克，炒阿胶可入汤剂或丸、散。

使用禁忌 阿胶质地黏腻。消化能力弱的人不宜应用；素体内热较重，有口干舌燥、潮热盗汗时也不适宜服用阿胶。

● 保健应用

阿胶鸡子黄汤

功效 养血滋阴。适用于心肝阴血亏虚、经脉失养导致的性冷淡、体弱、肌肤干枯、筋脉拘急、手足蠕动、头目眩晕、舌红口渴等。

原材料 阿胶10克，白芍12克，生地黄15克，钩藤12克，牡蛎12克，络石藤10克，茯神10克，炙甘草3克，鸡子黄2枚。

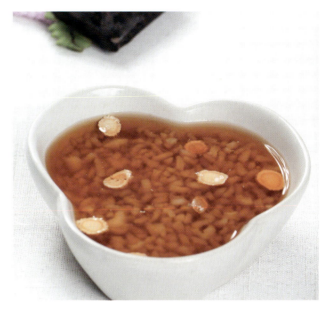

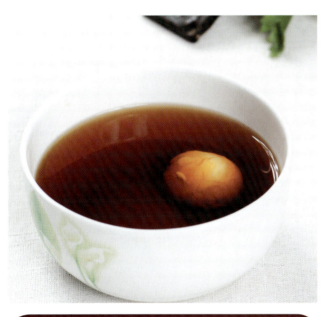

> **特别提示**
> 阿胶另外还有加蛤粉炒制的阿胶，在润肺化痰、止咳止血方面的功效更好。以蒲黄炒制的阿胶，能加强止血、补血的作用。

做法 除阿胶、鸡子黄外，余药用水煎取汁，以药汁烊化阿胶，再冲入鸡子黄即可。

用法 每日1剂，分2次温服。

补肺阿胶粥

功效 补中益气、养阴润燥、清肺降气、止咳平喘。可治肺虚火盛、咳嗽气喘。

原材料 阿胶15克，杏仁10克，蜜制马兜铃5克，西洋参3克，大米50克，白糖适量。

做法 西洋参研成粉末。阿胶烊化为汁，将杏仁、马兜铃先煎，去渣，取上清汁，加入大米，用文火煮成稀粥，熟时调入西洋参末、阿胶汁、白糖即可。

用法 温服，每日1～2次，脾胃有湿、大便稀溏及对马兜铃过敏者勿服。

阿胶牛肉汤

功效 滋阴养血、温中健脾。适用于月经不调、经期延后、头昏眼花、心悸少寐、面色萎黄或胎动不安者。

原材料 阿胶15克，牛肉100克，米酒20毫升，生姜10克。

做法 将牛肉去筋切片，与生姜、米酒一起放入砂锅，加水适量，用文火煮30分钟，加入阿胶及调料，溶解即可。

用法 每日1剂，吃肉喝汤。

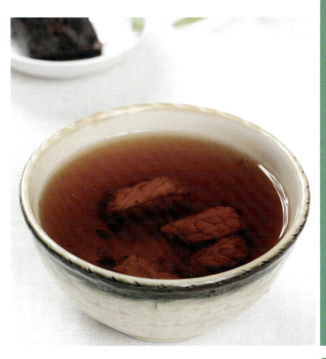

枸杞子

【别名】杞子、红青椒、枸杞果、枸杞豆、血杞子。

滋肾润肺的高级补品

来　源　为茄科植物枸杞或宁夏枸杞的成熟果实。

主要产地　主产河北,其余分布于甘肃、宁夏、新疆、内蒙古、青海等地。

性　味　性平,味甘。

功效主治　滋肾、润肺、补肝、明目。治肝肾阴亏、腰膝酸软、头晕目眩、目昏多泪、虚劳咳嗽、消渴、遗精。

主要成分　枸杞含有大量的胡萝卜素,多种维生素、β-谷甾醇、蛋白质、烟酸、酸浆红素以及铁、钙、磷、镁、锌等。果皮含酸浆果红素。

性状特征　①西枸杞为宁夏枸杞的干燥成熟果实。呈椭圆形或纺锤形,略压扁,长1.5～2厘米,直径4～8毫米。表面鲜红色至暗红色,具不规则的皱纹,略有光泽,一端有白色果柄痕。肉质柔润,内有多数黄色种子;扁平似肾脏形。无臭,味甜,嚼之唾液染成红黄色。以粒大、肉厚、种子少、色红、质柔软者为佳。

②津枸杞又名津血杞、杜杞子。为植物枸杞的干燥成熟果实。呈椭圆形或圆柱形,两端略尖,长1～1.5厘米,直径3～5毫米。表面鲜红色或暗红色;具不规则的皱纹,无光泽。质柔软而略滋润,内藏多个种子,种子形状与西枸杞的略同。无臭、味甜。

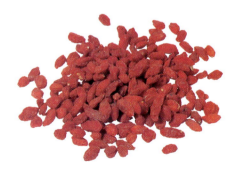

选购秘诀　以粒大、肉厚、种子少、色红、质柔软者为佳。

药用价值　枸杞有降低血压、降低胆固醇和防止动脉硬化形成的作用,并能保护肝细胞的新生,改善肝功能,对于慢性肝炎、中心性视网膜炎、结核、糖尿病、神经衰弱等症均有很好的防治作用。

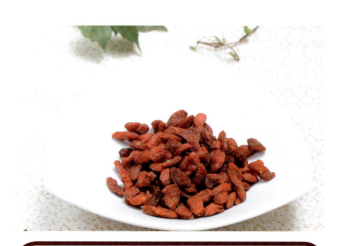

特别提示

在选购枸杞时要特别注意,如果枸杞的红色太过鲜亮,可能曾被硫黄薰过,品质可能已受到影响,吃起来也会有酸味,须避免。

枸杞能提高人体淋巴因子白细胞介素的作用,而白细胞介素是维持细胞活性的主要物质,一旦降低会引起早衰或衰老。

枸杞能提高巨噬细胞率及T淋巴细胞转化率,具有调节免疫功能的作用,多用于老年性疾病及虚损型疾病。

贮存要点　置阴凉干燥处,防闷热、防潮、防蛀。

用法用量　枸杞多为内服、煎煮成药汤服用,一般用量5～10克,也可以泡茶饮用,或将蒸熟的枸杞直接嚼食。

使用禁忌　外邪实热,脾虚有湿及泄泻者忌服。

保健应用

枸杞子粥

功　效　养肝、滋肾、润肺。适用于肝肾亏虚所致的腰膝酸软、阳痿遗精、男女不孕、头目眩晕、视物昏花、记忆力下降等。

原材料　枸杞子15克,大米100克,白糖适量。

做　法　枸杞子、大米一同放入锅中,加清水,以文火煮成粥,待熟时,调入白糖即可。

用　法　温服,每日1～2次。脾虚便溏者勿用。

桑葚

【别名】桑实、乌椹、黑椹、桑枣、桑果。

中老年人抗衰美颜之佳果

来　　源　为桑科植物桑的果穗。

主要产地　主产于江苏、浙江、湖南、四川、河北等地。

性　　味　性寒，味甘。

功效主治　补肝、益肾、熄风、滋液。治肝肾阴亏、消渴、便秘、目暗、耳鸣、瘰疬、关节不利。

主要成分　含糖、鞣酸、苹果酸及维生素 B_1、维生素 B_2、维生素 C 和胡萝卜素。桑葚油的脂肪酸主要由亚油酸和硬脂酸、油酸等组成。

性状特征　干燥果穗呈长圆形，长 1～2 厘米，直径 6～10 毫米。柄长 1～1.5 厘米。表面紫红色或紫黑色。果穗由 30～60 个瘦果聚合而成；瘦果卵圆形，稍扁，长 2～5 毫米，外具膜质苞片 4 枚。胚乳白色。质油润，富有糖性。气微，味微酸而甜。

选购秘诀　以个大、肉厚、紫红色、糖性大者为佳。

药用价值　桑葚有很好的滋补心、肝、肾及养血祛风的功效，对耳聋、眼花、须发早白、内热消渴、神经衰弱、动脉硬化、血虚便秘、风湿关节痛等均有疗效。

桑葚有改善皮肤（包括头皮）血液供应，营养肌肤，使皮肤白嫩及乌发等作用，并能延缓衰老，是中老年人健体美颜、抗衰老的佳果与良药。常食桑葚可以明目，缓解眼睛疲劳、干涩的症状。

桑葚对脾脏有增重作用，对溶血性反应有增强作用，可防止人体动脉硬化、骨骼关节硬化，促进新陈代谢。它可以促进血红细胞的生长，防止白细胞减少，并对治疗糖尿病、贫血、高血压、高血脂、冠心病、神经衰弱等病症具有辅助功效。

桑葚具有生津止渴、促进消化、帮助排便等作用，适量食用能促进胃液分泌，刺激肠蠕动及解除燥热。

贮存要点　置通风干燥处，防蛀。

用法用量　煎服或生食，每日 20～30 颗（30～50 克）。

使用禁忌　因桑葚中含有溶血性过敏物质及透明质酸，过量食用后容易发生溶血性肠炎。少年儿童不宜多吃桑葚。因为桑葚内含有较多的胰蛋白酶抑制物—鞣酸，会影响人体对铁、钙、锌等物质的吸收。脾虚便溏者亦不宜吃桑葚。桑葚含糖量高，糖尿病人应忌食。

● 保健应用

桑葚苁蓉汤

功　　效　滋阴血、补肝肾、润肠道。适用于肝肾阴血亏虚所致的腰酸腿软、头晕眼花、健忘失眠、腹部胀满、大便秘结等。

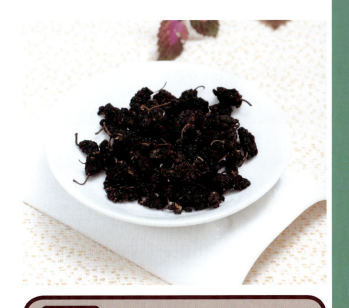

特别提示

桑葚有黑白两种鲜果，以紫黑色为补益上品。未成熟的不能吃。熬桑葚膏时忌用铁器。

原材料 桑葚30克，肉苁蓉20克，黑芝麻15克，山茱萸10克，白糖适量。

做 法 将以上材料同放入锅中，加清水，用文火炖汤，熟时调入白糖即可。

用 法 温服，每日1次，连服5日。肝火盛者去肉苁蓉。

葵花子

【别名】瓜子、葵子、向日葵子、太阳花子。

○ 备受推崇的健康坚果

来 源 为菊科植物向日葵的种子。

主要产地 我国各地均栽培。

性 味 性平，味甘。

功效主治 补血、安神、滋阴、止痢、透疹、防病抗衰老，对于血痢、痈肿有一定的疗效。

主要成分 葵花子含有丰富的植物油脂、脂肪、胡萝卜素、麻油酸等，并含有蛋白质、糖、多种维生素，以及铁、锌、镁等多种微量元素。

性状特征 向日葵，一年生草本，茎直立，粗壮，高可达3.5米，外具粗毛和斑点，叶互生，具长柄，总苞具苞片多层，苞片卵圆形或卵状披针形，花托扁平，具膜质托片；周围一轮舌状花，中性，黄色，中央筒状花，两性，紫棕色，先端五齿裂；瘦果浅灰色或黑色，扁长卵形或椭圆形，内藏种子1颗，淡黄色，富含脂肪油。花期为春、夏两季。

选购秘诀 以粒大、均匀、饱满、壳面有光泽的为佳。

药用价值 葵花子的亚油酸可达70%，有助于降低人体的血液胆固醇水平，有益于保护心血管健康。

葵花子维生素E的含量特别丰富，每天吃一把葵花子，就能满足人体一天所需要的维生素E，这对安定情绪、防止细胞衰老、预防成人疾病都有好处。

葵花子可以防止贫血，还具有治疗失眠、增强记忆力的作用，对癌症、动脉粥样硬化、高血压、冠心病、神经衰弱都有一定的预防和治疗作用。

葵花子可治疗泻痢、脓疱疮等疾病，可调节人体的新陈代谢、保持血压稳定及降低血中的胆固醇，还可预防皮肤干裂、夜盲症等。

葵花子中还含有丰富的维生素B_3，能增强记忆力、预防癌症、忧郁症、失眠症和心血管等疾病的发生。

贮存要点 置于通风干燥处保存，防潮、防霉、防虫蛀。

用法用量 生食或炒熟使用。每餐80克。

使用禁忌 患有肝炎的病人最好不要吃瓜子，因为它会损伤肝脏，引起肝硬化或脂肪肝。葵花蛋白质具有抑制睾丸成分，育龄男性不宜多食。

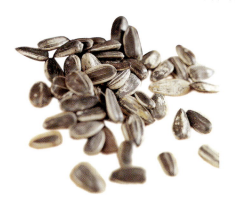

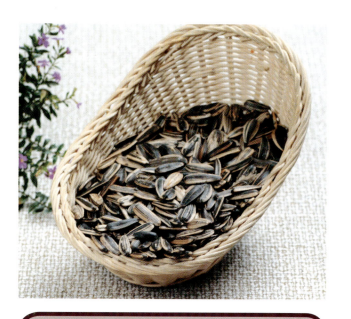

> **特别提示**
> 吃瓜子时尽量用手剥壳，或使用剥壳器，以免经常用牙齿嗑瓜子而损伤牙釉质。大量嗑瓜子会严重耗费唾液，久而久之会影响人的口腔健康和消化功能，食欲减退。

保健应用

多味葵花子

功效 补血安神、滋阴、抵抗衰老，可维护心血管健康和机体的活力。

原材料 葵花子 1000 克、大料 18 克、桂皮 10 克、麦冬 5 克、甘草 3 克、盐 14 克、白糖 3 克、糖精 1 克、奶油香精 1 克、水适量。

做法 把大料、桂皮、麦冬、甘草用纱布袋装好，放入锅中煮沸 15 分钟左右。加入葵花子、糖精、白糖、食盐，并加水，用小火续煮 1 小时左右，至葵花子涨起，锅里的水也基本烧干为止。在此期间要勤加翻动，最后把煮好的葵花子捞出凉凉或烘干。

用法 每次适量，不宜过多，可作为休闲时的零食来吃。

龙眼肉

【别名】蜜脾、龙眼干、福肉、桂圆、桂圆肉。

安神、补血、抗衰老

来源 为无患子科植物龙眼的假种皮。

主要产地 主产于广西、福建、广东、四川、台湾等地。

性味 性温，味甘。

功效主治 益心脾、补气血、安神。治虚劳羸弱、失眠、健忘、惊悸、怔忡。

主要成分 含葡萄糖、酒石酸、蔗糖、蛋白质、脂肪、糖类、氨基酸、胡萝卜素、维生素 A、维生素 B_2、维生素 C 以及钾、钠、钙、镁、铁、磷、锌、锰、铜等营养成分。

性状特征 ①生药为由顶端纵向裂开的不规则块片，长约 1.5 厘米，宽 1.5～3.5 厘米，厚不及 1 毫米，表面黄棕色，半透明。靠近果皮的一面皱缩不平、粗糙。靠近种皮的一面光亮而有纵皱纹。质柔韧而微有黏性，常黏结呈块状。气香，味浓甜而特殊。

②火焙龙眼肉，果肉呈深黄色至棕褐色，常多片、黏成团，质软润而显光泽，较粘手，稍有烟熏气，味甜而略带烟熏味，咀嚼有韧性，较黏牙。

选购秘诀 市售的龙眼肉以色金黄、肉厚、质细软、体大、半透明、气香、味甜、嚼之口感"起砂"者为佳。生晒龙眼肉为好。

药用价值 龙眼肉营养丰富，具有增进红细胞及血红蛋白活性、升高血小板、改善毛细血管脆性、降低血脂、增加冠状动脉血流量的作用，对心血管疾病有防治作用。

龙眼中的维生素 K 的含量很高，是其他水果少有的。它的糖分也很高，包括可以被人体直接吸收的葡萄糖。

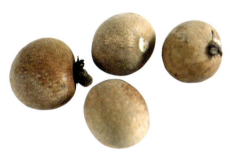

龙眼是健脾益智的传统食物，对失眠、心悸、神经衰弱、记忆力减退、贫血有较好的疗效。

龙眼对病后需要调养及体质虚弱者有辅助疗效，是难得的抗衰老食品。

龙眼对子宫癌细胞的抑制率超过 90%。妇女更年期是妇科肿瘤好发的阶段，适当吃些龙眼有利健康。

龙眼能使女性脸色红润，身材丰满，是古代女性

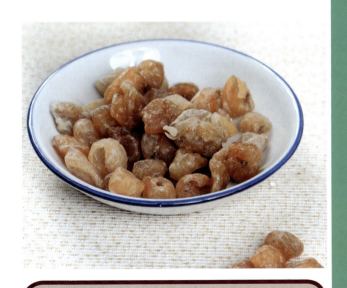

特别提示
龙眼肉对孕妇尤为有益，可防治津液气血不足导致的小腿痉挛。龙眼肉作为水果宜鲜食，对体弱者和女性来说最为适用。

"丰胸"最常用的进补食材。

| 贮存要点 | 置通风干燥处,防潮、防蛀。
| 用法用量 | 龙眼肉以内服居多,可煮服用,常用量9～15克,大剂量可用到30～60克,也常入药膳、浸酒或直接食用。
| 使用禁忌 | 痰多火盛、无食欲、腹胀、舌苔厚腻、大便滑泻,以及患有慢性胃炎的人不宜服用。

● 保健应用

龙眼冰糖茶

| 功　效 | 补益心脾、安神益智之功用。可治思虑过度、精神不振、失眠多梦、心悸健忘。
| 原材料 | 龙眼肉25克,冰糖10克。
| 做　法 | 把龙眼肉洗净,同冰糖放入茶杯中,冲入沸水,加盖焖一会儿,即可饮用。
| 用　法 | 每日1剂,随冲随饮,最后吃龙眼肉。

▶ 荔枝

【别名】离支、荔支、丹荔、火山荔、丽枝、勒荔。

○ 味道鲜美的珍贵果品

| 来　源 | 为无患子科植物荔枝的果实。
| 主要产地 | 主产于广东、广西、福建、台湾、云南、四川等地。
| 性　味 | 性平,味甘。
| 功效主治 | 生津益血、理气止痛。治烦渴、呃逆、胃痛、瘰疬、疔肿、牙痛、外伤出血。
| 主要成分 | 果肉含葡萄糖66%,蔗糖5%,蛋白质1.5%,脂肪1.4%,维生素(A、B、C),叶酸以及柠檬酸、苹果酸等有机酸。尚含多量游离的精氨酸和色氨酸。
| 性状特征 | 核果状果实圆形、卵圆形或心脏形,直径2.5～4.5厘米,成熟后深红色。外果皮革质,有瘤状突起(龟裂片是品种分类的主要依据)。可食部分是假种皮,乳白色或黄蜡色,半透明。种子多为椭圆形,褐赤色,有光泽。主要栽培品种有100多个,分为早熟、中熟和晚熟3种类型,其中以香甜、核小的"糯米糍"、"桂味"、"妃子笑"等晚熟品种和"香荔"等中熟品种最为名贵。

①挂绿:因外壳四分微绿六分红,每个都有一圈绿线而名。

②桂味:特点是有桂花味,肉爽而清甜。果皮浅红色,皮上的裂片峰尖刺手,皮薄而脆。核有正常发育的大核,亦有退化的焦核。桂味中有一种叫"鸭头绿",有墨绿色的斑片,是特佳的品种。

③糯米糍 特点是肉厚、多汁、浓甜如蜜。果皮鲜红、皮薄、皮上裂片无峰尖,核小,更有退化成无核的。

| 选购秘诀 | 选购时,以新鲜、体大、肉质白润、

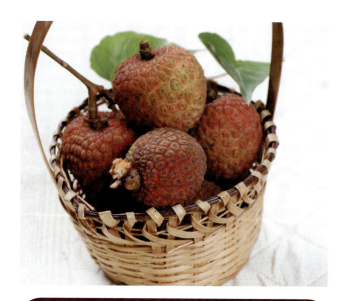

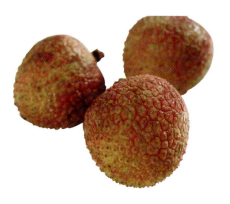

| 特别提示 |
荔枝火气很大,有些人吃多了会嘴烂或流鼻血。广东人有一句话"一只荔枝三把火"。本身火气大的人吃了十来个就会有反应。民间流行的解决方法是喝适量的淡盐水或蜜糖水。

肥厚甜嫩、汁多者为佳。

药用价值　鲜荔枝能生津止渴、和胃平逆，是心悸、失眠等患者的滋补果品。

荔枝富含铁元素及维生素C，铁元素能提高血红蛋白的含量，使人面色红润，维生素C能使皮肤细腻富有弹性。

常食荔枝能补脑健身、开胃益脾，有促进食欲之功效。贫血、胃寒和口臭者很适合食用。荔枝可防止雀斑的发生，对因妊娠产生的色素沉淀有一定的改善。荔枝干具有补益补肾、养肝血的功效。每日吃三四个，对声带有一定的保健作用。

贮存要点　以低温高湿(2～4摄氏度，湿度90%～95%)的条件保存。

用法用量　荔枝除鲜食外，可制荔枝干、果汁、罐头、酿酒，每日5颗。

使用禁忌　阴虚火旺者慎服。正在长青春痘、生疮、伤风感冒或有急性炎症时，不宜吃荔枝，否则会加重病症。

● 保健应用

大米荔枝粥

功　效　壮阳益气，适用于脾虚泄泻、产后水肿患者食用。五更泄泻患者服用此粥更有效。

原材料　荔枝干30克，大米100克。

做　法　将荔枝去皮备用，将大米洗净，和荔枝同时入锅熬煮成粥。

用　法　空腹分2次服食。

▶ 鹿肉

【别名】梅花鹿、马鹿、花鹿、赤鹿、八叉鹿。

○ 补血益气的高级野味

来　源　为鹿科动物梅花鹿或马鹿的肉。

主要产地　东北、内蒙古、西北、西南等地居多。

性　味　性温，味甘。

功效主治　补五脏、调血脉。治虚劳羸瘦、产后无乳。

主要成分　鹿肉含有较丰富的蛋白质、脂肪、无机盐、糖和一定量的维生素，易于被人体消化吸收。

性状特征　①梅花鹿体长约1.5米，肩高约90厘米。雄鹿有角，雌鹿无角。颈细长，颈和胸部下方有长毛。四肢细长，冬毛厚密，棕灰色或棕黄色，有白色斑点，夏季白斑更明显。

②马鹿体长可达2米；肩高约1.2米以上；体重约200千克。雄鹿有角，鼻端裸露，有眶下腺，耳亦大而直立。尾短，有软的尾毛。毛色均匀，冬毛厚密，棕灰色，嘴和下颌毛色棕黑，两颊较浅，额上棕色，耳廓背黄褐色。颈上有棕黑色鬃毛，脊背平直，上有一条棕黑色背纹。

选购秘诀　到专业养殖厂选购。

药用价值　鹿肉适宜肾虚遗精、头昏耳鸣、腰脊疼痛、阳痿、阴冷、羸弱虚瘦等症患者及容颜欠佳者食用。

鹿肉主治阴肾阳不足而引起的眩晕、阳痿、滑精、尿频尿多、宫寒不孕、崩漏带下、筋骨萎软、神倦、腰膝酸软、贫血、骨折久不愈合以及小儿发育不良等症。

鹿肉含有较丰富的蛋白质、矿物质、维生素、胆固醇，但脂肪含量极低，并含有多种活性物质。

鹿肉对人体的血液循环系统、神经系统有良好的调节作用。

中医认为鹿肉属纯阳之物，补益肾之功为所有肉类之首，故对于新婚夫妇和肾气日衰的老人来说，鹿肉是很好的补益食品，鹿肉对于那些经常手脚冰凉的人也有很好的温补作用。

贮存要点　置冰箱冷藏。

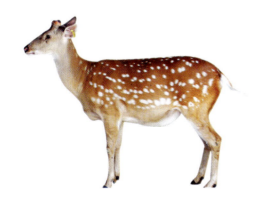

用法用量 内服：煮食、煎汤、干烧、红烧或熬膏。每餐50～80克。

使用禁忌 鹿肉不宜与南瓜同食。

● 保健应用

山竹鹿肉球

功效 温中助阳、散寒止痛。用于溃疡病、慢性胃炎属脾胃虚寒者。症见胃脘冷痛、得温则舒、口溃不渴、时泛清涎、体倦畏寒、四肢不温、大便溏薄甚至泄泻、舌淡苔白。

原材料 鹿肉300克，鲜腐皮1克，猪肉10克，马蹄10克。

做法 鲜腐皮做装饰，先炸过水，垫于碟底。猪肉、马蹄切粒，鹿肉打成末，下调味料一起搅匀，捏成圆形，上碟。上笼蒸7～8分钟即可。

用法 佐餐食用。

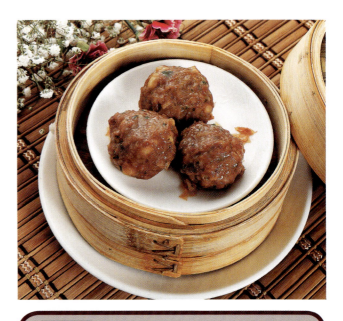

特别提示
在现代医学上，鹿的药用价值很高，可以治疗再生障碍性贫血、阳痿、房室传导阻滞、足跟痛、血液病及乳腺炎。

驴肉

【别名】毛驴肉。

○ 味道鲜美、补血益气

来源 为马科动物驴的肉。

主要产地 全国大部分地区均有。

性味 性平，味甘、酸。

功效主治 补气血、益脏腑等功能，能为体弱、病后调养的人提供良好的营养补充。为积年劳损、久病初愈、气血亏虚、短气乏力、食欲不振者的补益食疗佳品。

主要成分 驴肉含蛋白质、脂肪、磷、钙、铁，还含有多种维生素、矿物质。

性状特征 体形如马而较小，成横的长方形。头大，眼圆，耳长。面部平直，头颈高扬，颈部较宽厚，鬃毛稀少。四肢粗短，蹄质坚硬。尾基部粗而末档细。体毛厚而短，有黑色、栗色、灰色3种。嘴部有明显的白色嘴圈。腹部及四肢内侧均为白色。

选购秘诀 应选购弹性好的产品，这样的产品通常会肉多，口味好。

药用价值 驴肉味甘、酸，性平。有补血、益气的作用，气血不足、劳损、筋软无力、眩晕、心烦患者食之大有裨益。

有名的补血药品"阿胶"就是驴皮熬制而成的，它含有动物胶、明胶朊，并含有赖氨酸、精氨酸、组氨酸、胱氨酸、钙、硫等营养成分，有补血止血、滋阴润燥之功效。

驴肉蛋白质含量比牛肉、猪肉高，但脂肪含量却不及牛肉、猪肉，是典型的高蛋白质、低脂食物。另外它所含有的动物胶、骨胶朊和钙、硫等成分，能为体弱、病后调养者提供良好的营养补充。

驴肉的脂肪溶点较低，易被人体消化吸收，利用率较高，且对心血管病患有较好的补益作用。

驴肾有益肾壮阳、强筋健骨的效用，可治疗阳痿不举、腰膝酸软等症。

驴心、驴肚对人体五脏六腑具有很强的滋补作用，对脾胃虚弱、中气下陷者效果显著。

贮存要点 在低温下保存。

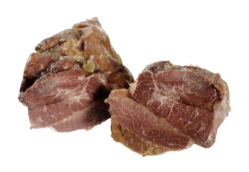
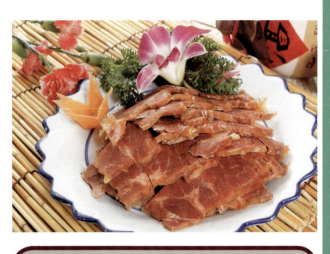

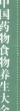 补益篇 养血类 Buyi Pian

用法用量 一般做酱驴肉、卤驴肉或做馅吃。每餐 50 克。

使用禁忌 凡皮肤过于敏感者、内热太甚者，均不宜食用。吃驴肉后不宜立即饮茶水。平素脾胃虚寒、有慢性肠炎、腹泻者忌食。

> **特别提示** 驴分褐、黑、白三种。药用价值以黑驴之肉最佳。

● 保健应用

五香酱驴肉

功 效 补气血、益脏腑。

原材料 驴肋肉 1000 克，酱油 200 克，甜面酱 30 克，精盐 5 克，白糖 7 克，葱段 10 克，姜片 10 克，鲜汤 2000 克，香料包 1 个（内装花椒 5 克，八角 3 克，桂皮 5 克，丁香、砂仁、白芷各 3 克）。

做 法 将驴肉洗净，切成 4 块，放入水锅中焯透，捞出透凉。锅内放入鲜汤，加入酱油、甜面酱、精盐、白糖、葱段、姜片、香料包，烧开煮 20 分钟即成酱汤。将驴肉放入酱锅内，大火烧开，撇净浮沫，改小火煮至驴肉酥烂，捞出，盛在熏箅上。将熏锅烧热，撒入白糖，熏 2～3 分钟取出，刷上香油即成。

用 法 佐餐食用。

猪肝

【别名】猪肉肝。

○ 适合电脑工作者补血之用

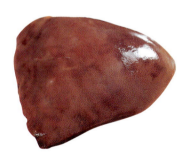

来 源 为猪科动物猪的肝脏。

主要产地 全国各地均有。

性 味 性温，味甘。

功效主治 补虚损、健脾胃、补肝壮腰、明目补血。治虚劳羸弱、泄泻下痢、消渴、小便频数、小儿疳积、目赤、水肿、脚气。对肝血不足所致的视物模糊不清、夜盲、眼干燥症、小儿麻疹、病后角膜软化症、内外翳障等眼病患者食用。适宜癌症患者放疗、化疗后食用。

主要成分 维生素 A，维生素 B_2，维生素 B_{12}，叶酸，维生素 C，微量元素硒，胆固醇，铁等。

性状特征 表面光滑润泽、呈深红色、外观呈扇形，闻之有腥味。肉质较为紧实。

选购秘诀 以外观色泽鲜红、表面光滑、无杂色斑点、无异味为好。

药用价值 猪肝中的铁质丰富，是最常用的补血食物，其营养含量是猪肉的十多倍。

猪肝中的维生素 A 的含量远远高于奶、蛋、肉、鱼等食品，具有维持正常生长和生殖功能的作用，能

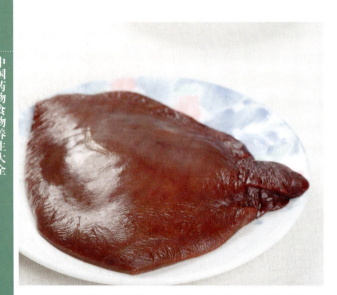

和微量元素硒，能增强人体的免疫反应、抗氧化、防衰老，并能抑制肿瘤细胞的产生。

治疗贫血时，猪肝配菠菜最好，贫血的人、常在电脑前工作的人宜食用猪肝。

贮存要点 放入冰箱保鲜格中保存。

用法用量 煮食、炒食、煲汤。每餐50克。

使用禁忌 不宜与维生素C、抗凝血药物、左旋多巴、优降灵等药物同食。忌与荞麦、黄豆、豆腐、山鸡、鹌鹑、鲤鱼、鲫鱼同食；猪肝不宜食用过多，以免摄入太多的胆固醇。妊娠或妊娠早期的妇女禁食家畜的肝，否则可导致婴儿先天性缺陷；高脂血症、肝病、高血压症和冠心病患者应慎食。

● 保健应用

当归猪肝汤

功　效 温经散寒、暖肾回阴、养血活血、化瘀止痛、养肝明目。对产后寒凝所致腹痛疗效显著。

原材料 当归15克，胡椒、红花、肉桂各9克，猪肝1个。

做　法 将当归、胡椒、红花、肉桂洗净，放入砂锅内，加清水适量，置于火上，煮1小时后去渣取汁。把猪肝洗净，切成片。煮锅放入药汁和猪肝片，兑水适量，置于火上，煮20分钟后即可。

用　法 佐餐食用，饮汤食肝。

特别提示
肝是最大的毒物中转站和解毒器官，食用猪肝前要放在水龙头下冲洗10分钟，再浸泡30分钟。烹调时间不宜太短，至灰褐色，看不到血丝为宜。

保护眼睛，维持正常的视力，防止眼睛干涩、疲劳，还能维持健康的肤色，对皮肤的健美具有重要的作用。

猪肝中含铁丰富，可调节和改善贫血病人造血系统的生理功能。经常食用猪肝还能补充维生素B_2，可以去除机体中的一些有毒成分。有助于神经系统的保健，而且对红血球的生成不可或缺。

猪肝中还具有一般肉类食品中缺乏的维生素C

▶ 猪血

【别名】血豆腐、猪血肠。

○ 最佳的补血益气"液态肉"

来　源 为猪科动物猪的血。

主要产地 全国各地均出产。

性　味 性平，味咸。

功效主治 治头风眩晕、中满腹胀、宫颈糜烂。

主要成分 含水分、蛋白质、脂肪、碳水化合物、灰分、钙、磷、铁等。

性状特征 在我国猪血通常被制成血豆腐或血肠，基本呈深红色、表面平滑、有光泽、闻之有腥咸的味道。

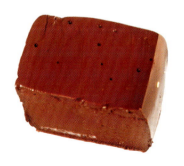

选购秘诀 选择正规加工厂出产的，购买时要注意保质期，观察猪血表面没有异常白斑或异常凝固状物，没有异常的臭味的为佳。

药用价值 猪血中含有钴、铁等多种微量元素，并含有维生素K。猪血中含有人体需要的多种微量元素，对营养不良、肾脏疾患、心血管疾病和病后的调养都有益处。

猪血具有利肠通便的作用，可以清除肠中的沉渣浊垢，对尘埃及金属微粒等有害物质具有净化作用，可避免人体内产生积累性中毒，是人体污物的"清道夫"。

猪血中含铁量较高，而且以血红素铁的方式存在，容易被人体吸收利用，具有良好的补血功能。处于生长发育阶段的儿童和孕妇及哺乳期的妇女多吃猪血可防治缺铁性贫血。

猪血中微量元素钴可以延缓肿瘤的生长，对恶性贫血症等也有一定的防治作用。

猪血含有维生素K，能促使血液凝固，具有止血作用。

猪血还能为人体提供优质的蛋白质和多种微量元素，对提高机体免疫力、抵抗衰老、营养不良、肾脏疾患、心血管疾病和病后调养都有益处。

贮存要点 在低温下保存。

用法用量 可煮食、炖食、炒食。每餐50克。

使用禁忌 猪血不宜食用过多，以免体内的胆固醇过高。高胆固醇症、肝病、高血压症和冠心病患者应少食；猪血忌黄豆，同食令人气滞；猪血还不能与地黄、何首乌同用。

保健应用

猪血鱼片粥

功　效 此粥具有补益气血、平肝祛风的功效，适于体质虚弱、产后亏虚及头痛眩晕者食用。

原材料 猪血500克，净鲩鱼肉250克，干贝25克，粳米250克，腐竹50克，姜丝、料酒、酱油、精盐、胡椒粉各少许，香油适量。

做　法 将猪血洗净、切块。鲩鱼肉洗净，切薄片，放入碗内，加入料酒、酱油、姜丝拌匀。干贝泡软，撕碎，粳米淘洗，腐竹浸软，撕碎。锅置火上，放入清水、粳米、干贝、腐竹，熬煮至粥将成时，加入猪血，煮至粥成，再放入鲩鱼片、精盐，再沸时撒上葱花、胡椒粉，淋入香油即可。

用　法 佐餐食用。

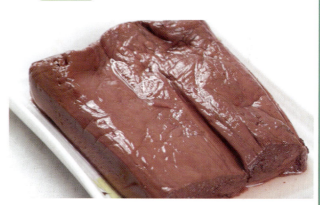

特别提示
食用猪血时一定要烧透、煮透、烹调时要配有葱、姜、辣椒等作料去除异味。另外猪血不宜单独烹饪。

鹌鹑蛋

【别名】鹑鸟蛋。

脑力劳动者的优质补养品

来　源 为雉科动物鹌鹑的卵。

主要产地 我国东部地区较多。

性　味 性平，味甘。

功效主治 益气补血、补五脏、壮筋骨、除湿消热。

主要成分 鹌鹑蛋的蛋白质、脂肪含量与鸡蛋

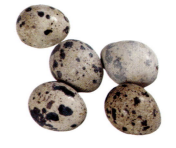

相当，尤为突出的是，它的核黄素含量是鸡蛋的2.5倍，鹌鹑蛋的卵磷脂含量比鸡蛋高出3~4倍，它还含有碳水化合物、多种维生素以及钙、磷、铁等矿物质。

性状特征 此蛋外壳为灰白色，并杂有红褐色和紫褐色的斑点。呈小椭圆形，比鸡蛋体积小。

选购秘诀 鲜蛋较重，重量在10克左右，陈蛋则较轻，优质蛋色泽鲜艳，壳硬，蛋黄呈深黄色，蛋白黏稠。购买时注意鉴别。

药用价值 鹌鹑蛋含有的卵磷脂和脑磷脂是高级神经活动不可缺少的营养物质，具有健脑的作用。对长期从事脑力劳动的人来说大有益处。

法国医生曾用鹌鹑蛋入药，治疗过敏性哮喘症或不明原因的过敏症。吃鹌鹑蛋能预防因吃鱼虾发生的皮肤过敏、风疹块、呕吐及某些药物过敏症。

由于鹌鹑蛋中的营养分子较小，所以比鸡蛋更容易吸收利用。

鹌鹑蛋含有能降低血压的芦丁等物质，具有治疗高血压症和动脉粥样硬化的功效。蛋中含量较高的赖氨酸、蛋氨酸等均为人体所不可缺少的物质。

鹌鹑蛋对于治疗肺病、肝炎、脑膜炎、胃病、糖尿病、哮喘、心脏病、神经衰弱、高血压、低血压、小儿疳积等症均有很好的辅助作用。

对营养不良、发育不全、身体虚弱者及孕妇产前、产后出现的贫血等都有很好的滋补作用。被誉为延年益寿的"灵丹妙药"。

贮存要点 煮熟后低温保存。

用法用量 炒食、煮食或做汤均可。每天3~5个。

使用禁忌 鹌鹑蛋的胆固醇比例较高，高胆固醇者慎食，脑血管疾病患者少食为好。鹌鹑蛋忌与猪肝及菌类食物同食，否则易生黑斑或生痔疮。此外，外感未清、痰热、痰湿者不宜进食。

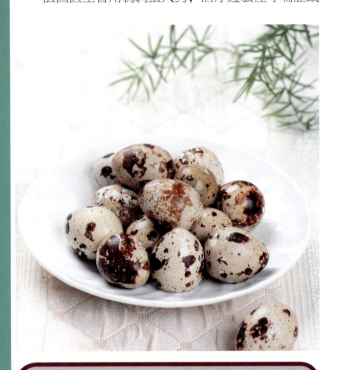

特别提示
鹌鹑蛋中的维生素D的含量较高，是其他禽类的蛋类含量所不可比拟的。维生素D是一种类固醇化合物，具有抗佝偻病的作用，是老少皆宜的食补佳品。

● 保健应用

豆腐皮鹌鹑蛋汤

功效 此汤具有补益气血、强身补虚的作用，适宜妇女产后食用。

原材料 豆腐皮2张，鹌鹑蛋8个，火腿肉25克，葱花、姜末、料酒、精盐、味精、猪油各适量。

做法 将豆腐皮撕碎，洒上少许温水湿润。鹌鹑蛋打入碗内，加盐少许，搅拌均匀。火腿切末，备用。锅置火上，放入猪油烧热，下葱花、姜末，爆香，倒入鹌鹑蛋翻炒至凝结，加入适量清水烧沸，再加入料酒、精盐、味精、豆腐皮，撒上火腿末，煮沸即可。

用法 佐餐食用，吃肉喝汤。

▶ 海参

【别名】辽参、海男子、刺参、光参。

○ 补血、填精、益肾的海中珍品

来源 为刺参科动物刺参或其他海参的全体。

主要产地 分布于我国黄、渤海区。

性味 性温，味咸。

功效主治 补肾益精、养血润燥，治精血亏损、虚弱劳怯、阳痿、梦遗、小便频数、肠燥便艰。

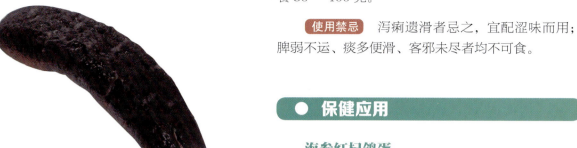

主要成分 含有粗蛋白质、粗脂肪、蛋白质、脂肪、碳水化合物、灰分、钙、磷、铁、碘等。

性状特征 体长筒状，横断面略呈四角形。腹面平坦，管足沿腹面排列成3条不规则的纵带。背面略隆起，具4～6行大小不等、排列不规则的圆锥状肉刺。口在前端，偏于腹面，触指基部，口之背面有一乳突。

选购秘诀 干海参以纯干、体大、均匀、肉肥者为上品。

药用价值 **抗凝血作用** 从刺参体壁中分离出刺参酸性黏多糖可令血循环中血小板明显减少，起到抗血栓作用。有更好的治疗动脉血栓的作用。

降血脂、降低血黏度作用 显著降低健康中老年组总胆固醇、血清甘油三酯浓度，还能降低血黏度、血浆黏度。这对血栓性疾病防治有重要意义。

抗肿瘤、免疫调节作用 海参提取物中具有两类主要的活性物质可以抵抗肿瘤。

抗菌、抗病毒、促进修复作用 提取物对离体革兰氏阳性菌和革兰氏阴性菌生长均有明显的抑制作用，还具有广谱的抗菌作用。此外，还有杀病毒作用，如对1型单纯疱疹病毒。临床用于治疗脚气病和白癣菌感染。

抗衰老作用 花刺参提取物能显著提高小鼠红细胞SOD活性，具有延缓衰老作用。同时，海参可以延长果蝇的寿命，增加小鼠免疫器官胸腺和脾脏的重量。

贮存要点 加工烘干后保存，注意防霉、防虫。

用法用量 红烧、煎汤、煮食均可。涨发品每餐50～100克。

使用禁忌 泻痢遗滑者忌之，宜配涩味而用；脾弱不运、痰多便滑、客邪未尽者均不可食。

● 保健应用

海参红杞鸽蛋

功　　效 滋阴润肺、补肝明目。适用于精血亏损、虚劳、阳痿、遗精等。

原材料 海参2只，红杞15克，鸽蛋12枚，调料适量。

做　　法 将海参泡开、洗净、余透，用刀在腔壁上剖成棱形花样。鸽蛋煮熟去壳，滚满干生粉，放入油锅内，炸至黄色捞出。葱、姜煸香，加鸡汤稍煮，再加酱油、黄酒、椒粉、海参等，煮沸后，去浮沫，文火煮约40分钟，加鸽蛋、枸杞，再煮10分钟，将鸽蛋及海参取出。余汤煮沸后，加味精、水淀粉勾芡，最后浇在主料上即成。

用　　法 随意饮之。

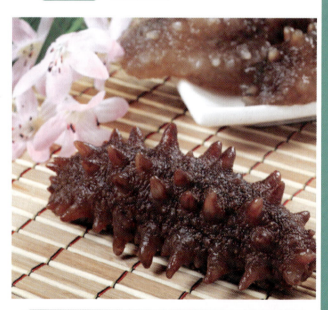

特别提示

市售的海参多为干品，食用前要用冷水浸泡2小时，后用文火煮3小时以上，待涨大时取出剖肚、剔除腔肠洗净后再浸1小时，可供红烧、扒制。

菠菜

【别名】菠棱、波棱菜、赤根菜、波斯草、鹦鹉菜、鼠根菜、角菜。

○ 适宜电脑操作者食用

来　源　为藜科植物菠菜的带根全草。

主要产地　全国大部分地区均种植。

性　味　性凉，味甘。

功效主治　养血、止血、敛阴、润燥。治衄血、便血、坏血病、消渴止烦、大便涩滞。

主要成分　菠菜中含有蛋白质，脂肪，碳水化合物，钙，磷，铁，胡萝卜素，维生素A，维生素B_1，维生素B_2，烟酸，维生素C等营养成分。因其维生素含量丰富，被誉为"维生素宝库"，糖尿病、高血压病、便秘者更宜食用。

性状特征　菠菜为一年生草本植物，全体光滑，柔嫩，水分多。幼根带红色。叶互生，基部叶和茎下部叶较大。茎上部的叶渐次变小，戟形或三角状卵形。花序上的叶变为披针形，具长柄。花单性，雌雄异株。雄花排列成穗状花序，顶生或腋生，花被4，黄绿色，雄蕊4，伸出。雌花簇生于叶腋，花被坛状，有2齿，花柱4，线形细长，下部结合。胞果硬，通常有2个角刺。花期为夏季。

选购秘诀　以根小色红、叶色深绿的为佳。

药用价值　菠菜中含有一种类似胰岛素样的物质，作用与胰岛素十分相似，可使血液中的血糖保持保持稳定，所以它也是糖尿病患者的一种健康食品。

菠菜中含有丰富的维生素，能够预防口角炎、夜

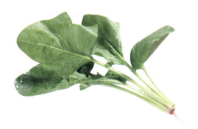

盲症等维生素缺乏症的发生。

菠菜中尚含有大量的抗氧化剂，具有抗衰老、促进细胞增殖作用，它能激活大脑功能，增强青春活力，对防治大脑的老化和老年痴呆症有突出作用。

研究发现，中老年人每次食用500克菠菜，每周食用2~4次，可以防止视网膜退化，可见菠菜还对视力有一定的保护作用。

菠菜有增加抵抗传染病的能力，促进儿童生长发育。菠菜中所含维生素K，有止血的作用，实践证明，常食菠菜能和血通脉、益血润肠、调中下气。

贮存要点　新鲜食用，或置于冰箱保鲜格中保存。

用法用量　炒食、煮汤、做馅、凉拌均宜。每餐80~100克。

使用禁忌　婴幼儿和缺钙、软骨病、肺结核、肾结石、腹泻者不宜食生菠菜。不能给小孩多吃。

● 保健应用

蘑菇炒菠菜

功　效　补铁健脾、养血清燥。

原材料　菠菜200克，蘑菇10克，香油3克，蒜、姜丝、料酒、盐各适量。

做　法　菠菜择洗干净，蘑菇去根、洗净、剖两半，油放炒锅中烧至六成热，放入菠菜，翻炒至熟，放于盘中。原锅置火上，放蒜、葱花、姜丝、料酒及盐，加少量水煮开，放入蘑菇炒熟，倒入盘中菠菜上即可。

用　法　佐餐食用。

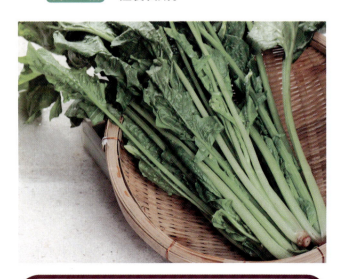

特别提示

含草酸较多，故不能直接烹调食用，吃菠菜时应先用沸水烫软，捞出再炒，这样就不会影响人体对钙质的吸收。

茼蒿菜

【别名】同蒿、菊花菜、同蒿菜、蓬蒿菜、蒿菜。

○ 无公害的天然蔬菜

| 来　　源 | 为菊科植物茼蒿的茎叶。
| 主要产地 | 全国大部分地区均栽培。
| 性　　味 | 味辛、甘，性平。
| 功效主治 | 平补肝肾、润肺消痰、养心清血、养脾胃、利肠胃、降血压、宁心安神、疏肝理气。主治肝热头晕目眩、睡眠不安、痰热咳嗽、脾胃不和、食欲不振、气胀食滞、口臭痰多、二便不畅等。
| 主要成分 | 含有矿物质、维生素、胆碱、挥发油等，是一种高水分、低热能的蔬菜。
| 性状特征 | 光滑无毛或茎光滑无毛。茎高达70厘米，不分枝或自中上部分枝。中下部茎叶长椭圆形或长椭圆状倒卵形，长8～10厘米，无柄，二回羽状分裂。一回为深裂或几全裂，侧裂片4～10对。二回为浅裂、半裂或深裂，裂片卵形或线形。上部叶小。

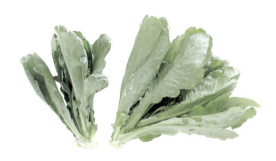

头状花序单生茎顶或少数生茎枝顶端，但并不形成明显的伞房花序，花梗长15～20厘米。

| 选购秘诀 | 茎嫩，叶长而肥厚，全叶缘边呈羽状深裂，裂片呈倒披针形，叶缘锯齿状有深浅不等的缺刻。依叶的大小及缺刻的深浅又分大叶种及小叶种，前者叶片大而厚，缺刻度少而浅，食用品质好；后者叶小，缺刻多而深、叶薄、成熟稍早，吃起来味道有点苦。如果感觉过于苦时，最好别吃，以免对身体造成危害。
| 药用价值 | 茼蒿的茎和叶可以同食，一般营养成分无所不备，尤其胡萝卜素的含量超过一般蔬菜，为黄瓜、茄子含量的15～30倍。茼蒿还含有一种挥发性的精油以及胆碱等物质，因此具有开胃健脾、降压补脑等功效，常食茼蒿，对咳嗽痰多、脾胃不和、记忆力减退、习惯性便秘等均有疗效。在蔬菜缺乏的季节里，茼蒿确是含有高价营养的鲜美绿叶菜。

更特别的是以嫩茎叶入食。因为其具有特殊气味，很少生虫，不必喷洒农药，所以无农药污染之忧，可以放心食用。

| 贮存要点 | 贮存于低温、干燥处。
| 用法用量 | 一般作蔬菜煮食。每餐50～100克。
| 使用禁忌 | 茼蒿性滑利，故脾胃虚寒及腹泻患者不宜食用。

● 保健应用

茼蒿炒肉丝

| 功　　效 | 健脾滋阴、消肿解毒。
| 原材料 | 茼蒿嫩茎叶250克，鲜猪肉100克，料酒、精盐、味精、酱油、葱花、姜末各适量。
| 做　　法 | 将茼蒿去杂、洗净，入沸水中焯一下，捞出挤干水后切段。猪肉洗净切丝，将料酒、精盐、酱油、葱花、姜末、少量的水淀粉放入碗内搅成芡汁。锅烧热，倒入适量植物油，再下肉丝煸炒，倒入芡汁，炒至肉丝熟而入味，再投入茼蒿炒至入味，出锅即成。
| 用　　法 | 佐餐食用。

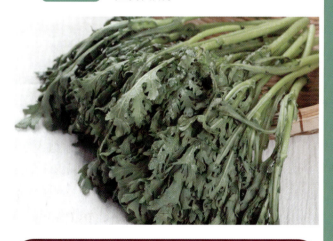

> **特别提示**
>
> 茼蒿中的芳香精油遇热易挥发，长时间炒煮会减弱其健胃理气的作用，所以烹调时应旺火快炒，与肉、蛋等荤菜共炒可提高其维生素A的利用率。

北沙参

【别名】 海沙参、银条参、莱阳参、辽沙参、野香菜根。

○ 滋阴常用良药

来　　源　为伞形科植物珊瑚菜的根。

主要产地　主产于山东、河北、辽宁、江苏等地。

性　　味　性凉，味甘、苦。

功效主治　主要有养阴清肺、祛痰止咳、益脾健胃、养肝补肾、生津祛痰的功效。北沙参主要用来治疗肺热、阴虚引起的肺热咳嗽、痨嗽咯血，及热病伤津引起的食欲不振、口渴舌干、大便秘结，秋季引起的干咳沙痰、咽干音哑、皮肤干燥瘙痒。近代临床也用北沙参与其他药材配伍，治疗肺癌、鼻咽癌、肝癌等癌症。

主要成分　北沙参含有挥发油、香豆素、淀粉、生物碱、三萜酸、豆甾醇、β-谷甾醇、沙参素等成分。

性状特征　干燥根呈细圆柱形或直条状，两头较细，很少有分歧，长15～30厘米，直径3～8毫米。外表淡黄色、粗糙，具纵纹及未除尽的棕黄色栓皮，并有棕色点状的斑状痕迹，顶端往往残留圆柱状的根茎。质硬而脆，易折断。断面不整齐，淡黄色，中央有黄色放射状的木质部，形成层呈圆环状，深褐色。气微、味甘。

选购秘诀　以根条细长、均匀、色白、质坚实者为佳，以山东产的较为出名。

药用价值　北沙参内含有花椒毒素，对艾氏腹水癌及内瘤的抑制作用较大。北沙参还能提高T细胞比值，提高淋巴细胞转化率，升高白细胞，增强巨噬细胞功能，延长抗体存在时间，提高B细胞能力，促进免疫功能。北沙参还可增强正气、减少疾病、预防癌症。

动物实验证明北沙参的乙醇提取物有降温和镇痛作用，水浸液在低浓度时对离体蟾蜍心脏能增强收缩，浓度增高则出现抑制直至心室停跳。

贮存要点　置通风干燥处，防蛀。

用法用量　多为内服，煎煮成药汤来服用，一般的用量为4.5～9克。

使用禁忌　风寒作嗽及肺胃虚寒者忌服。北沙参不宜与藜芦同用。

● 保健应用

沙参鸡蛋汤

功　　效　大补气血、通经活络、活血化瘀、理气止痛。用于牙酸、疼痛。

原材料　沙参15~60克，大枣15克，鸡蛋2个。

做　　法　先将沙参用水煎汁，去渣取汁，再将鸡蛋打入药汁中，搅成蛋花，与大枣一起煮沸，待用。

用　　法　每日1剂，分2次服用。

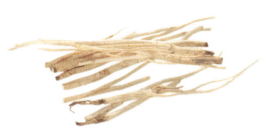
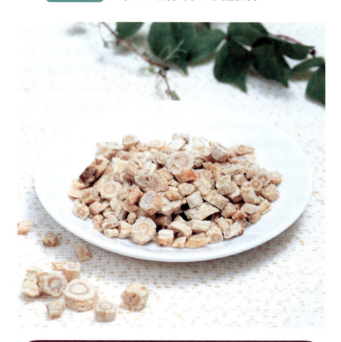

> **特别提示**
> 山西雁北地区有将同科植物"硬阿魏"的根，加工后称"加工沙参"，作北沙参药用，别名"沙茴香"。

西洋参

【别名】西洋人参、洋参、西参、花旗参、广东人参。

养阴补气的凉补佳品

来　　源　五加科植物西洋参的干燥根。

主要产地　主产于美国、加拿大及法国。现在我国也有栽培。

性　　味　性凉，味甘、微苦。

功效主治　益肺阴、清虚火、生津止渴。治肺虚久嗽、失血、咽干口渴、虚热烦倦。还可以治疗肺结核、伤寒、慢性肝炎、慢性肾炎、红斑性狼疮、再生障碍贫血、白血病、肠热便血，年老体弱者适量服

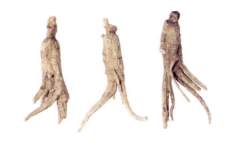

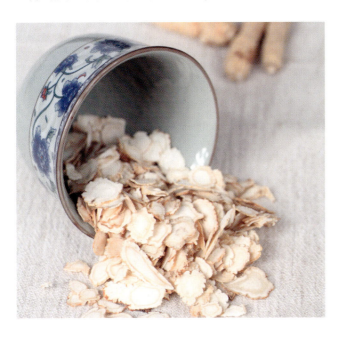

用也能增强体质、延年益寿。

主要成分　含人参皂苷类、氨基酸、微量元素、果胶、人参三糖、胡萝卜苷及甾醇等。

性状特征　干燥根略呈圆柱形而带纺锤状，长2～6厘米，粗0.5～1厘米，外表现细横纹及不规则的纵皱纹，顶端的细纹较密而呈环状。折断面平坦，淡黄色，有暗色形成层环，并散有多数红棕色树脂管及细管。由于加工不同，一般分为粉光西洋参及原皮西洋参二类，每类又因野生和栽培而有不同：

①**粉光西洋参**　野生者形较小，或有分歧，色白而光，外表横纹细密。体轻、气香而浓，味微甜带苦。栽培者，皮色白，细纹不及野生者紧密。体重、质坚而味淡。

②**原皮西洋参**　野生者形粗如大拇指或较小。外表土黄色，横纹色黑而细密。内部黄白色，体质轻松。气香味浓，品质优良。栽培者，形与野生者相似，但外皮淡黄，皮细，横纹不黑而较疏。体质结实而沉重，味较淡。以上两种均以条匀、质硬、体轻、表面横纹紧密、气清香、味浓者为佳。一般又以野生者为上品，栽培者次之。

选购秘诀　以条粗、完整、皮细、横纹多、质地坚实者为佳。

药用价值　西洋参的药理活性是多方面的，具有双向调节作用，近年来中外学者研究成果证明，西洋参主要药理作用归纳以下几个方面：

对中枢神经系统的作用　具有镇静、增强学习记忆力、促进神经生长、抗惊厥、阵痛、解热的作用，适用于神经衰弱、精神病、记忆减退、老年病等症。

对心血管系统的作用　具有抗心率失常、抗心肌缺血和再灌损伤等作用，适用于心率失常、冠心病、急性心肌梗死、冠状动脉搭桥手术症等。

对血液系统的作用　具有抗溶血、降低血液凝固性、抑制血小板凝聚、调血脂、抗动脉粥硬化、降低血糖等作用，适用于高脂血动脉硬化、老年症、糖尿病等症。

对适应原样的作用　具有抗疲劳、抗缺养缺血、抗休克、抗饥渴的作用，适用于各种休克。

对免疫系统的作用　具有促进淋巴细胞的转化，诱导免疫因子生成，增强集体免疫功能的作用，适用于老年体弱及免疫力低下者。

对内分泌系统的作用　作用于垂体-肾上腺皮质系统（ACTH样）和垂体-性腺系统、促进血清蛋白合成、促进骨髓蛋白合成、促进器官蛋白合成、促进脑蛋白合成和脂肪合成、促进干细胞蛋白（RNA聚合酶活力）合成、促进脂肪代谢和糖代谢等作用，适用于老年病、性功能低下、贫血和癌症等。

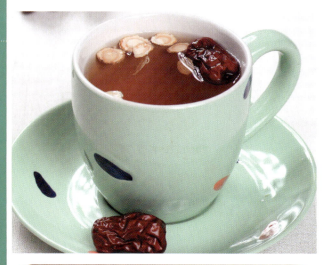

特别提示

现在多应用于泡饮或炖汤服用。西洋参补气作用不如人参,但生津作用较强,能生津补气而不燥热,适合需要调补的人群服用。

对于泌尿系统 具有抗利尿的作用,适用于阿狄森氏症和老年病。

对于肿瘤和病毒 具有抑制癌细胞增殖、抑制单纯疱疹等病毒的作用,适用于各种癌症和病毒性疾病。

贮存要点 置于阴凉干燥处,密封、防蛀。

用法用量 西洋参以内服居多,可煮成药汤服用,一般用量3~10克。也可直接咀嚼服用,但用量不宜过多,每次2~3克,或使用制成丸、胶囊的药剂,每次约1克即可。

使用禁忌 体质虚寒、胃有寒湿、风寒咳嗽、消化不良的人不宜服用西洋参。流行性感冒、发烧未退者也不宜用,否则内火无法发透,反而会产生寒热现象。此外,服用时不宜饮茶、吃白萝卜,因茶中的鞣酸及白萝卜的消气作用会降低其药效。不宜与藜芦同用。

● 保健应用

西洋参红枣汤

功效 养颜抗衰老,提升免疫力。癌症与糖尿病患者,可将红枣省略。

原材料 西洋参3片,红枣5粒。

做法 红枣切开去籽,西洋参和红枣加水600毫升,滚后用小火再煮20分钟,滤渣饮用。

用法 取汁饮用。

玉竹西洋参茶

功效 能改善皮肤粗糙。癌症和糖尿病患者不要加蜂蜜。

原材料 玉竹20克,西洋参3片,蜂蜜15毫升。

做法 将玉竹与西洋参用600毫升沸水冲泡30分钟。滤渣待温凉后,加入蜂蜜,搅拌均匀即可饮用。

用法 取汁频频饮用。

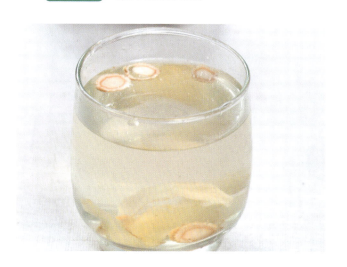

西洋参冬瓜野鸭汤

功效 解暑益气。用于夏季感暑伤津气、口渴心烦、体倦乏力、自汗较多者。

原材料 洋参10克,冬瓜(连皮)300克,野鸭500克,石斛50克,荷梗(鲜)60克,生姜、红枣适量。

做法 将野鸭宰杀后,将其内脏去除,然后切成块备用。西洋参略洗、切成薄片。将冬瓜、石斛、荷梗、生姜、红枣分别洗净备用。把全部用料放入锅内,用武火煮沸后,再用文火煲2小时左右,最后加入调味料即可食用。

用法 饮汤吃鸭肉。

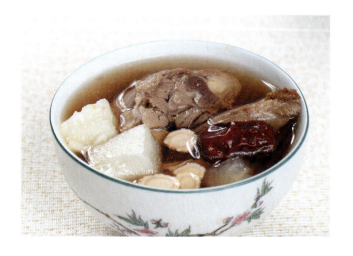

百合

【别名】白百合、蒜脑薯、玉手炉、倒仙。

止咳安神、药食两用

来　　源　为百合科植物百合、细叶百合、麝香百合及其同属多种植物鳞茎的鳞叶。

主要产地　全国大部分地区均有种植。

性　　味　性平，味甘、微苦。

功效主治　润肺止咳、清心安神。治肺热久嗽、咳唾痰血、热病后余热未清、虚烦惊悸、神志恍惚、脚气浮肿。

主要成分　百合鳞茎含秋水仙碱等多种生物碱及淀粉、蛋白质、脂肪等。麝香百合的花药含有多种类胡萝卜素。卷丹的花药含水分，灰分，蛋白质，脂肪，淀粉，还元糖，泛酸，维生素C，β–胡萝卜素等。

性状特征　①药用的百合为干燥的鳞叶，呈长椭圆形，披针形或长三角形，长2～4厘米，宽0.5～1.5厘米，肉质肥厚，中心较厚，边缘薄而成波状，或向内卷曲，表面乳白色或淡黄棕色，光滑细腻，略有光泽，瓣内有数条平行纵走的白色维管束。质坚硬而稍脆，折断面较平整，黄白色似蜡样。气微、味微苦。

②鲜百合为多年生草本，高60～100厘米。鳞茎球状，白色，肉质，先端常开放如荷花状，长3.5～5厘米，直径3～4厘米，下面长有数条须根。茎直立，圆柱形，常有褐紫色斑点。花大，单生于茎顶，少有1朵以上者。蒴果长卵圆形，室间开裂，绿色。种子多数。

选购秘诀　以瓣匀肉厚、色黄白、质坚、筋少者为佳。

药用价值　百合富含水分，可以解渴润燥。故支气管不好的人，食用后有助病情改善。

百合主要含秋水仙碱等多种生物碱和营养物质，有良好的营养滋补价值，尤其对病后体弱、神经衰弱等有良好功效。

百合科有显著抑制黄曲霉素的致突变作用，临床上常用于白血病、肺癌、鼻咽癌等疾病的辅助治疗。

常食百合有润肺、清心、调中之效，可止咳、止血、开胃、安神，有助于增强体质、抑制肿瘤细胞的生长、缓解放疗反应。百合又有治疗郁热型胃痛的功效。

贮存要点　置通风干燥处，防虫蛀。

用法用量　百合多为内服、煎煮或药汤服用，一般用量9～15克，大剂量可用到30克。

使用禁忌　凡风寒咳嗽、脾虚便溏者不宜选用。

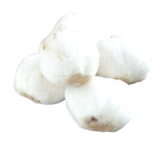

● 保健应用

百合银耳汤

功　　效　滋阴润肺、清热止渴、保护气管。

原材料　百合15克，大枣5粒，银耳20克，冰糖1/2杯，水适量。

做　　法　将百合用温水泡软，大枣去籽后切小丁备用。银耳用水泡软、洗净、去硬蒂后，放入搅拌机，加2杯水，稍打碎约30秒，勿打得太细以保持口感。将打碎的银耳、冰糖、百合、大枣丁、水放入锅中，置于电锅内，外锅加1杯水开始蒸煮，熟后即可食用。

用　　法　随意饮之。

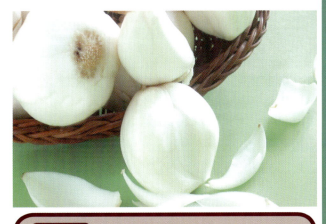

> **特别提示**
> 药用百合有家种与野生之分，家种的鳞片阔而薄，味不甚苦；野生的鳞片小而厚，味较苦。百合吃法很多，可蒸可炒，还可做羹汤、煮粥。也可制成蜜饯等。

桑寄生

【别名】广寄生。

○ 有补益作用的祛风湿药

来　　源　为桑寄生科植物槲寄生、桑寄生或毛叶桑寄生等的枝叶。

主要产地　主产于河北、辽宁、吉林、安徽、内蒙古、湖南、浙江、河南等地。

性　　味　性平，味苦。

功效主治　补肝肾、强筋骨、除风湿、通经络、

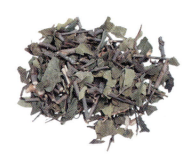

益血、安胎。治腰膝酸痛、筋骨痿弱、偏枯、脚气、风寒湿痹、胎漏血崩、产后乳汁不下。

临床应用其来治疗高血压病，适用于肝肾不足、阴虚阳亢、有头痛、眩晕、耳鸣、心悸的病例，还可治疗风湿痹痛，适用于风湿性关节炎、风湿性心肌炎而有腰膝酸软、痛痹和其他血虚表现者，取其有舒筋活络、镇痛的作用。治妊娠胎动不安，先兆性流产或腰背疼痛效果较好。治疗小儿麻痹症，与淫羊藿配合效果较好。

主要成分　桑寄生带叶、茎和枝的，含槲皮素及蓄苷。

性状特征　茎枝呈圆柱形，长30厘米以上，直径0.5~1.0厘米，具分枝或枝痕。表面灰褐色或红褐色，有多数细小的浅色皮孔，嫩枝上或带有棕色细毛及叶。叶呈椭圆形，对生或互生，易脱落，似革质，质坚硬，断面不平坦。味淡。

选购秘诀　以外皮棕褐色、条匀、叶多、附有桑树干皮、嚼之发黏者为佳。

药用价值　**降压作用**　渗出液有降低血压的作用，作用点在内感受器，引起降压反射，或由于抑制延髓或脊髓血管运动中枢所致。但作用较短暂而不持久。

降胆固醇作用　临床试验结果，其对降低血清胆固醇有一定的作用。

利尿作用　作用较明显，有效成分为广寄生苷。

抗菌　体外试验能抑制伤寒杆菌和葡萄球菌的生长。

抗病毒　其煎剂对脊髓灰质炎病毒有显著的抑制作用，与淫羊藿同用其抑制作用更明显，还能抗击流感病毒。

贮存要点　置干燥通风处，防蛀。

用法用量　内服：煎煮成药汤服用，用量可以略大，一般用量10~30克。

使用禁忌　无。

● 保健应用

保健牛肉汤

功　　效　健脾养胃、补肝肾、安胎。

原材料　桑寄生12克，黄芩5克，杜仲12克，牛肉250克，盐适量。

做　　法　所有药材清洗干净、装入纱布袋，牛肉洗净切小块备用。先将牛肉入水烫后，去除血水及浮沫后备用。将纱布袋及牛肉一起放入锅中，加适量水炖至牛肉熟烂即可。捞出纱布袋后，加入适量盐，调味即成。

用　　法　喝汤食肉。

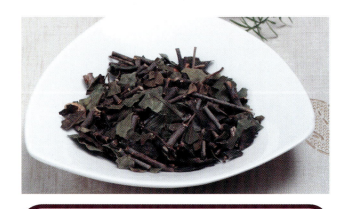

特别提示

加工时可将桑寄生与酒、水拌匀润透，再以小火微炒晾干即成，能增强祛风除湿、通经活络的作用。

旱莲草

【别名】金陵草、莲子草、旱莲子、白旱莲、跳鱼草、墨汁草。

收敛性强的滋补药

来　源　为菊科植物鳢肠的全草。

主要产地　分布于辽宁、河北、山东、江苏、浙江、安徽、福建、广东、广西、江西、湖南、湖北、四川、贵州、云南等地。

性　味　性凉，味甘、酸。

功效主治　凉血、止血、补肾、益阴。治吐血、咯血、衄血、尿血、便血、血痢、刀伤出血、须发早白、白喉、淋浊、带下、阴部湿痒。

主要成分　全草含皂苷1.32%，烟碱约0.08%，鞣质，维生素A，鳢肠素，多种噻吩化合物，如α-三联噻吩基甲醇及其乙酸酯，2-(丁二炔基)-5-(乙烯乙炔基)噻吩，2-(丁-二炔基)-5-(4-氯-3-羟丁炔-1-基)噻吩，2-(4-氯-3-羟丁炔-1-基)-5-(戊二炔-1,3-基)噻吩，乙酸(丁烯-3-炔-1-基)二联噻吩基甲醇酯等。蟛菊内酯、去甲基-蟛菊内酯、去甲基-蟛菊内酯-7-葡萄糖苷等。

性状特征　干燥全草全体被白色茸毛。茎圆柱形，长约30厘米，直径约3毫米；绿褐色或带紫红色，有纵棱。叶片卷曲，皱缩或破碎，绿褐色。茎顶带有头状花序，多已结实，果实很多，呈黑色颗粒状。浸水后搓其茎叶，则呈黑色。气微香，味淡微咸。以色绿、无杂质者为佳。

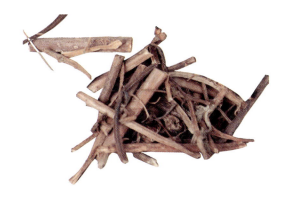

选购秘诀　以肥壮、叶多、色绿、带有花序、干燥无杂质者为佳。

药用价值　旱莲草含皂苷，烟碱，鞣质，维生素A，多种酚类化合物等。

墨旱莲可提高淋巴细胞转化率，促进毛发生长，使头发变黑。

以旱莲草叶粉敷于出血处并稍加压迫，有良好的止血作用。

对金黄色葡萄球菌、福氏痢疾杆菌有一定抑制作用。

贮存要点　置于通风干燥处保存。

用法用量　内服：煎汤，15～30克；熬膏、捣汁或入丸、散。外用：研末捣敷。

使用禁忌　脾肾虚寒者忌服。

保健应用

旱莲草红枣汤

功　效　补肝肾、滋阴补血、止血。适用于胃、十二指肠溃疡出血，失血性贫血等症，有较好的辅助治疗作用。

原材料　鲜旱莲草50克，红枣8～10枚。

做　法　将旱莲草、红枣加清水2碗煎至1碗。

用　法　每日早、晚各1次，去渣饮汤。

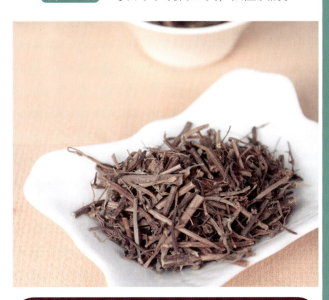

特别提示

药材的采收与储藏：夏至时割取全草，除净泥沙，晒干或阴干。炮制方法为除净杂质，去除残根，洗净焖透，切段晒干。

女贞子

【别名】女贞、女贞实、冬青子、白蜡树子。

抗老回春圣品

来　　源　为木犀科植物女贞的果实。

主要产地　主产于浙江、江苏、湖南、福建、广西、江西以及四川等地。

性　　味　性平，味苦、甘。

功效主治　补肝肾、强腰膝。治阴虚内热、头晕目花、耳鸣、腰膝酸软、须发早白、滋补肝肾、明目乌发。用于眩晕耳鸣、腰膝酸软、目暗不明。

主要成分　含女贞苷、10-羟基女贞苷、橄榄苦苷、10-羟基橄榄苷、洋丁香酚苷、新女贞子苷、8-表金银花苷、有旋-花旗松素、槲皮素、外消旋圣草素、齐墩果酸、乙酰齐墩果酸、熊果酸、乙酰熊果酸、女贞子酸、女贞苷酸、β-谷甾醇等。

性状特征　干燥果实卵形或成椭圆球形，有的微弯曲，长5~10毫米，直径3~4毫米。外皮蓝黑色，具皱纹。两端钝圆，底部有果柄痕。质坚、体轻，横面破开后大部分为单仁，如为双仁，中间有隔瓤。仁

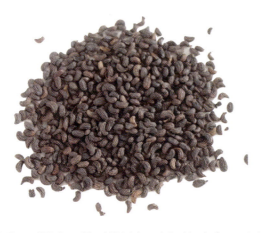

椭圆形，两端尖，外面紫黑色，里面灰白色。无臭、味甘、微苦涩。

选购秘诀　以粒大、饱满、色蓝黑、质坚实者为佳，加工方法以晒干为佳，但煮后易于干燥，故生晒后所得佳品较为少见。

药用价值　**抗炎作用**　女贞子有明显的抗炎作用。女贞子水煎剂对二甲苯引起的小鼠耳廓肿胀、醋酸引起的小鼠腹腔毛细血管通透性增加及角叉莱胶、蛋清、甲醛性大鼠足跖肿胀均有明显抑制作用。

促进免疫功能的作用　其水煎剂连续灌胃可使小鼠胸腺、脾脏重量明显增加，明显提高血清溶血素抗体活性，升高正常小鼠IgG(免疫球蛋白C)的含量，对抗环磷酰胺的免疫抑制作用。女贞子在体内外对淋巴细胞转化均有促进作用。

对变态反应的抑制作用　女贞子煎剂灌胃可显著抑制小鼠或大鼠被动皮肤过敏反应，降低大鼠颅骨膜肥大细胞脱颗粒百分率，对抗组胺引起的大鼠皮肤毛细血管通透性增加。能抑制DNCB(二硝基氯苯)所致小鼠接触性皮炎。女贞子还能显著降低豚鼠血清补体总量。表明女贞子对Ⅰ型、Ⅱ型、Ⅲ型变态反应具有明显抑制作用。

对脂质代谢的影响　女贞子有降低血脂，预防AS(动脉粥样硬化)的作用，可降低兔的总胆固醇，有预防和消减AS斑块以及减轻斑块厚度的作用，能减少冠状动脉粥样硬化病变数和减轻其阻塞程度。女贞子还有改善老龄小鼠脑和肝脏脂质代谢的作用。

降血糖作用　从女贞子中提取的一种成分对高血糖模型小鼠有良好而稳定的降血糖作用。女贞子水煎剂给小鼠灌胃可降低正常小鼠的血糖，对四氧嘧啶引起的小鼠糖尿病有预防和治疗作用，并可对抗肾上腺素或葡萄糖引起的血糖升高。齐墩果酸皮下注射亦能降低正常血糖及由四氧嘧啶、肾上腺素或葡萄糖引起的血糖增高。

保肝作用　齐墩果酸对四氯化碳引起的大鼠急性肝损伤有明显的保护作用，可降低血清丙氨酸氨基转移酶(ALT)及肝内甘曲三酯的蓄积，促进肝细胞再生，防止肝硬化。

对造血系统的影响　女贞子对造血系统有促进作用，对化疗或放疗所致白细胞减少有升高作用。齐墩果酸是女贞子中升高白细胞的有效成分，但对60射线照射引起的白细胞减少无效。

其他作用　女贞子甲醇、水提取物均具有抗变异活性，女贞子煎剂有显著的抑制突变的作用；其对染色体损伤有保护作用；女贞子煎剂对金葡菌、伤寒杆菌、绿脓杆菌和大肠杆菌等均有抑制作用。

贮存要点　置干燥处，防潮湿、防蛀、防霉。

用法用量　多为内服，煎煮成药汤服用，一般用量约在6~15克。

使用禁忌　脾胃虚寒泄泻及阳虚者忌服。

保健应用

女贞子鸭汤

功效 滋补肝肾、养胃、除虚弱。

原材料 枸杞30克，熟地黄100克，淮山100克，女贞子50克，鸭肉500克。

做法 将白鸭宰杀，去毛及内脏、切块。将四味中药洗净，同放入锅中，加适量清水，煎至白鸭肉熟烂，加入调味料即可。

用法 饮汤食肉。

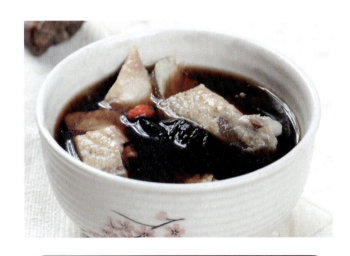

特别提示

因其主要成分"齐墩果酸"不易溶于水，故以丸剂为佳。本品以黄酒拌后蒸制，可增强滋补肝肾作用，并使苦寒之性减弱，避免滑肠。

益阴酒

功效 滋阴补肾、乌须黑发、延年益寿。适用于肝肾阴血亏虚所致的腰膝酸软、头晕目眩、两眼干涩、视物模糊、视力下降、耳鸣失聪、须发早白、头发稀疏脱落、老年习惯性便秘等。

原材料 女贞子60克，枸杞子60克，生地黄30克，胡麻仁60克，冰糖100克，白酒500毫升。

做法 将胡麻仁用水浸泡，去掉浮物，洗净、蒸煮、研烂。女贞子、枸杞子、生地黄捣碎，同胡麻仁共用细纱袋包好，扎紧袋口备用。冰糖放入锅中，加入适量水，置于炉上用文火加热溶化，视其汁将转黄色时，趁热用干净细纱布过滤一遍，备用。将白酒装入小坛内，放入药袋，加盖于炉火上用文火煮，待沸时取下，冷却后密封，置于阴凉处。14日后开封，去掉药袋，加入冰糖，再加入500毫升开水搅拌均匀，过滤即可。

用法 每日早、中、晚空腹各饮10～20毫升。

女贞子粥

功效 滋补肝肾、明目养阴。用于肝肾阴虚所致的眩晕耳鸣、腰膝酸软、须发早白、骨蒸潮热、目暗不明。

原材料 女贞子15克，大米100克，大枣20克，白糖适量。

做法 将女贞子先煎，取上清液，加清水适量，放入大米、大枣，用文火煮成粥，加入白糖即可。

用法 温服，每日1～2次，脾胃虚寒、慢性泄泻者不宜选用。

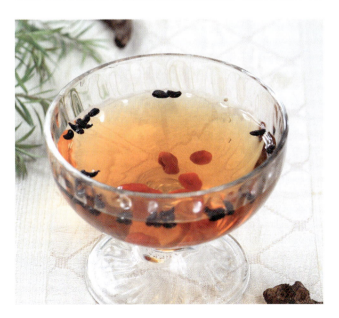

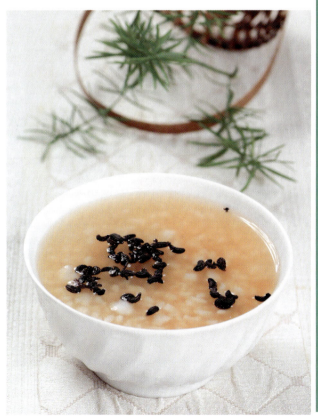

麦冬

【别名】寸冬、川麦冬、浙麦冬、麦门冬。

○ 滋阴润肺良药

来　源　百合科植物大麦冬的干燥块茎。

主要产地　主产于四川、浙江、湖北、贵州、江苏、广西等地。

性　味　味甘、微苦，性微寒。

功效主治　养阴生津、润肺清心。用于肺燥干咳、虚痨咳嗽、津伤口渴、心烦失眠、内热消渴、肠燥便秘等症。

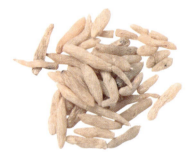

主要成分　含麦冬皂苷A，B，C，D等多种皂苷，以及麦冬黄酮等。

性状特征　本品呈纺锤形，两端略尖，表面黄白色或淡黄白，气微香、味甘、微苦。

选购秘诀　以身干、体肥大、色黄白、半透明、质柔、有香气、嚼之发黏的为佳。

药用价值　**抗心肌缺血作用**　麦冬总皂苷及总多糖可显著增加小鼠心肌营养血流量，有抵抗心肌缺血的作用。

抗血栓形成作用　麦冬能有效地减少自由基，稳定细胞膜，促进血管内皮细胞能量代谢，调节血管内皮细胞的分泌功能。麦冬提取液可显著降低血黏度，从而预防中风。

耐缺氧作用　本品可极显著地延长小鼠的存活时间，逆转缺血后酸中毒造成的各种损害。

降血糖作用　可明显降低正常小鼠血糖浓度，并使肝糖元含量明显增加。用于糖尿病的辅助治疗。

抗衰老作用　麦冬水煎液可对抗d-半乳糖引起的大鼠脑组织、肝组织活性的显著降低及肝组织含量显著升高，发挥抗衰老作用。

对免疫系统的影响　显著增加小鼠胸腺、脾脏重量，激活小鼠网状内皮系统的吞噬功能，提高血清溶血素抗体水平，增加机体免疫力。

抗肿瘤及抗辐射作用　麦冬皂苷对艾氏腹水癌有抑癌活性，具有抗辐射作用。

贮存要点　本品易虫蛀，可用硫磺熏后，密封储存。

用法用量　煎服或泡水服，每次10～15克。

使用禁忌　脾胃虚寒泄泻、胃有痰饮湿浊及暴感风寒咳嗽者均忌服。

● 保健应用

麦冬杨桃甜汤

功　效　润肺养阴、清除粉刺、改善咽干口燥。

原材料　杨桃1个，紫苏梅4个，600毫升清水，麦门冬15克，天门冬10克，紫苏梅汁1大匙，冰糖1大匙。

做　法　将全部药材放入棉布袋，杨桃表皮以少量的盐搓洗，切除头尾，再切成片状。药材与其他材料放入锅中，以小火煮沸，加入冰糖搅拌溶化。取出药材，加入紫苏梅汁拌匀，待降温后即可食用。

用　法　随意饮用。

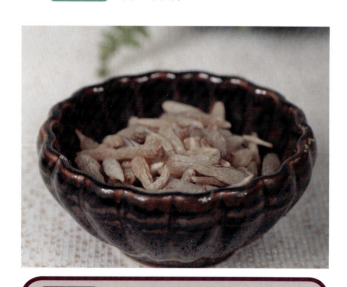

特别提示

麦冬配凉药宜生用，配补药宜酒制。服用麦冬心后易心烦，故配入养肺阴药中时宜去心。

天冬

【别名】天门冬、大当门根、多儿母。

滋阴降火的止咳中药

来　　源　为百合科植物天门冬的块根。

主要产地　我国中部、西北、长江流域及南方各地。

性　　味　性寒，味甘、苦。

功效主治　养阴生津、润肺清心。用于肺燥干咳、虚劳咳嗽、津伤口渴、心烦失眠、内热消渴、肠燥便秘、白喉。适用于老年慢性气管炎和肺结核患者，尤其有粘痰难以咯出，久咳而偏于热者，可用天冬润燥化痰和滋补身体。除此之外，可治疗肺痿、肺痈。取天冬凉润能解热。治疗阴虚发热，如贫血、结核病、病后体弱等之低热，配熟地补血，党参补气。如为热病后期之阴虚兼有肠燥便秘，则配生地、当归、火麻仁等。

主要成分　含多种螺旋甾苷类化合物天冬苷、天冬酰胺、瓜氨酸、丝氨酸等近20种氨基酸，以及低聚糖，并含有5-甲氧基-甲基糠醛。

性状特征　块根为圆纺锤形，长6～20厘米，中部直径0.5～2厘米。表面黄白色或浅黄棕色，呈油润半透明状。干透者质坚硬而脆，未干透者质地柔软，有粘性，断面蜡质样。

选购秘诀　以肥大致密、黄白色、半透明的为佳。

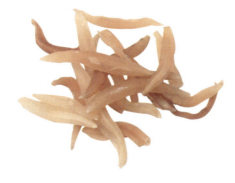

药用价值　**抑菌作用**　体外试验证明，本品对金黄色葡萄球菌、溶血性链球菌、肺炎双球菌、白喉杆菌、炭疽杆菌等有抗菌作用。

抗肿瘤作用　体外试验（美蓝法及瓦氏呼吸器测定），天门冬对急性淋巴细胞型白血病、慢性粒细胞型白血病及急性单核细胞型白血病患者白细胞的脱氢酶有一定的抑制作用，并能抑制急性淋巴细胞型白血病患者白细胞的呼吸。此外，本品还有镇咳、利尿、通便、强壮的作用。

贮存要点　置干燥处，防霉。

用法用量　煎服，10～15克。

使用禁忌　脾胃虚寒和便溏者不宜服用。

保健应用

天门冬炖乌骨鸡

功　　效　此道汤品除了能生津安神之外，也可以滋补强身，很适合身体虚弱的人。

原 材 料　天门冬15克，人参30克，乌骨鸡1/2只，米酒1大匙，盐少许。

做　　法　乌骨鸡洗净、切块，人参、天门冬洗净备用，锅中放入乌骨鸡、人参、天门冬，加入清水淹过鸡肉，炖煮约30分钟至熟。最后加入米酒、盐调味即成。

用　　法　食鸡肉、喝汤。

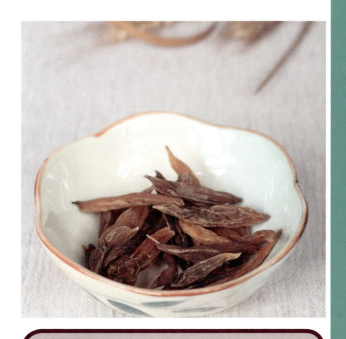

> **特别提示**
> 麦冬与天冬比较，其清肺润燥之力更优于天冬，滋补肺肾之力天冬胜于麦冬。治肺结核燥咳时，可天冬和麦冬同用。

石斛

【别名】 川石斛、金石斛、鲜石斛、黄草。

清热、凉血、护眼良药

来　源　兰科植物环草石斛、马鞭石斛、黄草石斛、铁皮石斛或金钗石斛的新鲜或干燥茎。

主要产地　云南、四川、安徽、广东、广西等地。

性　味　性微寒，味甘。

功效主治　生津益胃、清热养阴。治热病伤津、口干烦渴、病后虚热、阴伤目暗。

主要成分　金钗石斛含石斛碱、石斛胺、石斛次碱、石斛星碱、石斛因碱、6-羟石斛星碱，尚含黏液质、淀粉；细茎石斛含石斛碱、石斛胺及N-甲基石斛碱（季铵盐）；罗河石斛含石斛宁碱。

性状特征　①鲜石斛：呈圆柱形或扁圆柱形，表面黄绿色，光滑或有纵纹，肉质易折断。气微，味微苦而回甜，嚼之有黏性。
②环草石斛：呈细长圆柱形，表面金黄色，有光泽，质柔韧而实，断面较平坦。无臭，味淡。
③马鞭石斛：呈长圆锥形，表面黄色至暗黄色，

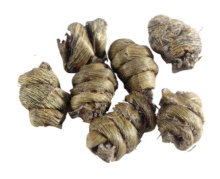

有深纵槽。质疏松，断面呈纤维性，味微苦。
④黄草石斛：表面金黄色至淡黄褐色，具纵沟。体轻，质实，易折断，断面略呈纤维性。嚼之有黏性。
⑤耳环石斛：呈螺旋形或弹簧状，表面黄绿色，有细纵纹。质坚实，易折断，断面平坦。嚼之有黏性。
⑥金钗石斛：呈扁圆柱形，表面金黄色或黄中带绿色，有深纵沟。质硬而脆，断面较平坦，味苦。

选购秘诀　以圆柱形、色黄绿、味微苦而回甜、嚼之有黏性为佳品。

药用价值　**抗白内障作用**　对半乳糖性白内障有延缓和治疗作用。

增强免疫力的作用　增强T细胞及巨噬细胞免疫活性。

保肝作用　降低丙氨酸转氨酶、天氡氨酸转氨酶等酶的活性，使总蛋白、白蛋白升高，对肝脏有明显的保护作用。

抗衰老作用　提高SOD水平，降低过氧物酶的作用。

贮存要点　干品置通风干燥处，防潮；鲜品置阴凉潮湿处，防冻。

用法用量　石斛以内服居多，煎煮成药汤的用量6～12克。若使用鲜石斛则15～30克。

使用禁忌　虚而无热者。湿热病尚未化燥者不宜使用，舌苔厚腻、便溏者也需小心使用。

保健应用

清热石斛粥

功　效　养阴清热。

原材料　石斛30克，糙米100克。

做　法　将石斛略微清洗、糙米淘洗干净后备用。石斛加上适量水煎煮成汁后，去渣取汁备用。锅中放入石斛药汁与糙米一同煮至粥熟即可。

用　法　随意食用。

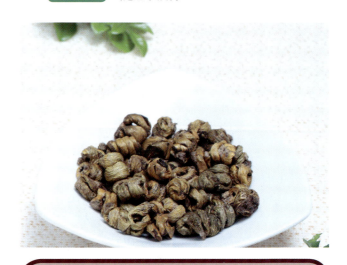

特别提示

若着重清热、生津、解渴，鲜石斛药效较好。

玉竹

【别名】委萎、女萎、萎莎、葳蕤、王马、节地、虫蝉、乌萎、山姜、芦莉花、连竹、西竹。

补阴圣品

- **来　源**　为百合科植物玉竹的根茎。
- **主要产地**　主产于河南、江苏、辽宁、湖南、浙江。
- **性　味**　性平，味甘。
- **功效主治**　养阴润燥、除烦止渴。治热病阴伤、咳嗽烦渴、虚劳发热、消谷易饥、小便频数。
- **主要成分**　根茎含玉竹粘多糖及4种玉竹果聚糖，还含吖丁啶-2-羧酸等。
- **性状特征**　干燥根茎，呈细长圆柱形，多不分枝，长5～15厘米，直径0.5～1厘米。表面淡黄色或淡黄棕色，半透明，稍粗糙，有细纵皱纹，节明显，呈稍隆起的波状环，节间长度多数在1厘米以下，节上有多数不规则的细根痕，较大的根痕呈疣状突起，有时可见圆盘状的地上茎痕迹。干燥者质坚硬，角质硬而脆，受潮则变柔软。折断面带颗粒性，黄白色。气微弱、味略甜、有粘性。
- **选购秘诀**　以条长、肉肥、黄白色、光泽柔润者为佳。
- **药用价值**　玉竹具有延缓衰老、延长寿命的作用。还有双向调节血糖作用，使正常血糖升高，同时降低实验性高血糖。还可加强心肌收缩力、提高抗缺氧能力、抗心肌缺血、降血脂及减轻结核病变。用于

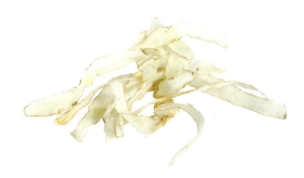

润燥，与沙参、麦冬等配伍治肺胃燥热、阴虚咳嗽，适应证与沙参同。

用于治疗平素阴虚而新患感冒、有风热咳嗽、肺燥等表现的患者。玉竹虽无清热之效，但与解表药同用，在发汗的同时兼顾到滋阴，以防解表药过于发散而伤阴，有其一定价值。用于治疗风湿性心脏病，取其有强心而滋养气血的作用，对改善血液循环有一定帮助。用于体弱者，可作为一般滋补用，但效力较弱而缓，属于清补。用于冠心病、心绞痛，配党参，制成参竹浸膏，适用于气阴两虚型的患者。

- **贮存要点**　置通风干燥处，预防发霉与虫蛀。
- **用法用量**　玉竹以内服居多，可煎煮成药汤服用，一般用量在10～12克。
- **使用禁忌**　胃有痰湿气滞者忌服。红枣入汤，一定要去核，否则食后易上火。

保健应用

玉竹红枣炖乌鸡

功　效　玉竹性味甘平，有滋阴润肺、生津养胃的功效，补而不腻，滋阴而不敛邪，善于治疗燥邪伤肺，或者阴虚内热引起的肺阴不足，肺气上逆的

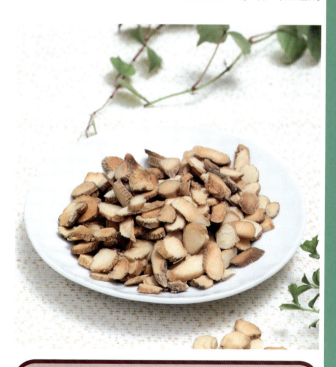

特别提示

玉竹可分为生用及制用两种，制玉竹是净玉竹经蒸焖至软，取出晒至半干、切片、干燥后制成。而玉竹蒸制后能增强补益作用。

干咳少痰、久咳不愈，特别是秋季的燥咳症。另外，还适于病后因药物造成脾胃受损，而出现口舌干燥、低热不退、食欲不振等症。

原材料 乌鸡1只，猪肉100克，玉竹30克，红枣25克，莲子肉50克，姜片、盐、鸡粉、胡椒粉、花雕酒各适量。

做 法 鸡去杂、洗净、切块，猪肉洗净、切块。鸡块、猪肉氽汤一下，沥干备用。将鸡、玉竹、红枣、莲子肉、猪肉、姜片放入砂锅，加水用大火烧开，转文火炖约2个小时。放入盐、鸡粉、胡椒粉、花雕酒，改大火煮约10分钟即成。

用 法 饮汤吃肉。

乌龟

【别名】水龟、金龟、草龟。

○ 延年益寿的高档补品

来 源 龟科、龟亚科动物龟的全体。

主要产地 主产于长江中下游各省。

性 味 龟肉甘酸，性温，无毒；龟板咸甘，性平，无毒。

功效主治 除湿痹、补阴虚、滋肾水、止血、解毒。龟肉主治湿痹、风痹、筋骨疼痛、久年寒咳、夜多小便、小儿遗尿、痔疮下血、血痢、子宫脱垂；龟板治阴虚不足、骨蒸劳热、筋骨疼痛、小儿囟门不合及头疮、妇女胎前产后痢疾、女子赤白带下、阴痒。

主要成分 龟肉含蛋白质，脂肪，胶质，动物胶，糖类，维生素B_1，维生素B_2，烟酸，钙，磷，铁等营养成分。

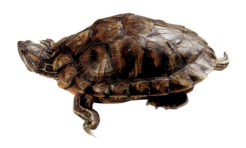

性状特征 乌龟壳略扁平，背腹甲固定不可活动，背甲长10～12厘米，宽约15厘米，有3条纵向的隆起。头和颈的侧面有黄色线状斑纹，四肢略扁平，指间和趾间均具全蹼，除后肢第五枚外，指和趾的末端皆有爪。

选购秘诀 龟要选活的，死的不能食用。

药用价值 龟肉具有滋阴补血、补肾健骨、降火止泻的功效，用于血虚体弱、阴虚、骨蒸潮热、久咳咯血、肠风下血、筋骨疼痛、子宫脱垂、糖尿病等病症。乌龟蛋白质能抑制肿瘤细胞，增强免疫功能。

龟肉营养容易被人体吸收，对重病初愈者有很好的补益作用。

龟体中含有较多特殊的长寿因子和免疫活性物质，常食可增强人体免疫力，使人长寿。

龟甲气腥、味咸、性寒，具有滋阴降火、补肾健骨、养血补心等多种功效，此外，对于肿瘤也有一定的治疗作用。

龟血可用治疗脱肛、跌打损伤，还有抑制肿瘤细胞的功能。

龟胆汁味苦、性寒，主治痘后目肿，月经不调等。现代研究表明，龟胆汁对肉瘤有一定的抑制作用。

贮存要点 新鲜食用，或宰杀后在低温下保存。

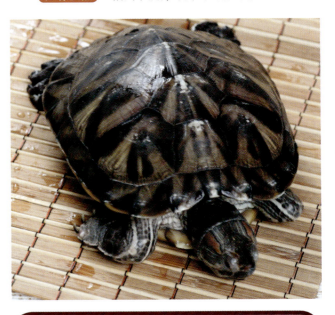

特别提示
乌龟滋阴力比鳖强，但鲜味不如鳖肉好，一般加少许盐，清蒸食之效果甚佳。

用法用量 炒食或炖食。每餐1只。

使用禁忌 肠胃功能虚弱、消化不良的人应慎食，有消化系统疾病的患者不宜食用。失眠、孕妇及产后泄泻者不宜食用，以免引发胃肠不适症或其他副作用。

● **保健应用**

沙参虫草龟肉汤

功 效 有滋阴养血、补肺益肾作用。适用于肺结核吐血、咳嗽痰中带血、阴虚潮热、盗汗、肾虚遗精等症。

原材料 龟肉适量，北沙参60克，冬虫草15克。

做 法 乌龟处理干净，与所有材料一起放入锅中煲煮成汤，用油盐调味食用。

用 法 食肉喝汤。

龟板

【别名】金龟、玄武板。

○ **益肾强骨的滋补佳品**

来 源 龟科动物乌龟或近缘动物的干燥腹甲。

主要产地 分布于河北、河南、山东、安徽、广东、广西、湖北、四川、云南、陕西等地。

性 味 性寒，味甘、咸。

功效主治 滋肾潜阳，退虚热。主治肾阴不足、骨蒸劳热、久咳、咽干口燥、遗精、崩漏带下、腰膝痿弱无力、久痢久疟等症。

主要成分 含骨胶质、水解物还含多种氨基酸、蛋白质、脂肪及钙盐等。

性状特征 腹板略呈板片状，长方椭圆形，肋鳞板附于两侧，略呈翼状。长10～20厘米，宽7～10厘米，厚约5毫米。外表面黄棕色至棕色，有时具有紫棕色纹理，内表面黄白色至灰白色。腹板由12块

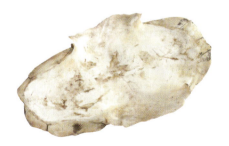

腹鳞甲对称嵌合而成，鳞甲间呈锯齿状嵌合，前端较宽略呈圆形或截形，后端较狭且内陷，呈V形缺刻，两侧的肋板由4对肋鳞甲合成，在其两端往往留有一块残缺绿鳞甲。表面光滑，外皮尚存，有时略带血痕（血板），或无光泽，皮已脱落（汤板）。质坚硬。断面外缘为牙白色，坚实，内为乳白色或肉红色，有孔隙。

气腥、味微咸。

选购秘诀 以质干、板上有血斑、块大无腐肉者为佳。

药用价值 龟甲含的主要成分是骨胶原、碳酸钙、磷酸钙、维生素D等。维生素D可使肠道对钙的吸收从被动变为主动。研究表明，骨髓胶原含量的高低是由胶原的形成和胶原的降解两个过程的强弱决定的，巨噬细胞含胶原酶，可降解骨髓中的胶原，使其含量降低，改善骨髓纤维化症状。维生素D可直接或间接地影响它们，从而能调控胶原在骨髓中的沉积。

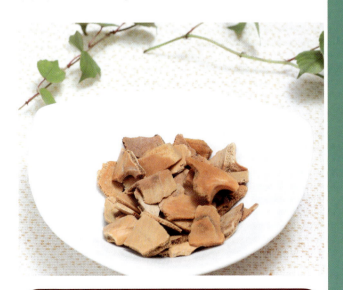

> **特别提示**
> 将沙炒热后与龟板共炒，再筛去沙粒，放进醋中冷却，再取出晒干，能提升药效。

贮存要点	置干燥处。

用法用量 龟板以内服居多，可煎煮成药汤服用，常用量10～24克，煎前宜打碎；或制成丸、散使用。

使用禁忌 阴虚、食少、泄泻、脾胃虚寒的人与孕妇不宜服用。

● 保健应用

海参龟板猪脊髓汤

功　效 补肾益精、强壮腰膝。

原材料 水发海参200克，龟板30克，猪脊髓3条，怀牛膝30克，巴戟天25克，胡桃肉50克，薏苡仁30克。

做　法 将海参洗净、切块，龟板、怀牛膝、巴戟天、胡桃肉、薏苡米洗净；猪脊髓洗净、除去血筋。把猪脊髓、龟板、怀牛膝、巴戟天、薏苡仁、胡桃肉一起放入锅内，加清水适量，武火煮沸后，用文火煲1小时。下海参再煲1小时，调味加入特级鱼露与味精、少许香菜即可。

用　法 饮汤吃猪脊髓、海参。

▶ 甲鱼

【别名】鳖、团鱼、元鱼、王八。

○ 滋肝补肾、益气补虚

来　源 一种卵生两栖爬行动物甲鱼的全体。

主要产地 产地很广，由东北至海南岛以及湖北、安徽、四川、云南、陕西、甘肃等地均有。

性　味 性平，味甘。

功效主治 滋阴凉血。可治骨蒸劳热、久疟久痢、崩漏带下、瘰疬、冲任虚损、久疟不止等。

主要成分 甲鱼所含有的蛋白质高达17%，比鸡蛋高30%，为牛奶的4倍以上；含有优质饱和脂肪酸及亚油酸；含有的维生素种类齐全，如维生素A，维生素B_1、维生素B_2、维生素B_6、维生素B_{12}、维生素C、维生素E、维生素K；还有多种活性物质，如卵磷脂、视黄醇、胆碱、多糖、激素，以及钙、磷、铁、钠、钾、铜、锌、钴。不仅营养丰富，而且肉质鲜美。

性状特征 体长18～24厘米，头部青灰色，吻部突出。背腹扁平，背盘椭圆形，橄榄绿色。背腹甲包覆着皮肤。背甲边缘的柔软皮肤称作裙边。当裙边左右摆动时，能迅速将身体埋入泥沙里。四肢有蹼，游泳很快。卵生。

选购秘诀 一定要食用鲜活的甲鱼，现吃现宰。

药用价值 甲鱼中含有大量以EPA和DHA为主的脂肪酸，甲鱼可用于治疗骨蒸痨热、肝脾肿大、崩漏带下、血瘕、腹痛、久疟、久痢、虚劳、遗精等症。用于治疗因放疗、化疗而引起的虚弱、贫血、白细胞减少等。

有助于降低血胆固醇，对高血压、冠心病患者有益。并能有效地预防和抑制肝癌、胃癌、急性淋巴性白血病。

食用甲鱼对肺结核、体质虚弱等多种疾患亦有一定的辅助疗效。

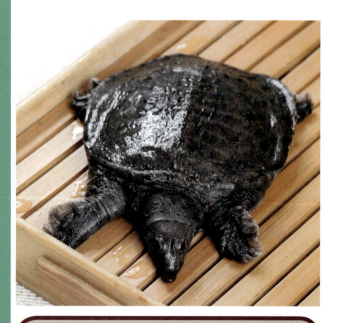

> **特别提示**
> 若用生甲鱼血和胆汁配酒，会使饮用者中毒或染寄生虫及罹患严重贫血症。甲鱼不宜与鸡蛋及苋菜同吃。

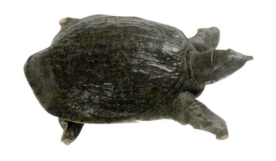

甲鱼配伍名贵中药材，可治疗腰酸腿痛、更年期综合征、男性不育症。

[贮存要点] 死甲鱼和变质的甲鱼不能吃，甲鱼要现吃现宰。

[用法用量] 甲鱼既可红烧，又可清蒸。每餐30克。

[使用禁忌] 脾胃阳虚者、孕妇、产后泄泻、消化不良、肠胃功能虚弱、失眠者不宜食用。

● 保健应用

红烧甲鱼

[功　效] 滋阴凉血、补益肝肾，对病后虚弱有很好的补益作用。

[原材料] 甲鱼1只（1000克），猪肉250克，鸡肉250克，猪油50克，大蒜头10瓣，鲜汤2杯，胡椒、香油各少许，酱油、姜片、葱白各适量。

[做　法] 将甲鱼处理干净，肉切成块。选用五花猪肉刮洗干净，切成块，鸡肉亦切成块。将猪、鸡肉一起余烫。锅内放猪油烧至六成熟，下入姜、葱白段爆香，放入鸡肉、猪肉炒匀，加甲鱼、盐、酱油、料酒、鲜汤在小火上煮熟。大蒜入笼蒸熟，锅内甲鱼煮熟时放入胡椒、大蒜收汁，将甲鱼捞入盘中，再将味精、香油放入汤汁内，浇在甲鱼上即可。

[用　法] 根据个人需要，适量食用。

▶ 鳖甲

【别名】上甲、鳖壳、团鱼甲、鳖盖子。

○ 补肾滋阴、软坚散结

[来　源] 为鳖科动物中华鳖的背甲。

[主要产地] 主产于湖北、安徽、江苏、河南、湖南、浙江、江西等地。

[性　味] 性平，味咸。

[功效主治] 养阴清热、平肝熄风、软坚散结。治劳热骨蒸、阴虚风动、癥瘕痃癖、经闭经漏、小儿惊痫等。

[主要成分] 含动物胶、角蛋白、碘、维生素D等。

[性状特征] 完整的干燥鳖甲呈卵圆形或椭圆形，长10～20厘米，宽7～15厘米，厚约5毫米。背面微隆起，灰褐色或黑绿色，并有皱褶及突起状的灰黄色或灰白色斑点，甲中央有不显明的骨节隆起，两侧各有8条明显的横向的锯齿状衔接缝，左右边缘可见8对齿状突起，呈类白色。甲里面白色，中央有突起的脊椎骨，两侧各有8条肋骨。质坚硬，衔接缝处易断裂。气微腥、味咸。

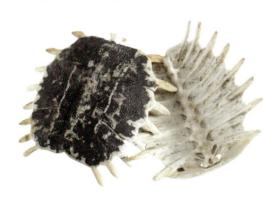

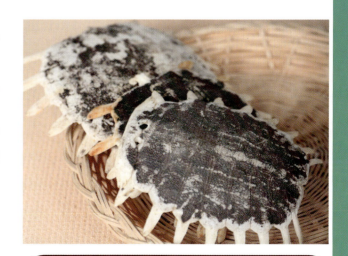

> **特别提示**
> 鳖甲有生用、醋用两种用法。醋用是将沙炒热后与鳖甲共炒，再筛去沙粒、放入醋中冷却，再取出晒干而成，有提升潜阳的作用。

选购秘诀 以体大、甲厚、无残肉、洁净无腐臭味者为佳。

药用价值 鳖甲含动物胶、角蛋白、碘质及维生素D等,能抑制肝、脾之结缔组织增生,提高血浆蛋白水平,还有抗击肿瘤等作用。

滋阴潜阳:用于阴虚发热、盗汗。配青蒿治午后潮热。

软坚散结:用于癥瘕肿块(如肝脾肿大),常配三棱、莪术。

贮存要点 置通风干燥处,防蛀。

用法用量 内服:煎煮成药汤服用,常用量10~24克。外用:研末撒或调敷。

使用禁忌 脾胃阳衰,食减便溏者不宜服用,鳖甲的堕胎之力比鳖肉更强,因此孕妇忌服。

● 保健应用

鳖甲炖鸡

功　效 滋阴壮水。主治阳痿,属阴虚火旺型,伴五心烦热、小便短赤、大便干结、耳鸣腰酸者。

原材料 鳖甲1只,母鸡1只,黄酒、葱、姜、食盐各适量。

做　法 先将鳖甲放入锅中炖1小时后,再下鸡肉,待鸡肉熟烂后即可出锅,可依据个人口味加适量调料。

用　法 分次食用。

▶ 鲍鱼

【别名】鳆鱼、镜面鱼、九孔螺、明目鱼。

○ 海味珍品之冠

来　源 腹足纲、鲍科的单壳海生贝类鲍鱼的全体。

主要产地 主产于东南沿海、渤海湾、西沙群岛等。

性　味 性平,味甘、咸。

功效主治 滋阴清热、益精明目。治劳热骨蒸、咳嗽、崩漏、带下、淋病、青盲内障。

主要成分 鲍鱼富含蛋白质,脂肪,钙,磷,铁,锌,碘及维生素A,维生素B,烟酸等营养成分。

性状特征 ①九孔鲍体外有一坚厚的贝壳,呈椭圆形。贝壳内面白色,有彩色光泽。壳口椭圆形,与体螺层大小几乎相等。体柔软,头部有细长的触角和有柄的眼各1对。腹面有吻,内具颚片和舌齿。足分为上、下两部,上足覆盖下足,边缘生有多数小触手,从贝壳上的小孔伸出。

②盘大鲍贝壳大型,短而宽,呈耳状。螺肋上的突起和小孔共30个左右,末端4~5个特大,且开孔。壳面常有石灰虫及苔藓虫附生。壳口卵圆形,外唇薄,边缘呈刃状,内唇加厚,由壳口内面延伸形成一上端较宽、基部较窄的片状遮缘。

选购秘诀 以体大肉厚、外形平展、肉色淡红、干度足、润而不潮、稍有白霜、味鲜淡者为上品。

药用价值 鲍鱼含有丰富的蛋白质,具有滋阴补养功效,又是一种补而不燥的海产品,吃后没有牙痛、流鼻血等副作用,多吃也无妨。

鲍鱼的肉中还含有一种被称为"鲍素"的成分,具有破坏癌细胞必需的代谢物质作用,是一种较好的

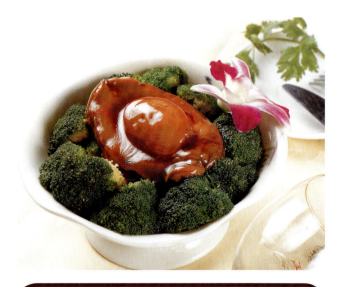

特别提示

烹制鲍鱼,要软硬适中。太熟如同食豆腐,无法发挥鲍鱼的真正味道;太硬则如橡皮筋,无法体会鲍鱼的美味。

抗癌食品。

鲍鱼具有双向性调节血压作用，原因是鲍鱼能"养阴、平肝、固肾"，可调整肾上腺素分泌。

鲍鱼有调经、润燥、利肠之功效，可治疗月经不调、大便秘结等疾患。

贮存要点 新鲜食用或加工成干制品。

用法用量 鲍鱼可煮汤、炖食，也可加工成罐头、干制品。每餐1个。

使用禁忌 痛风、尿酸高患者不宜吃鲍鱼肉，只宜喝少量汤。感冒发热、阴虚、喉痛的人不宜食用。鲍鱼内脏含有一种感光色素，有毒，切忌食用。

● 保健应用

碧绿青边鲍

功　效 补气养阴、益精明目、清热除烦。

原材料 鲍鱼300克，西兰花500克，鸡肉1500克，鸡油200克，火腿骨750克，瘦肉1000克，龙骨500克，鸡脚500克，猪皮400克。

做　法 鲍鱼洗净，将其余原材料熬成汁，再将鲍鱼和汁共熬18小时。将鲍鱼切片，将西兰花炒熟后放在碟内摆好，再将鲍鱼片铺在上面，淋上鲍汁即可。

用　法 佐餐食用。

淡菜

【别名】壳菜、红蛤、珠菜、海红。

○ 营养价值很高的"海中鸡蛋"

来　源 为贻贝科动物厚壳贻贝和其他贻贝类的贝肉。

主要产地 分布于黄海、渤海及东海等区域。

性　味 性温，味咸。

功效主治 补肝肾、益精血、消瘿瘤。治虚劳羸瘦、眩晕、盗汗、阳痿、腰痛、吐血、崩漏、带下、瘿瘤、疝瘕。

主要成分 干淡菜每100克含水分13克，蛋白质59.1克，脂肪7.6克，碳水化合物13克，灰分6.9克，钙277毫克，磷864毫克，铁24.5毫克，核黄素0.46毫克，尼克酸3.1毫克。

性状特征 厚壳贻贝贝壳2片，长15厘米左右，呈楔形。壳顶尖小，壳表面棕黑色，壳顶常磨损而显白色。壳内面灰蓝色，具珍珠光泽。壳顶内面具有2个小主齿。韧带褐色。外套膜在一点愈合，外套缘具有分枝状的触手。足后端成片状，前端呈棒状。足丝粗，淡黄色。

选购秘诀 以肉质肥厚、坚实、有光泽、颜色正常、无异味、味道鲜美者为佳。

药用价值 淡菜的营养价值很高，并有一定的药用价值。淡菜蛋白质含量高达59%，其中含有8种人体必需的氨基酸，脂肪含量为7%，且大多是不饱和脂肪酸。

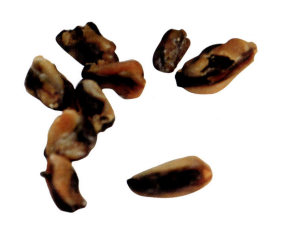

淡菜含有丰富的钙，磷，铁，锌，维生素B，烟酸等。由于营养价值高于一般的贝类和鱼、虾、肉等，对促进新陈代谢，保证大脑和身体活动的营养供给具有积极的作用，所以称之为"海中鸡蛋"。

淡菜可用来治疗虚劳羸弱、精血衰少、吐血、眩晕、盗汗、阳痿、腰疼、久痢、肠鸣、崩漏、带下等病症，且可为妇女产后滋补之用。

淡菜还含大量的碘，对缺碘性甲状腺肿大患者是极好的保健食品，淡菜中所含脂肪里不饱和脂肪酸较多，对于维持机体的正常生理功能、促进发育有良好作用，还有降低胆固醇的作用。

贮存要点 最好新鲜食用，或是加工成干制品保存。

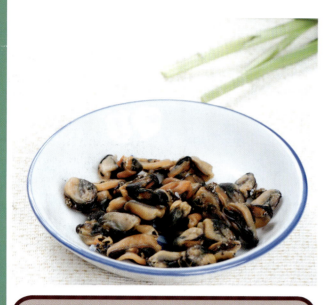

| 用法用量 | 淡菜的吃法很多，可煮、烩、炖或做馅。每餐50克左右。 |

| 使用禁忌 | 小儿不宜多食。 |

● 保健应用

韭菜炒淡菜

| 功　效 | 治疗肝肾不足引起的眩晕、盗汗、腰痛、阳痿、小便余沥不尽等。 |

| 原材料 | 淡菜10~30克，韭菜60克，葱、姜、盐、味精各适量。 |

| 做　法 | 将淡菜用开水泡发至软后，洗净、沥干，韭菜切段，油锅上火，将葱、姜下入锅中爆香，然后下入淡菜、韭菜，翻炒至熟，起锅前加入盐、味精调味即可。 |

| 用　法 | 佐餐食用。 |

特别提示
将淡菜与芹菜或荠菜共煮汤饮用，可辅助治疗高血压病、动脉硬化、冠心病。

▶ 雪蛤膏

【别名】林蛙油。

○ 有"软黄金"之称的珍稀补品

| 来　源 | 蛙科两栖类动物林蛙的雌蛙的干燥输卵管。 |

| 主要产地 | 主要产于东北长白山林区。 |

| 性　味 | 味甘、咸，性平。 |

| 功效主治 | 滋阴润肺、补血壮体、安神、补肾、延年益寿、美容养颜、抗衰老。用于肺虚、干咳、低热不退、吐血咯血、盗汗、病后体虚、产后虚弱等症。 |

| 主要成分 | 蛋白质，另外还含有蛙醇、多糖类、磷脂、维生素、脂肪酸、氨基酸、微量元素及多种激素等。还含有铁、钾、钠、镁、锌、锰、硒等。 |

| 性状特征 | 优质雪蛤膏呈不规则片状，弯曲重叠，长1.5~2厘米，厚1.5~5厘米。表面黄白，蜡质状，微透明，有脂肪样光泽，偶带有灰白色薄膜状干皮。触摸有滑腻感，在温水中浸泡，体积可膨胀10~15倍。气腥，味微甘，咀嚼时有黏滑感。 |

| 选购秘诀 | 购买时应以片状多而粒状少的为佳。 |

| 药用价值 | 雪蛤由于其冬天在雪地下冬眠100多天，故称"雪蛤"。雪蛤有自然界"生命力之冠" |

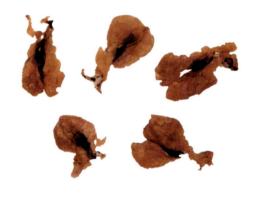

之称。每年的秋季，正是雪蛤生命力最强之时，尤其是雌雪蛤的输卵管（雪蛤膏）更是聚集了来年繁殖后代的所有营养，此时的雪蛤，其滋补功能最佳。

雪蛤膏具有的同化激素作用，可促进人体内的蛋白质合成，尤其是免疫球蛋白的合成，提高人体对外来病菌的抵抗能力。雪蛤膏经充分溶胀可促进人体皮肤组织的新陈代谢，保持肌肤细腻，保持机体的年轻态、健康态。

经研究表明，雪蛤膏具有以下功效：提高人体免疫力，延缓衰老，美容养颜，可做营养补充剂，调节女性内分泌，改善更年期症状，提高脑组织细胞的供氧及利用氧能力，提高机体耐力及抗应激能力，降血脂，还具有增加白细胞、调节体内激素平衡、滋养皮肤以及抗癌的辅助作用。

| 贮存要点 | 通风干燥、背光处保存。

| 用法用量 | 炖汤或水发后蒸食。每餐3～5克。每星期1～2次。

| 使用禁忌 | 严重糖尿病、肺胃虚寒、腹泻者不宜食用。雪蛤富含雌激素，年轻女性吃得太多可能会引起乳腺增生。

● 保健应用

木瓜炖雪蛤

| 功　效 | 滋阴润肺、安神补肾。

| 原材料 | 木瓜1个（约750克），雪蛤膏10克，鲜奶1杯，水1杯，冰糖适量。

| 做　法 | 雪蛤膏用水浸泡4小时或者一晚，洗干净，汆烫一下，沥干水分。木瓜洗净，在顶部切出2/5作盖，木瓜盅切成锯齿状，挖出核和瓤，木瓜放入炖盅内。冰糖和水一起煲溶，然后放入雪蛤膏煲半小时，加入鲜奶，待滚，滚后注入木瓜盅内，加盖，用牙签插实木瓜盖，隔水炖1小时即可。

| 用　法 | 可冷藏后食用，如加些椰汁或西米之类，口感更佳。

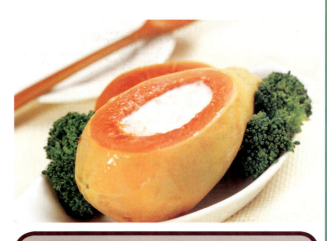

特别提示
烹煮前先用清水浸泡数小时，至成白色棉花球状，然后把卷曲的肠或白色的小块拣去，洗净、汆水、凉凉，这样便可烹煮了，假如处理不当便会带有腥味。

▶ 鸽子

【别名】鹁鸽、飞奴。

○ 滋肾益气、祛风解毒

| 来　源 | 为鸠鸽科动物原鸽、家鸽或岩鸽的肉或全体。

| 主要产地 | 全国各地均有。

| 性　味 | 性平，味甘。

| 功效主治 | 滋肾益气、祛风解毒。治虚羸、消渴、久疟、妇女血虚经闭、恶疮疥癣。

| 主要成分 | 鸽肉含水分75.10%，粗蛋白质22.14%，粗脂肪1.00%，灰分1.00%。

| 性状特征 | 家鸽由原鸽驯养而来，种类很多，有扇尾、球胸、瘤鼻、眼镜及传书鸽等品种。毛色复杂，以青灰色较普遍，亦有纯白、茶褐、黑白混杂等。我国大部分地区均有饲养。

| 选购秘诀 | 选购时如鸽翼底的羽毛还没出长齐，拨开可见鸽肉，鸽嘴、脚呈肉色，这是乳鸽的特征，如翼毛出齐而坚硬，鸽嘴及脚呈蓝色或深肉色，则是老鸽。

| 药用价值 | 鸽子肉的蛋白质含量在15%以上，消化吸收率高达97%，脂肪含量极低。

鸽子肉含有丰富的钙、铁、铜等元素及维生素A，维生素B，维生素E。

鸽子肉所含有的造血用微量元素相当丰富，对产后妇女、手术后的病人及贫血者具有大补功能，民间称之为"甜血动物"。

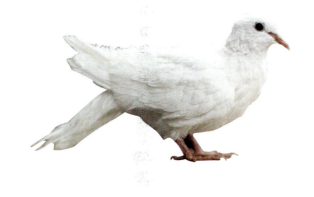

民间验方以鸽配其他药物，可治疗头晕病、妇科疾病。女性常食鸽子肉，可提高性欲。

鸽子肉中含有丰富的泛酸，对脱发、白发和未老先衰有很好的疗效。乳鸽含有较多的支链氨基酸和精氨酸，可促进体内蛋白质的合成，加快创伤的愈合。鸽血中富含血红蛋白，也能使术后伤口很快愈合。乳鸽骨含有丰富的软骨素，经常食用，可使皮肤变得白嫩、细腻。

| 贮存要点 | 新鲜食用，或置于低温下保存。

| 用法用量 | 每餐半只80～100克，清蒸、煲汤、煮粥均可。

| 使用禁忌 | 无。

● 保健应用

川贝生梨炖鸽子

| 功　效 | 养肺补元、润肺化痰。主治肺虚久咳、肺结核、肺气肿等症。

| 原材料 | 川贝母10克，生梨2只，鸽子1只，盐、酒、姜各适量。

| 做　法 | 川贝母洗净，生梨去皮、核，切块，鸽子去毛、内脏、洗净。上味加入盐、酒、姜等调料后一起隔水炖煮，熟后食用。

| 用　法 | 佐餐食用。

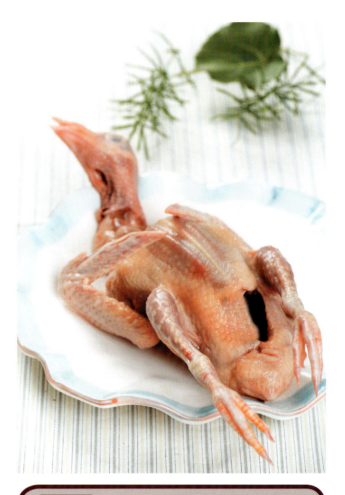

特别提示
鸽肉是典型的高蛋白、低脂肪、低胆固醇食物，特别适合老年人及高血压患者食用。

▶ 乌骨鸡

【别名】乌鸡、药鸡、黑脚鸡、丛冠鸡、竹丝鸡。

○ 名贵食疗珍禽

| 来　源 | 为雉科动物乌骨鸡的肉或除去内脏的全体。

| 主要产地 | 原产江西泰和县，如今其他地区亦有饲养。

| 性　味 | 性平，味甘。

| 功效主治 | 养阴退热。治虚劳、骨蒸、羸瘦、消渴、脾虚滑泄、下痢口噤、崩中带下等症。

| 主要成分 | 乌骨鸡全粉水解后含有18种氨基酸，包括8种人体必需氨基酸，其中10种比普通肉鸡的含量高。乌骨鸡含有维生素B_1、维生素B_2、维生素B_6，维生素B_{12}，维生素C，维生素E等，其中维生素E的含量是普通肉鸡的2.6倍，胡萝卜素和维生素C含量均高于普通肉鸡。此外，乌骨鸡还含有多种微量元素和常量元素，如钙、磷、铁、氯、钠、钾、镁、锌、铜等。

| 性状特征 | 体躯短矮而个头小，颈短，具肉冠，耳叶绿色，略呈紫蓝。遍体毛羽色白，除两翅毛羽外，全呈绒丝状；头上有一撮细毛突起，下颌上连两填面生有较多的细短毛。皮、肉、骨、嘴均乌色。翅较短，而主翼羽的羽毛呈分裂状，致飞翔力特别强。毛脚，5爪，跖毛多而密。本种除白毛者外，尚有黑毛乌骨者、

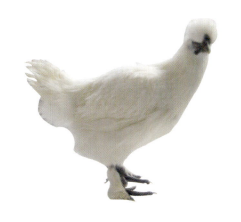

保健应用

草果豆蔻煲乌骨鸡

功　　效　温中健胃。主治虚寒、妊娠腹痛。

原 材 料　乌骨母鸡1只（约重500克），草果、草豆蔻各5克。

做　　法　鸡拔毛、去内脏、洗净，然后将草果、草豆蔻放入其腹内，以竹签封好切口，加水煮熟，加入调味料，即可食用。

用　　法　佐餐食用。

斑毛乌骨者及肉白乌骨者等。

选购秘诀　选择精力充沛、毛色光泽、鸡肉紧缩有弹性、鸡肉无血线者为佳。

药用价值　乌骨鸡性平、味甘，有养阴退热、补益肝肾的作用。对妇女崩中带下及一切虚损诸病有显著功用。著名的乌鸡白凤丸，就是滋养肝肾、养血益精、调养冲任的良药。

乌鸡的营养物质非常丰富，蛋白质，维生素B_2，烟酸，维生素E、磷、铁、钾、钠的含量要比普通鸡肉高很多，而胆固醇和脂肪含量很少。所以，乌鸡是补虚劳、养身体的佳品。

食用乌鸡具有提高生理功能、延缓衰老、强筋健骨的作用。对防治骨质疏松、佝偻病、妇女缺铁性贫血等有明显功效。

贮存要点　置冰箱冷藏。

用法用量　煮食、炖食均可，每餐150克。

使用禁忌　多食能生痰助火、生热动风，故感冒发热或湿热内蕴而食少、腹胀者不宜食用。

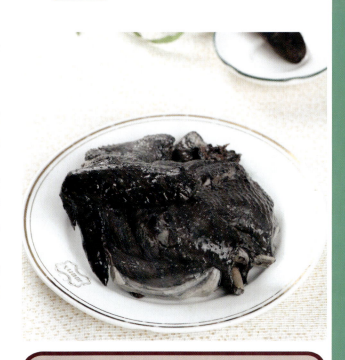

特别提示

食用方法为连骨（砸碎）炖煮或清蒸。炖煮时最好不用高压锅而用砂锅，用文火慢炖最好。

鸡蛋

【别名】鸡子、鸡卵。

○ 最理想的营养库

来　　源　雉科动物家鸡的卵。

主要产地　全国各地均出产。

性　　味　味甘，性平、微凉。

功效主治　滋阴润燥、养血安胎。主治热病烦闷、燥咳声哑、目赤咽痛、胎动不安、产后口渴、小儿疳痢等。

主要成分　鸡蛋含有人体所必需的8种氨基酸，其蛋白质是食物中最平衡、最理想的蛋白质。蛋黄比蛋白营养更为丰富，脂肪集中在蛋黄内，蛋白中几乎没有脂肪，维生素A，维生素 B_2 也几乎集中在蛋黄内。蛋黄中含铁比蛋白多20倍，各种微量元素含量也高。

性状特征　鸡蛋可分鸡蛋壳、鸡蛋白、鸡蛋黄、凤凰衣（内膜）几个部分。鸡蛋壳因品种的不同有白色、红色、绿色等。鸡蛋蛋白呈有光泽的纯白色，外覆一层薄膜。

选购秘诀　良质鲜蛋的蛋壳清洁、完整、无光泽，壳上有一层白霜，色泽鲜明；劣质蛋蛋壳表面的粉霜脱落，壳色油亮，呈乌灰色或暗黑色。手握蛋摇动时内容物有晃动声。

药用价值　鸡蛋含有丰富的卵磷脂。卵磷脂进入血液后，会减少胆固醇和脂肪在血管壁上沉积，对防治心血管疾病和动脉粥样硬化是有益的。

鸡蛋中的蛋白质、卵磷脂对肝脏组织损伤有修复作用，可促进肝细胞的再生。

蛋黄中的卵磷脂、甘油三酯、胆固醇和卵黄素，对于神经系统和身体发育有很大的作用，能健脑益智，可避免老年人智力衰退，改善记忆力。

鸡蛋中含有15%的维生素 B_2，维生素 B_2 可以分解和氧化人体内的致癌物质。鸡蛋中含有的微量元素，如硒、锌等，也都具有防癌作用。

鸡蛋加工成咸蛋后，其含钼量会增加至鲜蛋的10倍，特别适宜于患骨质疏松的老年人食用。

贮存要点　在温度2～5℃的情况下，鸡蛋的保质期是40天，而冬季室内常温下为15天，夏季室内常温下为10天。

用法用量　鸡蛋的食用方法很多，煎、煮、炒、炖等均可，每日不超过2个为宜。

使用禁忌　生鸡蛋中含有沙门氏菌不宜食用。长时间煮烧的鸡蛋也不宜食用，会妨碍人体对铁的吸收。鸡蛋中的胆固醇含量较高，不宜多吃。老年人，尤其是血脂高和肝炎病人最好不吃蛋黄，可吃蛋清。冠心病人吃鸡蛋不宜太多，以每日不超过1个为宜。肾功能不全患者，皮肤生疮化脓的人，也不宜吃鸡蛋。

● 保健应用

白果蒸鸡蛋

功　　效　敛肺气、止带浊。适用于妇女白带过多。

原材料　鲜鸡蛋1个，白果2枚。

做　　法　将鸡蛋的一端开孔，白果去壳，纳入鸡蛋内，用纸粘封小孔，口朝上放碟中，隔水蒸熟即成。

用　　法　每日1次。

鸭肉

【别名】鹜肉。

○ 养胃滋阴、利水消肿

来　　源　为鸭科动物家鸭的肉。

主要产地　我国大部地区均饲养。

性　　味　性平，味甘、咸。

功效主治　补益气阴、利水消肿、清虚热。主治虚劳骨蒸、咳嗽、咽干、水肿、小便不利等症。

主要成分　鸭肉的蛋白质含量虽略低于鸡肉，但脂肪、糖类的含量均高于鸡肉，还含维生素A，维生素 B_1，维生素 B_2，钙，磷，铁等成分。

性状特征 嘴长而扁平，颈长、体扁、翅小、覆翼羽大，腹面如舟底，尾短。羽毛甚密，色有全白、栗壳、黑褐等等。

选购秘诀 健康的活鸭头颈高昂、羽毛紧密、尾巴上翘、肢体有力、胸脯丰满。

药用价值 鸭肉肥嫩色白，是补虚健身的食疗佳品，具有良好的滋补作用。对体虚及老年人水肿，都有较好的辅助治疗作用。

鸭肉中蛋白质含量较高，比畜肉含量高得多，脂肪含量适中，并分布均匀，脂肪酸主要是不饱和脂肪酸和低碳饱和脂肪酸，这种酸易于被人体消化吸收，并且降低机体胆固醇含量，减少人体患心脏病几率。

鸭肉中含有丰富的B族维生素和维生素E，前者具有抗脚气病、神经炎和多种炎症的作用，在生长期、妊娠期及哺乳期的人要多吃，后者是人体多余自由基的清除剂，在抗衰老过程中起着重要的作用。

鸭肉中含有较为丰富的烟酸，作为构成人体内两种重要辅酶的成分之一，在细胞呼吸中起作用，对心脏病人有更好的作用。

贮存要点 宰杀、洗净后在低温下保存。

用法用量 鸭肉的做法很多，可烧、烤、炖、炒、煲汤等。老鸭比幼鸭营养价值更高。老鸭炖食时可加入莲藕、冬瓜等蔬菜煲汤食用，既荤素搭配起到营养互补的效果，又能补虚损、消暑滋阴，实为夏日滋补佳品。每餐80克。

使用禁忌 鸭肉不宜与杨梅、大蒜、木耳和鳖肉同食；腹泻、外感风寒、外科化脓患者忌食；平素身体虚寒，或因着凉引起的食欲减退、胃腹疼痛、腹泻、腰痛及痛经等患者不宜食用。

保健应用

虫草炖老鸭

功 效 在冬季食用最佳。当归、黄芪、红枣具有活血暖身、强身健体的效果，冬虫夏草、熟地、枸杞子有滋阴补肾的功效，配上鸭肉滋阴清热，使整道药膳温而不燥、滋而不腻，可谓绝妙的组合。

原材料 冬虫夏草2克，当归6克，党参6克，川芎6克，熟地4克，黄芪6克，枸杞子6克，红枣6颗，米酒半碗，姜母6片，葱白2寸，老鸭1只。

做 法 将药材用1碗米酒浸泡20分钟待用，老鸭处理干净。将所有材料置于鸭腹内，用线缝好。将老鸭放入汤锅内，加入米酒半碗，加水淹过鸭肉，放入姜母、葱白、枸杞子、红枣，先用大火将水煮沸，再转小火炖90分钟，至鸭肉炖烂后即可。

用 法 食肉喝汤。

鸭蛋

【别名】鸭卵、鸭子。

○ 适宜阴虚火旺者食用的保健食品

来 源 为鸭科动物家鸭的蛋。

主要产地 全国各地均产。

性 味 性凉，味甘。

功效主治 滋阴、清肺。治膈热、咳嗽、喉痛、齿痛、泄痢。

主要成分 每100克含水分70克，蛋白质13克，脂肪14.7克，碳水化合物1克，维生素A 1380国际单位，硫胺素0.15毫克，核黄素0.37毫克，尼克酸0.1毫克，灰分1.8克，钙71毫克，磷210毫克，铁3.2毫克，镁7毫克，钾60毫克，钠82毫克。

性状特征 样子有点像鸡蛋，但比鸡蛋要大，蛋壳也厚些。

选购秘诀 质检总局提醒消费者，部分地区吃小鱼小虾饲养的鸭子生的鸭蛋的蛋黄会黄中带微红，但不会出现明显的鲜红色，若发现蛋心太红的鸭蛋最好别食用。

药用价值 鸭蛋的氨酸和苏氨酸含量在所有蛋类中是最高的。鸭蛋中各种矿物质的总量超过鸡蛋很多，特别是人体迫切需要的铁和钙，在鸭蛋中更是丰富，对骨骼的发育有益，并能预防贫血。

鸭蛋有养阴、清肺、止痢的功效，还可以治疗牙痛。更有大补虚劳、润肤美容的功能。

鸭蛋味甘咸、性凉，有养阴、清肺、止痢之功效，适当多吃,可治热咳、胸闷、喉疼、牙痛、赤白痢等症,有益健康。

咸鸭蛋性寒,清肺热、降阴火的功能颇佳,咸蛋黄油,儿童多食可治疳积,外抹可治烫伤、湿疹。

贮存要点 制成咸蛋后,保存的时间可久些。

用法用量 内服:煎汤、煮食。每天1个。

使用禁忌 脾阳不足、寒湿下痢,以及食后气滞痞闷者不宜食。鸭蛋性偏凉,故脾阳不足、寒湿下痢者不宜吃。胆固醇含量较高,有心血管病、肝肾疾病的人应少吃。

● 保健应用

银耳鸭蛋汤

功 效 可治阴虚肺燥、咳嗽痰少、咽干口渴等症。

原材料 银耳10克,鸭蛋1个,冰糖适量。

做 法 将银耳泡发大约3个小时,然后放入煮锅中,加适量的清水,开大火将水烧沸,再转文火煮30分钟左右,这时,加入已经打散的鸭蛋,待蛋花成熟后再煮约20分钟即可。在熟前加入适量的冰糖即可。

用 法 温服,每日1~2次。

▶ 银耳

【别名】白木耳、雪耳、银耳子。

○ 抗衰老之明珠

来 源 银耳科真菌银耳的干燥子实体。

主要产地 产于四川、贵州等地。

性 味 性平,味甘。

功效主治 滋补生津、润肺养胃。主治虚劳、咳嗽、痰中带血、津少口渴、病后体虚、气短乏力。

主要成分 含有脂肪、蛋白质、硫、磷、镁、钙、钾、钠等,并含有多种维生素、氨基酸、葡萄糖、葡萄糖醛酸等。

性状特征 药材由数片至10余片薄且多皱褶的瓣片组成,呈菊花形、牡丹花形或绣球形,直径3~15厘米。白色或类黄色,表面光滑,有光泽,基蒂为黄褐色,角质硬而脆。浸泡水中变膨胀,有胶质。气微,味苦。

选购秘诀 以身干、黄白色、朵大、体轻、有光泽、胶质、体厚者为佳。

药用价值 银耳能提高肝脏解毒能力,保护肝脏功能。

银耳是一味滋补良药,特点是滋润而不腻滞,具有补脾、开胃、清肠、养阴清热、润燥之功,对阴虚火旺、不宜进补参茸等温热滋补型药剂的病人有良好的补益作用。

银耳富有天然植物性胶质,加上它的滋阴作用,

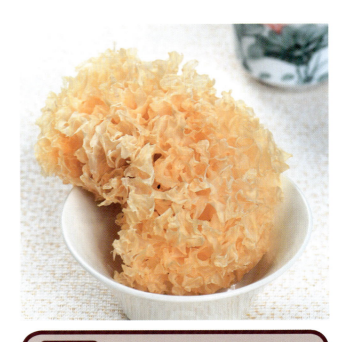

特别提示

变质的银耳食用后会发生中毒反应,严重者会有生命危险。临睡前不宜食用,以免血黏度增高。不要选用纯白色的银耳,色微黄者为正品。

长期服用可以润肤,去除脸部黄褐斑、雀斑,达到养颜美容的目的。

银耳是一种含粗纤维的减肥食品,它的粗纤维有助胃肠蠕动,减少脂肪吸收,并能使脂肪排出体外。

银耳多糖是银耳的最主要活性成分，对老年慢性支气管炎、肺源性心脏病患者有显著疗效。

银耳富含维生素 D，能防止钙的流失，对生长发育十分有益。

银耳因含有硒等微量元素，它可以增强机体抗肿瘤的免疫能力，还能增强肿瘤患者对放疗、化疗的耐受力。

贮存要点 置干燥处。

用法用量 银耳的吃法一般是做羹汤，配冰糖、红枣、莲子、芝麻等食用。每餐 15 克即可。

使用禁忌 银耳性润而腻，能清肺热，故外感风寒者忌用。

● 保健应用

冰糖银耳羹

功　效 滋阴润肺、养胃生津。方中银耳能润肺生津、滋阴养胃、益气补心、补脑。全方主治阴虚证，如肺阴不足引起干咳或咯血，午后或有潮热、盗汗，阴血不足引起的头晕、心悸等症。还可治疗秋冬时节的燥咳，是体质虚弱者的滋补之品。

原材料 银耳 10 克，冰糖 100 克（不喜欢吃甜的可少放），枸杞适量。

做　法 银耳先冲洗几遍，然后放入碗内加冷开水浸泡（没过银耳即可）。浸泡 1 小时左右，此时银耳发涨，然后挑去杂物。接着把银耳和适量冰糖放入煮锅内，再加入适量冷水，一起煮 2～3 个小时即可。最后 10 分钟放入枸杞。

用　法 每日清晨饮用。

黑米

【别名】黑粳米、黑黍。

○ 健脾益胃的补血米

来　源 黑粳米或黑糯米的成熟种子。

主要产地 陕西、云南等地。

性　味 性温，味甘。

功效主治 健脾胃、滋肾水、止肝火、养颜色、乌须发。长期食用黑米，可治疗头昏、目眩、贫血、白发、眼疾、腰腿酸软等。

主要成分 黑米具有较高的营养价值，黑米含蛋白质 9.56%～11.8%，比普通大米高 37%，比国际大米质量标准高 3.81%；含脂肪 2.37%～2.8%，比国内大米质量标准高 2.9 倍；含 16 种氨基酸，平均高于普通大米 15.8%。此外，有益于人体健康的其他营养成分，如铁、钙、锌、硒等多种矿物质的含量，亦大大高出普通大米。因此，黑米有"世界米中之王"的美称。

性状特征 黑米有光泽，米粒大小均匀，很少有碎米、爆腰（米粒上有裂纹），胚乳仍为白色，优质黑米具有正常的清香味，无其他异味。味佳、微甜、无任何异味。

选购秘诀 以颜色黑亮、颗粒饱满、无任何不良气味、表面似有膜包裹者为佳。

药用价值 黑米所含蛋白质是大米的 0.5～1 倍，所含锰、锌、铜等无机盐大都较大米高出 1～3 倍，更含有大米所缺乏的维生素 C，叶绿素，花青素，胡萝卜素及强心苷等特殊成分，因而比大米更具营养。多食黑米具有开胃益中、暖脾暖肝、明目活血、滑涩补精之功，对于少年白发、妇女产后虚弱、病后体虚以及贫血、肾虚均有很好的补养作用。

贮存要点 置通风、阴凉、干燥处，防鼠、防潮、防蛀。

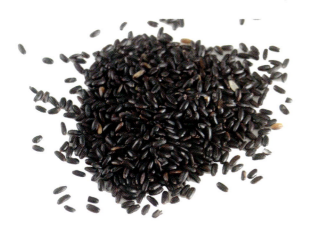

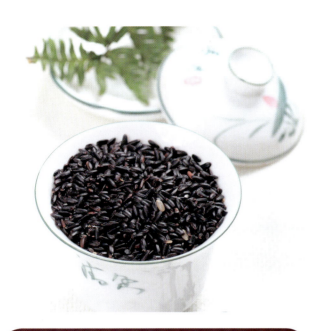

用法用量 除了粥之外，黑米还可以做成点心、汤圆、粽子、面包等。现在还开发出了黑米酒，其中含有黑色素，能起到保健作用。每餐50克。

使用禁忌 黑米粥若不煮烂，不仅大多数营养素不能溶出，而且多食后易引起急性肠胃炎，对消化功能较弱的孩子和老弱病者更是如此。

● 保健应用

黑米炖鸡肉

功　效 补肾益气、养髓生血。对脾肾阳虚、缺铁性贫血有疗效。

原 材 料 黑米250克，净鸡750克，葱、姜、盐等调料适量。

做　法 把净鸡切丝，鸡骨拿刀拍烂、下锅，加水5碗，放入葱、姜，用大火煮沸，小火炖熟，放黑米炖熟，加调料。

用　法 喝粥吃肉。

特别提示
煮粥时，夏季将黑米用水浸泡一昼夜，冬季浸泡两昼夜，淘洗次数要少，泡米的水要与米同煮，以保存营养成分。

▶ 黑豆

【别名】乌豆、黑大豆、冬豆子。

○ 豆类养生之王

来　源 为豆科植物大豆的黑色种子。

主要产地 全国各地均栽培。

性　味 性平，味甘。

功效主治 活血利水、祛风解毒。治水肿胀满、风毒脚气、黄疸浮肿、风痹筋挛、产后风痉、口噤、痈肿疮毒、解药毒。

主要成分 含较丰富的蛋白质、脂肪和碳水化合物，以及胡萝卜素，维生素B_1，维生素B_2，烟酸、异黄酮类、皂苷等。

性状特征 一年生草本，高50～80厘米。茎直立或上部蔓性，密生黄色长硬毛。总状花序短阔，腋生，有2～10朵花。花白色或紫色，花萼绿色，钟状，先端5齿裂，被黄色长硬毛。花冠蝶形，旗瓣倒卵形，先端圆形，微凹，翼瓣篦形，有细爪，龙骨瓣略呈长方形，基部有爪。雄蕊10。子房线状椭圆形，

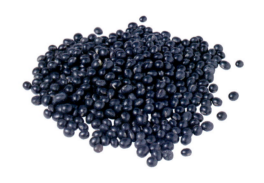

被黄色长硬毛，基部有不发达的腺体，花柱短，柱头头状。荚果长方披针形，长5～7厘米，宽约1厘米，先端有微凸尖，褐色，密被黄色长硬毛。种子卵圆形或近于球形，种皮黄色、绿色或黑色。

选购秘诀 以粒大、饱满、表面光滑有光泽者为佳。

药用价值 黑豆中含有较多的植物蛋白、卵磷脂、亚油酸、多种维生素、烟酸和大量钙、磷、钾、铁等元素。还含有皂苷，可抑制脂肪吸收，并促进其

分解，所以可预防肥胖和动脉粥样硬化。

常吃黑豆具有补肾、壮筋骨、补五脏、暖胃肠、明目活血等功效。

大豆酿造的豆豉（是用黑豆酿成的）有解毒、除烦、宣郁的功效，并可以治疗骨质疏松症、高血压病、糖尿病等症。

黑豆制成的豆浆、豆腐等，是由肾虚导致的须发早白、脱发等患者的食疗佳品，有"乌发娘子"的美称。

黑豆衣膜含果胶、乙酰丙酸和多种糖类，能养血疏风，有解毒利尿、明目益精的功效，黑豆可解百毒、下热气、善解五金、八石、百草诸毒及虫毒。

贮存要点 置于通风、干燥处保存。

用法用量 黑豆可煮食、炒食或是磨成粉状与其他粮食混食。每餐40克。

使用禁忌 黑豆煮熟或配药食用皆能治病，但不易被消化，故消化不良者慎用。

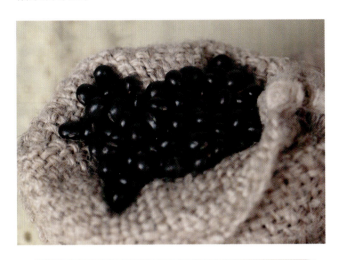

特别提示

黑豆若炒熟食用，则性极热，易生热性病，黑豆生食易造成肠道阻塞。

● **保健应用**

黑豆糯米粥

功　　效 益气补血。用于治疗贫血，久服能润肌肤、乌发须。痰湿之体不宜多服。

原材料 黑豆30克，黑糯米50克，红糖适量。

做　　法 将黑豆与黑糯米洗净后同煮成粥，加红糖调味。

用　　法 每日2次，温热服。

苹果

【别名】频婆、奈子、平波、超凡子、天然子。

○ 全方位的健康水果

来　　源 为蔷薇科植物苹果的果实。

主要产地 我国东北、西北、山东、河北、云南等地均栽培。

性　　味 性凉，味甘。

功效主治 生津润肺、除烦解暑、开胃醒酒。

主要成分 含有糖类、有机酸、果胶、蛋白质、钙、铬、磷、铁、钾、锌和维生素A，维生素B，维生素C及纤维等各种营养素。

性状特征 苹果落叶乔木，高达15米。叶广椭圆形至椭圆形，或卵形，先端稍尖，基部阔楔形，边缘具圆钝锯齿，幼叶两面有短柔毛。叶柄有短柔毛。伞房花序有花3～7朵，果扁球形，通常7厘米，顶部及基部凹陷，有红色、黄色、绿色等。

选购秘诀 选购苹果时，应挑选个体适中、果皮薄细、光泽鲜艳、果肉脆嫩、汁多味香甜、无虫眼及损伤者为佳。

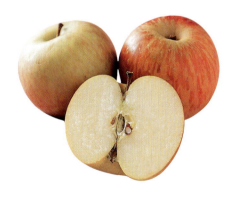

药用价值 苹果中含有鞣酸以及有机酸、果胶、和纤维素等止泻、通便的有效物质，既对轻度腹泻有良好的止泻效果（痢疾等症则无效），又可治疗大便秘结。

苹果富含钾盐，食后能与体内过剩的钠结合并使之排出体外，对于食入盐分过多的人们，多吃苹果可以将其清除，以软化血管壁使血压下降。

另外，由于苹果能够影响体内的钾、钠代谢，因此常食苹果具有预防和消除疲劳的作用。

苹果中含有镁，镁可使皮肤红润光泽，再加上丰富的胡萝卜素及多种维生素和铁质，故常食可滋养皮肤并抑制黄褐斑、蝴蝶斑的生成。

苹果含有维生素、矿物质、脂肪、糖类等大脑发育所必须的营养成分，还含有增强儿童记忆力的锌（实验证明，儿童体内摄入锌不足，对记忆力和学习能力有严重影响）。

苹果能健脾胃和补中焦之气，有利于促进消化和吸收。

贮存要点 苹果应在低温增湿环境下保存。家庭可包在塑料袋里放冰箱保存。苹果切开后会因氧化作用而变成褐色，在盐水里泡15分钟，或将柠檬汁滴到苹果切片上，能防止苹果氧化变色。

用法用量 生食、榨汁皆可，每天1～3个。

使用禁忌 多食令人腹胀，病人尤甚，吃饭前后不宜立即吃苹果，以免影响正常的进食及消化。糖尿病人应慎食。

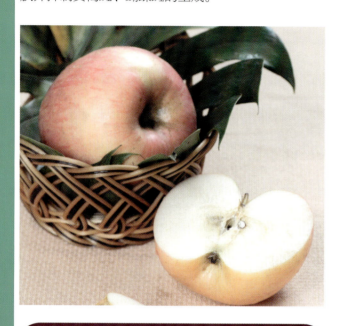

特别提示
苹果最好用水洗干净，削去果皮后食用。因果皮中常常积累农药残留物。

● 保健应用

苹果藕粉

功　效 健脾开胃、益气补血。对贫血、慢性胃炎有疗效。

原材料 藕粉200克，苹果300克。

做　法 把藕粉和水调匀，苹果切成细末。把藕粉放入锅内，用微火熬煮，熬到透明时加入苹果末，稍煮即可。

用　法 当点心食用，用量自定。

▶ 菠萝　　【别名】凤梨、黄梨

○ 补益脾胃、生津止渴

来　源 凤梨科多年生常绿植物凤梨的果实。

主要产地 中国台湾、广东、广西、福建、云南等地。

性　味 性平，味甘、微酸。

功效主治 补益脾胃、生津止渴、润肠通便、利尿消肿等功效，菠萝蛋白酶对肾炎、高血压症、支气管炎也有一定的治疗作用。

主要成分 糖类、脂肪、蛋白质、维生素，以及钙、磷、铁、胡萝卜素、尼克酸、抗坏血酸等。

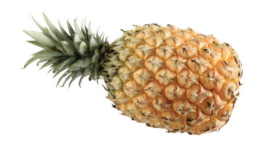

性状特征 通常菠萝的栽培品种分4类，即卡因类、皇后类、西班牙类和杂交种类。

①卡因类植株高大健壮，叶缘无刺或叶尖有少许刺。果大，圆筒形，小果扁平，果眼浅，果肉淡黄色，

汁多。

②皇后类植株中等大，叶缘有刺；果圆筒形或圆锥形，单果重 400～1500 克，果肉黄至深黄色，肉质脆嫩，糖含量高，汁多味甜，香味浓郁。

③西班牙类植株较大，叶较软，黄绿色。果中等大，单果重 500～1000 克，小果大而扁平，中央凸起或凹陷。果眼深，果肉橙黄色，香味浓，纤维多。

④杂交种类植株高大直立，叶缘有刺，花淡紫色，单果重 1200～1500 克。果肉色黄，质爽脆，纤维少，清甜可口。

选购秘诀 选购菠萝以果实饱满、果身硬挺、果皮老结、色泽橙黄鲜艳、鼻闻透发清香、果眼无溢汁者为佳。

药用价值 菠萝能分解蛋白质，在食肉类或油腻食物后，吃些菠萝对身体大有好处。

菠萝还可溶解阻塞于组织中的纤维蛋白和血凝块，改善局部血液循环，消除炎症水肿。

菠萝有利尿作用，适当食用对肾炎、高血压病患者有益。

菠萝榨汁后加盐饮用，可缓解中暑症状，起到缓解便秘的作用。

贮存要点 置于冰箱保存。

用法用量 生食、绞汁、制成罐头食用。每次 100 克(约 1/6 个)。

使用禁忌 溃疡病、凝血功能障碍者勿食。发烧及患有湿疹疥疮的人不宜多吃。胃寒、虚咳者不宜生食或生饮菠萝汁。

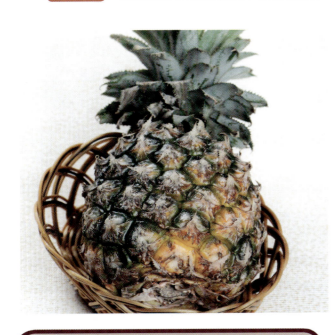

特别提示

为保持新鲜，也可将菠萝浸入盐水中 30 分钟后取出，再用凉开水浸泡冲洗，去咸味后食用。这样可以破坏菠萝蛋白酶，防止与减少过敏症。

● **保健应用**

菠萝菜饭

功　　效 滋阴补肾、养颜美容。

原 材 料 菠萝 100 克，大米 300 克，火腿 25 克，蔬菜适量。

做　　法 把菠萝切丁，和淘洗好的大米加水一起用电饭煲煮熟。在煮饭的同时将火腿和洗净的蔬菜切成适合的块或长条。将油加热，放入所有材料翻炒，加少许盐、味精，和煮好的菠萝饭一起翻炒几下，经常食用既养颜又美容。

用　　法 佐餐食用。

葡萄

【别名】草龙珠、山葫芦。

○ 果中之珍品

来　　源 为葡萄科植物葡萄的果实。

主要产地 主要产于新疆、甘肃、陕西、山西、河北、山东等地。

性　　味 性平，味甘、酸。

功效主治 主治气血不足、肺虚咳嗽、头昏、心悸、盗汗、肝肾虚弱、咽干口渴、浮肿、小便不利等。

主要成分 葡萄含葡萄糖、果糖、少量的蔗糖、木糖、酒石酸、草酸、柠檬酸、苹果酸、还含有各种花色素的单葡萄苷和双葡萄苷等。

性状特征 葡萄科植物葡萄的成熟果实。落叶

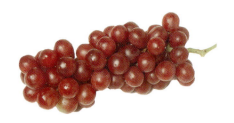

用法用量 生食、榨汁或制成罐头食用。每餐100克为宜。

使用禁忌 葡萄含糖量高,便秘者不宜多食,糖尿病人忌食葡萄。外感有表证者慎食。

木质藤本,幼枝光滑。叶互生,近圆形。圆锥花序,花小,黄绿色。花后结浆果,果椭球形或圆球形。根据品种的不同外皮有红色、绿色、紫红色或黄色等。

选购秘诀 优质葡萄以果穗完整、颗粒均匀、大且饱满,皮色光亮有弹性,表皮有粉状物的为上品。

药用价值 **抗病毒杀细菌** 葡萄中含有天然的聚合苯酚,能使病毒或细菌失去传染的能力,尤其对肝炎病毒、脊髓灰质炎病毒等有很好的杀灭作用。

防癌抗癌 葡萄可以防止正常细胞癌变,抑制已恶变细胞扩散,有较强的防癌抗癌功能。

抗贫血 葡萄中含有抗恶性贫血作用的维生素B_{12},尤其是红葡萄酒,每升中约含维生素B_{12} 12～15毫克。常饮有益于治疗恶性贫血。

降低胃酸、利胆 葡萄中含有维生素P,有利胆的作用,可治疗胃炎、肠炎及呕吐等。

抗动脉粥样硬化 葡萄酒可预防动脉粥样硬化,减少冠心病引起的死亡。同时,葡萄中钾元素含量较高,能帮助人体积累钙质,促进肾脏功能,调节心搏次数。

补益和兴奋大脑神经 葡萄可补益和兴奋大脑神经,对治疗神经衰弱和消除过度疲劳有效果。

利尿消肿、安胎 葡萄的根、藤、叶等有很好的利尿、消肿、安胎作用,可治疗妊娠恶阻、呕吐、浮肿等病症。

贮存要点 置于冰箱保存。

● **保健应用**

鲜葡萄汁

功 效 和中健胃、增进食欲;对婴儿食欲不振、厌食有疗效。常饮则延年减肥。

原材料 新鲜葡萄100克,白糖适量。

做 法 把葡萄洗净、去梗,拿清洁纱布包紧后挤汁,加入适量白糖调匀即可。

用 法 1天分3次喝完。

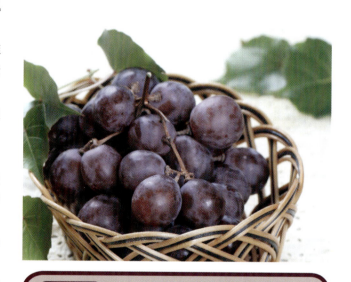

特别提示

利用即食的燕麦片,可以完全满足人们早上补充营养的需要,而且所花时间绝对不超过3分钟。

▶ 甜石榴

【别名】安石榴、金庞、天浆、甘石榴。

○ 石榴汁是防癌抗癌佳品

来 源 为石榴科植物石榴的一种甜果实。

主要产地 我国南北各地除极寒地区外,均栽培分布。

性 味 性温,味甘、酸涩。

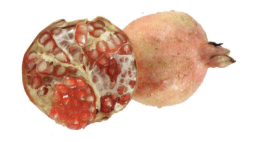

功效主治 生津止渴、收敛固涩、止泻止血。主治口燥咽干、烦渴引饮、久泻久痢、便血、崩漏等病症。

主要成分 石榴的主要营养成分有碳水化合物，脂肪，蛋白质，钙，磷，维生素 B_1，维生素 B_2，维生素 C 等。

性状特征 落叶灌木或小乔木，高 2～7 米；小枝圆形，或略带角状，顶端刺状，光滑无毛。花 1 朵至数朵，花萼钟形，桔红色，质厚，长 2~3 厘米，顶端 5～7 裂，裂片外面有乳头状突起；花瓣与萼片同数，互生，生于萼筒内，倒卵形，稍高出花萼裂片，通常红色，也有白、黄或深红色的，雌蕊具花柱 1 个，长度超过雄蕊，心皮 4～8，子房下位，成熟后变成大型而多室、多子的浆果，每室内有多数子粒；外种皮肉质，呈鲜红、淡红或白色，多汁，甜而带酸，即为可食用的部分。

选购秘诀 选石榴以果大皮薄、色泽鲜艳、籽粒饱满、酸甜适度、不涩口为佳。

药用价值 石榴有帮助消化的功效，很适于老人和儿童食用。

石榴含有鞣质、生物碱、熊果酸等，有明显的收敛作用，能够涩肠止血，加之其具有良好的抑菌作用，所以是治疗痢疾、泄泻、便血及遗精、脱肛等病症的良品。

石榴汁可抵抗心血管疾病，是一种比红酒、番茄汁、维生素 E 等更有效的抗氧化果汁。

石榴有奇特的抗氧化能力，并可减少已沉积的氧化胆固醇。

石榴汁的多酚含量比绿茶高得多，是抗衰老和防治癌瘤的超级"高手"。

贮存要点 防潮、防霉、防虫蛀。

用法用量 以生食为主，还可酿酒、制醋及制作上等清凉饮料等。每次 1 个（约 40 克）。

使用禁忌 石榴含糖多并有明显的收敛作用，感冒及急性炎症、大便秘结患者要慎食，糖尿病患者要忌食。患有痰湿咳嗽，慢性气管炎和肺气肿等病的患者应忌食。

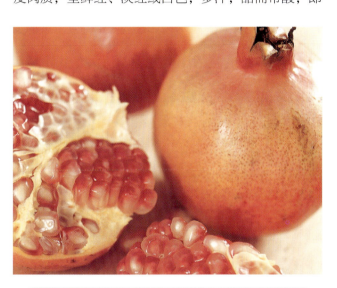

特别提示
石榴会腐蚀牙齿的珐琅质，其汁液色素能使牙齿变黑，并容易助火生痰，故不宜过食。吃石榴要小心不要把果汁溅到衣物上，否则将很难洗涤。

● **保健应用**

石榴皮糖汁
功　　效 涩肠、止血，对脾虚泄泻、久病、便血、脱肛、滑带、带下、虫积腹痛有疗效。
原 材 料 石榴皮 30 克，红糖适量。
做　　法 把石榴皮放入砂锅，加水煮沸 30 分钟，放红糖适量，搅拌后去渣滤汁后即可。
用　　法 随意饮用。

桃子

【别名】桃实、毛桃、蜜桃、白桃、红桃。

○ **滋阴补养、生津止渴**

来　　源 为蔷薇科植物桃或山桃的成热果实。
主要产地 全国各地均产。
性　　味 性温，味甘、酸。
功效主治 桃有生津润肠、活血消积、止喘降压等功效，可用于夏日口渴、肠燥便秘、妇女痛经闭经、虚劳喘咳、高血压等。
主要成分 鲜桃中含葡萄糖、果糖、蔗糖、木糖、

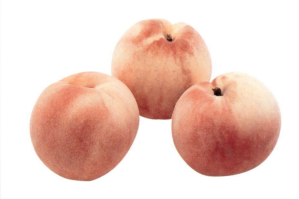

蛋白质、脂肪、胡萝卜素、烟酸和维生素 B_1、维生素 B_2、维生素 C，以及铁、钙、磷、柠檬酸、苹果酸等成分。

性状特征 桃子的品种很多，性状特征各有不同，以下选择几个主要品种简单介绍：

①菊红脆：清香怡人，成熟时为鲜红色，单果重 400～1100 克，果肉呈乳白色。

②世纪红：果实圆球形，平均单果重 365 克，果面为玫瑰红色，果肉白色，果肉甘甜，汁液较少，硬质、离核、核极小。

③早密：果实短椭圆形，平均单果重 150～350 克，果皮底色乳白，果面全红，果肉白色，少量红色，肉质细密，柔软多汁。

④白银桃：平均果重 250 克，果面 75% 为鲜红色、离核、丰产、脆甜。

⑤晚巨蟠：果实呈厚圆盘形，果形巨大，平均重 245 克，成熟后果色鲜红、果肉白色、细嫩脆甜、离核、果核极小。

⑥早久保：平均单果重 154 克，果实近圆形，淡绿黄色，有鲜红色条纹。

选购秘诀 选购鲜桃时，以皮色鲜艳、肉质肥厚、汁多味甜、气香者为佳。

药用价值 桃的含铁量比较高，食桃具有促进血红蛋白再生的能力，可防治因缺铁引起的贫血。

桃仁具有一定的抗凝血作用及较弱的溶血作用。可促进肝内胶原酶的分解代谢，对肝硬化、肝纤维化有良好的治疗作用，还能促使胆汁分泌。

桃花中含有萘酚，具有利尿作用，能除水气、消肿满等。同时桃花能导泻。

贮存要点 鲜桃采摘后不耐储存，应趁鲜食用。

用法用量 除鲜食外，还可加工成桃脯、桃酱、桃汁、桃干和桃罐头。每次 1 个。

使用禁忌 多食令人腹热作泻。多食生热、发痈疮、虫疳诸患。糖尿病人应慎食。胃肠功能不良者及老人、小孩不宜多吃。桃子不可与甲鱼同食，否则易导致胃痛。

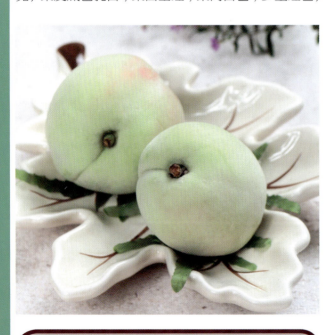

特别提示

桃子食用前要将桃皮上的茸毛洗净，以免刺入皮肤，引起皮疹；或被吸入呼吸道，引起咳嗽、咽喉刺痒等症。

● 保健应用

炸桃片

功　效 养胃生津、滋阴润燥。对胃阴不足、津伤口燥、肺燥咳嗽、咽痛声哑、便秘、虚损有疗效。

原材料 桃子 750 克，鸡蛋 5 个，面粉、白糖、牛奶皆适量，香草粉少许，花生油 500 毫升。

做　法 把桃洗净，削皮去核，劈成片状，放入碗中，加白糖。鸡蛋取蛋黄、蛋清，把牛奶、鸡蛋黄、面粉、香草粉、白糖放入盆中，加水，搅成糊状。把打成泡沫状的鸡蛋清倒进牛奶糊中，搅匀。锅上火，放入花生油烧热，把蘸有牛奶糊的桃片放入油锅中，炸成黄色时捞出，装盘，趁热撒糖。

用　法 随意食用。

番茄

【别名】西红柿、番李子。

综合维生素仓库

来　　源　为茄科植物番茄的新鲜果实。

主要产地　我国大部分地区均栽培。

性　　味　性寒，味甘、酸。

功效主治　清热生津、养阴凉血、健胃消食。用于高血压病、眼底出血、牙龈出血、口舌生疮、食欲不振等症状。

主要成分　番茄营养丰富，它几乎含有维生素的所有成分，被称作"维生素仓库"，同时它还含有蛋白质、脂肪、铁、钙、磷等营养成分。

性状特征　番茄一年生或多年生草本，高1～2米，全体被软毛。茎直立，但易于倒伏，触地则生根。浆果形状、大小及颜色不一，通常为球形或扁球形，肉质而多汁，红色或黄色，平滑。

选购秘诀　选果实大而圆润、饱满、有弹性、果色红或黄且亮泽均匀者为佳。

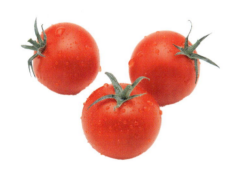

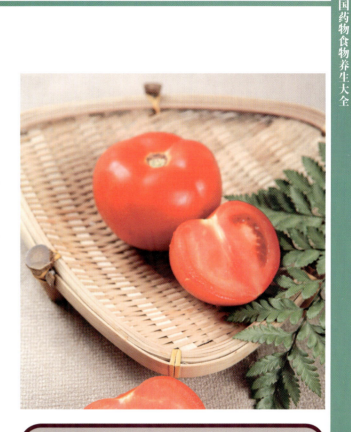

特别提示

蔬菜市场上的番茄主要有粉红和大红两类。粉红的适合生吃，大红的适合烧汤和炒食。

药用价值　番茄所含的有机酸，能软化血管，促进钙、铁元素吸收，对肠道黏膜有收敛作用。

所含黄酮类等物质有显著止血、降压、利尿和缓下的作用。

所含番茄碱能抑制某些对人体有害的真菌，可预防口腔炎等。

所含烟酸能维持胃液的正常分泌，促进红细胞的形成，保护皮肤健康。

所含糖类、纤维素、番茄素、番茄碱等能养心护肝，预防肠癌，抑制多种细菌和致病真菌繁殖。

含有一定量的维生素A，可以防治夜盲症和眼干燥症。

还含有一种抗癌、抗衰老的物质谷胱甘肽，可使体内某些细胞推迟衰老及使癌症发病率下降。

大量的番茄红素还有预防宫颈癌、膀胱癌和胰腺癌的作用。

贮存要点　未完全成熟的番茄，置于室温下，让它慢慢成熟，已成熟的放进冰箱中保存。

用法用量　生食、绞汁、煎煮皆可。每次100～250克。

使用禁忌　脾胃虚寒者不宜多服。

保健应用

番茄炖牛肉

功　　效　滋阴润燥，化食消积。适用于慢性肝炎、脾虚积滞、高血压患者。

原材料　山楂15克，番茄100克，牛肉50克，姜、葱、盐、绍酒、酱油各5克，素油30克，生粉

20克，鸡蛋1只。

【做法】 把山楂洗净、去核、切片。番茄洗净，切薄片。牛肉洗净，切4厘米长、3厘米宽的薄片。姜切片，葱切段。把牛肉片、生粉、酱油、盐、绍酒同放碗内，加水少许，打入鸡蛋拌匀，待用。把炒锅置武火上烧热，加入素油，烧六成热时，下入姜、葱爆香，加入清水或上汤600毫升。用武火煮沸，下入山楂、牛肉片、番茄，煮10分钟即成。

【用法】 每日1次，每食牛肉50克，随意吃番茄、渴汤。

山竹

【别名】山竹子、凤果、莽吉柿。

果中健脾补虚皇后

【来源】 原名莽吉柿，是原产于东南亚的山竹的全果。

【主要产地】 泰国、海南等亚热带地区盛产。

【性味】 性凉，味甘甜。

【功效主治】 降燥、清凉解热。对体弱、营养不良、病后都有很好的调养作用。

【主要成分】 山竹果肉含丰富的膳食纤维、糖类、维生素及镁、钙、磷、钾等矿物元素。还含有抗氧化剂，可溶性固形物，叶酸，柠檬酸，泛酸，维生素B_1，维生素B_2，维生素C和矿物质。

【性状特征】 山竹的形状和大小像一个柿子，近圆形，果皮红紫色，果柄有4片大型绿色果蒂覆盖。剖开果实可见到6～8瓣白色果肉，果肉柔软，甜酸可口，风味独特，是最美味的水果之一。

【选购秘诀】 可用手指轻压表壳，如果表皮很硬，手指用力仍无法使表皮凹陷，表示此山竹已太老，不适宜吃了，表壳软则表示尚新鲜，可食。

【药用价值】 在泰国，人们将榴莲和山竹视为"夫妻果"，山竹具有降燥、清凉解热的作用，如果吃了过多榴莲上了火，吃上几个山竹就能缓解。山竹能克榴莲之燥热。

山竹内含丰富的蛋白质和脂类，对机体有很好的补养作用，特别是对体弱、营养不良、病后恢复的患者有很好的调养作用。

【贮存要点】 购入后要冷藏在冰箱内。一般冷藏5～10天后风味减退，因此要及时食用，不能久贮。

【用法用量】 生食或煮食每天3个。

【使用禁忌】 山竹含有大量纤维素，在肠胃中会吸水膨胀，过多食用会引起便秘。山竹含糖分较高，因此肥胖者宜少吃，糖尿病者更应忌食。山竹含丰富的钾，故肾病及心脏病人应少吃。

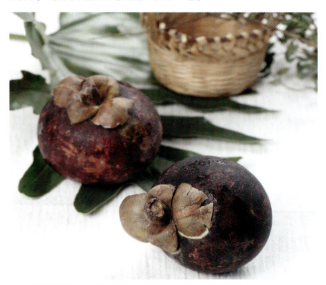

特别提示

剥壳时不要将紫色汁液染在肉瓣上，否则影响其口味。体弱、病后恢复的患者很适合食用山竹。

● 保健应用

山竹奇珍羹

【功效】 滋阴润肺、健脾行气。

【原材料】 鲜山竹120克，奇珍50克(超市有售)，山楂糕25克，白糖30克，湿马蹄粉适量。

【做法】 鲜山竹去皮留肉，山楂糕切成粒，锅内烧水，待水开后加入山竹肉、山楂糕、奇珍，调入白糖，烧透，再加入湿马蹄粉，搅拌均匀即可食用。此甜品煮的时间不宜过久，以免山楂糕溶化，影响质量。落芡时，需用勺轻轻推动，小火便行。

【用法】 每日2次，适量服之。

中国药物食物养生大全（第四卷）

编著 ◎ 邱德文　林余霖　胡炳义

ZHONGGUO YAOWU SHIWU YANGSHENG DAQUAN

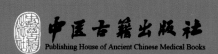
中医古籍出版社
Publishing House of Ancient Chinese Medical Books

Part 13 化痰止咳篇

在中医学里，"痰"是指由于病理原因而积留在呼吸道、消化道以及肌肉皮肤之间的黏稠性液体。由于"肺为贮痰之器"，故临床上化痰以治肺为主，但是，痰证并不限于咳嗽、痰多等肺经症状，实际上，其证候表现是多种多样的。痰涎积留于肺，就会咳嗽、喘满、胸闷或胁痛，见于急性、慢性气管炎、肺气肿、支气管扩张，以及肺炎、百日咳、肺结核等。治疗宜宣肺化痰，去除呼吸道内异常的分泌物，减少炎症刺激，消除咳嗽反应，还要选用有祛痰止咳作用的药物。

痰涎积留于肠胃，就会恶心、纳呆、脘闷，亦可兼有咳嗽。可见于胃肠型感冒、胃肠神经官能症、急性消化不良、慢性胃炎等。治疗宜健脾化痰，选用有镇吐、健脾作用的药物，如半夏、旋复花、枇杷叶等。

痰浊滞于经络，会有瘰疬、瘿瘤，中医认为是由痰与热结合成"痰火"所致，见于慢性淋巴结炎等，用清热等作用的药物，如昆布、海藻等。

痰浊蒙蔽心窍，会有中风昏迷、痰涎壅阻、牙关紧闭、两手握拳，可见于脑血管意外、癫痫等，治疗宜散风除痰，选用有镇静、镇痉、祛痰作用的药物，如天南星、白附子等。

按照痰的性质，临床辨证上又分风痰、寒痰、湿痰、热痰、燥痰几种类型。

风痰：外感风邪而生痰，症见咳嗽喉痒，或有恶寒发热，脉浮滑或浮数，治疗宜宣肺化痰，在疏散风邪的药物中加用化痰药。

热痰、燥痰：由于风湿、风热、秋燥而引起，或由内热过甚而引起，症见咳吐稠痰、口燥咽干，或有发热汗出、脉滑数。用清化热痰治疗，选用寒性化痰药。这类药物多属寒性，适用于热痰、燥痰以及痰火所致的瘰疬、瘿瘤，由痰热所致的惊痫。由于清化热痰药分别具有祛痰、镇咳、抗菌、消炎、镇静、镇惊等作用，故能治疗上述痰证。

寒痰、湿痰：由脾肾阳虚而生痰，症见咳嗽、痰多清稀、畏寒肢冷、气短喘促、脉多弦滑。用温化寒痰和燥湿化痰法治疗，在健脾益肾的基础上选用温性化痰药。温化寒痰药多属于温性，主要用于治疗寒痰、湿痰。作用一般比较强烈，要注意炮制方法和掌握用量。热痰、燥痰者不宜用。止咳平喘药主要用于咳喘证候，它们分别具有镇咳、祛痰、抗菌、利尿、通便等作用，通过不同的途径而收到止咳平喘的效果。外感咳嗽，首选杏仁、款冬花；内伤久咳，首选百部、紫菀；寒咳首选紫菀、苏子；热咳首选桑白皮；燥咳首选枇杷叶；咳而喘者选杏仁；咳嗽而声音嘶哑者选用木蝴蝶，咳而浮者选用桑白皮；咳嗽而胸闷者选用苏子。

一般来说，止咳只是治标，处方时应当注意标本兼顾，配伍适当的药物，就能消除引起咳嗽的病因。

浙贝母

【别名】土贝母、象贝、浙贝、象贝母、大贝母。

开泄肺气、除热散结

来　源　百合科植物浙贝母的干燥鳞茎。

主要产地　主产浙江，安徽、江苏亦产。

性　味　性寒，味大苦。

功效主治　清热化痰、散结解毒。治风热咳嗽、肺痈喉痹、瘰疬、疮疡肿毒。

主要成分　鳞茎含浙贝母碱、去氢浙贝母碱、贝母醇。此外还有4种含量极少的生物碱：贝母丁碱、贝母芬碱、贝母辛碱和贝母替定碱。

性状特征　①元贝为鳞茎外层的单瓣鳞片。一面凸出，一面凹入，呈元宝状，瓣长1.7～4厘米，厚7～17毫米。表面白色或带淡黄色，被有白色粉末，质硬而脆，易折断，断面不齐，白色或淡黄色，富粉性。气微，味苦。

②珠贝为完整的鳞茎，呈扁圆球形，高1～1.7厘米，直径2～3.5厘米。表面白色，外层2枚鳞叶肥厚，略似肾脏形，中央为2～3枚皱缩的小鳞叶及残茎，内表面呈淡黄白色。质地、气味同元贝。

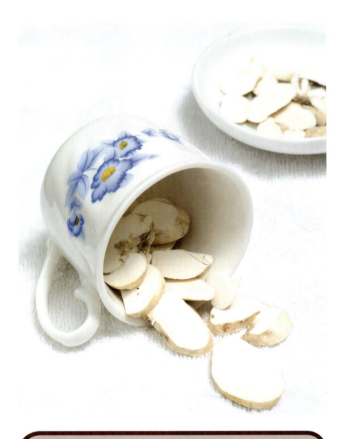

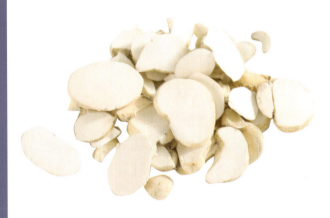

选购秘诀　以鳞叶肥厚、表面及断面白色、粉性足者为佳。

药用价值　**镇咳作用**　贝母素甲、乙对小鼠有较明显的镇咳作用。

对平滑肌的作用　可松弛支气管平滑肌，又能使实验动物的瞳孔扩大，促进肠蠕动。

降压作用　本品有一定的降血压的作用。

兴奋子宫　贝母素甲对家兔子宫有较强大的兴奋作用，已孕子宫比未孕子宫更敏感。

其他作用　临床应用于治疗热咳，急性者较适宜。如风热感冒、急性上呼吸道炎、气管炎、肺炎之咳嗽，有口干喉痒、痰稠色黄者。治瘰疬(颈淋巴结核、慢性淋巴结炎)，配玄参、牡蛎。治胃及十二指肠溃疡病，作为乌贼骨的辅助药。治痈肿，尤其是乳腺炎，作为辅助药用。

> **特别提示**
> 川贝与浙贝比较，浙贝的清热散结作用比较好，多用于急性风热咳嗽，川贝的润肺化痰作用较好，多用于慢性虚劳咳嗽。

贮存要点　置干燥处，防蛀。

用法用量　内服：煎汤，4.5～9克；或入丸、散。外用：研末撒。

使用禁忌　不能与草乌、川乌、附子同用。

保健应用

贝母五味子炖猪肺

- 功　效　化痰平喘、敛肺止咳。
- 原材料　猪肺 200 克，五味子 15 克，浙贝母 5 克，盐、味精、麻油适量。
- 做　法　将猪肺挑除血泡，洗净切块。浙贝母、五味子分别洗净捣碎，用纱布包住，与猪肺同放入砂锅中。锅中注入 600 毫升清水，烧开后，撇去浮沫，加入精盐，小火炖至熟烂，拣出药包，下味精，淋麻油，调匀即可。
- 用　法　趁热食猪肺、喝汤，分 2 次服用。

前胡

【别名】土当归、野当归。

○ 治风热头痛、痰热咳喘

- 来　源　为伞形科植物紫花或白花前胡的根。
- 主要产地　白花前胡主产浙江、湖南、四川。紫花前胡主产浙江、安徽、江西。
- 性　味　性微寒，味苦、辛。
- 功效主治　宣散风热、下气消痰。治风热头痛、痰热咳喘、呕逆、胸膈满闷。
- 主要成分　紫花前胡根含呋喃香豆精类，前胡苷约 1.61％。还含海绵甾醇、甘露醇、挥发油。挥发油的主要成分为爱草脑及柠檬烯。白花前胡根含白花前胡甲素、前胡乙素、前胡丙素、前胡丁素。
- 性状特征　①白花前胡又名云前胡、信前胡。主根形状不一，圆锥形、圆柱形或纺锤形，稍弯曲，或有支根，但根端及支根多已除去，根头部有茎痕及残留的粗毛（叶鞘）。根的上端密生环纹，多发黑，下部有纵沟及纵皱纹，并有横列皮孔和须根痕。质较柔软，易折断。有香气，味甘而后苦。

②紫花前胡主根分歧或有侧根。主根圆柱形，侧根数条，根的表面黑褐色或灰黄色，有细纵皱纹和灰白色的横长皮孔。主根质坚实，不易折断，断面不齐。有香气，味淡而后苦辛。

- 选购秘诀　白花前胡以条整齐、身长、断面黄白色、香气浓者为佳。紫花前胡以条整齐、身长、质坚实、断面黄白色、香气浓者为佳。

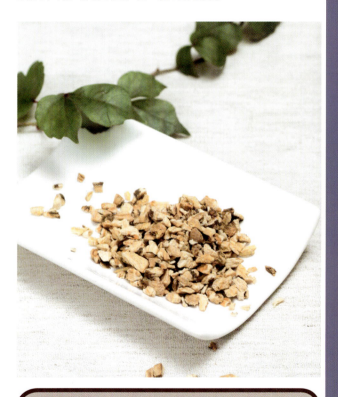

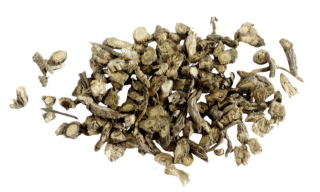

特别提示

与柴胡比较，两者都有驱风邪、解胸腹胀闷的功效，但前胡长于祛痰而除气，故感冒而咳逆明显者适用；柴胡长于解表疏肝，感冒而有寒热往来者适用。一般外感风邪，如表现有咳嗽、气逆、痰黏稠、寒热往来，可前胡、柴胡合用。

药用价值 祛痰作用　动物实验证实有显著增加呼吸道分泌的作用，祛痰效力与桔梗相当，但无显著的镇咳作用。

增强冠脉流量作用　离体心脏实验证明，白花前胡丙素能增加心冠脉流量，但不影响心率和心收缩力。此外，还观察到有镇静作用。

其他作用　临床应用治疗肺热咳嗽，表现为痰稠气逆、胸闷烦热、舌苔黄腻（可用于急性支气管炎等情况）。治风热感冒，有头痛、发热、鼻塞、流涕、咳嗽者取其有疏散风热的作用。

贮存要点 置阴凉干燥处，防霉、防蛀。

用法用量 内服：煎汤，4.5～9克；或入丸、散。

使用禁忌 恶皂荚，畏藜芦。气虚血少之病者慎用。

● 保健应用

前胡二母炖水鱼

功　效 滋阴退热、降气化痰。主治妇女经期低热不退。

原材料 水鱼500克，贝母、知母、前胡、柴胡、杏仁各6克，黄酒10毫升，盐适量。

做　法 将水鱼宰杀，去头和内脏，切块，放大碗中。加贝母、知母、前胡、柴胡、杏仁、黄酒、盐，加水没过肉块，放入蒸锅中蒸1小时即可。

用　法 佐餐食用。

▶ 竹茹

【别名】淡竹茹。

○ 缓解胃热、呕吐症状的良药

来　源 为禾本科植物青秆竹茎的中间层。

主要产地 主产广东、海南。

性　味 性微寒，味甘。

功效主治 清热化痰、除烦止呕。用于痰热咳嗽、胆火挟痰、烦热呕吐、惊悸失眠、中风痰迷、舌强不语、胃热呕吐、妊娠恶阻、胎动不安。

主要成分 竹茹的主要成分为木质素、纤维素等。

性状特征 本品为不规则的丝条，卷曲成团或长条形薄片。宽窄厚薄不等，浅绿色或黄绿色。气微，味淡。

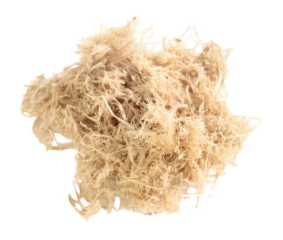

选购秘诀 在选取竹茹的时候以体轻松、质柔韧、有弹性者为佳。

药用价值 临床应用可配伍半夏，一寒一热，健脾燥湿，和胃止呕力彰，主治脾胃不和，胃气上逆，以致恶心、呕吐、呃逆等症。

配枳实，和胃降逆、清热止呕、消积化痰、宽中利膈之力增强，主治胃热痰盛、胃气上逆、恶心呕吐、胸脘满闷等症。

配陈皮，一温一寒、温清相济、和胃降逆，除胃中寒热甚妙，主治脾胃虚弱、气机不调、寒热错杂、脘腹胀满、恶心呕吐、呃逆等症。

配生姜，一寒一温，具和胃止呕，调中降逆之功，主治寒热互结，胃气上逆之呕呃不止。

配黄连，竹茹入胆，黄连入心，心胆并治，可收清心胆、化痰浊之功。

配石斛，共奏清胃热，养胃阴、和胃气、降呕逆之功，清中有补、补中有清，用于治疗胃阴不足，胃虚有热，气失和降所致的饥而不食、反复呕吐，或干呕不止、口干烦渴等。对于妇女妊娠恶阻，胃气受胎热上扰而见的恶心呕吐，也宜用之。

贮存要点 置干燥处，防霉、防蛀。

用法用量 煎汤，4.5～9克。外用：熬膏贴。

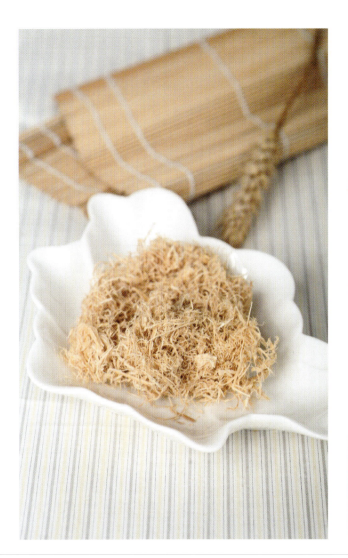

竹茹、鲜竹茹、姜竹茹处方中写竹茹指生竹茹，为原药材去杂质晒干入药者，长于清肺化痰。鲜竹茹长于清热化痰。姜竹茹为竹茹用姜汁拌匀后再炒至黄色者，长于化痰止呕。

| 使用禁忌 | 胃寒呕吐及感寒、挟食、作呕者忌用。

● **保健应用**

鲜芦根竹茹粥

| 功　　效 | 清热化痰、止咳平喘。适用于急性支气管炎、肺炎，症见胸痛、咳嗽气喘、痰稠色黄、发热、烦渴引饮、小便少黄等。

| 原材料 | 鲜芦根60克，竹茹15克，粳米50克。

| 做　　法 | 先将粳米洗净加水适量，煮成稀粥，待米将烂时，加入芦根、竹茹药液（提前煮好），以文火煮15分钟左右，调味食用。

| 用　　法 | 佐餐食用。

> **特别提示**
>
> 竹茹与竹叶比较，两者都能清热，但竹茹偏于清胃热而止呕吐，竹叶偏于清心火而除烦热。竹茹与半夏比较，两者都能止呕，但半夏化湿痰而止呕，竹茹清热痰而止呕。

川贝母

【别名】虻、黄虻、苘、贝母、空草、药实、苦花、勤母。

○ **止咳化痰的常用药**

| 来　　源 | 为百合科植物卷叶贝母、乌花贝母或棱砂贝母等的鳞茎。

| 主要产地 | 分布云南、四川、西藏等地。

| 性　　味 | 性凉，味苦、甘。

| 功效主治 | 润肺散结、止嗽化痰。治虚劳咳嗽、吐痰咯血、心胸郁结、肺痿、肺痈、瘿瘤、瘰疬、喉痹、乳痈。

| 主要成分 | 含甾体生物碱（川贝碱）、西贝碱等。

| 性状特征 | ①松贝：呈类圆锥形或近球形，高0.3～0.8厘米，直径0.3～0.9厘米。表面类白色，大瓣紧抱小瓣，未抱部分呈新月形，习称"怀中抱月"。

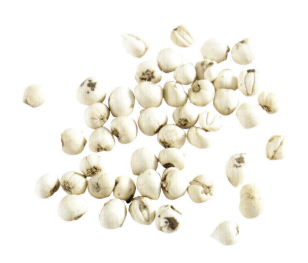

顶部闭合，内有类圆柱形、顶端稍尖的心芽和小鳞叶1～2枚；先端钝圆或稍尖，底部平，微凹入，中心有1灰褐色的鳞茎盘，偶有残存须根。质硬而脆，断面白色，富粉性。气微，味微苦。

②青贝：呈类扁球形，高0.4～1.4厘米，直径0.4～1.6厘米。外层鳞叶2瓣，大小相近，相对抱合，顶部开裂，内有心芽和小鳞叶2～3枚及细圆柱形的残茎。

③炉贝：呈长圆锥形，高0.7～2.5厘米，直径0.5～2.5厘米。表面类白色或浅棕黄色，有的具棕色斑点。外层鳞叶2瓣，大小相近，顶部开裂而略尖，基部稍尖或较钝。

选购秘诀 以质坚实、粉性足、色白的为佳。

药用价值 川贝母含有川贝母碱、去氢川贝母碱等，有镇咳、化痰、镇痛、降压等药理作用，用于治疗急慢性支气管炎、上呼吸道感染及肺结核等引起的咳嗽。中医用来治疗痰热咳喘、咯痰黄稠之症；又兼甘味，故善润肺止咳，治燥热之咳嗽、痰少而黏之症，及阴虚燥咳、劳嗽等虚证；还有散结开郁之功，治疗痰热互结所致的胸闷心烦之证及瘰疬痰核等病。此外，川贝母与乌贼骨、甘草合为散剂，即乌贝散，治疗胃溃疡有效。

贮存要点 置通风干燥处。

用法用量 内服：煎汤，3～9克；或入丸、散。外用：研末撒或调敷。

使用禁忌 脾胃虚寒及有湿痰者不宜。

● **保健应用**

川贝母蜜枣排骨汤

功 效 润肺止咳。

原 材 料 排骨320克，川贝母30克，蜜枣30粒，姜2片，热水1500毫升，盐适量。

做 法 将川贝母泡水约10分钟，将蜜枣冲洗、备用。将排骨洗净后氽烫，再捞出备用。将所有材料放入炖盅里，加入热水，放入蒸笼或蒸锅中炖1.5小时，再加盐调味即可。

用 法 佐餐食用。

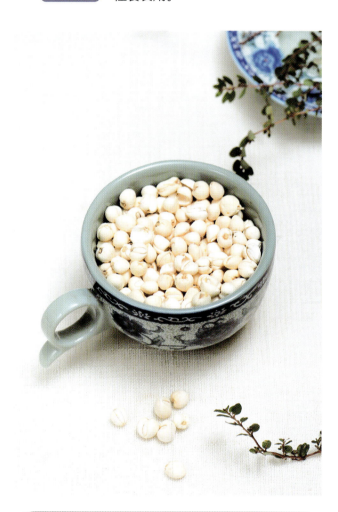

特别提示
浙贝与川贝比较，浙贝药性较炽烈，而川贝药性较缓和，气味不浓，小儿用之颇合适，浙贝清热散结作用较强，多用于急性风热咳嗽。

胖大海

【别名】安南子、大洞果、胡大海、大发、通大海、大海子。

○ 化痰通便的清凉药材

来 源 为梧桐科植物胖大海的种子。

主要产地 主产于越南、泰国、印度尼西亚、马来西亚等地。

| 性　　味 | 性凉，味甘、淡。

| 功效主治 | 清热、润肺、利咽、解毒。治干咳无痰、喉痛、音哑、骨蒸内热、吐衄下血、目赤、牙痛、痔疮漏管。用于开音，治风火犯喉而致的声音嘶哑；用于通便，适宜于头目风热疾患合并有大便热结者；用于透疹，治麻疹出疹不快，外用。

| 主要成分 | 种子外层含西黄芪胶黏素，果皮含半乳糖15.06%，戊糖(主要是阿拉伯糖)24.7%。

| 性状特征 | 干燥种子呈椭圆形，状似橄榄，先端钝圆，基部略尖，长2～3厘米，直径1～1.5厘米。表面棕色至暗棕色，微有光泽，具细密的不规则皱纹，基部具浅色的圆形种脐。外种皮质轻而疏松，易剥落，遇水膨大成海绵状块。内种皮红棕色至棕黑色，先端有一黄白色的圆斑。剥去内种皮后，胚乳肥厚，成2片，暗棕色或灰棕色。子叶2片，紧贴于胚乳，久嚼有黏性。

| 选购秘诀 | 以个大、棕色、表面皱纹细、不碎裂者为佳。

| 药用价值 | **泻下作用** 胖大海种子浸出液，对兔有缓泻作用，因可增加肠内容积(增加容积为琼脂的8倍)，有机械刺激而致缓泻。

降压作用 胖大海仁(去脂干粉)制成25%溶液，静注、肌注或口服，皆可使犬、猫血压明显下降。进一步实验表明其降压原理可能与中枢神经系统有关。胖大海仁水浸剂对麻醉犬有降压作用，而对兔却有升

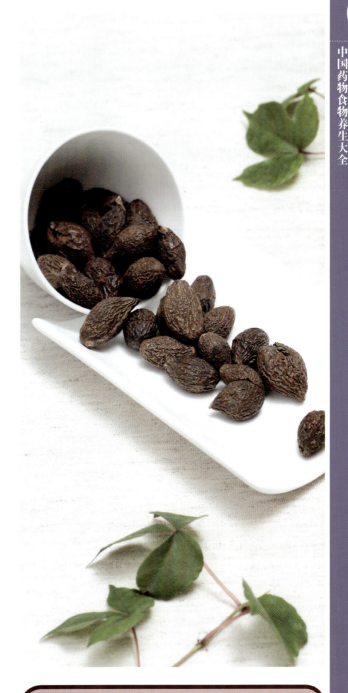

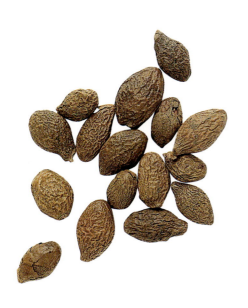

> **特别提示**
> 胖大海不适宜长期用来代茶饮用。因为长期服用会产生腹泻、脾胃虚寒、食欲不振、胸闷、消瘦等不良的作用。且对于声带有结、声带长出息肉，或因为烟酒刺激过度等外因所引发的声音嘶哑，使用胖大海并不具效果。

压(兔有效量较犬大10倍)作用。

消炎作用 实验已知胖大海对流感病毒PR2株有较强的抑菌作用。

其他作用 胖大海外皮、软壳、仁的水浸提取物皆有一定利尿和镇痛作用，仁最强；三者皆无局部刺

激作用。

贮存要点	置干燥处，防霉、防蛀。
用法用量	内服：煎汤，4.5～9克；或泡茶。
使用禁忌	便溏者忌用。

胖大海茶

功　效	清热润肺、解毒利咽。适用于咽痛、干咳无痰、音哑等症。
原材料	胖大海3个，蜂蜜15克。
做　法	胖大海洗净，放入杯中，加入蜂蜜适量，用开水冲泡，加盖3分钟后开盖搅匀即可。
用　法	代茶饮用。

● 保健应用

▶ 罗汉果

【别名】拉汗果、假苦瓜。

○ 清肺润肠的保健果品

来　源	为葫芦科植物罗汉果的果实。
主要产地	主产广西桂林。
性　味	性凉，味甘。
功效主治	清肺润肠，治百日咳、痰火咳嗽、血燥便秘。
主要成分	含罗汉果苷，较蔗糖甜300倍。另含果糖、氨基酸、黄酮等。
性状特征	干燥果实，圆形至长圆形，径5～8厘米，外表黄褐色至深棕色，较光泽，微具残留毛茸，少数有较深色的纵条纹。顶端膨大，中央有一圆形的花柱基痕，基部略狭，有果柄痕。质脆易碎，破碎后内表面黄白色，疏松似海绵状。除去中果皮，可见明显的纵脊纹10条。种子扁平，矩圆形或类圆形，棕色，边缘较厚，中央微凹，内有子叶2枚。味甜。

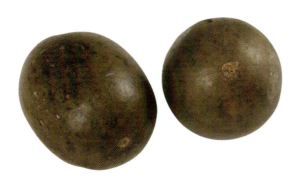
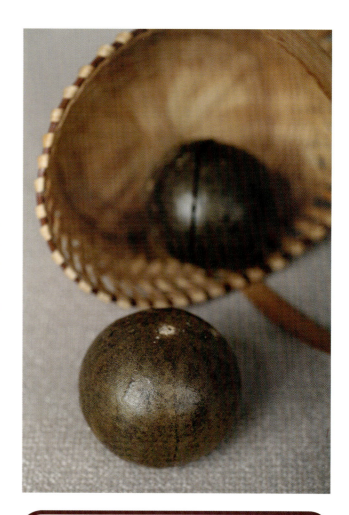

特别提示

可鲜食也可泡茶，取几片罗汉果的果瓤，泡在热开水中，五六分钟后饮用，味道极鲜美。

从罗汉果中提炼的膏质，制成罗汉果冲剂、罗汉果精、罗汉果定喘片等常作为保健药使用。

| 选购秘诀 | 以形圆、个大、坚实、摇之不响、色黄褐者为佳。

| 药用价值 | 罗汉果有清热润肺、止咳化痰、润肠通便之功效。主治百日咳、痰多咳嗽、血燥便秘等症。对于急性气管炎、急性扁桃体炎、咽喉炎、急性胃炎都有很好的疗效。用它的根捣碎，敷于患处，可以治顽癣、痈肿、疮疖等。用罗汉果少许，冲入开水浸泡，是一种极好的清凉饮料，既可提神生津，又可预防呼吸道感染，常年服用，能驻颜美容、延年益寿，无任何毒副作用。

罗汉果中含有丰富的天然果糖、罗汉果甜苷及多种人体必需的微量元素，热含量极低（低卡路里）。罗汉果具有降血糖的作用，为糖尿病、高血压、高血脂和肥胖症患者之首选天然甜味剂。

| 贮存要点 | 置干燥处，防霉、防蛀。

| 用法用量 | 内服：煎汤，9～15克。

| 使用禁忌 | 便溏者忌服。

● 保健应用

罗汉果烧兔肉

| 功　　效 | 润肺、止咳、美容。适用于肺热干咳、肌肤不润、面色无华等症。

| 原材料 | 罗汉果1个，兔肉300克，莴苣100克，料酒、姜、葱、酱油各10克，盐4克，味精3克，鲜汤300克，素油50克。

| 做　　法 | 将罗汉果洗净、打破。兔肉洗净，切成3厘米见方的块。莴苣去皮，切成3厘米见方的块。姜切片，葱切段。将炒锅置火上烧热，加入素油，烧至六成热时，下入姜、葱爆香，再下入兔肉、罗汉果、莴苣、料酒、酱油、白糖、盐、味精，鲜汤烧熟即成。

| 用　　法 | 佐餐食用。

天花粉

【别名】栝楼根、萎根、瑞雪、天瓜粉、花粉、屎瓜根。

○ 消肿催乳好帮手

| 来　　源 | 为葫芦科植物栝楼的根。

| 主要产地 | 全国大部分地区均产。主产河南、广西、山东、江苏、贵州、安徽等地。以河南产量大、质量优，习称安阳花粉。

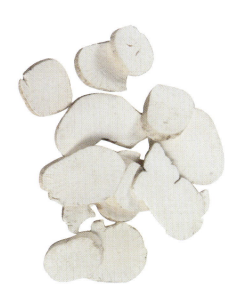

| 性　　味 | 性凉，味甘、苦、酸。

| 功效主治 | 生津止渴、降火润燥、排脓消肿。治热病口渴、消渴、黄疸、肺燥咯血、痈肿、痔瘘。

| 主要成分 | 含皂苷、蛋白质（天花粉蛋白）、多种氨基酸（西瓜氨基酸等），以及β-谷甾醇、糖类、淀粉等。

| 性状特征 | 干燥根呈不规则的圆柱形，长5～10厘米，直径2～5厘米，表面黄白色至淡棕色，皱缩不平，具有陷下的细根痕迹。质结实而重，粉质，不易折断。纵剖面白色，有黄色条状的维管束；横断面白色，散有淡棕色导管群条痕。气微，味淡、微苦。

| 选购秘诀 | 以色洁白、粉性足、质细嫩、体肥满者为佳；色棕、纤维多者为次。

| 药用价值 | 其药理作用为解热润燥、排脓消肿、生津止渴，现已证实尚有抗肿瘤的作用，体外试验对实验动物接种的肿瘤具有较明显的抑制作用。

临床应用治疗肺热咳嗽、温热病之口渴烦躁，取其有凉润作用，在热病亢盛期用天花粉辅助石膏知母

汤，后期辅助竹叶石膏汤，都能发挥其降火、生津、润燥的作用。

治胃热伤阴，如出现烦渴多饮、口舌干燥、食后易饥、形体消瘦等症状时，宜用天花粉甘寒存阴。配以沙参、麦冬、生地、石斛类，加强清胃泄热的作用，方如生津饮。

治疗乳痈等阳症痈疡，配银花、山甲等。用于恶性葡萄胎，也有一定的效果。也可用于中期妊娠引产，伴有一些发热、咽痛、皮疹的药物反应。

贮存要点 置阴凉干燥处，防蛀。

用法用量 内服：煎汤，9～12克；或入丸、散。外用：研末撒或调敷。

使用禁忌 脾胃虚寒、大便滑泄者忌服。天花粉用于静注或肌注给药时，易引起发热、心率加快、头痛、胸闷等副作用，宜密切观察，并先做皮试。

● **保健应用**

天花粉菊花茶

功　效 养阴清热，润肺化痰。

原材料 滁菊花30克，天花粉30克，生甘草6克。

做　法 取上述诸品放入锅中，加水适量，浸泡2小时，煮沸后用文火蒸15分钟，去渣取汁。

用　法 每日3次，以汤代茶饮用。

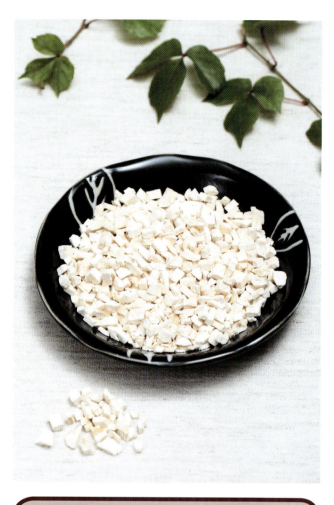

特别提示

与天冬、麦冬相较，三者虽都可清肺润燥，但由胃热而引起的肺热，用天花粉较好；因心热而引起的肺火，用麦冬较好；因肾阴虚而引起的肺燥，用天冬较好。三者也可同时合用。

▶ 昆布

【别名】纶布、海昆布。

○ 软坚行水之良药

来　源 为海带科植物海带或翅藻科植物昆布、裙带菜的叶状体。

主要产地 主要分布于沿海地区。

性　味 性寒，味咸。

功效主治 软坚行水。治瘰疬、瘿瘤、噎膈、水肿、睾丸肿痛、带下。

主要成分 含有碘，昆布素（多糖类），藻胶互，胡萝卜素，维生素B_1，维生素B_2，褐藻氨酸等。

性状特征 ①海带的干燥叶状体，卷曲折叠成团或缠结成把。全体呈绿褐色或黑褐色，表面附有白霜。用水浸软则膨胀成扁平的带状，中部较厚，边缘较薄而呈波状。质厚，有腥气，味咸。

②昆布的干燥叶状体，卷曲皱缩成不规则团状。全体呈黑色，表面附有白霜，质较薄。用水浸软则膨胀呈扁平的叶状，两侧羽状深裂，裂片长舌形，边缘

有小齿。质柔滑，有腥气，味咸。

③裙带菜的形态与昆布相似，但全体呈棕绿色，质薄而脆，多已破碎。用水浸软后即膨胀呈扁平的叶状，中央有一筋肋，并溶出大量黏液如琼脂样，极易剥离为2层。气腥，味咸。

选购秘诀 以整齐、质厚、无杂质者为佳。

药用价值 **对甲状腺的作用** 昆布可用来纠正由缺碘而引起的甲状腺功能不足，同时也可以暂时抑制甲状腺功能亢进的新陈代谢率而减轻症状，但不能持久。昆布中所含之碘，较单纯的碘、碘化钾吸收慢，体内滞留时间长，排出也慢。

降压作用 海带氨酸具有降压作用，对平滑肌有较显著的抑制作用。

平喘镇咳作用 海带根醇提取液有一定的镇咳作用。

其他作用 海藻昆布流浸膏对感染血吸虫尾蚴的家兔，有保护作用。昆布有清除血脂作用，但无显著的抗血凝作用，可用于动脉粥样硬化病人。

贮存要点 置于阴凉通风处保存。

用法用量 内服：煎汤，3～6克；或入丸、散。

使用禁忌 脾胃虚寒、蕴湿者忌服。

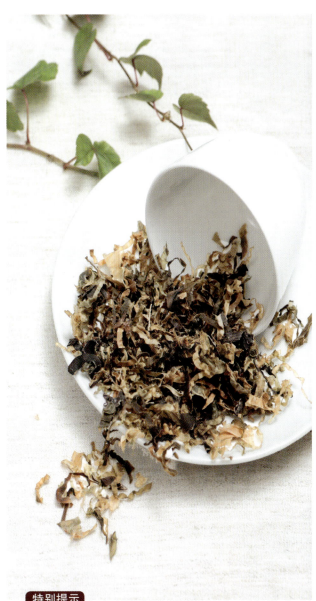

特别提示

本品还有一定的降压作用，可煎汤食用，用于防治高血压病。

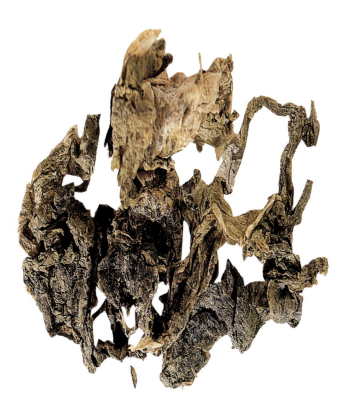

● 保健应用

海草昆布煲老鸡

功效 适用于肺热咳嗽、痰多气短、形体肥胖、水肿和小便不利等症状。

原材料 老母鸡1只，海草15克，昆布20克，姜片、盐、鸡粉、胡椒粉、花雕酒适量。

做法 老母鸡去杂、洗净、切块、飞水。将鸡块、海草、昆布、姜片放入砂锅，加水以大火烧开，转文火煲约5个小时。放盐、鸡粉、胡椒粉、花雕酒，改大火煮约10分钟即成。

用法 佐餐食用，饮汤食肉。

海蜇

【别名】石镜、水母、樗蒲鱼、水母鲜。

○ 清热、解毒、化痰的保健海产品

来　源　为海蜇科动物海蜇的口腕部。

主要产地　热带、亚热带及温带沿海。

性　味　性平，味咸。

功效主治　清热化痰、消积润肠。治痰嗽、哮喘、痞积胀满、大便燥结、脚肿、痰咳。

主要成分　海蜇每100克含水分65克，蛋白质12.3克，脂肪0.1克，碳水化合物4克，灰分18.7克，钙182毫克，磷微量，铁9.5毫克，硫胺素0.01毫克，核黄素0.04毫克，尼克酸0.2毫克。每千克干海蜇含碘1320微克，新捞获的海蜇，含水极多，固体物很少。例如有一种海蜇，含水分98.95%，只含有机物1.004%、灰分0.04%。海蜇还含有胆碱。

性状特征　为海生的腔肠动物，蛰体呈伞盖状，通体呈半透明，白色、青色或微黄色，海蜇伞径可超过45厘米，最大可达1米之巨，伞下8个加厚的（具肩部）腕基部愈合使口消失（代之以吸盘的次生口），下方口腕处有许多棒状和丝状触须，上有密集刺丝囊，能分泌毒液。

选购秘诀　海蜇干品或鲜品以肉质厚、水分含量多，用手触之有软绵感的为佳；加工后的海蜇头和海蜇皮，均以鹅黄透亮、脆而有韧性者为佳。

药用价值　海蜇中有类似于乙酰胆碱的物质，能扩张血管，降低血压，所含有的甘露多糖胶质对防治动脉粥样硬化也有一定的功效。

海蜇可预防肿瘤的发生，抑制癌细胞的生长，能

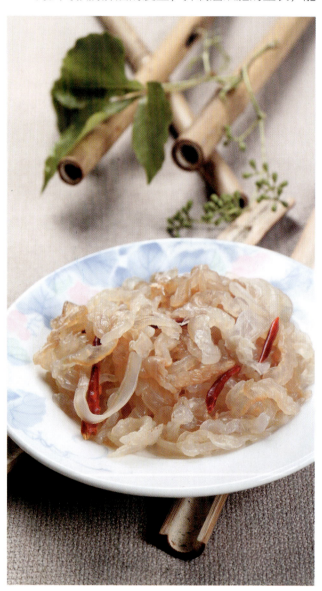

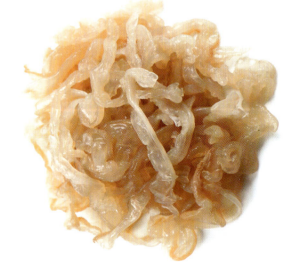

特别提示

海蜇水分含量多，胶质重，用于烧菜时，一定要最后放入，否则海蜇容易溶化。

行瘀化积，对胃溃疡、风湿性关节炎有益。

从事理发、纺织、粮食加工等与尘埃接触较多的工作人员常吃海蜇可去尘积、清肠胃，保障身体健康。

贮存要点 可放在钵内，封闭钵口，使其不至于风干收缩，也可保存于浓度为 20%~25% 的盐水中。

用法用量 海蜇煮、清炒、水氽、油氽均可，切丝凉拌效果最佳。每餐 40 克。

使用禁忌 脾胃虚寒者勿食。保存海蜇时，切忌日晒雨淋或接触鱼腥等污物。

保健应用

凉拌海蜇

功 效 化痰软坚、平肝解毒，具有扩张血管、消炎散气、润肠消积等作用。

原材料 海蜇 600 克，红椒丝 10 克。

做 法 将海蜇洗净、切成 4 厘米长的段。将切好的海蜇用开水灼熟捞起，红椒丝在沸水中烫一下捞起。将氽熟的海蜇加入红椒丝和所有调味料拌匀后，装碟即可。

用 法 佐餐食用。

海带

【别名】海马蔺、海草。

○ 利水泄热的健康食品

来 源 为大叶藻科植物大叶藻的全草。

主要产地 分布辽宁、山东等沿海地区。

性 味 性寒，味咸。

功效主治 软坚化痰、利水泄热，治瘿瘤结核、疝瘕、水肿、脚气。

主要成分 干大叶藻含水分 28.5%，灰分 17%，粗纤维 21.2%，氮 0.71%，蛋白质 4.81%，脂肪 1.2%，戊聚糖 8.82%。又含大叶藻素，内有半乳糖醛酸、半乳糖、阿拉伯糖、木糖、O-甲基木糖和洋芫荽糖。尚含鞣质、维生素 B_2 等。

性状特征 干燥全草，呈细长带状，全缘，常皱缩或卷曲，多碎断，直径 2~8 毫米，薄如纸，表面棕绿色至棕色，上有类白色盐霜。质脆如纸，折断面有细毛样纤维。气微弱、味咸。

选购秘诀 海带以整齐、肥厚、无杂质为良。

药用价值 降血压 海带中含有褐藻氨酸，可以降血压、降血脂，对动脉出血亦有止血作用。

预防心脑血管病和降低胆固醇 海带富含碘、钙、磷、硒等元素，还含有丰富的胡萝卜素、维生素 B1，在这些元素的综合作用下，使脂肪很少在心、脑、血管、肋膜上积存，并使血中胆固醇含量明显低于不吃海带的人群。

抑制动脉粥样硬化 海带能防止血栓和因血液黏稠度增高而引起的血压升高，同时又有降低脂蛋白、胆固醇、抑制动脉粥样硬化。

防止便秘 海带中含有丰富的纤维素，能够及时清除肠道内废物和毒素，因此，可以有效地防止直肠癌和便秘的发生。

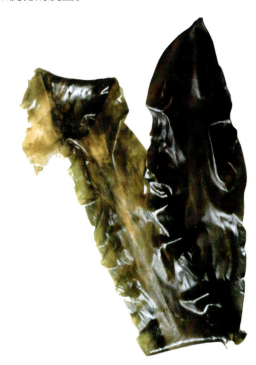

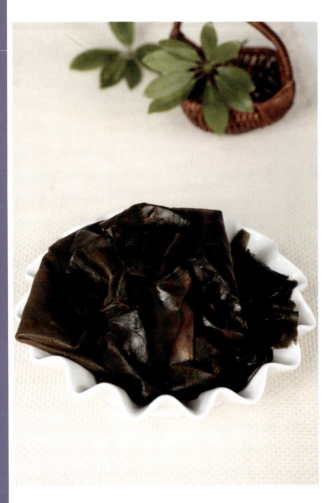

预防癌症 常吃海带既能有效地预防白血病、癌症，又能预防动脉硬化、降血脂、降血压、防止甲状腺功能障碍等。在日常饮食中常吃适量海带，对老年人十分有益。

贮存要点 置冰箱冷藏。

用法用量 海带具有较高的营养价值和较为理想的保健作用，市售的海带经加工，有海带饮料、海带饴、海带丝等。每餐30克左右为宜。

使用禁忌 海带含有较高的有毒金属—砷。因此，食用前应先用清水漂洗，然后再浸泡12～24小时，并勤换水。

● 保健应用

海带绿豆粥

功　效 清热解毒、退火气。

原材料 白米1杯，绿豆1/3杯，海带丝1/3杯，水10杯，盐、明太鱼粉、胡椒粉各适量，芹菜末少许。

做　法 白米洗净、沥干，绿豆洗净，泡水2小时。锅中加水10杯煮开，放入白米、绿豆、海带丝略搅拌，待再煮滚时改中、小火熬煮40分钟，加入盐、明太鱼粉拌匀，撒上胡椒粉、芹菜末即可食用。

用　法 佐餐食用。

特别提示 煮海带的正确方法是干蒸，即把成捆的干海带打开，放在蒸笼中蒸半个小时，再用清水泡上一夜，这样食用时就会变得滑嫩软烂。

▶ 紫菜

【别名】索菜、紫英、子菜。

○ 化痰软坚的"长寿菜"

来　源 红藻门原红藻纲红毛菜目红毛菜科紫菜属的统称。

主要产地 分布江苏连云港以北的黄海和渤海海岸。

性　味 性寒，味甘、咸。

功效主治 化痰软坚、清热利尿。治瘿瘤、脚气、水肿、淋病。

主要成分 紫菜含有丰富的维生素和矿物质，特别是维生素 B_{12}，维生素 B_1，维生素 A，维生素 C，维生素 E 等。还含有胆碱、胡萝卜素、硫胺素等多种营养成分。干紫菜含水分10%，蛋白质24.5%，脂肪0.9%，碳水化合物31%，粗纤维3.4%，灰分30.3%，钙330毫克，磷440毫克，铁32毫克，胡萝卜素1.23毫克，硫胺素0.44毫克，核黄素2.07毫克，尼克酸5.1毫克，抗坏血酸1毫克。每千克干紫菜含碘18毫克。

性状特征 紫菜由盘状固着器、柄和叶片3部

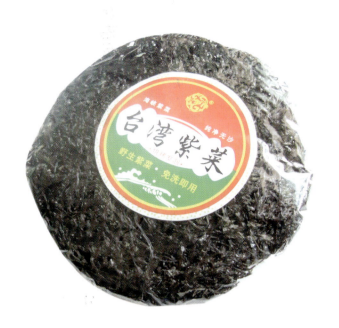
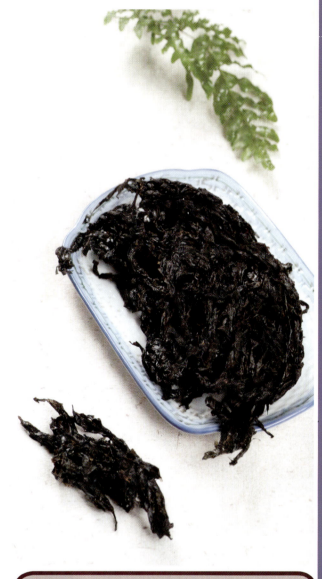

分组成。叶片是由1~3层细胞构成的单一或具分叉的膜状体。含有叶绿素和胡萝卜素、叶黄素、藻红蛋白、藻蓝蛋白等色素，因其含量比例的差异，致使不同种类的紫菜呈现不同颜色，但以紫色居多。

选购秘诀 以深紫色、薄而有光泽的为新鲜紫菜。

药用价值 治疗胃溃疡 紫菜里含丰富的维生素U，维生素U是胃溃疡的克星。

减少妇女更年期病症和男性阳痿 紫菜中碘直接作用于甲状腺激素，能起到调节生理基础代谢和促进身心健康的作用。

预防人体衰老 紫菜含有大量可以降低有害胆固醇的牛磺酸，有利于保护肝脏。

保持肠道健康 紫菜可以保持肠道健康，将致癌物质排出体外，特别有利于预防大肠癌。

贮存要点 紫菜是海产食品，容易返潮变质，应将它装入食品袋子(最好是黑色的)内，放置于低温、干燥的地方或冰箱中保存。

用法用量 紫菜入菜，既可做主料又可做配色料、包卷料或调料，烹制方法则是拌、炝、蒸、煮、烧、炸、汆汤皆可。每餐15克。

使用禁忌 褐色、发红、霉坏的紫菜不宜食用。另外，紫菜含有定量的血尿酸，人体吸收后能在关节中形成尿酸盐结晶，加重关节炎症状，因此关节炎患者忌食用。

特别提示

由于紫菜蛋白质含量高，容易消化吸收，很适合老年人食用。

● 保健应用

紫菜鲜蚝羹

功效 清热化痰、软坚散结。用于痰火瘰疬、瘿瘤等。

原材料 紫菜15克，蚝200克，绿豆粉丝50克。

做法 先将清水适量滚开，入绿豆粉丝，至绿豆粉丝熟时加入蚝和紫菜，加适量上等鱼露和味精即可食用。

用法 每天1碗。

荸荠

【别名】水芋、乌芋、乌茨、马蹄、黑山棱、红慈菇、马薯。

甘甜的"地下雪梨"

来　　源　为莎草科植物荸荠的球茎。

主要产地　我国大部分地区均产。

性　　味　性寒，味甘。

功效主治　清热生津、化痰明目、消积。用于温病消渴、咽喉肿痛、口腔炎、黄疸、热淋、高血压、肺热咳嗽等。

主要成分　含一种不耐热的抗菌成分——荸荠英。一般成分含水分68.52%，淀粉18.75%，蛋白质2.25%，脂肪0.19%，灰分1.58%。

性状特征　球茎圆球形，略扁，大者直径可达3厘米，厚约2.5厘米，大小不等，下端中央凹，上部顶端有数个聚生嫩芽，由枯黄的鳞片包裹。球茎外皮紫褐色或黑褐色，上有明显的环节，节上常有黄褐色膜质的鳞叶残存，有时附有小侧芽。质脆，内部白色，富含淀粉和水分，压碎后流出白色乳汁。气微，味甜。

荸荠皮色紫黑，肉质洁白，味甜多汁，清脆可口，

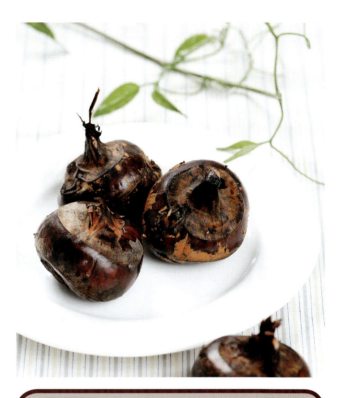

> **特别提示**
> 荸荠不宜生吃，因为荸荠生长在泥中，外皮和内部都有可能附着有较多的细菌和寄生虫，所以一定要洗净煮透后方可食用，而且煮熟的荸荠更甜。

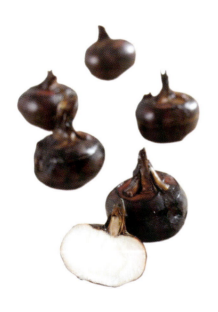

自古有"地下雪梨"之美誉。北方人誉之为"江南人参"。荸荠既可作为蔬菜，又可作为水果，是大众喜爱的时令之品。

选购秘诀　以个大、肥嫩者为佳。

药用价值　**含磷丰富的蔬菜**　荸荠中的含磷量是根茎蔬菜中最高的，能促进人体生长发育和维持生理功能，对牙齿骨骼的发育有很大好处，同时可促进体内的糖、脂肪、蛋白质三大物质的代谢，调节酸碱平衡。荸荠适于儿童食用。

抑菌抗癌高手　英国在对荸荠的研究中发现了一种抗菌成分——"荸荠英"。这种物质对金黄色葡萄球菌、大肠杆菌、产气杆菌及绿脓杆菌均有一定的抑制作用，对降低血压也有一定效果。这种物质还对肺部、食道和乳腺的癌肿有防治作用。

防急性传染病　荸荠还有预防急性传染病的功能，在麻疹、流行性脑膜炎较易发生的春季，荸荠是很好的防病食品。

贮存要点　置于低温下保存。

用法用量　本品可煮汤、做菜，可做成各种美味佳肴，每餐10个左右。

| 使用禁忌 | 荸荠属于生冷食物，对脾肾虚寒和有血瘀的患者不太适合。

● 保健应用

荸荠豆腐汤

| 功　　效 | 适用于脾胃虚弱、癌症术后的恢复用药食。

| 原材料 | 荸荠60克，香菇30克，嫩豆腐400克，葱花9克，油、盐、胡椒粉、味精各适量。

| 做　　法 | 将香菇洗净，温水发开，去蒂切丝（保留菇水）。将豆腐切成小块状、葱切碎。将荸荠洗净削皮，并切成小片。取香菇、荸荠、豆腐一起置入锅中煮汤，汤沸后加入油、盐、胡椒粉、味精，再放入葱花，煮片刻即可。

| 用　　法 | 佐餐服用。

丝瓜

【别名】天丝瓜、布瓜、天吊瓜、絮瓜、砌瓜。

○ 全身都可入药的保健佳蔬

| 来　　源 | 为葫芦科植物丝瓜或粤丝瓜的鲜嫩果实；或霜后干枯的老熟果实（天骷髅）。

| 主要产地 | 全国各地均产。

| 性　　味 | 性凉，味甘。

| 功效主治 | 清热化痰、凉血解毒。治热病身热烦渴、痰喘咳嗽、肠风痔漏、崩带、血淋、疔疮、乳汁不通、痈肿。

| 主要成分 | 丝瓜的果实含皂苷、丝瓜苦味、质多黏液与瓜氨酸。籽苗含葫芦素。丝瓜的汁液含皂苷、黏液、木聚糖、脂肪、蛋白质、维生素。粤丝瓜全植物有杀昆虫作用。果实对鱼的毒性很大，未发现有鱼藤酮，但含有氢氰酸。

| 性状特征 | 丝瓜为一年生攀援草本，幼时全株密被柔毛，老时近于无毛。茎长可达7～10米，圆形，常有角棱，幼茎绿色，被稀疏柔毛。叶互生；叶柄多角形，具柔毛，长4～9厘米；叶片圆心形，长8～25厘米，宽15～25厘米，掌状3～7裂，裂片常呈三角形，先端渐尖或锐尖，边缘具细齿，上面深绿色，

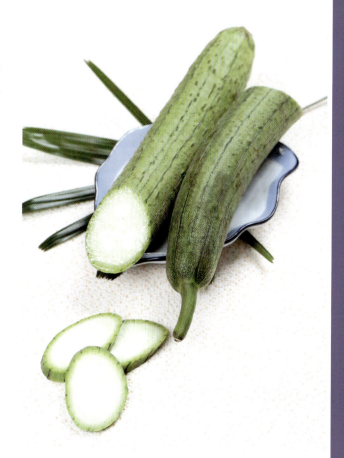

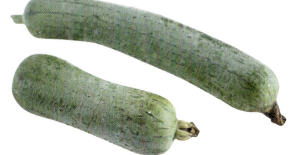

> **特别提示**
> 丝瓜食用时应去皮，如丝瓜洗净、切片，经开水焯烫后，拌以香油、酱油、醋等可做成凉拌丝瓜。

下面淡绿色，幼时具有刺毛，老时粗糙无毛，主脉3～7条。花单性，雌雄同株。瓠果常下垂，长圆柱形，长18～60厘米。幼时绿带粉白色，有深绿色纵纹，老熟时成黄绿色或绿褐色。果肉内生坚韧的网状纤维。种子长方卵形而扁，黑色，边缘有翅。

选购秘诀 丝瓜选嫩的为好，幼嫩的丝瓜具弹性，棱边也较软，以外形稍细者为上品，如果丝瓜的棱边发硬，且摇动时瓜身没有弹性，切开后瓜核明显、肉质粗糙，则不宜食用。

药用价值 丝瓜络常用于治疗气血阻滞的胸肋疼痛、乳痛肿等症。丝瓜藤常用于通筋活络、祛痰镇咳。丝瓜藤茎的汁液具有美容去皱的特殊功能。丝瓜粒则可用于治疗月经不调、腰痛不止、食积黄疸等病症。丝瓜皮主治疮、疖。丝瓜花清热解毒。丝瓜叶内服清暑解热，外用消炎杀菌，治痱毒痈疮。丝瓜根也有消炎杀菌、去腐生肌之效。

贮存要点 冰箱冷藏。

用法用量 丝瓜可凉拌炒食、烧食、做汤食或取汁用以食疗。

使用禁忌 丝瓜不宜多吃。丝瓜汁水丰富，宜现切现做，以免营养成分随汁水流走。

保健应用

肉片丝瓜汤

功　　效 祛暑清心、通络下乳，对暑热症、产后乳少有疗效。

原材料 猪瘦肉150克，丝瓜300克，鸡蛋1个，水发黑木耳30克，葱花、精盐、味精、淀粉、麻油各适量。

做　　法 将猪肉洗净、沥水，切成薄片，装盘，加入精盐、鸡蛋液、淀粉，拌匀。刮净丝瓜皮，切成滚刀块，黑木耳洗净。炒锅放在中火上，放入少许麻油。等油温达到五成热，加入丝瓜，煸炒几下，加适量清水，加入猪肉片，烧开后撇掉浮沫，加入味精、葱花、黑木耳、精盐，烧沸后装碗即可。

用　　法 随餐食用。

蕨菜

【别名】山凤尾、如意草、荒地蕨、松耕蕨、三叉蕨、蕨儿菜。

有药用滋补功效的"山菜之王"

来　　源 为凤尾蕨科植物蕨的嫩叶。

主要产地 全国各地均产。

性　　味 性寒，味甘。

功效主治 清热、滑肠、降气、化痰。治食嗝、气嗝、肠风热毒。

主要成分 含1-印满酮类化合物：蕨素，蕨苷，棕榈酰蕨素A，棕榈酰蕨素B，棕榈酰蕨素C，异巴豆酰蕨素B，苯甲酰蕨素B，乙酰蕨素C，还含致癌物：蕨内酰胺。又含坡那甾酮A，坡那甾酮苷A，蕨甾酮。

性状特征 蕨菜一般株高达1米，根状长而横走，有黑褐色绒毛。早春新生叶拳卷，呈三叉状。柄叶鲜嫩，上披白色绒毛，此时为采集期。叶柄长30～100厘米，叶片呈三角形，长60～150厘米，宽30～60厘米，2～3次羽状分裂，下部羽片对生，褐色孢子囊群连续着生于叶片边缘，有双重囊群盖。

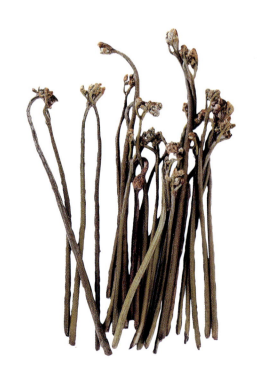

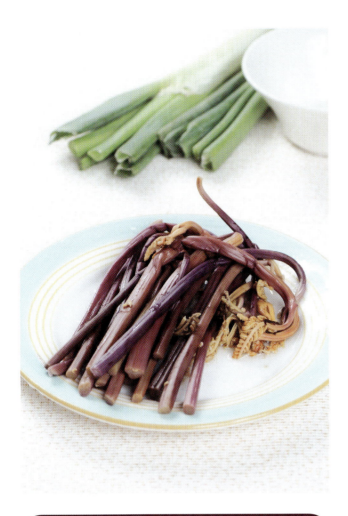

一种最具保健美容功效的绿色健康蔬菜。蕨菜所烹制的菜肴色泽红润、质地鲜嫩、清香味浓。

蕨菜中的蕨素对细菌有一定的抑制作用,能清热解毒、杀菌消炎。蕨菜的某些有效成分能扩张血管、降低血压。蕨菜还可以止泻利尿,所含的膳食纤维能促进胃肠蠕动,具有下气通便的作用,能清肠排毒。民间常用蕨菜治疗泄泻痢疾及小便淋漓不通。常食能补脾益气、强健机体、增强抗病能力,蕨菜还具有减肥去脂、健身美容、延缓衰老、消暑清热、增强食欲的功能。蕨菜中含有的野樱苷、紫云英苷、生物碱等化学成分,可治疗风湿性关节炎、痢疾、咯血等症,外敷还可治疗蛇虫咬伤等疾患。

贮存要点 新鲜食用或制成干品保存。

用法用量 可鲜食,或做成干制品泡发后食用,每餐30克左右。

使用禁忌 蕨菜性味寒凉,脾胃虚寒者不宜多食。

● 保健应用

蕨菜炒鸡肉

功 效 益气安神、健脾开胃、生津润喉、滋补身体。

原材料 蕨菜300克,鸡胸脯肉200克,花生油40克,酱油适量,姜、蒜末少许。

做 法 将腌渍的蕨菜,先用清水泡20分钟,脱水去盐后,切成2厘米长的段,备用。将鸡胸脯肉切成极薄片,盛入碗内,用酱油调一下。将铁锅放火上,加入花生30克炼熟,把鸡脯肉在热油中快炒一下,暂放一旁待用。再把锅放火上,加入10克花生油炼熟,把蕨菜炒一下,加入炒好的鸡脯肉,放上姜、蒜末调匀,盛入盘内食用。

用 法 佐餐食用。

特别提示
鲜品或干品食用前应先在沸水中浸烫一下后过凉,以清除其表面的黏质和土腥味。炒食适合配以鸡蛋、肉类。

选购秘诀 选购时以嫩叶卷曲的为佳。

药用价值 蕨菜是一种多年生草本植物,又是野菜的一种。蕨菜鲜嫩细软,余味悠长,且营养价值高,又有多种药用功能,享有"山珍之王"的美誉。也是

梨

【别名】快果、果宗、玉乳、蜜父。

◯ 润肺止咳的最佳果品

来　源　主要为蔷薇科植物白梨、沙梨、秋子梨等栽培种的果实。

主要产地　分布于我国东北及河北、山东、山西、陕西、甘肃等地。

性　味　性凉，味甘、微酸。

功效主治　生津润燥、清热化痰。治热病津伤烦渴、消渴、热咳、痰热惊狂、噎膈、便秘。

主要成分　沙梨果实含苹果酸、柠檬酸、果糖、葡萄糖、蔗糖等。白梨果实含蔗糖、果糖等。

性状特征　①白梨落叶乔木。梨果球状卵形，直径2.5～3厘米，先端留有残萼，果梗长3～4厘米，果皮黄白色，稍有斑点。

②沙梨乔木。梨果近球形，皮赤褐色，或青白色。果肉稍硬，顶部无残萼。

③秋子梨乔木。梨果近球形，径长1.5～6.5厘米，暗绿色稍带褐色或黄色，常有红色斑点。花萼宿存，果柄直生，不下垂，长1.5～2厘米。

选购秘诀　以表皮光滑、无孔洞虫蛀、无碰撞的果实为佳。

药用价值　梨水分充足，富含多种维生素、矿物质和微量元素，能够帮助器官排毒、净化，还能软化血管、促进血液循环和钙质的输送，维持机体的健康。

中医认为梨有生津止渴、止咳化痰、清热降火、养血生肌、润肺去燥等功效，尤其对肺热咳嗽、小儿风热、咽干喉痛、大便燥结病症较为适宜。

梨含有丰富的碳水化合物和维生素，有保肝和帮助消化的作用，对肝炎、肝硬化患者来说，是很好的医疗食品。

梨还具有降低血压、清热镇痛的作用，高血压病患者如有头晕目眩、心悸耳鸣，经常吃梨可减轻此症状。

贮存要点　防腐、防褐变为主要目标。

用法用量　以鲜食为主，亦可煮、烤、蒸、烧、泡等。每天1个。

使用禁忌　脾虚便溏及寒嗽者忌服。

◯ 保健应用

茯苓贝梨

功　效　润肺止咳、清化热痰、增白养颜。

原材料　茯苓15克，川贝母10克，梨1000克，蜂蜜500克，冰糖适量。

做　法　将茯苓洗净，切成小方块。川贝母去杂、洗净。梨洗净、去蒂把、切成丁。将茯苓、川贝母放入铝锅中加适量水，用中火煮熟，再加入梨、蜂蜜、冰糖继续煮至梨熟，出锅即成。

用　法　汤鲜甜，可吃梨、喝汤。

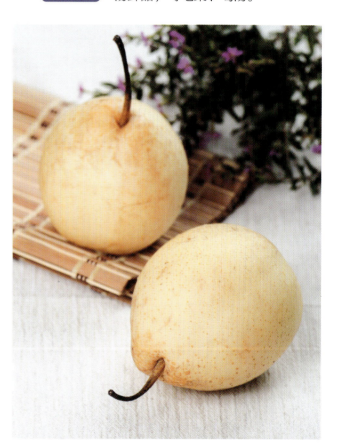

特别提示

尤其适合肝炎、肝硬化、肾功能不佳者食用。为了防止农药危害身体，最好洗净、削皮后再食用。

桔梗

【别名】苦梗、苦桔梗、大药。

止咳祛痰的常用良药

来　源　为桔梗科植物桔梗的根。

主要产地　主产安徽、河南、湖北、辽宁、吉林、河北、内蒙古等地。

性　味　性平，味苦、辛。

功效主治　开宣肺气、祛痰排脓。治外感咳嗽、咽喉肿痛、肺痈吐脓、胸满胁痛、痢疾腹痛。

主要成分　根含皂苷，已知其成分有远志酸、桔梗皂苷元及葡萄糖。又含菠菜甾醇、氨基酸、α–菠菜甾苷–β–D–葡萄糖苷、白桦脂醇，并含菊糖、桔梗聚糖。又从桔梗得到3个三萜烯类物质：桔梗酸A，桔梗酸B，桔梗酸C。花含飞燕草素–3二–咖啡酰芦丁糖–5–葡萄糖苷。

性状特征　干燥根呈长纺锤形或长圆柱形。下部渐细，有时分枝稍弯曲，顶端具根茎（芦头），上面有许多半月形茎痕（芦碗）。全长6～30厘米，直径0.5～2厘米。表面白色或淡棕色，皱缩，上部有横纹，通体有纵沟，下部尤多，并有类白色或淡棕色的皮孔样根痕，横向略延长。质坚脆，易折断，断面类白色至类棕色，略带颗粒状，有放射状裂隙，皮部较窄，形成层显著，淡棕色，木部类白色，中央无髓。气无，味微甘、苦。

选购秘诀　以表皮光滑、无孔洞虫蛀、无碰撞的果实为佳。

药用价值　**祛痰镇咳作用**　麻醉犬口服煎剂1

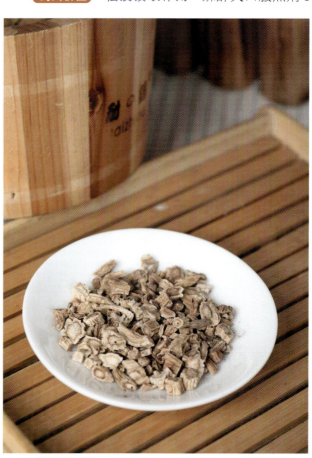

> **特别提示**
> 作为肺经药的桔梗，也常用于调整大肠的功能状态。如加入治痢剂中以缓解里急后重，加入凉膈散中可缓和其泻下作用。

克/千克后，呼吸道黏液分泌量显著增加，作用强度可与氯化铵相比。按照溶血作用强弱的比较，认为野生桔梗比栽培的作用强，未剥皮的比剥皮的作用强得多，紫花的比白花的作用稍大，生长2年的作用最强，1年的次之，3年的作用最小。与远志相比，桔梗的溶血作用较弱。动物试验证明本品还有镇咳作用。

其他作用

家兔内服桔梗的水或酒精提取物均可使血糖下

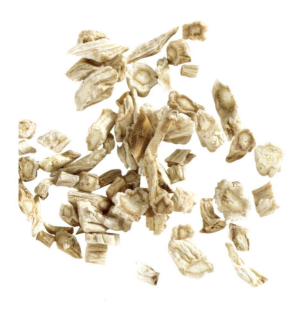

降，对四氧嘧啶引起的家兔糖尿病，降低血糖的作用显著，肝糖原的降低在用药后可恢复。桔梗皂苷能降低鼠肝内胆甾醇含量及增加类甾醇的分泌，因而对胆甾醇代谢有影响。体内实验水浸剂对絮状表皮癣菌有抑制作用。

| 贮存要点 | 置通风干燥处，防蛀。 |

| 用法用量 | 内服：煎汤，3～6克；或入丸、散。 |

| 使用禁忌 | 阴虚久嗽、气逆及咯血者忌服，胃溃疡者慎用。 |

● 保健应用

桔梗冬瓜汤

| 功　　效 | 疏风清热、宣肺止咳。适用于风邪犯肺型急性支气管炎患者。 |

| 原 材 料 | 冬瓜150克，杏10克，桔梗9克，甘草6克，食盐、大蒜、葱、酱油、味精各适量。 |

| 做　　法 | 将冬瓜洗净、切块，放入热油锅中，加食盐煸炒后，加适量清水，下杏仁、桔梗、甘草一并煎煮，至熟后，以味精，大蒜等调料调味即成。 |

| 用　　法 | 食冬瓜饮汤。每日1剂，佐餐服食。 |

▶ 半夏

【别名】法夏、清半夏、仙半夏、姜夏、制半夏。

○ 燥湿化痰、降逆止呕

| 来　　源 | 为天南星科植物半夏的块茎。 |

| 主要产地 | 全国大部分地区均产。主产四川、湖北、安徽、江苏、河南、浙江等地。以四川产量大、质量好。 |

| 性　　味 | 性温、味辛。 |

| 功效主治 | 燥湿化痰、降逆止呕、消痞散结。治湿痰冷饮、呕吐、反胃、咳喘痰多、胸膈胀满、痰厥头痛、头晕不眠。生用外治痈肿痰核。 |

| 主要成分 | 块茎含挥发油、少量脂肪(其脂肪酸约34%为固体酸、66%为液体酸)、淀粉、烟碱、黏液质、天门冬氨酸、谷氨酸、精氨酸、β-氨基丁酸等氨基酸、β-谷甾醇、胆碱、β-谷甾醇-β-D-葡萄糖苷、3,4-二羟基苯甲醛，又含药理作用与毒芹碱及烟碱相似的生物碱、类似原白头翁素刺激皮肤的物质。嫩芽含尿黑酸及其苷。 |

| 性状特征 | 干燥块茎呈圆球形、半圆球形或偏 |

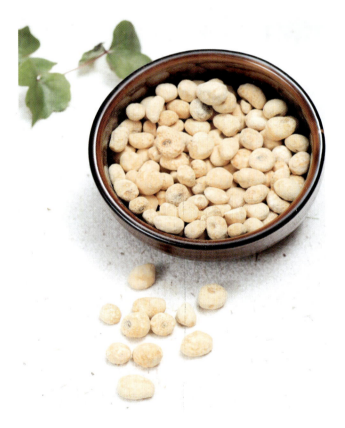

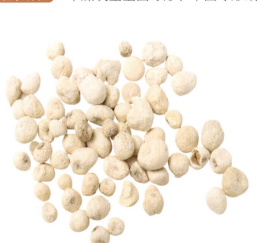

特别提示

对急性青光眼的头痛、眼痛、恶心，有人建议可用半夏对症治疗，因其有降眼压的作用。外用生半夏捣烂敷疮疡肿毒，对神经末梢似有麻痹作用，能止痛。治癣可用半夏与醋磨汁外用。

斜状，直径0.8～2厘米。表面白色或浅黄色，未去净的外皮呈黄色斑点。上端多圆平，中心有凹陷的黄棕色的茎痕，周围密布棕色凹点状须根痕，下面钝圆而光滑。质坚实、致密。纵切面呈肾脏形、洁白、粉性充足。

质老或干燥过程不适宜者呈灰白色或显黄色纹。粉末嗅之呛鼻、味辛辣、嚼之发黏、麻舌而刺喉。

【选购秘诀】 以个大、皮净、色白、质坚实、粉性足者为佳。以个小、去皮不净、色黄白、粉性小者为次。

【药用价值】 **镇吐作用** 制半夏丸、半夏煎剂对试验动物有镇吐的作用，生半夏流浸膏、生半夏粉剂（经高温处理）也有镇吐的作用。

催吐作用 生半夏及其未经高温处理的流浸膏有催吐的作用，这与前人所说的"半夏生令人吐"相符。

镇静作用 有效成分为一种生物碱。其水溶性煮沸滤过液对呼吸运动有轻度的镇静作用。

【贮存要点】 置通风干燥处，防蛀。

【用法用量】 内服：煎汤，4.5～9克；或入丸、散。外用：研末调和。

【使用禁忌】 一切血证及阴虚燥咳、津伤口渴者忌服。生半夏不宜用或尽量少用。不能与川乌、草乌、附子同用。

● 保健应用

半夏泻心汤

【功　效】 和胃降逆、散结消痞。主治寒热中阻、胃气不和、心下痞满或干呕、呕吐、肠鸣下利、舌苔薄黄而腻、脉弦数者。

【原材料】 半夏12克（洗），黄芩、干姜、人参、甘草（炙）各9克，黄连3克，大枣12枚。

【做　法】 以上7味，以水1升，煮取600毫升，去渣，再煎取300毫升。

【用　法】 分2次温服。

▶ 白前

【别名】石蓝、嗽药。

○ 润肺、降气、祛痰的良药

【来　源】 为萝藦科植物柳叶白前或芫花叶白前的根及根茎。

【主要产地】 主产浙江、安徽，此外，江苏、湖北、江西等地亦产。

【性　味】 性微温，味辛、甘。

【功效主治】 泻肺降气、下痰止嗽。治肺实喘满、咳嗽、多痰、胃脘疼痛。

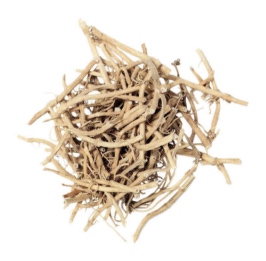

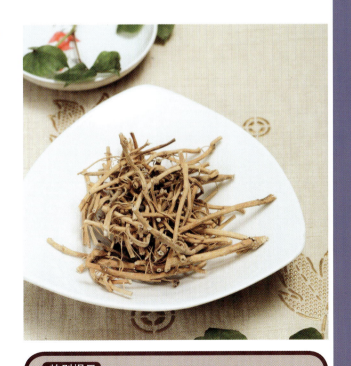

【特别提示】
白前的根形和功用与北沙参很相似，但长于降气下痰，在滋阴清热又略带补性方面不如北沙参。

主要成分 含三萜皂苷，海罂粟苷元A，海罂粟苷元B，海罂粟苷A及海罂粟苷元C-黄花夹竹桃单糖苷等。芫花叶白前含三萜皂苷。

性状特征 ①柳叶白前又名鹤管白前。为干燥的根茎及根，弯曲扭转而成团状。根茎呈管状，细长有节，略弯曲，表面浅黄色至黄棕色，有细纵皱纹，节部膨大，常有分歧，并密生须根，顶端常残留灰绿色或紫棕色的地上茎；质坚脆、易折断，断面类圆形，中空或有膜质的髓。根细长弯曲，多数呈毛须状，表面棕色或紫棕色。质坚脆，易折断，味甜。

②芫花叶白前为干燥的根及根茎，形状与柳叶白前相似，但根茎及地上茎节部的芽对生而显著。根较长而粗，色亦较浅，常为灰黄色。气微弱，味微甜。

选购秘诀 均以根茎粗、须根长、无泥土及杂质者为佳。

药用价值 祛痰、降气、止咳，主治肺气壅实、痰多而咳嗽不爽、气逆喘促，无论偏寒、偏热，随证配伍均可使用。临床应用于咳嗽而见肺气壅实、咳嗽不爽、喉有吼声、呼吸不畅（如急性支气管炎，肺气肿合并气管炎之咳嗽），取其有降气下痰的作用，常配紫菀、半夏等。对于久嗽（慢性咳嗽）、痰多，可用白前配桑白皮、桔梗等。用于湿肿，配苍术。

贮存要点 置通风干燥处。

用法用量 内服：煎汤，4.5～9克。

使用禁忌 凡咳逆上气、咳嗽气逆，由于气虚、气不归元引起，而不是因肺气、因邪客壅实者禁用。

● 保健应用

白前酒

功效 泻肺降气、下痰止嗽，主治肺实喘满、咳嗽、多痰、胃脘疼痛。

原材料 白前100克，白酒0.5升。

做法 将白前捣成粗末，用白纱布袋盛之，置于净器中，入白酒浸泡、封口；7日后开启，去掉药袋，澄清备用。

用法 每日3次，每次10～15毫升，空腹温饮。

白芥子

【别名】辣菜子。

● 温化寒痰的常用药材

来源 为十字花科植物白芥的种子。

主要产地 主产安徽、河南、山东、四川、河北、陕西、山西等地。以安徽、河南产量为大。

性味 性温，味辛。

功效主治 利气豁痰，温中散寒、通络止痛。治痰饮咳喘、胸胁胀满、疼痛、反胃呕吐、中风不语、肢体痹痛麻木、脚气、阴疽、肿毒、跌打肿痛。

主要成分 白芥子含白芥子苷、芥子碱、芥子酶、脂肪、蛋白质及黏液质。白芥子苷经芥子酶水解，产生异硫氰酸对羟基苄酯（白芥子油），酸性硫酸芥子碱及葡萄糖。酸性硫酸芥子碱经碱性水解可生成芥子酸和胆碱。

性状特征 种子呈圆球形，直径1.1～2.5毫米，较黄芥子为大。表面类白色至淡黄色，光滑。在放大镜下观察，可见细微的网纹及一暗色小点状的种脐。种皮脆薄易压碎，剥去后有薄膜状的胚乳粘着于种皮内表面。胚黄白色，袖质，二子叶相叠，并于中脉处折起呈马鞍状，胚根亦折转而藏于其间。味先觉油样而后微酸，继感辛辣。

选购秘诀 以个大、饱满、色白、纯净者为佳。

药用价值 **祛痰作用** 属于恶心性祛痰药，白芥子油对胃黏膜有轻度的刺激作用，产生轻度的恶心感，反射地增加支气管的分泌而祛痰。

对局部皮肤有刺激作用 湿敷后能引起局部发红、充血、灼热，从而减轻局部组织疼痛，并有助于消炎。

止咳祛痰作用 用于寒痰滞于胁下，表现为咳嗽而痰多清稀、胸胁满闷作痛，可见于慢性气管炎、肺气肿、渗出性胸膜炎等。

止痛作用 用于筋骨疼痛，外用治风湿性关节痛、神经痛等，研末，醋调，局部外敷，但如敷处出现刺

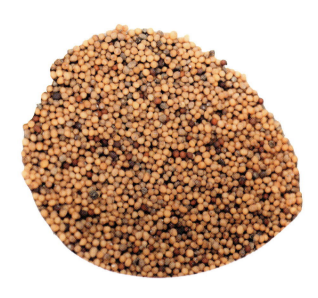
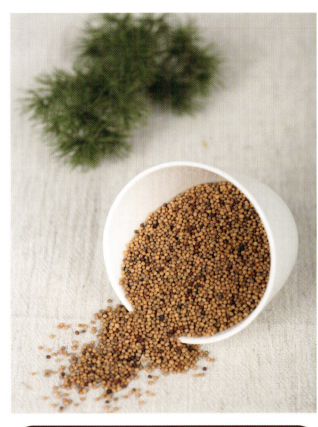
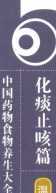

痛感时，即应停止外敷。以免因刺激太过而致皮肤发泡和造成溃疡。如为治跌打损伤疼痛，可与龙眼叶共捣烂调黄糖外敷。

贮存要点 置于干燥处保存。

用法用量 内服：煎汤，3～9克；或入丸、散。外用：研末调敷。

使用禁忌 肺虚咳嗽、阴虚火旺者忌服。

● 保健应用

白芥子三七酒

功 效 化痰通络、活血通经。主治痰湿内阻之闭经。

特别提示

白芥子与紫苏子、萝卜子相比较：三者都能化痰、理气、定喘，但白芥子偏于温肺气，萝卜子偏于散肺气，紫苏子偏于降肺气。

原材料 白芥子20克，三七30克，白酒1000毫升。

做 法 将白芥子与三七洗净，放入瓶中，加入备好的白酒，密封起来，大约30日后即可去渣饮用。

用 法 每日2次，每次20毫升。

百部

【别名】嗽药、野天门冬、九丛根、九虫根、一窝虎、九十九条根。

温润肺气、止咳的常用药

来源 为百部科植物蔓生百部、直立百部或对叶百部等的块根。

主要产地 分布于台湾、福建、广东、广西、湖南、湖北、四川、贵州、云南等地。

性味 性微温，味甘、苦。

功效主治 温润肺气、止咳、杀虫。治风寒咳嗽、百日咳、肺结核、老年咳喘、蛔虫、蛲虫病、皮肤疥癣、湿疹。

主要成分 块根含多种生物碱。蔓生百部：根含百部碱、百部定碱、异百部定碱、原百部碱、百部宁碱、华百部碱等。直立百部：根含百部碱、原百部碱、百部定碱、异百部定碱、对叶百部碱、霍多林碱、直立百部碱。对叶百部：根含百部碱、对叶百部碱、异对叶百部碱、斯替宁碱、次对叶百部碱、氧化对叶百部碱。尚含糖2.32%，脂类0.84%，蛋白质9.25%，灰分12.1%等。

性状特征 ①蔓生百部和直立百部的块根略呈纺锤形。表面黄白色至土黄色，极皱缩，具不规则的深纵沟及纵皱。质硬，易折断。断面微带角质，淡黄白色至暗棕色，中心柱多扁缩。气微，味甜、苦。
②对叶百部的根较粗大，长12～25厘米，直径1～2厘米，纵皱较浅。质较坚硬。折断面微呈角质状，中心柱白色。

选购秘诀 以根粗壮、质坚实、色黄白的为佳。

药用价值 **抗菌作用** 体外试验时百部（品种未鉴定）煎剂及对叶百部酒精浸液对多种致病菌都有不同程度的抑菌作用。蔓生百部水浸液在体外对某些致病真菌有一定的抑制作用；但也有报道对真菌并无抗菌作用。

抗结核作用 体外试验对人型结核杆菌有抑制作用，对实验结核病有一定的疗效。

镇咳作用 临床观察有效，是由于其生物碱能降低呼吸中枢的兴奋性，从而可能有助于抑制咳嗽反射。

抗病毒作用 动物实验证实其煎剂能降低亚洲甲型流感病毒对小鼠的致病力，对已感染的小鼠有治疗作用。

贮存要点 置阴凉干燥处。

用法用量 内服：煎汤，3～9克；浸酒或入丸、散。外用：煎水洗或研末调敷。

使用禁忌 热嗽患者禁用。

保健应用

百部粥

功效 止咳化痰，适用于百日咳。

原材料 百部10克，大米30克，蜂蜜适量。

做法 大米洗净备用。煎百部，取汁去渣，将大米放入锅中同煮成粥即可。

用法 每日2次，温热服。食前调入蜂蜜。

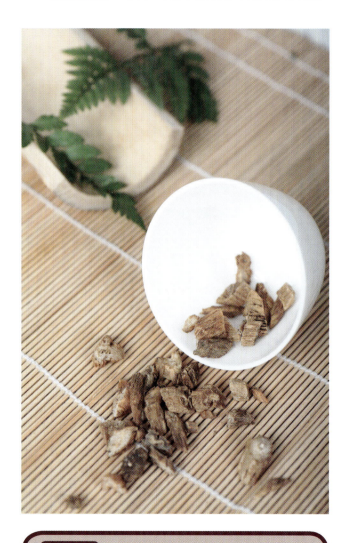

特别提示
百部粉外用可灭虱和止痒。用百部粉（酒炒）或其煎液局部外敷。

紫菀

【别名】青菀、返魂草根、夜牵牛、紫菀茸。

○ 治疗慢性咳嗽的常用药

来　　源　为菊科植物紫菀的根及根茎。

主要产地　主产河北、安徽等地。

性　　味　性温，味苦。

功效主治　温肺下气、消痰、止咳。治风寒咳嗽、气喘、虚劳咳吐脓血、喉痹、小便不利。

主要成分　根含无羁萜醇、无羁萜、紫菀酮、紫菀皂苷、槲皮素，挥发油中含毛叶醇、乙酸毛叶酯、茴香醚、烃、脂肪酸、芳香族酸等。

性状特征　干燥的根茎呈圆形的疙瘩头状，长2～6厘米，径1.5～3厘米，顶端有茎基及叶柄的残痕，底部常有一条未除净的母根，直径3毫米，淡灰黄色，纤维性，质稍硬。疙瘩头下簇生许多须根，根长5～14厘米，多编成辫状。表面紫红色或灰红色，有纵皱纹。质柔韧，不易折断，断面灰白色有紫边。微有香气，味甜、微苦。

此外，在新疆地区以阿尔泰狗哇花的根入药；西藏地区以缘毛紫菀及重冠紫菀的根及根茎入药。在东北、华北、陕西、云南、四川、新疆等地，还以菊科橐吾属多种植物的根部做紫菀入药，商品统称山紫菀。其质硬而易断，气香而微辣。

选购秘诀　以根长、色紫、质柔韧、去净茎苗者为佳。

药用价值　**祛痰、镇咳作用**　麻醉兔灌服煎剂1克/千克，有显著祛痰作用（呼吸道分泌量测定法），作用可持续4小时以上，醇提取物口服对大鼠气管分泌物也有明显增加作用。对碘液注入猫右肋膜腔引起的咳嗽，灌服煎剂无效，但对氨水喷雾引起的小鼠咳嗽则有显著效果。

抗菌作用　体外试验对大肠杆菌、痢疾杆菌（宋内氏）、变形杆菌、伤寒杆菌、副伤寒杆菌、绿脓杆菌及霍乱弧菌等有一定的抑制作用。

抗癌作用　从紫菀中分离出的成分对艾氏腹水癌有一定抗癌作用。

贮存要点　置阴凉干燥处，防潮。

用法用量　内服：煎汤，1.5～9克；或入丸、散。

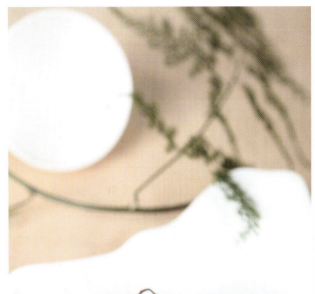

特别提示

本品并非润药，故凡肺阴不足，虚火上身者宜慎用。必须用时，只能在滋阴重剂内酌加少许紫菀配伍。

使用禁忌　有实热者忌服。

● 保健应用

紫菀款冬猪肺汤

功　　效　肃肺降气、止咳定喘。

原材料　紫菀10克，款冬15克，猪肺300克，盐6克，姜4克。

做　　法　将猪肺用清水洗净、切块，猪肺、紫菀、款冬共煮，煮至快熟时加入盐、姜调味即可。

用　　法　佐餐食用。

桑白皮

泻肺热而平喘咳之常用药

来　　源　为桑科植物桑除去栓皮的根皮。

主要产地　主产安徽、河南、浙江、江苏、湖南等地；其他各地亦产。

性　　味　性寒，味甘。

功效主治　泻肺平喘、利尿消肿。多用于肺热咳喘、痰多之症及浮肿、小便不利、水肿等症。

主要成分　含伞形花内酯、东莨菪素和黄酮成分桑根皮素、桑素、桑色烯、环桑素、环桑色烯等。又含有作用类似乙酰胆碱的降压成分，并含鞣质5.6%，黏液素9%。

性状特征　干燥根皮多呈长而扭曲的板状，或两边向内卷曲成槽状。长短宽窄不一，厚1～5毫米。外表面淡黄白色或近白色，有少数棕黄色或红黄色斑点，较平坦，有纵向裂纹及稀疏的纤维。内表面黄白色或灰黄色，平滑，有细纵纹，纵向裂开。体轻、质韧、难折断、易纵裂，撕裂时有白色粉尘飞出。微有豆腥气，味甘、微苦。

选购秘诀　以色白、皮厚、粉性足者为佳。

药用价值　利尿、消炎作用　家兔以桑白皮煎剂2克/千克灌胃，6小时内排尿量及其氯化物均有较显著增加，7～24小时恢复正常。

其他作用　桑白皮提取物对小鼠有镇静作用。临床应用于治肺热咳喘，尤其适于肺气肿合并感染，以及急性支气管炎之咳喘。

有身热、手足心热时，则配地骨皮等，方如泻白散。以此方加减较多用于小儿急性支气管炎。可治水肿属于皮水者，所谓皮水，特点为面目、四肢肿满，发热、口渴而不恶寒、脉浮、小便不利或有咳嗽，可见于急性肾小球肾炎，由过敏等引起的血管神经性水肿，以及病后体弱之浮肿而偏于热者。桑白皮能利尿而有助于清热消肿。常配茯苓皮、大腹皮等。

贮存要点　置通风干燥处，防潮、防蛀。

用法用量　内服：煎汤，6～15克；或入散剂。外用：捣汁涂或煎水洗。

使用禁忌　肺虚无火、小便多及风寒咳嗽者忌服。

保健应用

阿胶白皮粥

功　　效　补血滋阴、润燥清肺。适用于血虚、阴虚久咳、咯血、崩漏、便血等症。

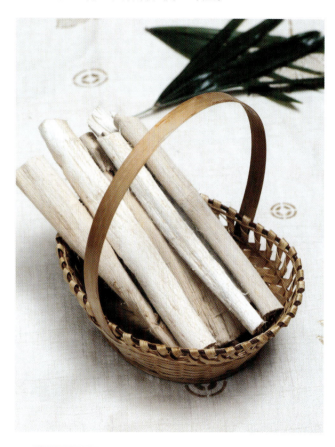

> **特别提示**
> 加味泻白散：桑白皮13克，地骨皮6克，甘草3克，粳米6克，知母6克，黄芩4.5克，桔梗3克，薄荷2.5克（后下），水煎服。主治：肺热咳喘。

原材料　阿胶、桑白皮各15克，糯米100克，红糖8克。

做　　法　将桑白皮水煎2次，去渣取汁。糯米淘净入锅内，加水煮10分钟，倒入药汁、阿胶，粥熟入红糖，搅拌均匀即可。

用　　法　每日服2次，早、晚空腹服食。

款冬花

【别名】冬花、款花、看灯花、艾冬花、九九花。

止咳平喘的常用良药

来　源　为菊科植物款冬的花蕾。

主要产地　产于陕西、山西、河南、甘肃、青海、四川、内蒙古等地。

性　味　性温，味辛。

功效主治　润肺下气、化痰止嗽。治咳逆喘息、喉痹。

主要成分　花含款冬二醇等甾醇类、芸香苷、金丝桃苷、三萜皂苷、鞣质、蜡、挥发油和蒲公英黄质。叶含苦味苷、弹性橡胶样物质、黏液、菊糖、植物甾醇、硬脂酸及棕榈酸甘油酯、酒石酸、苹果酸等。灰分中含锌甚多，达3.26%。鲜根茎含挥发油、石蜡、菊糖、鞣质。根含橡胶、鲍尔烯醇等。

性状特征　干燥花蕾呈不整齐棍棒状，常2～3个花序连生在一起，长1～2.5厘米，直径6～10毫米。上端较粗，中部稍丰满，下端渐细或带有短梗。花头外面被有多数鱼鳞状苞片，外表面呈紫红色或淡红色。苞片内表面布满白色絮状毛茸。气清香，味微苦而辛，嚼之显棉絮状。

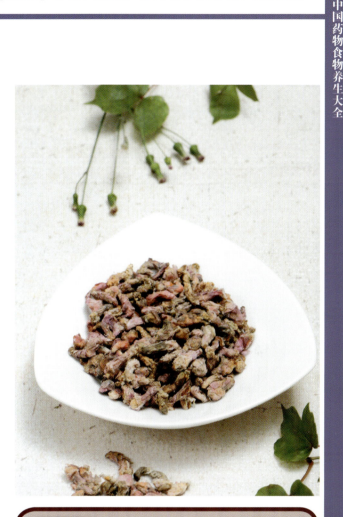

特别提示

款冬花与紫菀常配伍用，前者能止咳，后者能祛痰，合用能互补不足，共奏化痰止咳的效果。两者的细微差别是紫菀性较辛燥，可用于寒咳；款冬花性较清润，治燥咳效果更好。

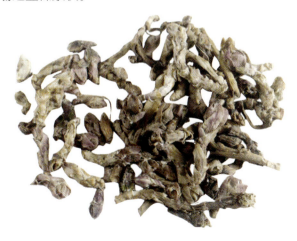

选购秘诀　以朵大、色紫红、无花梗者为佳。

药用价值　**对呼吸系统的作用**　具止咳、祛痰并略有平喘作用。小鼠口服煎剂亦有明显止咳作用。

对循环系统的作用　麻醉猫静脉注射醇提取液对血压有先降低后升高的作用，款冬花醇溶醚可溶的部分呈升压作用，醇溶醚不溶的部分呈降压作用。煎剂及醇提取液对离体蟾蜍心脏呈抑制作用。醚提取液对蛙后肢及全身血管灌流均呈现收缩作用。

其他作用　醚提取物对在体或离体胃肠道平滑肌均呈抑制作用。对离体子宫，醇提取液量小时兴奋，量大时则先兴奋后抑制，或一开始即呈抑制。款冬叶醚提取物和蒸馏液对兔离体小肠亦呈解痉作用；临床上为止咳的常用药，一切咳嗽，无论属于寒热虚实，只要与肺经有关，都可用之。

贮存要点　置干燥处，防潮、防蛀。

用法用量　内服：煎汤，1.5～9克；熬膏或入丸、散。

使用禁忌　肺火燔灼、肺气壅实者不可用。

● **保健应用**

甘蔗百合款冬花茶

功效　适用于肺阴虚燥热、痰少或无痰之燥咳、偶见痰中带血丝、两颧潮红、口燥咽干等症患者使用。

原材料　甘蔗纯汁150毫升，百合15克，款冬花9克。

做法　将百合、款冬花洗净，加水300毫升，煎煮15分钟后，倒入甘蔗汁，搅拌均匀后即可代茶饮用。

用法　随意饮用。

▶ 海底椰

【别名】复椰子、大实榈、巨籽棕。

○ 清肝润肺、祛痰化瘀

来源　产于热带地区之棕榈树科植物。

主要产地　原产于非洲塞舌尔群岛，目前广东市面上出售的干、湿海底椰，是糖棕的果实，主要生长在东南亚，属于热带植物，我国目前没有大量生长。

性味　性寒，味甘、淡。

功效主治　清肝润肺、止咳祛痰、化瘀消炎。

主要成分　初步测定其含有蛋白质及各种氨基酸成分。

性状特征　海底椰与日常食用的椰子不同，虽然它也是热带地区、亚热带地区的产物，但是，它的果实形状中间有一道深沟，就像两个椰子合起来孪生一样，所以，也有人称之为比瓣椰子。但不要望文生义地以为海底椰生长于海底，事实上它是生长于陆地上的，是塞舌尔群岛的物产。海底椰树生长速度极慢，种子发芽要历时三年之久，单从开花到种子成熟也要十三年，难怪普通一棵海底椰树也有百年的历史了。

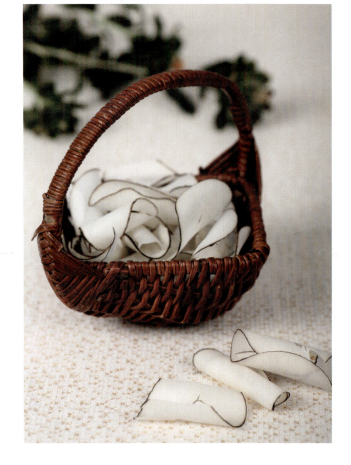

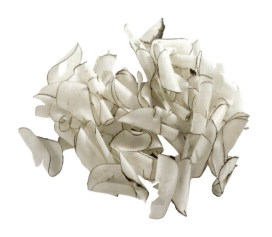

特别提示

海底椰的原植物有2种，均为棕榈科植物。海底椰在商品上根据产地有非洲海底椰和泰国海底椰之分。

也许由于几十年、过百年地吸取"日月精华"，所以，海底椰的椰肉滋阴补肾、润肺养颜、强壮身体功能的功效颇佳。常见的海底椰是干制品，刨开薄薄雪白的一片片，边缘有绿色外皮，质脆、味淡。

选购秘诀 好的海底椰色泽较白净，每一片刨片较长。据行内人士称，真假海底椰除了外观有明显分别外，价钱相距亦甚远。

药用价值 治肺结核、干咳、声音嘶哑、痰中带血，用海底椰能去顽痰而清利咽喉，配阿胶、旱莲草以助止血，配紫菀、款冬花、贝母等，以助止咳祛痰，方如海底椰汤。

在秋冬干燥季节较为常用。秋冬天气干燥，人们往往会在不同程度上出现口干舌燥、皮肤干燥等燥热症状。无论是由天气引起身体不适，抑或是身体燥热、虚火上升，都可以用海底椰煲汤作食疗，海底椰的椰肉滋阴补肾、润肺养颜、强壮身体功能的功效颇佳。

常见的汤类为海底椰螺肉汤、海底椰煲土鸡、青木瓜海底椰、海底椰煲、苹果海底椰等。

贮存要点 置于干燥处保存。

用法用量 煎服9～18克。

使用禁忌 经期妇女及孕妇慎用。

● **保健应用**

海底椰北芪参贝鸭汤

功　　效 滋五脏之阴、利水消肿、清虚之热、补血行水、养胃生津、止咳润喉。

原材料 海底椰40克，西洋参30克，川贝母10克，北芪（黄芪）25克，蜜枣2个，鸭肉500克，盐适量。

做　　法 先将洗干净的鸭肉切块，在热锅里炒干水至微黄，与海底椰、切成片的西洋参、川贝母、北芪、蜜枣，加适量的水（煮好约3人份量），放进煲汤的瓦煲，大火烧开后，慢火煮约1个半小时，加盐调味即可。

用　　法 随餐食用。

▶ 枇杷叶

【别名】巴叶。

○ **清解肺热、胃热的常用药**

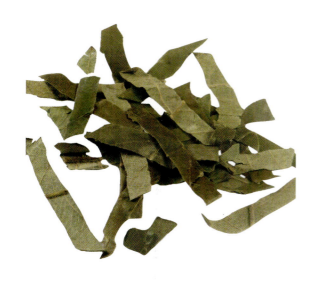

来　　源 为蔷薇科植物枇杷的叶片。

主要产地 主产广东、江苏、浙江、福建、湖北等地。

性　　味 性凉，味苦。

功效主治 清肺和胃、降气化痰。治肺热痰嗽、咯血、衄血、胃热呕哕。

主要成分 叶含挥发油，主成分为橙花叔醇和金合欢醇，还有α-蒎烯和β-蒎烯、莰烯、月桂烯、对聚伞花素、芳樟醇、α-衣兰烯、α-金合欢烯和β-金合欢烯、樟脑、橙花醇、脚6肌-毕澄茄醇、榄香醇、顺-β，γ-己烯醇和芳樟醇氧化物。还含苦杏仁苷、熊果酸、齐墩果酸、酒石酸、柠檬酸、苹果酸、鞣质、维生素B和维生素C等，又含山梨糖醇。

性状特征 干燥叶片长椭圆形，长12～25厘米，宽4～9厘米。叶端渐尖，基部楔形，上部锯齿缘，基部全缘。羽状网脉，中脉下面隆起。叶面灰绿色、黄棕色或红棕色，上面有光泽；下面茸毛棕色。叶柄短。叶革质而脆。气无，味微苦。

选购秘诀 以叶大、色灰绿、不破碎者为佳。

药用价值 化痰止咳、和胃止呕。其作用为镇咳、祛痰、健胃。为清解肺热和胃热的常用药；治肺热咳嗽，表现为干咳无痰或痰少黏稠，不易咳出，或咳时有胸痛、口渴咽干、苔黄脉数（可见于急性支气管炎），取其有润肺止咳作用；治胃热噫呕（呃逆或噫气作呕）、胃脘胀闷，配布渣叶、香附、鸡内金等。

枇杷叶可晾干制成茶叶，有泄热下气、和胃降逆之功效，为止呕之良品，可辅助治疗各种呕吐呃逆。比如：胃热呕吐可取枇杷叶 15 克，配竹茹 20 克，麦冬 10 克，制半夏 6 克，水煎服，每日 1 剂；声音嘶哑者，取鲜枇杷叶 30 克（去毛），淡竹叶 15 克，水煎服，每日 1 剂，一般 2～3 剂即可见效。

贮存要点 置干燥处。

用法用量 内服：煎汤，4.5～9 克（鲜者 15～30 克）；熬膏或入丸、散。

使用禁忌 胃寒呕吐及肺感风寒咳嗽者慎用。

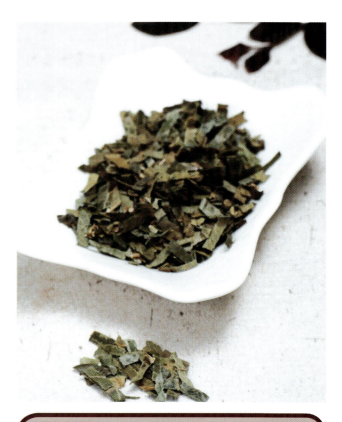

特别提示
枇杷叶入药要刷去其绒毛，以防其吸入刺激气管黏膜而产生咳嗽反应。蜜炙枇杷叶治咳较好。

● 保健应用

枇杷叶猪肺汤

功 效 清肺热、润燥、润肺止咳、化痰下气。

原材料 霸王花 30 克，新鲜枇杷叶 60 克，蜜枣 2 枚，南杏 12 克，北杏 9 克，猪肺 1 个。

做 法 将猪肺的喉部套在水龙头上，灌入水令猪肺胀大充满水，用手挤压、水出。反复不停地清洗，将猪肺洗至白色，再将猪肺切成块状，放入滚水中煮 5 分钟，捞起。新鲜枇杷叶擦去背面绒毛，用水洗净；霸王花、蜜枣、南杏、北杏分别用水洗净，南杏、北杏去衣。将以上材料全部放入煲内，加入适量水，中火煲 2 小时，加入盐调味，即可以饮用。

用 法 佐餐食用。

▶ 瓜蒌 ◯   【别名】天撤、栝蒌、山金匏。

○ 清热涤痰、宽胸散结

来 源 为葫芦科植物栝蒌的果实。

主要产地 全国大部分地区均种植。

性 味 性寒，味甘、微苦。

功效主治 清热涤痰、宽胸散结、润肠。用于肺热咳嗽、痰浊黄稠、胸痹心痛、乳痈、肺痈、肠痈肿痛。

主要成分 果实含三萜皂苷、氨基酸、糖类、有机酸。种子含油酸、亚油酸及甾醇类化合物。

性状特征 果实卵圆形或类球形，长 7～15 厘米，直径 6～10 厘米，表面深橙黄色至橙红色，皱缩或较平滑，顶端有残存花柱基，基部有果梗残迹；质脆，易破开，果皮稍厚，内表面黄白色，果瓤橙黄色，与多数种子黏结成团。气如焦糖，味微酸、甜。

选购秘诀 皱皮瓜蒌质量好，均以个大不破裂，橘黄色或棕黄色，糖分多者为佳。

药用价值 瓜蒌籽含不饱和脂肪酸 16.8%，蛋白质 5.46%，并含 17 种氨基酸，三贴皂苷，多种维生素以及钙、铁、锌、硒等 16 种元素。

食用瓜蒌籽，有扩张心脏冠脉，增加冠脉流量作用。

对急性心肌缺血有明显的保护作用。

对离体绒癌细胞增殖和艾滋病毒具有强烈的抑制作用。

对糖尿病有一定的治疗作用。

对高血压、高血脂、高胆固醇有辅助疗效。

能提高肌体免疫功能,并有瘦身美容之功效。

贮存要点 置阴凉干燥处,防霉、防蛀。

用法用量 临床用名有瓜蒌、瓜蒌皮、蜜炙瓜蒌皮、瓜蒌子、蜜炙瓜蒌子、瓜蒌子霜。内服:煎汤10～12克。

使用禁忌 不宜与乌头类药材同用。

内服过量瓜蒌仁可引起胃部不适、恶性呕吐和腹痛泄泻。瓜蒌霜的这些反应较轻。瓜蒌片可使个别病人月经过多。

保健应用

瓜蒌大腹皮炖猪肚

功　效 宽胸散结、利水疏肝。肝硬化,兼糖尿病患者适宜食用。

原材料 瓜蒌20克,大腹皮25克,猪肚1个,姜、葱、盐各5克,大蒜10克。

做　法 把大腹皮洗净,瓜蒌洗净。猪肚洗净,放沸水焯透,捞起待用。姜切片、葱切段,大蒜去皮切段。把猪肚放炖锅内,大腹皮、瓜蒌放在猪肚内,加水1500毫升,放入盐、姜、葱。把炖锅置武火上烧沸,再用文火炖煮1小时即成。

用　法 每日1次,每次吃猪肚50克,随意喝汤。

杏

【别名】甜梅。

止渴生津、清热去毒

来　源 为蔷科植物杏或山杏的果实。

主要产地 主产河北、山东、山西、河南、陕西、甘肃、青海、新疆、辽宁、吉林、黑龙江、内蒙、江苏、安徽等地。

性　味 性微温,味甘、酸。

功效主治 止渴生津、清热去毒。

主要成分 杏的营养成分极为丰富,内含较多的糖、蛋白质,还含有钙、磷,其含量均超过梨。另含柠檬酸、苹果酸、儿茶酚、黄酮类、糖类、杏仁油及各种氨基酸。杏内含有的维生素A原,在果品中仅次于芒果。

性状特征 落叶乔木。小枝褐色或红褐色。叶卵圆形或卵状椭圆形,缘具钝锯齿,叶柄基部具1～6个腺体。花单生,先叶开放,花瓣白色或稍带红晕。花期3～5月。核果近卵形,具缝合线和柔毛,淡黄色至黄红色,果熟期6～7月。

选购秘诀 选择颜色均匀、颗粒完整、不太坚硬的果实。

药用价值 中医认为,杏有止咳、平喘、润肠、通便之功效。特别是老人,经常吃杏能使老人健壮、心力不倦,并能滋阴生津、宽中下气、软化血管、预防老年痴呆等,实属滋补良药。

杏能防癌、抗癌,经常食用具有保健作用。现代医学研究认为:杏的营养价值很高,钙、磷、铁、蛋白质、维生素的含量在水果中都是较高的,并含有较多的抗癌物质,经常适量吃杏、杏干或杏仁,对防癌保健十分有益。杏所含的维生素A和β－胡萝卜素有养肝明目、缓解眼睛疲劳的作用。

贮存要点 在阴凉通风条件下可存放1周,也可以放入冰箱中储存。

用法用量 生吃或制成罐头,每次约50克。

使用禁忌 杏子甘甜、性温,易致热生疮,平素有内热者慎食。

未成熟的杏不可生吃。产妇、幼儿、病人,特别是糖尿病患者,不宜吃杏或杏制品。

杏虽好吃,但不可食之过多,因为苦杏仁苷的代谢产物会导致组织细胞窒息,严重者会抑制中枢,导致呼吸麻痹,甚至死亡。

保健应用

冰糖杏肉

功　效 祛痰止咳、平喘、润肠。治外感咳嗽、喘满、喉痹、肠燥便秘。

原材料 杏200克，冰糖30克，吉士粉5克。

做法 熟透的杏洗干净，晾干水分后放到搅碎机里搅成糊。吉士粉加少许清水稀释备用。锅里放水约100毫升，放冰糖开中火炒至糖发黏冒大泡泡后倒入杏糊继续炒制。待杏酱发黏倒入吉士粉水略炒即可。

用法 随意食用。

杏仁

【别名】杏核仁、杏子、木落子、苦杏仁、杏梅仁。

止咳平喘的常用药

来源 为蔷薇科植物杏的种子干品。

主要产地 主产河北、山东、山西、河南、陕西、甘肃、青海、新疆、辽宁、吉林、黑龙江、内蒙、江苏、安徽等地。

性味 性温，味苦。

功效主治 祛痰止咳、平喘、润肠。治外感咳嗽、喘满、喉痹、肠燥便秘。

主要成分 含苦杏仁苷约3%，脂肪油（杏仁油）约50%，蛋白质和各种游离氨基酸。

性状特征 干燥种子，呈心脏形略扁，长1～1.5厘米，宽1厘米左右，顶端渐尖，基部钝圆，左右不对称。种皮红棕色或暗棕色，自基部向上端散出褐色条纹，表面有细微纵皱；尖端有不明显的珠孔，其下方侧面脊棱上，有一浅色棱线状的种脐，合点位于底端凹入部，自合点至种脐，有一颜色较深的纵线，是为种脊，种皮薄，内有乳白色肥润的子叶2片，富于油质，接合面中间，常有空隙，胚根位于其尖端，味苦，有特殊的杏仁味。

选购秘诀 以颗粒均匀、饱满肥厚、味苦、不发油者为佳。

药用价值 杏仁含有丰富的脂肪油，有降低胆固醇的作用。美国研究人员的一项最新研究成果显示，胆固醇水平正常或稍高的人，可以用杏仁取代其膳食中的低营养密度食品，达到降低血液胆固醇并保持心脏健康的目的。因此，杏仁对防治心血管系统疾病有良好的作用。

中医中药理论认为，杏仁具有生津止渴、润肺定喘的功效，常用于肺燥喘咳等患者的保健与治疗。

研究者认为，杏仁中所富含的多种营养素，比如维生素E，单不饱和脂肪和膳食纤维共同作用能够有效降低心脏病的发病危险。样本中85位中老年志愿者（平均年龄56岁）的总胆固醇水平降低了7.6%，低密度脂蛋白胆固醇水平下降了9%。也未造成体重的增加。

贮存要点 置于通风干燥处，防虫，防霉。

用法用量 内服：煎汤，4.5～9克，或入丸、散。外用：捣敷。

使用禁忌 阴虚咳嗽及大便溏泄者忌服。

● 保健应用

姜汁杏仁猪肺汤

功效 温肺、止咳、化痰。适宜于老年慢性支气管炎虚寒喘咳、痰多色白、便秘等症。

原材料 猪肺250克，甜杏仁12克，生姜汁2匙。

做法 猪肺洗净、切块，甜杏仁洗净，将猪肺与杏仁放在铝锅内加水共煮，将熟时加入生姜汁及食盐少许。

用法 食猪肺、喝汤。

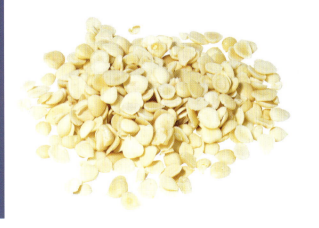

腐竹

【别名】豆筋。

营养最丰富的豆制品

来　　源　豆浆加工成的一种豆制品。

主要产地　全国各地均生产。

性　　味　性平，味甘、淡。

功效主治　清肺养胃、止咳、消痰。

主要成分　含有丰富的蛋白质，膳食纤维及碳水化合物、谷氨酸等。

性状特征　色淡黄、呈薄片、有韧性、味淡，有时有新鲜的大豆气味。市售的很多为干制品，泡发后，变宽，表面光滑。

选购秘诀　购买时要注意保质期，且购买正规厂家加工的为好。

药用价值　腐竹加工始于唐朝，距今已有一千多年的历史。腐竹又称豆筋，它看起来只有薄薄的一层皮，其实是用豆浆加工而成的，在豆制品中营养价值最高。营养学资料表明，腐竹含有丰富的蛋白质而含水量少，这与它在制作过程中经过烘干，浓缩了豆浆中的营养有关。

腐竹由黄豆制成，含有黄豆的营养价值，如黄豆蛋白、膳食纤维及碳水化合物等，对人体非常有益。腐竹有很好的健脑作用，能预防老年痴呆症的发生。这是因为腐竹中谷氨酸含量较高，是其他豆类或动物性食物的2～5倍。而谷氨酸在大脑活动中起着重要的作用。腐竹中所含有的磷脂还能降低血液中胆固醇的含量，达到防治高血脂症、动脉硬化的作用。其中的大豆苷还有抗炎、抗溃疡的作用。

贮存要点　腐竹适于久放，但应放在干燥通风之处。过伏天的腐竹，经阳光晒、凉风吹数次即可。

用法用量　腐竹色泽黄白，油光透亮，含有丰富的蛋白质及多种营养成分，用清水浸泡(夏凉冬温)3～5小时即可发开。可烧、炒、凉拌、汤食等，食之清香爽口，荤、素食别有风味。

使用禁忌　变质发霉的腐竹不要食用。腐竹的价值虽然高，但有些人如患有肾炎、肾功能不全者最好少吃，否则会引起血液中非蛋白氮增高，加重病情。糖尿病酸中毒病人及痛风患者，或正在服用四环素、优降灵等药的人也应慎食。

● 保健应用

腐竹白果粥

功　　效　养胃、清肺热、固肾气，适用于脾虚带下等。

原材料　白果12克，腐竹50克，粳米100克。

做　　法　将白果去壳皮，腐竹用凉水泡发，粳米用清水淘洗干净，然后把以上备好的材料一同放入锅中，加入适量的清水，开大火煮沸，再转用小火煲煮成稠粥即可。

用　　法　每日1次，空腹服食。

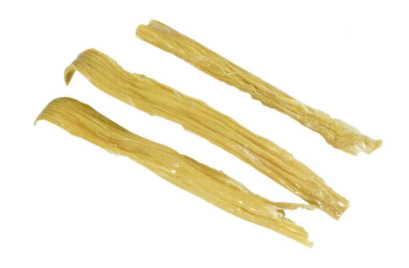

Part 14 安神篇

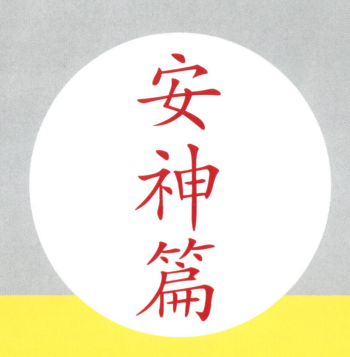

  安神药主要用于治疗心神不安、烦躁失眠等症。它起的作用主要是镇静和安定精神。按药物的性质不同，安神药可分为重镇安神类和养心安神类。

  重镇安神类，多来源于矿石和介壳类水产物。其质较重，故前人认为能坠气镇摄，名为重镇安神。能镇心宁神，治心悸失眠。镇肝安神，肝阳上亢。镇肺敛气，还可治哮喘。从现代医学观点看，这是属于镇静药和安神药一类，各种药虽各有其不同的作用，但共同作用离不开"镇静"二字。矿石类药物的副作用较多，尤其易伤胃气，引起食欲减退或消化不良，只可暂服，并注意酌情配伍养胃健脾之品。个别药物如朱砂，更不可久服，以免引发蓄积中毒。

  养心安神类，多来源于植物，主要作用亦为镇静，治心血虚和肝阴虚所致的惊悸、失眠，前人认为通过养心柔肝而取效。药性较为平和，副作用较小。

  上述两类药品，可单用，也可配合使用，使镇静作用更为全面、有效。

牡蛎

【别名】蛎蛤、左顾牡蛎、海蛎子壳、海蛎子皮、左壳。

潜阳敛阴、软坚散结的圣药

来　源　为牡蛎科动物如近江牡蛎、长牡蛎或大连湾牡蛎等的贝壳。

主要产地　主产江苏、福建、广东、浙江、河北、辽宁及山东等沿海一带。

性　味　性凉，味咸、湿。

功效主治　敛阴、潜阳、止汗、涩精、化痰、软坚。可用来治疗惊痫、眩晕、自汗、盗汗、遗精、淋浊、崩漏、带下、瘰疬、瘿瘤等症。其中煅牡蛎有收敛固涩的功效，主要用于自汗、盗汗、遗精崩带、胃痛吞酸的治疗。

主要成分　含80%～95%的碳酸钙、磷酸钙及硫酸钙，并含镁、铝、硅及氧化铁等。另大连湾牡蛎的贝壳，含碳酸钙90%以上，有机质约1.72%。尚含少量镁、铁、硅酸盐、硫酸盐、磷酸盐和氯化物。煅烧后碳酸盐分解，产生氧化钙等，有机质则被破坏。

性状特征　为不规则的卵圆形、三角形或长圆形贝壳，大小不等，通常长10～30厘米，宽5～10厘米，厚1～3厘米。外表灰色、浅灰棕色或灰蓝色，呈层状，并有弯曲的粗糙层纹。壳内面多为乳白色，平滑而有光泽，基部有横纹，无光泽，边缘有波状层纹。左壳较右壳厚而大，不平坦，壳外面常有海螺、苔藓等附着，表面常有洞，洞内有小贝壳。右壳薄而小，较平坦，质坚硬，不易破碎，断面白色，层状。味微咸。

选购秘诀　以个体大、整齐、里面光洁者且是鲜活的为佳。

药用价值　牡蛎肉味甘、性温、无毒，有滋阴养血的作用，可治烦热失眠、心神不安以及丹毒等。

中医药用是指牡蛎壳价值很高，主要具有敛阴、潜阳、止汗、涩精、化痰等作用。

可治惊痫、眩晕、自汗、遗精、淋浊、崩漏带下、肿瘤。长期服用能壮筋骨、益寿命，并可治疗和改善男性性无能及不育症。

贮存要点　置于干燥处保存。

用法用量　内服：煎汤，9～30克，宜打碎先煎；或入丸、散。

外用：研末干撒、调敷或作扑粉。

使用禁忌　凡病虚而多热者宜用，虚而有寒者忌之，肾虚无火，精寒自出者不宜。

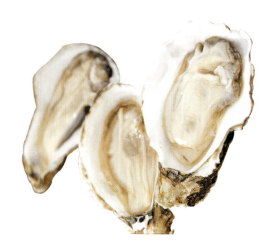

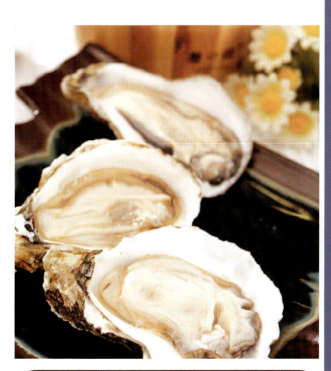

特别提示

牡蛎肉又名蛎黄。味甘、性温。含糖原、多种氨基酸和维生素，药理试验，其粘蛋白能抵制疱疹、单纯型脑炎和脊髓灰质炎病毒。临床多用于阴虚阳亢患者，可佐餐食用。

保健应用

丝瓜牡蛎汤

功　效　清热解毒、凉血和血、止渴降糖。对糖尿病、前列腺炎、尿道炎有疗效。

原材料　丝瓜450克，牡蛎肉150克，味精、五香粉、湿淀粉、植物油、料酒、清汤、葱花、姜末、精盐皆适量。

做　法　把丝瓜刮皮，洗净、切片。把牡蛎肉入沸水锅中煮5分钟，剖成薄片。锅上火，油烧到六成热，下牡蛎片煸炒，烹入料酒、清汤。中火煮开，下丝瓜片、葱花、姜末，煮沸，加精盐、味精、五香粉，用湿淀粉勾芡，浇麻油，拌匀。

用　法　随餐食用。

珍珠

【别名】真朱、真珠、蚌珠、珠子、濂珠。

护肤安神的保养圣品

来　源　为珍珠贝科动物珍珠贝、马氏珍珠贝或蚌科动物三角帆蚌、褶纹冠蚌、背角无齿蚌等贝类动物珍珠囊中形成的无核珍珠。

主要产地　主产于广东合浦，黑龙江庆安，安徽宣城、南陵、当涂，台湾等地。

性　味　性寒，味甘、咸。

功效主治　镇心安神、养阴熄风、清热坠痰、去翳明目、解毒生肌。治惊悸、怔忡、癫痫、惊风搐搦、烦热消渴、喉痹口疮、目生翳障、创伤久不愈合。

主要成分　主含碳酸钙。珍珠贝的天然珍珠含碳酸钙91.72%，有机物5.94%，水分2.23%。养殖珍珠的成分与天然珍珠相比，碳酸钙含量大，为94.70%，碳酸镁含量极少。珍珠中的元素有铝、铜、铁、镁、锰、钠、锌、硅、钛、锶等。

性状特征　呈圆球形、矩圆形或不规则的球形，直径1～6毫米。表面现半透明状的银白色、黄白色、淡粉红色或浅蓝色，光滑圆润，具特有的色彩和光泽。质坚硬，破碎后断面呈同心层纹，有的中心见有少许异物存在。用火烧之有爆裂声。

选购秘诀　以粒大、形圆、珠光闪耀、平滑细腻、断面有层纹者为佳。

药用价值　**保健防衰**　人体内的脂褐素是随年龄而增加的，珍珠可抑制脂褐素，促使细胞活力增强，延缓细胞衰老。同时，珍珠对人体受伤组织有修复和促其再生作用。

美容养颜　珍珠护肤制品具有防止皮肤衰老的独特功效，合理使用可保肌肤柔嫩白净、滋润光滑、永葆青春。

安神定惊　珍珠有安神定惊的作用。

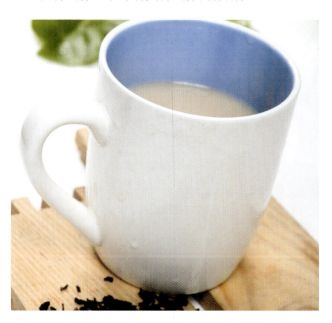

> **特别提示**
>
> 珍珠母为珍珠贝或蚌类的贝壳，打碎后入药。味甘、咸，性寒，功用与珍珠大致相同，但安神定惊的效果不及珍珠，而清肝火、治头晕耳鸣效果较好。用量为15～30克，入汤剂时宜打碎先煎。

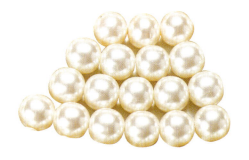

中和胃酸，抗过敏作用 有效成分为碳酸钙。可防止马血清引起的豚鼠过敏反应存在。

利尿、抑菌作用 可使尿量增加。外用治疗化脓性伤口感染和疖疮，对金黄色葡萄球菌有较强的抑制作用。此外，外用治疗湿疹，也有一定的效果。

| 贮存要点 | 放置于密封玻璃瓶收藏。 |

| 用法用量 | 内服：入丸、散，1～1.5克。外用：研末干撒、点眼或吹喉。 |

| 使用禁忌 | 无实热者慎用。 |

保健应用

慈禧珍珠茶

功　效	适用于面部皮肤衰老等、润肌泽肤、美容养颜。
原材料	珍珠2克，茶叶适量。
做　法	先将珍珠2克研磨成极细的粉，再用沸水冲泡茶叶2克。
用　法	以茶汁送服珍珠粉，每隔10天服用1次。

龙骨

【别名】五花龙骨。

镇静安神、平肝潜阳的良药

| 来　源 | 为古代哺乳动物如象类、犀牛类、三趾马等的骨骼的化石。 |

| 主要产地 | 产河南、河北、山西、陕西、山东、内蒙古、湖北、四川、云南、广西、青海等地。 |

| 性　味 | 性平，味甘、涩。 |

| 功效主治 | 镇惊安神、敛汗固精、止血涩肠、生肌敛疮。治惊痫癫狂、怔忡健忘、失眠多梦、自汗盗汗、遗精淋浊、吐衄便血、崩漏带下、泻痢脱肛、溃疡久不收口。 |

| 主要成分 | 主要为碳酸钙、磷酸钙，尚含铁、钾、钠、氯、硫酸根等。 |

| 性状特征 | ①龙骨：呈骨骼状或已破碎呈不规则块状，大小不一。表面白色，灰白色或浅棕色，多较光滑，有的具纵纹裂隙或棕色条纹和斑点。质硬、不易破碎、断面不平坦、色白或色黄，有的中空，摸之细腻如粉质，在关节处有多数蜂窝状小孔。吸湿性强，舐之粘舌。无臭、无味。
②五花龙骨：呈不规则块状，偶可见圆柱状或破开的圆柱状，长短不一，直径6～25厘米。全体呈淡灰白色或淡黄棕色，夹有不同的纹理。表面光滑，略有光泽，偶有小裂隙。质硬、较酥脆、易片状剥落、吸湿性强、舐之粘舌，无臭、无味。 |

| 选购秘诀 | 以质硬、色白、吸湿力强者为佳。 |

| 药用价值 | **用于安神** 治疗肝肾阴虚所致肝阳上亢，表现为烦躁、失眠、头晕、目眩等症状，可见于阴虚阳亢型的高血压病和神经衰弱，常配牡蛎、钩藤、牛膝、代赭石，方如平肝熄风汤。

用于固脱 治遗精、滑泄、腹泻、白带、崩漏，见证属肾阳虚弱者。取其有收敛作用，常配桂枝、白芍、金樱子等，对体弱而有虚寒腰痛、下腹痛、脐下动悸、头晕、肢冷、体倦神疲的患者亦适用。

用于止血 适用于咯血而烦躁不安者，可通过龙骨的收敛和镇静作用来止血。研末消毒后局部撒敷，对顽固性痈疮疗效显著。 |

| 贮存要点 | 置于通风干燥处保存。防潮、防霉。 |

| 用法用量 | 内服：煎汤，9～15克；或入丸散。外用：研末撒或调敷。 |

| 使用禁忌 | 有湿热、实邪者忌服。 |

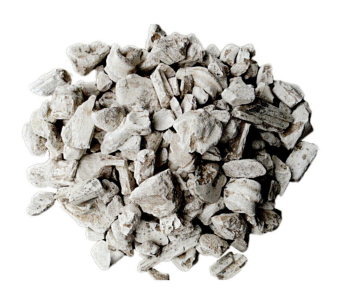

● 保健应用

知母龙骨炖鸡

功　效　滋阴降火。主治早泄伴情欲亢盛、梦遗滑精者。

原材料　知母 20 克，龙骨 40 克，雏母鸡 1 只（当年未下蛋）。

做　法　将母鸡拔毛、去内脏、洗净，取知母、龙骨放入鸡腹腔内，文火炖至熟烂即可。

用　法　早、晚佐餐食用。

> **特别提示**
> 　　煅龙骨是将生龙骨以炭火煅烧后，取出放凉、研末制成。生龙骨有镇静安神、平肝潜阳的作用，而煅龙骨则能增强收敛固涩的效果。

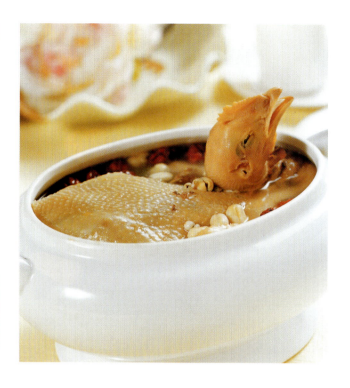

灵芝

【别名】灵芝草、菌灵芝、菌芝、赤芝、黑芝。

○ 被誉为"仙草"、"瑞草"

来　源　多孔菌科真菌灵芝（赤芝）或紫芝的干燥子实体。

主要产地　主产于河北、山西、江西、广西、广东、浙江、湖南、福建等地。

性　味　性温，味淡、苦。

功效主治　补气安神、止咳平喘。用于眩晕不眠、心悸气短、虚劳咳喘等症。

主要成分　含有麦角甾醇、真菌溶酶、酸性蛋白酶、多糖等。

性状特征　赤芝外形呈伞状，菌盖肾形、半圆形或近圆形，直径10～18厘米，厚1～2厘米。皮壳坚硬，黄褐色至红褐色，有光泽，具环状棱纹和辐射状皱纹，边缘薄，常内卷。菌肉白色至淡棕色，菌柄圆柱形，侧生，长7～15厘米，直径1～3.5厘米，红褐色至紫褐色，光亮。气微香、味苦涩。紫芝皮壳为紫黑色，有光泽。菌肉呈锈褐色。

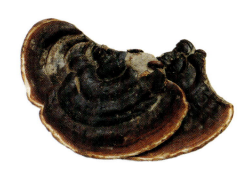

选购秘诀　以菌盖半圆形、赤褐如漆、环棱纹、边缘内卷、侧生柄的特点来选购。

药用价值　**抗肿瘤和免疫调节作用**　灵芝中所含的灵芝多糖具有广谱抑制肿瘤作用，是临床治疗肿瘤的良好辅助药物。实验表明灵芝多糖对黄曲霉素致肝癌作用有显著的抑制效果。同时，灵芝多糖无论腹腔给药还是口服给药，在一定剂量下都能抑制肿瘤生长。其抗癌机理以拮抗肿瘤免疫抑制作用，多方面有效地促进非特异性抗肿瘤免疫反应为主，对正常机体的免疫反应也有一定促进作用。灵芝多糖还有活化巨噬细胞的功能，使巨噬细胞吞噬杀菌功能增强，巨噬细胞体积增大，伪足增多。

血糖作用　灵芝的不同部位及其提取物对血糖有不同程度的影响。其降糖作用的机理是由于它能增加血浆胰岛素的浓度，加速葡萄糖的代谢，它不仅能增加周围组织对糖的利用，还能通过强化参与肝脏糖代谢的各种关键酶的活性来提高肝脏对葡萄糖的利用。

保肝作用　药理试验表明，灵芝孢子粉对D－氨基半乳糖所致小鼠肝脏病理模型有一定保护作用，灵芝可降低血脂、减少肝指数、减轻肝脏脂肪变性，对抗由四氯化碳引起的肝损伤，防止其脂肪质变。

抗衰老作用　灵芝及其多糖成分的免疫调节作用能够促进核酸蛋白质的合成代谢，促进抗氧化自由基活性及延长体内代谢细胞的分裂时间等。另外灵芝多糖可促进对小鼠混合培养的T淋巴细胞脱氧核糖核酸DNA聚酶活性，促进细胞DNA合成，也是其抗衰老机理之一。

抗炎镇痛作用　灵芝多糖能显著抑制巴豆油、烟雾和大肠杆菌内毒素所致的小鼠非特异性炎症。明显延长由亚硝酸钠所致低氧血症小鼠和氯化钡致心脏毒小鼠的生存时间，提高因肾上腺素诱发急性肺水肿小鼠的生存率，其特点与非甾体抗炎药有相似之处。有英国学者采用醋酸扭体法，证实灵芝的二氯甲烷提取物呈现明显的镇痛作用，抑制率为35.6%。

保护心脏作用　灵芝对心脏有较为全面的保护作用，可改善多种动物心肌血氧供应，增强心肌收缩力。

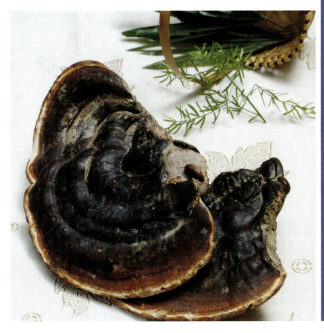

此外还能扩张冠脉，对抗垂体后叶素的血管收缩反应，还有升高大鼠心肌 ATP 含量的作用，降低动物心肌能量的消耗。

抗凝血作用　灵芝多糖可明显延长小鼠凝血时间，明显延长小鼠体内血栓形成时间，抑制血瘀大鼠体外血栓的形成，并降低血瘀大鼠的血浆比黏度。实验证明灵芝是一种较强的血小板聚集抑制剂，可用于阻止动脉血栓形成，阻止血小板活性增强所致心脑血管疾病的发生和发展。

其他作用　灵芝提取物具有改善胰腺微循环障碍的作用。灵芝的水浸出液对离体豚鼠气管平滑肌有松弛作用。此外灵芝提取物具有影响细胞内胆固醇集积、抗动脉硬化等作用。

贮存要点　置于干燥处，防霉、防蛀。

用法用量　煎服，6～12克；研末吞服，5～3克。

使用禁忌　灵芝在临床应用不良反应少，有少数病人在食用的时候出现头晕、口鼻及咽部干燥、便秘等副作用，在这种情况下要咨询医师或者停用一段时间，无不良反应再服用。

● 保健应用

灵芝丹参粥

功　效　补益气血、活血通络、养血安神。适用于月经不调、闭经、痛经、癥瘕、胸腹刺痛、心烦不眠、肿毒等。也用于冠心病及神经衰弱等症的治疗。有出血者勿服。

原材料　灵芝30克，丹参5克，三七3克，大米50克，白糖适量。

做　法　将前3味先煎、去渣，取上清液，加入大米，用文火煮成稀粥，熟时调入白糖即可。

用　法　温服，每日1～2次。

灵芝银耳茶

功　效　滋阴润肺、止咳祛痰、安神益智。用于慢性咳嗽、咳甚气喘、咳痰、口干少津或大便偏干者。及失眠、头昏、口干而燥、饮食欠佳、精神疲乏、神经衰弱者。

原材料　灵芝5克，银耳10克，冰糖15克。

做　法　将灵芝、银耳用清水漂洗干净，银耳要泡发浸透，然后将两者切成碎片，置于热水瓶中，冲入适量沸水，加盖焖一夜，次晨加入冰糖，烊化后即可。

用　法　分早、中、晚服用。

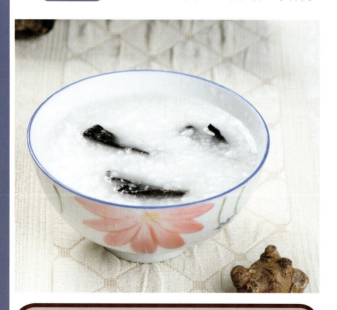

> **特别提示**
> 最新研究表明灵芝还具有抗疲劳、美容养颜、延缓衰老、防治艾滋病等功效。灵芝也被应用于化妆品的研制中。

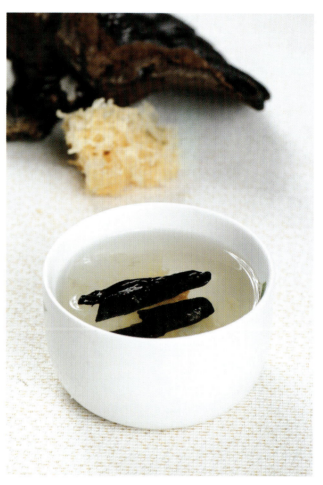

灵芝鹌鹑蛋汤

功　效　适用于心血虚证。主要症状为心悸、失眠、多梦、健忘、面色苍白无华、形体消瘦、面容憔悴、皮肤粗糙、皱纹早现等。

原材料　灵芝6克，大枣12枚，鹌鹑蛋12克，白糖适量。

做　法　鹌鹑蛋洗净，放入锅中，加水适量，用文火煮5分钟，捞出后去壳备用。将灵芝洗净、切碎，大枣洗净、去核。将二者同时放入砂锅内，加适量水，放入煮熟的鹌鹑蛋，用武火烧沸后改用文火煮至灵芝出味，调入白糖即成。

用　法　每日1剂，温服。

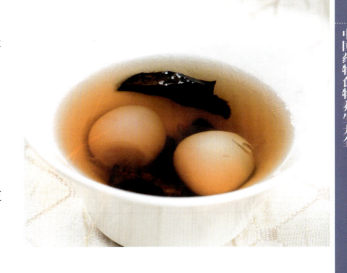

酸枣仁

【别名】枣仁、酸枣核。

● 安神敛汗、抗失眠

来　源　为鼠李科植物酸枣的种子。

主要产地　主产河北、陕西、辽宁、河南。

性　味　性平，味甘。

功效主治　养肝、宁心安神、敛汗。治虚烦不眠、惊悸怔忡、烦渴、虚汗。

主要成分　含多量脂肪油和蛋白质，并有2种甾醇。又谓主含2种三萜化合物：白桦脂醇、白桦脂酸。另含酸枣皂苷，苷元为酸枣苷元，还含大量维生素C。

性状特征　干燥成熟的种子呈扁圆形或椭圆形，长5～9毫米，宽5～7毫米，厚约3毫米，表面赤褐色至紫褐色，未成熟者色浅或发黄，光滑。一面较平坦，中央有一条隆起线或纵纹，另一面微隆起，边缘略薄，先端有明显的种脐，另一端具微突起的合点，种脊位于一侧不明显。剥去种皮，可见类白色胚乳黏附在种皮内侧。子叶两片，类圆形或椭圆形，呈黄白色，肥厚油润。气微弱、味淡。

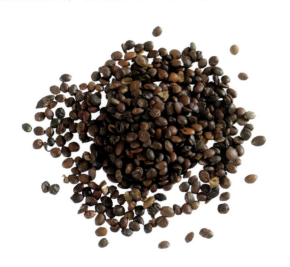

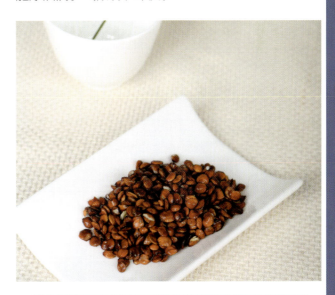

特别提示

本品药性和缓，在安神的同时又有一定的滋养强壮作用，一般炒用。临床中，凡表现为虚热、精神恍惚或烦躁疲乏者宜生用，或半生半炒；而胆虚不宁，兼有脾胃虚弱、消化不良、烦渴、虚汗者宜炒用。

选购秘诀 以粒大饱满、外皮紫红色、无核壳者为佳。

药用价值 **镇静、催眠作用** 酸枣仁煎剂给大白鼠口服或腹腔注射均表现镇静及嗜眠。口服酸枣仁可使防御性运动性条件反射次数显著减少，抑制猫由吗啡引起的躁狂现象。

镇痛、抗惊厥、降温作用 用热板法证明酸枣仁煎剂5克/千克注射于小白鼠腹腔有镇痛作用，对小鼠无论注射或口服均有降温作用。

对心血管系统的影响 酸枣仁可引起血压持续下降，心传导阻滞，对大白鼠以两肾包膜法形成的高血压症，均有显著的降压作用。

对烧伤的影响 酸枣仁单用或与五味子合用，均能提高被烫伤的小白鼠的存活率，延长存活时间，还能推迟大白鼠烧伤性休克的发生，延长存活时间，并能减轻小白鼠烧伤处局部的水肿。

此外，本品对子宫还有兴奋作用。

贮存要点 置阴凉干燥处，防蛀。

用法用量 内服：煎汤，6～15克。或入丸、散。

使用禁忌 酸枣仁虽有养肝、宁心安神、敛汗。治虚烦不眠、惊悸怔忡、烦渴、虚汗的功效，但是凡有实邪郁火及患有滑泄症者慎服。

● 保健应用

酸枣仁粥

功 效 养心安神、敛汗。适用于神经衰弱、心悸、失眠、多梦、黑眼圈。

原材料 酸枣仁末15克，粳米100克。

做 法 先以粳米加水煮粥至将熟，加入酸枣仁末，再煮片刻即可。

用 法 早、晚温服。

▶ 柏子仁

【别名】柏实、柏子、柏仁、侧柏子。

○ 性质平和的养心安神药

来 源 为柏科植物侧柏的种仁。

主要产地 主产山东、河南、河北。此外，陕西、湖北、甘肃、云南等地亦产。

性 味 性平，味甘。

功效主治 养心安神、润肠通便。治惊悸、失眠、遗精、盗汗、便秘。

主要成分 种子含脂肪油约14%，并含少量挥发油、皂苷。

性状特征 种仁呈长卵圆形至长椭圆形，亦有呈长圆锥形者，长3～7毫米，径1.5～3毫米。

新鲜品淡黄色或黄白色，久置则颜色变深而呈黄棕色，并有油渗出。外面常包有薄膜质的内种皮，顶端略尖，圆三棱形，并有深褐色的点，基部钝圆，颜色较浅。断面乳白色至黄白色，胚乳较多，子叶2枚或更多，均含丰富的油质。气微香，味淡而有油腻感。

选购秘诀 以粒饱满、黄白色、油性大而不泛油、无皮壳杂质者为佳。

药用价值 柏子仁含有大量脂肪油及少量挥发油，可减慢心率，并有镇静作用。柏子仁中的脂肪油有润肠通便作用，对阴虚精亏、老年虚秘、劳损低热等虚损型疾病大有裨益。挥发油另还有增强记忆的作用。

用于治疗失眠，性能和功用与酸枣仁大致相同，且多配和同用，如柏子宁心汤、补心丹。两者的区别是柏子仁专治心血亏损而致的失眠，酸枣仁则兼治肝

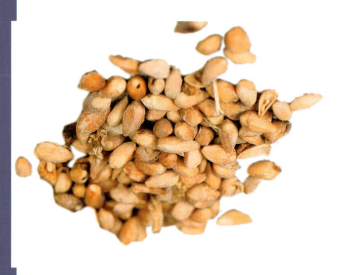

胆虚火引起的失眠。

用于治疗便秘，适用于阴虚、产后及老人的肠燥便秘，性质和缓而无副作用，常与火麻仁同用，方如三仁丸。体虚较甚者则配肉苁蓉、当归等。

用于治疗阴虚盗汗，常配牡蛎、五味子、麻黄根和养阴益血之品。

贮存要点 置阴凉干燥处，防热、防蛀。

用法用量 内服：煎汤，3～10克，或入丸、散。外用：炒研取油涂。

使用禁忌 便溏及痰多者忌服。

保健应用

柏子仁粥

功效 养心安神、润肠通便。用于惊悸怔忡、失眠、健忘、盗汗、肠燥便秘等。

原材料 柏子仁10克，大米100克，蜂蜜适量。

做法 将柏子仁先煎、去渣，取上清液，加入大米，用文火煮成稀粥，调入蜂蜜即可。

用法 温服，每日1～2次。

远志

【别名】棘菀、苦远志。

益智安神、祛咳止痰

来源 本品为远志科植物远志或卵叶远志的干燥根。

主要产地 秦岭南北坡均产，生于海拔400～1000米的山坡草地或路旁。

性味 性温，味苦。

功效主治 安神益智、祛痰、消肿。用于心肾不交引起的失眠多梦、健忘惊悸、神志恍惚、咳痰不爽、疮疡肿毒、乳房肿痛。

主要成分 根含皂苷、皂苷细叶远志素，另含远志醇、N-乙酰氨基葡萄糖、生物碱细叶远志定碱、脂肪油、树脂等。

性状特征 ①远志筒呈筒状，中空，拘挛不直，长3～12厘米，直径0.3～1厘米。表面灰色，或灰黄色。全体有密而深陷的横皱纹，有些有细纵纹及细小的疙瘩状根痕。质脆易断，断面黄白色、较平坦，微有青草气，味苦、微辛，有刺喉感。

②远志肉易破碎。肉薄，横皱纹较少。

③远志棍又名远志梗、远志骨。细小，中间有较硬的淡黄色木心。

选购秘诀 以条粗、皮厚、去净木心者为佳。

药用价值 **祛痰作用** 远志含植物皂苷，能刺激胃黏膜，引起轻度恶心，因而反射地增加支气管的分泌而有祛痰作用。提取物给狗服，可促进气管分泌，作用强度为：美远志＞桔梗＞远志，如用酚红排泄法则为：美远志＞远志＞桔梗。但麻醉犬口服远志煎剂1克／千克，并不能增加气管黏液的分泌，可能因动物处于麻醉状态所致。

对子宫的作用 我国西北之远志煎剂对离体豚鼠、家兔、猫、犬之未孕及已孕子宫均有兴奋作用，对有仔的母狗的子宫也有明显的兴奋作用。

溶血作用 远志和桔梗相似，含有皂苷，亦有溶解红细胞的作用，溶血作用强度为：远志＞美远志＞桔梗，远志肉（皮部）比远志木的溶血作用强。

贮存要点 置通风干燥处。

用法用量 内服 煎汤，3～9克。浸酒或入丸、散。

使用禁忌 心肾有火、阴虚阳亢者忌服。

保健应用

远志枣仁粥

功效 此粥有宁心安神、健脑益智之功效，可治老年人血虚所致的惊悸、失眠、健忘等症。

原材料 远志15克，炒酸枣仁10克，粳米75克。

做法 粳米淘洗干净，放装有适量清水的锅中，加入洗净的远志、酸枣仁，用大火烧开转小火煮成粥。

用法 可作宵夜食用。

合欢皮

【别名】合昏皮、夜合皮、合欢木皮。

○ 适合神经衰弱患者服用

来　　源　为豆科植物合欢的树皮。

主要产地　我国大部分地区都生产。

性　　味　性平，味甘。

功效主治　解郁和血、宁心、消痈肿。治心神不安、忧郁失眠、肺痈、痈肿、瘰疬、筋骨折伤。

主要成分　树皮含皂苷、鞣质等。种子含合欢氨酸和 S-(2- 羧乙基)-L- 半胱氨酸等氨基酸。同属植物槭树的皮含三萜皂苷，称作"合欢催产素"。

性状特征　干燥的树皮，呈筒状或半筒状，长达 30 厘米以上，厚 1～2 毫米，外表面粗糙，灰绿色或灰褐色，散布横细裂纹，稍有纵皱纹，皮孔圆形或长圆形，带棕红色。内表面淡棕色或淡黄色，有细密纵纹。质硬而脆，断面淡黄色，纤维状。气微香，味淡。四川地区尚用同属植物山合欢的树皮作合欢皮用。

选购秘诀　以皮薄均匀、嫩而光润者为佳。

药用价值　具有解郁、活血、止痛，有强壮、兴奋、利尿、镇痛等作用。主要用于有失眠、抑郁、胸闷、纳呆的神经衰弱患者。可用合欢皮、配丹参、夜交藤、柏子仁等同服，方如合欢汤，有解郁的作用（大致相当于兴奋大脑皮质），但因本品气微力薄，需要久服、重服才能取效。

此外，也用于骨伤科，治跌打、瘀肿作痛，尤其适用于关节肌肉的慢性劳损性疼痛，取其有活血消肿的作用，配乳香、没药、木瓜、赤芍、红枣等，煎汤服，或以合欢皮研末，配白芨局部外敷。

贮存要点　置于通风干燥处保存。

用法用量　内服：煎汤，10～15 克。或入散剂。外用：研末调敷。

使用禁忌　无。

● 保健应用

合欢银鱼卷

功　　效　宁心安神，改善失眠或神经衰弱的症状。

原材料　银鱼 120 克，葱末 30 克，蛋 4 个，奶油少许，浮小麦 5 克，合欢皮 5 克，甘草、盐 1/2 大匙，胡椒粉 3 克。

做　　法　先将浮小麦、合欢皮、甘草加入 1 碗水，煮成 30 毫升，去渣取汁备用。将药汁及银鱼、蛋、葱末与调味料一起搅拌均匀。平底锅内放少许奶油煎成厚蛋卷即可。

用　　法　每周 2 次，疗程 1 个月，高血压或高胆固醇患者不宜长期服用。

夜交藤

【别名】棋藤、首乌藤。

○ 治疗失眠的好帮手

来　　源　为蓼科植物何首乌的藤茎或带叶藤茎。

主要产地　主产于河南、湖北、湖南、江苏、浙江等地。

性　　味　性平，味甘、微苦。

功效主治　养心安神、通络祛风。治失眠、劳伤、多汗、血虚身痛、痈疽、瘰疬、风疮疥癣。

主要成分　茎含蒽醌类，主要为大黄素、大黄酚或大黄素甲醚，均以结合型存在。茎叶含多种黄酮，已得到木犀草素 -5-O- 木糖苷。亦含蒽醌类化合物，已分得大黄素、大黄素甲醚、大黄素 -8-O- 5-O- 木糖苷、大黄素 -8-O-β-D- 葡萄糖苷，并含 β- 谷甾醇。

性状特征　干燥的藤茎呈细长圆柱状，通常扭曲，有时分枝，直径 3～7 毫米。表面紫褐色，粗糙，有扭曲的纵皱纹和节，并散生红色小斑点，栓皮菲薄，呈鳞片状剥落。质硬而脆，易折断，断面皮部棕红色，木部淡黄色，木质部呈放射状，中央为白色疏松的髓部。味微苦涩。四川产品为干燥的带叶嫩茎。茎细，黄绿色或黄褐色，叶多皱缩。

选购秘诀 以粗壮均匀、外表紫褐色者为佳。

药用价值 具安神、镇静、养血活络作用，主治血虚而致失眠。神经衰弱和贫血而有上述证候者均可用，多梦而易惊者用之更合适。配酸枣仁、柏子仁等。又可治血虚而有肌肤麻木和四肢酸软或疼痛的患者，可见于动脉硬化，常配丹参、当归、白蒺藜等。外用连其叶煎汤外洗，可治皮肤痒疹，有一定的抗过敏作用。

贮存要点 置于通风干燥处保存。

用法用量 内服：煎汤，10～15克。外用：煎水洗或捣敷。

使用禁忌 狂燥属实火者慎服。

保健应用

安眠甜汤

功　　效 具有开胃益脾、补充元气、养血的功效，适合神经衰弱、失眠、记忆力减退者饮用。

原材料 夜交藤6克，酸枣仁6克，小麦60克，荔枝肉10克，大枣8颗，砂糖适量。

做　　法 大枣去核，夜交藤切碎，与酸枣仁装入纱布袋中，然后将纱布袋与大枣、小麦一同放入砂锅中，加适量的水煮沸后，转小火续煮30分钟左右。然后，将纱布袋及小麦捞出，最后再放入荔枝肉、砂糖，略煮一下即可。

用　　法 随意饮用。砂糖的量可根据个人口味决定，但不宜放太多。

小麦

【别名】无。

补心养气的杂粮

来　　源 为禾本科植物小麦的种子或其面粉。

主要产地 全世界广泛栽培。

性　　味 性凉，味甘。

功效主治 养心益肾、除热止渴。治脏躁、烦热、消渴、泄利、痛肿、外伤出血、烫伤等症。

主要成分 小麦所含蛋白质含量远高于粳米，并含B族维生素、粗纤维、硫胺素、核黄素，尤以维生素E的含量最为丰富。所含脂肪油主要为油酸、亚油酸、棕榈酸、硬脂酸的甘油脂，还含胆碱、卵磷脂、精氨酸，以及钙、磷、铁、锌，其中钙的含量为粳米的9倍。又有帮助消化的淀粉酶、麦芽糖酶、蛋白酶。脂肪油主要为油酸、亚油酸等。尚含少量谷甾醇、卵磷脂。小麦胚芽里所含有的食物纤维和维生素E也非常丰富。

性状特征 颖果长圆形，两端略尖，长至6毫米，直径1.5～2.5毫米。表面浅黄棕色或黄色，稍皱缩，腹面中央有一纵行深沟，顶端具黄白色柔毛。质硬，断面白色，粉性。气弱、味淡。

选购秘诀 最好到大商场、大超市购买加贴"QS"（质量安全）标志、包装密封、无破损、白中略显浅黄、用手握紧成团，久而不散的小麦粉。

药用价值 麦　新麦性热，陈麦性平。它可以除热、止烦渴、利小便、补养肝气、止漏血唾血，可以使女子易于怀孕。补养心气，有心脏病的人适宜食用。

面粉　主治补虚，长时间食用使人肌肉结实、养肠胃、增强气力。它可以养气、补不足，有助于五脏。将它和水调服可以治疗中暑、肺热。将它敷在痈疮伤处，可以散血止痛。

麦麸　主治瘟疫和热疮，烫疮溃疡，跌伤、折伤的瘀血，用醋和麦麸炒后贴于患处即可。将它醋蒸后用来熨手脚，可治风湿痹痛、寒湿脚气，交替使用直到出汗，效果很好。将它研成末服用，能止虚汗。

贮存要点 干燥通风处保存，并尽快食用。

用法用量 内服：小麦煎汤，30～60克，或煮粥。小麦面冷水调服或炒黄温水调服。

外用：小麦炒黑研末调敷。小麦面干撒或炒黄调敷。

使用禁忌 舌苔厚腻、胃脘痞满者忌吃小麦面食。

保健应用

糯米小麦粥

功　　效 适用于小儿脾胃虚弱、自汗神疲、妇女心神不定、神经衰弱等症。

原材料 糯米500克，小麦600克、白糖适量。

做　　法 将糯米、小麦共加水煮粥，进食前调入白糖。

用　　法 每日早、晚服食。

Part 15

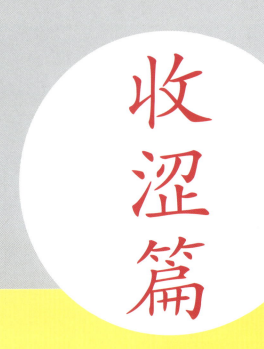

收涩篇

  凡以收敛固涩为主要功用的药物称为收涩药。这类药物多有酸涩之味，分别具有敛汗、止泻、固精、缩尿、止咳等作用。用于治疗久病体虚、元气不固所致的自汗、盗汗、泻痢、脱肛等各种滑脱不禁的证候。《本草纲目》记载，"脱则散而不收，故用酸涩之药以敛其耗散"。

  收敛固涩属于治标应急的方法，临床常与补益药同用，治标固本兼顾，根据具体的证候，配伍其他药。

  收涩药主要用于治疗滑脱证候。所谓滑脱，就是指大小便、汗液、精液的滑利脱失，以及内脏器官脱垂（如子宫脱垂）等，多由久病体虚、元气不固，亦可因服用攻下和破消药太多，伤及元气而引起。从现代医学的观点来看，与体弱而致植物神经失调（故有自汗、盗汗、肠管蠕动和分泌亢进而有泄泻）、肌张力降低，括约肌功能减退（故有脱肛、遗尿）等因素有关。

  收涩药多含鞣质，有较强的收敛作用或抗菌作用，有的还有止血、镇咳和强壮作用，故能治疗滑证候。许多固涩药不同程度地兼有上述数项作用，在用药时应注意选择。敛肠止泻，选用诃子、肉蔻；固精止泄选用金樱子、芡实、莲须；敛汗选用麻黄根、浮小麦；固缩小便选用桑螵蛸、覆盆子；敛肺镇咳选用五味子；固经止血选用五倍子，而山萸肉、五味子则为强力的固涩药，较广泛应用于各种滑脱证。

山茱萸

【别名】蜀枣、鼠矢、鸡足、山萸肉、实枣儿、枣皮、萸肉、药枣。

可配成药酒的收敛药

来　　源　为山茱萸科植物山茱萸的果肉。

主要产地　产于浙江、河南、安徽、陕西、山西、四川等地。

性　　味　性微温，味酸。

功效主治　补肝肾、涩精气、固虚脱。治腰膝酸痛、眩晕、耳鸣、阳痿、遗精、小便频数、肝虚寒热、虚汗不止、心悸脉散。用于眩晕耳鸣、腰膝酸痛、阳痿遗精、遗尿尿频、崩漏带下、大汗虚脱、内热消渴、月经过多。

主要成分　含山茱萸苷、番木鳖苷、皂苷、鞣质、维生素 A 样物质、没食子酸、苹果酸、酒石酸。

性状特征　肉质果皮破裂皱缩，不完整或呈扁筒状，长约 1.5 厘米，宽约 0.5 厘米。新品表面为紫红色，陈久者则多为紫黑色，有光泽，基部有时可见果柄痕，顶端有一四形宿萼痕迹。质柔润而不易碎。无臭，味酸而涩苦。

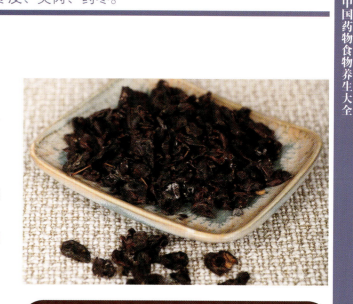

特别提示
本品虽补力较足，但药性平和，敛正气而不敛邪气，又能流通血脉，体虚者尤其适宜。

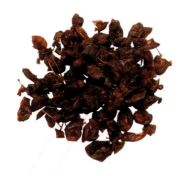

选购秘诀　以无核、皮肉肥厚、色红油润者为佳。

药用价值　山茱萸流浸膏有利尿和降血压的作用。体外试验能杀灭腹水癌细胞，拮抗因化疗及放疗引起的白细胞下降。有抗实验性肝损害作用，有抗氧化的作用。所含鞣质有收敛固涩作用。对痢疾杆菌、金黄色葡萄球菌及某些皮肤真菌均有抑制作用。

可治肾虚（阳虚和阴虚），故左归饮（补肾阴）、右归饮（补肾阳）均用山萸肉。对有小便频数、夜尿、头晕耳鸣、腰膝酸者尤为适用。常配熟地黄、淮山药等，方如六味地黄，治肾虚所致的阳痿、早泄，则配金樱子、鹿角胶、补骨脂等，或用右归饮。

对肝肾不足所致的高血压，也可用山萸肉常配杜仲、石菖蒲、鸡血藤等。

治崩漏、月经过多而属血气虚弱者。但单用力薄，需重用和配炭类止血药才能取效。

用于止汗，尤其是亡阳而汗出不止，有良好的效果。对自汗（日间自行发汗，与睡眠、劳动、气候无关，多由阳虚所致），配益气药，如黄芪、党参等。

贮存要点　置干燥处，防蛀。

用法用量　常用 5～10 克。亦可入丸剂。

使用禁忌　本品性温、味酸涩，对素有湿热、小便不利者不宜应用。

保健应用

山茱萸牛肉汤

功　　效　主要治疗牙周病气血不足型，表现为牙龈色淡白。

原材料　牛肉 250 克，龙眼肉 10 克，黄芪 15 克，山茱萸 10 克，绿豆苗少许，酒、盐适量。

做　　法　先将牛肉切片，用水煮成清汤，去除泡沫和浮油，再放入黄芪、山茱萸、龙眼肉煮至水减半即可。最后入酒、盐调味，再配入豆苗，煮熟供食。

用　　法　食肉喝汤。

白果

【别名】 银杏、白果肉、银杏肉。

敛肺气、定喘嗽

来　　源　为银杏科植物银杏的种子。

主要产地　全国大部分地区有产。主产广西、四川、河南、山东、湖北、辽宁等地。

性　　味　性平，味甘、苦、涩。

功效主治　敛肺气、定喘嗽、止带浊、缩小便。治哮喘、痰嗽、白带、白浊、遗精、淋病、小便频数。

主要成分　种子含少量氰苷、赤霉素和动力精样物质。内胚乳中还分离出两种核糖核酸酶。一般组成为：蛋白质 6.4 毫克，脂肪 2.4 毫克，碳水化合物 36%，钙 10 毫克，磷 218 毫克，铁 1 毫克%，胡萝卜素 320 微克，核黄素 50 微克%，以及多种氨基酸。外种皮含有毒成分白果酸、氢化白果酸、氢化白果亚酸、白果酚和白果醇。尚含天门冬素、甲酸、丙酸、丁酸、辛酸、廿九烷醇 –10 等。花粉含谷氨酰胺、天门冬素、柠檬酸等。

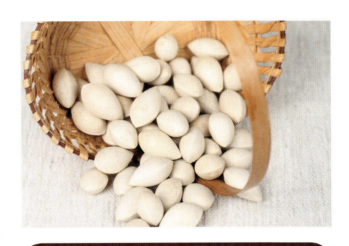

特别提示

银杏叶为银杏树的干燥叶，其药理作用为降低血清胆固醇，有效成分为银杏亭，并可扩张冠状动脉。对缓解心绞痛和改善心电图有一定的效果。

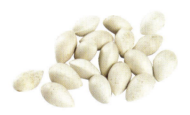

性状特征　干燥的种子呈倒卵形或椭圆形，略扁，长径 1.5～2.5 厘米，短径 1～1.5 厘米。外壳（种皮）白色或灰白色，平滑、坚硬，边缘有 2 条棱线盘绕，顶端渐尖，基部有圆点状种柄痕。壳内有长而扁圆形的种仁，剥落时一端有淡棕色的薄膜。种仁淡黄色或黄绿色，内部白色，粉质。中心有空隙，靠近顶端有子叶 2 枚或更多。气微，味甘、微苦涩。

选购秘诀　以外壳白色、种仁饱满、里面色白者为佳。

药用价值　白果性平，味甘、微苦涩，有小毒，归肺经。有敛肺定喘、止带缩尿及化痰的功能；外用则能"消毒杀虫"。白果种仁含较多的碳水化合物，其次为蛋白质、脂肪，以及钙、磷、钾、硒、维生素 E 等，故有较高的营养价值。但与药效有关的成分还不清楚。药理研究发现其有一定祛痰作用，对结核杆菌、致病性皮肤真菌等有抑制作用。所含银杏酸、银杏酚等有一定的毒性。本品除一般食用外，主用于如下病症：哮喘嗽痰和带下量多、白浊、尿频或遗尿、肾气虚。此外，将生品捣烂涂敷，可用于手足皲裂、酒齄鼻、头面和手部癣疮等。

贮存要点　置通风干燥处。

用法用量　内服：煎汤，4.5～9 克；捣汁或入丸、散。外用：捣敷。

使用禁忌　有实邪者忌服。

● 保健应用

腐竹白果粥

功　　效　养胃、清肺热、固肾气。适用于脾虚带下等。

原材料　白果 12 克，腐竹 50 克，粳米 100 克。

做　　法　将白果去壳皮，粳米洗净，腐竹泡发。将以上材料同煮为稠粥。

用　　法　每日 1 次，空腹服食。

浮小麦

【别名】浮水麦、浮麦。

止汗、镇静、抗利尿

来　　源　为禾本科植物小麦干瘪轻浮的颖果。

主要产地　全国大部分地区均有。

性　　味　性凉，味甘、咸。

功效主治　止汗、镇静、抗利尿，可治骨蒸劳热、自汗、盗汗等症。

主要成分　普通小麦含淀粉53%～70%，蛋白质11%，糖类(蔗糖、葡萄糖、棉子糖、麦芽糖、蜜二糖)2%～7%，糊精2%～10%，脂肪约1.6%，粗纤维约2%；尚含少量谷甾醇、卵磷脂、尿囊素、精氨酸、淀粉酶、蛋白分解酶及微量维生素B和维生素E。

性状特征　干燥颖果呈长圆形，长2～6毫米，直径1.5～2毫米。表面浅黄棕色或黄色，略皱，腹面中央有较深的纵沟，背面基部有不明显的胚1枚，顶端有黄色柔毛。质坚硬，少数极瘪者，质地较软。断面白

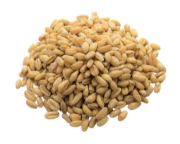

色或淡黄棕色。少数带有颖及稃。气无，味淡。以粒匀、轻浮，表面有光泽者为佳。味淡。

显微鉴定　颖果横切面：果皮与种皮愈合。果皮表皮细胞1列，壁较厚，平周壁尤甚；果皮中层细胞数列，壁较厚；横细胞1列，与果皮表皮及中层细胞垂直交错排列，有纹孔；有时在横细胞层下可见与其相垂直交错排列的管细胞。种皮棕黄色，细胞颓废皱缩，其内为珠心残余，细胞类方形，隐约可见层状纹理。内胚乳最外层为糊粉层，其余为富含淀粉粒的薄壁细胞。

选购秘诀　以粒匀、轻浮，表面有光泽者为佳。

药用价值　用于止汗。治疗各种虚汗、盗汗，单用虽有效，但多配麻黄根、牡蛎、黄芪等加强敛汗作用，也可配橹豆衣，方如浮小麦橹豆衣煎剂，此方治肺结核盗汗的效果较好。

用于抗利尿，治疗小儿遗尿，配桑螵蛸、益智仁等，疗效较好，方如加味甘麦大枣汤。

麦皮有缓和神经的功效，能除烦、解热、润脏腑、安神经。现代医学证实，小麦麸含有丰富的维生素B1和蛋白质，有治疗脚气病、末梢神经炎的功效。

贮存要点　置于通风干燥处保存。

用法用量　内服：煎汤，9～15克；或炒焦、研末。

使用禁忌　脾胃虚寒者慎用。

● 保健应用

浮小麦茶

功　　效　养心安神。主治心慌、自汗、盗汗。

原 材 料　浮小麦30克，麦冬、茯苓各9克。

做　　法　选择优质的浮小麦、麦冬和茯苓备用，将上述药材研磨成粉末状。在锅中加入大约1500毫升水，用武火将水煮沸，待水沸后，将所有备用的药材加入，并用文火煮20分钟。

用　　法　代茶饮用。

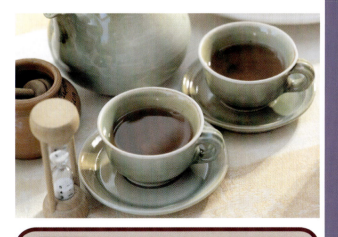

特别提示

本品为禾本科植物小麦未成熟的瘦小麦粒，选择时以能浮在水面上的为好，但一般不需太讲究，以普通的小麦代之即可，最好选择陈久的小麦。

五味子

【别名】 玄及、会及、五梅子。

补益肝肾的滋养药材

来　　源　为禾本科植物小麦干瘪轻浮的颖果。

主要产地　主产辽宁、吉林、黑龙江、河北等地，商品习称北五味子。

性　　味　性温，味酸。

功效主治　敛肺、滋肾、生津、收汗、涩精。治肺虚喘咳、口干作渴、自汗盗汗、劳伤羸瘦、梦遗滑精、久泻久痢。用于治疗虚寒喘咳，久泻久痢而属肾虚者，治汗出过多而致血气耗散、体倦神疲；治神经衰弱，取其有强壮和兴奋神经系统的作用，适用于过度虚乏、脑力劳动能力降低、记忆力和注意力减退者。试用于治疗耳源性眩晕（旧称美尼尔综合征），治变态性、瘙痒性皮肤病，治慢性肝炎。

主要成分　五味子含有较多的营养成分，它的果实中含有蛋白质10.6%，糖分19.6%，柠檬酸11.2%，酒石酸2%，油脂33%，挥发油20%，苹果酸10%，还含有多种维生素。种仁中含有五味子素甲、五味子素乙、五味子素丙，五味子酸甲、五味子酸乙，五味子脂甲等成分，主要成分为五味子素。

性状特征　干燥果实略呈球形或扁球形，直径5～8毫米。外皮鲜红色、紫红色或暗红色。显油润，有不整齐的皱缩。果内柔软，常数个粘连一起；内含种子1～2枚，肾形，棕黄色，有光泽，坚硬，种仁白色。果肉气微弱而特殊，味酸。种子破碎后有香气，味辛而苦。

选购秘诀　以紫红色、粒大、肉厚、有油性及光泽者为佳。

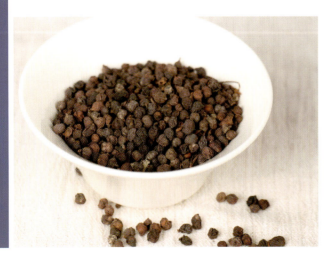

药用价值　五味子为中医临床常用润肺、滋肾、止汗、止泻、涩精药，主治咳喘、自汗、盗汗、遗精、久泻、神经衰弱等症。近几年来对五味子药理研究报导较多，其主要具有镇咳祛痰、调整血压、调节胃液分泌及促进胆汁分泌、兴奋中枢神经系统、兴奋脊髓、提高大脑皮层的调节作用。近几年临床上主要用于治疗肝炎和神经衰弱等。对其药理研究概况简述如下。

催眠作用　五味子仁乙醇提取液对戊巴比妥钠睡眠时间和阈下剂量有催眠作用。

兴奋中枢神经系统作用　小鼠服五味子乙醇提取液，可使自主活动明显减少，可明显增强中枢安定药氯丙嗪及利血平对自主活动的抑制作用，并对抗中枢兴奋药苯丙胺有自主活动的兴奋作用。

抗惊厥作用　五味子乙醇提取液有抗电休克和中枢兴奋药引起惊厥的作用。

对肝炎的作用　有报道五味子制剂能促进肝糖原异生，又能促进肝糖原分解，并使脑、肝、肌肉中果糖的葡萄糖的磷酸化过程加强。五味子制剂还可使动物血糖和血乳糖增加。对四氧化碳等化学毒物所致肝损害有保护作用。此外，五味子及其制剂对急性、慢性肝损害都有一定的保护作用。

对药酶的诱导作用　实验表明，无论是五味子乙素、挥发油或其他主要有效成分，均对小鼠肝细胞微粒体细胞色素P450具有明显的诱导效应。

对消化道溃疡的作用　五味子提取物有较好地抑制胃溃疡的作用，五味子素也有同样作用，并且还有利胆作用和抑制胃分泌作用。

对心血管系统的作用　动物试验表明，五味子具有血管舒张作用，五味子醇提取物亦能使人手指血管扩张。水、稀醇的醇浸出液静注，对狗、猫、兔等有降压作用。五味子对蛙心有强心作用。

对呼吸系统的影响　实验表明，五味子煎剂对正常兔和狗都有呼吸兴奋作用，可以使呼吸加深、加快、并能对抗吗啡的呼吸抑制作用，酊剂亦有同样效果。呼吸兴奋的同时，血压亦显著下降。有人认为其呼吸兴奋作用系对呼吸中枢直接兴奋的结果。

对免疫系统的作用　通过对家兔肾上腺和脾脏组织化学改变的实验，表明五味子还有增强体液免疫的作用。

延缓衰老作用 实验证明五味子水提液有延缓衰老作用，五味子乙素有抗氧化作用。

其他作用 有实验亦表明五味子有抗应激作用，它具有与人参相似的适应原样作用，能增强机体对非特异性刺激的防御能力及明显延长小鼠游泳耗竭时间。

五味子有加强睾丸功能，改善组织细胞代谢功能，促进生殖细胞的增生，及促进卵巢的排卵作用。另外见有五味子乙醇提取物体外试验对炭疽杆菌、金黄色葡萄球菌及伤寒杆菌等均有抑制作用。

五味子还可提高正常人和眼病患者的视力以及扩大视野，对听力也有良好影响，并可提高皮肤感受器的辨别力。

贮存要点 置通风干燥处，防霉。

用法用量 内服：煎汤，1.5～6克；或入丸、散。外用：研末掺或煎水洗。

使用禁忌 外有表邪、内有实热，或咳嗽初起、痧疹初发者忌服。较显著的高血压病和动脉硬化的患者慎用。

● 保健应用

五味子炖肉

功效 补肺益肾、止咳平喘，适宜于肺虚、肾虚型病人。

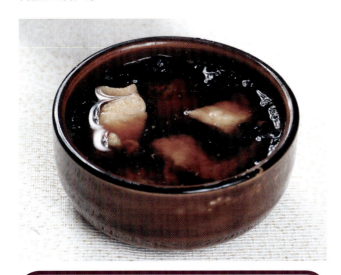

特别提示

本品入煎剂时宜捣碎用，入丸剂宜蜜制，以免酸涩过甚。由过酸而引起的副作用有上腹不适、烧心感，必要时可加服重碳酸缓解。滋补宜熟用，治虚火宜生用。

原材料 五味子50克，鸭肉或猪瘦肉适量。

做法 五味子与肉一起蒸食或炖食，并酌情加入调料。

用法 食肉喝汤。

五味补气粥

功效 益气、回阳、止汗。适用于劳倦、内伤、五脏虚衰、心气不充而致体虚自汗、心慌、气短、乏力、舌淡、脉虚无力等。

原材料 黄芪、浮小麦各30克，人参10克，五味子6克，大米90克，白糖适量。

做法 将以上各药先煎，去渣，取清汁，放入大米，用文火煮成稀粥，待熟时，调入白糖即可。

用法 温服，每日1～2次。外感病症未去者勿服。

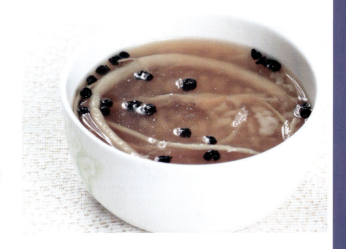

五味子降酶茶

功效 益阴生津、降低转氨酶。用于传染性肝炎所引的转氨酶升高。

原材料 五味子5克，清水适量。

做法 五味子研成细末倒入杯中备用，水烧沸，冲入杯中，加盖焖10分钟左右即可。

用法 代茶频饮，湿热症状不明显者不宜服用。

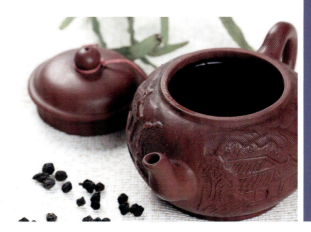

乌梅

【别名】梅实、熏梅、桔梅肉。

○ 生津止渴的居家良药

来　源　为蔷薇科植物梅的干燥未成熟果实。

主要产地　主产四川、浙江、福建、湖南、贵州。此外，广东、湖北、云南、陕西、安徽、江苏、广西、江西、河南等地亦产。

性　味　性温，味酸。

功效主治　收敛生津、安蛔驱虫。治久咳、虚热烦渴、久疟、久泻、痢疾、便血、尿血、血崩、蛔厥腹痛、呕吐、钩虫病、牛皮癣、胬肉。

主要成分　含柠檬酸、固甾醇和齐墩果酸样物质。

性状特征　干燥果实呈扁圆形或不规则球形，表面棕黑色至乌黑色，皱缩、凹凸不平。有的外皮已破碎，核露于外。果实一端有明显的凹陷（即果柄脱落处），果肉质柔软。核坚硬，棕黄色，内含淡黄色种仁1粒。气特异，味极酸。

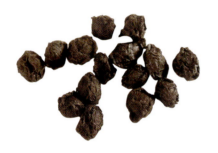

选购秘诀　以个大、肉厚、核小、外皮乌黑色、不破裂露核、柔润、味极酸者为佳。

药用价值　**敛肺止咳作用**　主治肺虚久咳。

涩肠止泻作用　主治久泻久痢、滑泻不禁。本品对久痢（尤其是血痢）较为适合，因为久痢会伤阴。出现口渴、咽干，甚至夹杂咳嗽等症状。本品在止泻的同时，又能生津止嗽。

安蛔止痛作用　用于蛔虫腹痛、胆道蛔虫等症，本品为常用药。

消化系统作用　用于治消化不良、胸脘痞满，取其有健胃作用。常配山楂、神曲、川朴、砂仁。

止血作用　用于止血，不仅能治便血，且子宫出血，表现血虚而有口干渴者，亦宜用乌梅炭，配当归、阿胶、白芍等。

抗菌作用　能抑制痢疾杆菌等肠道致病菌和溶血性链球菌。还可抗真菌，体外试验证明，对絮状表皮癣菌有较强的抑制作用。

抗过敏作用　对减低动物蛋白质过敏而致的休克，有一定作用。

贮存要点　置于阴凉干燥处，防霉、防虫。

用法用量　内服：煎汤，2.4～4.5克；或入丸、散。外用：煅研干，撒或调敷。

使用禁忌　本品收敛，故外热、热滞、表邪未解者不宜用。本品味酸，胃酸过多者慎用。

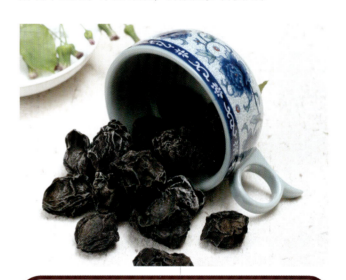

特别提示
外用乌梅膏可治胼胝、鸡眼。先局部用热水泡软，剪去鸡眼老皮，然后涂药，纱布包扎，24小时换药1次。

● 保健应用

乌梅粥

功　效　生津止渴、敛肺止咳、涩肠止泻。适用于久泻、久咳、伴口干、不思饮食者。

原材料　乌梅20克，粳米100克，冰糖适量。

做　法　将乌梅煎取浓汁，去渣，入粳米煮粥。粥熟后加冰糖适量，稍煮溶化即可。

用　法　每日2次，温热食用。

肉豆蔻

【别名】迦拘勒、豆蔻、肉果。

○ 温中下气的消食常用药

来　　源　为肉豆蔻科植物肉豆蔻的种子。

主要产地　主产马来西亚及印度尼西亚。

性　　味　性温，味辛。

功效主治　温中下气、消食固肠。治心腹胀痛、虚泻冷痢、呕吐、宿食不消。

主要成分　含挥发油2%～9%，包括α-莰烯及α-蒎烯等。其脂肪中，肉豆蔻酸含量达70%～80%，并含有有毒物质肉豆蔻醚。

性状特征　干燥种仁卵圆形或椭圆形，长2～3.5厘米，宽1.5～2.5厘米。外表灰棕色至棕色，粗糙，有网状沟纹，一侧有明显的纵沟（种脊部位），宽端有浅色圆形隆起（种脐部位），狭端有暗色凹陷（合点部位）。质坚硬。纵切面可见表层的暗棕色的外胚乳向内伸入类白色的内胚乳，交错而成大理石样纹理。在宽端有凹孔，其中可见干燥皱缩的胚。气芳香而强烈，味辣而微苦。

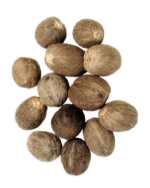

选购秘诀　肉豆蔻商品以个大、体重、坚实、表面光滑、油足、破开后香气强烈者为佳。反之，个小、体轻、瘦瘪、表面多皱、香气淡者为次。

药用价值　固涩、温中，其作用为收敛、止泻、健胃、排气。

用于虚冷、冷痢，如慢性结肠炎、小肠营养不良、肠结核等。偏于肾阳虚弱者，可配补骨脂、五味子等，方如四神丸。偏于脾阳虚弱者，配党参、白术、茯苓、大枣；脾胃皆虚者用养脏汤，此方治脱肛亦好。

用于健胃，对有脾胃虚寒、食欲不振、鼓肠、腹胀、肠鸣腹痛者较适宜，又能止呕，治小儿伤食吐乳和消化不良。配香附、神曲、麦芽、砂仁、陈皮等。

贮存要点　置通风干燥处，防蛀。

用法用量　内服：煎汤，3～9克；或入丸、散，每次0.5～1克。煨肉豆蔻的制法为取净肉豆蔻，用面粉加适量水拌匀，逐个包裹或用清水将肉豆蔻表面湿润后，即可滚面粉3～4层，倒入已炒热的滑石粉或沙中，拌炒至面皮呈焦黄色时取出，过筛、剥去面皮、放凉。每100千克肉豆蔻，用滑石粉50千克。

使用禁忌　体内火盛、中暑热泄、肠风下血、胃火齿痛及湿热积滞、滞下初起者，皆不宜服用。

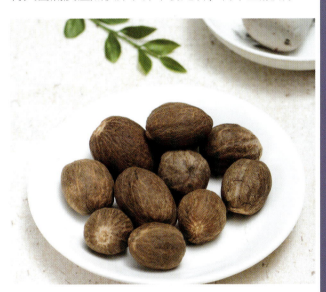

特别提示

肉豆蔻内服须煨熟后去油用。湿热泻痢者忌用。

● **保健应用**

豆蔻粥

功　　效　温中散寒、健脾胃、止泻。用于湿阻中焦、脘腹疼痛、纳食不香、肠鸣泄泻、恶心欲呕、肢体重困等。

原材料　肉豆蔻5克，生姜3片，大米50克。

做　　法　将肉豆蔻、生姜先煮，取清汤、去渣，加大米煮粥，快熟时加入白糖即可。

用　　法　温服，每日1～2次，脾胃积热、胃热呕吐者不宜服用。

覆盆子

【别名】覆盆、小托盘。

补肾虚的有效药材

来　源　为蔷薇科植物掌叶覆盆子、插田泡等的未成熟果实。

主要产地　主产浙江、福建、湖北等地。

性　味　性平，味甘、酸。

功效主治　补肝肾、缩小便、助阳、固精、明目。治阳痿、遗精、尿频、遗溺、虚劳、目暗。

主要成分　掌叶覆盆子含有机酸、糖类及少量维生素C。

性状特征　干燥聚合果为多数小果集合而成，全体呈圆锥形、扁圆形或球形，直径4～9毫米，高5～12毫米。表面灰绿色带灰白色茸毛。上部钝圆，底部扁平，有棕褐色的总苞，5裂，总苞上生有棕色毛，下面常带果柄，脆而易脱落。小果易剥落，每个小果具三棱，呈半月形，背部密生灰白色茸毛，两侧有明显的网状纹，内含棕色种子1枚。气清香，味甘、微酸。

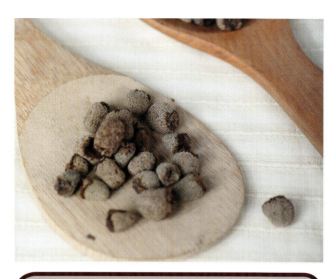

> **特别提示**
> 《开宝本草》："补虚续绝，强阴健阳，悦泽肌肤，安和脏腑，温中益力，疗劳损风虚，补肝明目。"

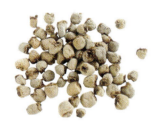

选购秘诀　以个大、饱满、粒整、结实、色灰绿、无叶梗者为佳。

药用价值　《本草纲目》等中医药文献记载："气味甘、平，无毒。有益肾固精、缩尿壮阳作用"。韩国人坚信覆盆子酒有明显的补肾壮阳作用，功效超过高丽参。

欧洲妇女自古就有煎饮覆盆子叶汁的传统，对治疗痛经及妇科炎症有奇效。100%煎剂用平板打洞法，对葡萄球菌有抑制作用，对霍乱弧菌也有抑制作用。

大鼠、兔的阴道涂片及内膜切片等指标表明，覆盆子似有雌激素样作用。

补肾益肝，作用为强壮、收敛、抗利尿。

临床上用于治疗尿频、遗尿，常配桑螵蛸、益智仁、芡实等，效果较显著。但固精效果较差，虽用于治遗精、阳痿，但只作为辅助药用，主要靠配伍车前子、枸杞子、五味子、菟丝子等，方如五子衍宗丸。

贮存要点　置于干燥处保存。

用法用量　内服：煎汤，4.5～6克；浸酒、熬膏或入丸、散。

使用禁忌　本品热而敛小便，凡有小便不利、阴虚阳亢、虚火浮越者不宜用。

保健应用

五子衍宗粥

功　效　补肾益精、养肝明目。适用于肾气不足所致的阳痿、遗精、早泄、小便频数、尿有余沥、不育等。

原材料　覆盆子10克，菟丝子10克，枸杞子10克，车前子5克，五味子3克，大米100克，白糖适量。

做　法　将前五味中药先煎，去渣，取上清汁，加入大米，用文火煮成稀粥，熟时调入白糖即可。

用　法　温服，每日1～2次。发热、小便淋涩者不宜食用。

金樱子

【别名】山石榴、糖罐、糖果、蜂糖罐、糖刺果。

〇 固精涩肠常用药材

来　源　为蔷薇科植物金樱子的果实。

主要产地　主产于广东、湖南、浙江、江西等地。此外，江苏、安徽、广西、福建、四川等地亦产。

性　味　性平，味酸、涩。

功效主治　固精涩肠、缩尿止泻。治滑精、遗尿、脾虚泻痢、肺虚喘咳、自汗盗汗、崩漏带下。

主要成分　金樱子（果实）含柠檬酸、苹果酸，鞣质、树脂、维生素C，含皂苷17.12%；另含丰富的糖类，其中有还原糖60%（果糖33%），蔗糖1.9%，以及少量淀粉。

性状特征　干燥果实呈倒卵形，略似花瓶，长约3厘米，直径1～2厘米。外皮红黄色或红棕色，上端宿存花萼如盘状，下端渐尖。全体有突起的棕色小点，系毛刺脱落后的残痕，触之刺手。质坚硬，切开观察，肉厚约1.5毫米，内壁附有淡黄色绒毛，有光泽，内有多数淡黄色坚硬的核。无臭，味甘、微酸涩。

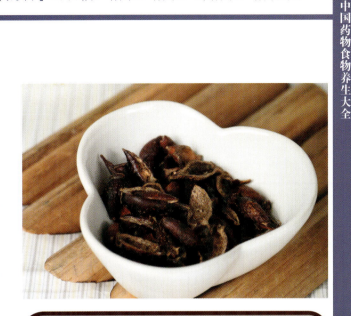

特别提示

金樱根为金樱子的干燥根，性味、功用和用量与金樱子同，都有收敛固涩的作用，可代金樱子用。区别为金樱子多用于敛精止泻，金樱根多用于妇科血证、月经过多。

其他作用　可治疗慢性痢疾，取其有收敛和抗菌作用，常配莲子、芡实等。此外，有报道称，100%金樱子浓煎液，内服治轻度子宫脱垂，有一定的效果。

贮存要点　置于干燥通风处保存，防潮、防蛀。

用法用量　内服：煎汤，4.5～9克；或入丸、散或熬膏。

使用禁忌　有实火、邪热者忌服。多服、久服会有便秘和轻度腹痛等反应。

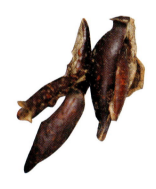

选购秘诀　以个大、色红黄、去净毛刺者为佳。

药用价值　**对实验性动脉粥样硬化的作用**　家兔喂食胆甾醇并加适量甲基硫氧嘧啶以产生实验性动脉粥样硬化，用金樱子（品种不详）治疗2周和3周，血清胆甾醇分别降低12.5%和18.67%，β-脂蛋白于给药3周后亦有明显下降。

抗菌抗病毒作用　金樱子含鞣质，对金黄色葡萄球菌、大肠杆菌有很高的抑菌作用，对绿脓杆菌也有效。

涩精止泻　其作用为收敛、强壮。主要用于补虚而固涩，用途与芡实基本相同，且常同用。治肾虚遗精、尿频、夜尿、脾虚泄泻、白带。

● 保健应用

加味金樱子粥

功　效　收涩、固精、理气、止泻。适用于滑精、遗精、遗尿、小便频数、脾虚泄泻、女子带下病、子宫脱垂症。

原材料　金樱子10～15克，枳壳、棉花根各30克，粳米或糯米50～100克。

做　法　将金樱子、枳壳、棉花根水煎取浓汁，去渣，同粳米或糯米煮成粥。

用　法　每日2次，温服，10日为一疗程。

芡实

【别名】鸡头、雁头、刀芡实、鸡头果、苏黄。

○ 常用的收敛性强壮药

来　　源　为睡莲科植物芡的成熟种仁。

主要产地　主产江苏、湖南、湖北、山东。此外，福建、河北、河南、江西、浙江、四川等地亦产。

性　　味　性平，味甘、涩。

功效主治　固肾涩精、补脾止泄。治遗精、淋浊、带下、小便不禁、大便泄泻。

主要成分　种子含多量淀粉。每100克中含蛋白质4.4克，脂肪0.2克，碳水化合物32克，粗纤维0.4克，灰分0.5克，钙9毫克，磷110毫克，铁0.4毫克，硫胺素0.40毫克，核黄素0.08毫克，尼克酸2.5毫克，抗坏血酸6毫克，胡萝卜素微量。

性状特征　干燥种仁呈圆球形，直径约6毫米。一端呈白色，约占全体1/3，有圆形凹陷，另一端为棕红色，约占全体2/3。表面平滑，有花纹。质硬而脆，破开后断面不平、色洁白、粉性，无臭，味淡。

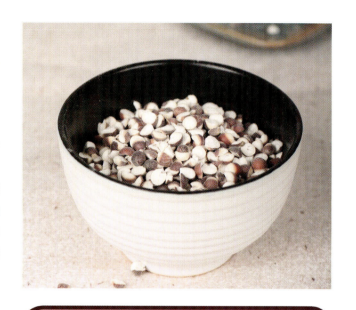

特别提示

芡实药力虽然可靠，但效力较缓，往往需服食1个月以上才见效果。芡实与淮山比较，两者都能健脾，但淮山的补益力较强，芡实的固涩力较好。

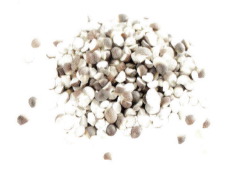

选购秘诀　以颗粒饱满均匀、粉性足、无碎末及皮壳者为佳。

药用价值　用于补肾。治遗精、夜尿、小便频数，常配金樱子、莲须、莲实、沙苑子等，方如金锁固精丸。对于慢性肾炎，可用芡实30克，红枣18克，煮猪肾常服。治小儿遗尿则配桑螵蛸。

用于健脾。治小儿脾虚泄泻尤为适宜，一般配党参、茯苓、白术、神曲等。如属于肝旺脾弱，有肝热表现或自汗，可用芡实配苡米、莲子、独脚金等煮汤作茶饮。

用于祛湿。尤其治妇女白带由湿热所致而略带黄色者，常配淮山药、牛膝、黄柏、车前子等，方如易黄汤。

由于芡实含碳水化合物极为丰富，约为75.4%，而含脂肪只为0.2%，因而极容易被人体吸收。特别是夏天炎热季节脾胃功能衰退，进入秋凉后功能尚差，及时给予本品，既能健脾益胃，又能补充营养。

用芡实与瘦肉同炖，对解除神经痛、头痛、关节痛、腰酸痛等虚弱症状，大有裨益。常吃芡实还可以治疗老年人的尿频之症。经服芡实调整脾胃之后，面对吃较多的补品或难以消化的补药，就有能较好调理肠胃的能力了。

贮存要点　置于通风干燥处保存。

用法用量　内服：煎汤，9～15克；或入丸、散。

使用禁忌　凡外感疟痢、痔、气郁痞胀、溺赤便秘、食不运化及产后孕妇皆忌之。

保健应用

芡实茯苓粥

功　　效	补脾益气。适用于小便不禁、尿液混浊、阳痿、早泄。
原材料	芡实15克，茯苓10克，大米适量。
做　　法	将芡实、茯苓捣碎，加水适量，煎至软烂时再加入淘净的大米，继续煮烂成粥。
用　　法	1日分顿食用，连吃数日。

莲子

【别名】藕实、水芝丹、莲实、泽芝、莲蓬子。

固肾补脾，还能止血

来　源　主产湖南、湖北、福建、江苏、浙江、江西。

主要产地　主产湖南、湖北、福建、江苏、浙江、江西。

性　味　性平，味甘、涩。

功效主治　养心、益肾、补脾、涩肠。治夜寐多梦、遗精、淋浊、久痢、虚泻、妇人崩漏带下。石莲子并能止呕、开胃，常用治噤口痢。

主要成分　含有多量的淀粉、棉子糖，含蛋白质16.6%，脂肪2.0%，碳水化合物62%，钙0.089%，磷0.285%，铁0.0064%。子荚含荷叶碱、N-去甲基荷叶碱、氧化黄心树宁碱和N-去甲亚美罂粟碱。氧化黄心树宁碱有抑制鼻咽癌能力。

性状特征　本品略呈椭圆形或类球形，长1.2～1.8厘米，直径0.8～1.4厘米。表面浅黄棕色至红棕色，有细纵纹和较宽的脉纹。一端中心呈乳头状突起，深棕色，多有裂口，其周边略下陷。质硬，种皮薄，不易剥离。子叶2，黄白色，肥厚，中有空隙，具绿色莲子心。无臭，味甘、微涩；莲子心味苦。

选购秘诀　莲子商品以干货颗粒大而饱满、肉色白、富粉性、煮之易烂者为佳，另外莲子以新货及干货为佳，新货商品嚼之微显糯性而不十分硬脆，而且煮之易烂。

药用价值　莲子中的钙、磷和钾含量非常丰富，除可以构成骨骼和牙齿的成分外，还有促进凝血，使某些酶活化，维持神经传导性，镇静神经，维持肌肉的伸缩性和心跳的节律等作用。

丰富的磷还是细胞核蛋白的主要组成部分，帮助机体进行蛋白质、脂肪、糖类代谢，并维持酸碱平衡，对精子的形成也有重要作用。

莲子有养心安神的功效。中老年人特别是脑力劳动者经常食用，可以健脑，增强记忆力，提高工作效率，

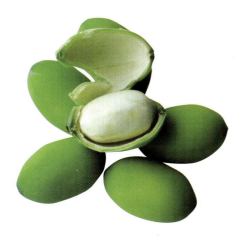

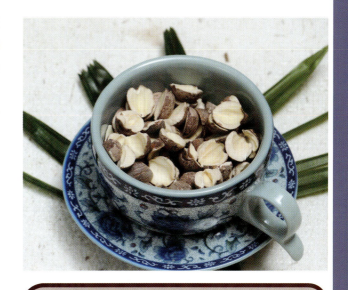

特别提示

芡实与莲子相比较，芡实偏于补肾，其健脾胃效能偏于从固涩方面发挥作用，莲子偏于清心，其健脾效能偏重于从补益方面发挥作用。

并能预防老年痴呆的发生。

莲子心味道极苦，却有显著的强心作用，能扩张外周血管，降低血压。

| 贮存要点 | 置于通风干燥处保存。

| 用法用量 | 内服：煎汤，10~15克；或入丸、散。去莲心、打碎用。

| 使用禁忌 | 中满痞胀及大便燥结者忌服。

保健应用

莲子龙眼汤

| 功　　效 | 促进新陈代谢，改善粗糙、病态的皮肤，主治皮肤粗糙、面色无华者。

| 原材料 | 莲子30克，芡实30克，薏苡仁50克，龙眼肉8克，水500毫升，蜂蜜少许。

| 做　　法 | 将上述4种原料加水以大火煖开，再用小火煮1小时，最后加入蜂蜜即成。

| 用　　法 | 连汤渣一道服食。

桑螵蛸

【别名】蓽根、京三棱、红蒲根、光三棱。

补肾固精的收敛药

| 来　　源 | 为螳螂科昆虫大刀螂、小刀螂、薄翅螳螂、巨斧螳螂或华北刀螂的卵鞘。

| 主要产地 | 主产广西、云南、湖北、湖南、河北、辽宁、浙江、江苏、安徽、山东等地。

| 性　　味 | 性平，味咸、甘。

| 功效主治 | 补肾固精。治遗精、白浊、小便频数、遗尿、赤白带下、阳痿、早泄。

| 主要成分 | 含蛋白质及脂肪等。卵囊附着的蛋白质膜上，含柠檬酸钙（六分子结晶水）的结晶，卵黄球含糖蛋白及脂蛋白。

| 性状特征 | 因形状不同，分为下列3种：

①团螵蛸：略呈圆柱形或者类圆形，表面浅黄褐色或黄褐色，上面有不太明显的隆起带，底面平坦或有附着在植物茎上而形成的凹沟。

②长螵蛸：略呈长条形，表面灰黄色，有斜向纹理。上面呈凸面状，上有带状隆起，隆起带两侧各有一浅沟，呈褐色或灰褐色。

③黑螵蛸：略呈平行四边形，表面褐色，有斜向纹理，上面呈凸面状，并有带状隆起，近尾端微向上翘，质坚而韧。

| 选购秘诀 | 以干燥、完整、幼虫未出、色黄、体轻而带韧性、无树枝草梗等杂质为佳。

| 药用价值 | 桑螵蛸含有碳酸钙、壳角质、黏液质及少量氯化钠、碳酸钙、镁等，有抗尿频和收敛作用，其所含磷脂有减轻动脉粥样硬化，促进红细胞发育及其他细胞膜合成的作用。

治尿频、夜尿或小便不禁，如属成人之肾虚多尿，需配山萸肉、沙苑子、当归、黄芪等补益药，方如固脬汤。如属小儿夜间遗尿，则配远志、茯神等镇静药和党参、当归等补益药，方如桑螵蛸散，也可在甘麦大枣汤的基础上加桑螵蛸，都有较好的效果。

治肾虚遗精、滑泄，属无梦而遗较适宜，以桑螵蛸为辅助药，佐以补肾药和其他收涩药，虚甚者加芡实、锁阳、肉苁蓉、覆盆子等，也可在金锁固精丸的基础上加桑螵蛸。

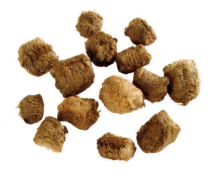

| 贮存要点 | 置通风干燥处，防蛀。

| 用法用量 | 内服：煎汤，4.5~9克；或入丸、散。

| 使用禁忌 | 阴虚火旺或膀胱有热者慎服。

● **保健应用**

桑螵蛸田鸡汤

功　效　补肾壮阳、强筋骨、祛风湿，主治肾虚阳痿、小便不禁、腰膝酸痛。

原材料　田鸡1只（约90克），桑螵蛸9克，山萸肉30克，巴戟天9克，枸杞子15克。

做　法　将田鸡剖开，去头、皮及肠杂、切块。桑螵蛸、山萸肉、巴戟天、枸杞洗净备用。把全部用料一起放入锅内，加清水适量，先大火煮沸后，再以小火煮2小时，调味后即可食用。

用　法　食肉喝汤。

特别提示
本品一般宜炙用，不宜生用，因为生用反而会引起腹泻等不适症状。

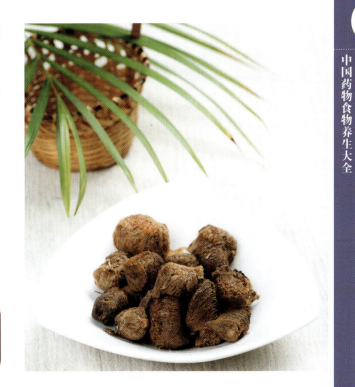

赤石脂

【别名】赤符、红高岭、赤石土、吃油脂、红土。

○ 治疗久痢的常用药

来　源　为硅酸盐类矿物多水高岭土的一种红色块状体。

主要产地　产于福建、河南、江苏、陕西、湖北、山东、安徽、山西等地。

性　味　性温，味甘、涩。

功效主治　涩肠、止血、收湿、生肌。治久泻、久痢、便血、脱肛、遗精、崩漏、带下、溃疡不敛。

主要成分　主要成分为水化硅酸铝，尚含相当多的氧化铁等物质，其组成如下：硅42.93%，铝36.58%，氧化铁及锰4.85%，镁及钙0.94%，水分14.75%。赤石脂与高岭土极其相似，事实上赤石脂在150～200℃，尚余二分子的水时，即成高岭土。普通的赤石脂是带红色的，但氧化铁、氧化锰含量的多少，可影响其颜色的变化。含量由少至多，颜色可呈现白、灰、青绿、红等的变化。而高岭土则比较纯粹，故多为白、灰色。

性状特征　为不规则的块状，大小不一。表面粉红色、红色至紫红色，或有红白相间的花纹，光滑如脂。质细腻，易砸碎，断面平滑，吸水性强，用舌

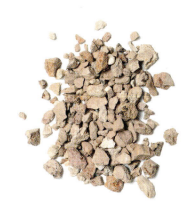

舔之黏舌。有泥土气，味淡。

选购秘诀　以色红、光滑细腻、易碎、舌舔之黏性强者为佳。

药用价值　**止泻作用**　对肠道内异常的发酵产物和炎症渗出物有吸附的作用，对发炎的胃肠黏膜有保护作用，因而有助于止泻。

止血作用　能显著缩短家兔血浆再钙化的时间。

其他作用　临床作用为治疗久痢的常用药。可治疗久痢和腹泻属虚泻、寒泻者；对慢性痢疾、有脓血便、腹痛喜按者，常配干姜、粳米，加强温中散寒的作用。

慢性结肠炎属于所谓休息痢者（病发时，大便夹杂黏液白浆如鱼脑，里急后重），配干姜、川连、黄芩，加强驱风、消炎作用。

治虚寒性月经过多和便血，轻者配补骨脂，稍重者加配止血药和其他固涩药。

贮存要点 置于通风干燥处。

用法用量 内服：煎汤，9～12克；或入丸、散。外用：研末撒或调敷。

使用禁忌 有湿热积滞者忌服。有实热、急性肠炎、早期痢疾等不宜用。

● **保健应用**

赤石脂干姜粥

功　效 温中健脾、涩肠止痢，主治慢性虚寒痢疾。

原材料 赤石脂30克，干姜10克，粳米60克。

做　法 将赤石脂打碎，与干姜入锅，加水300毫升，煎至100毫升，去渣取汁备用。粳米煮为稀粥，加入药汁，煮开1～2沸，待食。

用　法 佐餐食用。

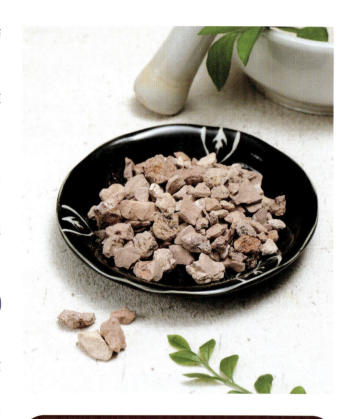

特别提示
产于岩石的风化壳和黏土层中。采挖后，除去杂石、泥土。

诃子

【别名】诃黎勒、诃黎、随风子。

○ 治疗久泻、久咳的常用药

来　源 为使君子科植物诃子的果实。

主要产地 主产云南，广东、广西等地亦产。

性　味 性温，味苦、酸涩。

功效主治 敛肺、涩肠、下气。治久咳失音、久泻、久痢、脱肛、便血、崩漏、带下、遗精、尿频。

主要成分 果实含鞣质23.60%～37.36%，其成分为诃子酸、诃黎勒酸、1,3,6-三没食子酰葡萄糖及1,2,3,4,6-五没食子酰葡萄糖、鞣云实精、原诃子酸、葡萄糖没食子鞣苷、并没食子酸及没食子酸等。又含莽草酸、去氢莽草酸、奎宁酸、阿拉伯糖、果糖、葡萄糖、蔗糖、鼠李糖和氨基酸。还含番泻苷A、诃子素、鞣酸酶、多酚氧化酶、过氧化物酶、抗坏血酸氧化酶等。树皮含β-谷甾醇、鞣质、并没食子酸、没食子酸和焦性儿茶酚。

性状特征 干燥果实呈卵形或近圆球形，表面黄绿色或灰棕色，微带光泽，有5条纵棱及多数纵皱纹，并有细密的横向纹理，基部有一圆形的果柄残痕。质坚实，断面灰黄色，显沙性，陈久则呈灰棕色。核壳厚，砸碎后，里有白色细小的种仁。气微，味酸、微涩。

选购秘诀 以黄棕色、有光泽、坚实者为佳。

药用价值 **一般药理作用** 果实含鞣质较多，有鞣质的一般作用，如收敛、止泻等。

抗菌作用 体外试验证明，对4～5种痢疾杆菌都有效，尤以诃子壳为佳。诃子在体外有良好的抗伤寒杆菌的作用。

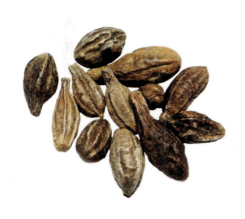

和慢性肠炎，取其有收敛和抗菌的作用。用于久咳，治肺结核之干咳、痰血，用生诃子配海浮石、瓜蒌皮等。

贮存要点 置于干燥处保存。

用法用量 内服：煎汤，3～9克；或入丸、散。外用：煎水熏洗。

使用禁忌 凡外邪未解，内有湿热火邪者忌服。脾气虚，表现消化不良者宜少用。

● 保健应用

诃子罗汉茶

功　　效 清咽利喉，适用于慢性咽炎之久咳失音等。

原材料 诃子10克（捶碎去籽），罗汉果半颗，菊花10克，大海子（胖大海）10克。

做　　法 将所有药材先过水洗一遍。药材放入杯中后加入适量烧开的沸水，加盖焖10～15分钟，至药材入味后即可。

用　　法 代茶饮用。

> **特别提示**
> 诃子生用止咳下气，开音效果较好，煨用涩肠止泻较好，对胃刺激性亦减轻。用于止泻时煨诃子的效果较好，但极少单用，多配其他固涩药。

解痉作用 从干果中用80%乙醇提得的诃子素，对平滑肌有罂粟碱样的解痉作用。

收敛作用 除鞣质外还含有致泻成分，故与大黄相似，先致泻而后收敛。

其他作用 临床上用于久泻、久痢，治慢性痢疾

五倍子

【别名】文蛤、百虫仓。

○ 收敛止血的常用药物

来　　源 为倍蚜科昆虫角倍蚜或倍蛋蚜在其寄主盐肤木、青麸杨或红麸杨等树上形成的虫瘿。

主要产地 四川、贵州、云南、陕西、湖北、广西等地。

性　　味 性平，味酸。

功效主治 敛肺、涩肠、止血、解毒。治肺虚久咳、久痢、久泻、脱肛、自汗、盗汗、遗精、便血、衄血、崩漏、外伤出血、肿毒、疮疖、睫毛倒卷。

主要成分 盐肤木虫瘿含大量五倍子鞣酸及树脂、脂肪、淀粉。

性状特征 ①角倍又名菱倍、花倍，呈不规则的囊状或菱角状，有若干瘤状突起或角状分枝，表面黄棕色至灰棕色，有灰白色软滑的绒毛，质坚脆，中空，破碎后可见黑褐色倍蚜的尸体及白色外皮和粉状排泄物。以皮厚、色灰棕、完整不碎者为佳。

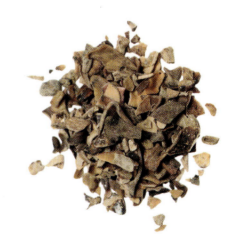

②肚倍又名独角倍，呈纺锤形囊状或长圆形，无突起或分枝，外表毛茸较少，折断面角质样，较角倍光亮。

选购秘诀 以个大、皮厚、质坚、完整者为佳。

药用价值 **收敛作用** 能使皮肤、黏膜和溃疡

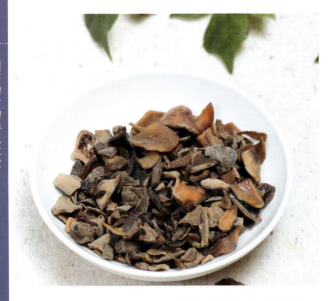

作用。

抗真菌作用 对真菌有较强的抑制作用。临床用于保护胃肠黏膜，内服治胃和十二指溃疡病，有收敛和镇痛的作用。用于止血，尤其多用于妇科子宫功能性出血或月经过多、来势急猛者。

贮存要点 置于干燥处保存。

用法用量 内服：研末，1.5～6克；或入丸、散。外用：煎汤熏洗、研末撒或调敷。

使用禁忌 外感风寒或肺有实热之咳嗽及积滞未清之泻痢者忌服。

● 保健应用

五倍子炖雄乌鸡

功　效 敛肺、涩肠、固精、止血、解毒。适用于肺虚久咳、久痢、久泻、脱肛、自汗、盗汗、早泄、遗精、便血、衄血等症。

原材料 雄乌鸡1只，五倍子30克，姜5克，料酒10克，盐5克，味精3克，葱10克，胡椒粉3克。

做　法 将五倍子洗净，雄乌鸡宰杀后，去毛、内脏及爪，姜拍松、葱切段。将五倍子、雄乌鸡、姜、葱、料酒同放炖锅内，加入清水2800毫升，置武火上烧沸，再用文火炖煮45分钟，加入盐、味精、胡椒粉即成。

用　法 佐餐食用，每日2次。

特别提示
治瘢痕疙瘩，可配黑醋、蜈蚣、蜂蜜等制成软膏外敷，有一定的效果。五倍子煎汤，外用局部熏洗，对皮炎、疮癣有一定的作用。

的组织蛋白凝固。

止血作用 本品可促进血液凝固。

抗菌作用 对金黄色葡萄球菌、痢疾杆菌、伤寒杆菌、炭疽杆菌、绿脓杆菌有显著的抗菌作用。

抗病毒作用 对甲型和亚洲甲型流感病毒有抑制

▶ 番石榴

【别名】鸡矢果、拔子、番稔、花稔。

○ 收敛止泻、消炎止血

来　源 桃金娘科番石榴属常绿灌木或小乔木。植物番石榴，以叶和果入药。春、夏采叶，秋季采果，晒干。

主要产地 广东、台湾、福建、广西、云南均有。

性　味 性平，味甘、涩。

功效主治 收敛止泻、消炎止血。叶、果可治急、慢性肠炎、痢疾、小儿消化不良。鲜叶外用，治跌打损伤、外伤出血、臁疮久不愈合。

主要成分 番石榴中含有多种人体所需的营养成分和有益物质，如含有果糖、葡萄糖、蔗糖、谷氨酸等。此外，还因富含维生素C而备受人们青睐。

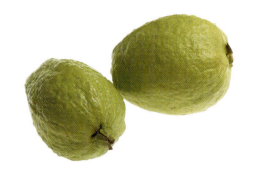

性状特征 番石榴常年开花结果，树高可达5米，主干不甚直立，树皮绿褐色、光滑。叶对生，革质长椭圆形或长卵形，背面有茸毛。花两性，白色。浆果卵形、梨形或球形，成熟时淡黄或粉红色，味略酸而有特殊香味。

选购秘诀 选择颜色均匀、颗粒完整、体型硕大的果实。

药用价值 **补充多种营养素** 番石榴营养丰富，可增加食欲，促进儿童生长发育，它含有蛋白质、脂肪、糖类及多种维生素、钙、磷、铁等营养成分，是一种营养价值较高的水果。

可治疗糖尿病 番石榴叶能软化血管、降血脂和血糖、降低胆固醇，在国外常用来治疗糖尿病。

迅速解除疲劳 番石榴具有耐缺氧、迅速解除疲劳的功效，有助于延缓生物体的过氧化进程。

富含维生素C 可以及时地补充人体对维生素C的需要，能有效地避免由于维生素C缺乏而引起的疾病。番石榴还广泛应用于食品加工业，就是为了增加食品维生素C的含量，使食品的营养得以强化和提高。

贮存要点 可放在阴凉通风处保存1周，建议现买现食。

用法用量 鲜食：叶、果15～30克；外用适量，鲜叶捣烂敷患处。

使用禁忌 番石榴如做水果吃，肝热人士应慎防便秘，因它具收敛止泻作用，去核吃较恰当；另一可行方法是配合其他纤维丰富的水果（如柚子）同吃。

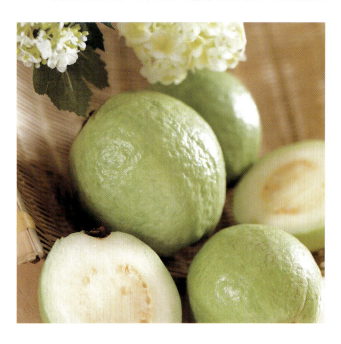

特别提示

番石榴的果实富含维生素C，除少量鲜食外，多加工成果粉、果汁。

● 保健应用

低热量果菜汁

功 效 果菜汁不但可以解渴，还可以做成低热量的减肥饮料，并能净化血液，使其呈碱性，常饮用此果汁能消除肥胖，保持苗条身材。

原材料 番茄1个，柠檬半个，番石榴1个，豆芽菜60克。

做 法 将所有的材料洗净，番茄、番石榴切成适当大小，柠檬去皮，一起放入果汁机中打汁，加入少许盐调味，搅拌均匀即可。

用 法 可作为健康饮料，每天饮用1杯。

Part 16 祛暑篇

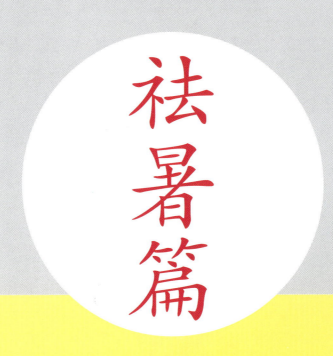

　　祛暑类的药品和食物主要是用于治疗暑热、暑湿病。

　　暑热也俗称中暑，机体遭受暑热之邪侵袭之后，初起既感头晕、头痛、胸闷、乏力、口渴、恶心欲吐、全身疼痛不适；甚则汗闭高热、烦躁不安；严重者神志不清、谵语、昏厥，或汗多尿少、四肢抽搐、筋肉痉挛、小腿抽筋疼痛或汗出肢冷、面色苍白、心慌气短等。通过询问病史，可了解到患者有在闷热的环境中或在烈日下，劳动时间过长的发病史，并结合患者的体温、脉搏、血压、有汗或无汗、有无小便等情况，综合进行判断。一旦诊断明确，立即予以抢救。由于暑热病多表现为高热、神昏、抽搐、昏迷等症状，极易与其他热性病相混淆，临床必须予以鉴别。

　　暑热如明显兼挟湿邪，又称为"暑湿病邪"。暑湿病邪虽然兼具暑邪和湿邪双重性质，但仍以暑热性质显著为特点。由暑湿病邪引起的温病有暑湿和伏暑，感而即病的为"暑湿"，伏至秋冬发病的名"伏暑"。暑湿病邪的致病特点与暑热病邪有所不同，主要表现在：易困阻脾胃，弥漫三焦；易伤筋动脉，耗损元气。但当暑湿病邪化燥后，其致病特点与暑热病邪相似。

　　此外，在炎暑之时，每因贪凉露宿或长期处于吹风、空调状态下，或进食生冷的食物，在感受暑邪时亦可兼挟寒湿为患，从而表现为暑湿内蕴、寒邪束表的病证。对于暑邪兼挟湿邪的问题，古代医家有"暑易挟湿"与"暑固有湿"两种不同见解。前者以王孟英为代表，他认为暑热并非必然要兼湿，提出"暑性属热，是火热之气"，"虽易兼感，实非暑中必定有湿也。"后者以章虚谷为代表，他说："盖夏至以后，相火湿土二气交会，合而为暑。"实际上，从临床上看，暑邪致病可以兼挟湿邪，也可以不兼挟湿邪，其中不兼挟湿邪的即暑热病邪，由暑热病邪引起的温病为暑温。暑热挟湿者，即暑湿病邪。由暑湿病邪引起的温病有暑湿及伏暑。

绿豆

【别名】青小豆。

家常解暑佳品

来源 为豆科植物绿豆的种子。

主要产地 全国大部分地区均产。

性味 性寒，味甘。

功效主治 清热解毒、消暑。用于暑热烦渴、疮毒痈肿等症。可解附子、巴豆毒。

主要成分 每100克含蛋白质22.1克，脂肪0.8克，碳水化合物59克，钙49毫克，磷268毫克，铁3.2毫克，胡萝卜素0.22毫克，硫胺素0.53毫克，核黄素0.12毫克，尼克酸1.8毫克。蛋白质主为球蛋白类，其组成中蛋氨酸、色氨酸和酪氨酸较少。绿豆的磷脂成分中有磷脂酰胆碱、磷脂酰乙醇胺、磷脂酰肌醇、磷脂酰甘油、磷脂酰丝氨酸、磷脂酸。

性状特征 干燥种子呈矩圆形，长4～6毫米，表面绿黄色或暗绿色，有光泽。种脐位于一侧上端，长约为种子的1/3，呈白色纵向线形。种皮薄而韧，

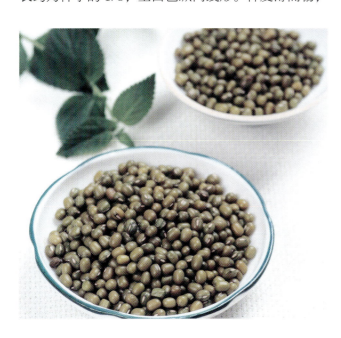

剥离后露出淡黄绿色或黄白色的种仁，子叶2枚，肥厚，质坚硬。

选购秘诀 绿豆以颗粒均匀、饱满、色绿、光润者为上品。

药用价值 抗菌抑菌作用 绿豆中的某些成分直接有抑菌作用。通过抑菌试验证实，绿豆衣提取液

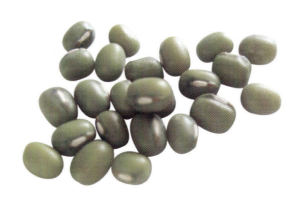

对葡萄球菌有抑制作用。根据有关研究，绿豆所含的单宁能凝固微生物原生质，可产生抗菌活性。绿豆中的黄酮类化合物、植物甾醇等生物活性物质可能也有一定程度的抑菌抗病毒作用。

通过提高免疫功能，间接发挥抗菌作用。绿豆所含有的众多生物活性物质如香豆素、生物碱、植物甾醇、皂苷等可以增强机体免疫功能，增加吞噬细胞的数量或吞噬功能。有实验用"补体致敏酵母菌血凝法"检测绿豆对正常及环磷酰胺所致免疫功能低下小鼠的红细胞免疫黏附功能的影响，结果表明绿豆可以抑制环磷酰胺诱发的小鼠红细胞功能低下的作用。

降血脂作用 用70%的绿豆粉或发芽绿豆粉混于饲料中喂兔，结果发现对实验性高脂血症兔血脂（总胆固醇及β-脂蛋白）的升高有预防及治疗作用，进而明显减轻冠状动脉病变。有人将绿豆水醇提取物拌入饲料喂养动物，连续7天，证实对正常小鼠和正常大鼠的血清胆固醇有明显降低作用。进一步研究发现，绿豆中含有的植物甾醇结构与胆固醇相似，植物甾醇与胆固醇竞争酯化酶，使之不能酯化而减少肠道对胆固醇的吸收，并可通过促进胆固醇异化和（或）在肝脏内阻止胆固醇的生物合成等途径使血清胆固醇含量降低。另外，大豆球蛋白被证实有降低血清胆固醇的作用。

抗肿瘤作用 实验发现，绿豆对吗啡与亚硝酸钠的合成物诱发的小鼠肺癌与肝癌有一定的预防作用。另有实验证实，从绿豆中提取的苯丙氨酸氨解酶对小鼠白血病L1210细胞和人体白血病K-562细胞有明显的抑制作用，并随"酶"剂量的增加和作用的时间而延长。

解毒作用 绿豆中含有丰富的蛋白质，生绿豆水

浸磨成的绿豆浆蛋白含量颇高，内服可保护胃肠黏膜。绿豆蛋白、鞣质和黄酮类化合物可与有机磷农药、汞、砷、铅化合物结合形成沉淀物，使之减少或失去毒性，并不易被胃肠道吸收。绿豆中的生物活性物质大多具有抗氧化作用。

清热解暑作用 高温出汗可使机体因丢失大量的矿物质和维生素而导致内环境紊乱，绿豆含有丰富无机盐、维生素。在高温环境下工作，常喝绿豆汤，可以及时补充丢失的营养物质，以达到清热解暑的治疗效果。

增进食欲作用 绿豆磷脂中的磷脂酰胆碱、磷脂酰乙醇胺、磷脂酰肌醇、磷脂酰甘油、磷脂酰丝氨酸和磷脂酸有增进食欲作用。

防癌抗癌作用 绿豆淀粉中含有相当数量的低聚糖（戊聚糖、半乳聚糖等），这些低聚糖因人体胃肠道没有相应的水解酶系统而很难被消化吸收，所以绿豆提供的能量值比其他谷物低，对于肥胖者和糖尿病患者有辅助治疗的作用。而且低聚糖是人体肠道内有益菌双歧杆菌的增殖因子，经常食用绿豆可改善肠道菌群，减少有害物质吸收，预防某些癌症。

抗衰老作用 绿豆还是提取植物性 SOD 的良好原料。由绿豆为原料制备的 SOD 口服液，其中所含的 SOD 经过化学修饰，可不被胃酸和胃蛋白酶破坏，延长半衰期，适合于人体口服吸收。另外，还有实验证明，绿豆中的鞣质既有抗菌活性，又有局部止血和促进创面修复的作用，因而对各种烧伤有一定的治疗作用。

贮存要点 置通风干燥处，防霉、防蛀。

用法用量 每餐 40 克。绿豆可烧饭、煮粥。

使用禁忌 脾胃、虚寒、滑泄者忌之。

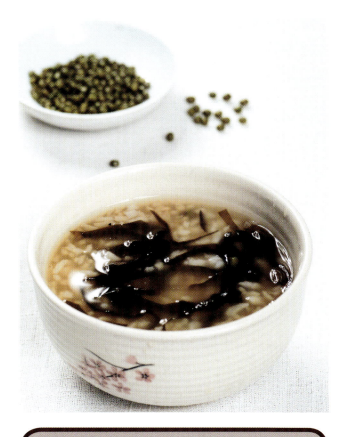

特别提示
绿豆不宜煮得过烂，以免使有机酸和维生素遭到破坏，降低清热解毒的功效。

● 保健应用

海带绿豆粥

功　效 清热解毒、退火气。

原材料 白米 1 杯，绿豆 1/3 杯，海带丝 1/3 杯，水 10 杯，盐、明太鱼粉、胡椒粉各适量，芹菜末少许。

做　法 白米洗净沥干，绿豆洗净后泡水 2 小时。锅中加水 10 杯，煮开，放入白米、绿豆、海带丝，稍稍搅拌。待再煮滚时改中小火熬煮 40 分钟，加入盐、明太鱼粉拌匀，撒上胡椒粉、芹菜末即可食用。

用　法 随意服用。

绿豆南瓜汤

功　效 清暑、利尿、解毒。

原材料 干绿豆 50 克，老南瓜 500 克，食盐少许。

做　法 干绿豆用清水淘去泥沙，滤去水，

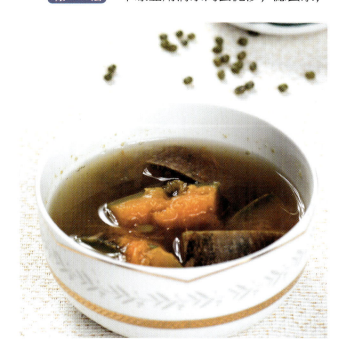

趁水未干时加入食盐少许（约3克）拌合均匀，略腌3分钟后用清水冲洗干净。老南瓜削去表皮，抠去瓜瓤，用清水冲洗干净，切成约2厘米见方的块状，待用。锅内注入清水约500毫升，置武火上烧沸后，先下绿豆煮沸2分钟，淋入少许凉水，再沸后将南瓜块放入锅内，加上盖，用文火煮沸约30分钟，至绿豆开花即成。吃时可加食盐少许调味。

【用　　法】佐餐食用。

甘草绿豆煲米饭

【功　　效】生津止渴、清热解毒。

【原 材 料】生甘草30克，绿豆100克，大米100克。

【做　　法】把生甘草切片，绿豆、大米淘洗干净。把大米、生甘草、绿豆同放锅内，如常规加水煲饭，煲熟即成。

【用　　法】每日2次，可当主食，早、晚食用。

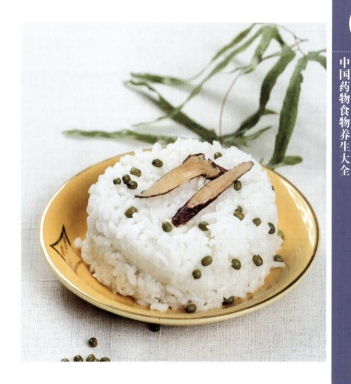

荷叶

【别名】莲叶。

○ 纯天然祛暑佳品

【来　　源】为睡莲科植物莲的叶。

【主要产地】全国大部分地区均产。

【性　　味】性平，味苦、涩。

【功效主治】清暑利湿、升发清阳、止血。可治暑湿泄泻、眩晕、水气浮肿、雷头风、吐血、衄血、崩漏、便血、产后血晕等症。

【主要成分】叶含莲碱、荷叶碱、原荷叶碱、亚美罂粟碱、前荷叶碱、N-去甲基荷叶碱、D-N-甲基乌药碱、番荔枝碱、鹅掌楸碱、槲皮素、异槲皮苷、莲苷、酒石酸、柠檬酸、苹果酸、葡萄糖酸、草酸、琥珀酸、鞣质。还含抗有丝分裂作用的碱性成分。

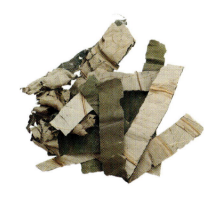

【性状特征】干燥的叶通常折叠成半圆形或扇形，完整或稍破碎。叶片展开后呈圆盾形，直径30余厘米。正面青绿色或棕绿色，有白色短粗腺毛；背面灰黄色或淡灰绿色，平滑有光泽；中心有一突起的叶柄残基，全缘，叶脉明显，粗脉21～22条，由中心向外放射，并分生多数细脉。质脆，易碎。微有香气，味淡、微涩。

【选购秘诀】以叶大、完整、色绿、无斑点者为佳。

【药用价值】中医认为，荷叶性味甘、寒，入脾、胃经，有清热解暑、平肝降脂之功，适用于暑热烦渴、口干引饮、小便短黄、头目眩晕、面色红赤、高血压病和高血脂症。药理研究表明，荷叶含荷叶碱、莲碱、荷叶苷等，能降血压、降脂、减肥。荷叶入食，味清香，可口宜人，入药可理脾活血、祛暑解热，治疗暑天外感身痛及脾湿泻泄。近几年医学分析发现，荷叶中含有丰富的微量元素和稀有维生素。花粉中含有大量β-胡萝卜素、维生素、核酸和人体必需的酶类（如葡萄糖氢化酶、腺苷脱氢酶），这些成分对人体新陈代谢、调节体内循环系统和内分泌具有重要作用。

【贮存要点】置通风干燥处，防蛀。

【用法用量】内服：煎汤，3～9克（鲜者15～30克）；或入丸、散。外用：捣敷、研末敷或煎

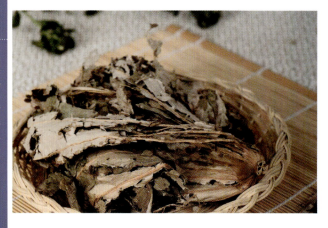

水洗。

使用禁忌 凡上焦邪盛、治宜清降者，切不可用。

● 保健应用

荷叶钩藤首乌汤

功　　效 解渴除烦、除风湿、清头目、疏肝解郁。

原材料 鲜荷叶1张，钩藤30克，首乌50克，猪脊骨500克，田七10克。

做　　法 将以上药材洗净，加水煮沸，再将猪脊骨碎块放入已煮沸的药汤中熬90分钟，熄火前10分钟放荷叶、盐，炖熟即可。

用　　法 随意服用。

特别提示 鲜嫩碧绿的荷叶用开水略烫后再用凉水漂凉，用来包鸡、包肉，蒸后食之，其形态特殊、风味别致，属上等佳肴。

▶ 芒果

【别名】庵罗果、檬果、漭果、闷果、蜜望、望果。

○ "热带果王"

来　　源 漆树科植物芒果的果实。

主要产地 中国台湾、广西及东南亚和南美洲的某些国家。

性　　味 性凉，味甘、酸。

功效主治 益胃止渴、解渴利尿。主治口渴咽干、食欲不振、消化不良、眩晕呕吐、咽痛音哑、咳嗽痰多、气喘等病症。

主要成分 芒果含多种维生素、胡萝卜素、叶酸、糖类、蛋白质、粗纤维、钙、磷、铁，以及芒果酮酸、异芒果醇酸、阿波酮酸、芒果苷。

性状特征 热带常绿大乔木，高9～27米，叶为披针形，油绿而发亮，花小而多，红色或黄色，呈顶生圆锥花序。现在全世界约有1000多个芒果品种，重量不一，形状各异，圆的、椭圆的、心形的、肾形的、细长的等等，果皮颜色有青、绿、黄、红等色，果肉有黄、绿、橙等色；味道有酸、甜、淡甜、酸甜等。

选购秘诀 以果大饱满、色黄艳丽、味甜，清香者为佳。

药用价值 芒果中的胡萝卜素含量特别高，有益于视力，能润泽肌肤。

芒果有明显的抗脂质过氧化和保护脑神经元的作用，能延缓细胞衰老、提高脑功能。能明显提高红细胞过氧化氢酶的活力和降低红细胞血红蛋白。

它还有祛痰止咳的功效，对咳嗽、痰多、气喘等症有辅助食疗作用。

芒果所含膳食纤维，能使粪便在结肠内停留时间缩短，有通便的作用，对防治结肠癌大有裨益。

芒果中维生素C的含量远远高于一般水果，能降低胆固醇、甘油三酯，常食芒果有利于防治心血管疾病。芒果中的黄酮类物质有类似动物雌激素的成分，对于妇女更年期症状的调节有一定的作用。

芒果核可做药用，能解毒消滞、降压。芒果煎水

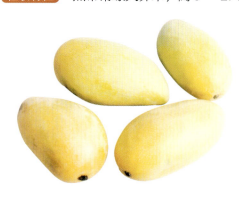

饮用，可去声音沙哑。

| 贮存要点 | 冰箱冷藏，时间不宜过长。

| 用法用量 | 每天1个（100克左右），生食、做菜均可。

| 使用禁忌 | 饱饭后不可食用芒果，不可以与大蒜等辛辣物质共同食用，否则可以使人得发黄病。

● 保健应用

芒果烧鸡

| 功　　效 | 补脾胃、益气血、生津液；对脾胃虚弱、食欲不振、气血亏虚、咽干口渴有疗效。

| 原 材 料 | 青芒果250克，鸡肉500克，番茄1个，洋葱1个，胡椒粉、牛油、蚝油、白糖、淀粉、白兰地酒适量。

| 做　　法 | 芒果去皮切片，洋葱和番茄切成角块。鸡肉切成块放入碗中，加淀粉拌匀。锅上火，放花生油烧热，加洋葱煸炒，下鸡肉炒匀，放入白兰地酒、牛油、白糖、蚝油、胡椒粉、精盐、芒果、番茄、水，拿勺轻搅几下，熟后上盘。

| 用　　法 | 佐餐食用，用量自定。

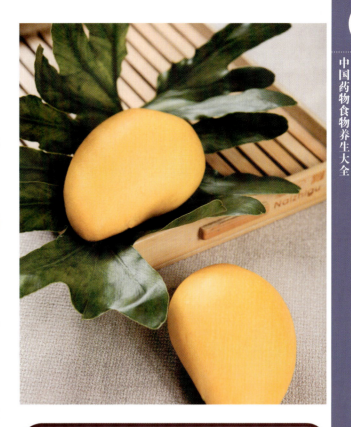

特别提示
芒果甘酸益胃，可多购买以备旅途急用，食之不晕船、恶心，堪称果中神品。

▶ 柠檬

【别名】宜母子、药果、檬子、宜母果、柠果。

○ 有药用价值的调味水果

| 来　　源 | 为芸香科植物黎檬或洋柠檬的果实。

| 主要产地 | 主产于我国广东、广西、福建、云南、贵州等地。

| 性　　味 | 果性平，味酸、甘；根性温，味辛、苦。

| 功效主治 | 抗酸、抗硬化、抗坏血、抗神经痛、抗风湿、抗瘙痒、抗菌、收敛、杀菌、除胃肠胀气、促进结疤、净化、利尿、柔软、治疮、退烧、止血、利肝、降低血糖、降低血压、杀虫、止泻、利胃、补身、驱蠕虫，还可治动脉硬化、贫血、头痛、偏头痛、流鼻血、喉咙痛、发烧、咳嗽、便秘、关节炎、风湿痛、油性皮肤、还可以增强免疫力，分解色素，抗斑除皱，抗蜂窝组织炎，治疗痤疮、疱疹，净化思绪，减轻精神压力，治蚊虫咬伤。

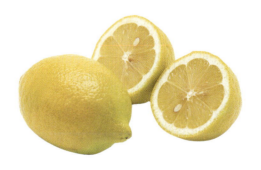

| 主要成分 | 柠檬含有糖、钙、磷、铁和维生素B_1，维生素B_2，维生素A，维生素P，特别是内含大量的维生素C，还含有丰富的有机酸和黄酮类、香豆精类、固醇类以及挥发油、橙皮苷、草酸钙、果胶等成分。

| 性状特征 | 柠檬是芸香科小乔木或枝条开展的

灌木。不经修剪的植株可高达 3～6 米。幼叶带明显的红色，以后渐变绿。花大，芳香，单生或成簇腋生，花蕾带红色，花瓣上部白色，下部红紫色。果实卵圆形，顶端有一个宽而矮的乳头状突起，8～10 瓣。成熟时为黄色。有些品种外果皮较厚，中果皮白色，海绵状，基本无味道，种子小，卵球形，端尖；偶有无籽的。果肉味极酸。

选购秘诀 选购柠檬以果实饱满、色泽鲜艳、汁多肉脆、味道较酸、微苦、浓郁芳香者为佳。

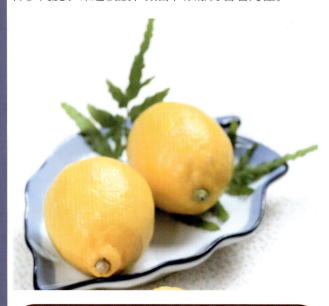

特别提示
将 1000～1500 克柠檬鲜果剥皮置于冰箱或居室内，对清除冰箱或居室中异味可起较好的作用。切片放于泡菜坛中，可以除白沫，使泡菜清脆爽口。

药用价值 柠檬具有生津祛暑、化痰止咳、健脾消食之功效，可用于暑天烦渴、孕妇食少、胎动不安、高血脂等症。

柠檬果肉压榨的柠檬汁含大量维生素 C，内服用于治疗皮肤色素沉着，故可使皮肤光洁细腻。柠檬富含维生素 C，对于预防癌症和一般感冒都有帮助。

循环系统的绝佳补药，使血液畅通，因而减轻静脉曲张部位之压力。

可恢复红血球的活力，减轻贫血的现象。同时刺激白血球，进而活络免疫系统，帮助身体抵抗传染性的疾病。

促进消化系统的功能，抑制体内的酸性，使胃中的碱性增加。

贮存要点 置冰箱冷藏。

用法用量 绞汁饮或生食，每次 1 个。

使用禁忌 胃、十二指肠溃疡或胃酸过多患者慎用。

● 保健应用

柠檬汁

功　效 调节内分泌，对经期乳胀、月经过多、子宫内膜异位、痛经有疗效。

原材料 鲜柠檬 6 个，蜜糖适量。

做　法 把柠檬榨汁，加蜜糖、水，搅拌均匀即可。

用　法 代茶饮。

▶ 猕猴桃

【别名】藤梨、猕猴梨。

○ 世界水果之王

来　源 为猕猴桃科植物猕猴桃的果实。

主要产地 分布河南、江苏、安徽、浙江、湖南、湖北、陕西、四川、甘肃、云南、贵州、福建、广东、广西等地。

性　味 性寒，味甘、酸。

功效主治 解热、止渴、通淋。治烦热、消渴、黄疸、石淋、痔疮。

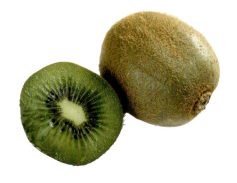

| 主要成分 | 猕猴桃果实含糖、各种维生素、有机酸、微量元素、色素等。

| 性状特征 | 猕猴桃是多年生藤本植物，俗称藤梨、洋桃、狐狸桃、仙桃等。它的果实似梨，皮色如桃。每年初夏开花，秋末成熟，酱色型，核细小，肉青绿色，成熟的果实汁多肉肥、味道鲜美。

新鲜的猕猴桃，质硬，可放多天。

| 选购秘诀 | 以体大饱满、汁多甘甜、有香蕉味者为佳。外表有碰伤、有破皮、湿点、褶皱或太软的不宜。

| 药用价值 | 猕猴桃含有蛋白水解酶，食后能帮助食物尤其是肉类食物的消化，阻止蛋白质凝固；其所含纤维素和果酸，有促进肠道蠕动、帮助排便的作用。

猕猴桃鲜果及果汁制品，可降低胆固醇及甘油三酯水平，对高血压病、高脂血症、冠心病等有辅助治疗作用。

猕猴桃中含有的血清促进素具有稳定情绪、镇静心情的作用，它具有一种大脑神经传递物质的功能。另外它所含的天然肌醇，有助于脑部活动，释放压力，使人走出情绪低谷。

猕猴桃果汁能阻断致癌物质N-亚硝基吗啉在人体内合成，预防多种癌症的发生，其有效物质AH2具有直接抗癌和间接抗癌的作用，既能抑制亚硝基的产生，又能提高免疫功能。

猕猴桃中有良好的膳食纤维，能降低人体内胆固醇含量，促进心脏健康。它还含有猕猴桃碱和多种蛋白酶，具有开胃健脾、帮助消化和防止便秘的功能。

此外，猕猴桃还有乌发美容、娇嫩皮肤的作用。

| 贮存要点 | 置冰箱冷藏。

| 用法用量 | 绞汁或生食为宜。每天1~3个。

| 使用禁忌 | 脾胃虚寒、尿频、月经过多和妊娠的妇女应忌食。

保健应用

猕猴桃苡仁粥

| 功　　效 | 预防癌症，可阻止致癌物质对人体的损伤。

| 原材料 | 猕猴桃1个，苡仁100克，冰糖适量。

| 做　　法 | 首先把猕猴桃的皮去掉，把它切成小块，放在盘里然后把苡仁淘洗干净，备用。把苡仁倒进盛有开水的砂锅里，用大火煮40分钟左右，苡仁煮熟之后放入适量的冰糖，冰糖化了之后再把猕猴桃丁倒进去，搅拌均匀就可以出锅了。

| 用　　法 | 随意服用。

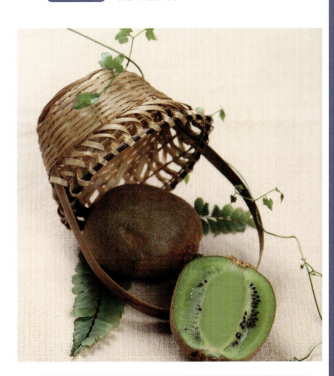

特别提示

猕猴桃软硬度的不同反映其有不同的甜度。喜欢甜度高的就选软一点的，喜爱酸甜口感的就选硬一些的。吃时可把猕猴桃对半切开，再用小汤匙挖来吃，即卫生又方便。

西瓜

【别名】寒瓜、水瓜、夏瓜。

盛夏祛暑佳品

| 来　　源 | 为葫芦科植物西瓜的果瓤。

| 主要产地 | 全国大部分地区均有。

| 性　　味 | 性寒，味甘。

| 功效主治 | 清热解暑、除烦止渴、利小便，治

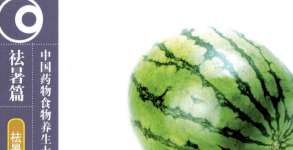

暑热烦渴、热盛津伤、小便不利、喉痹、口疮。

主要成分 西瓜汁含瓜氨酸、α-氨基-β-丙酸、丙氨酸、α-氨基丁酸、γ-氨基丁酸、谷氨酸、精氨酸、磷酸、苹果酸、乙二醇、甜菜碱、腺嘌呤、果糖、葡萄糖、蔗糖、盐类（主为钾盐）、维生素C、β-胡萝卜素、γ-胡萝卜素、番茄烃、六氢番茄烃等。又含挥发性成分，内有乙醛、丁醛、异戊醛、己醛。花中有谷氨酸、天门冬氨酸、精氨酸、天门冬素、赖氨酸、丙氨酸。雌花含前4种氨基酸远比雄花多，而含赖氨酸及丙氨酸较少。

性状特征 西瓜主根系，幼苗茎直立，4～5节后渐伸长，5～6叶后匍匐生长，分枝性强，可形成3～4级侧枝。叶互生、有深裂、浅裂和全缘。果面平滑或有棱沟，表皮绿白、绿、深绿、墨绿、黑色，间有细网纹或条带。果肉乳白、淡黄、深黄、淡红、大红等色。肉质分紧肉和沙瓤。种子扁平、卵圆或长卵圆形，平滑或具裂纹。种皮呈白、浅褐、褐、黑色，或棕色，单色或杂色。

选购秘诀 以果皮坚硬而有光泽、表面花纹清晰、果柄粗细均匀者为佳。熟瓜摸之有光滑感。

药用价值 西瓜含有大量水分、多种氨基酸和糖，可有效补充人体的水分，防止因水分散失而中暑。同时，西瓜还可以通过利小便排出体内多余的热量而达到清热解暑之效。西瓜皮有美容作用，用瓜皮轻轻摩擦面部，可使面部皮肤白净光滑、富有弹性。

西瓜翠衣（西瓜皮）有消炎降压、促进新陈代谢、减少胆固醇沉积、软化及扩张血管等功效，能提高人体抗病能力，预防心血管系统疾病的发生。

以西瓜为原料制成的西瓜霜有消炎退肿的疗效，吹敷患处，可治咽喉肿痛、口舌生疮诸疾。

瓜肉中的瓜氨酸及精氨酸部分，据称能增进大鼠肝中的尿素形成，导致利尿。

西瓜可治疗肾炎，它所含的糖和盐能利尿并消除肾脏炎症，所含有的蛋白酶能把不溶性蛋白质转化为可溶性的蛋白质，增加肾炎病人的营养。

贮存要点 新鲜食用或置于冰箱冷藏。

用法用量 生食或绞汁，瓜皮可做凉菜。

使用禁忌 中寒湿盛者忌服。

● 保健应用

绿豆粥

功　效 清热利尿、消暑止渴、祛瘀降压。

原材料 大米120克，绿豆100克，西瓜瓤150克。

做　法 把绿豆用清水泡4小时，西瓜瓤切成丁。先淘净大米，与绿豆同入锅，加水，旺火烧沸后用小火熬成粥，再拌入西瓜瓤，煮沸即可。

用　法 每天早、晚分食。

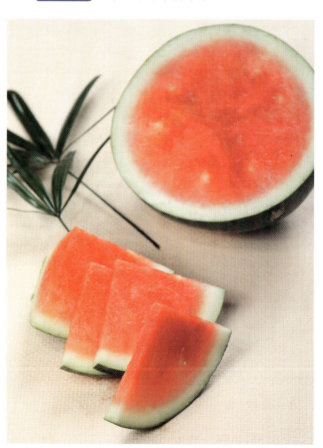

特别提示

果皮可腌渍、制蜜饯、做果酱和饲料。种子含油量达50%，可榨油、炒食或作为糕点配料使用。

甜瓜

【别名】甘瓜、香瓜、果瓜、熟瓜。

盛夏消暑解渴的珍品

来　　源	为葫芦科植物甜瓜的果实。
主要产地	全国各地均有。
性　　味	性寒，味甘。
功效主治	清暑热、解烦渴、利小便。
主要成分	含球蛋白 2.68%，柠檬酸等有机酸，β-胡萝卜素，维生素 B，维生素 C 等。

性状特征 甜瓜一年生攀援或匍匐草本。茎上具深槽，生多数刺毛。卷须先端卷曲或攀援它物，具刺毛。叶互生。具长柄，柄长约 10 厘米。叶片圆形或近肾形，花单性同株，单生于叶腋。花萼管状，5 裂，裂片先端尖，密被白柔毛。瓠果肉质，一般为椭圆形，果皮通常黄白色或绿色，有时具花纹，果肉一般黄绿色，芳香。果梗圆柱形，具纵槽。种子多数，黄色或灰白色，扁长卵形。

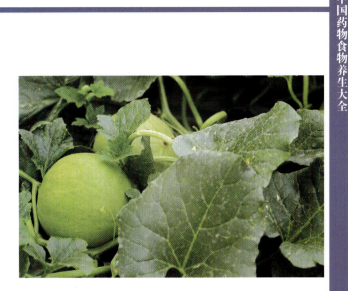

特别提示
儿童饮用甜瓜汁，对于防治软骨病具有一定的效果。

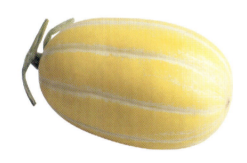

选购秘诀 挑选形状均衡的甜瓜，没有缺口、瘀伤、切口或是污点。检查网格下的表皮颜色，应该是闪亮的金黄色。买表皮光滑，形状较圆的甜瓜。它不像其他的瓜有藤，它成熟时就会裂开，尾部也很光滑。挑选较沉的甜瓜，这标志着汁多。确保甜瓜有诱人的芳香。

药用价值 **清暑热、解烦渴** 甜瓜可消暑清热、生津解渴、除烦等。

帮助肾脏病人吸收营养 甜瓜中含有转化酶，能帮助肾脏病人吸收营养，对肾病患者有益。

保肝 甜瓜蒂所含的胡萝素 B 能明显增加实验性肝糖元蓄积，减轻慢性肝损伤，从而阻止干细胞脂肪变性及抑制纤维增生。

催吐 甜瓜蒂含有苦毒素，葫芦素 B，葫芦素 E 等结晶性苦味质，能刺激胃黏膜，内服适量，可致呕吐，且不为身体吸收，而无虚脱及身体中毒等症状。

杀虫 现代研究发现，甜瓜子有驱杀蛔虫、丝虫等作用，可广泛用于治疗虫积病症。

贮存要点 成熟的甜瓜存放于冰箱，直到食用为止。太硬的甜瓜可多放几天，直到它变软，绿色变为金黄色。

用法用量 内服：生食，也可煎、炒、煮等，每餐 100～150 克。

使用禁忌 脾胃虚寒、腹胀便溏者忌服。

保健应用

甜瓜茶

功　效 清暑热、解烦渴，可治疗慢性支气管炎。

原材料 甜瓜 250 克，冰糖 25 克，绿茶 1 克。

做　法 甜瓜洗净，切成薄片，与绿茶一起放入锅中，加入适量的清水，开大火煮沸，之后再转小火续煮约 25 分钟。起锅前根据个人口味加入适量的冰糖即可。

用　法 温服，每日 1～2 次。

哈密瓜

【别名】甘瓜、果瓜、熟瓜。

好吃又营养的消暑甜品

来　　源　新疆产哈密瓜的全果。

主要产地　新疆、甘肃等。

性　　味　性寒，味甘。

功效主治　清暑热、解烦渴、利小便。主治暑热烦渴、小便不利、暑热下痢、腹痛。

主要成分　哈密瓜不但风味佳，而且富有营养。据分析，哈密瓜的干物质中，含有4.6%～15.8%的糖分、纤维素2.6%～6.7%，还有苹果酸、果胶物质，维生素A，维生素B，维生素C，尼克酸以及钙、磷、铁等元素。

性状特征　瓜的外形呈长卵圆，重2～3千克，皮色灰绿而果柄处布有粗网纹，瓜肉色如晶玉，甘美肥厚、芳香醇郁、细脆爽口。哈密瓜分网纹、光皮两种。按成熟期分为早熟瓜蛋、夏瓜（中熟）、冬瓜（晚熟）等品种群。不同品种的瓜，其形态、颜色、皮纹也不

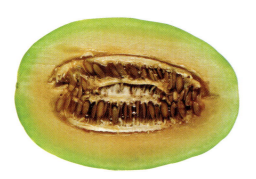

一样。常见的优良品种有红心脆、黑眉毛蜜极甘、炮台红、铁皮、青麻皮、网纹香梨、哈密加格达、小青皮、白皮脆和香梨黄等。

选购秘诀　用鼻子嗅瓜，一般有香味，即成熟度适中；无香味或香味淡薄的则成熟度较差，可放些时间后食用。挑瓜时可用手摸一摸，瓜身坚实微软，成熟度适中。太硬则不太熟，太软则成熟过度。

药用价值　哈密瓜能清热解暑、生津止渴、除烦利尿，可用于暑热烦闷、食少口渴、热结膀胱、小便不利等病证。

哈密瓜中含有可以把不溶性的蛋白质转变为可溶性蛋白质的转化酶，对肾脏病人有益。

哈密瓜的瓜蒂具有催吐作用，能催吐胸膈痰涎及宿食，内服适量，可致呕吐以救食物中毒。

中医认为，哈密瓜性偏寒，具有疗饥、利便、益气、清肺热、止咳的功效，适宜于肾病、胃病、咳嗽痰喘、贫血和便秘患者。

贮存要点　哈密瓜应轻拿轻放，不要碰伤瓜皮，受损伤的哈密瓜很容易变质腐烂，不能储藏。

用法用量　生食、绞汁，或加工成蜜饯食用。每次90克。

使用禁忌　哈密瓜含糖较多，糖尿病人应慎食。哈密瓜性凉，不宜吃得过多，以免引起腹泻。患有脚气病、黄疸、腹胀、便溏、寒性咳喘及产后、病后的人不宜食用。

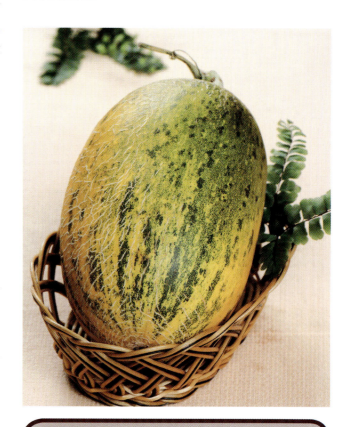

特别提示

较晚熟的黑眉毛蜜极甘，上市时已临近10月深秋。这类晚熟哈密瓜质优而耐贮运，经秋日曝晒后，用绳络兜好，挂吊在暖窖中过冬，至来春取食，依然鲜美如新。

● 保健应用

山竹哈密瓜汁

功　　效　益智醒脑、改善健忘、祛暑清热、除烦。

原 材 料　山竹2个，哈密瓜300克，大豆卵磷脂1匙（约10克）。

做　　法　山竹去皮、去籽，哈密瓜去皮、去籽、切小块。三种材料放入果汁机中，加冷开水200毫升，拌匀即可。

用　　法　随意饮用。

▶ 杨梅

【别名】机子、圣生梅、白蒂梅、朱红、树梅。

○ 生津止渴的消暑佳品

来　　源　为杨梅科植物杨梅的果实。

主要产地　我国东南各省。

性　　味　性温，味甘、酸。

功效主治　生津止渴、和胃止呕、健脾消食，主治烦渴、吐泻、脘腹胀满、食积不化等病症。

主要成分　果实含葡萄糖、果糖、柠檬酸、苹果酸、草酸、乳酸和蜡质等。又含花色素的单葡萄糖苷和少量双葡萄糖苷。叶含挥发油和鞣质。又含蒲公英赛醇、α–香树脂醇、β–香树脂醇、蛇麻脂醇、内消旋肌醇和杨梅树皮苷。

性状特征　常绿乔木或灌木，高可达15米，胸径60厘米。叶革质，集生枝顶，长椭圆状、倒披针形，长达16厘米，先端急尖，基部楔形，中部以上有锯齿。雄花序生叶腋，长1～4厘米；雌花序单生叶腋，具3～4小苞片，每苞生1朵花。每花序仅1～2朵发育成果，核果，深红色，果外具乳头状突起。果皮多汁，味酸、甜。

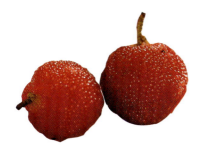

选购秘诀　选购杨梅，以果大、汁多、味甜、核小者为佳。果肉外形以枣状突起呈圆刺状者，则汁水多，甜味浓。

药用价值　杨梅的叶、根与枝干表皮可提炼黄酮类与香精油物质，可用作医疗上的收敛剂。杨梅的核仁中含有维生素B_{17}，这是一种抗癌物质。

杨梅有生津止渴、健脾开胃之功效，且有解毒祛寒之功。盛夏腹泻时，取杨梅熬浓汤喝下即可止泄，具有收敛作用。

杨梅果核可治脚气，根可止血理气，树皮泡酒可治跌打损伤、红肿疼痛等。

杨梅叶子的有效成分杨梅黄酮具有收敛、兴奋和催吐的作用，用于腹泻、黄胆肝炎、淋巴结核、慢性咽喉炎等。

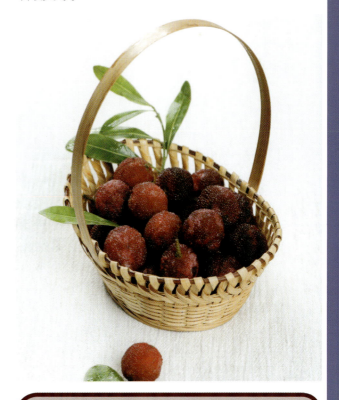

特别提示

杨梅除鲜食外，又可制成杨梅干、蜜饯、果酱、果汁、果酒。

杨梅的树皮素还具有抗氧化、消除体内自由基的功效。广泛应用于医药、食品、保健品和化妆品。

| 贮存要点 | 置于冰箱保存。

| 用法用量 | 杨梅果实除鲜食外，还可加工成糖水杨梅罐头、果酱、蜜饯、果汁、果干、果酒等食品。

| 使用禁忌 | 切不可多食，甚能损齿及筋。杨梅是不带皮的水果，容易沾上病菌，在食用前要用盐水泡洗。

● 保健应用

杨梅甜酒

| 功　　效 | 清解暑热、去痧止泻，可预防中暑、治暑热泄泻。

| 原材料 | 新鲜杨梅500克，白糖50克。

| 做　　法 | 杨梅洗净后加白糖，捣烂放入瓷罐中，发酵1周成酒，用纱布滤汁。放入锅中煮沸，熄火冷却后，密封保存。

| 用　　法 | 越陈越好，随量饮用。

▶ 甘蔗

【别名】属蔗、干蔗、接肠草、竿蔗、糖梗。

○ 含铁丰富的"补血良果"

| 来　　源 | 为禾本科植物甘蔗的茎秆。

| 主要产地 | 广东、广西、福建、台湾、安徽、江西、浙江、湖南、湖北、四川、云南等地均有。

| 性　　味 | 性寒，味甘。

| 功效主治 | 消热生津、下气润燥。治热病津伤、心烦口渴、反胃呕吐、肺燥咳嗽、大便燥结，并解酒毒。

| 主要成分 | 每100克可食部分中，含水分84克，蛋白质0.2克，脂肪0.5克，碳水化合物12克，钙8毫克，磷4毫克，铁1.3毫克。蔗汁中含多种氨基酸，有天门冬素、天门冬氨酸、谷氨酸、丝氨酸、丙氨酸、缬氨酸、亮氨酸、正亮氨酸、赖氨酸等。

| 性状特征 | 茎秆直立、粗壮坚实，高2～4米，径2～5厘米，绿色、淡黄或淡紫色，表面常被白色粉末。叶片阔而长，长0.5～1米，宽2.5～5厘米，两面粗糙，边缘粗糙或带小齿，中脉粗厚、白色、鞘口有毛。圆锥花序大，长40～80厘米，白色、生于秆顶、花序柄无毛。分枝纤细，长10～80厘米，节间无毛。小穗长3～4毫米，小穗柄无毛。基盘微小，被白色丝状长毛，毛长约为小穗的2倍。春季抽穗。

| 选购秘诀 | 茎秆粗硬光滑、富有光泽、表面呈紫色、挂有白霜、无虫蛀孔洞、果肉洁白、质地紧密、富含汁液、有清爽气息者为佳。

| 药用价值 | 中医认为，甘蔗入肺、胃二经，具有清热、生津、下气、润燥、补肺益胃的特殊效果。甘蔗可治疗因热病引起的伤津、心烦口渴、反胃呕吐、肺燥引发的咳嗽气喘。另外，甘蔗还可以通便解结，

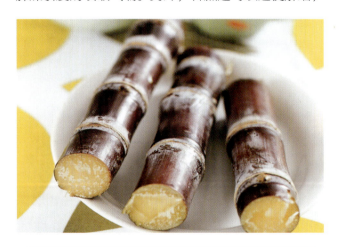

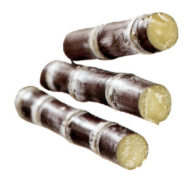

> **特别提示**
>
> 甘蔗是口腔的"清洁工"，甘蔗纤维多，在反复咀嚼时就像用牙刷刷牙一样，把残留在口腔及牙缝中的污垢一扫而净，从而能提高牙齿的自洁和抗龋能力。同时咀嚼甘蔗，对牙齿和口腔肌肉也是一种很好的锻炼，有美容脸部的作用。

饮其汁还可缓解酒精中毒。

甘蔗中的钙、磷、铁等无机元素的含量也较高，其中铁的含量特别多，每千克的甘蔗中含9毫克，居水果之首，故甘蔗素有"补血果"的美称。

| 贮存要点 | 可置于低温处保存，注意防菌。

| 用法用量 | 内服：甘蔗汁，60～120克。外用：捣敷。

| 使用禁忌 | 脾胃虚寒者慎服。甘蔗如被细菌污染，而有酒糟味时也不宜食用，以防引起呕吐、昏迷等。

● **保健应用**

北沙参甘蔗汁

| 功　　效 | 润肺止咳、养胃生津、下气润燥。主治小儿胃阴不足所致之厌食症。

| 原材料 | 鲜石斛12克，玉竹9克，北沙参15克，麦冬12克，山药10克，甘蔗汁250克。

| 做　　法 | 前5味水煎取汁，甘蔗榨汁，将两种汁混和在一起，搅拌均匀即可。

| 用　　法 | 代茶饮。

沙葛

【别名】土瓜、凉瓜、凉薯、葛瓜、葛薯、土萝卜、草瓜茹、地萝卜。

○ 清热凉暑的保健佳品

| 来　　源 | 为豆科植物豆薯的块根。

| 主要产地 | 台湾、福建、广东、广西、云南、四川、贵州、湖南、湖北等地均有。

| 性　　味 | 性凉，味甘。

| 功效主治 | 生津止渴，可去酒毒、预防神经痛。

| 主要成分 | 块根每100克含蛋白质0.56克、脂肪0.18克，碳水化合物8.2克。叶含豆薯苷、植物性蛋白质、纤维和维生素。

| 性状特征 | 豆薯一年生草质藤本。块根肉质、肥大，圆锥形或纺锤形，直径达10厘米，外皮淡黄色，富于纤维性，易剥去，肉白色，味甜多汁。茎缠绕状，长达3～7米。复叶、互生。小叶3枚，顶端小叶菱形，长3.5～16厘米，宽5.5～18厘米，两侧小叶，卵形或菱形，长3.5～14厘米，宽3～13.5厘米，边缘有齿，或掌状分裂，少有全缘；花浅蓝色、堇紫色或白色，长15～20毫米，成簇集生成总状花序，簇的基部有关节；翼瓣和旗瓣等长，旗瓣基部有耳，龙骨瓣钝而内弯，与翼瓣等长或过之。花柱与柱头内弯，荚果长7.5～13厘米，宽12～15毫米，有细的粗糙状伏毛，种子近方形，宽、长约7毫米。

| 选购秘诀 | 以根块饱满、完整，内里肉质水分充足的为宜。

| 药用价值 | 沙葛又叫凉瓜，因其种子似豆荚，

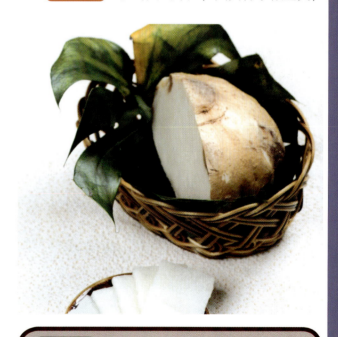

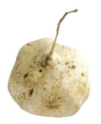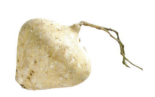

> **特别提示**
> 沙葛与肉类同煮，能吸收肉类的脂肪，煮出来的肉食特别嫩而绝无油腻感觉，吃来鲜甜爽口。沙葛除了可去掉肉食的脂肪，更可消除人体多余的脂肪。所以，如果你想保持身材苗条，应时常食用沙葛。

故又称为豆薯。生熟均可食，去皮生食味甜，可作水果食用，煮炒后可作蔬菜佐膳。亦可用来制淀粉。

沙葛去皮生食，治暑热烦渴，有清暑解渴功效。

沙葛250克，水煎服（或加葛根等量更佳），治感冒发热、烦渴头痛、下痢。

沙葛去皮，捣烂绞汁，用凉开水冲服，一日3次，治高血压症、头昏目赤、大便秘结。

沙葛1个（约200克），去皮、切块，用白糖拌匀食用。有生津、除热、解毒的作用，适用于嗜酒引起的酒精中毒。

贮存要点 置于通风处，防虫、防潮。

用法用量 内服：生吃或煮食。每餐1个。

使用禁忌 种子和叶有剧毒，不可食，只能作杀虫剂。

保健应用

沙葛瘦肉汤

功　效 有生津止渴、润喉、解热除烦、解毒、解酒精中毒等功效。

原材料 沙葛2个，瘦肉100克。

做　法 沙葛（并非粉葛）去皮切片，瘦肉切片，一起煮30分钟即成。

用　法 饮汤食肉及沙葛，爽口清甜，随意服用。

苦瓜

【别名】锦荔枝、癞葡萄、红姑娘、凉瓜、癞瓜、红羊

降火开胃的"君子菜"

来　源 为葫芦科植物苦瓜的果实。

主要产地 产于广西、广东、云南、福建等地。

性　味 性寒，味苦。

功效主治 清暑消热、明目解毒。治热病烦渴引饮、中暑、痢疾、赤眼疼痛、痈肿丹毒、恶疮。

主要成分 果实含苦瓜苷，是 β–谷甾醇–β–D–葡萄糖苷和5,25–豆甾二烯醇–3–葡萄糖苷的等分子混合物。苦瓜的维生素C含量也较丰富，每百克高达84毫克。此外尚有蛋白质、脂肪、糖类、钙、磷，以及胡萝卜素、维生素B等营养成分。

性状特征 优良品种的"大顶苦瓜"，瓜形大，瓜肉厚，苦中带甘，为苦瓜上品；又有"滑身苦瓜"，以瘤纹不深，瓜身光亮，肉质细嫩著称。西江地区的"纺锤苦瓜"，每个长达二尺。南京郊区又有"小白苦瓜"，比黄瓜还苗条，别致异常。

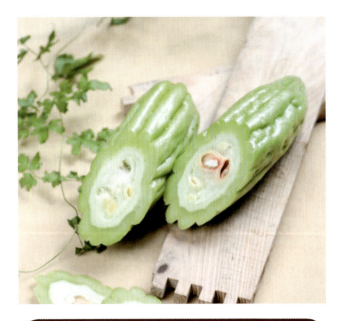

特别提示

善于烹调的人，把苦瓜切断，用盐腌片刻，即除掉一半苦味，再将苦瓜横切成圈，酿以肉糜，与蒜头、豆豉同煎，色美味鲜、颇具风味。用苦瓜煮鱼肉，不仅不苦，反而鲜美。

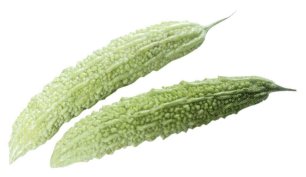

选购秘诀 以青边、肉白、片薄、子少者为佳。

药用价值 **降低血糖作用** 正常的以及患四氧嘧啶性糖尿病的家兔灌服苦瓜浆汁后，可使血糖明显降低。

降火作用 吃点苦瓜能败火，中医认为，苦可以泄热、宁心、固护阴液，并刺激胰岛素分泌。苦味的食品及药物其性多寒凉，用寒治热，以达平衡。常吃苦瓜的人不易上火和不易得糖尿病。

防癌作用 苦瓜中含有生理活蛋白和苦杏仁苷，能提高人体免疫功能，可防癌。

帮助消化 苦瓜中的苦味一部分来自于它所含有的有机碱，不但能刺激人的味觉神经，使人增进食欲，还可加快胃肠运动，有助于消化。

消暑解热作用 苦瓜的营养成分中还具有一种独特的苦味成分——金鸡纳霜，能抵制过度的体温升高，起到消暑解热的作用。

清热祛痱功效 在夏季，儿童常会生出痱子，用苦瓜煮水擦洗，有清热、止痒、祛痱的功效。

贮存要点 置于冰箱冷藏。

用法用量 可炒食、煮汤。每餐80克。

使用禁忌 脾胃虚寒者，食之令人吐泻腹痛。

● **保健应用**

五味苦瓜

功　效 开胃消食、清暑美容。对慢性胃炎、吸收不良综合征、中暑、单纯性消瘦均有疗效。

原材料 新鲜苦瓜250克，麻油、蒜蓉、香菜末、番茄酱、醋皆适量。

做　法 把苦瓜洗净，去掉瓜瓤，切成薄片放在碗里，添加麻油、番茄酱、醋、蒜蓉拌匀，撒上香菜末即可。

用　法 随餐食用，用量自愿。

菱角

【别名】水栗、芰、芰实、水菱、沙角。

○ 健脾和胃、生津止渴

来　源 为菱科植物菱的果肉。

主要产地 原产于我国南方，以长江下游太湖地区和珠江三角洲等地栽培较为集中。

性　味 性凉，味甘。

功效主治 生食清暑解热、除烦止渴。熟食则益气健脾。

主要成分 果肉略有抗腹水肝癌 AH-13 的作用。另含丰富的淀粉、葡萄糖、蛋白质。

性状特征 栽培的菱角为三个类型。

一种是四角菱，果实只有4只角，宜于生食的有苏州水红菱，果皮红色，体大味甜。宜于熟食的有馄饨菱，皮绿色、壳薄、肉糯。还有淀粉含量高的异江小白菱等。

另一种是两角菱，品质较差。

第三种是无角菱，又叫圆角菱，果实体大，菱肉品质介于四角菱和两角菱之间。消费者可以根据这些特征进行选购。

选购秘诀 选择新鲜、没有变质的为好。

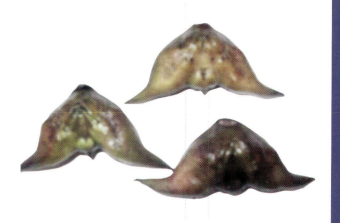

药用价值 在以艾氏腹水癌作体内抗癌的筛选试验中，发现种子的醇浸水液有抗癌作用。因为菱角内含有麦角固烯和 β - 谷氨酸。

菱角可健脾止泻、清暑泄热、益气健脾。菱角生食能消肿解热、利尿通乳；熟食能益气健身、养神安志。

贮存要点 置于低温下保存，但不宜储存太久。

用法用量 其果肉可食，嫩茎可作为蔬菜炒食，每餐30克。

使用禁忌 患疟疾者勿食。菱角生食时一定要洗净，因为姜片虫的幼虫常寄生在菱角表面。身体虚弱的人最好不生食。预防感染姜片虫的方法是，不用嘴啃菱壳，最好在食用前用高锰酸钾溶液充分浸泡，再用清水洗刷干净。

● 保健应用

莲藕菱角排骨汤

功　效　健脾养胃、清热解暑、生津止渴，适用于暑热伤津、身热心烦、口渴咽干、食欲减退、体倦神疲等，对消化道癌、子宫癌有一定的预防作用。

原材料　莲藕300克，菱角300克，排骨600克，胡萝卜1段，盐、白醋适量。

做　法　排骨氽汤，捞起备用。莲藕削皮，洗净后切片。菱角氽汤、捞起，剥净外皮备用。将以上材料放入煮锅，加水至盖过材料，加入醋，以大火煮开，转小火炖35分钟，加盐调味即可。

用　法　佐餐食用。

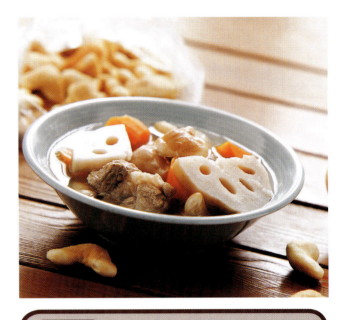

> **特别提示**
> 菱角可生食、熟食或加工制成菱粉冲泡食用，味道绝佳。

▶ 田螺　　【别名】黄螺。

○ 清热明目的"盘中明珠"

来　源　为田螺科动物中国圆田螺或其同属动物的全体。

主要产地　全国各地均产。

性　味　性寒，味甘、咸。

功效主治　清热利水。治热结小便不通、黄疸、脚气、水肿、消渴、痔疮、便血、目赤肿痛、疔疮肿毒。

主要成分　可食部每100克约含水分81克，蛋白质10.7克，脂肪1.2克，碳水化合物4克，灰分3.3克，又含钙1357毫克，磷191毫克，铁19.8毫克，硫胺素0.05毫克，核黄素0.17毫克，尼克酸2.2毫克，维生素A130国际单位。

性状特征　中国圆田螺贝壳大，壳高6厘米，宽4厘米。壳薄而坚，呈长圆锥形。有6～7个螺层，各螺层增长均匀迅速。螺旋部高而略宽，螺体层膨圆，缝合线深。壳表光滑呈黄褐色或深褐色。生长纹细密。壳口卵圆形，上方有一锐角，周围有黑色边框。脐口部分被内唇遮盖而呈线状，或全部被遮盖。卵圆形，棕褐色，有环纹，核接近内唇中心处。

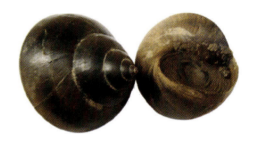

选购秘诀　购买田螺时，要挑选个大、体圆、壳薄的，掩片完整收缩、螺壳呈淡青色、壳无破损、无肉溢出、拿在手里有重量的为佳。

药用价值　田螺身短圆、尾部尖实、螺肉结实、个体大，多生活在水田、池塘。螺肉性寒、味甘，含有丰富的蛋白质以及维生素C、钙质和其他矿物质，能清热、明目、生津。

螺肉具有清热明目、利水通淋等功效，对目赤、黄疸、脚气、痔疮等疾病有食疗作用。田螺对狐臭也有一定的食疗作用。

中医认为，螺肉可以利膈益胃，对心腹热痛、肺热等症也有一定的食疗功效。

贮存要点 先用冷水清洗干净，挑出死的，然后装塑料袋里放进冰箱的保鲜格，洒点水保持湿润。

用法用量 田螺可做成各种美味佳肴，如卤、炒、蒸、煮均可，每餐8个，约40克。

使用禁忌 过食则令人腹痛，可用木香酒解之。有过敏史的人也不宜食用。

● 保健应用

田螺益母汤

功　　效 清热利湿、行气通滞。对前列腺肥大、小便频数、短赤灼热、不畅有疗效。

原材料 田螺250克，鲜益母草125克，车前子30克，广木香10克。

做　　法 田螺洗净，去尾尖。鲜益母草切碎，车前子、广木香装入纱布袋，扎紧袋口。将配料水煎汤，去药包即可。

用　　法 吃肉和益母草，喝汤。

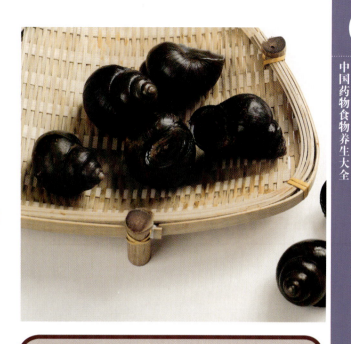

特别提示

田螺个体不大，肉不多，其真正的肌肉只是螺口伸出来的头和足，因此在吃田螺时，我们只吃其肉，弃五脏而不吃。

Part 17

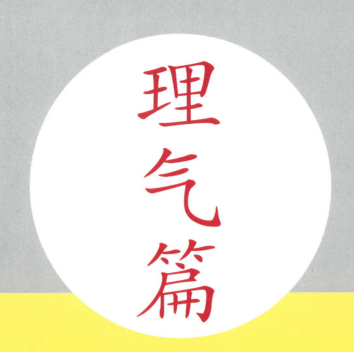

理气篇

　　理气类主要用于治疗"气滞"引起的胸腹疼痛等证候。根据中医学概念，如果气血壅滞不通，就会发生疼痛，所谓"不通则痛"。如果气血调和畅达，疼痛就不会发生，原有的疼痛也会消失，正所谓"通则不痛"。从现代医学观点看"气"泛指体内各器官系统的生理功能。

　　所谓"气滞"亦指生理功能性障碍，尤其指消化系统生理功能性障碍，发生之后会出现疼痛等症状。理气药之所以能够行气化滞而解郁，主要是由于它们具有健胃、驱风、解痉、止呕的作用和调整胃肠的功能，使之恢复正常。选用理气药时，应根据气滞的种类、证候的属性（寒、热）、疼痛的部位以及合并的症状而适当用药。

　　从气滞的种类来说，大致有三种表现形式。

　　第一，脾胃气滞的症状有脘腹胀闷、疼痛、嗳气吞酸、恶心呕吐、腹泻或便秘。多见于消化不良、胃肠神经官能症、慢性胃炎或溃疡病。治疗宜行气导滞，选用有健胃、解痉、镇痛作用的理气药。

　　第二，肝郁气滞。因肝气过盛、疏泄失调、郁滞而发痛。由于肝主疏泄，疏泄脾胃而助消化。主谋虑，与精神活动有关。当肝气郁滞而不能调达舒畅时，表现有胸闷胁痛、食欲不振或呕吐酸水，情绪不定或烦闷不安，以及疝痛。对于妇女则可影响到月经不调。以上症状见于慢性肝炎，也可见于神经官能症等。

　　第三，肺气壅滞。肺气宜肃降，如果有壅滞而不能清肃下降，定会出现喘咳。治疗宜降气定喘。选用有降气宽胸作用的药物。

　　在应用理气药时还需注意，理气药多属于香燥之品，久服易损肝阴，如平素肝阴虚者须用理气药时，宜加白芍等较柔润的药物。此外，理气药多含挥发性成分，一般不宜久煎。

木香

【别名】云木香、广木香。

常用的理气药材

来　　源　为菊科物木香的根。

主要产地　主产于云南、四川、湖北、湖南、广东、广西等地。栽培3年后9~10月间采收，选择晴天挖取根部，除去茎秆、叶柄，切成5~10厘米的小段，于50~60℃烘干。

性　　味　味辛、苦，性温。

功效主治　行气止痛、健脾消食。用于胸脘胀痛、泻痢后重、食积不消、不思饮食。为治疗腹痛、泻痢的常用药。

主要成分　含木香内酯、二氢木香内酯、风毛菊内酯、木香烃内酯、二氢木香烃内酯等。

性状特征　根圆柱形或半圆柱形，长5~10厘米，直径0.5~5厘米。表面黄棕色至灰棕色，有皱纹、纵沟及侧根痕，有的可见网状纹。质硬，难折断，断面较平坦，棕色至暗棕色，散有棕色点状的油室，形成层环棕色，有放射状纹理，老根中央多枯朽。气芳香，味甜、苦，稍刺舌。

选购秘诀　以身干、质坚实、香气浓、油多者为佳。

药用价值　**舒张平滑肌、降压、利尿作用**　木香含有挥发油、木香醇，对平滑肌有舒张作用，还能降压、利尿。

抑菌作用　对副伤寒杆菌、痢疾杆菌、绿脓杆菌、肺炎球菌、链球菌及某些真菌有抑制的功效。

驱风、行气止痛作用　促进肠蠕动，动物实验证

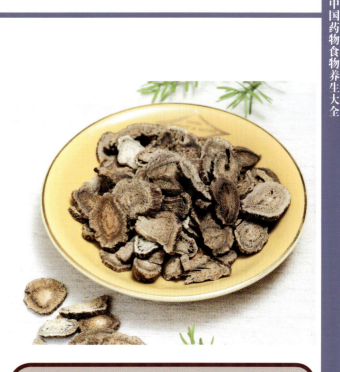

特别提示

木香入补剂时，宜最后煎服。有行气导滞、止痛止泻功效。此外，在补剂中加入木香能醒脾胃，有助于补药的吸收。同时减轻补药的腻滞。

实，木香煎液能通过对迷走神经的作用，使在位大肠兴奋，收缩力加强，蠕动加快，因而能缓解胃肠气胀所致的腹痛。

祛湿作用　用木香配蝉蜕、防风、秦艽等治疗湿疹，取其有祛湿的作用。

贮存要点　按等级分装于袋内或箱内，置阴凉、干燥、通风处，防潮、防霉变、防虫蛀。

用法用量　内服：煎服，1.5~6克。散丸剂分量减半。

使用禁忌　内有燥热者不宜用木香，阴虚血热者一般忌用，万不得已时可与益气滋阴药同用，以缓和其辛燥之性。

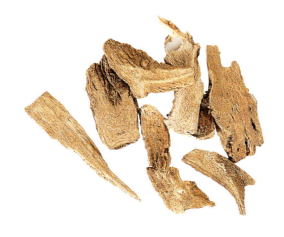

● 保健应用

陈皮木香鸡

功　　效　健脾胃。适宜慢性肝炎、脾胃虚弱者食用。

原材料 陈皮、木香各 6 克，仔鸡肉 100 克，蘑菇 30 克，姜、葱、盐各 5 克，素油 30 克。

做　法 把木香、陈皮烘干，打成细粉。仔鸡肉洗净，切成 3 厘米见方的块。蘑菇发透，去蒂根，切为两半。姜切片，葱切段。把炒锅置武火上烧热，加入素油，烧六成熟时，下入姜、葱爆香，随即下入鸡肉、蘑菇、盐、药粉，再加清水 50 毫升，用文火煲 15 分钟即成。

用　法 每日 1 次，吃鸡肉 50 克。

青皮

【别名】青橘皮、青柑皮。

行气化滞的常用药材

来　源 为芸香科植物福橘或朱橘等多种橘类的未成熟的果皮或幼果。

主要产地 以上均主产于福建、浙江、四川。此外，江西、云南、湖南等地亦产。

性　味 性微温，味苦、辛。

功效主治 疏肝破气、散结消痰。治胸胁胃脘疼痛、疝气、食积、乳肿、乳核等症。

主要成分 各种青皮均含挥发油，且多含黄酮苷等。

性状特征 本品为芸香科植物橘及其栽培变种的干燥幼果或未成熟果实的果皮。5～6 月收集自落的幼果，晒干，习称"个青皮"；7～8 月采收未成熟的果实，在果皮上纵剖成四瓣至基部，除尽瓤瓣，晒干，习称"四花青皮"。

①四花青皮形状不一，裂片多数为椭圆形，边缘多向内卷曲，皮薄。外皮黑绿色或青绿色，有皱纹。内面黄白色，有脉络纹，断面边缘有油点。气清香，味苦、辛。

②个青皮又名均青皮。呈不规则的圆球形，直径 2～2.5 厘米，小于 1 厘米的称青皮子。表面深灰色或黑绿色，有细皱纹及小瘤状突起，基部有果柄痕，指划之可见油迹。质坚硬，破开后断面皮厚 1.5～3 毫米，淡黄色或黄白色，外层显油点，内有果瓤。气清香，味苦、辛。

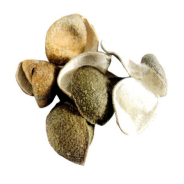

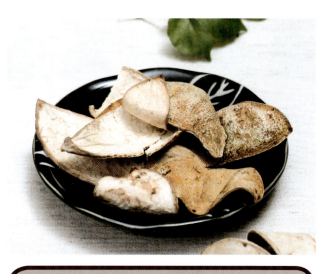

特别提示

青皮与陈皮相较，青皮性较猛烈，长于疏肝破气、散结化滞，治胁痛、痞积、乳肿；陈皮则长于健脾燥湿、理气化痰，治脘痞、吐泻、痰嗽。

选购秘诀 四花青皮以皮黑绿色、内面白色、油性足者为佳；个青皮以坚实、个整齐、皮厚、香气浓者为佳。

药用价值 健胃作用与陈皮相同，但行气、化滞的效力较陈皮强，具有一定的发汗散寒作用。

用于治疗胸胁胀痛。如属于肝胃不和引起者，常配柴胡、香附、郁金，有肝脾肿大的再加鳖甲、党参，如属于精神因素引起的腹满胀痛，配木香、乌药、砂仁等。

用于治疗消化不良，有胃脘痞满、食积不化者尤其适用。

用于治疗乳痈、乳房结核。可用青皮配银花、公英、浙贝、炒山甲等，有消痈散结的作用。

贮存要点	置阴凉干燥处。
用法用量	内服：煎汤，3～9克，或入丸、散。
使用禁忌	本品性烈耗气，气虚者慎用。孕妇忌用。

● 保健应用

青皮白鸭汤

功　效	疏肝理气，适用于急性病毒性肝炎表现为肝郁气滞、胁下隐痛、胸闷的患者。
原材料	青皮、陈皮各5克，郁金、制香附、白芍各9克，白鸭肉500克，姜、葱、盐各5克。
做　法	把青皮、陈皮、郁金、制香附、白芍装入纱布袋内，扎紧口。姜拍松，葱切段。把鸭肉洗净，切成4厘米见方的块，放入炖锅内，加入清水800毫升，放入药包、姜、葱。把锅置武火上烧沸，再用文火炖煮50分钟即成。
用　法	每日2次，每次吃鸭肉50克，喝汤200毫升。

▶ 大腹皮

【别名】槟榔皮、大腹毛、茯毛、槟榔衣、大腹绒。

○ 适用于脘腹胀满者

来　源	为棕榈科植物槟榔的果皮。
主要产地	主产于广东海南岛、云南、台湾，广西、福建亦产。
性　味	性微温，味辛。
功效主治	下气宽中、行水。治脘腹痞胀、脚气、水肿。
主要成分	少量槟榔碱、含α-儿茶素。
性状特征	干燥果皮，通常纵剖为二。未打松者呈椭圆形瓢状。长6～7厘米，宽约3厘米，厚约1厘米；外果皮灰棕黄色，有褐色斑点及纵裂纹；已打松者，外果皮脱落，中果皮为黄白色至灰黄色的纤维，纤维纵向排列，外层松散成缕，内层纤维较粗，现棕毛状。内壁凹陷，褐色或深棕色。表面光滑呈硬壳状。体轻松，质柔韧，易纵向撕裂。无臭，味淡。
选购秘诀	以色黄白、质柔韧、无杂质者为佳。
药用价值	下气宽中、利水消肿。其作用为健胃、利尿、止泻。

临床上用于治疗脘腹胀且大便不爽，常见于慢性肝炎、消化不良。用本品能下气、消胀、散滞，常配厚朴、陈皮、麦芽、茵陈等，但虚胀者则不用大腹皮。

治轻症水肿，属于所谓肌肤之水气、浮肿者。常配茯苓皮、生姜皮等。但利水消肿的效果一般，不够理想，还是配合利水药应用为宜。

| 贮存要点 | 置于干燥处保存。 |

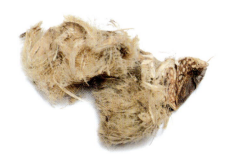

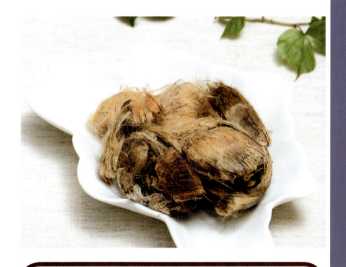

特别提示

冬季至次春采收未成熟的果实，煮后干燥，纵剖两瓣，剥取果皮，习称"大腹皮"；春末至秋初采收成熟果实，煮后干燥，剥取果皮、打松、晒干，习称"大腹毛"。

用法用量 内服：煎汤，6～9克，或入丸剂。外用：煎水洗或研末调敷。

使用禁忌 气虚体弱者慎服。

● 保健应用

瓜蒌大腹皮炖猪肚

功 效 宽胸散结、利水疏肝。肝硬化和糖尿病患者适用。

原材料 瓜蒌20克，大腹皮25克，猪肚1个，姜、葱、盐各5克，大蒜10克。

做 法 把大腹皮洗净，瓜蒌洗净。猪肚洗净，放沸水焯透，捞起待用。姜切片，葱切段，大蒜去皮切段。把猪肚放炖锅内，大腹皮、瓜蒌放在猪肚内，加水1500毫升，放入盐、姜、葱。把炖锅置武火上烧沸，再用文火炖煮1小时即成。

用 法 每日1次，每次吃猪肚50克，随意喝汤。

▶ 枳实

【别名】川枳实、江枳实。

○ 常用于治疗胃肠食积

来 源 为芸香科植物枸橘、酸橙或香圆的幼果。

主要产地 四川、江西、湖南、湖北、江苏、浙江、福建、广东、广西、贵州等地。

性 味 性寒，味苦。

功效主治 破气散痞、泻痰消积。治胸腹胀满、胸痹、痞痛、痰癖、水肿、食积、便秘、胃下垂、子宫下垂、脱肛。

主要成分 含有挥发油(为柠檬烯等)及黄酮类(为橙皮苷、苦橙苷等)。

性状特征 绿衣枳实：为植物枸橘的幼果，呈圆球形，直径2～3厘米，商品多横切成半球形。果实表面绿黄色，散有众多小点及微隆起的皱纹，被有细柔毛。气香，汁液味微酸苦。产于福建、陕西、广西等地。

酸橙枳实：为植物酸橙的幼果，完整者呈圆球形，直径0.3～3厘米。外表灰绿色或黑绿色，密被多数油点及微隆起的皱纹，并散有少数不规则的黄白色小斑点。有强烈的香气，味苦而后微酸。

香圆枳实：为植物香圆的幼果，呈球形、矩圆形或倒卵球形，商品多剖成二半，直径0.5～3厘米。有强烈的香气，味酸而后苦。

选购秘诀 以个均匀、色绿、香气浓者为佳。

药用价值 枳实能兴奋子宫，作用显著。动物实验发现枳实、枳壳的煎液能使家兔子宫收缩有力，紧张度增加，为这两种药物用于治疗子宫脱垂提供了科学依据。

枳实可以兴奋胃肠功能。动物实验发现枳实煎剂能使胃肠蠕动增强而有节律。

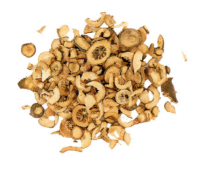

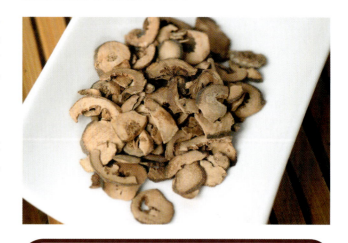

> **特别提示**
> 枳壳的药理作用与枳实相同，但药力较缓，故体弱者用枳壳，又在消食破积，治消化不良时，多用枳实。而行气宽中，则多用枳壳。

枳实对蟾蜍离体心是小量兴奋，大量抑制。用枳壳煎液或醇提液给犬静脉注射，可致显著升压作用。也有人建议可将本品用于治疗心源性休克。自香圆枳壳和枸橘中分离的生物碱亦能使血管平滑肌的紧张度有短暂增强，尤其当垂体后叶素作用后更明显。

柑橙属植物粘胶质，能使大鼠的血清及肝中胆甾醇含量降低。枳实的醇浸液在试管内对结核杆菌H27Rv有抑制作用。据报告，非酶成分橘汁主要之医疗用途在其含有丰富的维生素C，并含相当量的维生素A，维生素B，皮则不含维生素C，而含丰富维生素A，味苦，可健胃。

贮存要点 置阴凉干燥处，防蛀、防霉。

用法用量 内服：煎汤，3～6克；或入丸、散。

外用：研末调涂或炒热熨。

使用禁忌 脾胃虚弱及孕妇慎服。

● 保健应用

油焖枳实萝卜

功　　效 顺气通便、健胃消食。
原材料 枳实10克，白萝卜、虾米各适量。
做　　法 水煎枳实，取汁备用。将萝卜切块，用猪油煸炸，加虾米，浇药汁适量，煨至极烂，加葱、姜丝、盐，适量调味，即可食之。
用　　法 佐餐食之。

香附

【别名】雀头香、莎草根、香附子、雷公头、香附米、猪通草茹、三棱草根、苦羌头。

○ 治疗妇科痛证、月经不调的常用药

来　　源 为莎草科植物莎草的根茎。

主要产地 主产于山东、浙江、湖南、河南。其他地区亦多有生产。

性　　味 性平，味辛、微苦甘。

功效主治 理气解郁、调经止痛。治肝胃不和、气郁不舒、胸腹胁肋胀痛、痰饮痞满、月经不调、崩漏带下。

主要成分 含挥发油（香附烯、香附醇、β-芹正烯、α-香附酮、β-香附酮、广藿香酮）等，并含有少量单萜化合物（柠檬烯、桉油素、β-蒎烯、樟烯等）。

性状特征 干燥根茎多呈纺锤形，有时略弯曲。长1.5～4.5厘米，直径5～10毫米。表面棕褐色或黑褐色，有纵皱纹及数个隆起的环节，节上有棕色毛状鳞片及残留的根痕。去净毛须者，则外表光滑，环节不明显，质坚硬；经过蒸煮者断面色棕黄而微紫红，显角质性；生晒者断面色白而显粉性，周边与中心分层明显，中心色略深。气芳香，味微苦。

选购秘诀 以个大、色棕褐、质坚实、香气浓者为佳。

药用价值　**对子宫的作用**　香附子能抑制动物离体子宫(已孕及未孕)的收缩，对子宫肌张力的弛缓作用，与当归流浸膏相似，但效力较弱。香附所含的油有微弱的雌激素作用。

镇痛作用　用小鼠电盘刺激法，香附子醇提取物0.5毫升/20克体重皮下注射，能明显提高小鼠痛阈，有镇痛效果。

抗菌作用　块根有抗菌作用，其提取物对某些真菌有抑制作用。

其他作用　临床上用于治疗月经不调、经痛。见证有肝郁气滞，与神经精神因素有关的月经期疼痛更适宜；治气郁疼痛。如属肝郁所致的胁痛，可用香附配逍遥散。此外，伏暑湿温所致的胁痛，或咳或不咳，可配旋覆花等行气舒肝解郁。

贮存要点 置阴凉干燥处，防蛀。

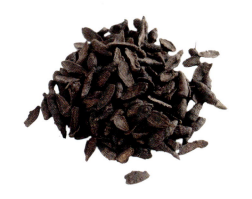

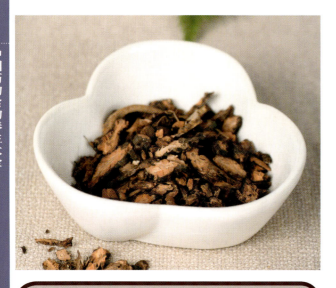

用法用量 内服：煎汤，4.5～9克，或入丸，散。外用：研末撒、调敷或做饼热熨。

使用禁忌 凡气虚无滞、阴虚血热者忌服。

● 保健应用

香附良姜鸡肉汤

功　效 行气疏肝、祛寒止痛。

原材料 鸡肉250克，香附12克，高良姜15克，红枣5粒。

做　法 鸡肉洗净，去肥油、斩件，用开水烫过，沥干水。香附、高良姜、红枣（去核）洗净，与鸡肉一起放入砂煲内，加清水适量，武火煮沸后，改用文火煲2小时，调味即可。

用　法 随量食用。

特别提示 前人称本品为"气病之总司，女科之主帅"，广泛应用于气郁所致的疼痛，尤其是妇科痛证和月经不调。

▶ 檀香

【别名】站檀、白檀香、黄檀香、真檀、裕香。

○ 治疗气滞所致的胸腹疼痛

来　源 为檀香科植物檀香的心材。

主要产地 台湾、海南、云南南部等地。

性　味 性温，味辛。

功效主治 理气和胃，治心腹疼痛、噎膈呕吐、胸膈不舒。

主要成分 心材含挥发油（白檀油）3%～5%。油含α-檀香萜醇和β-檀香萜醇90%以上，还含有檀萜烯、α-檀香萜烯和β-檀香萜烯、檀萜烯酮、檀萜烯酮醇及少量的檀香萜酸、檀油酸、紫檀萜醛。

性状特征 药用檀香，一般是制造檀香器具时，剩余的碎材刨片而成。分黄檀香和白檀香两种。多呈圆柱形或微扁，挺直，少数微有弯曲，常锯成长短不等之段，一般长50～100厘米，直径10～20厘米。表面淡黄棕色，放置日久则颜色较深，外表光滑细致，可见细长的纵裂隙。两端平截面整齐，截断面圆形或微扁圆形，具细长裂隙，呈放射状排列，并可见锯断痕迹。质致密而坚实，极难折断，碎块折断后呈刺状。具异香，燃烧时更为浓烈，味微苦。

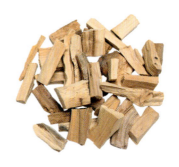

黄檀香色深、味较浓，白檀香质坚、色稍淡。制造器具后剩余的碎材，称为檀香块，大小形状，极不规则，表面光滑碗稍粗糙，色较深，有时可见年轮，呈波纹状。纵劈后，断面纹理整齐，纵直而具细沟。以色黄，质坚而致密、油性大，香味浓厚者为佳。

选购秘诀 以色黄、质坚而致密、油性大，香味浓厚者为佳。

药用价值 理气止痛，其主要作用之一为健胃，用于治疗由气滞而致的胸腹疼痛，包括胃寒引起的痉挛性疼痛、小腹虚寒疝痛以及心绞痛。常配其他辛香理气药，如砂仁、枳壳、沉香等加强镇痛作用。治心

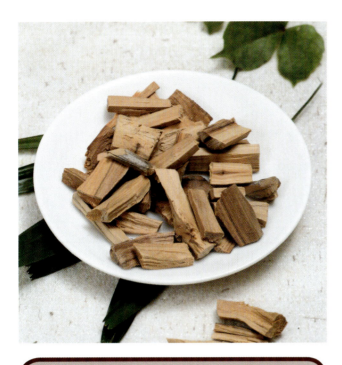

绞痛可配丹参。

> **贮存要点** 置阴凉干燥处。

> **用法用量** 内服：煎汤，3～6克；或入丸、散。外用：磨汁涂。

> **使用禁忌** 如阴虚火盛、有咯血、咳嗽者，勿用之。

● 保健应用

檀香茶

> **功　效** 会让你的皮肤变得干净透亮，粗糙的皮肤也会恢复光泽。

> **原材料** 红花、檀香各5克，绿茶2克，红糖30克。

> **做　法** 将所有药材放入碗中，冲入烧好的沸水，加盖焖5分钟即可饮用。

> **用　法** 每日1剂。妊娠期及月经期的妇女不宜饮用。

特别提示
在治疗心绞痛需配檀香时，如没有檀香也可用降香来代替。

▶ 乌药

【别名】台乌、香桂樟、白叶柴。

○ 治疗下腹胀痛效果尤佳

> **来　源** 为樟科植物乌药的根。

> **主要产地** 主产于浙江、湖南、安徽、广东、广西。此外，湖北、江西、陕西、四川、云南等地亦产。

> **性　味** 性温，味辛。

> **功效主治** 顺气、开郁、散寒、止痛。治胸腹胀痛、宿食不消、反胃吐食、寒疝、脚气、小便频数。

> **主要成分** 根含多种倍半萜类成分香樟烯、香樟内酯、羟基香樟内酯、乌药醇、乌药醚、异乌药醚、乌药酮。

> **性状特征** ①乌药个呈纺锤形，略弯曲，两头稍尖，中部膨大，或成连珠状，长10～15厘米，膨胀部直径1～2厘米。表面黄棕色或黄褐色，有须根残痕，具纵皱及横裂纹，质坚硬，不易折断，横切面类圆形，浅棕色而微红，稍显粉性，中心色较深，外层皮部棕色，甚薄。木质部有放射状纹理及环纹。气微香，味微辛、苦。

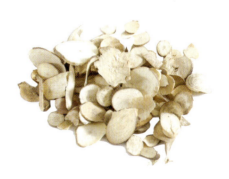

②乌药片分薄片与厚片，均为类圆形片状，厚片有时斜切成椭圆形，直径1～2厘米，厚约1.5毫米，薄片厚1毫米以下。平整而有弹性。切面黄白色至淡棕色而微红，有放射状纹理及环纹。

> **选购秘诀** 以平整不卷、色淡、无黑斑、不破碎者为佳。习惯以浙江天台所产者品质最佳。

> **药用价值** 行气止痛，现已证实有健胃驱风、促进肠蠕动的作用。效力较木香稍强。前人认为本品刚而不燥，且镇痛的作用较强，能通理上下诸气。现

理气篇

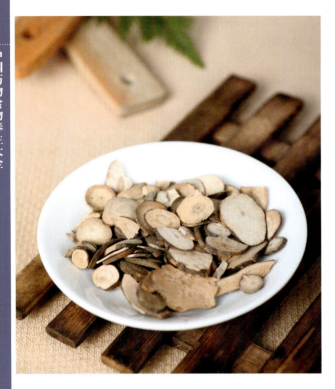

代广泛用于由气滞、气逆引起的腹部痛证。尤以治下腹胀痛效果更佳。治腹部疼痛，治寒疝，小肠疝气痛、附睾炎等牵涉至脐腹作痛者。治小便频数而属虚寒者。治气滞引起的痛经，如为月经后期的疼痛，配沉香、延胡索、当归、肉桂，如为经前腹痛则常配木香、砂仁、香附。

贮存要点 置阴凉干燥处，防蛀。

用法用量 内服：煎汤，4.5～9克；磨汁或入丸、散。

使用禁忌 气虚、内热者忌服。

● 保健应用

乌药香附茶

功　效 温经理痛，适用于年轻女性月经前，或行经时腹部疼痛及胀满感。

原材料 香附9克，乌药9克，延胡9克，肉桂3克。

做　法 将上述所有药材研末，以400毫升沸水冲泡，代茶饮用。

用　法 月经期间，每日1剂，连服5天。

特别提示

对腹泻患者如泻后有隐痛，在方剂中加入乌药一味有助于止痛。又乌药亦用于治脉管炎、冠状动脉硬化性心脏病引起的心前区痛，疗效显著。

▶ 薤白

【别名】在头菜子、野蒜、小独蒜、小蒜、宅蒜、薤白头。

○ 治疗胸痹的常用药

来　源 为百合科植物小根蒜或薤的鳞茎。

主要产地 主产于东北、河北、江苏、湖北等地。

性　味 性温，味辛、苦。

功效主治 理气、宽胸、通阳、散结。治胸痹、心痛彻背、脘痞不舒、干呕、泻痢后重、疮疖。

主要成分 主要含有大蒜氨酸、甲基大蒜所酸、大蒜糖。

性状特征 干燥鳞茎，呈不规则的卵圆形。大小不一，长1～1.5厘米，直径0.8～1.8厘米，上部有茎痕；表面黄白色或淡黄棕色，半透明，有纵沟与皱纹，或有数层膜质鳞片包被，揉之易脱。质坚硬，角质，不易破碎，断面黄白色。有蒜臭，味微辣。除小根蒜及薤的鳞茎作薤白使用外，尚有山东产的密花小根蒜、东北产的长梗薤白、新疆产的天蓝小根蒜的鳞茎在少数地区亦作薤白使用。

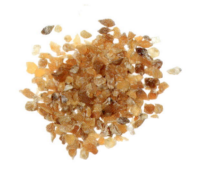

选购秘诀 以个大、质坚、饱满、黄白色、半透明、不带花茎者为佳。

药用价值 行气止痛 为葱蒜属植物，该属植

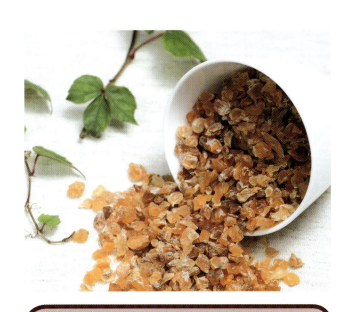

蒌薤白半夏汤配其他理气活血药治疗。据现代初步观察，按此法治疗数月，多数病例症状显著改善。如属于胸膜炎，则用枳实栝蒌薤白散，再加川连或黄芩，加强行气宽胸和清热的作用。如属于肋间神经痛，可用栝蒌薤白白酒汤加络石藤、宽筋藤等。

此外，本品还可治胃肠湿滞、泻痢，有醒脾助消化和止泻的作用。

> **贮存要点** 置于阴凉干燥处存放。
>
> **用法用量** 内服：煎汤，4.5～9克（鲜者30～60克）；或入丸、散。外用：捣敷或捣汁涂。
>
> **使用禁忌** 气虚者慎服。

特别提示
本品服用过多对胃黏膜有刺激作用，溃疡病者不宜久用。

物有类似芥子的作用，实验证明口服葱蒜的提出物后，平滑肌的反应先是短暂兴奋，继而抑制。

治疗胸痹的常用药 胸痹常见于心绞痛，其发病确与冠状动脉供血不足或阻塞有关。此外，干性胸膜炎、肋间神经痛所见的胸痛也见于胸痹。治疗胸痹常以薤白配栝蒌、半夏为基本药，再随证加减。

如属于冠状动脉硬化性心脏病的心绞痛，可用栝

● 保健应用

薤白粥

> **功 效** 此粥通阳，散结，行气导滞。适用于胸痹疼痛、痰饮咳喘、泄痢后重等症。
>
> **原材料** 薤白10～15克（鲜者30～50克），粳米100克。
>
> **做 法** 将薤白洗净，放入锅中，粳米淘洗干净也放入锅中，加入适量的清水，用文火煲煮成粥。
>
> **用 法** 每日2次，温热服食。

▶ 玫瑰花

【别名】徘徊花、湖花、刺玫花。

○ 舒肝镇痛的常用理气药

> **来 源** 为蔷薇科植物玫瑰初放的花。
>
> **主要产地** 主产于江苏、浙江、福建、山东、四川、河北等地。
>
> **性 味** 性温，味甘、微苦。
>
> **功效主治** 理气解郁、和血散瘀。治肝胃气痛、新久风痹、吐血咯血、月经不调、赤白带下、痢疾、乳痈肿毒。
>
> **主要成分** 鲜花含挥发油（玫瑰油）约0.03%，主要成分为香茅醇、牻牛儿醇、橙花醇、丁香油酚、苯乙醇等，香茅醇含量可达60%，牻牛儿醇含量次于香茅醇，橙花 醇为5%～10%，丁香油酚和苯乙醇各约1%。油又含壬醇、苯甲醇、芳樟醇、乙酸苯乙酯。此外，花尚含槲皮苷、苦味质、鞣质、脂肪油、有机酸（没食子酸）、红色素、黄色素、蜡质、β-胡萝卜素等。果实含丰富的维生素C，糖类如葡萄糖、果糖、木糖、蔗糖，非挥发酸如柠檬酸、苹果酸、奎宁酸等。黄酮类如槲皮素、异槲皮素等。又含多种色

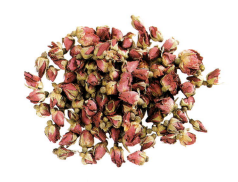

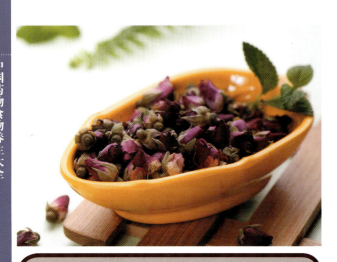

特别提示

玫瑰花除观赏外，也是送人的最佳选择。花瓣可提炼香水，阴干后可做感冒药、眼药；根及树皮含单宁酸，可做丝织品的黄褐色染料；花季红熟的果实为球形，含丰富维生素C，可食用。

素如植物黄质、玉红黄质番茄烃、γ–胡萝卜素等。叶含异槲皮苷。

性状特征 干燥花略成半球形或不规则团状，直径1.5～2厘米。花瓣密集，短而圆，色紫红而鲜艳，中央为黄色花蕊，下部有绿色花萼，其先端分裂成5片。下端有膨大星球形的花托。质轻而脆，气香浓郁，味微苦。

选购秘诀 以朵大、瓣厚、色紫、鲜艳、香气浓者为佳。

药用价值 本品既能活血散滞，又能解毒消肿，因而能消除因内分泌功能紊乱而引起的面部暗疮等症；本品长期服用，美容效果甚佳，能有效地清除自由基，消除色素沉着，令人焕发青春活力。

玫瑰油对大鼠有促进胆汁分泌作用。

本品可治肝郁胁痛、胃脘痛。不论胃神经官能症或慢性胃炎、慢性肝炎，凡有胃部或胁部闷痛、发胀，都可用玫瑰花配香附、川楝子等，对兼有泄泻者亦可用玫瑰花。

治妇女月经过多，病情较轻浅者，配益母草，水煎服。

贮存要点 置阴凉干燥处，密闭保存，防潮。

用法用量 内服：煎汤，3～6克；浸酒或熬膏。

使用禁忌 一般花店卖的玫瑰花因有多量的农药，万万不可用于内服或外用，如受限于环境无法自己栽培的话可以利用市面上所售的玫瑰花茶的干燥玫瑰。

保健应用

玫瑰花粥

功　　效 利气行血、散瘀止痛，用于带下、痛经等。

原材料 玫瑰花5朵，粳米100克，樱桃10枚，白糖适量。

做　　法 将未全开的玫瑰花采下，轻轻撕下花瓣，用清水漂洗干净。粳米淘洗后加水煮成稀粥，加入玫瑰花、樱桃、白糖，稍煮片刻即可。

用　　法 随意服用。

▶ 川楝子

【别名】楝实、练实、金铃子、仁枣、苦楝子。

○ 治疗各种热性腹痛的常用药

来　　源 为樟科植物川楝的果实。

主要产地 主产于四川、湖北、贵州、河南等地。

性　　味 性寒，味苦。

功效主治 除湿热、清肝火、止痛、杀虫。治热厥心痛、胁痛、疝痛、虫积腹痛。

主要成分 含川楝素、生物碱、山柰醇、树脂、鞣质。

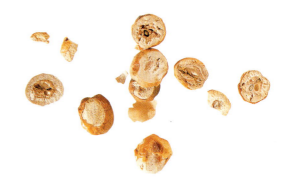

性状特征 干燥果实呈球形或椭圆形,长径1.5～3厘米,短径1.5～2.3厘米。表面黄色或黄棕色,微具光泽,具深棕色或黄棕色圆点,微有凹陷或皱缩。一端凹陷,有果柄脱落痕迹,另一端较平,有一棕色点状蒂痕。果皮革质,与果肉间常有空隙。果肉厚,浅黄色,质松软。果核球形或卵圆形,两端平截,土黄色,表面具6～8条纵棱,内分6～8室,含黑紫色扁梭形种子6～8枚。种仁乳白色,有油性。气特异,味酸而苦。

选购秘诀 以表面金黄色、肉黄白色、厚而松软者为佳。

药用价值 驱虫作用 驱虫,体外试验对猪肉蛔虫有杀灭作用,但临床应用驱虫功效不及川楝皮。

抗真菌作用 体外试验对铁锈色小芽胞癣菌有抑制作用。本品的醇浸液对白色念珠菌、新生隐球菌呈较强的抑制作用(水浸液和煎液的抑菌作用则较差)。

其他作用 临床应用为治疗各种热性腹痛的常用药。镇痛效果确实可靠,用于治疗肝气郁滞、肝胆火盛所致的腹痛、胁痛。其痛为胀痛、闷痛性质。时发时止,并伴有情志抑郁、睡眠不佳、食欲差、舌红绛、脉弦数。多见于慢性肝炎,尤其肝区疼痛、自觉痛处有热者更适用。用于治疗疝痛。因患睾丸鞘膜积液、附睾炎、小肠疝气等引的局部疼痛,牵引至脐腹者,常配吴萸、小茴香等同用。用于治疗虫积腹痛。主要取其有镇痛作用,但杀虫效力不大,要配其他驱虫药。

贮存要点 置通风干燥处,防蛀。

用法用量 内服:煎汤,4.5～9克;或入丸、散。外用:研末调敷。

使用禁忌 脾胃虚寒者忌服。

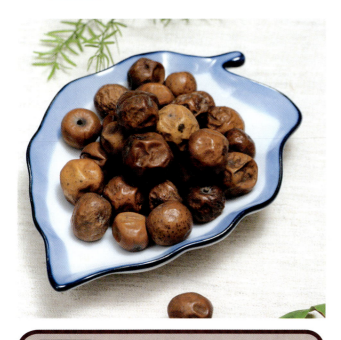

特别提示
用于治头癣。以川楝子单味烤黄、研末,与等量的猪油拌成油膏外擦患处。川楝子有松动头发和抑制癣菌的作用,故有一定的近期疗效。

● 保健应用

蒲公英元胡蜜饮
功　效 清热解毒,行气止痛。本食疗方适用于乳腺癌患者热毒内积、气滞血瘀引起的疼痛等症。

原材料 蒲公英、元胡、蜂蜜、夏枯草各30克,川楝子20克,白芷10克。

做　法 先将蒲公英、元胡、夏枯草、川楝子、白芷分别洗净、拣杂,晒干或烘干,切碎或切成碎小段,一同放入砂锅,加水浸泡片刻,煎煮30分钟,用洁净纱布过滤、去渣,收取滤汁放入容器,待其温热时,兑入蜂蜜,拌匀即成。

用　法 早、晚2次分服。

陈皮

【别名】川橘。

○ 行气镇咳的化痰良药

来　源 为芸香科植物橘的果皮。

主要产地 全国各产橘区均产。

性　味 性温,味苦、辛。

功效主治 理气健脾、燥湿化痰,用于胸脘胀满、食少吐泻、咳嗽多痰等症。

主要成分 含橙皮苷、川陈皮素、柠檬烯、α-蒎烯、β-蒎烯、β-水芹烯等。

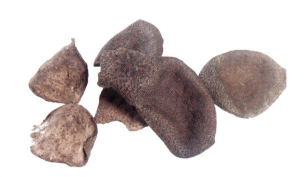

性状特征 果皮常剥成数瓣，基部相连，有的呈不规则的片状，厚1～4毫米。外表面橙红色或红棕色，有细皱纹及凹下的点状油室；内表面浅黄白色，粗糙，附黄白色或黄棕色筋络状维管束。质稍硬而脆。气香，味辛、苦。

选购秘诀 选择完整、干燥的陈皮为宜。

药用价值 **对胃肠平滑肌的作用** 陈皮提取物能抑制动物离体胃肠平滑肌运动。不同浓度的陈皮水煎剂均能显著抑制家兔离体十二指肠的自发活动，使收缩力降低，且呈量效反应关系。陈皮还具有促进胃排空和抑制胃肠推进运动的作用，为临床上用理气类中药治疗脾胃病提供了依据。

对消化酶的影响 陈皮挥发油对胃肠道有温和的刺激作用，促进大鼠正常胃液的分泌，有助于消化。陈皮水煎剂对离体唾液淀粉酶活性有明显促进作用。

利胆作用 皮下注射甲基橙皮苷，可使麻醉大鼠胆汁及胆汁内固体物排出量增加；用桔皮油制成的复方乳剂，对胆固醇结石和胆色素结石有很强的溶解能力，表明陈皮具有一定的利胆、排石作用。

强心作用 陈皮对心脏有兴奋作用，能增强心肌收缩力、扩张冠状动脉、升高血压、提高机体应激能力。

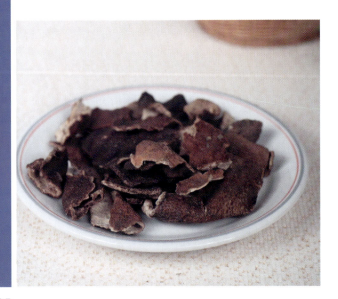

陈皮水提取物静脉注射，可显著增加实验动物的心输出量和收缩幅度，增加脉压差和每搏心排出量，提高心脏指数、心搏指数、左室作功指数，并可短暂增加心肌耗氧量。

对血压和血管的作用 陈皮水溶性生物碱可显著升高大鼠的血压，使动脉收缩压（SAP）的最大平均上升百分率达53％，维持升压4分，其作用具有时间短暂、清除快的特点。陈皮注射液静脉注射后可使猫血压迅速上升，脉压差增大，心输出量和收缩幅度增加，左室内压及其最大上升速率均明显上升，增加每搏心输出量，提高心脏指数、心搏指数、左室作功指数，短暂增加外周血管阻力，并在约10分钟后恢复正常血压，从而达到抗休克作用。

抗氧化作用 陈皮提取液可延长果蝇寿命和增强其飞翔能力，提高果蝇头部超氧化物歧化酶（SOD）活性，降低过氧化脂质含量，提示陈皮提取液具有延缓果蝇衰老及提高生命活力的作用。

抗菌作用 陈皮提取液有较好的抗菌能力，在室温条件下储存1年后仍有一定的抗菌活力。另外，试管内抑菌实验发现，25％陈皮提取液对常见浅部真菌有抑菌作用。

平喘作用 陈皮挥发油能松弛气管平滑肌，水提物或挥发油均能阻滞或解除氯化乙酰胆碱所致的气管平滑肌收缩，且挥发油对豚鼠药物性哮喘有保护作用。

抗肿瘤作用 陈皮提取物对小鼠移植性肿瘤S180、Heps具有明显的抑制作用，使癌细胞增殖周期G2M期细胞减少，使G0G1期细胞增多，同时具有促使癌细胞凋亡的作用。另外，采用四氮唑蓝快速比色法（MTT）观察到陈皮提取物对人肺癌细胞、人直肠癌细胞和肾癌细胞最敏感，提示陈皮提取物是一种有开发前景的抗肿瘤中药提取物。

对免疫系统作用 陈皮对豚鼠血清溶血酶含量、血清血凝抗体滴度、心血T淋巴细胞E玫瑰花环形成率均有显著增强作用，促进体液及细胞免疫。经研究陈皮对草鱼淋巴细胞转化率的影响，并证实陈皮作为饲料添加剂可非常明显地提高草鱼的免疫功能，添加量以0.12％最佳。

抗过敏作用 陈皮水提物和挥发油均有抗过敏作用，可能是通过抑制过敏介质释放的个环节或是直接对抗过敏介质而发挥作用。

其他作用 陈皮还有抗动脉粥样硬化、抗炎、抗血小板和细胞凝聚、调节激素平衡等作用。

贮存要点 置于通风干燥处保存。

用法用量 内服煎汤3～9克。

使用禁忌 气虚、阴虚燥咳者不宜,吐血症患者慎服,且不适合单味使用。

● 保健应用

陈皮木香烧肉

功　效 舒肝、解郁、止痛。适用于气郁之妊娠腹痛。

原材料 陈皮3克,木香3克,瘦猪肉200克。

做　法 先将陈皮、木香焙脆研末备用。在

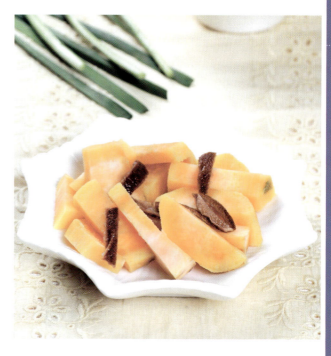

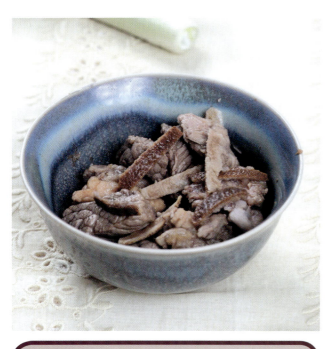

> **特别提示**
> 陈皮气味芳香,在日常生活中,也常被用来作为泡茶的材料,但不宜长时间饮用大量的陈皮茶饮,以免损伤元气。

锅内放食油少许,烧热后,放入猪肉片,炒片刻,放适量清水烧熟,待熟时放陈皮、木香末、食盐,并搅匀即可。

用　法 佐餐食用,食肉及汤。

陈皮地瓜

功　效 宽胃、通肠。

原材料 地瓜、陈皮各适量。

做　法 将地瓜削皮后,切成10厘米长的长条状,再将地瓜条泡在水中以防切口处变色。将沥干水分的地瓜条放入锅中,再添加陈皮、蜂蜜及砂糖,加水至盖过地瓜条,开小火煮30～40分钟,中途须

轻轻摇晃炒锅以防烧焦。待地瓜熟透放凉,即可移入盘中。

用　法 佐餐食用。

陈皮粥

功　效 理气、温中、安胎。治疗寒凝气滞、虚寒所致妊娠下血、胎动不安并有腹中疼痛、大便溏薄、四肢清冷等。

原材料 陈皮5克,苎麻根30克,高良姜10克,粳米50～100克,细盐少许。

做　法 将以上前三味药捣为末,每次用10克,水煎,去渣取汁,入粳米煮粥,临熟,入盐少许。

用　法 早、晚分2次服食。

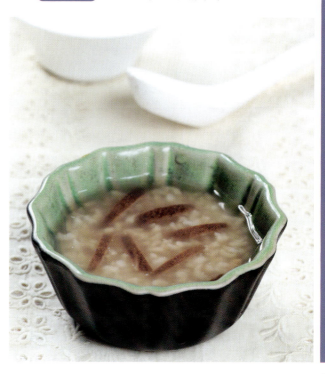

佛手

【别名】五指柑、佛手柑、佛手片、蜜罗柑、福寿柑、手橘。

理气、健胃、止呕

来　　源　本品为芸香科柑橘属植物佛手的干燥果实。

主要产地　主产于闽粤、川、江浙等地。

性　　味　性温，味辛。

功效主治　芳香理气、健胃止呕、化痰止咳。用于消化不良、舌苔厚腻、胸闷气胀、呕吐咳嗽以及神经性胃痛等。

主要成分　含挥发油及橙苷等。

性状特征　本品为类椭圆形或卵圆形的薄片，常皱缩或卷曲。长6～10厘米，宽3～7厘米，厚0.2～0.4厘米。顶端稍宽，常有3～5个手指状的裂瓣，基部略窄，有的可见果梗痕。外皮黄绿色或橙黄色，有皱纹及油点。果肉浅黄白色，散有凹凸不平的线状或点状维管束。质硬而脆，受潮后柔韧。气香，味微甜、苦。

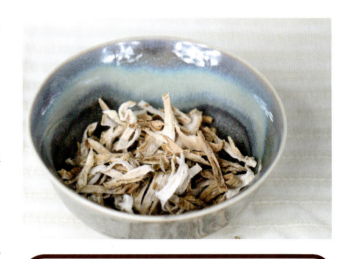

特别提示
佛手花，味苦、酸，性平，平肝理气、开郁和胃，治肝胃气痛，效力不及佛手。

贮存要点　置阴凉干燥处，防霉、防蛀。

用法用量　内服，6～9克。大剂量可用至30克。

使用禁忌　无。

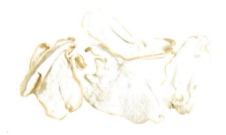

选购秘诀　以质硬而脆、干燥者为佳。

药用价值　佛手全身都是宝，其根、茎、叶、花、果均可入药，辛、苦、甘、温、无毒，入肝、脾、胃三经，有理气化痰、止咳消胀、舒肝健脾、和胃等多种药用功能。

用于胸闷气滞，胃脘疼痛，呕吐，食欲不振等症。本品功近香橼，清香之气尤胜，有和中理气、醒脾开胃的功效，对于胸闷气滞、胃脘疼痛、食欲不振或呕吐等症，可配合木香、青皮等药同用。

据史料记载，佛手的根可治男人下消、四肢酸软；花、果可泡茶，有消气作用；果可治胃病、呕吐、噎膈、高血压病、气管炎、哮喘等病症。据《归经》等载，佛手还可治疗鼓胀发肿病，在女性白带病及醒酒的药剂中，佛手是其中的主要原料。

● 保健应用

佛手南瓜鸡

功　　效　补中益气、健脾养胃。

原材料　鲜佛手花10克，老南瓜1个，仔鸡肉750克，毛豆250克，葱花、生姜末、精盐、黄酒、糯米酒、味精、酱油、红糖、秫米、花椒、豆腐乳汁、精制植物油、米粉各适量。

做　　法　先将佛手花瓣洗净，秫米和花椒炒熟，共研成粗粉。鸡肉洗净、剁成块，用以上调料拌匀腌一会儿，再下米粉和植物油。毛豆去膜、洗净，拌上与鸡肉相同的调料。南瓜刷洗干净，在蒂把周围开一个7厘米见方的口，取下蒂把做盖，用长勺将瓜瓤和籽挖出，再装入一半的毛豆粒，一半的佛手花，再装入鸡肉块，然后放入余下的佛手花、毛豆粒，加盖、装盘，上笼蒸熟烂即成。

用　　法　佐餐食用。

莴笋

【别名】莴苣笋、青笋。

开通疏利、消积下气

来　　源　茎用莴苣、莴苣笋、青笋的食用部分。

主要产地　原产我国华中或华北。现在大部分地区均有种植。

性　　味　性凉，味甘、微苦。

功效主治　消积下气，清热利尿，通乳。主治肠燥便秘、产后乳汁不下，或小便不利而有热者。

主要成分　莴笋除含有蛋白质，脂肪，糖类，维生素A，维生素B1，维生素B2，维生素C，钙，磷，铁，钾，镁，硅外，还含有乳酸、甘露醇、苹果酸、莴苣素、天门冬碱等成分，可增进骨骼、毛发、皮肤的发育。

性状特征　直根系，移植后发生多数侧根，浅而密集，主要分布在20～30厘米土层中。茎短缩。

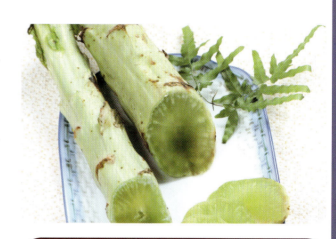

> **特别提示**
>
> 莴笋茎肥似笋、营养丰富、鲜嫩味美，作凉拌或配肉类炒食均宜，还可腌制成酱菜或泡菜。莴笋茎叶同食，更可全面吸收营养。

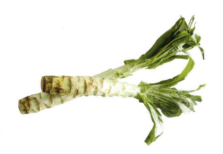

叶互生，披针形或长卵圆形等，色淡绿、绿、深绿或紫红，叶面平展或有皱褶，全缘或有缺刻。短缩茎随植株生长逐渐伸长和加粗，茎端分化花芽后，在花茎伸长的同时茎加粗生长，形成棒状肉质嫩茎。肉色淡绿、翠绿或黄绿色。圆锥形头状花序，花浅黄色，每一花序有花20朵左右，自花授粉，有时也会发生异花授粉。瘦果，黑褐或银白色，附有冠毛。

选购秘诀　茎部粗壮且叶子不发蔫者为佳。

药用价值　莴笋性凉，味甘、苦。有开通疏利、消积下气、利尿通乳、宽肠通便的作用。现代研究证实，莴笋能改善消化系统的功能，刺激消化液的分泌，促进食欲。并能改善肝脏功能，有助于抵御风湿性疾病和痛风。

莴笋含钾量较高，有利于促进排尿，减少对心房的压力，对高血压症和心脏病患者极为有益。

莴笋含有少量的碘元素，它对人的基础代谢、心智和体格发育甚至情绪调节都有影响。因此，经常食用有助于消除紧张、帮助睡眠。

莴笋含有非常丰富的氟元素，可参与牙齿和骨骼的生长发育。

贮存要点　置冰箱冷藏。

用法用量　凉拌、煎炒、熬汤。

使用禁忌　莴笋中的某种物质对视神经有刺激作用，因此有眼疾特别是夜盲症的人不宜多食。莴笋性寒，产后妇女不宜多食。

● 保健应用

猪脚莴笋汤

功　　效　补血、通经脉、利五脏、解热毒、利尿。

原材料　猪脚半只、莴笋1～2根。

做　　法　莴笋切块、备用，猪脚洗净、去毛、入砂锅，加冷水煮开，把水倒掉、再洗净、入砂锅，放入适量黄酒腌30分钟左右，加冷水以大火煮开，放入生姜2～3片，煮5分钟后，放入莴笋块。煮开后，改用小火焖煮至猪脚熟烂后，放适量盐与少量调味品即可食用，味道鲜美。

用　　法　佐餐食用。

橙子

【别名】 橙、黄橙、金橙、金球、鹄壳。

○ 开胃消食、生津止渴

来　源　为芸香科植物香橙的果实。

主要产地　江苏、浙江、安徽、江西、湖北、湖南、四川、云南、贵州等地均有栽培。

性　味　性凉，味酸。

功效主治　止呕恶、宽胸膈、消瘿、解酒、解鱼蟹毒。

主要成分　橙子含橙皮苷、柠檬酸、苹果酸、琥珀酸、糖类、果胶和维生素等。又含挥发油0.1%～0.3%，其主要成分为牛儿醛、柠檬烯、挥发油中含萜、醛酮、酚、醇、酯及香豆精类等成分70余种。

性状特征　通常所说的橙子是指甜橙，橙子的果实为圆或长圆形，颜色为橙红或橙黄色，果皮较厚，不易剥离，吃的时候需要用水果刀沿着果心轴分割切瓣，撕皮取肉，或从中间切开四瓣取肉，这是与柑橘的最大区别。

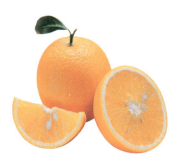

选购秘诀　挑选橙子时，越重的代表橙汁越多，外皮颜色越深代表越熟，糖分也越高。

药用价值　橙子中含有的橙皮苷，可降低毛细血管脆性，防止微血管出血。丰富的维生素C，维生素P及有机酸，对人体新陈代谢有明显的调节和抑制作用，可有效增强身体抵抗力。

橙子具有疏肝理气、促进乳汁通行的作用，可以治疗乳汁不通所致乳房胀痛或结块之症。

橙子富含多种有机酸、维生素，可调节人体新陈代谢，尤其对老年人及心血管病患者十分有益。橙皮性味甘苦而温，其止咳化痰功效胜过陈皮，使治疗感冒咳嗽、食欲不振、胸腹胀痛的良药。

甜橙果皮煎剂具有抑制胃肠（及子宫）平滑肌运动的作用，从而能止痛、止呕、止泻等。果皮中含的果胶具有促进肠道蠕动，加速食物通过消化道的作用，使粪脂质及胆甾醇能更快地随粪便排泄出去。橙子对酒醉不醒者有良好的醒酒作用。

贮存要点　置于阴凉干燥处保存。

用法用量　生食、绞汁或制成罐头食用。每餐2个左右为宜。

使用禁忌　疟寒热者禁食，气虚瘰疬者勿服。

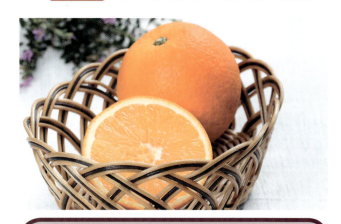

特别提示

橙子常作鲜果食用，还能加工成橙汁、罐头、糖果、果酒，也可做成美味佳肴。橙叶、橙皮、橙根、橙核亦可供药用。

● 保健应用

橙子蟹肉膏

功　效　开胃消食、理气化痰、补益身体。

原材料　净蟹膏肉300克，鸡蛋3个，猪肥膘肉、荸荠各30克，橙子8个，姜末、胡椒粉、盐、味精、料酒少许。

做　法　将橙子的上部1/4处截顶，将橙瓤挖出，留部分橙肉。猪肥膘肉余熟、切丁，荸荠切丁。蟹肉、肉丁、荸荠丁，加鸡蛋液、姜末、胡椒粉、精盐、味精、料酒拌好，分10份装入橙内，用橙皮盖住蒸30分钟即可。

用　法　佐餐，可常食。

柚子

【别名】雷柚、胡柑、香抛、霜柚、文旦。

"天然水果罐头"

来　　源　芸香科常绿果树柚的果实。

主要产地　主产于我国南方地区，以广东的沙田柚为上品。

性　　味　性寒，味甘、酸。

功效主治　健脾、止咳、解酒。柚子可治咳喘、气郁胸闷、腹冷痛、食滞、疝气等。柚皮味辛、苦、甘，性温，可化痰、止咳、理气、止痛。

主要成分　柚子营养价值很高，含有丰富蛋白质，糖类，有机酸，维生素A原，维生素B1，维生素B2，维生素C，维生素P，钙，磷，镁，钠等营养成分，其中，每100克柚肉含维生素C57毫克，比梨高10倍，含钙519毫克，大大超过其他水果。

性状特征　柚子是柑橘之大者，果实小的如柑或者橘，大的如瓜，黄色的外皮很厚，食用时需去皮吃其瓤粒，果肉较粗，味道酸甜、可口，有的略带苦味。

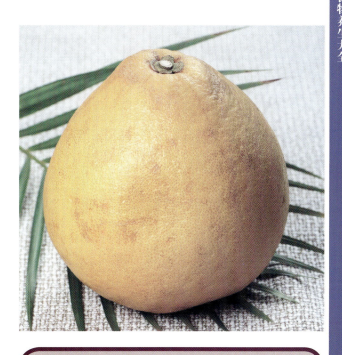

> **特别提示**
> 柚子的外层果皮，即为常用的中药橘红，可使呼吸道分泌物变多变稀，有利于痰液排出，具有良好的祛痰作用，是治疗老年慢性咳喘及虚寒性痰喘的佳品。

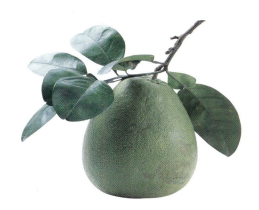

选购秘诀　挑选柚子时，可以采用"闻"和"叩"的方法。闻，即闻香气，熟透了的柚子，味道芳香浓郁；叩，即按压、叩打果实外皮，看它是否下陷。下陷没弹性的柚子质量较差。此外，挑柚子最好选上尖下宽的标准型，表皮必须薄而光润，色泽呈淡绿或淡黄，手感偏重者为佳。

药用价值　柚子中含有高血压患者必需的天然微量元素钾，几乎不含钠，是患有心脑血管病及肾脏病患者最佳的食疗水果。柚子中含有大量的维生素C，能降低血液中的胆固醇。柚子的果胶不仅可降低低密度脂蛋白水平，而且可以减少动脉壁的损坏程度。柚子所含的天然维生素P能强化皮肤毛细孔功能，加速复原受伤的皮肤组织功能。柚子还有增强体质的功效，使身体更易吸收钙及铁质。

贮存要点　阴凉干燥处保存。

用法用量　生食或绞汁，每次50克。

使用禁忌　不能同抗过敏的药物一起吃，那样容易引起心律失常。肾病患者、呼吸系统不佳的人尤其适合。身体虚寒的人不宜多吃，一般人在服药期间不要食用柚子。

保健应用

蜂蜜柚子茶

功　　效　化痰止咳。去肠胃中恶气、解酒毒，治饮酒入口气秽浊、不思食、口淡。

原材料　化痰止咳。去肠胃中恶气、解酒毒，治饮酒人口气秽浊、不思食、口淡。

【做法】将柚子在热水中浸泡5分钟左右,并洗净擦干。用削皮器将表皮金色部分削下,并切成约1毫米宽、4厘米长的细条。将果肉剥出,去除核及薄皮,用搅拌机打碎,如果喜欢吃果肉,可以直接用勺子捣碎。将白糖、蜂蜜、刚才切好的柚子皮一起加到捣碎的果肉中搅拌均匀。装瓶冷藏,大概1个星期就可以吃了,不过储存时间越久,味道就越好。

【用法】冲调的时候最好用温水,也可以当果酱来吃,别有一番风味。

枇杷

【别名】芦橘、芦枝、金丸、炎果。

润肺、止渴、下气佳果

【来源】为蔷薇科植物枇杷的果实。

【主要产地】福建、四川、陕西、湖北、浙江等地均产。

【性味】性凉,味甘、酸。

【功效主治】润肺、止渴、下气。治肺痿、咳嗽、吐血、衄血、燥渴、呕逆。

【主要成分】果实含水分90.26%,总氮2.15%,碳水化物67.30%,其中还原糖占71.31%,戊聚糖3.74%,粗纤2.65%。果肉含脂肪、糖、蛋白质、纤维素、果胶、鞣质、灰分(钠、钾、铁、钙、磷)及维生素B1和维生素C,又含隐黄素、β-胡萝卜素等色素。果酱含葡萄糖、果糖、蔗糖、苹果酸。

【性状特征】常绿小乔木,高可达10米,小枝密生锈色或灰棕色绒毛。叶片革质,披针形、长倒卵形或长椭圆形,长10~30厘米,宽3~10厘米,顶端急尖或渐尖,基部楔形或渐狭成叶柄,边缘有疏锯齿,表面皱,背面及叶柄密生锈色绒毛。圆锥花序花多而紧密,花序梗、花柄、萼筒密生锈色绒毛。花白色,芳香,直径1.2~2厘米,花瓣内面有绒毛,基部有爪。梨果近球形或长圆形,黄色或桔黄色,外有锈色柔毛,后脱落,果实大小、形状因品种不同而异。花期10~12月,果期第二年5~6月。因形似琵琶而得名。

【选购秘诀】我国的枇杷按果肉颜色分为白沙、赫红沙两类。白沙味甜似蜜,香味浓郁优于红沙,常见的白纱品种如"照钟种"、"清钟"、"白梨"、"早黄白沙"和"软条白沙",其中后两种为白沙枇杷之上乘之品。在红沙枇杷中,较为有名的有洞庭山的鸡蛋红枇杷、浙江塘栖的大钟枇杷、湖南的牛奶枇杷和安徽的光荣钟枇杷。

【药用价值】枇杷鲜果肉中含有的苦杏仁苷,仅次于杏仁的含量,是抗癌的有效物质。另外,还含有

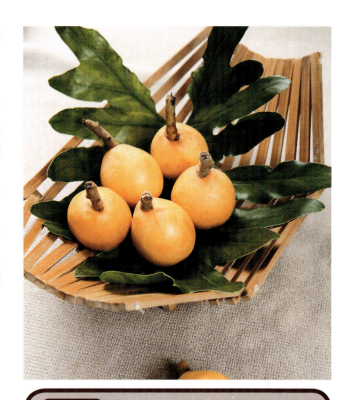

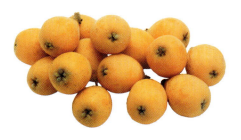

【特别提示】
枇杷叶可晾干制成茶叶,有泄热下气、和胃降逆止咳的功效,为止呕之良品,可辅助治疗各种呕吐呃逆。

适量的有机酸，能够刺激消化腺的分泌，增进食欲，帮助消化，还能止渴、解暑等。

枇杷的果实与叶片均有药用价值，但相比较而言，叶片的药用功能更为广泛。

| 贮存要点 | 置于阴凉干燥处保存。

| 用法用量 | 生食为主，也可加工成果酒、罐头、果酱等。每次1～2个。

| 使用禁忌 | 多食助湿生痰，脾虚滑泄者忌之。枇杷仁有毒，不可食用。枇杷含糖量高，糖尿病患者忌食。

● 保健应用

枇杷西米粥

| 功　　效 | 用于肺热咳嗽、咯血、衄血、胃热呕逆。

| 原材料 | 枇杷6个，西米50克，白糖100克。

| 做　　法 | 将枇杷洗净，外皮剥去，果肉取出，备用。西米洗净，将二者同入锅中，加入适量清水煮成粥，起锅前，根据个人口味调入适量的白糖即可。

| 用　　法 | 早、晚食用。

黄大豆

【别名】黄豆、大豆。

"植物蛋白之王"

| 来　　源 | 为豆科植物大豆的种子。

| 主要产地 | 全国各地均有栽培。

| 性　　味 | 性平，味甘。

| 功效主治 | 宽中下气、益气健脾、利大肠、润燥消水、通便解毒。适用于治疗脾气虚弱、消化不良、疳积泻痢、腹胀羸瘦、妊娠中毒、疮痈肿毒、外伤出血等症。

| 主要成分 | 黄豆的蛋白质含量高、质量优。蛋白质含量高达35%～40%，是瘦猪肉的2倍、鸡蛋的3倍、牛奶的2倍。黄豆含有丰富的优质脂肪。脂肪含量为16%～24%，其中油酸占32%～36%、亚油酸占51%～57%、亚麻酸占2%、磷脂约1.6%。

| 性状特征 | 大豆一年生草本，高50～80厘米。茎直立或上部蔓性，密生黄色长硬毛。3出复叶；叶柄长，密生黄色长硬毛；托叶小，披针形。小叶3片，卵形、广卵形或狭卵形，通常两侧的小叶为斜卵形，长6～13厘米，宽4～8.5厘米，先端钝或急尖，中脉常伸出成棘尖，基部圆形、阔楔形或近于截形，全缘，或呈微波状；两面均被黄色长硬毛。总状花序短阔，腋生，有2～10朵花；花白色或紫色；子房线状椭圆形，被黄色长硬毛，基部有不发达的腺体，花柱短，柱头头状。荚果长方披针形，长5～7厘米，宽约1厘米，先端有微凸尖，褐色，密被黄色长硬毛。种子卵圆形或近于球形，种皮黄色、绿色或黑色。

| 选购秘诀 | 以个大、粒圆、光滑、发亮者为佳。

| 药用价值 | 在植物性食物中，只有黄豆的高蛋白、高脂肪可与动物性食物相媲美。故黄豆有"田中之肉"、"植物蛋白之王"、"绿色奶牛"等赞誉，是数百种天然食物中最受营养学家推崇的食物。

黄豆中的大豆蛋白质和豆固醇，能明显地改善和降低血脂、胆固醇，从而降低患心血管疾病的概率。

黄豆脂肪富含不饱和脂肪酸和大豆磷脂，有保持血管弹性、健脑和防止脂肪形成的作用。

黄豆中富含皂角苷、蛋白酶抑制剂、异黄酮、钼、硒等抗癌成分，对前列腺癌、皮肤癌、肠癌、食管癌等几乎所有的癌症都有抑制作用。这就是经常食用黄豆及其制品的人很少发生癌症的原因。

黄豆中的植物雌激素与人体中产生的雌激素在结构上十分相似，可以成为辅助治疗妇女更年期综合征的最佳食物，不但经济有效，而且绝无副作用。

黄豆中的优质蛋白质在短期内能增加骨密度，从而使骨骼更健壮。黄豆中的多肽可促进人体消化道内钙与无机盐的吸收，进而促进儿童骨骼和牙齿的成长，

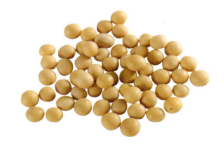

并能预防和改善中老年人骨质疏松。

黄豆中的多肽还可通过抑制血管紧张来转换酶的活性，使高血压得到有效的控制。

吃黄豆对改善皮肤干燥、粗糙、头发干枯大有好处，可以提高肌肤的新陈代谢，促使机体排毒，令肌肤常葆青春。

黄豆中的皂角苷类物质可降低脂肪吸收功能，促进脂肪代谢。大豆纤维还可加快食物通过肠道的时间，想减肥者多吃黄豆一定会达到轻身的目的。

贮存要点 置通风干燥处，防霉、防蛀。

用法用量 黄豆可作为主食磨成豆面，与面粉、玉米等混合食用，其生物学价值几乎与牛肉相媲美。黄豆作为菜食，可以发豆芽炒食，或泡开以后煮食。黄豆更主要的用途是其衍生制品，即豆制品，如豆腐、豆浆、豆豉、豆瓣酱及榨油等。每天40克。

使用禁忌 黄豆在消化过程中会因产生气体而造成胀腹，所以消化功能不良以及有慢性消化道疾病的患者应少食。

黄豆含有大量的嘌呤碱，能加重肝、肾的代谢负担。因此，当肝肾器官有疾患时，宜少吃或不吃黄豆。同时，因嘌呤碱代谢失常的痛风患者和血尿酸浓度增高的病人，应禁食黄豆及其制品。

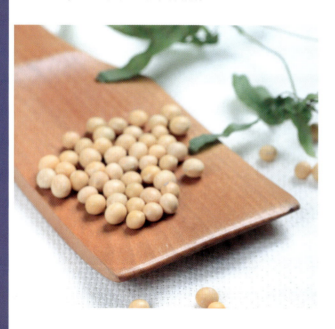

干炒黄豆虽然脆香，但对人体健康是有害的。因为炒黄豆多不能够完全炒熟，生大豆含有不利健康的抗胰蛋白酶和凝血酶，所以炒后的夹生黄豆也不宜吃。

服用补铁制剂、左旋多巴、四环素类药物、茶碱类药物时不宜食用。

黄豆中含有一种抗胰蛋白酶因子，能抑制胰蛋白酶的消化作用。因此，在食用黄豆时应将其煮熟、煮透。若黄豆半生不熟时食用，常会引起恶心、呕吐等症状，严重时甚至会危及生命。

● 保健应用

猪骨黄豆粥

功　效 补肾、补钙、长骨。适用于婴儿、少儿及青少年旺盛生长期食疗。

原材料 猪排骨150克，黄豆50克，大米100克，盐、葱、姜、味精适量。

做　法 将猪排骨洗净，斩断成块状，待用。将黄豆洗净，用冷水泡发，入砂锅先煮沸，文火中煨1小时，将排骨放入同煮数沸后，再加入米100克煨煮成粥，排骨黄豆煮至烂熟为宜。

用　法 随意服之。

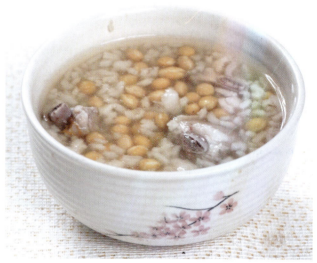

特别提示
食用黄豆制品时应注意与含蛋氨酸丰富的食品搭配使用，如米、面等粮谷类和鸡蛋、鸭蛋、鸽蛋、鹌鹑蛋等蛋类食品，可以提高黄豆蛋白质的利用率。蛋、豆搭配食用，其营养价值与肉类蛋白质不相上下。

黄豆猪肝汤

功　效 本汤具有补脾养血之功效，适用于营血亏虚、面色萎黄无华等病症。

原材料 黄豆100克，猪肝80克，调味料少许。

做　法 将猪肝洗净、切片，黄豆洗净、泡涨，然后将泡好的黄豆放入锅中加适量水煮至8成熟,再加猪肝共同煮熟,大约煮30分钟左右。起锅前加入少许调味品调匀即可。

用　法　每日都可服食,2～3周后起效。

黄豆绿豆汤

功　效　本汤具有清热、凉血、消肿的作用,适宜于辅助治疗小儿疟腮红肿、荨麻疹等病症。

原材料　黄豆30克,绿豆160克,红糖120克。

做　法　将黄豆、绿豆洗净、泡发,入锅中加水1000毫升左右,开大火煮至水沸,再转小火续煮至豆烂熟,然后将水面上浮起的豆皮撇去,最后加红糖调匀即成。

用　法　食豆喝汤,任意食用。

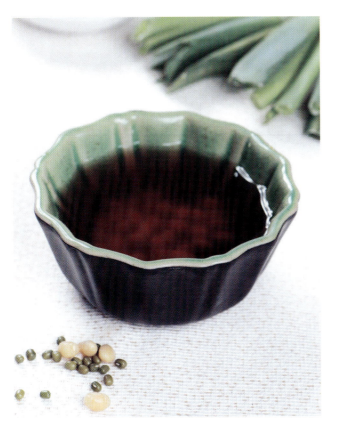

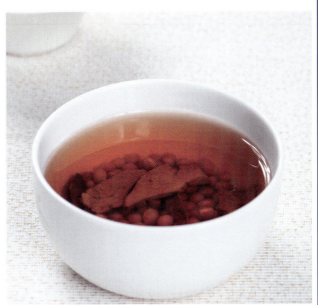

四季豆

【别名】菜豆、架豆、芸豆、玉豆、去豆。

○ 适合心脏病、动脉硬化患者食用

来　源　蝶形花科菜豆属。

主要产地　全国大部分地区均种植。

性　味　性平,味甘。

功效主治　具有温中下气、利肠胃、止呃逆等功用,是一种滋补品。

主要成分　每100克四季豆含蛋白质23.1克,脂肪1.3克,碳水化合物56.9克,钙76毫克及丰富的B族维生素,鲜豆还含丰富的维生素C。从所含营养成分看,蛋白质含量高于鸡肉,钙含量是鸡肉的7倍多,铁为4倍,B族维生素也高于鸡肉。

性状特征　四季豆果实为荚果,称豆荚,由荚柄、荚皮和种子组成。荚的形状有圆筒形或长扁圆形,直

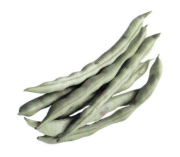

或弯曲,呈镰刀形或弓形。荚皮光滑无绒毛,边缘圆或凸,顶端有明显的长喙。荚长7～20厘米,荚宽0.8～1.7厘米,喙长0.7～1.5厘米。未成熟的荚为绿色、浓绿色或黄色,有的品种荚皮上具有深紫红色花纹。成熟荚皮色分为黄白、浅褐、褐、花纹等,荚皮较厚、不透明。每荚有种子3～10粒,荚内种子

理气篇 理气类

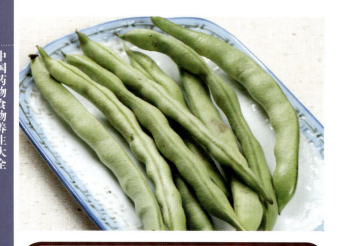

特别提示　四季豆是营养丰富的食品，不过其籽粒中含有一种毒蛋白，必须在高温下才能被破坏，所以食用四季豆必须煮熟、煮透，消除不利因子，趋利避害，更好地发挥其营养效益。

间有隔膜。

选购秘诀　选购四季豆时，应挑选豆荚饱满、肥硕多汁、折断无老筋、色泽嫩绿、表皮光洁无虫痕，具有弹力者。

药用价值　四季豆可作为粮豆配合开发新营养主食品种的原料。四季豆颗粒饱满肥大，可煮可炖。四季豆的药用价值也很高，我国古医籍记载，四季豆味甘平、性温，具有温中下气、利肠胃、止呃逆、益肾补元气等功用，是一种滋补食疗佳品。

四季豆还是一种难得的高钾、高镁、低钠食品，每 100 克含钾 1520 毫克、镁 193.5 毫克、钠仅为 0.8～0.9 毫克，这个特点在营养治疗上大有用武之地。四季豆尤其适合心脏病、动脉硬化、高血脂、低血钾症和忌盐患者食用。

四季豆还含有皂苷、尿毒酶和多种球蛋白等独特成分，具有提高人体血身的免疫能力，增强抗病能力，激活淋巴 T 细胞，促进脱氧核糖核酸的合成等功能，对肿瘤细胞的发展有抑制作用，因而受到医学界的重视。其所含量尿素酶应用于肝昏迷患者效果很好。

贮存要点　置于低温下保存。

用法用量　无论单独清炒，还是和肉类同炖，亦或是焯熟凉拌，都很符合人们的口味。每餐 40～60 克。

使用禁忌　消化功能不良、慢性消化道疾病患者应尽量少食。

● 保健应用

四季豆健康汤

功　效　补血强身，四季豆能强肝并易吸收。
原材料　红枣 15 粒，黑木耳 2 朵，四季豆 6 条，水 4 碗。
做　法　红枣去核，木耳浸软、切粗条，四季豆切段，将材料洗净放入煲内用慢火煲 30 分钟后，加盐即可。
用　法　佐餐食用。

榛子

【别名】榧子、平榛、山反栗。

○ 氨基酸含量极高的坚果

来　源　为桦木科植物榛的种仁。
主要产地　产于四川、湖北、湖南、江西、浙江等地。
性　味　性平，味甘。
功效主治　调中、开胃、明目。
主要成分　榛子营养丰富，果仁中除蛋白质、脂肪、糖类外，还含有胡萝卜素，维生素 B1，维生素 B2，维生素 E，矿物质，钙，磷，铁。榛子含有人体所需的 8 种氨基酸，且含量远远高于核桃。

性状特征　落叶灌木或小乔木，高 1～7 米。叶互生；阔卵形至宽倒卵形，长 5～13 厘米，宽 4～7 厘米，先端近截形而有锐尖头，基部圆形或心形，边缘有不规则重锯齿，上面无毛，下面脉上有短柔毛。叶柄长 1～2 厘米，密生细毛。托叶小，早落。花单性，雌雄同株，先叶开放。雄花成菜黄花序，圆柱形，

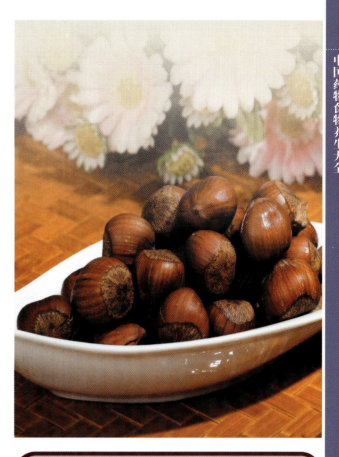

长5～10厘米，每苞有副苞2个，苞有细毛，先端尖，鲜紫褐色，雄蕊8，药黄色。雌花2～6个簇生枝端，开花时包在鳞芽内，仅有花柱外露，花柱2个，红色。小坚果近球形，茎0.7～1.5厘米，淡褐色，总苞叶状或钟状，由1～2个苞片形成，边缘浅裂，裂片几全缘，有毛。

选购秘诀 选购时以个体大而饱满、身干、色泽洁净、光亮者为佳。

药用价值 中医认为，榛子有补脾胃、益气力、明目健行的功效，并对消渴、盗汗、夜尿频多等肺肾不足之症颇有益处。

榛子本身富含油脂，其所含的脂溶性维生素易为人体所吸收，对体弱、病后虚羸、易饥饿的人都有很好的补养作用。

它的维生素E含量高达36%，能有效地延缓衰老、防治血管硬化、润泽肌肤。

榛子里包含抗癌化学成分紫杉酚，它是红豆杉醇中的活跃成分，这种药可以治疗卵巢癌和乳腺癌以及其他一些癌症，可延长病人的生命。

长时间操作电脑的人多吃榛子，可以保护眼睛，小孩子吃榛子则有驱虫的作用。

贮存要点 置于干燥处保存。防霉、防虫。

用法用量 直接食用或加工成榛粉，也可作为糕点的配料。每次20颗。

使用禁忌 榛子性滑，泄泻溏便者不宜多食。存放时间较长后不宜食用。

特别提示 榛子既可直接食用，又可加工成榛粉，是一种营养价值很高的补养品。

● 保健应用

榛子杞子粥

功效 养肝益肾、明目丰肌。适用于体虚、视昏等症。

原材料 榛子仁30克，枸杞子15克，粳米50克。

做法 先将榛子仁捣碎，然后与枸杞子一同加水煎汁，去渣后与粳米同用文火熬成粥即成。

用法 每日1剂，早、晚空腹服食。

[附录]

经典对症保健方

在药食同源理论的指导下,前文介绍了几百种具有各种保健价值的药物和食物,让读者在日常应用中能够得到一些指导和参考。那么,这些药物与食物是如何应用到一些特定的病症中,这些病症又通过怎样的途径得到确实的改善,每一种病症都适用哪些药材和食物呢?

针对这些问题,本书特别挑选了40余种常见疾病,内容涉及消化系统、呼吸系统、心血管系统、泌尿生殖系统、内分泌代谢系统、肝脏系统、心理疾病、妇科疾病、皮肤疾病,以及贫血、失眠等常见的生理失常现象。只要你掌握了书中介绍的药膳的做法,就可以在缓解疾病症状的同时,不断地调整身体状态,让机体获得生理平衡,从根本上祛除病痛的折磨。这不失为简单而又有效的保健养生方式。

▶ 慢性腹泻

● 症状表现

慢性腹泻指病程在2个月以上的腹泻或间歇期在2～4周内的复发性腹泻。病况通常时好时坏，排出的粪便多不成形，呈稀烂或水样，或带有脓血、黏液、脂肪等。就病因不同而伴有腹痛、发热、消瘦、腹部肿块或消化性溃疡等。患慢性疾病的人，多半精神状况很差，且可能会伴随肠胃炎。

● 经典方例

车前山药粥

- **功效** 健脾清热、固肠止泻。适用于慢性肠炎久治不愈及腹泻反复发作。
- **原材料** 山药30克，车前子12克。
- **做法** 山药研成细粉，车前子去杂质，装入纱布袋内，扎紧袋口，与山药粉一同放入锅中，用小火煮成粥即可。

茴桂羊肉汤

- **功效** 补中益气、散寒止泻。适用于脾胃虚寒、饮食难以消化、腹泻便溏等症。
- **原材料** 小茴香10克，桂皮5克，生姜10克，羊肉500克。
- **做法** 将羊肉洗净，切成小块，生姜切片，同小茴香、桂皮、精盐、葱、姜、料酒一同入砂锅中，加水适量，炖煮约50分钟，至羊肉熟烂，食肉喝汤。

适用药材

- ◆**芡实** 味甘、性平。能够收敛止泻，可以缓和脾胃腹泻、久泻不愈的症状。
- ◆**乌梅** 味酸涩、性平。具有涩肠止泻的功效，并可减缓泻痢不止的状况。
- ◆**葛根** 味辛、甘，性凉。具有消炎、收敛的作用，适合脾胃虚弱、脾虚久泻的患者。
- ◆**山药** 味甘、性平。可以舒缓脾胃虚弱、久泻不止的状况。
- ◆**白术** 味甘、苦，性微温。能够减轻腹胀泄泻、上腹胀满的不适。
- ◆**黄连** 味苦、性寒。有助于缓解肠炎、湿热下痢的症状，还有杀菌、抗菌的作用。
- ◆**白扁豆** 味甘、性微温。可缓和慢性腹泻、肠胃型感冒的症状。

▶ 便秘

● 症状表现

便秘是指由于粪便在肠内停留过久，以致大便次数减少、大便干结、排出困难或不尽。一般2天以上无排便，可提示便秘存在。如果每天均排大便，但排便困难且排便后仍有残便感，或伴有腹胀，也应纳入便秘的范围。便秘时，常出现下腹膨胀、便意未尽，严重者出现食欲不振、头昏、无力等症状。

● 经典方例

番薯粥

- **功效** 治胃弱阴虚、慢性便秘等。
- **原材料** 番薯50克，小米50克。
- **做法** 番薯洗净去皮，切成小块，小米淘净。共入锅中，加清水适量，用武火烧沸后，转用文火煮至米烂成粥。每日2次，做早、晚餐食用。

芝麻粥

- **功效** 适宜肝肾不足、肢节疼痛、便秘等症。
- **原材料** 黑芝麻仁10克，粳米10克，蜂蜜少许。
- **做法** 烧热锅，放芝麻入锅，用中火炒熟至香味出时，取出；将淘净的粳米放入锅内，加清水适量，用武火烧沸后，转用文火煮，至米八成熟时，放入芝麻、蜂蜜，拌匀，继续煮至米烂成粥。每日2次，做早、晚餐食用。

适用药材

- ◆**当归** 味辛、性温。有益于减轻血虚肠燥，还有润肠通便的作用。
- ◆**芦荟** 味苦、性寒。可清理肠道，加快肠道蠕动，但孕妇宜谨慎使用。
- ◆**火麻仁** 味甘、性平。有益产后妇女因经枯血少产生的肠燥便秘，还可改善经常性的便秘。
- ◆**决明子** 味甘、苦，咸，性微寒。可以舒缓肠燥便秘、习惯性便秘的症状。
- ◆**柏子仁** 味甘、性平。能治疗肠燥便秘，有润滑大肠的功效。
- ◆**麦门冬** 味甘、微苦，性微寒。对于津少便秘、大便干结有所助益。
- ◆**生地黄** 味甘、苦，性寒。可清热凉血、生津养阴，改善肠燥便秘。

腹胀

症状表现

腹胀是患者自觉脘腹胀满不适的一种最为常见的症状，广义含意包括腹腔内积液、气腹、胃肠道内积气、功能性腹壁肌张力增加和后腹膜疾病，狭义就是指胃肠道积气。当胃肠道气体过多时，患者可感腹部不适，表现为嗳气、腹胀、肠鸣音亢进，有时还可有腹痛感。

经典方例

砂仁鲫鱼汤

功效 行气利水、健脾燥湿。适于脾胃虚弱引起的食少腹胀、泄泻、腹痛等。

原材料 砂仁3克，鲫鱼1尾，葱、姜、精盐适量。

做法 将砂仁洗净，放入处理好的鱼腹中；鱼置于锅中，加水适量，大火烧开后用文火炖至鱼熟，加调料焖几分钟即可。食肉饮汤。

草果羊肉汤

功效 益脾暖胃。适用于脘腹受寒、腹胀肠鸣、消化不良等症。

原材料 草果5～6克，羊肉500克，豌豆30克，青萝卜200克，调味料各适量。

做法 将草果、萝卜丁、羊肉丁、豌豆同入锅内加水适量，先用大火烧开，后改用文火炖至熟烂，调味即可。

适用药材

◆**厚朴** 味苦、辛，性温。可消除脾胃积滞，有益于肠胃健康。

◆**木香** 味苦、辛，性温。有行气止痛、消滞，改善腹部胀痛的作用。

◆**陈皮** 味苦、辛，性温。可改善消化不良，且有理气的功效。

◆**枳实** 味苦、辛，性微寒。有行气止痛、消痞散积的效果，可改善胸腹痞胀。

◆**砂仁** 味辛、性温。有行气宽中之效，适用于胃腹胀痛、食积寒泻等症状。

◆**山楂** 味酸、甘，性微温。可促进消化、调整脾胃、帮助肠胃代谢、改善腹胀。

感冒

症状表现

感冒，是种呼吸道常见病，普通感冒虽多发于初冬，但任何季节，如春天、夏天也可发生，不同季节的感冒的致病病毒并非完全一样。感冒病例分布是散发性的，不引起流行，常易合并细菌感染。普通感冒起病较急，早期症状有咽部干痒或灼热感、喷嚏、鼻塞、流涕，发热恶寒等。

经典方例

藿香薄荷茶

功效 清风热、止头痛、散寒气、止呕吐、止腹泻。

原材料 藿香9克，柴胡4.5克，薄荷9克，紫罗兰2汤匙。

做法 全部材料分为4份，每次取1份加沸水250毫升冲泡，焖约5分钟，过滤后即可饮用。一天可喝1～2份。

紫苏柠檬茶

功效 去风寒、止头痛、止咳去痰、舒缓肌肉酸痛。

原材料 紫苏9克，桔梗3克，葛根9克，金橘4个，柠檬半颗，蜂蜜适量。

做法 先将金橘轻轻拍破后，再把全部材料分为4份，每次取1份加沸水250毫升冲泡，焖约5分钟，过滤后即可饮用。一天可喝1～2份。

适用药材

◆**菊花** 味甘、苦，性微寒。能疏风散热，尤以黄菊花对风热感冒效果最好。

◆**桑叶** 味甘、苦，性寒。长于凉散风热，又能清肺止咳，常用于风热感冒。

◆**板蓝根** 味苦、性寒。能清热解毒，对风热型的感冒有效。

◆**荆芥** 味辛、性微温。可祛风、解除表证，可用于感冒发热、头痛等症状。

◆**细辛** 味辛、性温。改善风寒感冒、头痛、咽喉肿痛的情形。

◆**防风** 味辛、甘，性微温。能祛风解表，可用于感冒风寒、头痛发热等不适症状。

◆**桂枝** 味辛、甘，性温。能发汗解肌，对于风寒表虚的人有效。

气喘

症状表现

气喘是在没有任何预兆下突然发作，尤其很多人都是在深夜到天亮前发病。最初感觉喉咙很紧及胸闷、眼睛不舒服。不久，喉咙出现哮喘音、气喘、呼吸困难等症。呼吸困难严重时，张口抬肩、端坐呼吸也会出现咳痰等情形。症状缓和时，咳嗽也会变轻，痰的黏性变少。

经典方例

海参银耳汤

功效　补肺益肾、养血润燥。适于体弱虚热、食欲不振、腰酸乏力、喘息等。

原材料　水发海参25克，银耳20克，料酒、精盐、味精各适量。

做法　将海参与银耳泡发，余烫，同入锅中加入调味料用文火炖煨20分钟左右即成，常服。

苏子粥

功效　止咳平喘、养胃润肠。适于老年急慢性支气管炎、胸闷气喘、便秘等。

原材料　苏子15克，粳米100克，冰糖少许。

做法　苏子洗净，捣成泥状，冰糖拍碎，粳米淘净，共同入锅或饭煲中，加水适量，按煮粥程序先以武火烧沸，转文火煮熟成粥，随意服食。

适用药材

◆**白果**　味甘、苦涩，有小毒。可治疗慢性气管炎，对气喘患者有益。

◆**紫苏叶**　味辛、性温。对风寒感冒、咳嗽气喘的患者有益。

◆**桑叶**　味甘、苦，性寒。可以止痒、止咳，舒缓喉咙不适的症状。

◆**杏仁**　味苦、性温，有小毒。对外感咳嗽有益，是治喘咳的良药。

◆**桑白皮**　味甘、性寒。能够缓和咳嗽、痰黄稠的症状，适用于气喘病。

◆**五味子**　味酸、甘，性温。对于止咳、治疗气喘有很好的益处。

◆**山药**　味甘、性平。中医认为"脾为生痰之源，肺为贮痰之器"。山药对虚弱、久咳不愈的患者是不错的健脾化湿、治根本之药。

心脏病

症状表现

心脏病的发病症状会因程度而异，患者安静时多无异状，但会在剧烈运动或受到强烈的刺激后，产生压迫性的心绞痛，痛楚可蔓延至手臂、肩膀、颈部等，甚至有心律紊乱、晕眩、出汗、恶心和四肢无力等现象。

经典方例

蜜饯山楂

功效　开胃、消食、活血化瘀。

原材料　生山楂500克，蜂蜜250克。

做法　将处理好的山楂放入铝锅内，加水煎煮至七成熟烂，水将干时加入蜂蜜，再用小火收汁即可。冷却，放入瓶中。每日3次，每次15克。

陈皮黄芪煲猪心

功效　补心益气、疏肝解郁。

原材料　陈皮3克，党参15克，黄芪15克，猪心1个，胡萝卜100克，调料适量。

做法　炒锅烧热，加入切好的猪心、胡萝卜、绍酒、盐、党参、陈皮、黄芪，加鸡汤300毫升，煮沸，再用文火煮至浓稠。佐餐食用即可。

适用药材

◆**丹参**　味苦、性微寒。强心止痛，能扩张冠状动脉，调整心律。

◆**红花**　味苦、辛，性温。消肿止痛，降血压，扩张冠状动脉。

◆**赤芍**　味苦、辛，性微寒。降血压、活血凉血，促进血液循环，还有缓解发热心烦的效果。

◆**川芎**　味辛、性温。有利于治疗心绞痛、心脏病、冠心病。

◆**麦门冬**　味甘、微苦，性微寒。有强心、软化血管、减轻心绞痛、降血压之效。

◆**人参**　味甘、微苦，性微温。有补充元气、增强免疫功能的作用。

高血压病

症状表现

高血压病的最初症状多为疲乏，时有头晕，记忆力减退，休息后症状可消失。血压明显升高时，可出现头晕加重、头痛甚至恶心、呕吐。尤其在劳累或情绪激动等引起血压迅速升高时，症状十分明显。高血压病的表现为收缩压达到或超过18.7千帕（140mmHg），和（或）舒张压达到或超过12.0千帕（90mmHg）。只有在正常情况下连续测得3次的血压都超过正常值，才能确诊患了高血压病。

经典方例

菊花粥

功 效 清热解毒，降脂降压。

原材料 菊花末15克，粳米100克。

做 法 菊花干燥后磨成细末，备用。粳米淘净，加清水适量，用武火烧沸后，用文火煮至半成熟，再加菊花细末，续煮成粥。每日2次，晚餐食用。

何首乌大枣粥

功 效 有补肝肾、益精血、乌发、降血压之功效。

原材料 何首乌60克，粳米100克，大枣3～5枚，冰糖适量。

做 法 何首乌加水煎浓汁，去渣后加粳米、大枣、冰糖，同煮为粥，每日2次，早、晚食之。

适用药材

◆**枸杞** 味甘、性平。可降低血压，防止动脉硬化，减缓胆固醇上升的现象。

◆**菊花** 味甘、苦，性微寒。可安定神经，对动脉硬化、高血压病有助益。

◆**灵芝** 味甘、性平。是高血压病、高血脂患者的滋补良药。

◆**何首乌** 味甘、苦，性微温。可以降低血压、扩张血管，还可降血脂。

◆**夏枯草** 性寒，味苦、辛。清肝，散结。可产生显著持久的降压作用。

◆**钩藤** 性凉、味甘。清热平肝、熄风定惊。实验证明钩藤煎剂有降压作用。

◆**决明子** 性凉，味甘、苦。清肝明目、利水通便。治风热赤眼，有显著的降低血压作用。

▶ 低血压病

症状表现

无论是由于生理还是病理原因造成血压收缩压低于12.0千帕（90mmHg），就会形成低血压，病情轻微症状可有：头晕、头痛、食欲不振、疲劳、脸色苍白、消化不良、晕车船等；严重症状包括：直立性眩晕、四肢冷、心悸、呼吸困难、共济失调、发音含糊甚至昏厥，需长期卧床。这些症状主要因血压下降，导致血液循环缓慢所致。

经典方例

黄芪羊肉汤

功 效 有补气升阳、养血益脾之功效。常服食此汤，可助低血压者强身升压。

原材料 黄芪30克，羊肉15克。

做 法 将黄芪煎汁、去渣取汁。羊肉切片，倒入药汁内加盐调味，肉烂熟后即可。

当归姜枣汤

功 效 补益气血、调和营卫。适用于低血压性眩晕。

原材料 当归、大枣各50克，羊肉250克，生姜15克。

做 法 羊肉、生姜、大枣文火煮熟，加入调料；另煎当归，取药液兑入羊肉汤中。每日2次服食。

适用药材

◆**人参** 味甘、微苦，性微温。对于血压有双向调节作用，所以可以改善低血压的症状。

◆**枳实** 味苦、辛，性微寒。可以轻度地收缩血管，促进血压升高。

◆**龙眼肉** 味甘、性温。具有补血气、安神养血的作用，还有滋补之效。

◆**灵芝** 味甘、性平。对血压有双向调节作用，因此可帮助调节血压。

◆**五味子** 味酸、甘，性温。可以促使血压上升，以改善低血压的状况。

◆**麻黄** 味苦、辛，性温。对于促使血管收缩有帮助，能使血压上升。

▶ 阳痿

症状表现

阳痿是指男性在性生活时，阴茎不能勃起或勃起不坚或坚而不久，不能完成正常性生活，或阴茎根本无法插入阴道进行性交。阳痿又称"阳事不举"等，是最常见的男子性功能障碍性疾病。偶尔的性交失败，不能认为就是患了阳痿。只有在性交失败率超过25％时才能诊断为阳痿。

● 经典方例

杜仲爆羊腰

功效 补肝、益肾、强腰。适用于肾虚体弱、慢性腰痛、阳痿之症。

原材料 杜仲15克，五味子6克，羊腰500克，葱姜、料酒、酱油、芡粉汁、素油各适量。

做法 将杜仲、五味子加水煮40分钟，去渣，浓缩。羊腰切成腰花，裹芡粉入锅爆炒后烹入药汁、调料即可。

韭菜炒羊肝

功效 温肾固精。适用于男子阳痿、遗精、盗汗，女子月经不调、经漏、带下、遗尿、夜盲、角膜软化症。

原材料 韭菜100克、羊肝120克。

做法 将韭菜去杂质、洗净，切1.6厘米长。羊肝切片，与韭菜一起入锅，用旺火炒熟。当菜食用，每日1次。

适用药材

◆**肉桂** 味辛、甘，性大热。能治疗肾阳不足发生的阳痿，有温补肾阳的作用。

◆**海马** 味甘、咸，性温。可治疗肾虚阳痿，还能补肾壮阳、增强精力。

◆**锁阳** 味甘、性温。对肾阳不足引发的阳痿有所助益，还可强精。

◆**仙茅** 味辛、性热。具有壮肾、调解男子气虚阳痿的功效。

◆**肉苁蓉** 味甘、咸，性温。能壮阳，对早泄、肾虚、阳痿的患者有益。

◆**仙茅** 味辛、性热。具有壮肾、调解男子气虚阳痿的功效。

◆**紫河车** 味甘、咸，性温。有滋补的功效，可益气养血。

◆**巴戟天** 味辛、甘，性微温。可补肾助阳，对遗精、阳痿有效。

▶ 遗精

● 症状表现

遗精是指不因性交而精液自行泄出的病症，有生理性与病理性之分。中医将"精液自遗"现象称"遗精"或"失精"。有梦而遗者名为"梦遗"，无梦而遗，甚至清醒时精液自行滑出者为"滑精"。多由肾虚精关不固，或心肾不交，或湿热下注所致。西医可见于包茎、包皮过长、尿道炎、前列腺疾患等。

● 经典方例

韭子粥

功效 温肾助阳、止遗泄。适用于肾阳虚弱所致的遗精。

原材料 韭菜子15克，大米50克，精盐适量。

做法 将韭菜子用文火炒熟，与大米、少许细盐同入砂锅内，加水500克，慢火煮至米开粥稠即可。每日服2次，温热食。

龙骨粥

功效 收敛固涩、镇惊潜阳。

原材料 煅龙骨30克，糯米100克，红糖适量。

做法 将龙骨捣碎，入砂锅内，加水200克，煎1小时，去渣取汁，入糯米，再加适量水、红糖，煮成稠粥。早、晚空腹热食，5天为1个疗程。湿热之症不宜服用。

适用药材

◆**芡实** 味甘、性平。对小便失禁有所帮助，有收敛、补肾固精的作用。

◆**锁阳** 味甘、性温。能益精养血，可帮助肾阳不足造成的遗精症状。

◆**狗脊** 味苦、甘，性温。能补肝肾，对遗精、肾虚尿频等症有所帮助。

◆**益智仁** 味辛、性温。能补肾固精，可治疗肾虚所引起的遗精、早泄、尿频的现象。

◆**紫河车** 味甘、咸，性温。具有益气养血、滋补壮阳、治疗遗精。

◆**金樱子** 性平，味酸、涩。固精涩肠、缩尿止泻。治滑精、遗尿、脾虚泻痢、自汗盗汗等症。

◆**冬虫夏草** 味甘、性温。能补肾、强精，舒缓肾虚、阳痿、遗精等症。

▶ 糖尿病

● 症状表现

糖尿病是由于遗传和环境因素相互作用，引起胰岛素绝对或相对分泌不足以及靶组织细胞对胰岛素敏感性降低，引起蛋白质、脂肪、水和电解质等一系列代谢紊乱综合征，其中以高血糖为主要标志。临床典型病例可出现多尿、多饮、多食、消瘦等表现，即

"三多一少"症状。糖尿病主要危害在于它的并发症。如：心、脑血管动脉硬化，视网膜及肾脏微血管病变，神经病变和下肢坏疽等。

● 经典方例

清蒸茶鲫鱼
功效 补虚、止烦、消渴，适用于糖尿病出现的口渴、多饮不止症状，以及热病伤阴。
原材料 鲫鱼 500 克，绿茶适量。
做法 将鲫鱼去鳃、内脏，洗净，腹内装满绿茶，放盘中，上蒸锅清蒸，熟透即可。每日吃 1 次。

苦瓜猪骨汤
功效 健脾气、生津降火、治消渴。
原材料 猪脊骨 250 克，苦瓜 500 克。
做法 将猪脊骨加适量水熬成 3 碗，去骨及浮油，入苦瓜，再煎至 2 碗即成，分 2 次服完，每日服 1 次。

适用药材
◆**玉竹** 味甘、性平。可缓解口渴善饿，对吃多、喝多、尿多的糖尿病症状有益。

◆**茯苓** 味甘、淡，性平。有镇静、降血糖的作用，对于糖尿病的治疗有所助益。

◆**枸杞** 味甘、性平。具有降血、强壮的作用，有助于糖尿病的治疗。

◆**知母** 味甘、苦，性平。能够降低血糖，可改善口渴、血糖过多等病症。

◆**生地黄** 味甘、苦，性寒。可以降低血糖，以及治疗糖尿病的各种症状。

◆**马齿苋** 味酸、性寒。对于调整人体血糖代谢有益，进而可达到降血糖的作用。

▶ 痛风

● 症状表现

痛风是尿酸代谢异常所引起的全身疾病，主要表现为血尿酸增高所导致的反复发作的关节炎，约 75% 在拇趾的关节，其他为膝关节。关节、肾脏或其他组织中尿酸盐沉积而引起这些器官的损害和痛风石的形成。可分为原发性痛风和继发性痛风两种，原发性痛风 10%～60% 有家庭遗传特点，继发性痛风常继发于血液病、肾脏病、恶性肿瘤等，多见突然发作的关节疼痛、关节红肿等。

● 经典方例

薯蓣薤白粥
功效 益气通阳、化痰除痹。主治脾虚不运，痰浊内生而致的气虚痰阻痛风。
原材料 生山药 100 克，薤白 10 克，粳米 50 克，清半夏 30 克，黄芪 30 克，白糖适量。
做法 先将米淘好，加入切细山药和洗净半夏、薤白、黄芪共煮，再加适量糖即可服食，不拘时间和用量。

桃仁粥
功效 活血祛瘀、通络止痛。主治瘀血痰浊痹阻型痛风。
原材料 桃仁 15 克，粳米 160 克。
做法 先将桃仁捣烂如泥，加水煎汁、去渣，用粳米煮成稀粥即可服食。

适用药材
◆**滑石** 味甘、淡，性寒。有利尿，促进尿酸排出的作用，能缓和痛风的不适症状。

◆**泽泻** 味甘、淡，性寒。可利尿，帮助尿酸排出体外，舒缓因血液中尿酸浓度过高的症状。

◆**车前子** 味甘、性寒。利水清肝，帮助尿酸排泄，减轻痛风不适症状。

◆**威灵仙** 味辛、咸，性温。有通络止痛的作用，对改善痛风有益。

◆**蒲公英** 味甘、苦，性寒。能够清热消炎，以改善痛风的不适症状。

◆**路路通** 味苦、性平。对关节痹痛有益，可以治疗痛风。

◆**山茱萸** 味酸、性微温。能补益肝肾，适于易疲倦、尿频的肾虚痛风。

▶ 高血脂症

● 症状表现

血脂是人体血浆内所含脂质的总称，其中包括胆固醇、甘油三酯、胆固醇脂、β-脂蛋白、磷脂、未脂化的脂酸等。当血清胆固醇超过正常值 230 毫克/100 毫升，甘油三酯超过 140 毫克/100 毫升，β-脂蛋白超过 390 毫克/100 毫升以上时，即可称之为高血脂症。是中老年的常见疾病，会导致动脉硬化性的心脑血管疾病。

● 经典方例

菊花决明子粥

功效 清肝明目、降压通便。适用于高血压、高血脂症以及习惯性便秘等。

原材料 菊花10克,决明子10~15克,粳米50克,冰糖适量。

做法 先把决明子放入砂锅内炒至微有香气,取出,待冷后与菊花煎汁,去渣取汁,放入粳米煮粥,粥将熟时加入冰糖,再次煮沸即可食用。每日1次,5~7日为1个疗程。

海带绿豆汤

功效 清热养血。可治疗高血脂、高血压。

原材料 海带150克,绿豆150克,红糖150克。

做法 将海带浸泡、洗净、切块;绿豆淘净,共煮至豆烂,用红糖调服。每日2次,连续食用。

适用药材

◆**菊花** 味苦、性微寒。对降血脂与降血压有所帮助。可治疗高血脂。

◆**大黄** 味苦、性寒。可降血脂、降低胆固醇,还有活血化瘀的作用。

◆**山楂** 味酸、甘,性微温。有降血脂,防止动脉硬化的功效。

◆**三七** 味甘、微苦,性温。可降血糖与胆固醇,对治疗高血脂症有益。

◆**薏苡仁** 味甘、淡,性微寒。可消脂,对预防与治疗高血脂症有益。

◆**桑寄生** 味苦、性平。可强肝肾、降血压和胆固醇,是治疗高血脂症的良好药材。

◆**绵茵陈** 味苦、性微寒。有降血脂的功效,适用于治疗高血脂症。

▶ 抑郁症

● 症状表现

抑郁症临床表现轻型病人外表如常,内心有痛苦体验。稍重的人可表现为情绪低落、愁眉苦脸、唉声叹气、自卑等,有些患者常常伴有神经官能症症状,如:注意力不集中、记忆力减退、反应迟缓和失眠多梦等症状。重型抑郁症患者会出现悲观厌世、绝望、幻觉妄想、食欲不振、体重锐减、功能减退、并伴有严重的自杀企图,甚至行为。

● 经典方例

玫瑰花烤猪心

功效 玫瑰花香味沁人心脾,起解郁舒心的作用。

原材料 鲜玫瑰花6朵,鲜猪心1个,鸡汤200克。

做法 猪心切块,鲜玫瑰花捣烂。将猪心块用铁签穿着在火上烤,一边蘸玫瑰花和鸡汤,一边烤炙,直至烤熟。

香蕉拼盘

功效 香蕉含有使人开心的物质,苹果、橙子,都富含镁,能减轻忧郁症状。

原材料 香蕉1只,葡萄干10克,橙子瓣4片,苹果1个。

做法 香蕉切片,置盘中,再依次加入泡开的葡萄干,切成片的橙子及开水烫好的红苹果块即可。

适用药材

◆**莲子** 味甘涩、性平。可养心解郁、安神除烦,改善神经衰弱症状。

◆**百合** 味甘、微苦,性微寒。除了可以抗忧郁外,还能宁心安神。

◆**大枣** 味甘、性温。能安定神智,起镇静的作用,对改善忧郁症有所助益。

◆**合欢皮** 性平、味甘。解郁和血、宁心、消痈肿。对心神不安、忧郁失眠等症状有明显改善作用。

◆**香附** 味辛、性平。通行气血,改善肝气郁结所致的抑郁现象。

◆**远志** 味辛、苦,性温。有安神益智的效果,有助于改善神志恍惚的症状。

◆**柴胡** 味辛、苦,性微寒。能疏肝理气,缓解愁闷不解的症状。

▶ 痛经

● 症状表现

痛经系指经期前后或行经期间,出现下腹部痉挛性疼痛,并有全身不适,严重影响日常生活者。分原发性和继发性两种。经过详细妇科临床检查未能发现盆腔器官有明显异常者,称原发性痛经,也称功能性痛经。继发性痛经则指生殖器官有明显病变者,如子宫内膜异位症、盆腔炎、肿瘤等。

经典方例

当归生姜羊肉汤
- **功效** 益气养血。适用于气血虚弱型痛经。
- **原材料** 羊肉500克，当归60克，黄芪30克，生姜5片。
- **做法** 把羊肉切块，与当归、黄芪、生姜一起炖汤。加盐及调味品，吃肉饮汤。

山楂红枣汤
- **功效** 活血化瘀、温经止痛、行气导滞。适用于痛经。
- **原材料** 山楂50克，生姜15克，红枣15枚。
- **做法** 将山楂和生姜洗净，放入锅中，加清水适量，用大火煮沸后，转用文火煮30分钟左右即可。可根据个人口味加入适量的白糖。每日1剂，分2次服。

适用药材

- ◆**白芍** 味酸、苦，性微寒。有补血、活血、止痛的效果，可改善经痛。
- ◆**当归** 味甘、辛，性温。能兴奋或抑制子宫平滑肌的收缩与松弛，可活血调经。
- ◆**玫瑰** 味甘、涩，性温。可通过调血来改善经痛所造成的各种不适症状。
- ◆**桃仁** 味苦、性平。能活血化瘀，可以治疗经痛。
- ◆**益母草** 味辛、苦，性微寒。可活血调经、行血化瘀，对痛经有很好的调理作用。
- ◆**延胡索** 味辛、苦，性温。能止痛、活血化瘀，适用于痛经的治疗。

▶ 月经不调

症状表现

广义的月经不调，泛指一切月经病；狭义的月经不调指月经的周期、经色、经量、经质出现异常改变，并伴有其他症状。经期的异常往往会伴有经量、经色、经质的异常，临证时当全面分析。月经不调可分为月经先期(经早)、月经后期(经迟)、月经先后无定期(经乱)。

经典方例

乌鸡茯苓汤
- **功效** 补气、益血、调经。主治月经不调，如月经超前、量多、色淡、质稀、小腹隐痛、神疲乏力、舌淡。
- **原材料** 乌鸡1只，茯苓9克，红枣10枚。
- **做法** 将鸡洗干净，把茯苓、红枣放入鸡腹内，用线缝合，放砂锅内煮熟烂，去药渣，食鸡肉饮汤。月经前服，每日1剂，分2次服完，连服3剂。

红花糯米粥
- **功效** 养血、活血、调经。适用于月经不调而有血虚、血瘀者。
- **原材料** 红花10克，当归10克，丹参15克，糯米100克。
- **做法** 先煎诸药，去渣取汁，后入米煮成粥。每日2次，空腹食。

适用药材

- ◆**阿胶** 味甘、性平。能滋阴补血、调经，对经量少、月经不调等有效。
- ◆**香附** 味辛、性平。有行气止痛的效果。对治疗月经不调很有效。
- ◆**当归** 味甘、性温。对改善血液循环、月经不调有所助益。
- ◆**红花** 味辛、苦，性温。能散瘀止痛、活血通经，有益于治疗月经不调的症状。
- ◆**益母草** 味辛、苦，性微寒。可调经顺气，且能治疗月经不调的症状。
- ◆**鸡血藤** 味甘、苦，性温。可行血通脉、养血补血、改善经行不畅的症状。
- ◆**月季花** 性温、味甘。活血调经、消肿解毒。可以治疗月经不调、经来腹痛等病症。

▶ 失眠

症状表现

失眠是指不充分的睡眠或不完全的睡眠，并不意味着完全失眠状态。主要原因是由于精神活动长期过度紧张。致使大脑的兴奋和抑制功能失调，精神活动能力因而受到影响。其主要临床特点是失眠、多梦，常伴有头痛、头昏、胸闷、心悸、腹胀、注意力不集中，临床表现有入睡困难、多梦、易醒、醒后难以再入睡。

经典方例

柏枣仁粥
- **功效** 养心安神、润肠通便；对长期便秘、老年性便秘、失眠、心悸、健忘有疗效。

原材料 柏子仁15克，酸枣仁20克，粳米100克，蜂蜜适量。

做 法 先煎酸枣仁、柏子仁25分钟，去渣取汁，与粳米煮成粥，加入蜂蜜即可。每天2次，2天为1疗程。

龙眼冰糖茶

功 效 补益心脾、安神益智。治思虑过度、精神不振、失眠多梦、心悸健忘。

原材料 龙眼肉25克，冰糖10克。

做 法 把龙眼肉洗净，同冰糖放入茶杯中，倒入沸水，加盖焖一会儿，即可饮用。每日1剂，随冲随饮。

适用药材 ◆**远志** 味辛、苦，性温。对不安、健忘、心神不宁等病症的治疗有所帮助。

◆**大枣** 味甘、性温。可减缓失眠、血虚、脾胃虚弱的症状。

◆**龙眼肉** 味甘、性温。能改善健忘、失眠、眩晕、气血不足等现象。

◆**百合** 味甘、微苦，性微寒。有清心安神的效果，对神经衰弱的患者有所帮助。

◆**桑椹** 味甘、酸，性凉。对眩晕和肝肾阴虚所致失眠有益。

◆**夜交藤** 味甘、性平。对阴虚血少产生的多梦、失眠很有疗效。

◆**酸枣仁** 性平、味甘。养肝、宁心安神、敛汗。治虚烦不眠、惊悸怔忡、烦渴、虚汗。

贫血

● 症状表现

贫血是指全身循环血液中红细胞总量减少至正常值以下。国内的正常标准比国外的标准略低。沿海和平原地区，成年男子的血红蛋白如低于120g/L，成年女子的血红蛋白低于110g/L，可以认为具有贫血症。12岁以下儿童比成年男子的血红蛋白正常值低15%左右，男孩和女孩无明显差别。海拔高的地区一般要高些。临床表现为面色苍白，伴有头昏、乏力、心悸、气急等症状。

● 经典方例

黄芪鸡汁粥

功 效 益气血、填精髓，适于体虚、气血双亏、营养不良的贫血患者。

原材料 母鸡1只（1000～1500克），黄芪15克，大米100克。

做 法 将母鸡剖洗干净，浓煎鸡汁，将黄芪煎汁，加入大米煮粥。早、晚趁热服食。感冒发热、外邪未尽者忌服。

红枣黑木耳汤

功 效 清热补血，适用于贫血患者。

原材料 黑木耳15克，红枣15个。

做 法 将黑木耳、红枣用温水泡发，放入小碗中，加水和适量冰糖，再将碗放置蒸锅中，蒸1小时。每日服2次，吃木耳、红枣，喝汤。

适用药材

◆**人参** 味甘、微苦。能缓和贫血与低血压，并可维护造血系统。

◆**大枣** 味甘、性温。可补气、安神、养血，还有补充铁质的功效。

◆**阿胶** 味甘、性平。能加速蛋白的生成，并有助于红血球的增长，适用于贫血的患者。

◆**当归** 味甘、辛，性温。能活血，增进血液循环，对血虚、贫血的患者有帮助。

◆**枸杞** 味甘、性平。有帮助恢复造血功能与预防贫血的作用。

◆**黑木耳** 味甘、性温。能活血化瘀，是很好的治疗贫血的良药。

◆**鹿茸** 味甘、咸，性温。对贫血患者很有帮助。

眼疲劳

● 症状表现

眼疲劳是由于用眼过度，造成其调节对焦的功能异常，无法焦距，造成视力模糊、近视加重、干眼症，或诱发青光眼及眼底病变等。此外，也能伴发老花眼、斜视、散光、屈光不正等眼疾；长期熬夜以及更年期也会造成眼睛疲劳。

● 经典方例

黑豆核桃牛奶

功 效 这些食物含有较多的维生素B1，钙、磷等，能增强眼内肌力，保护视力。

原材料 黑豆粉1匙，核桃仁泥1匙，牛奶1包，蜂蜜1匙。

做 法 将黑豆500克，炒熟后待冷磨成粉。

核桃仁 500 克，炒微焦去衣，待冷后捣如泥。取以上两种食品各 1 匙，冲入煮沸过的牛奶（1 杯），和蜜服。

枸杞桑椹粥

功效 此方中的枸杞子、桑椹子能补肝肾，山药、红枣可健脾胃。视力疲劳者如能每日早、晚两餐服用，持之以恒，既能消除眼疲劳症状，又能增强体质。

原材料 枸杞子 5 克，桑椹子 5 克，山药 5 克，红枣 5 个，粳米 100 克。

做法 将上述原料洗净，加水熬成粥食用。可做餐服，早、晚各 1 次。

适用药材

◆ 石斛　味甘、性微寒。有益于改善眼睛疲劳。

◆ 菊花　味甘、苦，性微寒。能清肝明目，对视力疲劳、视力模糊者有益。

◆ 决明子　味甘、苦，性微寒。可防止视力减弱，并能改善眼睛肿痛与多泪、红赤等现象。

◆ 菟丝子　味辛、甘，性温。能减缓因肾精不足所产生的眼睛疲劳等问题。

◆ 夏枯草　味辛、苦，性寒。有明目、清肝火的作用，能缓和眼睛红肿、热痛的症状。

◆ 桑叶　味苦、甘，性寒。对眼睛肿胀、疼痛、充血者有效，并能清肝明目。

▶ 头痛

● 症状表现

头痛是常见的临床症状之一，造成头痛的原因很多，不过现代人多是因为压力大引起的紧张性头痛，而头痛也可能是某些严重的疾病先兆，如青光眼或中风，也可能是颈椎病或姿势不良引起的肌肉紧绷。此外，还有偏头痛、鼻窦炎头痛等。

● 经典方例

天麻鱼片

功效 适用于偏头痛、高血压引起的四肢麻木、失眠。

原材料 青鱼 300 克，水发木耳 100 克，天麻 15 克，鸡蛋清 40 克，调味料适量。

做法 天麻蒸半小时，切片。鱼切片，加调料挂糊，入锅滑炒后加入黑木耳、鱼片和天麻，烹制勾芡即可。

菊花粥

功效 疏风清热、清肝明目。适用于高血压病以及外感风热所致的头痛目赤、眩晕眼花，肝经风热所致的目赤肿痛。

原材料 粳米 50 克，菊花 10 克，冰糖 30 克。

做法 先将粳米、冰糖加水，煮至米开汤未稠时，调入菊花末，改文火稍煮片刻，加盖焖 5 分钟待服。每日 2 次。

适用药材

◆ 川芎　味辛、性温。有行气活血、镇定安神的功效，为治疗头痛的常用药。

◆ 白芷　味甘、苦，性微寒。能清肝明目，对视力疲劳、视力模糊者有益。

◆ 葛根　味辛、甘，性凉。发表止痛、解热生津，用于感冒头痛、全身酸痛。

◆ 防风　味辛、甘，性微温。有止痛祛风之效，常用于头痛、感冒等症。

◆ 薄荷　味辛、性凉。疏散风热、疏肝解郁，治疗发热头痛等症。

◆ 柴胡　味辛、苦，性微寒。具有清热退火、疏肝解郁、解热发汗、抑制细菌的功效。治疗肝阳头痛。

▶ 咳嗽

● 症状表现

依照中医观点，患咳嗽多半是因为气候剧烈变化，人体一直无法调适，使得身体的对外功能失调，病邪从口鼻而入或是皮毛而入，内犯于肺，使得肺气上逆，因而产生该症状。但有时也会因体内器官产生病变，如肺部，而引起咳嗽。

● 经典方例

川贝枇杷茶

功效 能够化痰止咳，对于咳嗽难愈的患者大有帮助。

原材料 枇杷叶 15 克，川贝母 6 克，麦芽糖 2 大匙。

做法 锅中放入枇杷叶、川贝母，再倒入 600 毫升水，以大火煮开，转小火继续熬至剩一半的水量。去渣留汁后，入麦芽糖煮剩一半的水量即可。

山药酥

功效 适用于咳嗽、气喘患者，并对于舒缓尿频、遗精等症状有效。

【原材料】 山药250克，白糖70克，沙拉油、醋、太白粉、香油各适量。

【做　法】 山药入锅中炸香取出，锅留少许油，放入炸好的山药，加水和白糖，以小火煮5分钟后转大火，加醋调味、勾芡，用香油提味即可。

适用药材

◆**桑叶** 味苦、甘，性寒。具有疏散外感风热，润燥清肺之效。

◆**百合** 味甘、微苦，性微寒。可润肺止咳，适合久咳不愈、干咳少痰者。

◆**半夏** 味辛、性温，有毒。能够止咳镇静，适合痰多喘咳者。

◆**川贝母** 味甘、苦，性微寒。可以润心肺，缓和慢性咳嗽的症状。

◆**枇杷叶** 味苦、性平。可以止咳化痰、和胃止呕，适合咳嗽患者。

◆**杏仁** 性温、味苦。祛痰止咳、平喘、润肠。治外感咳嗽、喘满、喉痹、肠燥便秘。

◆**北沙参** 性凉，味甘、苦。养阴清肺、祛痰止咳、益脾健胃。主要用来治疗肺热、阴虚引起的肺热咳嗽、痨嗽咯血。

▶ 咽喉肿痛

● 症状表现

咽喉肿痛发生时，通常会出现咽喉部不适，有干燥感，甚至有灼热、肿胀以及疼痛的感觉，严重时还会影响到耳咽部。而咽喉肿痛也常伴随其他病痛，若出现鼻塞、流鼻涕或打喷嚏等，就可能是患了感冒。

● 经典方例

板蓝根贯众茶

【功　效】 这3种药材具有清热解毒的效果，可以祛风，并有利咽的作用。

【原材料】 甘草8克，贯众15克，板蓝根15克。

【做　法】 所有药材洗净备用；壶中放入所有材料，冲入热水，待3分钟后即可饮用。

大枣蔗汁粥

【功　效】 此粥品有清热润肺、生津、消肿、利咽的效果，有益于咽喉肿痛患者。

【原材料】 大枣10颗，甘蔗汁300毫升，糙米100克。

【做　法】 大枣、糙米洗净备用，锅中放入大枣、糙米，加适量水，大约至没过所有的材料为止，大火煮沸后，再转用文火煮成粥，起锅前调入甘蔗汁，续滚即成。

适用药材

◆**射干** 味辛、性寒、有小毒。射干是祛痰消炎药，可治疗上呼吸道炎症、咽喉肿痛。

◆**板蓝根** 味苦、性寒。有清热解毒、凉血消肿、利咽的效果，可改善咽喉肿痛。

◆**牛蒡子** 味辛、苦，性寒。有疏散风热、解毒利热的作用，可舒缓咽喉肿痛的症状。

◆**薄荷** 味辛、性凉。能够解毒、疏散风热，适用于上呼吸道感染与感冒。

◆**金果榄** 味苦、性寒。清热、解毒、利咽，适用于喉咙肿痛、肺热咳嗽、疮痈肿毒等。

◆**黄芩** 味苦、性寒。有清热燥湿的效果，对上呼吸道感染与咽喉肿痛有益。

▶ 冠心病

● 症状表现

冠心病是一种由冠状动脉器质性（动脉粥样硬化或动力性血管痉挛）狭窄或阻塞引起的心肌缺血缺氧（心绞痛）或心肌坏死（心肌梗死）的心脏病，亦称缺血性心脏病。平时我们说的冠心病多数是动脉器质性狭窄或阻塞引起的，又称冠状动脉粥样硬化性心脏病。

● 经典方例

荷楂泽泻茶

【功　效】 具有降血压、降血脂、缓和动脉硬化的作用，有益辅助治疗冠心病。

【原材料】 荷叶4克，山楂8克，泽泻8克。

【做　法】 荷叶剪小片，与山楂、泽泻洗净备用。锅中放入荷叶、山楂、泽泻，加入适量水。大火煮开转小火，煮20分钟即可。

红花川芎鸡汤

【功　效】 此道汤品有滋补气血、活血化瘀的作用，适合冠心病患者食用。

【原材料】 鸡腿2只，红花、川芎、当归各6克，绍兴酒少许，葱花、姜、盐各适量。

【做　法】 红花、川芎、当归洗净。鸡腿洗净、切块、过水，备用。锅中放入除了盐之外的所有材料，加入适量水。以中火炖煮40分钟至熟，加盐后即成。

适用药材

◆ **丹参** 活血祛瘀、安神宁心、排脓、月经不调、痛经、闭经、瘀血腹痛、骨节疼痛、惊悸不眠等。

◆ **当归** 味苦、性微寒。对于改善心绞痛、心肌梗死等病症有益。

◆ **三七** 味甘、微苦，性温。可以强化心脏，对于冠心病、心绞痛有益。

◆ **山楂** 味酸、甘，性微温。能够降低血脂肪，治疗冠心病。

◆ **何首乌** 味苦、甘，性微温。可以降低血中胆固醇，也能降血脂。

◆ **降香** 味辛、性温。有化瘀止痛的效用，对冠心病引发的心绞痛有帮助。

中风

症状表现

脑中风在医学上称为脑血管意外，是由于脑血管严重地阻塞或损伤，使得接受该血管供应的脑组成缺氧并造成坏死所形成的。

脑中风主要症状有突然昏倒、意识不清、言语困难、呕吐、头痛等，甚至会出现手脚麻木、头晕目眩、面瘫等症状。

经典方例

天麻石斑鱼

功效 天麻对于舒缓知觉麻痹、手足不遂有帮助。可和缓脑中风的症状。

原材料 天麻10克，石斑鱼1条，葱、姜丝适量，盐、米酒各少许。

做法 天麻洗净、泡软切片，石斑鱼洗净，去内脏后装盘备用。石斑鱼上放置天麻，抹上盐、米酒，放入锅中蒸熟后再撒上葱、姜丝略蒸即可。

丹参鱼汤

功效 温经通络、养血益气，可改善中风患者半身不遂、面瘫等症状。

原材料 半夏12克，茯苓30克，丹参12克，鱼肉400克，荸荠15粒，茼蒿4棵。

做法 药材装入纱布袋中，锅中倒入10杯水，用小火煮20分钟取药汁，再加入荸荠、姜丝与鱼片，煮至鱼熟。加入茼蒿略煮至熟，调味食用。

适用药材

◆ **山楂** 味酸、甘，性微温。能够降低胆固醇、血压，是预防脑中风的良药。

◆ **竹茹** 味甘、性微寒。能够舒缓脑中风昏迷的症状。

◆ **丹参** 味苦、性微寒。可以增加血液的流量，改善脑部血液循环。

◆ **天麻** 味甘、性平。对于舒缓知觉麻痹、手足不遂有帮助。

◆ **钩藤** 性凉、味甘。清热平肝、熄风定惊，治小儿惊痫、大人血压偏高、头痛、目眩、妇人子痫。

◆ **决明子** 味甘、苦、咸，性微寒。有降压、降低血脂、降低胆固醇的作用。

◆ **地龙** 性寒、味咸。清热、镇痉、利尿、解毒。主治热病惊狂、小惊风、风湿关节疼痛等。

尿路感染

症状表现

尿路感染的症状以尿频、尿痛和脓尿等小便异常的表现为主要特征。此外，排尿时有烧灼感、尿急、下背部疼痛、血尿、腹痛不适、寒颤、呕吐、腰痛等现象，都可能为泌尿道感染问题。通常因为生理构造之故，患者以女性居多。

经典方例

车前子通草茶

功效 可治疗尿道发炎，对小便灼热、不利有效，并有清热利水、消炎的作用

原材料 车前子10克，通草2克。

做法 药材洗净，锅中加入药材、适量水，大火煮开转小火，煮15分钟即可。

蒲公英香味饭

功效 具消炎抗菌、清热解毒、催乳功效。

原材料 蒲公英100克，糯米2杯，香菇2朵，猪肉150克，米、烤香松子、白果各适量，酱油、米酒、盐各少许。

做法 糯米浸泡约3小时，蒲公英以200毫升温水浸泡取汁，香菇、虾米浸泡，香菇去蒂，切丁以酱油略腌，白果煮熟，猪肉切丝备用；锅中放入除了松子之外的所有材料和适量水，入电锅蒸熟后拌匀，再撒上松子即成。

适用药材

◆ **金银花** 味甘、性寒。可以抗菌、清热。对感染性疾病有助益。

◆ **白茅根** 性寒、味甘。治热病烦渴、淋病、小便不利、水肿。有益于泌尿感染的治疗。

◆ **鱼腥草** 味辛、性微寒。有抗病毒，改善膀胱炎、尿道炎的作用。

◆ **萹蓄** 性微寒、味苦。用于膀胱热淋、小便短赤、淋沥涩痛、皮肤湿疹、阴痒带下。

◆ **车前子** 味甘、性寒。能利水抗菌，可治疗尿赤、尿痛、急性尿道炎、膀胱炎。

◆ **蒲公英** 味甘、苦，性寒。能清热解毒、利湿通淋，可治疗小便热淋等症状。

◆ **瞿麦** 性寒、味苦。清热利水、破血通经。治小便不通、淋病、水肿、闭经、浸淫疮毒等病症。

毒，有助于缓和肝炎症状。

◆ **当归** 味甘、辛，性温。有保护肝脏抗炎的作用，对治疗肝炎有良好效果。

◆ **半枝莲** 性味辛、苦，性凉。可清热解毒，对肝病的治疗，效果显著。

◆ **五味子** 味酸甘、苦、辛、咸，性温。能保护肝脏，还可促进肝细胞修复，抑制病变。

◆ **女贞子** 味甘、苦，性凉。可强肝补肾，能治疗变性与坏死的细胞。

◆ **鸡骨草** 性凉、味甘。清热解毒、舒肝散瘀。对黄疸肝炎有显著的治疗作用。

乙肝

症状表现

临床表现为乏力、食欲减退、恶心、呕吐、厌油、腹泻及腹胀，部分病例有发热、黄疸，约有半数患者起病隐匿，在检查中发现，乙肝病毒感染人体后，广泛存在于血液、唾液、阴道分泌物、乳汁、精液等处，主要通过血液、性接触、密切接触等传播。

经典方例

养阴里脊肉

功效 适合乙肝病毒携带者，慢性乙肝之肝肾阴虚型患者。

原材料 里脊肉300克，鸡蛋2个，女贞子5克，旱莲草5克，桑椹子5克。

做法 里脊肉切条，入油锅中炸至金黄色，另放猪油、姜、蒜炒出香味，烹入药汁，放入里脊肉，醋，淋上麻油。

猪肝四物汤

功效 适合乙肝炎症日久迁延、阴血亏损、气血不足或肝肾阴虚型患者。

原材料 猪肝150克，熟地10克，当归5克，白芍10克，炒枣仁5克，枸杞子10克，水发木耳20克，调味料适量。

做法 炒锅炒旺下药汁、鸡汤、木耳。煮开后将木耳捞入碗内，肝片抖散下锅，肝片浮起时，加入精盐、胡椒粉、味精、熟猪油，调味即可。

适用药材 ◆ **柴胡** 味辛、苦，性微寒。具有改善肝功能和消炎的作用。

◆ **鳖甲** 味咸、性微寒。可利胆保肝，能对抗病

肝硬化

症状表现

肝硬化是各种原因所致的肝脏慢性、进行性的弥漫性改变。它是各种肝损伤共同的终末阶段，是由多种原因引起的肝纤维化发展而来。其特点是肝细胞变性和坏死。由于肝硬化早期经过积极防治后可以逆转或不再进展，而晚期将严重影响患者的生活质量。

经典方例

枸杞决明子茶

功效 能补肝明目、改善肝气虚弱、预防肝炎、调理肝硬化，是道保肝的好茶品。

原材料 枸杞4克，决明子4克。

做法 药材洗净备用，锅中放入决明子，加适量水，以大火煮开后转小火，煮15分钟后加入枸杞，续煮5分钟即成。

枣桃粥

功效 能活血化瘀、疏肝理气，对肝硬化患者有益。

原材料 大枣、胡桃各10克，陈皮4克，山楂15克，糙米50克。

做法 锅中放入所有药材与适量水，煮至滚后，去渣取汁备用，最后药汁中再加入洗净的糙米，煮至粥稠即成。

适用药材

◆ **三七** 味甘、苦，性温。可活血化瘀，降低胆固醇，有助于治疗肝硬化。

◆ **佛手** 味辛、苦，性温。可以疏肝理气，对于肝胃气滞等患者有助益。

◆ **丹参** 味苦，性微寒。能祛瘀活血，防止肝硬化，对治疗脂肪肝有效果。

◆ **当归** 味甘、辛，性温。可以改善肝功能，对于肝硬化的恢复有帮助。

◆ **柴胡** 味辛、苦，性微寒。可改善肝功能，并减缓对肝脏的损害。

◆ **五味子** 味酸甘、苦、辛、咸，性温。有保护肝细胞的功效。

▶ 压力

● 症状表现

压力症状可分为心理与生理两方面：如心理上会产生疲劳、挫折、闷闷不乐、紧张不安、缺乏兴趣、喜怒无常等，生理上则可能引起血压增高、口干流汗、呼吸困难、心跳加快、四肢无力、失眠争梦、头晕、偏头痛等不适反应。

● 经典方例

银耳大枣汤

【功效】 具有补血、安神、宁心的作用，可舒缓心血不足所导致的神经衰弱症状。

【原材料】 银耳20克，大枣10克，白糖30克。

【做法】 银耳和大枣共同煎煮至熟烂后，加入白糖调味即成。

酸枣菇耳

【功效】 养肝、安神，有治疗神经衰弱、失眠的作用，还能缓解四肢酸痛的不适。

【原材料】 酸枣仁8克，黑木耳10克，金针菇60克，香菇4朵，芹菜适量。

【做法】 锅中放入酸枣仁、2杯水，以中火煮至剩1杯水的量后备用。锅中放入少许油，爆香姜丝、葱丝后，加入除了盐之外的所有材料、拌炒，再加入药汁，起锅前加盐即成。

适用药材

◆ **玫瑰** 味甘、微苦，性温。可疏肝解郁，对舒缓压力很有帮助。

◆ **灵芝** 味甘、性平。可舒缓压力、预防健忘、增强体力。

◆ **人参** 味甘、微苦，性微温。有滋养补益的效果，可养心安神。

◆ **柴胡** 味辛、苦，性微寒。能疏肝解郁，缓和肝气郁结所产生的焦虑。

◆ **丹参** 微苦、性微寒。可安神宁心，且有安定、镇静之效。

◆ **五味子** 味酸甘、苦、辛、咸，性温。可提高工作效率，缓和神经衰弱的现象。

▶ 不孕

● 症状表现

一对夫妻有规律地过性生活、且无避孕措施的情况下，一年内约有85%的几率能怀孕，若如此仍无法受孕时就可能得了不孕症。不孕的原因可能与男女双方有关，而在女性方面的原因则包括感染、排卵异常、子宫异常、输卵管异常等。

● 经典方例

益母草蛋

【功效】 对经期延后、痛经且经血呈现黑块，属于血瘀型不孕者，在月经期间服用有助益。

【原材料】 益母草40克，延胡索20克，鸡蛋2个。

【做法】 将材料洗净备用，锅中加入所有材料，同煮至滚后，鸡蛋去壳再煮片刻，去药渣后即可食用。

参枣鸡汤

【功效】 参须与大枣可补气益血、改善体质，进而提高受孕机会。

【原材料】 鸡腿1只，参须8克，大枣10颗，盐、米酒各适量。

【做法】 鸡腿洗净、切块、过水，参须、大枣洗净备用。锅中放入鸡腿、参须、大枣、适量水，以大火煮开转小火煮至鸡腿熟烂，再加入盐、米酒，调味即成。

适用药材

◆ **当归** 味甘、辛，性温。可活血调经，适合月经量少、闭经者，能活化子宫功能。

◆ **白芍** 味酸、苦，性微寒。属于补血药，可调理经期，对于不孕症有助益。

◆ **山药** 味甘、性平。可益气养阴，能改善激素分泌、调理虚弱体质等。

◆ **紫河车** 性温，味甘、咸。补气养血、补肾益精。用于虚劳羸弱、骨蒸盗汗、咳嗽气喘、食少气短、阳痿遗精、不孕少乳等症。

◆**肉苁蓉** 味甘、咸，性温。能温肾阳，暖子宫，适合性功能衰退与子宫卵巢发育不全的不孕。

◆**淫羊藿** 味辛、甘，性温。可益气强志、补肝强肾，适用于女子不孕、男子阳痿等。

白带多

症状表现

白带是妇女阴道里流出来的一种带黏性的白色液体，它是由前庭大腺、子宫颈腺体、子宫内膜的分泌物和阴道黏膜的渗出液。一般白带只在两次月经中间（相当于排卵期）雌激素的分泌达到高峰，这时的白带量多、透明，外阴部有湿润感。

经典方例

鸡冠花茶

功效 有收涩止带的效果，也有消除阴道滴虫的作用。

原材料 鸡冠花30克。

做法 鸡冠花洗净备用；将鸡冠花切碎加入适量沸水，冲泡成茶即可。

莲子芡实粥

功效 能改善白带过多的情况，对已绝经患者也有调理作用。

原材料 莲子、芡实、新鲜山药各50克，冰糖适量。

做法 芡实、莲子洗净，山药洗净、削皮、切块备用，锅中放入芡实、莲子、适量水，大火煮开，转小火煮20分钟，再放入山药煮至熟烂，起锅前加入冰糖即成。

适用药材

◆**猪苓** 味甘、淡，性平。可利尿解热，对白带的治疗有益处。

◆**白果** 味甘、苦涩，性平，有小毒。可止泻止带，对白带、频尿等症状有效。

◆**黄柏** 味苦、性寒。有清热燥湿、泻火解毒的作用，还可治疗黄浊白带。

◆**狗脊** 味苦、甘，性温。能强筋骨、补肝肾，对治疗因肾气不固而引起的白带异常有帮助。

◆**鹿茸** 味甘、咸，性温。可益精、补肾壮阳，还可改善带下症状。

◆**山茱萸** 味酸，性微温。可补肝益肾，对治疗肾虚型白带症状有用。

◆**椿皮** 苦、涩，寒。清热燥湿，收涩止带，止泻，止血。用于赤白带下，湿热泻痢，久泻久痢等。

关节炎

症状表现

骨关节炎的常见症状有关节疼痛，晨起僵硬，类风湿性关节炎则有关节红肿、疼痛、僵硬，有时还有发热、轻微发烧、体重减轻、胃口不佳、全身不适等症状，通常在手肘、手指或臀部皮肤处起肿块，目涩口干，尤其在早晨醒来时最为严重。

经典方例

五加皮猪肉

功效 滋阴去湿，对于缓和风湿性关节炎有益。

原材料 五加皮15克，瘦猪肉150克，盐少许。

做法 五加皮洗净、浸泡，瘦猪肉洗净、切块备用；碗中放入五加皮、瘦猪肉，加适量水放入锅中，炖煮至熟烂后，加盐调味即可。

芎芷鱼头

功效 本药膳具有很好的活血、祛风、止痛之效。

原材料 白芷、川芎各10克，鲢鱼头1个，姜片、米酒、盐各适量。

做法 鲢鱼头对切、洗净，白芷、川芎略洗备用。锅中放入鲢鱼头、白芷、川芎、姜片，与适量水，放入锅中炖煮3小时后，加米酒、盐，调味即成。

适用药材

◆**独活** 味辛、苦，性微温。可促进血液循环、消炎止痛，并有祛风湿的作用。

◆**威灵仙** 味辛、咸，性温。能够镇痛、解热，可改善四肢关节痛与痛风的症状。

◆**五加皮** 味辛、苦，性温。可以祛除风湿，还能强化筋骨、止痛。

◆**桂枝** 味辛、甘，性温。能祛风散寒、温通经络，可用于经络不通的关节疼痛。

◆**虎杖** 味苦、性微寒。能够通络止痛、活血通经，可治疗风湿性关节炎。

◆**秦艽** 性平，味苦、辛。祛风除湿、活血舒筋、清热利尿。治风湿痹痛、筋骨拘挛、黄疸、便血、骨蒸潮热、小儿疳热、小便不利。

湿疹

● 症状表现

湿疹通常分为急性或慢性，急性湿疹为突然发作，皮肤感到奇痒无比，且会发红、发热、干燥、易脱屑，最常感染的地方是前肘、手腕、双膝等皮肤褶皱处，以聚集的小水泡、丘疹泡为主，而慢性湿疹则属于持续性，会使皮肤干燥、增厚，且容易剥落皲裂。

● 经典方例

除湿老鸭汤

功　效　可以促进体内水分代谢、清热除湿，因此对于改善水肿与湿疹有助益。

薏苡仁、白术、芡实各20克，老鸭1只，盐适量。

做　法　老鸭洗净，过水备用；锅中加入所有药材与适量水，以大火煮开后转小火，煮30分钟后，加入老鸭煮熟，再加盐调味即成。

薏仁粥

功　效　将健脾利湿的薏苡仁煮成粥品，能清热、利湿、排脓，有助于治疗湿疹与粉刺。

原材料　薏苡仁50克，白糖适量。

做　法　薏苡仁洗净备用，锅中加入薏苡仁与适量水，煮成粥后，调入白糖，搅拌均匀，即可食用。

适用药材

◆**百部**　味甘、苦，性平。有杀菌和抑菌的效果，对缓和湿疹、荨麻疹有益。

◆**苦参**　味苦、性寒。有抑菌的作用，可帮助减缓湿疹的不适症状。

◆**黄柏**　味苦、性寒。可消炎抑菌，是治疗湿疹的良药之一。

◆**薏苡仁**　味甘、淡，性凉、微寒。能清热排脓、健脾利湿，可治疗湿疹。

◆**木槿皮**　味甘、苦，性凉。可利湿、解毒、止痒，可用于治疗湿疹。

◆**地肤子**　味甘、苦，性寒。能祛风止痒、清热利湿，可缓和湿疹症状。

青春痘

● 症状表现

痤疮（青春痘）是一种发生于毛囊皮脂腺的慢性皮肤病，多发于头部、面部、颈部、前胸后背等皮脂腺丰富的部位。痤疮（青春痘）的主要临床表现为黑头粉刺、白头粉刺、炎性丘疹、脓疱、结节、囊肿，易形成色素沉着、毛孔粗大甚至疤痕样损害。

● 经典方例

金银花丝瓜蛤蜊

功　效　有清热解毒、缓和青春痘发炎等作用。

原材料　丝瓜1条，蛤蜊40克，金银花5克，嫩姜适量，盐、香油各少许。

做　法　热油锅爆香姜丝，放入丝瓜、金银花、蛤蜊肉，拌炒至熟后，加盐、香油调味即可。

绿豆百合汤

功　效　此汤品可消除青春痘引发的肿痛感，还能生津止渴、解毒清热。

原材料　新鲜百合2颗，绿豆300克，冰糖200克。

做　法　绿豆洗净，浸泡5小时，新鲜百合洗净备用，锅中加适量水，煮沸后放入绿豆，煮至熟烂后，再加入百合与冰糖，稍煮片刻即可。

适用药材

◆**桑叶**　味苦、甘，性寒。可清肝明目、疏散风热，对治疗青春痘有益。

◆**菊花**　味甘、苦，性微寒。能清热解毒，还可改善肺热体质所引发的青春痘。

◆**连翘**　味苦，性微寒。能排脓、消炎、抗菌，可帮助改善化脓性青春痘。

◆**枇杷叶**　味苦、性平。可清热、宣肺、帮助改善青春痘。

◆**薏苡仁**　味甘、淡，性凉、微寒。有消炎止痛、清热排毒的效果，有益美容。

◆**蒲公英**　味甘、苦，性寒。能抗感染、清热解毒及消炎，治疗青春痘有效。

抗衰老

● 症状表现

衰老的症状表现有很多，如皮肤老化会明显出现皱纹，失去光滑与弹性，甚至出现老年斑，且脸色也较苍白。尤其更年期后的妇女会因皮肤油脂腺体萎缩，使皱纹加深，到65岁以上则皮肤变得更干薄、失去弹性。另外，还有头发老化等。

● 经典方例

坚果蜂蜜

功效 每天2次,每次食用1汤匙,可以抗老防衰。

原材料 胡桃、黑芝麻各50克,松子100克,蜂蜜100克,米酒250毫升。

做法 胡桃、黑芝麻、松子全部捣碎放入砂锅中,加入米酒,以小火煮沸约10分钟后,加入蜂蜜,搅拌熬煮成膏,冷却后装瓶即可。

玉竹蒸鱼

功效 能强化细胞新陈代谢、抗老化,可间接改善皮肤衰老,美白。

原材料 玉竹15克,茯苓10克,白芷10克,鲈鱼1条,调味料适量。

做法 药材煎煮取汁,再将药汁淋在处理并调好味的鲈鱼上,以大火蒸约10分钟后,撒上葱姜丝,淋油即可。

● 适用药材

◆ **熟地黄** 味甘、性温。能补肝强肾、补精益髓,对抗衰老、增进生理功能有益。

◆ **人参** 味甘、微苦,性微温。可补益肺脾、安神益智、增强免疫功能、抗衰老。

◆ **丹参** 味苦、性微寒。能清心除烦、促进血液循环,对抗衰老的现象。

◆ **大枣** 味甘、性温。补脾益胃、养血安神,提高免疫力、抗衰老。

◆ **党参** 味甘、性平。补益脾肺、生津滋润、补气养血,提升免疫力。

◆ **麦门冬** 味甘、微苦,性微寒。养阴益胃,强心安神、防衰抗老。

▶ 痔疮

● 症状表现

大便时出现流血、滴血或者粪便中带有血液或脓血等症状,多数是由痔疮引起的;排便时有肿物脱出肛门,伴有肛门潮湿或有黏液,多数是由内痔脱出或直肠黏膜脱出;如果肛门有肿块,疼痛剧烈,肿块表面色暗,呈圆形,可能是患了血栓性外痔。

● 经典方例

大枣猪血鱼片粥

功效 有润肠通便、滋阴补血的效果,可舒缓痔疮不适症状。

原材料 大枣10颗,鲷鱼片100克,猪血250克,菠菜300克,糙米100克。

做法 锅中放入糙米、大枣与适量水,煮成粥后,加入菠菜段、鲷鱼片、猪血块续滚后,加调味盐即成。

火麻仁槐花粥

功效 火麻仁有滋润五脏、缓和润肠的作用,槐花凉血止血,对痔疮、便秘有效。

原材料 火麻仁100克,槐花15克,糙米500克,砂糖适量。

做法 火麻仁、糙米洗净备用,果汁机中放入火麻仁、槐花、糙米,加入4杯清水打成浆后,过滤备用,锅中放入打好的糙米浆,煮滚后,加入砂糖拌匀,去除泡沫即成。

● 适用药材

◆ **柴胡** 味辛、苦,性微寒。清热退火、疏肝解郁,对改善痔疮有效。

◆ **黄芩** 味苦、性寒。能泻火通便、清热解毒,对于大便秘结、便血有效。

◆ **黄连** 味苦、性寒。清除内热、泻火解毒,对缓解便血有帮助。

◆ **薏苡仁** 味甘、淡,性凉、微寒。能健脾止泻、清热解毒,可改善大便黏腻或秘结。

◆ **大黄** 味苦、性寒。泻火通便、凉血消肿,促进排便、解除痔疮。

◆ **车前草** 味甘、性微寒。消炎镇痛、凉血止血,治疗大便黏腻或秘结。

▶ 尿失禁

● 症状表现

尿失禁是由于膀胱括约肌损伤或神经功能障碍而丧失排尿自控能力,使尿液不自主地流出。尿失禁的临床表现可分为充溢性尿失禁、无阻力性尿失禁、反射性尿失禁、急近性尿失禁及压迫性尿失禁五类。

● 经典方例

白果覆盆子汤

功效 覆盆子及白果能缩尿、止失禁、缓和遗尿,猪肚可治疗频尿遗尿。

原材料 猪肚1副,白果40克,覆盆子8克,盐适量。

做法 猪肚洗净、过水,放凉、切块备用。锅中放入猪肚与所有药材,加适量水,以大火煮开转小火煮约45分钟后,加盐调味即可。

桑螵蛸山药鸡汤

功效 有助阳固精、保肾缩小便的作用,能改善小便频繁尿失禁的症状。

原材料 桑螵蛸8克,山药120克,鸡腿1只,大枣适量,盐少许。

做法 锅中放入山药块、鸡块、大枣、桑螵蛸与适量水,以大火煮开后转小火,煮约25分钟后,加盐调味即成。

适用药材

◆**牡蛎** 味咸、性微寒。有补阴滋阳、收敛之效,对尿失禁患者治疗有效。

◆**山药** 味甘、性平。有补气益肾的作用,主治频尿,对尿失禁患者有帮助。

◆**龙骨** 味甘、涩,性平。有固涩收敛的作用,可减缓尿失禁患者的不适。

◆**覆盆子** 性平,味甘、酸。补肝肾、缩小便、助阳、固精、明目。治阳痿、遗精、遗溺、虚劳。

◆**菟丝子** 味辛、甘,性平。有补肾固精的效果,可调理肾虚尿频,改善尿失禁。

◆**桑螵蛸** 味甘、咸,性平。能固涩精气、补肾温阳,有利于尿频、尿床、夜尿患者。

▶ 慢性支气管炎

● 症状表现

致病因素除了大气中的化学性废气、刺激性烟尘会刺激支气管黏膜外,也易发生在吸烟或吸二手烟的人身上,或因气候变化,支气管中的黏膜分泌增加。另外,如缺乏维生素C,也可能间接造成其症发生,而该症状多见于中老年人。

● 经典方例

坚果蜂蜜

功效 滋阴补肺、健脾益气,对于缓和慢性支气管炎病症有助益。

原材料 甜杏仁10克,鲫鱼1条,红糖生姜适量。

做法 甜杏仁洗净,鲫鱼洗净、去除内脏备用;锅中放入备好的鲫鱼、甜杏仁、红糖、生姜与适量水,煮熟即可。

百合鲜梨汤

功效 能帮助清热除烦、止咳化痰,很适合慢性支气管炎患者食用。

原材料 百合20克,荸荠6个,梨子1颗,冰糖适量。

做法 梨子去核留皮、切块,百合洗净,荸荠洗净、捣烂备用。锅中放入梨子块、百合、荸荠末与适量水,以小火煮至熟烂后,再加入冰糖即可。

适用药材

◆**百合** 味甘、微苦,性微寒。可润肺止咳,对痰中带血、肺虚干咳的病人有益。

◆**陈皮** 味辛、苦,性温。对于虚寒咳嗽引起的痰多有助益,还可以调中理气。

◆**半夏** 味辛、性温、有毒。对于慢性支气管炎病人有益,可以止咳化痰。

◆**白果** 味甘、苦涩,性平,有小毒。可减少痰量、平喘咳,减缓其不适应症。

◆**川贝母** 味甘、苦,性微寒。对于慢性支气管炎引发的咳嗽有帮助,能止咳化痰。

◆**桑白皮** 性寒、味甘。泻肺平喘、利尿消肿。多用于肺热咳喘、痰多之症及浮肿、小便不利、水肿等症。

▶ 消化性溃疡

● 症状表现

患者初期可能只感到消化不良,在饥饿、吃饭或夜晚时,上腹的位置会感到绞痛或灼痛,并产生恶心、呕吐、胃胀、食欲不振、打嗝等现象。发病时,上腹部会有间歇性疼痛、体重无故下降,严重时会伴随胃出血,使大便呈黑色或导致吐血。

● 经典方例

大枣木瓜饮

功效 滋阴补肺、健脾益气,对于缓和慢性支气管炎病症有助益。

原材料 大枣15颗,木瓜250克,生姜30克,醋10毫升。

做法 大枣洗净、去核,木瓜洗净、去皮、去籽、切块,生姜切片备用。锅中放入大枣、木瓜、姜片与醋,以小火炖煮至熟即可。

橘枣茶

功效 调节胃分泌，有益于预防胃溃疡与十二指肠溃疡，帮助溃疡伤口愈合。

原材料 大枣适量、新鲜橘皮1/4个。

做法 大枣洗净、去核，新鲜橘皮洗净、切丝备用。锅中放入去核大枣、适量水，以小火煮15分钟后，加入橘皮，略煮即成。

适用药材

◆**白芍** 味酸、苦，性微寒。有抗炎、抗菌的效果，减缓肠胃炎症状。

◆**陈皮** 味辛、苦，性温。可以健胃整肠，并有行气止痛的功效。

◆**桂枝** 味辛、甘，性温。具有抑菌、温经通脉的效果，对消化性溃疡有益。

◆**槐花** 味苦、性微寒。有消炎、凉血的作用，对于胃溃疡、便血有帮助。

◆**三七** 味甘、微苦，性温。能化瘀止血，对减缓十二指肠溃疡的疼痛有效果。

◆**白芨** 性凉，味苦、甘。补肺、止血、消肿、生肌、敛疮。治肺伤咯血、衄血、金疮出血、痈疽肿毒、溃疡疼痛、汤火灼伤、手足皲裂。

▶ 失智

● 症状表现

失智症也被称为老年痴呆症，主要是因为退化性或后天性疾病而造成心智能力障碍，且严重程度足以影响其工作和日常生活。该病可根据不同的病因而分成老年失智症、艾滋病造成的失智症、血管型失智症、头部创伤造成的失智症、帕金森氏症造成的失智症等。

● 经典方例

龙眼肉大枣鸡汤

功效 龙眼肉有安神、益智、补脑的作用。大枣也可养心补血，对失智症有效。

原材料 龙眼肉30克，大枣10颗，鸡腿1只，盐、米酒各适量。

做法 锅中放入鸡腿块、龙眼肉、大枣，加适量水，大火煮开后转小火煮25分钟，再加盐、米酒，调味即成。

首乌天麻猪脑汤

功效 除了可养血补肾，更适用于痴呆失智、健忘等患者。

原材料 何首乌、胡桃各15克，天麻4克，猪脑1付，盐少许。

做法 何首乌、天麻装入纱布袋中，猪脑去筋膜，洗净备用。锅中放入纱布袋、胡桃与适量水，以中火煮至滚后，放入猪脑煮至熟，再捞出纱布袋，加盐调味即可。

适用药材

◆**人参** 味甘、微苦，性微温。除了可大补元气，还能增强智慧，对失智有益。

◆**远志** 味苦、辛，性温。可宁心安神、开窍镇定，适合于心悸健忘、心神不定、精神恍惚者。

◆**枸杞** 味甘、性平。能健脑安神，对失智患者有所帮助。

◆**龙眼肉** 味甘、性温。可增强记忆力、养血安神，且有营养滋补的效果。

◆**何首乌** 味苦、甘，性微温。可抗衰老，同时也是健神安脑的药材。

◆**黑芝麻** 味甘、性平。能补血、益气力、填脑髓，对失智者很有效。

▶ 精神不振

● 症状表现

引起精神不振的原因很多，如睡眠不足、过度劳累、饮食不均衡、体重过重，或慢性疾病如贫血、甲状腺功能低下等因素，或者服用了治疗高血压病的利尿剂、抗忧郁药也会使人疲倦。精神不振主要症状为四肢乏力、有时肌肉酸痛，精神状态欠佳、易疲劳。

● 经典方例

天门冬萝卜汤

功效 除了可消除疲劳、增强精力、振奋精神外，也能强化呼吸系统。

原材料 天门冬20克，萝卜150克，火腿75克，鸡汤250毫升，调味料适量。

做法 天门冬入锅加2杯水，用中火煮剩1杯水的量后，以纱布滤渣留汁。锅中放入鸡汤、火腿条、萝卜丝，煮至沸后，加入药汁煮熟，调味即可。

健体鸡腿汤

功效 这是一道可增强体力、提升免疫力的汤品。

原材料 鸡腿1只，黄芪、枸杞各10克，大枣、盐各适量。

做法 鸡腿洗净、切块、过水，药材略冲洗备用。锅中放入鸡腿、药材与适量水，以大火煮开后转小火煮至熟后，起锅前加盐调味即可。

适用药材

◆**大枣** 味甘、性温。可养血安神，改善疲倦乏力的情形，并能强健脾胃。

◆**鹿茸** 味甘、咸，性温。可提高抵抗力、减缓肌肉的疲劳不适，且能强壮筋骨。

◆**山药** 味甘、性平。可长肌肉、益气力，营养价值高，具滋补作用。

◆**人参** 味甘、微苦，性微温。可强壮、滋养身体，适合虚弱体质的人。

◆**五加皮** 味辛、苦，性温。可补益体力、强壮筋骨。

◆**紫河车** 味甘、咸，性温。有聪耳明目的作用，还可延年益寿。

▶ 小儿腹泻

● **症状表现**

大便次数增多，每日超过3~5次，多者达10次以上，呈淡黄色，如蛋花汤样，或者黄绿稀溏，或者色褐而臭，可有少量黏液，或者伴有恶心、呕吐、腹痛、发热、口渴等症状。

● **经典方例**

茯苓大枣粥
功　效　利水渗湿、健脾补中。
原材料　茯苓粉30克，粳米100克，大枣10克，白糖适量。
做　法　将大枣去核，浸泡后连水同粳米煮粥；粥熟时加入茯苓粉拌匀，再稍煮片刻即可。

小米粥
功　效　小米30克，红糖3克，水适量。
原材料　大枣适量、新鲜橘皮1/4个。
做　法　先将小米淘洗干净，晾晒至半干；用文火炒至焦黄，加入适量清水煮成粥，加入红糖搅拌均匀，略煮片刻即可食用。

适用药材

◆**白术** 性温，味苦、甘。健脾益气、燥湿利水、止汗，安胎。

◆**金樱子** 性平，味酸、涩。固精涩肠、缩尿止泻。治滑精、遗尿、脾虚泻痢、肺虚喘咳。

◆**砂仁** 性温、微辛。行气调中、和胃醒脾。治腹痛痞胀、胃呆食滞。

◆**薏仁** 性凉，味甘、淡。健脾、补肺、清热、利湿。治泄泻、湿痹、筋脉拘挛、屈伸不利、水肿、脚气、肺痿、肺痈、肠痈、淋浊、白带。

◆**山药** 性平、味甘。补脾养胃、生津益肺，补肾涩精。用于脾虚食少，久泻不止，肺虚喘咳，肾虚遗精，带下，尿频，虚热消渴等。

◆**芡实** 性平，味甘、涩。固肾涩精、补脾止泄。治遗精、带下、小便不禁、大便泄泻。

▶ 呕吐

● **症状表现**

以呕吐为主症，常伴有恶寒、发热、脉实有力，或者精神萎靡、倦怠乏力、面色萎黄、脉弱无力等。可见于怀孕症状、晕车、或是高血压、脑部疾患等，引起呕吐的原因有很多，以下药膳可帮助缓解症状，但最好去检查一下是由什么原因引起的呕吐为好。

● **经典方例**

生姜乌梅饮
功　效　和胃止呕、生津止渴。
原材料　乌梅肉、生姜各10克，红糖适量。
做　法　将乌梅洗净，生姜切片。加水200毫升煎汤，再加入红糖，取汁即可。

淡豆豉鱼粥
功　效　健脾和胃、利气消肿。
原材料　鲫鱼250克，淡豆豉15克，粳米100克，葱、生姜、料酒各适量。
做　法　先将鲫鱼去鳞、腮以及内脏，洗净放入锅中加清水、料酒、葱、姜煮至熟烂。加入淘洗干净的淡豆豉、粳米和适量清水，改为文火慢煮至米开花时，加入盐调味即可。

适用药材

◆**陈皮** 性温，味苦、辛。理气健脾、燥湿化痰，用于胸膈胀满、食少吐泻、咳嗽多痰等症。

◆**半夏** 性温、味辛。燥湿化痰、降逆止呕。治呕吐、反胃、胸膈胀满、痰厥头痛、头晕不眠。

◆**丁香** 性温，味辛。温中暖肾、降逆。治呃逆、呕吐、反胃等。

◆**枇杷叶** 性凉，味苦。清肺和胃、降气化痰。治肺热痰嗽、咯血、衄血、胃热呕哕。

◆ 石斛　性微寒、味甘。生津益胃、清热养阴。

◆ 旋覆花　味咸，性温。治胸中痰结，胁下胀满，咳喘，呃逆，唾如胶漆，心下痞噫气不除，大腹水肿。

◆ 人参　味甘、微苦，性平。大补元气、补脾益肺、生津安神。

消化不良

● 症状表现

通常消化不良表现为，上腹部和胸骨后胀闷、疼痛、嗳气、腹胀和肠鸣，进食后往往可使疼痛和胀闷加重，并伴有厌食、恶心、排便不畅等症状。

● 经典方例

石斛花生

- 功　效　养阴、生津、和胃。
- 原材料　石斛15克，花生200克。
- 做　法　先用石斛煎水，再加入花生同煮，煮至花生熟，然后用文火煮至水焖干，装盘即可食用。

玉竹焖鸭

- 功　效　滋阴、健脾、和胃。
- 原材料　老鸭500克，玉竹20克，沙参20克。
- 做　法　将老鸭宰杀后，除去毛和内脏，洗后放入锅内，然后将备好的玉竹和沙参加入，放入适量水。以武火煮沸，再用文火焖煮1小时以上，至鸭肉熟烂为止。去药渣，放入调味品，烧煮即可。

适用药材

◆ 玉竹　性平、味甘。养阴润燥、除烦止渴。治热病阴伤、咳嗽烦渴、消谷易饥、小便频数。

◆ 沙参　性凉，味甘、苦。有养阴清肺、祛痰止咳、益脾健胃、养肝补肾等功效。

◆ 黄芪　性温、味甘。补气固表、利尿解毒、排脓敛疮生肌。

◆ 莲子　性平、味甘、涩。养心、益肾、涩肠。治夜寐多梦、遗精、久痢、妇人崩漏带下。

◆ 茯苓　性平、味甘、淡。渗湿利水、益脾和胃、宁心安神。

◆ 白术　性温、味苦、甘。健脾益气、燥湿利水、止汗、安胎。

◆ 党参　味甘、性平。补中益气、健脾益肺。

男性更年期综合征

● 症状表现

性情改变，如情绪低落、忧郁伤感、沉闷欲哭；精神紧张、神经过敏、喜怒无常；胡思乱想、捕风捉影，对人缺乏信任；血压波动、头昏耳鸣、烘热汗出；食欲不振、脘腹胀闷、大便时秘时泻；失眠、少寐多梦、易惊醒、记忆力减退、健忘、反应迟钝等。

● 经典方例

鹿茸山药乌鸡汤

- 功　效　温肾壮阳、收敛涩精。
- 原材料　鹿茸5克，山药50克，乌骨鸡500克。
- 做　法　把处理好的全部用料放入炖盅内，加入适量水，盖上盖，隔水以文火炖3小时，调味即可。

胡萝卜猪蹄汤

- 功　效　滋肾润阴、润燥补阴。
- 原材料　胡萝卜250克，猪蹄500克，白菜200克，蜜枣4枚。
- 做　法　猪蹄放入沸水中煮5分钟，取出洗净；白菜洗净、切短块。胡萝卜去皮、洗净、切厚块，蜜枣洗净。锅内加入适量清水煲沸，放入胡萝卜、猪蹄、白菜、蜜枣，以武火煲汤，再用文火煲3小时，调味即可。

适用药材

◆ 山药　性平、味甘。补脾养胃、生津益肺、用于脾虚食少、肺虚喘咳、肾虚遗精。

◆ 肉苁蓉　性温，味甘、酸、咸。补肾阳、益精血。主治阳痿、不孕、腰膝酸软、筋骨无力、肠燥便秘。

◆ 鹿茸　性温，味甘、咸。补肾壮阳、主治肾阳不足、精血亏虚所致的畏寒肢冷、阳痿早泄。

◆ 百合　性平，味甘、微苦。润肺止咳、清心安神。

◆ 枸杞子　性平、味甘。治肝肾阴亏、腰膝酸软、头晕目眩。

◆ 杜仲　性温，味甘、微辛。补肝肾、强筋骨。用于肾虚腰痛、筋骨无力等。

◆ 海马　性温、味甘。补肾壮阳、调气活血。治阳痿、遗尿、虚喘。

高温性中暑

症状表现

感觉烦热难受，体温升高，往往会超过40℃，皮肤潮红，但干燥无汗，继而意识模糊，头晕虚弱、畏光、恶心呕吐、血压降低、脉搏快而弱，终至昏迷，可以数小时内致死。

经典方例

石膏汤

- **功效** 解暑、退热、生津。
- **原材料** 绿豆、石膏各50克，知母、金银花各15克。
- **做法** 将绿豆、石膏加入1000毫升水，煮至绿豆开裂后，加入知母和金银花，用文火煎煮15分钟即可。

清热补凉瘦肉汤

- **功效** 清暑、除烦、和中。
- **原材料** 玉竹、百合、莲肉、山药、扁豆各15克，北沙参10克，猪瘦肉200克。
- **做法** 将药材用水煎2次，每次用水250毫升，煎半个小时。取药汤倒入锅中，再将猪瘦肉切块放入，继续加热，共煮至熟，放入调料调匀即可。

适用药材

- **莲子** 性平，味甘、涩。养心、益肾、补脾、涩肠。治夜寐多梦、遗精、淋浊、久痢、虚泻、妇人崩漏带下。石莲子并能止呕、开胃，常用治噤口痢。
- **淡竹叶** 味苦、涩，性平。清热祛暑。
- **玉竹** 性平，味甘。养阴润燥、除烦止渴。治热病阴伤、咳嗽烦渴、虚劳发热、消谷易饥、小便频数。
- **麦冬** 味甘、微苦，性微寒。养阴生津、润肺清心。用于肺燥干咳、虚痨咳嗽、津伤口渴、心烦失眠、内热消渴、肠燥便秘等症。
- **葛根** 性凉，味甘、辛。升阳解肌、透疹止泻、除烦止温。主治伤寒、温热头痛、项强、烦热消渴。
- **百合** 性平，味甘、微苦。润肺止咳、清心安神。治肺虚久嗽、咳唾痰血。热病后余热未清，虚烦惊悸、神志恍惚、脚气浮肿。

慢性结肠炎

症状表现

腹泻、腹痛、黏液便以及脓血便、里急后重，甚则大便秘结，数日内不能通大便，时而腹泻时而便秘，常伴有消瘦乏力等，多反复发作。

经典方例

车前草扁豆薏仁粥

- **功效** 清热、利湿、解毒。
- **原材料** 车前草15克，淡竹叶、干荷叶各9克，白扁豆、薏苡仁各30克，粳米60克。
- **做法** 先将车前草、淡竹叶、干荷叶、加水煎，去渣取汁。然后将白扁豆、薏苡仁、粳米加入适量水煮成粥，加入药汁共同煮成稀粥食用。

豆蔻当归煨乌鸡

- **功效** 固涩止泻、调补气血。
- **原材料** 乌鸡500克，豆蔻、当归各10克，葱白、生姜、盐、味精各适量。
- **做法** 乌鸡洗净，除去内脏，斩件。将豆蔻、当归、葱白、生姜、乌鸡放入砂锅内，加清水炖熟烂，再加入适量的盐、味精调味即可。

适用药材

- **白术** 性温，味苦、甘。健脾益气、燥湿利水、止汗、安胎。
- **肉豆蔻** 性温、味辛。温中下气、消食固肠。治心腹胀痛、虚泻冷痢、呕吐、宿食不消。
- **五倍子** 性平、味酸。敛肺、涩肠、止血、解毒。治肺虚久咳、久痢、久泻、脱肛、自汗、盗汗、遗精、便血、衄血。
- **诃子** 性温，味苦、酸涩。敛肺、涩肠、下气。治久咳失音、久泻、久痢、脱肛、便血、崩漏、带下、遗精、尿频。
- **党参** 味甘、性平。补中益气、健脾益肺。用于脾肺虚弱、气短心悸、食少便溏。
- **金樱子** 性平，味酸、涩。固精涩肠、缩尿止泻。治滑精、遗尿、脾虚泻痢、肺虚喘咳、自汗盗汗、崩漏带下。

特别声明

1. 本书中列举的所有方剂及药膳仅供保健养生之用，并不能作为治疗疾病的首选对象。若有需要时，建议咨询医生后服用。
2. 鉴于个人体质因年龄、性别、病史和特殊情况的不同而有差异，为了您的健康，建议您在服用本书列举的食疗方后，若有任何不适，应立即停服。并及时请专业医生给予诊断与治疗。